素 / 问 / 通 / 解

黄帝内经通解

素问

青山闲人 著

团结出版社

图书在版编目（CIP）数据

黄帝内经通解 / 青山闲人著 . —— 北京 : 团结出版
社 , 2023.6

ISBN 978-7-5126-9303-6

Ⅰ . ①黄… Ⅱ . ①青… Ⅲ . ①《内经》—研究 Ⅳ .
① R221

中国版本图书馆 CIP 数据核字 (2022) 第 014471 号

出版: 团结出版社

（北京市东城区东皇城根南街 84 号　邮编: 100006）

电话:（010）65228880　65244790 （传真）

网址: www.tjpress.com

Email: zb65244790@vip.163.com

经销: 全国新华书店

印刷: 北京印匠彩色印刷有限公司

开本: 145×210　1/32

印张: 45.5

字数: 960 千字

版次: 2023 年 6 月　第 1 版

印次: 2023 年 10 月　第 2 次印刷

书号: 978-7-5126-9303-6

定价: 178.00 元（全三册）

序

——《黄帝内经》为世界开启了认识生命的另一扇门

辛丑年冬月，友人青山闲人将其数年研究的作品《黄帝内经通解》寄我，欣喜之余急不可耐地展卷阅读，令我极为惊诧。不仅内容"解读"通俗易懂，开门见山，深入浅出，且体例新颖，"参悟"独出机杼，提要钩玄，直捣心源，想不到作品竟出自一位非医专业的《内经》爱好者之手，实属难能可贵。《内经》素有"其文简，其意博，其理奥，其趣深"之说，经过先生的"通解"，令艰涩难解、博大精深的古代经典精神大白于世，使余似乎顿然领悟"大道至简"的道理。

中医学是中华民族的伟大创造，是中国人原创性的生命科学。《黄帝内经》(以下称《内经》)是我国现存最早的中医经典巨著。它从"天地人三才一体"思想出发，从生命的演化过程中把握生命活动规律；不仅从宏观的角度论证了天地人之间的相互关系，并且运用了古代多学科的理论和方法阐述了医学科学最基本的命题——生命规律，从而建立起具有东方文化特色的中医学理论体系，使中医学成为一门独立的学科。

如果说西方医学用形式逻辑与实证方法开启了认识生命的一扇门，那么《内经》用传统中华哲学智慧和丰富的实践经验为世界打开了认识生命的另一扇门。

一、人是"天-地-人"关系的总和

中国的先人们无论探讨宇宙的生成或探索生命的奥秘，实质上都是围绕着"天人"关系这个核心展开的。"天人之学"是中国哲学的思维起点，也是中国人最基本的思维方式。

《内经》受中华传统文化"天人合一"思想的影响，提出"人与天地相应（参）"的观点，《灵枢·岁露论》："人与天地相参也，与日月相应也。"《灵枢·刺节真邪》："与天地相应，与四时相副，人参天地。"《内经》认为人是"天-地-人"关系的总和。它从"天地人三才一体"思想出发，从生命的演化过程中把握生命活动的规律。《素问·举痛论》说："善言天者，必有验于人。"《旧唐书·孙思邈传》："善言天者，必质之于人；善言人者，亦本之于天。"《内经》认识"人"必须联系"天"，"天"的本体是"人"。传统文化中的"天"，以"人"为基础和起点。人体是一个"小宇宙"，宇宙是一个"大人体"。"天"就是大写的"人"。"天人合一"思想是中医学最基本的核心理念，它贯穿于中医学理论体系的全部，并作为临床疾病防治实践的指导思想。

二、生命是"形神合一"的统一体

形神关系是哲学领域中的一个重要命题，形神是生命的基本要素。形神关系从哲学上讲其本质是物质和运动的关系，从医学上讲实质是机体与机能、肉体与精神的关系。人的生命是肉体与精神、身与心、形与神的统一体。《内经》受形神一元论观点的影响提出"形神合一，乃成为人"的观点，心身关系的本质是形神关系。《荀子·天论》："形具则神生，好恶喜怒哀乐臧（藏）焉。"《内经》关于形神关系的含义是神本形而生。《灵枢·本神》："故生之来，谓之精，两精相搏谓之神。"人的生命来源于父母阴阳两精的结合。即精成而后神生，形神俱备乃成为人。明代医学家张介宾的概括富有哲理："形者神之体，神者形之用，无神则形不可活，无形则神无以生""形神俱备，乃为全体"。张氏的描述堪称经典。《内经》还告诉我们：形神和谐，健康长寿。《素问·上古天真论》："故能形与神俱，而尽终天年。"形神失和则病，形神分离则亡。《灵枢·天年》："百岁，五脏皆虚，神气皆去，形骸独居而终矣。"形神合一的观点是中医学的生命观，也是心身理论的本质。心身医学存在的价值和意义，就是对现代医学根深蒂固的心身分离观念和单纯生物医学模式的一种提醒，它促使人们用整体的医学观点，去认识生命、健康和疾病的本质。

三、健康是人体的一种和谐状态

什么是健康？《灵枢·本脏》有一段精辟的叙述，经文中"人之常平"即指健康无病之人。"血和""卫气和"合称"气血和"，概括为气血运行和畅；"志意和"理解为精神活动正常；"寒温和"指人能适应外界寒温环境。要之，健康的本质是天人和、形神和、气血和。古希腊哲学家阿尔克迈翁曾经说过："健康就是一种和谐的状态，是一些成对的相反因素之间的平衡。而疾病只不过是和谐遭到破坏的表现，是一元素多于另一元素，或者一对元素多于另一对元素所致。"在《内经》的作者看来，健康是天与人、心与身、气与血的一种和谐状态。既然健康的本质是和谐，那么疾病就是天人失和、心身失和、气血失和的结果，治疗疾病的目标是采取各种治疗措施，治疗因内外致病因素作用于人体而产生的种种不和谐（证候），最终达到"致中和"这个总目标。何谓"致中和"？《中庸》："中也者，天下之大本也；和也者，天下之达道也。致中和，天地位焉，万物育焉。"所谓"致中和"，致，达到的意思；中，中正平和、不偏不倚；和，和谐协调的状态或境界。"致中和"，达到天下大道的理想境界，对于治疗疾病来说，就是脏腑气血阴阳恢复"中和"的状态，就恢复了健康。

四、"气化"是人体代谢的基本形式

《内经》所谓的"气化"，是指气的运动及其所产生的各种变化。气化是自然界（生长化收藏）及生命（生长壮老衰）活动的表达形式。广义的气化，是指自然界阴阳之气相互作用所产生的一切变化，包括天地阴阳之气对一切事物的产生、成长、消亡所带来的影响。狭义的气化，是指人体内部各种物质的生化活动。具体表现为：饮食进入人体后化生为精、气、血、津、液等物质的过程与产生的诸种生理活动；人体脏腑在生理活动过程中所转化为汗、尿、粪等代谢产物的过程和作用等。阴阳交感相错互用是气化活动的根本机制。升降出入聚散是气化运动的主要形式，是天地体用、万物生死之枢机。《素问·六微旨大论》："故非出入，则无以生长壮老已；非升降，则无以生长化收藏。是以升降出入，无器不有。""出入废则神机化灭，升降息则气立孤危。"气的运动谓气机，气机的表现形式多种多样，主要有升降出入聚散。自然界的生长化收藏，人体的生长壮老已，无不依赖气化。

现代生物学认为，生物的最基本特征是新陈代谢，是生命活动存在的基础。新陈代谢是维持生物体一切生命活动过程中各种化学变化的总和，它包含着机体同外界的物质交换和能量交换，以及机体内部的物质转变和能量转移的两个过程，从而表现出一系列的生命现象。中医气化理论的实质，体现了人体这一复杂生命过程中物质和能量的转化和代谢过程。

五、"亢害承制"是人体的自稳调控机制

《素问·六微旨大论》说："亢则害，承乃制，制则生化。"《内经》把五行看作宇宙的普遍规律，自然界万事万物的循环运动并非杂乱无章，各行其是，而是步调相应，井然有序。而维持这种动态的有序运动是由于自然界内部有一种生化和制约并存的自稳调节机制。一年之中六气的变化受五行的制约，六气不亢是由于受到下承者的制约，有制约才有正常的生化，如果亢而无制则"生化大病"，必引起灾变，病害丛生。张介宾《类经图翼》："造化之机，不可无生，亦不可无制。无生则发育无由，无制则亢而为害，必须生中有制，制中有生，才能运行不息，相反相成。"天地间万事万物的运动变化始终离不开这种相互协调、相互制约的调节机制，才能保持自然界的动态平衡。

天地如此，人体亦复如此。人体的生命活动也离不开生化和制约并存的调节机制。中医认为，人体的生理活动是以五脏为中心的五大系统之间相互联系、相互作用，维持着动态的协调平衡。我师裘沛然先生认为，人体本身存在一个调控系统，具有自我防御、自我抗病、自我修复、自我调节四大功能，人体依靠这些自稳调节功能维系着生命活动的有序进行。裘老认为，这些功能的发挥，必须以心境泰然、神志安定、充满乐观和信心为前提，否则反而导致疾病的加速恶化。《素问·汤液醪醴论》所谓"神不使也""病为本，工为标，标本不得，邪气不服"。医生的治疗措施只有通过病人的"神机"才能发挥其治疗效应，"标本相得，邪气乃服"。现代社会中的人们，承担着前所未有的巨大压力，一方面，社会节奏的加快，使人们的生活压力增加，容易透支健康；另一方面，社会竞争的加剧也给人们带来了巨大的危机感，从而引起心态的失衡，容易遭受更多的挫折和打击，造成心理创伤。从而破坏了人体"自控调节系统"，使神经内分泌免疫网络功能失衡，产生一系列的临床表现或者病证。严重者导致"神不使"，危及生命。裘老认为，当今社会滥用药物及来自多方面的心理压力和紧张，是破坏人体自稳调节功能的主要原因。治病先治神，若病至"神不使"时，必不可治。人要恢复、完善调控机制，必先养神，"精神内守，病安从来"。中医养生强调养心，通过调整心态，缓解身心压力，恢复人体"自我调控"功能，达到"亢害承制""制则生化"的目的。

六、"人为天地之镇"的人本思想

人本思想就是"以人为本"的思想，是当今社会的最高价值观。儒家的"仁者爱人""己所不欲勿施于人"是其代表。《内经》的人本思想，是站在疾病与人这个角度去探索的，强调尊重人、关爱人、治病救人；而不是人性的善、恶，更不是人与人之间的管理与被管理关系。《素问·宝命全形论》："天覆地载，万物悉备，莫贵于人。"《灵枢·玉版》："人者天地之镇也。"唐代医学家孙思邈《千金要方》："人命至重，有贵千金，一方济之，德逾于此。"

从患者与医生的关系说，以患者为主；从"病"与"人"的关系说，以人为主；在"邪"与"正"关系说，以保护"正气"为主。这一理念贯穿于医疗实践活动的始终。中医临床治疗疾病时强调"扶正祛邪""祛邪即所以安正""祛邪而不伤正""有胃气则生，无胃气则死""得神者昌，失神者亡""留得一分津液，便有一分生机"等原则就是"以人为本"思想的具体表现。"以人为本"在中医学中意味着以人的生命为本、神气为本、正气为本、胃气为本等。

七、"治未病"思想体现人类忧患意识

在中国传统文化中有关忧患意识的记载甚多。如《周易·系辞传》说："君子安而不忘危，存而不忘亡，治而不忘乱；是以身安而国家可保也。"从社会发展的本质看，忧患意识存在于人类实践活动的一切领域，包括对待自然、对待社会、对待人类自身，都可能产生忧患情绪。受中国传统文化的深刻影响，人类对于自身的健康和疾病问题也充满着忧患意识。《内经》提出："是故圣人不治已病治未病，不治已乱治未乱，此之谓也。夫病已成而后药之，乱已成而后治之，譬犹渴而穿井，斗而铸锥，不亦晚乎！""治未病"思想充分体现

了传统文化居安思危的忧患意识，居安思危则安，居安思安则危；未病思防则健，未病不防则病。此也说明在中国古代治国、治人理无二致。

当前医学面临着诸多忧患问题，如根据我国医学界调查，当前心脑血管病、恶性肿瘤、糖尿病等的发生率逐年上升，已经与发达国家接近，恶性肿瘤、脑血管病、心血管病已占总病死亡数量的61%，至于亚健康状态的人占整个人群的60%左右，严重影响了国人的健康水平。改变不良生活习惯，积极倡导健康生活方式新理念，已经成为改善大众健康状况、降低医疗负担的当务之急。另外，医疗的进步无法遏制新生疾病不断诞生的势头，医源性疾病逐渐增多；生态环境与医学的矛盾突出；老龄化社会使老年性疾病发病率增加，医疗费用大幅增加，社会负担加重，都对医疗提出了新课题。在上述医学所面临的"忧患"情势下，中医学"治未病"思想的学术意义更加显现出来，这就是在当前大力倡导中医"治未病"医学模式的现实意义。《证治心传》说："欲求最上之道，莫妙于治其未病。""治未病"是"最上之道"，也就是医学的最高境界。习近平总书记强调："要遵循中医药发展规律，传承精华，守正创新。"那么，什么是中医药自身发展规律？我认为，对"中医自身发展规律"的探索和研究要从凝聚着先哲智慧结晶的中医学经典作为切入点，坚持文化自信，通过对中医学理论体系及疾病防治体系的发生和形成、中医认知思维方式及研究方法的深入研究、提炼、总结出"自身发展规律"，然后才能引领未来中医药的发展按照"自身发展规律"走向"守正创新"地发展。

　　《黄帝内经通解》为博大精深的中医学经典普及大众，作出了有益的尝试。青山闲人要我为《通解》写序，实不敢当，乘此沉下心来认真拜读之际，掩卷沉思，并由此生出一些学习《内经》的感想，很不成熟，管窥蠡测、舛讹阙漏定多，现不揣浅陋，冀求正于贤达。

王庆其

辛丑年冬月于槐荫堂

（作者为上海中医药大学《黄帝内经》国际研究院院长）

自序

在中华民族漫长的历史进程中，涌现了不少堪称"经典"的著作，但就对一个民族的生存、繁衍和发展而言，对于人的个体生命、生活与生乐而言，《黄帝内经》无疑是"最有价值的书"。

北宋大儒张载在谈到学术研究传播的作用时，曾说过一段名言："为天地立心，为生民立命，为往圣继绝学，为万世开太平"。《黄帝内经》无疑就是一部"为生民立命"的经典之作。遗憾的是，自有科举制度以来，中国的知识分子，大都把精力放到了诗词歌赋、义理考据上，注解《周易》《论语》《道德经》的不计其数，可谓汗牛充栋，而对于《黄帝内经》这样一部直接关系到人民健康事业的好书，却很少有人去关注，更谈不上花费精力和心血去注释、传授和普及。

1956年8月24日，毛泽东主席在同全国音乐工作者谈话时说："就医学来说，要以西方的近代科学来研究中国的传统医学的规律，发展中国的新医学"。2015年12月18日，习近平总书记在致中国中医科学院成立60周年的贺信中指出："中医药学是中国古代科学的瑰宝，也是打开中华文明宝库的钥匙"。为了找到这把钥匙，从

2016年7月起,从走上青藏高原上起,我开始对中医有了兴趣,逐渐地走进了《黄帝内经》的玄奥世界。一开始,确实感到眼花缭乱,生涩难懂,如同看一部"天书"一般。但随着自己一遍一遍地通览咀嚼,随着自己对一些现代科学、现代医学知识(如遗传学、细菌学、生物化学、生命科学、人体解剖学、病理学、天体物理学、地理学、动物学、植物学、气象学等)的涉猎,终于慢慢地觉悟了其中的奥妙,其中的高明,其中的广大,其中的精微……古往今来,东西南北,天地人生生不息的生化规律尽在其中矣!

都说,中华文化的复兴有赖于中医文化的复兴,而中医文化的复兴则有赖于《黄帝内经》的"复活"。何谓经典的复活,就是要真正的深入浅出,把深奥变成直白,把玄妙变成通俗,把难懂变成易行,让阳春白雪般的精专幽微,变成人民大众的生活常识。

基于此,小子不自量力,欲以南北朝时(南朝)的全元起(注释《黄帝内经素问》)、隋代的杨上善(编辑《黄帝内经太素》)、唐代的王冰(注释《黄帝内经素问》)、宋代的林亿等(校订《素问》《灵枢》)、明代的吴崑(《黄帝内经素问·吴注》)、马莳(《黄帝内经素问注证发微》《黄帝内经灵枢注证发微》)、张景岳(编著《类经》)、清代的张志聪(《黄帝内经素问集注》《黄帝内经灵枢集注》为榜样,用当今的大白话,对中医的基本理念作最简捷的剖析,对中医的基本思维作最简明的释读,对中医的基本方法作最简单的讲解。不为别的,只为了让中医能够真正地从"理太微妙,常人难识"变为道理更明白,实践更容易!让《黄帝内经》在世人眼中由"天书"难懂变为"天书"易懂!

需要说明的是,《黄帝内经》自问世以来,有过多个版本,且每个版本的篇目次序均有不同。目前通行的是南京中医药大学编著的《黄帝内经素问(灵枢)译释》。为了使每一篇的层次更加清晰,故对每一篇都作了分节,并列出了通俗简明的小标题。为了使每一篇的逻辑顺序更加分明,故对个别篇目中的段落作了重新归整,对其中个别明显重复的句段作了删减!

让《黄帝内经》从神秘走向通俗,从深奥走向浅白,不是一件容易的事情,更不是一件一蹴而就的事情。古人讲"十年磨一剑",恐怕正契合此意。这本通解,既有尝试探索之意,也有以飨读者共勉之意,更有"使百姓无病,上下和亲,德泽下流,子孙无忧"尽心之意。

目 录

第十七篇 脉要精微论

第十八篇 平人气象论

第一篇

上古天真论

篇目解读

"上古"，大约是指司马迁在《史记》中所描述的"五帝"时代，即黄帝（中国上古时期华夏民族的共主，被尊为中华民族的"人文初祖"，本姓公孙，后改姬姓，号轩辕氏）、颛顼（zhuān xū，黄帝的孙子，号高阳氏）、帝喾（dì kù，颛顼的侄子，名俊）、唐尧（姓伊祁，号放勋，古唐国人）、虞舜（姓姚，名重华，字都君）五位部落联盟首领，带领先民们与各种自然灾害、毒虫猛兽及疾病苦痛奋斗的漫长时代，同时也是开创了原始天文学、农学、纺织学、医学，为华夏民族的生存发展奠定基础的时代。

"天真"，即天然赋予的构成人的身体的基本元素（骨、肉、筋、皮、毛、脏、腑等）和维持人的生命活动的基本能量（气、血、精、津、液、髓等）。

一、大医的标准是什么

昔在黄帝，生而神灵（特别聪明，悟性极高），**弱而能言**（口头表达能力强，能说会道），**幼而徇齐**（xùn qí，迅速地顺应、顺从趋势变化），**长而敦敏**（敦厚、沉稳、踏实），**成而登天。**

【白话意译】上古时期的黄帝，与他同父异母的兄弟、中华民族的另一位始祖炎帝一样，既是伟大的部落联盟首领，又是伟大的医者。黄帝从生下来起，就显得特别聪明；儿童时，就能说会道；少年时，就显得思维迅捷，特别善于顺从自然、环境、条件的变化趋势而灵机应变；青年时，则更加敦厚沉稳，给人以忠实可信的感觉；成年后，就明了天地宇宙的大道，当上了部落联盟的首领，统治天下。

【参悟领会】《黄帝内经》是中华医学理论的源泉，堪称经典中的经典。然而，就是这样一部医学经典，开篇却几乎照搬了司马迁的《史记·五帝本纪》的原话，这是什么意思呢? 难道仅仅是为了表扬吹捧一下黄帝的天赋?

答案很明确: 不是的。王冰校注的《黄帝内经·素问》开篇，之所以要引用《史记》这一段话，主要是因为这一段描述黄帝的四个形容词"神灵""能言""徇齐""敦敏"，简要地、画龙点睛地道出了一个优秀中医必须达到的四个标准条件:

第一，是悟性好，要能够从哲学层面参悟出天地万物生长、消亡、运转、变化的基本规律。

第二，是口才好，要善于与病人沟通。

第三，是思维好，要具备医者"唯顺"的基本理念，懂得"顺之则治、逆之则乱"的基本道理，善于顺其自然、因势利导，而不是逆反对抗。

第四，是品性好，作为医生，要有踏实的作风，来不得半点虚假; 必须怀有精诚之心，慈惠之心，才能全心全意地去保障患者的健康!

范仲淹有诗云:"前人田地后人收。"就文化传承而言，也离不了前人文章后人抄。通过这一段所谓的"照抄"，我们则不难判断: 尽管《黄帝内经》的单篇论文可能已在社会上流传了很久，几百年乃至几千年，但真正将这些零散的医学论文"化零为整"，汇编成"经"的年代，是在司马迁《史记》之后!

二、节制是健康长寿的要诀

乃问于天师（能够把握天地变化规律的先知先觉者。这里是黄帝对岐伯的尊称）曰：余闻上古之人，春秋（年龄）皆度（活到）百岁而动作不衰。今时之人，年半百而动作皆衰者，时世异耶？人将失之耶？

岐伯对曰：上古之人，其知道（懂得养生之道）者，法于阴阳（白天黑夜、阴晴寒暑的变化循环），和于术数（早晚、四时、节气的轮回更替），食饮有节，起居有常，不妄作劳，故能形与神俱（身体与精神和谐统一），而尽终其天年，度百岁乃去。今时之人不然也，以酒为浆，以妄为常，醉以入房，以欲竭其精（精气，构成生命的基础物质），以耗散其真（真元，构成生命的基础能量），不知持满，不时御神（调节精神状态），务快其心，逆于生乐，起居无节，故半百而衰也。

【白话意译】又是花红柳绿、天朗气清的一天。黄帝与岐伯心情舒畅，一边品着香茶，一边探讨着养生之道。

黄帝问岐伯：我听说上古时代的人，年龄大都能活到一百多岁，而他们的言行举止，一点也看不出有什么衰老的迹象。可是我们现在的人，才到五十岁，就普遍显得衰老了。这究竟是时代环境变化的原因，还是违背和丢弃了养生之道的原因呢？

岐伯回答说：上古时代的人，大都懂得养生的道理，日出而作，日落而息，春耕夏作，秋收冬藏，寒来加衣，热来避暑，其生产、生活节奏都符合天地阴阳变化、四季节气更迭的规律，饮食有节制，作息呈常态，不痴心妄想、放纵欲望，不过度操劳、耗散精力，所以能够使自己的身体和精神保持在和谐健康的最佳状态，从而活到上天赋予的自然年龄，过百岁才去。现在的人则不同了，他们把酒当成饮料一样，狂喝滥饮，把黑白颠倒、通宵达旦的玩乐活动变成生活常态，更有甚者，往往在醉酒以后纵情淫乐，从而加速了身体的精气和真元的消耗，丝毫不懂得节约保持生命的基本能源，也不懂得调节自己的精神状态，为了贪图一时的快活，违背养生规律无度地吃喝玩乐，日常的生活起居完全失去了节制，所以到五十岁左右就显得衰颓不堪、老气横秋了。

【参悟领会】从岐伯的这一番分析可以看出，一个人要想让自己的身体健康，应当注意"四节两保"。

所谓"四节"：一是节食。人不吃饭会饿死，但如果总是吃得太饱，则会撑死。"是药三分毒，吃饱九分毒"，饮食过饱易伤脾胃。二是节酒。少量的饮酒可以活血行气,壮神御寒,怡情消愁;但过量的饮酒则伤肝耗血,损胃亡精,导致伤身丧命。三是节欲。食色性也。适度和谐的性生活有益于身心健康,所谓"男以致气,女治百病";但若荒淫无度,则会导致精元的快速消耗,最终精竭神疲,精尽人亡。四是节劳。从工作层面讲,要防止连续地加班加点,一直把弦绷得很紧,使体力脑力趋于极限;从休闲层面讲,要防止过度疲劳式的娱乐,如现代人通宵打麻将、昏天黑地打游戏等。

所谓"两保":一是保持精力充盈。生命就像一盏灯,一生下来,你所具有的生命之油是有定量的。如果你注意节制,细火慢燃,则自然会长久;反之,如果你恣意挥霍,恨不得把十年的油一年烧掉,则自然容易油尽灯枯。二是保持精神平和。既不亢奋,也不颓丧。要像那晴空上的白云一样,舒卷自如;要像那深潭里的水一样,静澈明亮。

三、三十六计，"避"为上计

夫上古圣人之教下也，皆谓之虚邪贼风（泛指一切不正常的气候变化和侵害人体的不正之气），避之有时；恬憺虚无（宁静淡泊，没有贪心妄想），真气从之；精神内守，病安从来。是以志闲（心志闲淡）而少欲，心安而不惧，形劳而不倦，气从以顺，各从其欲，皆得所愿。故美其食，任（穿得随意）其服，乐其俗，高下不相慕，其民故曰朴。是以嗜欲（shì yù，特别的癖好）不能劳其目，淫邪不能惑其心，愚智贤不肖，不惧于物，故合于道。所以能年皆度百岁，而动作不衰者，以其德全（全面掌握并践行养生之道）不危也。

【白话意译】岐伯接着说道："三皇"时代那些懂得养生之道的圣人，经常教导人们，要想保持身心健康，必须内外双修。一是外界防范，对一切侵害人体的邪气，如风、寒、燥、湿、暑、火等，都要及时进行回避；二是内心知足，保持宁静淡泊的心态，消除贪欲妄想的障碍，让体内的真气顺从意念循行起来，从而做到精神内守，使病邪无从侵袭。一个人修养到如此境界，往往是心志安闲而少有贪欲，心神安定而不患得患失，勤于劳动而不疲惫倦乏，心气很和顺，欲求很合理，并且都能得到满足，如愿以偿。吃什么，都觉得甜美；穿什么，都觉得舒服；各种习俗，都乐于遵从。地位高一点、低一点，也都无所谓，地位高的不欺凌地位低的，地位低的不羡慕地位高的。处于如此境界的人们，确实生活得朴素、简单而快乐。那些不正当的嗜好，根本就干扰不了他们的视听；那些淫风邪气，根本就迷惑不了他们的心性。整个社会，无论是资质聪慧的、还是愚鲁的，无论是品质贤良的、还是一般的，都不惧怕外邪的侵蚀，都能使自己的生活起居符合自然规律。正是因为他们完全掌握并很好地践行了养生之道，不给邪气侵害自己的机会，所以，他们大都活过百岁而言语行动仍无衰老迹象。

【参悟领会】岐伯的这一番精当分析中，有一个"避"字是我们必须反复品味的，因为这个字道出了中医治病、养生的基本要诀。"虚邪贼风，避之有时"，恰当体现了中医养生的突出特点，与现代西医的"抗"形成了鲜明对比。岐伯告诉我们，对外来的风、寒、暑、湿、燥、火，一定要回避，千万别顶着上。生活起居，穿衣吃饭，都要顺着自然环境的变化而变化，不要在寒冬腊月里打赤膊，不要在炎炎夏日里穿棉袄，不要在早上空腹不食，不要在晚上撑破肚皮，等等。

　　至于在治病方面，中医更讲究一个"避"字。病毒邪气侵入身体了，就好像老翁的屋子里进了一个年轻力壮的贼。西医的思路告诉你，赶紧关起门来，与恶贼挺身而斗，一定要杀死他。其结果很有可能是老翁被贼所害，即便侥幸对抗取胜，也是杀伤了贼人，损耗了自身。中医的思路则告诉你，不要去直接对抗，赶紧打开门窗，运用巧妙的办法，要么把贼哄出去，吓出去，要么借助药力把贼清理出去，尽量避免硬碰硬地去对抗拼杀，继而损害自己的生命精元。又如，当群体性的疫病暴发时，首先应当采取的策略，是三十六计，"避"为上计，迅速地实行隔离措施，包括不出门、戴口罩、穿防护服等，以避免邪气病毒传染至更大范围。而不是迎面相对，等待着形成什么"抗体"。

四、男女生命的节数

帝曰：人年老而无子者，材力（精力）尽耶，将天数（由生命发展的自然规律所限定的寿数）然也。

岐伯曰：女子七岁肾气盛，齿更发长。二七而天癸（雌性激素）至，任脉通，太冲脉盛，月事（月经）以时下，故有子（生育能力）。三七肾气平均，故真牙（智齿）生而长极。四七筋骨坚，发长极，身体盛壮。五七阳明脉衰，面始焦，发始堕。六七三阳脉衰于上，面皆焦，发始白。七七任脉虚，太冲脉衰少，天癸竭，地道不通（月经停止），故形坏而无子也。

丈夫八岁肾气实，发长齿更。二八肾气盛，天癸至，精气溢泻，阴阳和，故能有子。三八肾气平均，筋骨劲强，故真牙生而长极。四八筋骨隆盛，肌肉满壮。五八肾气衰，发堕齿槁。六八阳气衰竭于上，面焦，发鬓颁白。七八肝气衰，筋不能动，天癸竭，精少，肾藏衰，形体皆极。八八则齿发去。

肾者主水，受五藏（心、肝、肺、脾、肾）**六府**（胆、胃、大肠、小肠、膀胱、三焦）**之精而藏之，故五藏盛，乃能写**（排泄）**。今五藏皆衰，筋骨解堕，天癸尽矣，故发鬓白，身体重，行步不正，而无子耳。**

【白话意译】时间过得真快，转眼间，就从春流到夏，从夏流到秋。看着那片片飘落的黄叶，抚摸着自己渐渐花白的胡须，黄帝突然产生了一种悲催的情绪，向岐伯问道：树老了，就长不出新叶；人老了，就生不出孩子。这究竟是自身精力不够的原因呢？还是生命发展的普遍规律所支配的原因呢？

岐伯略一沉思说：主要还是自然规律的原因。男女一般的生理过程，大体是由"七"和"八"两个"节数"来限度的。女子到了7岁，肾气就开始充盈，牙齿更换，毛发也长了。到了二七14岁时，雌性激素充足了，身体发育成熟，任脉通畅了，太冲脉的气血更旺了，月经也按时来了，到这个时候，便具备了生育能力。到三七21岁时，肾气更加充足，智齿也长出来了，身体的气血精津更加旺盛。到四七28岁时，筋骨更加强健，毛发更加茂密。这时的身体强壮程度达到了最佳状态。到五七35岁时，阳明胃经、大肠经开始衰退，面部皮肤开始枯焦，头发开始脱落。到六七42岁时，太阳、阳明、少阳经脉整体开始衰退，面部皮肤显得更加枯焦，头发慢慢变白。到七七49岁时，任脉中的气血慢慢虚空了，太冲脉也衰弱了，雌性激素基本枯竭，月经也停断了。身体进入所谓的"更年期"，自然衰老，基本上不具备生育能力了。

　　至于男子，8岁时，肾气开始充实，毛发长，牙齿更换。到二八16岁时，肾气进一步充实，雄性激素起来了，体内的精子也贮存得满满的，并出现了遗精现象。这个时候，男女一起有性生活，便能够怀孕生孩子。到三八24岁时，肾气更加充沛，筋骨强壮，智齿生长。到四八32岁时，骨骼肌肉更加发达，身体的强健程度达到了极盛状态。到五八40岁时，肾气开始衰减，头发开始脱落，牙齿也出现松动；到六八48岁时，阳气日趋衰竭，脸色也变得枯焦，发鬓变白。到七八56岁时，肝气明显衰退，筋脉失去充足的濡养，行动也不利索了，雄性激素慢慢减少，精气、肾脏之气都在衰竭，身体亦进入"更年期"状态，显得疲惫衰老。到八八64岁时，牙齿开始脱落，头发也开始脱掉。

　　人身体中的肾脏，是主管水液的。人在青壮年时，肾脏能够把五脏六腑产生的精气真髓贮藏起来，不仅能及时滋养脏腑、经络、血管、皮毛等等，还能有一定的盈余供恣情纵乐，排泄出来。但到了老年，五脏的功能都已衰退，筋骨也不再强健，维持生命活力的激素也渐渐枯竭。到这个时候，头发、胡子都白了，身体感觉越来越沉重，连路都走不稳，哪里还具备生育孩子的能力呢？

　　【参悟领会】岐伯的这段话，算是揭示了人生老病死的"普遍性"规律。从这条规律中，我们可以悟出岐伯提出的一个重要概念，即"生命节数"：女子以"七"为节数，男子以"八"为节数。透过男女的生命节数定律，我们则可以确定自己的养生大道：

（一）无论男女，生命的精气能量均以"四"为重要节点，女子的身体以四七28岁最为盛盈，男子的身体以四八32岁最为壮硕。其体质能量，在"四"之前为上升期，在"四"之后为下降期。

（二）无论男女，要想给自己养好生，让自己健康长寿，则必须做到两点，即在身体的上升期，要注意节约，就像孔老夫子讲的"戒之在色"，绝不能过分挥霍自己的气血精津；而在身体的下降期，除了注意节约以外，还要适当地给自己滋阴补阳，补气生血，益精填髓，以使自己的精气神保持一种持续的余盈状态。

五、养生之本在养肾

帝曰：有其年已老而有子者，何也？

岐伯曰：此其天寿（先天基因）过度，气脉常通，而肾气有余也。此虽有子，男不过尽八八，女不过尽七七，而天地之精气皆竭矣。

帝曰：夫道者，年皆百数，能有子乎？

岐伯曰：夫道者。能却老（延缓衰老）而全形（保全健康），身年虽寿，能生子也。

【白话意译】听了岐伯关于男女"生命节数"普遍性规律的解说后，黄帝又问：现实中，也的确有人年纪已经老了，但还能生孩子，这是为什么呢？岐伯回答说：这大概是其先天基因太好，气血和经脉能够恒常贯通，特别是肾气有盈余。年老的人还能生孩子，现实中，也确有特例。但从普遍性的情况看，男的超过八八64岁，女的超过七七49岁，身体的精气就渐渐枯竭了。

　　黄帝听后，忍不住再问：那些坚持修习养生之道，且年过百岁的人，还能生孩子吗？岐伯没有直接回答"不能"，而是委婉地说：能够修习好养生之道的高人，大都能够保养好自己的肾气，延缓衰老，使自己的身体与精神保持和谐统一，所以，他们的年纪虽然大一点，也还具备生育能力。

　　【参悟领会】 如果说岐伯的上一段话讲的是男女"生命节数"的普遍性规律，那么，这一段话则讲的是"特殊性"规律。那些年纪虽老而仍具有生育能力的人，必然具有两个共同的特点：一是先天的基因好，"天寿"过度；二是后天的保养好，懂得并践行养生之道，特别是懂得养"肾"，使自己"肾气有余"。在五脏之中，肾属水，有水则有生命，无水则无生命，故养肾就是养命。

　　生命如灯，肾里贮藏的就是灯油。油满，生命之光则亮；油尽，生命之光则灭。

六、真人、至人、圣人、贤人的高下之别

黄帝曰：余闻上古（这里讲的上古时期，大约相当于我们今天讲的太古时期，也就是传说中的有巢氏教人盖房子、燧人氏教人取火煮熟食的时代）有真人者，提挈（tí qiè，揭示要领）天地，**把握阴阳，呼吸精气，独立守神，肌肉若一，故能寿敝天地，无有终时，此其道生。**

中古（这里讲的中古时期，大约相当于我们今天讲的远古时期，也就是传说中的中国医药鼻祖伏羲画八卦的朝代）之时，有至人者，**淳德全道，和于阴阳，调于四时，去世离俗，积精全神，游行天地之间，视听八达**（很远的地方）**之外。此盖益其寿命而强者也，亦归于真人。**

其次有圣人者，处天地之和，从八风（指东、南、西、北、东南、西南、西北、东北八个方位之风）**之理，适嗜欲**（shì yù）**于世俗之间，无恚嗔**（huì chēn，怨怒）**之心，行不欲离于世，被服章，举不欲观于俗，外不劳形于事，内无思想之患，以恬愉为务，以自得为功，形**

体不敝，精神不散，亦可以百数。

其次有贤人者，法则天地，象似日月，辩列星辰，逆从阴阳，分别四时，将从上古。合同于道，亦可使益寿而有极时。

【白话意译】对黄帝来说，最轻松、悠闲的时刻，莫过于在风雪交加的夜晚，围着熊熊炉火，与岐伯等人讨论养生之道。在听完岐伯对上古、中古时期养生大家的描述后，黄帝兴致勃勃地作了一个简短精当的总结：

在上古时代，有一种被称为"真人"的人，他们能够提前洞察到天地造化的契机，把握住阴阳变化的规律，通过一种独特的导引术，不断地吸纳天地间的精华之气，吐排出体内的腐浊之气，心神完全处于一种自然的宁静与专注状态，肌肉皮肤则始终如一地保持着柔润与亮泽。这样的人，算是真正的得道之人，他们的寿命，确实和天地一样，很长很长……

在中古时代，有一种被称为"至人"的人，他们具备高深的道德，且完全掌握了养生之道。他们自觉地让自己的生活方式适应天地阴阳、四季气候和变化，并与之完全合拍。他们远离世俗社会，主动地融入自然修行，积聚精气，安定元神，视觉和听觉始终保持着灵敏发达。这样的人和真人相似，寿命很长，体质很强。

还有一种被称为"圣人"的人，非常的聪明睿智。对于来自四面八方的邪气贼风，他们都能够巧妙地回避，使自己始终安然地处于一种风平气定的境地。对于各种世俗的习惯,一方面,他们能够"同流",很好地去适应,做到心理上不埋怨,行为上不违离;一方面,他们又不"合污",在衣服穿着、言行举止上保持自己的独立品性。就外部来讲,不让自己的身体过度劳累;就内心而言,不让自己的思想背上负担,一切以恬淡愉悦为要务,以自我充实为目的,从而使得自己的身体不易衰老,精神不易耗散,这样也可以活过一百岁。

还有一种被称为"贤人"的人,他们能够以上古"真人"为榜样,依据天地、日月、星辰等运行的自然法则,顺从阴阳变化规律、顺应四时气候变化规律,认真学习并努力实践养生之道。这样,也可以使自己延年益寿,只不过较为有限。

【参悟领会】任何一种等次的划分,都需要有一个统一的标准。黄帝在这里描述的真人、至人、圣人、贤人四种养生家的等次,其统一的标准就是"道"。何谓"道"?"一阴一阳谓之道"。也就是说,对阴阳变化规律的把握和运用水平,直接决定了养生家的档次高低,也直接决定了一个中医水平的高低。黄帝描述的这四种人,四段话,看起来玄奥得不得了,但实际上自始至终都未离"阴阳"二字。如真人,就是能"把握阴阳"的人;至人,就是能"和于阴阳"的人;圣人,就是能"适于阴阳"的人;贤人,就是能"逆从阴阳"的人。

面对"阴阳"的大法则,真人的"把握",更多体现的是一种自主性,包含了先知先觉、掌握自如的意思;至人的"和于"，更多体现的是一种自然性，包含了自知自觉、无缝对接合拍的意思；圣人的"适于"，更多体现的是一种自觉性，包含了后知后觉、主动适应的意思；贤人的"逆从"，更多体现的是一种自强性，包含了虽然未知未觉、但仍努力仿效前人的意思。

第二篇

四气调神大论

篇目解读

"四气"就是春、夏、秋、冬四季气候,"调神"就是顺应"春温、夏热、秋凉、冬寒"的四季气候特点,依照"春生、夏长、秋收、冬藏"的基本养生规律,及时调整自己的生活方式、起居节奏及精神状态。

一、四季养生的要点

春三月，此谓发陈（推陈出新），天地俱生，万物以荣，夜卧早起，广步于庭，被（披）发缓形（舒缓身体），以使志（心理情绪）生，生而勿杀，予而勿夺，赏而勿罚，此春气之应，养生（生育）之道也。逆之则伤肝，夏为寒变（寒性的病），奉（帮助）长者少。

夏三月，此谓蕃秀（fán xiù，繁衍茂盛），天地气交，万物华实，夜卧早起，无厌于日，使志无怒，使华英成秀，使气得泄，若所爱在外，此夏气之应，养长（成长）之道也。逆之则伤心，秋为痎疟（jiē nüè，疾病的通称），奉收者少，冬至重病。

秋三月，此谓容平（成熟收获），天气以急，地气以明，早卧早起，与鸡俱兴（活动），使志安宁，以缓秋刑，收敛神气，使秋气平，无外其志，使肺气清，此秋气之应，养收（收敛）之道也。逆之则伤肺，冬为飧泄（sūn xiè，食物消化不良，有点拉肚子），奉藏者少。

冬三月，此谓闭藏（封闭储藏），**水冰地坼**（chè，裂缝），**无扰乎阳，早卧晚起，必待日光，使志若伏若匿，若有私意，若已有得，去寒就温，无泄皮肤，使气亟夺**（jí duó，很快地去掉），**此冬气之应，养藏**（潜藏）**之道也。逆之则伤肾，春为痿厥**（wěi jué，肾虚怕冷，身体尤其是腰以下萎缩软化），**奉生者少。**

【白话意译】冬去春来，轩辕丘上已悄悄披上了一层嫩嫩的绿纱。一大早，黄帝就起了床，披散着头发，穿着宽大的袍服，到姬水河边散步。跟在身后的一个小卫士忍不住发问：您在冬天的时候，一直是睡得早、起得晚，为什么一到春天，就早早地起来了呢？黄帝听后，呵呵笑道：你小子算是问到点子上了，这睡觉起床的学问大着呢，今天兴致好，就给你们讲讲四季养生之道吧。

春天的三个月，是万物推陈出新的季节，天地之间的生气萌发，一切动物、植物等等，都呈现欣欣向荣的景象。这个时候，人们一方面应该放松自己，天一黑就睡觉，天一亮起床，披散着头发，舒展着身子，到庭院中散散步，使自己的心中充满着活泼泼的生机。一方面，则应该善待外物，尽可能地创造宽松条件，帮助和促进其生育，而不是扼杀；帮助和促进其发展，而不是剥夺；欣赏、鼓励并调动其积极性，而不是摧残和打压。这，就是适应春天的气候，而应当践行的"生育、生发"之道。违背了这一规律，就会损伤肝脏之气，导致肝"木"不能生心"火"，或生火能力降低，到了夏天，则容易得寒性疾病，肢寒怕冷，哪里还能够再借助夏季的旺盛之气而壮大成长呢。

夏天的三个月，是万物繁衍茂盛的季节，天气与地气上下交合，万物都变得枝繁叶茂，子实果熟。这个时候，人们应该晚一点睡觉，早一点起床，不要厌烦夏天的日子太长，天气太热，而应该保持一种清凉愉悦的心境，不生气，不发怒，使肝木不能伤及脾土，让脾胃能够更多更快地吸收蕴化五谷精华，一方面增强体内的正气阳气，一方面把阴气邪气排泄出来。这，就是适应夏天的气候而应当践行的"生长、成长"之道。违背了这一规律，就会损伤心脏之气，导致心火不能生脾土，到了秋天，则容易得疟疾，打摆子，时冷时热，周期发作，不仅不能够借助秋季的收敛之气积聚能量、增强体质，还有可能在冬天重复发病。

秋天的三个月，是万物繁荣收获的季节，天气渐渐凉爽，地气渐渐清爽，草木也渐渐变了颜色。这个时候，人们的起居应该像鸡的活动一样，一入夜就睡觉，天刚亮就起床，使自己的心情处于一种安逸宁静的状态，以缓和秋天的肃杀之气；同时，收敛自己的元神之气，使之不轻易外泄，既用以平和外在的肃杀之气，又用以清净内在的肺脏之气。这，就是适应秋天的气候而应当践行的"收聚、收敛"之道。违背了这一规律，就会损伤肺脏之气，到了冬天，就会得消化不良、经常拉肚子的病，哪里还能够再借助冬季的贮藏之气而积聚身体的能量呢。

冬天的三个月，是万物潜伏闭藏的季节，寒气凛冽，河水结冰，地面冻裂。这个时候，人们应该早睡晚起，最好是等到太阳出来以后再起床。一定要让自己的心境处于一种恬愉惬意的状态，还带有一点偷着乐的味道。那种感觉就好像心里藏着一份甜蜜的回忆，又好像获得了一个意外的欢喜，充满了温暖，驱除了寒意。这个季节，要特别注意保存体内的阳气，不要轻易让皮肤开泄出汗。这，就是适应冬天的气候而践行的"闭藏、潜藏"之道。违背了这一规律，就会损伤肾气，到了第二年的春天，就会得筋骨萎缩、手脚软化的疾病，哪里还能够再借助春季的生发之气而强健肢体呢。

【参悟领会】从黄帝的这一段生动描述，可以看出四季养生的关键，在于抓住三点：

其一，睡觉是最基础的养生。如何睡好觉，黄帝告诉你，春天和秋天要早睡早起，夏天要晚睡早起，冬天要早睡晚起。这个早晚时限设定的基本原理，简单地归结为一句话，就是"跟着太阳走"。夏天太阳落得晚，升得早，所以我们就要晚睡早起；冬天太阳落得早，升得晚，所以我们就要早睡晚起。

其二，养"志"是最重要的养生。这个"志"，就是心志，就是情绪，就是心情。如何才算有好心情？黄帝告诉你，春天温暖，要多去户外走走，多欣赏万紫千红的世界，同花儿一样舒放；夏天燥热，要让自己的心情像古井一样沉静，尽量少发怒火；秋天气爽，要让自己的心情像天空中的白云一样，悠闲安逸，淡远自在；冬天凛冽，要让自己的心情如房屋中的地暖一样，隐藏无形，却温阳送暖。

其三，对"季"养生是最有成效的养生。何谓对"季"，就是根据五脏对应五季（春、夏、长夏、秋、冬）的规律，在不同的时令季节，有针对性地对某一脏腑进行重点养护。如春天里，重点调养肝与胆；夏天里，重点调养心与小肠；长夏里，重点调养脾与胃；秋天里，重点调养肺与大肠；冬天里，重点调养肾与膀胱。这种对"季"调养，较之平时，会有事半功倍的效果。

二、天地之大德在"藏"

　　天气（自然气候），**清净**（静）**光明者也，藏德**（自然中隐藏的能够促进万物和人类生化的力量）**不止，故不下也。天明**（显露）**则日月不明，邪害空**（孔）**窍，阳气者闭塞，地气者冒**（透发出来或上升）**明，云雾不精**（晴），**则上应白露**（"二十四节气"中的第十五个节气，是秋季由热转凉的节点）**不下。交通**（往来通达）**不表，万物命故不施**（延续），**不施则名木多死。恶气不发，风雨不节，白露不下，则菀稾**（yùn gǎo，泛指植物）**不荣。贼风数**（屡次，频繁）**至，暴雨数起，天地四时不相保**（维持正常的运转秩序），**与道相失，则未央**（还没有到一半）**绝灭。唯圣人从之，故身无奇病，万物不失，生气不竭。**

　　【白话意译】 听了黄帝一番生动的讲述，小卫士的好奇心大增，忍不住接着问道：为什么四季气候会如此神奇，春天令百花盛开，夏天令绿荫满地，秋天令瓜果满园，冬天令万物眠藏。难道这天地间还真有一种我们看不见的巨大力量存在？

黄帝哈哈一笑说：你小子算是猜对了。这天地之间，宇宙之中，我们能够看得见的物质，包括日月星辰等等，也不到百分之五，大量的暗物质、暗能量，我们是看不见的。但恰恰就是这些暗物质和暗能量，在支配着日月星辰的运转，在支配着四季气候的轮回，在支配着动物、植物和人类的生老病死。这，就是天地所谓的"藏德"！

如果天德隐藏不住，各种暗物质和暗能量不时爆发出来，这个世界将会是一种怎样的乱象呢？

从短期看，太阳和月亮的光辉将迅速被蒙蔽，就好像人体的鼻子、嘴巴等孔窍被邪气痹住一样。原本蓬发的生长之气被封闭了，原本潜藏的地下能量（如火山）却透发出来了，云雾不能上升，雨露不能下降，天气地气不能交融通会，从而导致万物失去生命的源泉，即便是那些树龄在百年以上的名贵树木，也难免枯死。

从中期看，各种恶劣的气候会不时发生，狂风暴雨会不断袭击，即便是过了白露节气，炎热的气温也无法降下来，这种情况下，即便是紫菀、薹本那样生长在潮湿水边的草木，也会枯萎。

从长期看，各种极端的气候，如台风、龙卷风，如连续暴雨、长期干旱、冰雹等，会频繁发生，从而导致春夏秋冬四季气候的基本平衡状态被打破，正常的转化规律被打乱，万物生化的环境和条件被破坏，生命自然就夭折了。

对天地的这一大"藏德"，只有修到"圣人"境界的人，才能深刻地认识到，并坚持身体力行。所以，他们的身体没有什么大病，像松柏那般延年益寿。这其中最大的要诀，就是他们从不背离自然的生化规律，时刻注意保养自己的真元，不让其轻易流失，以确保身体的生机不会衰竭。

【参悟领会】根深方能叶茂，源远方能流长。黄帝的这段话揭示了宇宙万物生化的一个大规律：生命的长度取决于其源根的深度！

在茫茫宇宙的众多天体中，黑洞是隐藏得最深的，最难见到的，而它的能量也是最大的，存续也是最长的。在广袤大地的众多林木中，胡杨是生命力最强的，它在沙漠之中耸立，号称"一千年不死，死后一千年不倒"。究其原因，就是其根系非常发达，且能够深入地下几米，以充分汲取水分和营养。

树犹如此，人何以堪！

三、"逆"为养生之大害

逆春气，则少阳（少阳胆经，肝与胆相表里）不生，肝气内变。逆夏气，则太阳（太阳小肠经，心与小肠相表里）不长，心气内洞。逆秋气，则太阴（太阴肺经）不收，肺气焦满。逆冬气，则少阴（少阴肾经）不藏，肾气独沉。

夫四时阴阳者，万物之根本也，所以圣人春夏养阳，秋冬养阴，以从其根，故与万物沉浮于生长之门。逆其根，则伐其本，坏其真矣。故阴阳四时者，万物之终始也，死生之本也，逆（违背，违反）之则灾害生，从（顺从，顺应）之则苛疾（重病）不起，是谓得道。道者，圣人行之，愚者佩（违背）之。

从阴阳则生，逆之则死，从之则治，逆之则乱。反顺为逆，是谓内格（人体内在的功能活动与外界环境的阴阳变化不适应造成的身体上下表里闭塞不通）。是故圣人不治已病治未病，不治已乱治未乱，此之谓也。未病已成而后药之，乱已成而后治之，譬犹（pì yóu，好像）渴而穿井，斗而铸锥，不亦晚乎？

【白话意译】如果违和了春天的气候变化规律，少阳之气就不能"生发"，就会使肝气郁结而发生病变。如果违和了夏天的气候变化规律，太阳之气就不能"生长"，就会使心气虚空。如果违和了秋天的气候变化规律，太阴之气就不能"收敛"，就会使肺叶焦热而产生胀满。如果违和了冬天的气候变化规律，少阴之气就不能"潜藏"，就会使肾气衰弱。

四季气候、阴阳温度的变化，是万物生长的根本条件。圣人善于利用这种自然条件的变化，在春天和夏天保养好自己的阳气，在秋天和冬天保养好自己的阴精（含血、津、液等），以适应这一养生的根本法则，从而使得自己和万物一样，顺应自然规律而健康快乐生活。假如违背了这一规律，就会伤害身体的根本，损坏身体的真元。从这个意义上说，阴阳四季的气候变化，是万物生、老、病、死的根本。违背了它，就会产生灾害；顺应了它，就不会得大的疾病。明白了这些，就算是懂得了养生之道。对于养生之道，圣人会科学地践行，而愚人往往会反其道而行之。

阴阳作为天地、人类、社会发展的根本法则，顺从它就能够生存，违逆它就会死亡；顺从它就能够实现平治，违逆它就会导致混乱。实践中，如果把违逆当作顺从，就会使整个机体产生堵塞，上下不通，进而引发病痛。因此，圣人不会在得了病之后才重视自己的身体健康，四处求治；而是会在还没有得病的时候，就提前加以预防。这和治理国家一样，不要等到出了乱子才去研究平治的办法，而是要在未出之前就把乱子防治住。如果大病已经发生了才想着去治疗，大乱已经形成了才想着去平定，这就好比口渴了才想着去打井，战争来临了才想着去铸造武器，这不是太晚了吗！

【参悟领会】对"四时阴阳"，黄帝与上古时期的那一代医学大家真是高度重视、反复强调，并将之提到了"万物之根本""万物之终始"的高度。如何将这一"根本"贯穿于养生的全过程，需要我们把握好两点：

一是在养生保健的基本理念上，要做到"顺而不逆"，尽可能地避免采用逆水行舟、逆流而上的锻炼方法。

二是在养生保健的基本思路上，要做到"不治已病治未病"，坚持以预防为主，坚持治早、治小、治苗头，防止小毛病变成重症，乃至绝症。比如，当发现家中的老人出现臆想恐惧症状、总是怀疑"有人要害自己"，而且伴随着晚上起夜越来越频繁的现象时，就应立即想到"肾主恐""肾主二便"，老人的肾气很可能出了问题。这个时候，就应及时用药，滋补肾阳和肾阴。肾气足了，恐惧自然就消失了。

第三篇

生气通天论

篇目解读

"生气",即生命的元气,是推进人体活动的原始动力;"通",即通达融合;"天",即自然界。生气通天,就是人的生命之气与自然界是通会融合的,人的生命活动与自然界各种能量的提供一刻也无法断开。

一、寿命的根本在天人相应

黄帝曰：夫自古通天者，生之本，本于阴阳。天地之间，六合（四方上下）之内，其气九州（古时候称冀、兖、青、徐、扬、荆、豫、梁、雍为"九州"）、九窍（上窍七个：两眼睛、两耳朵、两鼻孔、一张嘴；下窍两个：肛门、尿道）、五藏（心、肝、肺、脾、肾）、十二节（四肢各有三大关节，上肢腕、肘、肩，下肢踝、膝、髋，合为十二节），皆通乎天气。其生五（金、木、水、火、土五行），其气三（三阴三阳）。数犯此者，则邪气伤人，此寿命之本也。

苍（青）天之气，清净则志意（精神情志）治（平和，不乱），顺之则阳气固，虽有贼邪（贼风邪气），弗能害也。此因时之序（次序，规律）。故圣人传（专一）精神，服（完全适应）天气，而通神明（智慧，觉悟），失之则内闭九窍，外壅（yōng，堵塞）肌肉，卫气散解（通"懈"），此谓自伤，气之削也。

　　【白话意译】阳光明媚，天气净朗。黄帝心情舒畅，便约了岐伯一起游山玩水。看着那辽远的天空，看着那辽阔的平原，黄帝禁不住大发感慨：自古以来，人的生命活动就与大自然息息相关、息息相通啊！所谓生命的根本，还是离不开自然阴阳变化。在这天地之间，四方上下之内，无论是地上的九州、还是人体的九窍，无论是体内的五脏、还是体外四肢的十二个关节，都是与天地自然之气相通的。比如，自然界中的五种基本元素（金、木、水、火、土），便分别对应了人体的五脏（肺、肝、肾、心、脾）；自然界中的三气（太阳、阳明、少阳三阳气；太阴、厥阴、少阴三阴气），便分别对应了人体的十二经（手三阴三阳为肺、心包、心、大肠、小肠、三焦经；足三阴三阳为脾、肝、肾、胃、膀胱、胆经）与八脉。这，便是天人相应的规律。如果人经常违背这一规律，就会被邪气伤害。这就是寿命的根本。

　　正因为人的体内之气与体外自然之气息息相通，所以，只要天气清新明净，人的精神和心情也会相应地舒畅平和；而心情一旦随着天气变好，身体的阳气也就会更加固密。这个时候，即便是有贼风邪气来袭击，也不能伤害到身体。这，就是适应四季气候、自然环境变化规律的必然结果。古时候的圣人，在深刻认识这一规律之后，经常使自己处于一种顺从阴阳、专一精神、平和心境、吐纳精气的状态。反之，常人做不到这一点，经常处于一种心乱神昏的状态，从而使得体内的九窍不通，体外的肌肉酸紧，卫阳之气渐渐耗散。这就是所谓的自伤，使阳气严重受损。

【参悟领会】品悟黄帝的这段话，我们应当明白养生的一个基本原理：人是自然的产物，其生命的长度与自然环境、气候条件紧密相关，与"阳气""阴精"的储量多少及消耗速度紧密相关。比如，在海拔超过3000米的地方，不光人的平均寿命要比低海拔地区的人短一些，连树也难以生长。究其原因，主要有两点：一是缺氧气，导致呼吸困难；二是缺阳气，一年只有两季，一为冬季，一为"大约在冬季"，长期的高寒气候，急剧地消耗人体的"阳气"，自然也就缩短了寿命。又比如，在炎热酷暑的地方，人的寿命普遍也要短些。究其原因，就是长期高热的天气，加速了人体阴精（含津、液）的蒸发，导致生命之花提前枯萎。

在这段话中，黄帝还强调，养生之道忌"自伤"，即自己折腾自己，无端地进行自我加压。如何才能做到不自伤，黄帝给后人提出了四条参考建议：

一是通神明，能真正领悟透自然气候、四季阴阳的变化规律，并做到知行合一，使自己的生活起居节奏完全适应自然。

二是服天气，经常走出楼宇，走进山水林田间，与自然同呼吸，共享天地日月之精华。

三是专精神，无论从事何种职业，无论身份高低贵贱，如有可能，都应具备些高雅的兴趣爱好和高尚的追求寄托，经常让自己的精神处于一种专一、宁静和自得其乐的状态。

四是治志意，时时管理好自己的情绪，调理好自己的心态，戒乱、戒躁、戒急、戒忙、戒贪、戒怒、戒烦、戒闷。

二、阳气的功能及运行规律

阳气者，若天与日，失其所，则折寿（短命）而不彰（明）。故天运当以日光明，是故阳因而上，卫外者也。

故阳气者，一日而主外，平旦（日出的时候）人气生，日中而阳气隆，日西而阳气已虚，气门（汗孔）乃闭。是故暮而收拒，无扰筋骨，无见雾露，反此三时，形乃困薄（身体被邪气困顿而衰薄）。

因于寒（寒邪），欲如运枢（门窗的转轴），起居如惊（妄动），神气乃浮（漂，游荡）。因于暑（暑邪），汗烦则喘喝（呼吸困难，气粗，发出喝喝的声音），静则多言，体若燔炭（fán tàn，烧烤的炭火），汗出而散。因于湿（湿邪），首如裹（guǒ，缠绕），湿热不攘（rǎng，排除，消除），大筋续短，小筋弛（松弛）长，续短为拘，弛长为痿（wěi，萎缩）。因于气，为肿，四维（泛指四方四时邪气，此处特指四肢）相代（交替），阳气乃竭。

阳气者，烦劳则张（亢盛），精绝（衰竭）。辟积（bì jī，重复）于夏，使人煎厥（一种病名，得此病后，人像受到煎熬一样）。目盲不可以视，耳闭不可以听，溃溃乎（形容水流决口）若坏都（堤防败坏），汩汩（gǔ，水到处流）乎不可止。阳气者，大怒则形气（气血）绝（隔绝）；而血菀（通"郁"，郁结）于上，使人薄厥（bó jué，一种病名，主要症状是气血都乱了）。

有伤于筋，纵（松软），其若不容（不受意志支配）。

汗出偏沮（jǔ），使人偏枯。汗出见湿，乃生痤痱（cuó fèi，痤为疖（jiē）子，指皮肤或皮下组织局部的化脓性炎症；痱，就是汗疹，俗称痱子）。高梁（通"膏粱"，指肥美厚腻的食物）之变，足生大丁（疔疮），受如持虚。劳汗当风，寒薄为皶（zhā，粉刺），郁乃痤。魄汗未尽，形弱而气烁，穴俞以闭，发为风疟（nüè，疟疾的一种，症状是烦躁、头痛、怕冷、自汗、先热后冷）。

阳气者，精则养神，柔则养筋。开阖（kāi hé，皮肤汗孔的开闭）不得，寒气从之，乃生大偻（lóu，背脊弯曲）；陷脉为瘘（lòu，颈部生疮，长时间不好，常流脓水），留连肉腠（ròu còu，肌肉之间），俞（shù，同"腧"，指经络的孔穴）气化薄（迫近脏腑），传为善畏

（恐惧），**及为惊骇**（惊慌害怕）；**营气不从，逆于肉理，乃生痈肿。**

【白话意译】万物生长靠太阳，生命维持靠阳气。阳气，对于人的生命的重要性，就像太阳对于天地万物一样。如果太阳失常，万物就不能生存；如果阳气失常，人就会夭折短命。由此可见，像太阳系这样一个庞大天体的运行不息，主要凭借是太阳的光明；像人体这样一个精密机体的生化不息，主要依赖的是阳气向上向外的保卫作用。

阳气在人体的运行规律是：整个白天，阳气都在体外起保卫作用。早晨太阳刚刚出来的时候，阳气开始活跃于体表；中午，阳气最为旺盛；太阳自西边落下去以后，阳气开始减退，汗孔由开而闭。这个时候，人就应该休息，把阳气收藏起来，把汗孔闭密了，以防止外邪的侵蚀。不要再去扰动筋骨，不要再去沾染夜雾寒露。人如果违反了阳气在日出、日中、日暮三个时间段的运行规律，身体就很容易被邪气所困，而日趋衰弱。

人身气血津液之所以畅行不息，全赖一身阳气的温煦推动。阳气被侵害，从外因而言，主要有四种情形：

一旦被寒邪所侵，其在人体的运行，就会像门窗的转轴被突然阻滞一样，转动不灵，从而导致全身经络关节气血运行不畅、凝滞不通。不通则痛，痛则更加消耗阳气。

一旦被暑邪所侵，刚开始时，身体会出现多汗、烦躁的现象，呼吸急促，听起来有"喝喝"的声音；等到邪气攻到了脏腑，情绪上虽然看起来不再烦躁，但身体会烧得像火炭一样，神志昏迷，甚至出现胡言乱语的现象。这种状况，必须等到发出一身大汗之后，高烧才能消退。

一旦被湿邪所侵，头就会感到重胀，好像被什么东西紧紧地缠着裹着一样。倘若这种湿邪不能及时消退，身体的大筋就会收缩而变短屈，形成拘挛之症；小筋反而松弛而变绵长，形成痿弱之症。

一旦被风邪所侵，就会得气肿病，四肢交替浮肿，导致阳气渐渐衰竭。

阳气被侵害，就内因而言，主要有两种情形：一是过度烦劳。人体的阳气，在过度烦躁劳累的情况下，会显得格外亢奋，从而导致阴精慢慢耗竭。如果这种情况反复出现，拖延到了夏天，加上暑热的熏灼，就会得"煎厥"之症。主要的症状是：眼睛昏糊看不清东西，耳朵闭塞听不清声音，病势越来越严重，就好像河堤溃坏，决了口子，水流横溢泛滥一样。二是过度气怒。人体的阳气，在特别气急愤怒的情况下，会使气血逆乱，血液快速郁积到头部，从而使得血压升高、出现中风，这就叫"薄厥"之症。

至于中风的后遗症，最常见的是筋受到损伤，变得松弛，其行动不受意志支配。

至于中风的预兆，最简单的办法就是察"汗"：一种是"偏汗"现象，即身体的一侧出汗，一侧不出汗。这种现象也叫"偏枯"，是偏瘫的前奏。一种是"湿汗"，即人在出汗之后，如果被湿邪侵蚀，皮肤就会出汗疹和疖子。这个时候，人如果过多地吃肥美厚腻食物，其足部就会生出大的疔疮，发展到这一步，其发病就会像端着空盆子装点东西一样容易。还有一种情形是"劳汗"，即人在劳动出汗之后，如果被风邪侵蚀了，寒气就会阻滞气血在皮肤的运行，从而生出粉刺，郁积久了，便成为疖子。再有一种是"滞汗"，即人在出汗而又没有出尽之时，如果加上疲惫劳累，一旦感受风寒，汗液滞留在肌肤之间，正气就会被邪气消烁，使穴位经络阻塞不通，便会得风疟。

阳气的主要功能在"生化"：就内而言，其精微能量可以营养五脏六腑，涵养神气；就外而言，其柔和之气可以固养筋络，保持弹性。皮肤汗孔的开闭一旦失调，寒气就会乘虚而入，使阳气受伤。第一步，会使筋络失去营养，导致脊背弯曲，形成伛偻之症。第二步，如果寒气继续深入，浸透到血脉之中，使血脉凝滞，使身体局部产生瘘症，长时间不好，漏血流脓。第三步，如果寒气老是停留在肌肉之间不出来，一方面，寒邪便会从腧穴侵入，迫压脏腑，人就会出现恐惧和惊骇症状；一方面，营气就不能在应走的经脉中运行，而是阻逆在肌肉之中，日子久了，便会形成痈肿。

【参悟领会】万物之生由乎阳。这几段话，堪称一篇经典的"阳气论"。对阳气的重要性、阳气的主要功能、阳气在人体的运行规律等，均作了精到的描述。最为精彩的是，对于如何保养阳气，避免阳气过早地衰竭，提出了外防"四邪"、内防

"两伤"的基本思路。唯物辩证法认为,内因是变化的依据,外因是变化的条件。

保养阳气,从内因来说,关键是要调整好自己的心理情绪,一要防止烦劳,特别是不能被贪欲缠住,使自己日夜处于欲火的煎熬之中,以致心力劳瘁,阳气衰竭;二要防止大怒,使气血逆乱冲顶,导致中风。

保养阳气,从外因来说,就是要顺从自然气候变化的规律,既是调整自己的衣食起居,切实筑牢对寒邪、暑邪、湿邪、风邪的防护墙。

三、阴精的产生及功用

岐伯曰：阴者，藏精而起亟（气）也；阳者，卫外而为固也。阴不胜其阳，则脉流薄疾（急迫而快速），并（合并而加重）乃狂；阳不胜其阴，则五藏气争（不调和），九窍不通。是以圣人陈（铺设得所，善于把握）阴阳，筋脉和同，骨髓坚固，气血皆从；如是则内外调和，邪不能害，耳目聪明，气立如故。

阴之所生，本在五味（甘、酸、辛、苦、咸）；阴之五宫（心、肝、肺、脾、肾五脏），伤在五味。是故味过于酸，肝气以津（太盛），脾气乃绝（衰竭）；味过于咸，大骨（腰间命门穴的位置）气劳（劳损），短肌（肌肉萎缩），心气抑（抑郁，不舒畅）；味过于甘，心气喘满（烦闷不安），色黑，肾气不衡（平衡）；味过于苦，脾气不濡（濡润），胃气乃厚（胀满）；味过于辛，筋脉沮弛（败坏而松弛），精神乃央（受伤）。是故谨和（注意调和）五味，骨正筋柔，气血以流，腠理以密，

如是则骨气以精。谨道如法，长有天命。

【白话意译】在探讨了阳气的功能作用后，岐伯对阴阳的相互关系又作了进一步阐述，他说：阴精，就是内藏的精微物质，是用来不断生化和扶持阳气的；阳气，就是护卫于外使体表更加固密的。如果阴不能胜阳，就会导致阳气亢盛，使血脉流动快速急迫，这个时候，如果再受到热邪侵袭，阳气就会更盛，乃至发生狂症。反之，如果阳不能胜阴，阴气过盛，就会使五脏之气不得调和，以致九窍不通。所以，那些深谙养生之道的圣人，善于通过平衡阴阳，从而使得筋脉调和，骨髓坚固，血气畅通。这样，内外的阴精阳气协调配合，各安其位、各尽其责，使得邪气不能侵害。没有邪气的干扰破坏，气机运转就能保持正常，整个人就会神清体健，耳聪目明。

阴精的产生，来源于饮食五味。但是藏精的五脏，却又可能因为饮食五味太过而受到伤害。所以，过食酸味的东西，会使肝木之气太盛，木克土，导致脾气衰竭。过食咸味的东西，会使肾水之气受伤，水克火，导致心火之气抑郁，而火不生土，则又导致肌肉萎缩。过食甜味的东西，会使脾土之气受滞，一方面，土克水，导致肾气不能平衡，面色发黑；一方面，水又克火，导致心气烦闷不安。过食苦味的东西，会使心火之气更盛，火生土，火旺则土燥，导致脾气得不到濡润，胃气胀满。过食辛味的东西，会使肺金之气过于宣发，金克木，导致肝气受损，以致筋脉败坏松弛；又肝藏魂，使得精神情志也受到牵连损害。因此，真正懂得养生之道的人，一定会注意饮食五味的调和，从而使得自己骨骼强健、筋脉柔和、气血通达、腠理固密。这样一来，作为生命本元的肾气就更加精纯强盛了。民以食为天。从这个意义上说，人民只有严格遵守饮食五味的养生法则，才能享有自然赋予的天命。

【参悟领会】岐伯的这段话，给我们提供了中医养生的两个最宝贵的理念：一个是"生命贵在平衡"；一个是"万事不宜太过"。

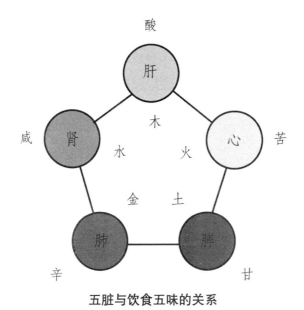

五脏与饮食五味的关系

何谓生命贵在平衡？道理很简单，无平不安，无安不久。

宇宙如果失去了平衡，各大星系就会碰撞乃至爆炸；地球如果失去了平衡，万物就会遭灾乃至毁灭；人的身体如果失去了平衡，就会得病乃至死亡。按照唯物辩证法的规律，人体的阴阳就是一个对子，相反相成，既互相对立，又互相依存。人体中对立物的统一，就是阴阳平衡。日常生活中，我们也会常常见到这样一种现象：有的人，一辈子小毛病不断，却活成了老寿星；有的人看起来强壮如牛，却突发疾病夭折。究其原因，就是前者尽管小病不断，但却通过不断地医治防范，一直维持着身体的阴阳平衡，所以能够长寿；而后者却因为强壮，过度奔波劳累，长期熬夜加班，经常纵酒狂欢，导致身体的元阳真气过度消耗，平衡被打破，以至于生命之灯突然熄灭。

何谓万事不宜太过？就是谨守中庸之道，无论生活起居，还是干事创业，都要把握好分寸。吃饭，不要太饱，也不要太少；运动，不要太剧烈，也不要太轻慢；创业，不要太闲散，也不要太拼命，等等。特别是在开方用药方面，更要把握好分寸，一定要把病人身体的承受力和药物的升降浮沉力、补益清泄力算计得清清楚楚，使之达到一个基本平衡的状态，才能最大效应地发挥好药物的治病功用，最大可能地防止出现不良反应和反作用。

四、风为百病之始

故风者，百病之始也。清静（内心清凉恬淡）则肉腠（肌肉皮肤）闭拒，虽有大风苛毒（古人形容某些剧烈的致病因素），弗之能害，此因时之序也。

风客淫（从外面慢慢侵入）气（元气），精乃亡，邪伤肝也。因（如果）而饱食，筋脉横解（横逆损伤），肠澼（痢疾）为痔（痔疮）；因（如果）而大饮（饮酒），则气逆；因而强力（过度用力），肾气乃伤，高骨乃坏。

因于露风，乃生寒热。是以春伤于风，邪气留连，乃为洞泄（急性肠胃炎，拉肚子）；夏伤于暑，秋为痎疟（jiē nüè，长期治不好的老疟毛病）；秋伤于湿，上逆而咳，发为痿厥（身体某部分萎缩或失去机能）；冬伤于寒，春必温病（由一种戾气而引发的急性热病）。四时之气，更伤五脏。

故病久则传化（传导转化），上下不并（相互交通），

47

良医弗为。故阳畜（蓄）积病死，而阳气当隔（隔离堵塞），隔者当写（泻），不亟正治，粗（粗疏）乃败之。

【白话意译】风，是引发多种疾病的起始因素和罪魁祸首。一个人如果情绪安定，心态平和，阳气固密，其皮肤肌肉的抵抗力就会增强，不管外来的病邪如何厉害，也无法侵入进来。这，就是长期顺应四季气候变化规律、坚持养生保健的结果。

风邪究竟厉害到什么程度呢？风邪侵入人体以后，首先伤到的是阳气，但随着它逐步地侵入到内脏，阴精也会被慢慢地损耗掉，进而对肝脏造成损伤。这个时候，人如果吃得太饱，胃肠间的筋脉就会被塞得满满的食物横逆损伤，从而导致下痢脓血或者变为痔疮。如果是喝酒太多，就会造成气机上逆，这个时候如果过度用力，就会损伤肾气，甚至导致脊椎骨受伤。

人生活在自然之中，其身体时时刻刻都会受到自然界风、寒、雨、露、霜、雪、热、湿、暑、燥的影响。如果被雾露风寒之邪所伤，就会引发寒热之症。假如春天被风气所伤，且长时间滞留不去，就会影响到脾的功能，造成急性肠胃炎，拉肚子。假如夏天被暑气所伤，到了秋天，就会发生疟疾。假如秋天被湿气所伤，邪气往上逆行至肺部，就会产生咳嗽，甚至发展成痿病。假如冬天被寒气所伤，潜藏到春天就会成为温病，如果大面积传染的话，就会酿成瘟疫。由此可见，四季气候的变化，都有可能交替地给五脏造成伤害。

综上，我们不难总结出一条规律：世上最可怕的事情是"积留"！不管何种病邪，只要在体内滞留的时间长了，就一定会传导到其他的脏腑，转化出别的疾病，而一旦到了上下不通、阴阳隔离的程度，即使是再高明的医生，也会无能为力。其实，不光病邪怕积留，我们平时最需要的阳气也怕蓄积。阳气一旦蓄积、郁积不通时，也会致死。而每当产生阳气蓄积的症状时，就应当立即采取泻法进行治疗。这种症状，看起来虽不严重，但如果得不到及时的、正确的治疗，而是被粗枝大叶的庸医所耽误，也会酿成悲剧。

【参悟领会】人吃五谷杂粮，无论高低贵贱，都会得病。得病的途径，不外乎两条：一是外感恶邪；二是内伤情志。前者属于外因，后者属于内因。就外感而言，《内经》将之概括为风、寒、湿、暑、燥、火六淫。这六淫之中，由于风引发的疾病大约要占一半以上。故防病之要，首在防风。把风邪防住了，就等于切断了一大半的病源。日常生活中，如何做好风邪的防范呢？关键是要把握和践行好三个字：

第一个字"避"，还是那句老话，"虚邪贼风，避之有时"。

第二个字"静"，平时无论是有事还是无事，事多还是事少，都尽可能让自己的心处于一种平静的状态。人的心情一旦平静，阳气也就固密了；阳气固密了，外邪也就钻不了空子，进不了体内。

第三个字"快"，就是要讲究及时性。风邪侵入体内，一般先皮肤、而后肌肉、而后经脉、而后脏腑，等等。善于养生的人，一旦发现风邪侵入了皮肤，就及时通过"针石汤火"等办法，把风邪引出来，或者逼出来。从笔者的实践检验看，祛除表面风邪最简单最有效的办法，就是"刮"。一块小小的刮板，可以防住一大半的外邪病。而在紧急情况下，许多物件都可以充当刮板来用，比如茶杯盖、小饭碗、硬币、古铜钱、小汤勺，等等。总之，中医修到一定的境界，"万器皆可为用"！

第四篇

金匮真言论

篇目解读

　　金匮，就是"金柜"。古代人用来存放非常重要、非常珍贵的文献或者资料，相当于现代的保密柜。真言，就是真理之言，是通过实践检验真正管用的箴言。古人讲，真传一句话，假传万卷书。这里的真言，则包含了不轻易外传、带有秘诀性的话。

一、四季气候与疾病发生的关系

黄帝问曰：天有八风（自然界东、南、西、北、东南、东北、西南、西北八个方位的不正邪风），经有五风（人体五脏产生的邪风，如肝风、心风、脾风、肾风、肺风），何谓？

岐伯对曰：八风发邪，以为经风（由外来的八方风邪侵入人体经脉、内脏而形成五脏之风），触（伤害）五藏，邪气发病。所谓得四时之胜（克制）者：春胜长夏，长夏（农历六月）胜冬，冬胜夏，夏胜秋，秋胜春，所谓四时之胜也。

东风生于春，病在肝，俞（输送、输注）在颈项；南风生于夏，病在心，俞在胸胁；西风生于秋，病在肺，俞在肩背；北风生于冬，病在肾，俞在腰股（大腿）；中央为土，病在脾，俞在脊。故春气者，病在头；夏气者，病在藏；秋气者，病在肩背；冬气者，病在四支。故春善病鼽衄（qiú nù，鼻塞流涕出血），仲夏善病胸胁，长夏善病洞泄寒中（腹泻一类的里寒病），秋善病风疟，冬善病痹厥（手足麻木逆冷）。故冬不按跷（qiāo，剧烈运动），春不鼽衄，春不病颈项，仲夏不病胸胁，长夏不病洞泄寒中，秋不病风疟，冬不病痹厥，飧泄（食物消化不良）而汗出也。

夫精（先天生殖遗传的真元，后天饮食化出的精华）者，身之本（根本）也。故藏于精者，春不病温。夏暑汗不出者，秋成风疟。此平人脉法也。

【白话意译】白云千载空悠悠。作为一个伟大的智者，黄帝总喜欢用联系的方法，静静地思考天地人之间的关系与奥秘。一阵风吹过，树枝花叶在风中摇曳。由树联想到人，黄帝忍不住向岐伯发问：自然界有来自八个不同方位的风，号称"八风"；人体中也有五脏经脉病变引发的风，号称"五风"；这内外两种风之间，有什么关联吗？

岐伯回答说：您问得太对了！这自然界的八风，一旦失常，就会变成八种让人致病的邪气，这些邪气一旦透过肌肤，侵入到人体经脉，就会产生五风，伤害五脏。这些邪气引发疾病的主要原因，就是因为四季气候之间，既存在着正常的相生关系，如春木生夏火，夏火生长夏之土；长夏之土生秋金，秋金生冬水，冬水生春木，等等。同时，也存在着反常的相克关系，而影响和损害人体健康的，恰恰就是反常的相克关系。比如，春天的肝木之气，正常情况下是促进万物"生发"，但一旦失常，反而会克制脾土，引发脾胃毛病。又比如，农历六月夏天的脾土之气，正常情况下是促进万物"生长"，但一旦失常，反而会克制肾水，引发肾与膀胱的毛病。再比如，冬天的肾水之气，正常情况下是促进万物"潜藏"，但一旦失常，反而会克制心火，引发心与小肠的毛病；夏天的心火之气，正常情况下是促进万物"成熟"，但一旦失常，反而会克制肺金，引发肺与大肠的毛病；秋天的肺金之气，正常情况下是促进万物"收敛"，但一旦失常，反而会克制肝木，引发肝胆的毛病，等等。这些，都是自然气候变异而引发疾病的例子。

东风常见于春季，其引发的病变多在肝，明显的表现是"脖子"不舒服；南风常见于夏季，其引发的病变多在心，明显的表现是"前胸和两腋下的肋骨部位"不舒服；西风常见于秋季，其引发的病变多在肺，明显的表现是"肩背"不舒服；北风常见于冬季，其引发的病变多在肾，明显的表现是"腰和大腿"不舒服；长夏正好在四季的中间，按照五行方位，中央属土，其病变多发生脾，明显的表现是"脊背"不舒服。

所以，春天邪气伤人，大多病在肝经、痛在头部；夏天邪气伤人，大多病在心经、痛在内脏；秋天邪气伤人，大多病在肺经、痛在肩背；冬天邪气伤人，大多病在肾经、痛在四肢。

所以，春天得病，多表现为鼻塞、流涕、出鼻血；仲夏得病，多表现为胸胁胀满；长夏得病，多表现为拉肚子；秋天得病，多表现为寒热交替地打摆子；冬天得病，多表现为手足麻木逆冷。

以上种种症状，归根到底，都是由于真阳不固造成的。所以，只要人们在冬季注意养藏，不做剧烈运动，不过分消耗自己的阳气，那么，在春天就不会流鼻血、脖子痛，在夏天就不会胸胁胀满，在长夏就不会拉肚子，在秋天就不会打摆子，在冬天就不会手足麻木冷痛。

精气真元，是维持人体生命活动的基本能量。那些懂得养生之道的人，往往在冬天会少运动，藏养自己的精元，以避免在春天得温热病；在夏天会多运动，通过出汗散发出体内的邪热，以避免在秋天得风疟病。这，就是在日常生活中对四季气候变化与疾病发生关系的普遍规律的一般性运用。

【参悟领会】如何以科学的思路对待四季气候的变化？岐伯在这里给我们作出了精到的分析。从他的分析中，有两点值得高度重视、深入体悟：

其一，对于四季气候的变化，我们只能顺用，不能逆抗，也无法逆抗。就像天不下雨，你无法像孙悟空那样逼使东海龙王下雨；天要刮台风，你也无法让它停止下来。既然逆抗没有任何作用，那唯一正确的选择，就是"顺用"。何谓顺用，就是对四季气候变化，要深入地去理解，从中找出变化的规律；要巧妙地去适应，从中找出防范的办法；要科学地去调整，从中找出利用的思路。

其二，养生之道就是"藏散"之道。善于养生的人，一定要在冬天懂得藏，在夏天懂得散。简单地说，就是冬天少出

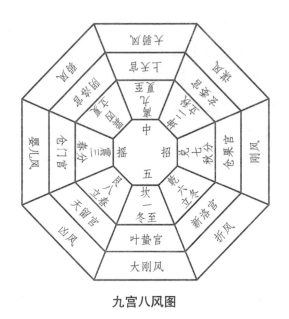

九宫八风图

汗，以存养精气；夏天多出汗，以发散邪气。需要说明的是冬天少出汗，不等于不运动，不锻炼身体，完全不出汗；夏天多出汗，不等于一天到晚都可以处在汗流不止的状态。这里的"少出"和"多出"，均需要我们因地制宜，因时制宜地把握好一个"度"。

二、人体也分阴阳

故曰：阴中有阴，阳中有阳。平旦（早上6点）至日中（中午12点），天之阳，阳中之阳也；日中至黄昏（晚上18点），天之阳，阳中之阴也；合夜（晚上18点）至鸡鸣（晚上24点），天之阴，阴中之阴也；鸡鸣（晚上24点）至平旦，天之阴，阴中之阳也。故人亦应之。

夫言人之阴阳，则外为阳，内为阴；言人身之阴阳，则背为阳，腹为阴；言人身之藏府中阴阳，则藏者为阴，府者为阳。肝、心、脾、肺、肾五藏皆为阴；胆、胃、大肠、小肠、膀胱、三焦六府皆为阳。

故背为阳，阳中之阳，心也；背为阳，阳中之阴，肺也；腹为阴，阴中之阴，肾也；腹为阴，阴中之阳，肝也；腹为阴，阴中之至阴，脾也。

所以欲知阴中之阴、阳中之阳者何也？此皆阴阳表里、内外、雌雄相输应也，故以应天之阴阳也。为冬病在阴，夏病在阳，春病在阴，秋病在阳，皆视其所在，为施针石也。

【白话意译】 听了岐伯的分析，黄帝若有所思：既然天地可以分阴阳，人体是不是也可以分阴阳呢？岐伯回答：您说得对呀！其实，不仅广阔的天地可以分阴阳；阴阳之中，也还可以再分阴阳。比如：一日之内，白天为阳，黑夜为阴；从早上6点到中午12点，这是阳中之阳；从中午12点到傍晚18点，这是阳中之阴；从傍晚18点到深夜24点，这是阴中之阴；从深夜24点到凌晨6点，这是阴中之阳。人体的气血运行与白天黑夜的阴阳变化规律是相应的。

以整个人体来分阴阳，则外表为阳，内里为阴；以躯干来分阴阳，则背为阳，腹为阴；以脏腑来分阴阳，则肝、心、脾、肺、肾五脏都属阴，胆、小肠、胃、大肠、膀胱、三焦六腑都属阳。

如果再细分的话，则五脏又可以分阴阳。如以横膈膜为界，则上部的胸腔为阳，下部的腹腔为阴。心与肺在胸腔内，就属于阳脏。其中，心的位置在中间，是阳中之阳；肺的位置在两边，是阳中之阴。肝脾肾在腹腔内，就属于阴脏。其中，肝的位置偏上，是阴中之阳；肾的位置偏下，是阴中之阴；脾的位置偏后，是阴中之至阴。

听了岐伯的话，黄帝又接着问：医生给人治病，为什么还非要把阴阳之中再分阴阳的道理弄明白呢？岐伯答道：人是自然的产物！人体的阴阳与自然界的阴阳是相对应的，作为医生，如果不能把人体的阴阳表里、内外雌雄的关系搞清楚，那就不可能对症施治。比如，我们常讲一句话，"冬病在阴，夏病在阳，春病在阴，秋病在阳"，这到底是什么意思呢？意思就是，人在春天所得的病，大都与肝有关，而肝在腹腔中的位置，就属阴中之阳；人在冬天所得的病，大都与肾有关，而在腹腔中的位置，就属阴中之阴；人在夏天所得的病，大都与心有关，而心在胸腔中的位置，就属阳中之阳；人在秋天所得的病，大都与肺有关，而肺在胸腔中的位置，就属阳中之阴。医生给人治病，就是要根据这一基本规律，有针对性地在疾病的所发部位，用针石进行治疗。

【参悟领会】中医是一门哲学，其哲学构成的基点就是阴阳对立统一，相生相克，相反相成。换句话说，阴与阳，就是中医哲学的"对子"。从岐伯对自然、人体阴阳变化规律的描述中，我们不难得出两个结论：

第一，阴阳是无限可分的。就自然万物而言，天与地可分阴阳，日与月可分阴阳，山与水可分阴阳，草与木可分阴阳，等等。就人体而言，胸与背可分阴阳，上与下可分阴阳，左与右可分阴阳，等等。具体到每一个部位，又可以分阴阳，如两只眼睛，右为阳，左为阴；两个鼻孔，右为阳，左为阴；两个肾，右肾主阳，左肾主阴；等等。

第二，阴阳是混合存在的。天地万物，阴阳均为一体，交织着存在，只是比例有多有少。没有绝对纯粹的阴，也没有绝对纯粹的阳。由此我们也可以领悟到，这世上，没有哪一个人、哪一种病是绝对的阴症，或者是绝对的阳症。我们需要把握好的，只是阴阳的比例而已。

三、五脏与五行的对应及归类

帝曰：五藏应（对应）四时，各有收受（归类，归口）乎？岐伯曰：有。东方青色，入通于肝，开窍于目，藏精（精华）于肝，其病发惊骇（恐惧不安）；其味酸，其类（类属，类比）草木，其畜鸡，其谷麦，其音角，其数（五行生成之数）八，其臭（xiù，气味）臊。其应四时，上为岁星（木星）。是以春气在头也，是以知病之在筋也。

南方赤色，入通于心，开窍于耳，藏精于心，故病在五藏；其味苦，其类火，其畜羊，其谷黍（shǔ，一年生粮食作物，碾成米叫黄米，性黏，可酿酒），其音徵（宫、商、角（jué）、徵（zhǐ）、羽，是我国古代五声音阶中五个不同的音的名称，类似于现在简谱中的1、2、3、5、6），其数七，其臭焦。其应四时，上为荧惑星（火星），是以知病之在脉也。

中央黄色，入通于脾，开窍于口，藏精于脾，故病在舌本；其味甘，其类土，其畜牛，其谷稷（jì，我国一种古老的粮食作物，性不黏），其音宫，其数五，其臭香。其应四时，上为镇星（土星），是以知病在肉也。

西方白色，入通于肺，开窍于鼻，藏精于肺，故病在背；其味辛，其类金，其畜马，其谷稻，其音商，其数九，其臭腥。其应四时，上为太白星（金星），是以知病之在皮毛也。

北方黑色，入通于肾，开窍于二阴（肛门和尿道），藏精于肾，故病在谿（人身的肢体肌肉之间的缝隙或凹陷部位，为经络气血输注出入的地方）；其味咸，其类水，其畜彘（zhì，猪），其谷豆，其音羽，其数六，其臭腐。其应四时，上为辰星（水星），是以知病之在骨也。

故善为脉者，谨察五藏六府，一逆一从，阴阳、表里、雌雄之纪，藏之心意，合心于精。非其人勿教，非其真勿授，是谓得道。

【白话意译】黄帝又问：物以类聚，人体的五脏除了与四季相对应，还能与什么东西相对应呢？岐伯说：太多了！比如，东方的青色之气，与人身的肝相应，肝开窍于目，精华就储存在肝脏里，其发病的症状，多为惊恐不安。与之相对应的还有：五味中的酸味，五行中的木，五畜中的鸡，五谷中的麦，五音中的角音，五行生成之数中的八，五气中的臊气，四时中的春季，天上的木星，等等。由于春季之气是上升的，所以发病以头痛居多；又由于肝是主筋的，所以发病多表现在筋。

南方的赤色之气，与人身的心相应，心开窍于舌，精华就储存在心脏里；心为五脏之主，其发病多会影响到其他内脏。与之相对应的还有：五味中的苦味，五行中的火，五畜中的羊，五谷中的黍，五音中的徵音，五行生成之数中的七，五气中的焦气，四时中的夏季，天上的火星，等等。由于心主血脉，所以发病多表现在血脉。

中央的黄色之气，与人身的脾相应，脾开窍于口，精华就储存在脾脏里，其发病的症状，多体现在舌根上。与之相对应的还有：五味中的甘味，五行中的土，五畜中的牛，五谷中的稷，五音中的宫音，五行生成之数中的五，五气中的香气，四时中的长夏，天上的土星，等等。由于脾主肌肉，所以发病多表现在肌肉。

西方的白色之气，与人身的肺相应，肺开窍于鼻，精华就储存在肺脏里，其发病的症状，多体现在肩背。与之相对应的还有：五味中的辛味，五行中的金，五畜中的马，五谷中的稻，五音中的商音，五行生成之数中的九，五气中的腥气，四时中的秋季，天上的金星。由于肺主皮毛，所以发病多表现在皮肤。

北方的黑色之气，与人身的肾相应，肾开窍于耳和二阴，精华就储存在肾脏里，其发病的症状，多体现在腰股。与之相对应的还有：五味中的咸味，五行中的水，五畜中的猪，五谷中的豆，五音中的羽音，五行生成之数中的六，五气中的腐气，四时中的冬季，天上的水星。由于肾是主骨的，所以发病多表现在骨。

五脏与五行等事物的对应关系

五行	木	火	土	金	水
五脏	肝	心	脾	肺	肾
五窍	目	耳（舌）	口	鼻	二阴（耳）
五体	筋	脉	肉	皮毛	骨
五病	惊骇	五脏	舌本	背	谿
五方	东	南	中	西	北
五时	春	夏	长夏	秋	冬
五色	青	赤	黄	白	黑
五味	酸	苦	甘	辛	咸
五气	风	暑	湿	燥	寒
五化	生	长	化	收	藏
五畜	鸡	羊	牛	马	彘
五谷	麦	黍	稷	稻	豆
五星	岁星	荧惑星	镇星	太白星	辰星
五音	角	徵	宫	商	羽
五数	八	七	五	九	六
五臭	臊	焦	香	腥	腐

所以说，善于诊病的高人，一定会谨慎细心地审察五脏六腑的顺逆变化，并把阴阳、表里、雌雄等相应关系，紧密地联系起来，深入思考，综合判断。有关人身的内宇宙（五脏、五体、五志等）与外宇宙（四时、阴阳、五行等）的演绎规律，这是中医学最宝贵的精华，必须把它牢牢地记在心里，真切地体悟到其精微的妙处。对于那些品行不端的人，一定不要教他；对于那些不是真心诚意、有志于为大众健康事业服务的人，也不要轻

易传授。惟其如此，才是珍视这门学问的正确态度。

【参悟领会】"天人相应"既是中国传统哲学的一个核心概念，也是中国传统文化的特征与精华。天人究竟如何相应？

天人相应表

三才类别	五行	木	火	土	金	水
天	五方	东	南	中	西	北
	五季	春	夏	长夏	秋	冬
	五候	风	热	湿	燥	寒
	五星	岁星	荧惑星	镇星	太白星	辰星
	五数	3+5=8	2+5=7	5	4+5=9	1+5=6
	五畜	鸡	羊	牛	马	猪
地	五谷	麦	黍	稷	稻	豆
	五音	角 （简谱3）	徵 （简谱5）	宫 （简谱1）	商 （简谱2）	羽 （简谱6）
	五色	青	赤	黄	白	黑
	五味	酸	苦	甘	辛	咸
	五臭	臊	焦	香	腥	腐
人	五脏	肝	心	脾	肺	肾
	五窍	眼	耳	口	鼻	二阴
	五体	筋	脉	肉	皮毛	骨
	五情绪	怒	喜	思	忧	恐
	五状态	呼叫	笑狂	歌舞	哭泣	呻吟
	五病位	颈项	胸胁	脊	肩背	腰股
	五病症	鼻塞出血	胸胁胀满	拉肚子	打摆子	手足麻木逆冷

古往今来，能够真正说明白的寥寥无几；而更多的人，不仅是没有说明白，反而越说越繁杂，越说越糊涂。值得庆幸的是，岐伯不愧是上古时期的大医，他在与黄帝的这一段对话中，把天地人如何相对应的关联与关系，说得清清楚楚，明明白白，真正地展现大道至简的水平。每一个立志学好中医的人，都应该记住这张《天人相应表》。

第五篇

阴阳应象大论

篇目解读

　　阴阳：包括阴阳概念的基本内涵及其相互转化的规律。应：对应，相应。象：自然界的各种现象和人体生理、病理变化的相关征象。"阴阳应象"这四个字连起来的意思就是：（1）阴阳理论是中医哲学的基本理论；（2）学中医者必须先把这一基本理论弄明白、搞清楚；（3）要融会贯通，做到"三个能够"，即：能够运用阴阳理论对自然界中影响人体生理健康的各种现象作出合理解释，能够运用阴阳理论对人体发生的各种病症及病因做出准确的分析判断，能够运用阴阳理论确定治疗各种病症的正确方向和思路。

一、中医思维就是"阴阳"思维

　　黄帝曰：阴阳者，天地（宇宙或自然界）之道（规律）也，万物（一切事物）之纲纪（纲领、要领），变化之父母（起源，源头），生杀（生长消亡）之本始，神明（支配和决定万物生长消亡的巨大而无形的力量）之府也。治病必求于本。

　　故积阳为天，积阴为地。阴静阳躁，阳生阴长，阳杀阴藏。阳化气，阴成形。寒极生热，热极生寒；寒气生浊，热气生清；清气在下，则生飧泄（sūn xiè，大便泄泻清稀，并含有不消化的食物残渣），浊气在上，则生䐜胀（chēn zhàng，上腹部胀满）。此阴阳反作，病之逆从也。

　　【白话意译】阴阳，是天地自然的普遍规律，是一切事物的纲领，是发展变化的起源，是生长消亡的根本，是存在于宇宙间的一种无形的、巨大的、能够支配万物生老病死的神秘力量所系。所以，医生给人治病，一定要从"阴阳"二字入手，抓住根本。

拿自然现象的变化来比喻，清阳之气，积聚上升就成为天；浊阴之气，积聚下降就成为地。阴的特点是安静，阳的特点是躁动。阳的主要功能，决定事物的生发与死亡；阴的主要功能，决定事物的成长和收藏。阳能够化生出无形的气力，阴能够构成有形的体貌。寒到极点会转化生热，热到极点会转化生寒；寒气能够产生浊阴，热气能够产生清阳。人体中，如果清阳之气老是居下而不升，就会得泄泻之病；浊阴之气如果老是居上而不降，就会得胀满之症。这就是由于阴阳升降出现的反常变化，而导致疾病产生的逆症和顺症的分别。

【参悟领会】治病必求于本。这简短的六个字，就是中医治疗学的根本法则，也是中医的基本思维。如何才能求到本？最关键的就是，作为一个中医，必须要养成"阴阳"思维的习惯。也就是说，遇到任何病症、病状，都首先来个条件反射，能够迅速、简捷地判断出，患者所得的病，究竟是阳症？还是阴症？还是阴阳混合症？如果是阴阳混合症，是阴多阳少，还是阴少阳多。一旦这一步的判断准确了，治好病的希望也就有了一大半。

那如何才能做到判断准确呢？这就要求我们，要掌握阴阳病症的基本特点。比如，根据"阴静阳躁"这四个字，我们就可以用来判断现代人的精神病分类，即：凡是那些表现狂躁，大喊大叫，手舞足蹈的，甚至还有攻击倾向的，就属于精神病中的"阳症"；凡是那些把自己关在屋子里闷着，不说话，不见人的，就属于精神病中的"阴症"。又比如，根据"阳化气，阴成形"这六个字，我们就不难判断出，凡是所有的肿胀之症，都是阳热邪气造成的；凡是所有的肿瘤之症，都是阴寒凝聚而成的。

二、阴阳的分布规律及特点

故清阳为天，浊阴为地。地气上为云，天气下为雨；雨出地气，云出天气。故清阳出上窍（耳目口鼻七窍），浊阴出下窍（尿道和肛门）；清阳发腠理（còu lǐ，皮肤和肌肉的交接处，是渗泄液体、流通和聚合元气的场所），浊阴走五藏；清阳实四支，浊阴归六府。

水为阴，火为阳。阳为气（无形的气力），阴为味（有形的食物）。味归形，形归气，气归精（精华），精归化（气化，转化）；精食气，形食味，化生精，气生形。味伤形，气伤精，精化为气，气伤于味。

阴味出下窍，阳气出上窍。味厚者为阴，薄为阴之阳；气厚者为阳，薄为阳之阴。味厚则泄，薄则通；气薄则发泄，厚则发热。

壮火之气（过于亢盛的阳气）衰，少火之气（正常的阳气）壮；壮火食气，气食少火，壮火散气，少火生气。气味辛甘发散为阳，酸苦涌泄为阴。

【白话意译】以大自然为例，清阳之气上升而成为天，浊阴之气下降而成为地。地气遇热蒸发上升而成为云，天气遇冷凝聚下降而成为雨。云飘在天上，雨落在地上，这是我们所看到的表面现象。但追根溯源，雨是由地气上升后形成的云产生的，云是由天气蒸发形成的水汽产生的。人体的阴阳转化，就同这大自然一样，清阳之气从上窍出，浊阴之气从下窍出；清阳由皮肤腠理向全身散发，浊阴则向内输注于五脏；清阳最终充实到人体四肢增长气力，浊阴最终归送到六腑而排出糟粕。

以水火为例，水属阴，火属阳。就人体而言，阳是无形的力量之气，阴是有形的食物之味。阴性之食可以滋养人的身体（如脏腑、肌肉、血脉、筋骨、皮毛等），而身体的生成又必须依赖于阳性之气的生化。这种阳性之气，又是从哪里来的呢？它是由人体中的精华能量产生的。这种精华，又是从哪里来的呢？它是靠人吸收食物消化得来的。人体的营养，全靠饮食；饮食经过消化后产生精华，再经过气化作用滋养人的身体。从这个意义上说，人的健康在很大程度上取决于饮食。如果饮食不节制，暴饮暴食，就会损伤人体内的有关器官（如脾、胃、胰等）；如果这些器官受到的损伤太大，或太频繁，就会直接影响到阴精的产生，而阴精又是阳气的原料，进而影响到阳气的生成。由此可见，饮食不节制，也会损伤阳气。

味属于阴，所以从下窍出；气属于阳，所以从上窍出。味醇厚的属纯阴，味淡薄的属阴中之阳；气深厚的属纯阳，气轻薄的属阳中之阴。味醇厚的有泻下作用，味淡薄的有疏通作用；气轻薄的能对外发散宣泄，气深厚的能助阳生热。

过度亢奋的阳气，会耗散元气，使元气衰弱；正常的阳气，会培聚元气，使元气旺盛。饮食药物之中，凡是气味辛甘且具有发散功用的，都属于阳；气味酸苦且具有涌泄功用的，都属于阴。

【参悟领会】古往今来，谈及中医的阴阳理论，总有人认为太玄奥，甚至有人认为这是老祖宗在故弄玄虚。其实，比起复杂的现代医学理论体系（如数千种病名，数千种药名等），古人从天地日月和万物生化运转规律中提炼出的"阴阳"理论，才是真正地符合"大道至简"。简到什么程度呢？

就阴阳的分布而言，是"阳上阴下、阳外阴内"；

就阴阳的质地而言，是"阳轻阴重、阳清阴浊"；

就阴阳的表象而言，是"阳无形无像、阴有形有像"；

就阴阳的走向而言，是"阳向上向表，阴向下向里"；

就阴阳的相互转化而言，是"无阴不生阳，无阳阴不生"。如何理解这句话？我们不妨以男女为例。所谓"无阴不生阳"，就是说，没有女人（阴），男人（阳）没有了生孕的土壤，自然无法生出来；所谓"无阳阴不生"，就是说，没有男人（阳），女人（阴）没有了生育的种子，又从哪里生起呢。

三、阴阳最忌偏胜

阴胜（偏盛，过头）则阳病，阳胜则阴病。阳胜则热，阴胜则寒。重（极点）寒则热，重热则寒。寒伤形，热伤气；气伤痛，形伤肿。故先痛而后肿者，气伤形也；先肿而后痛者，形伤气也。

风胜则动（动摇筋挛），热胜则肿，燥胜则干，寒胜则浮（浮肿），湿胜则濡写（泄泻的一种）。

【白话意译】人体内的阴阳是相对平衡的。假如平衡被打破，阴气偏盛，阳气就会受到损伤而引发病变；阳气偏盛，阴气就会受到损伤而引发病变。阳气偏盛，往往表现为热性病；阴气偏盛，往往表现为寒性病。但寒到极点，反而会出现热象；热到极点，反而会出现寒象。寒邪会损耗血分，热邪会损耗气分。气分被损耗会产生疼痛，血分被损耗会产生肿胀。所以，凡是先痛而后肿的，是气分先受到损耗而后牵涉到血分；凡是先肿而后痛的，是血分先受到损耗而后牵涉到气分。

风邪太过，则会发生痉挛抽动；热邪太过，则会发生红肿；燥气太过，则会发生干枯；寒气太过，则会发生浮肿；湿气太过，则会发生泄泻。

【参悟领会】人的病是从哪里来的？这段话告诉我们：人的病来源于"七胜"，即阴胜、阳胜，风胜、热胜、燥胜、寒胜、湿胜。这个"胜"，是偏盛、过头、失去平衡的意思。当人体的阴阳达到一种平衡状态时，人就是健康的，就会感到舒服；反之，当人体的阴阳平衡状态被打破时，人的机体就会发生病变。其中，在阳胜方面，主要包括风胜、热胜和燥胜。在阴胜方面，主要包括寒胜和湿胜。这五胜，风胜易伤肝，热胜易伤心，燥胜易伤肺；寒胜易伤肾，湿胜易伤脾。

四、重阴必阳，重阳必阴

天有四时五行，以生长收藏，以生寒暑燥湿风。人有五藏化五气，以生喜怒悲忧恐。故喜怒伤气，寒暑伤形。暴怒伤阴，暴喜伤阳。厥气（逆行之气）上行，满脉去形。喜怒不节，寒暑过度，生乃不固。

故重阴必阳，重阳必阴。故曰：冬伤于寒，春必温病；春伤于风，夏生飧泄；夏伤于暑，秋必痎疟；秋伤于湿，冬生咳嗽。

【白话意译】道法自然。自然界有春、夏、秋、冬四季的更替，有木、火、土、金、水五行的变化，由此而产生了寒、暑、燥、湿、风五种气候，直接影响并形成了万物生、长、化、收、藏的规律。人有肝、心、脾、肺、肾五脏，五脏之气化生出五种不同的情志，即怒、喜、忧、悲、恐。喜怒等情志变化，容易伤内脏之气；寒暑等外邪入侵，容易伤外在的形体。暴怒会损伤阴气，暴喜会损伤阳气，直接导致气机向上逆行，充满经脉，从而使得神气浮越，脱离形体。所以，如果不注意控制喜怒等情绪，不注意根据寒暑气候的变化调整自己的生活起居，长寿的基础就不会牢固。

阴发展到极致必转化为阳，阳发展到极致必转化为阴。一个人，如果在冬天受到了寒邪的侵蚀，到春天就容易得温病；如果在春天受到了风邪的侵蚀，到夏天就容易得消化不良、拉肚子的病；如果在夏天受到了暑邪的侵蚀，到秋天就容易得疟疾；如果在秋天受到了湿邪的侵蚀，到冬天就容易得咳嗽病。

【参悟领会】从大处而言，人的致病因素，可分为两类：一是外因，二是内因。所谓外因，就是寒、暑、燥、湿、风等外部的自然条件；所谓内因，就是喜、怒、悲、忧、恐等内部的心理情绪。一个人要想健康长寿，就必须做到，内"和"情志，外"顺"自然，能悟到这两个字的妙处，就一定能享受到生命长久的快乐！

五、天地万物变化与人体的关系

帝曰：余闻上古圣人，**论理**（剖析论证）**人形，列别**（排列分辨）**藏府，端络**（详细审察）**经脉，会通**（交合通融）**六合，各从其经；气穴所发，各有处名；豁谷**（肌肉会聚处由肌腱交叠形成的凹陷）**属骨**（骨相连的地方），**皆有所起；分部**（皮肤及皮下组织）**逆从，各有条理；四时阴阳，尽有经纪**（规律）**；外内之应，皆有表里，其信然乎？

岐伯对曰：东方生风，风生木，木生酸，酸生肝，肝生筋，筋生心，肝主目。其在天为玄（深远微妙），在人为道（规律道理），在地为化（生化孕育）。**化生五味，道生智，玄生神。神在天为风，在地为木，在体为筋，在藏为肝，在色为苍，在音为角，在声为呼，在变动为握，在窍为目，在味为酸，在志为怒。怒伤肝，悲胜怒；风伤筋，燥胜风；酸伤筋，辛胜酸。**

南方生热，热生火，火生苦，苦生心，心生血，血

生脾，心主舌。其在天为热，在地为火，在体为脉，在藏为心，在色为赤，在音为徵，在声为笑，在变动为忧，在窍为舌，在味为苦，在志为喜。喜伤心，恐胜喜；热伤气，寒胜热；苦伤气，咸胜苦。

中央生湿，湿生土，土生甘，甘生脾，脾生肉，肉生肺，脾主口。其在天为湿，在地为土，在体为肉，在藏为脾，在色为黄，在音为宫，在声为歌，在变动为哕（yuě，呕吐，气逆），在窍为口，在味为甘，在志为思。思伤脾，怒胜思；湿伤肉，风胜湿；甘伤肉，酸胜甘。

西方生燥，燥生金，金生辛，辛生肺，肺生皮毛，皮毛生肾，肺主鼻。其在天为燥，在地为金，在体为皮毛，在藏为肺，在色为白，在音为商，在声为哭，在变动为咳，在窍为鼻，在味为辛，在志为忧。忧伤肺，喜胜忧；热伤皮毛，寒胜热；辛伤皮毛，苦胜辛。

北方生寒，寒生水，水生咸，咸生肾，肾生骨髓，髓生肝，肾主耳。其在天为寒，在地为水，在体为骨，在藏为肾，在色为黑，在音为羽，在声为呻，在变动为栗，在窍为耳，在味为咸，在志为恐。恐伤肾，思胜恐；寒伤血，燥胜寒；咸伤血，甘胜咸。

【白话意译】黄帝问道：我听说古代的大医家，为了后代的健康繁衍，通过严谨的剖析，理清楚了人体的组织结构，辨清楚了人体的脏腑器官及功能,察清楚了人体十二经络(包括奇经八脉)的分布、循行路线和交汇关系。把人体每一个穴位的位置及功能反射区域都搞明白了,并形象地起了名字;把人体每一块骨骼和肌肉的长短大小都搞明白了,并对其交会的关节和交叠的空隙作了梳理;把人体皮肤及皮下浮络组织都搞明白了,并对其逆顺走向和条理分布作了归纳。尤为可贵的是,他们对人体各器官组织与自然界四季阴阳和万物生发的内在关系,作了长期的深入的实证与实验,找到了其中的规律。真是这样的吗?

岐伯回答:是真的!关于天人相应的规律,前人已经搞得很清楚了。比如,东方对应春天,阳气上升而日暖生风,风能催发木气,木气能生酸味,酸味能滋养肝血,肝血又能养筋,筋膜柔和又能养心。肝气上通于目。这种奇妙的演绎关系,像天空一样幽远玄妙,一方面为人们揭示了养生之道的规律,一方面则促进了大地上万物之间的相互生化。正因为大地能生化,所以能产生万千生物;正因为人能够懂得、掌握和利用自然界生化的规律,就能够产生无穷的智慧。来自于东方的这种神奇之能量,在天空中就变成风气,在地上就转为木气,在人体主筋,在五脏主肝,在五色中为青色,在五音中为角音,在五声中为呼叫,在身体病变中表现为握紧,在七窍为目,在五味中为酸,在情志变动中表现为怒。怒气会伤害肝,但悲的情绪能够抑制怒;风气会伤害筋,但燥能够抑制风;过食酸味会伤筋,但辛味能够抑制酸味。

南方对应夏天,阳气旺盛而生热,热能生火,火气能产生苦味,苦味能滋养心气,心气能化生血气,血气充足,则又能滋养脾。心气上通于舌。它的神奇之能量,在天空中就变成热气,在地上就转为火气,在人体主血脉,在五脏主心,在五色中为红色,在五音中为徵音,在五声中为笑,在身体病变中表现为忧,在窍为舌,在五味中为苦,在情志变动中表现为喜。过喜会伤害心,但恐惧的情绪能够抑制喜;热会伤气,但寒能够抑制热;苦味会伤气,但咸味能够抑制苦味。

中央对应长夏,长夏生湿,湿能生土,土气能产生甘味,甘味能滋养脾气,脾气能滋养肌肉,肌肉丰满,又能养肺。脾气上通于口。它的神奇之能量,在天空中就变成湿气,在地上就转为土气,在人体主肌肉,在五脏主脾,在五色中为黄色,在五音中为宫音,在五声中为歌,在身体病变中表现为哕,在窍为口,在五味中为甘,在情志变动中表现为思。思虑过多会伤害心,但发怒的情绪能够抑制思;湿气会伤肌肉,但风气能够抑制湿气;甘味过重会伤肌肉,但酸味能够抑制甘味。

西方对应秋天,秋天生燥,燥能生金,金气能产生辛味,辛味能滋养肺气,肺气能滋养皮毛,皮毛润泽又能养肾。肺气上通于鼻。它的神奇之能量,在天空中就变成燥气,在地上就转为金气,在人体主皮毛,在五脏主肺,在五色中为白色,在五音中为商音,在五声中为哭,在身体病变中表现为咳,在窍为鼻,在五味中为辛,在情志变动中表现为忧。忧郁过甚会伤害肺,但喜乐的情绪能够抑制忧;热气会伤皮毛,但寒能够抑制热;辛味过重会伤皮毛,但苦味能够抑制辛味。

北方对应冬天，冬天生寒，寒能生水，水气能产生咸味，咸味能滋养肾气，肾气能滋养骨髓，骨髓充实，又能养肝。肾气上通于耳。它的神奇之能量，在天空中就变成寒气，在地上就转为水气，在人体主骨髓，在五脏主肾，在五色中为黑色，在五音中为羽音，在五声中为呻，在身体病变中表现为战栗，在窍为耳，在五味中为咸，在情志变动中表现为恐。恐会伤害肾，但思虑的情绪能够抑制恐；寒气会伤血，但燥能够抑制寒；咸味过重会伤血，但甘味能够抑制咸味。

【参悟领会】岐伯的这一段滔滔宏论，无疑是对前面的《天人相应表》的补充完善。《内经》之所以要借黄帝和岐伯的口，不厌其烦地反复陈述"外宇宙"（四季、气候、方位、环境等）与"内宇宙"（人体的五脏、五体、五志、五味、五声等）的关联影响，无非就是想说明白两句话：

第一句话，"人的本体是一切自然关系的总和"。一方面，每一个人、每一个种族的生存发展，都离不开相应的自然环境条件；一方面，一定的自然环境条件则会产生相应的人群与种族。比如，在长期炎热的地方，人的皮肤会比较黑，这样的人群，往往肾气会比较弱一点，易得肾和骨头病；在长期寒冷的地方，人的皮肤会比较白，这样的人群，往往肺气会比较弱一点，易得心肺病；在长期温湿的地方，人的皮肤会比较黄，往往脾气会比较弱一点，易得脾胃病；等等。这些大致的规律，都印证了一点，人是环境的产物。

天、地、人的对应关系

五方	东	南	中	西	北
五气	风	热	湿	燥	寒
五行	木	火	土	金	水
五味	酸	苦	甘	辛	咸
五脏	肝	心	脾	肺	肾
五体	筋	血	肉	皮毛	骨
五窍	目	舌	口	鼻	耳
五色	苍（青）	赤	黄	白	黑
五音	角	徵	宫	商	羽
五声	呼	笑	歌	哭	呻
五动	握	忧	哕	咳	栗
五志	怒	喜	思	忧	恐

　　第二句话，"人的心理是一切情志关系的总和"。从岐伯的这一段描述看，人的健康，既受外部环境的影响，更受内心情绪的影响。身体之病，可用草木金石去医治；心理之病，则宜用心理疗法去治，这就是岐伯讲的"五志相胜"法，如怒伤肝，悲胜怒；思伤脾，怒胜思；恐伤肾，思胜恐，等等。

　　《儒林外史》中，范进听到自己中举的消息以后，欣喜发狂，大家一时茫然无措。情急之下，一邻居便想到了"喜伤心、恐胜喜"的办法，找来范进平时最害怕的岳父胡屠户，对着因痰迷心窍而疯癫的范进同志吼了一声，打了一巴掌，便促其清醒过来了。这个故事，便是古人运用五种情绪相互克制法来治病的典型例子。

不过，这种办法，可以用来救急，可以用来治症，但不能用来养生。真正的心理养生之道，还在于调节好五种情绪，使之经常地处于一种恬淡中和之境，如此，才能通过颐养"五志"来营养"五脏"、保健全身。就拿青藏高原来说吧，由于长期的高寒缺氧，使这个地方的人，普遍的健康水平要低一些，平均寿命也要低一点。但就是在这样一种生存条件极为艰苦的地方，喜、怒、思、忧、恐五种情绪，根本就伤及不到他们的真元。这就是他们在那种原本极易消耗人体精华能量的苦寒之地而能够快乐长寿的秘诀。

六、圣人调摄阴阳的养生经验

故曰：天地者，万物之上下也；阴阳者，血气之男女也；左右（东方，西方）者，阴阳之道路也；水火者，阴阳之征兆（象征，迹象）也；阴阳者，万物之能始（原始动力）也。故曰：阴在内，阳之守也；阳在外，阴之使也。

帝曰：法阴阳奈何？岐伯曰：阳胜则身热，腠理闭，喘粗为之俯仰（呼吸困难），汗不出而热，齿干以烦冤（烦闷），腹满死，能冬不能夏。阴胜则身寒，汗出，身常清，数栗而寒，寒则厥，厥则腹满死，能夏不能冬。此阴阳更胜之变，病之形能（表现的病态）也。

帝曰：调此二者奈何？岐伯曰：能知七损八益（女子以七为生命节数，其月经宜按时而下，所以称为"损"；男子以八为生命节数，其精气宜不断充满，所以称为"益"。七损八益，引申开来，就是男女发育生长的基本规律），则二者可调，不知用此，则早衰之节也。年四十而阴气自半也，起居衰矣；年五十，体重，耳目不聪明矣；年六十，阴萎，气大衰，九窍不利，下虚上实，涕泣俱出矣。故曰：知之则强，不知则老，故同出而名异耳。智者察同，愚者察异。愚者不足，智者有余；有余则耳目聪明，身体轻强，老者复壮，壮者益治。是以圣人为无为之事，乐恬愉之能，从欲快志于虚无之守，故寿命无穷，与天地终，此圣人之治身也。

【白话意译】岐伯总结说：天地上下的广阔空间，就是承载生育万物的区域；阴阳之间的无穷转化，就是化生气血、形成雌雄生命的基础能量；太阳和月亮的升沉轨迹，就是阴阳运行的永恒道路；水的滔滔与火的烈烈，就是阴阳的具体表象。总之，阴阳的变化，是一切事物发生、发展、发达、衰落和消亡的原始动力。再进一步说，阴阳是相互为用的！阴在内，有阳为它提供防护守卫；阳在外，有阴为它提供保障支持。

黄帝问道：阴阳的法则如此精妙，如何运用到医学上呢？岐伯回答：很简单！如果人的阳气太过，则身体发热，腠理紧闭，气喘吁吁，呼吸困难，甚至不能平躺，汗出不了，烧得牙齿都干燥了，胸部烦闷到极点。这个时候，如果腹部胀满，那就是死症，即便冬天能够支撑，但最终也熬不过夏天。反之，如果人的阴气太过，则身体会发寒，常常觉得冷且不时战栗，出汗多，严重者甚至手脚麻木冷痛。这个时候，如果腹部胀满，则也是死症，即便能够熬过夏天，也熬不过冬天。这就是阴阳失去平衡之后，于人体引发出病变的基本症状。

　　黄帝接着追问：那如何才能调节好人体的阴阳呢？岐伯回答：如果懂得"七损八益"的基本养生规律，并在每一个男女生命的节点（如青春期、更年期）恰当地予以涵养滋补，则人体的阴阳自然可以调节好；如果不懂得，就会发生早衰现象。一般的人，年过四十，阴气就已经自然地衰减一半了，其起居行动会出现衰老的迹象。年过五十，身体会感觉越来越沉重，眼睛的视力不断下降，看东西有些模糊；耳朵的听力不断下降，听声音有些背了。年过六十，阴气进一步衰减，肾气则大大地衰减，九窍不能通利，出现下虚上实的现象，经常流鼻涕眼泪。所以说，知道调节阴阳平衡的人，身体就强健；不知道调节的人，身体就容易衰老。本来是同样强健的体质，就因为阴阳调节方面的差距，结果便出现了两种截然不同的状况。那些懂得调节阴阳的智者，往往能够注意总结并运用好养生长寿的共同性规律；无知的愚人，则往往只看到个体的体质强弱差异。不善于调节阴阳的人，常常感到自己精力不足；善于调节的人，则感到精力充沛。精力充沛的人，自然耳聪目明，筋骨强健，动作轻盈，原本年老的也能够恢复健康，本来就年轻的则会更加健硕。

　　以上，都是从常人的身体层面来讲的。圣人调节阴阳平衡，则更多的是在精神层面。他们行事总是顺其自然，决不勉强、自寻烦恼，始终保持着乐观愉悦的心态，过着宁静淡泊的生活。所以，他们能够延年益寿，终老天年。这，就是圣人的养生大法呀！

【参悟领会】对这段话，越是品读，越能找到《道德经》的感觉和意味。《道德经》第二章有言："是以圣人处无为之事，行不言之教。"这里的"无为"，并不是我们从字面上理解的不作为，而是指圣人已经通晓了自然的规律之所在，通透了人性的本质之所在，通汇了事物发展变化的趋势规律之所在，对一切事情，都能够做到顺势而为，自然而成。

异曲同工，本节所总结的圣人"治身"法则，也是"是以圣人为无为之事，乐恬淡之能，从欲快志于虚无之守"。反复品读这句话，其核心意思就是，养生的关键在养心，养心的良药不外乎三味：

一为"乐恬"，凡事达观，顺着来，不勉为其难，更不拧着来。

二为"淡泊"，凡事看得开，想得开，放得下，眼前路径永远是开阔的，绝不自己把自己逼进死胡同。

三为"虚无"，不要让各种嗜欲塞满自己的"心房"，使之没有活动的空间，没有转圜的余地，以防自己把自己憋死。

七、地理方位对人体的影响

天不足西北，故西北方阴也，而人右耳目不如左明也；地不满东南，故东南方阳也，而人左手足不如右强也。

帝曰：何以然？岐伯曰：东方阳也，阳者其精并于上，并于上，则上明而下虚，故使耳目聪明，而手足不便也；西方阴也，阴者其精并于下，并于下，则下盛而上虚，故其耳目不聪明，而手足便也。故俱感于邪，其在上则右甚，在下则左甚，此天地阴阳所不能全也，故邪居之。

【白话意译】由于天之阳气在西北方是不足的，从而导致西北的气候寒冷属阴。影响到人，就是右边的眼睛和耳朵不如左边的聪明。由于地之阴气在东南方是不足的，从而导致东南的气候温暖属阳。影响到人，就是左边的手脚不如右边的灵活。

黄帝问：这是为什么呢？岐伯解释说：东方属阳，阳的特性是向上。就人体来说，阳气积聚在上半身，上面充实了下面就必然会虚弱，因而会出现耳聪目明却手脚不灵便的现象。西方属阴，阴的特性是向下。就人体来说，阴气积聚在下半身，下面充实了上面就必然会虚弱，因而会出现手脚灵活却耳不聪、目不明的现象。所以，同样是感受了外邪，如果是在上半身，那身体的右侧就会病得较重一些；如果是在下半身，那身体的左侧就会病得较重一些。正是因为天地阴阳无法达到完全的平衡，才给了邪气以乘虚侵袭的机会。

【参悟领会】岐伯的这一段话，在现在许多人看来，似乎有点荒唐。但如果我们用现代科学（天文地理学）来分析，则不能不让人叹服！岐伯在这里提出的"天不足西北、地不满东南"的观点，完全可以由地球公转和自转的特点来印证。

何谓地球公转？就是地球按照一定的轨道、自西向东围绕太阳转动，其转动一圈的周期是一年，转动的轨道平面叫黄道面。

何谓地球自转？就是地球在围绕太阳公转的同时，自己也在绕轴自西向东地转动，其转动一圈的周期是一日。

这自转和公转，就是地球运动的基本形式，也是地球上各种自然现象（包括人）形成的基本原因。

那岐伯所讲的"天不足西北、地不满东南"究竟是什么原因造成的呢？主要原因就是，无论是公转还是自转，地球的身子始终是倾斜着的。倾斜到什么程度呢？以正北正南作为参照直线，则地轴的上端，正好偏向了北东方，下端正好偏向了南西方，而所偏的角度就是"23° 26′ "。这样，自然便造成了西北方的"天不足"和东南方的"地不满"。

在搞清楚西北不足和东南不满的原因后，我们还应该记住岐伯由此而引申出的一条有关人体病变的普遍性规律：即病发上半身，一般是右边比左边严重；病发下半身，一般是左边比右边严重。

八、天地是最好的医学导师

　　故天有精，地有形；天有八纪（立春、立夏、立秋、立冬、春分、秋分、夏至、冬至八大节气），地有五里（东、西、南、北、中五方），故能为万物之父母。清阳上天，浊阴归地，是故天地之动静，神明为之纲纪，故能以生长收藏，终而复始。

　　惟贤人上配天以养头，下象地以养足，中傍人事以养五藏。天气通于肺，地气通于嗌（yì，咽喉），风气通于肝，雷气通于心，谷气通于脾，雨气通于肾。六经（太阳、阳明、少阳、太阴、厥阴、少阴六条气血循行的路线）为川，肠胃为海，九窍为水注之气。以天地为之阴阳，阳之汗，以天地之雨名之；阳之气，以天地之疾风名之。暴气象雷，逆气象阳。故治不法天之纪，不用地之理，则灾害至矣。

　　【白话意译】天有精气，地有形体；天有立春、立夏、立秋、立冬、春分、夏至、秋分、冬至八大节气作为时间节点，地有东、西、南、北、中五个方位作为空间设置。这天与地、时间与空间，就是万物生长的根本。无形的清阳上升于天，有形的浊阴下归于地，这上与下、动与静、无与有，就是天地阴阳产生神妙变化基本秩序与原始动力，它推动着万物春生、夏长、秋收、冬藏，终而复始，循环不休。

那些懂得天人相应、养生之道的智者，他们都能够配合天气的变化来养护头部，依据地气的变化来养护足部，适应人事的变化而调整自己的情志来养护五脏。天的清阳之气与肺相通，地的水谷之气与咽相通，风木之气与肝相通，雷火之气与心相通，溪谷之气与脾相通，雨水之气与肾相通。人体六大经脉好似河流，肠胃好似大海，上下九窍为水津之气贯注的地方。如果以天地来类比人体的阴阳，那么人身上出的汗，就像天上下的雨；人的正常呼吸之气，就像天地间的疾风；人的愤怒暴躁之气，就像天上的雷霆；逆上之气，就像阳热的火。通过这些比喻，我们不难明白，人的养生之道，如果不能取法于天地自然，甚至违背自然法理，那疾病就一定会发生。

【参悟领会】在这一段中，岐伯进一步阐发了人与自然的关系，从"天人相应"升级到了"天人相通"的地步。其核心理念在于，"六气"通"六部"，即天气通肺，雨气通肾，风气通肝，雷气通心，谷气通脾，地气通咽喉。这里面，肺肾肝心脾属于五脏，唯有咽喉属于通道。俗话说：要多接地气。其实，就是提醒人们，要随时保持"通道"的畅通。人与自然，相通则生，不通则死。

九、医生治病的五个层次

故邪风（外感致病的因素）之至，疾如风雨。故善治者治皮毛，其次治肌肤，其次治筋脉，其次治六府，其次治五藏。治五藏者，半死半生也。

故天之邪气，感则害人五藏；水谷之寒热，感则害于六府；地之湿气，感则害皮肉筋脉。

故善用针者，从阴引阳，从阳引阴；以右治左，以左治右；以我知彼，以表知里；以观过与不及之理，见微得过（在病症表现很轻微的时候，就知道病邪在哪里了），用之不殆。

【白话意译】外邪侵害人体，快得就像疾风暴雨一样。善于治病的医生，当病邪还在皮毛的时候，就及时治疗；水平差一点的，在病邪侵入肌肤时才进行治疗；水平再差一点的，在病邪侵入筋脉时才进行治疗；水平更差的，在病邪侵入六腑时才进行治疗；还有水平最差的，要等到病邪侵入五脏时才进行治疗。如果病邪已经侵入到了五脏，那就非常严重了，这时的治疗预期，只能是生死参半。

自然界的邪气，一旦侵入人体就会伤害五脏；饮食或寒或热，一旦伤及人体就会损耗六腑；地上的湿气，一旦透入人体就会伤害皮肉筋脉。

善于运用针法的医生，常从阴分入手引导阳邪外泄，常从阳分入手引导阴邪外泄，常从右边治疗左边的病，常从左边治疗右边的病。经常用自己的正常状态来对比病人的异常状态，善于通过表面的现象，来审察体内的病症，并且判断出其轻重程度。当疾病尚处于初发或萌芽状态时，便能找到病因所在，及时运用正确的方法予以治疗，防止了小病变成大病。

【参悟领会】岐伯的这一段话，含金量颇高，聪明的医生至少能从中捡出3块金子：

第一块，关于病邪传递的五个次序，即：皮毛、肌肤、筋脉、六腑、五脏。

第二块，关于高明医生治病的良好习惯，即治早、治小、治苗头。往往在病邪入侵的初级阶段，也就是"皮毛"和"肌肤"阶段，就及时动手，防患未然。

第三块，关于大医治病的哲学思路，即阴病阳治、阳病阴治，左病右治、右病左治、上病下治、下病上治。

十、诊病六字诀

　　善诊者，察（细致深刻地观看）**色按脉，先别阴阳；**审（详尽清晰地分辨）**清浊，而知部分**（脏腑的反映区域）；**视**（检验性地查看）**喘息**（呼吸的气息和动态）、**听音声，而知所苦；观权衡规矩**（四季的不同脉象），**而知病所主；按尺寸**（寸口脉），**观浮沉滑涩，而知病所生。以治无过，以诊则不失矣。**

　　【白话意译】善于诊断病情的医生，往往先通过仔细地观察病人的面色和脉象，搞清楚其病到底是属阴还是属阳；然后通过清晰地分辨病人面色（包括手掌、手背的颜色等）的清明与暗浊，初步判断出病发的脏腑部位；再通过审视病人的呼吸状态，听病人发出的声音，就可以知道其痛苦所在。在这个基础上，再通过对比春弦（脉搏像拉紧的弓弦，硬而有力，所得病多属肝病或寒证）、夏洪（脉搏像汹涌的波涛，所得病多属热证）、秋毛（脉搏像轻浮的羽毛，所得病多属表证）、冬沉（脉搏像沉潜的暗流，轻按不明显，重按才感到，所得病多属里证）等四季脉象的正常标准，从脉象的异常现象，反证确定为哪一脏腑所得的病；而后又通过诊察寸口脉象，从它的浮、沉、滑、涩，来分析出疾病发生的原因。这样做，在诊断上就不会出差错，在治疗上也就不会有大的失误了。

【参悟领会】岐伯这段话，告诉后世医生两个基本的常识：第一个常识是，看病是人命关天的大事，来不得半点马虎。我们经常挂在嘴边的"看病、看病"，关键在看。怎么看？岐伯告诉我们六个字，即：察、审、视、听、观、按。医生给人治病，只有先把病看（诊断）准了，病因找准了，才有可能对症施治。

第二个常识是，中医看病绝不是简单地把个脉。现代人一提中医，就想到把脉，似乎把脉就是中医诊病的唯一方式。这其实是个天大的"乌龙"！把脉，确实是中医诊病的一种方式，但不是唯一的方式。中医看病讲究"望闻问切"，望是第一位的，切（把脉）只是对在前期望、闻、问基础上形成的判断结果的一种印证。

坦率地讲，在中医的这几种诊病方式中，"切"远没有"望、闻、问"贴切，正所谓"心中了了，指下难明"。这一点，从脉象的表述方式也可以看出来，如像弦、像钩、像洪水等，容易让人一头雾水，远不如舌诊、手诊等简单实用。

十一、治病不离辩证

故曰：病之始起也，可刺而已；其盛，可待衰（病势衰减）而已。故因其轻而扬（宣散的方法）之；因其重而减之；因其衰而彰之。形不足者，温之以气；精不足者，补之以味。

其高者，因而越之；其下者，引而竭之；中满者，写之于内；其有邪者，渍形以为汗；其在皮者，汗而发之，其慓悍（急猛）者，按而收之；其实者，散而写之。

审其阴阳，以别柔刚，阳病治阴，阴病治阳。

定其血气，各守其乡，血实宜决之，气虚宜掔（dǎo，牵引，拉）引之。

【白话意译】在疾病刚刚发生、程度还比较轻的时候，可以用针刺的方法治好；当病势正盛的时候，则不宜针锋相对，以避免损伤正气，而是要等到病势稍微衰减时再用针刺治疗。对病情较轻的，宜采用宣散之法治疗；对病情较重的，宜采用消减之法治疗；对气血虚弱的，宜采用补益之法治疗。对身体羸弱的，应当通过温阳以补其气；对精髓不足的，应当通过养血以生其精。

病邪在身体上焦部位的，宜采用吐法；病邪在身体下焦部位的，宜采用疏导之法；病邪在身体中焦部位的，宜采用泻下之法。病邪尚在体表的，可以采用汤药浸渍的办法使其出汗，从而把邪引出来；病邪已侵入到皮肤的，可以采用发汗的办法直接把邪泄出来。对病势凶猛的，可以采用抑制收敛之法；对属于实证的，可以采用散法或泻下之法。

给人治病，首先应当把病的阴阳属性搞清楚，再决定是用刚法（下猛药、动手术等）还是用柔法（按摩、推拿等）。阳病应当治阴，阴病应当治阳。

给人治病，还应当把病邪究竟是在气分还是在血分搞清楚，防止治气病时损伤血，治血病时损伤气。对血实的病症，宜用泻血法；对气虚的病症，宜用导引法。

【参悟领会】行医如行军，治病如打仗。如何才能多打胜仗，少打败仗，这就需要医生在实践中深刻体会《孙子兵法》的一条基本原则："知己知彼，百战不殆"。

如何才能做到知彼（病）？这就需要医生综合运用脉诊、舌诊、手诊、面诊、体诊等方法，对病症作周密详尽的调查了解，搞清楚6个基本问题：(1)属阴还是属阳；(2)属气还是属血；(3)在上还是在下；(4)在表还是在里；(5)势急还是势缓；(6)症重还是症轻。

如何才能做到知己（病人本身状况）？则需要搞清楚两个基本问题：(1)体质羸弱还是体质较强；(2)正气较强还是正气已虚。

如何才能做到百战不殆？则根据病情的性质、轻重、缓急以及病人的身体状况等，灵活地运用补益、疏导、宣散、泄泻等方法进行治疗。需要特别注意的两点是：对病势凶猛的，切忌针锋相对，而要避其锋芒，击其惰归；对病情复杂的，尤其是多种疾病交织在一起的，切忌一锅端，而要分步实施，逐个解决。

第六篇

阴阳离合论

篇目解读

离，是分开的意思；合，是统一的意思。阴阳离合，就是阴与阳作为构成天地万物的基本元素，既相互对立，又相互统一。

一、阴阳既无限可分又统归于一

黄帝问曰：余闻天为阳，地为阴，日为阳，月为阴，大小月三百六十日成一岁，人亦应之。今三阴三阳，不应阴阳，其故何也？

岐伯对曰：阴阳者，数（计算）之可十，推（推广演绎）之可百；数之可千，推之可万；万之大，不可胜（尽）数，然其要一也。

天覆地载，万物方生，未出地者，命曰阴处（伏藏在地下），名曰阴中之阴；则出地者，命曰阴中之阳。阳予（与）之正，阴为之主；故生因（凭靠）春，长因夏，收因秋，藏因冬。失常则天地四塞（阴阳相隔，不相通）。阴阳之变，其在人者，亦数（数目）之可数（计算）。

【白话意译】黄帝问道：我听说天属阳、地属阴，日属阳、月属阴，大月与小月合起来360天而成为一年，人体也与此相对应。但是，现代人将人体经络划分为三阴三阳，与天地阴阳之数不相符合,这是什么原因呢?

岐伯回答说:天地阴阳的范畴,极为广泛。在实际运用中,经过进一步推演,可以由十到百,由百到千,由千到万,甚至一直推演下去,无穷无尽。但归根到底,还是离不开对立统一的阴阳法则。

天地之间,万物初生。那些还没有长出地面的,叫作伏居阴处,称为阴中之阴;已经长出地面的,叫作阴中之阳。有了阳气,万物才能够生长;有了阴气,万物才能够成形。所以,万物的生发,凭靠的是春气的温暖;万物的成长,凭靠的是夏气的炎热;万物的收成,凭靠的是秋气的凉爽;万物的闭藏,凭靠的是冬气的寒冷。假如四季阴阳失序,气候反常,那么天地万物的生长闭藏的变化也就会失去正常。阴阳的这种变化,是有一定的规律的;对于人来说,这种规律是可以计算推演出来的。

【参悟领会】一阴一阳谓之道。这个道的基本特点,就是对立统一。如何理解这个对立统一,我们不妨用一棵树来做比喻。先说统一,也就是"合"。任何一棵树,不管它有多少枝叶,都是从一个根上发育出来,离开了这个根,一切都无从谈起。这就是岐伯在这段话中所讲的"其要一也"!再说对立,也就是"离"。一棵树,从根长起,最初是分出几根枝条,慢慢地枝又分枝,最后变成万千枝叶,"不可胜数"。由此可见,无"一"根,则无万千枝叶之茂盛;无"不可胜数"之枝叶,则无一根之苗壮。阴阳离合的本质,乃是阴阳互生。

二、三阳经和三阴经的排布

帝曰：愿闻三阴三阳之离合也。

岐伯曰：圣人南面而立，前曰广明（指属阳的部位），后曰太冲（属阴的部位），太冲之地，名曰少阴，少阴之上，名曰太阳，太阳根起于至阴（位于足小趾末节外侧，是足太阳膀胱经最下端的穴位，从这里转达足少阴肾经），结于命门（睛明穴），名曰阴中之阳。

中身而上，名曰广明，广明之下，名曰太阴，太阴之前，名曰阳明，阳明根起于厉兑（位于足第2趾末节外侧，是足阳明胃经最下端的穴位，从这里转达足太阴脾经），名曰阴中之阳。

厥阴之表，名曰少阳，少阳根起于窍阴（位于足第4趾末节外侧，是足少阳胆经最下端的穴位，从这里转达足厥阴肝经），名曰阴中之少阳。

是故三之离合也，太阳为开（打开，指阳气在表，发于外），阳明为阖（hé，关闭，指阳气在里，蓄于内），少阳为枢（转动的轴，指阳气在表里之间，可出可入）。三经者，不得相失也，抟（tuán，聚）而勿浮（散），命曰一阳。

帝曰：愿闻三阴。

岐伯曰：外者为阳，内者为阴，然则中为阴，其冲在下，名曰太阴，太阴根起于隐白，名曰阴中之阴。

太阴之后，名曰少阴，少阴根起于涌泉，名曰阴中之少阴。

少阴之前，名曰厥阴，厥阴根起于大敦，阴之绝阳，名曰阴之绝阴。

是故三阴之离合也，太阴为开，厥阴为阖，少阴为枢。三经者，不得相失也，抟而勿沉，名曰一阴。

阴阳𩅂𩅂（或作"冲冲"，阴阳之气运行不息），积传为一周（气血等在阴经阳经中不停运行，昼夜五十个循环为一周），气里形表而为相成也。

【白话意译】黄帝说：很想听你讲讲三阴三阳的离合情况。岐伯侃侃而谈：先从前后来说吧。圣人面向南方（阳面）、背朝北方（阴面）站立，前方属阳，可以称之为"广明"，后方属阴，可以称之为"太冲"。循行在太冲部位的经脉，就叫作少阴，而在少阴经上面的经脉，就叫作太阳。太阳经的下端，起于足小趾外侧的至阴穴，其上端终结于睛明穴。因为太阳为少阴之表，所以称之为阴中之阳。

再从上下来说吧。人的上半身属阳，称之为"广明"，广明以下称之为"太阴"。太阴前面的经脉叫阳明，阳明经最下端的起点为厉兑穴。因为阳明是太阴之表，所以称之为阴中之阳。

厥阴是阴气已尽、重新回阳的意思，因此，厥阴的上面，就是少阳经，而少阳经的最下端，是窍阴穴。因为少阳居于厥阴之表，所以被称之为阴中之少阳。

三阳经的离合状态，具体表述是：太阳主表为开，阳明主里为阖，少阳介于表里之间为枢。这三者，虽有所区分，但并不是各自为政，而是互相联系，相互为用。所以，这三阳合起来，便称之为一阳。

黄帝听后，又说道：我想再听听三阴的离合情况。

岐伯接着回答：在外表的为阳，在内里的为阴，所以在内里的经脉称为阴经，而循行于少阴经前面的叫太阴，其起点是足大趾末端的隐白穴。太阴经被称为阴中之阴。

太阴的后面，称为少阴，其起点是足心的涌泉穴。少阴经被称为阴中之少阴。

少阴的前面，称为厥阴，其起点是足大趾末端的大敦穴，由于两阴相合而无阳，厥阴又处在最里面的位置，所以被称为阴中之绝阴。

三阴经的离合状态，具体表述是：太阴在三阴之表为开，厥阴在三阴之里为阖，少阴位于太阴、厥阴之间为枢。这三者之间，并不是各自为政，而是相互联系、相互协调。所以合起来称之为一阴。

阴阳之气，运行不息，依次传注于全身，气运于里，形立于表，这就是阴阳离合、表里相成的缘故。

【参悟领会】从岐伯的描述，我们不难知道，三阴三阳的区别及特点，可以用两句话概括：一是同源而异路。所谓同源，就是三阳经和三阴经，都起源于"阴"。这一点，从它们的称谓便可以体现出来，如三阳经，被称之为阴中之阳、阴中之少阳；三阴经，被称之为阴中之阴，阴中之少阴，阴中之绝阴。所谓异路，就是阳经循行于表、外，阴经循行于内、里。

二是相反而相连。所谓相反，就是在循行路线上，阳经是从内向外，由头部运行至四肢末端，也就是脚趾、手指的最末端穴位；阴经是由外向里，从四肢运行至胸腑部。所谓相连，就是阳经、阴经都与手指、脚趾末端相交接。其中，太阴与阳明相连接，少阴与太阳相连接，厥阴与少阳相连接。循环往复，以致无穷。

第七篇
阴阳别论

篇目解读

　　这里的"阴阳"，是指以前面反复阐述的阴阳理论为基础，教人如何"三断"的学问。哪三断？即对脉象的判断，对疾病的诊断，对生死的预断。所谓"别"，就是区别、分别的意思。与谁有区别？是与前面专门论述阴阳大道的文章有所区别。这篇文论，则是从阴阳的角度来阐释脉学，堪称一篇经典的"阴阳脉象"论。

一、阳脉与阴脉的本质区别

　　黄帝问曰：人有四经（四时的正常脉象，即春脉弦、夏脉洪、秋脉浮、冬脉沉）十二从（人的手足各有三阴三阳经脉，加起来共十二经脉，与一年的十二个月相对应），何谓？

　　岐伯对曰：四经应四时，十二从应十二月，十二月应十二脉。脉有阴阳，知阳者知阴，知阴者知阳。凡阳（有胃气的脉，叫阳脉）有五（五脏之脉），五五二十五阳（五脏乘以春、夏、长夏、秋、冬五季，故有二十五阳脉）。

　　所谓阴者，真藏（无胃气的五脏之脉）也，见则为败，败必死也；所谓阳者，胃脘之阳也。别（辨别）于阳者，知病处也；别于阴者，知死生之期。三阳在头（人迎脉），三阴在手（寸口脉），所谓一也。别于阳者，知病忌时；别于阴者，知死生之期。谨熟阴阳，无与众谋。

【白话意译】黄帝问道：人有四经十二从，究竟指的是什么呢？岐伯回答：所谓四经，指的是与四季相对应的正常脉象，如春脉像拉紧的弓弦、夏脉像起伏的洪水、秋脉像飘浮的羽毛、冬脉像沉潜的石头，等等。所谓十二从，指的是与十二月相对应的十二经脉，包括手上的三阴三阳经脉和脚上的三阴三阳经脉。其中，手太阴肺经对应正月，手阳明大肠经对应二月，足阳明胃经对应三月，足太阴脾经对应四月，手少阴心经对应五月，手太阳小肠经对应六月，足太阳膀胱经对应七月，足少阴肾经对应八月，手厥阴心包经对应九月，手少阳三焦经对应十月，足少阳胆经对应十一月，足厥阴肝经对应十二月。

脉有阴有阳，知道什么是阳脉，就知道什么是阴脉；反之，能辨别出何为阴脉，就能辨别出何为阳脉。阳脉有五种，分别为春微弦、夏微钩、长夏微缓、秋微毛、冬微石。在这五个时季里，虽然每一个时季都具有其主脏的正常脉象（如春脉应肝，脉象为弦），但同时又都兼有五脏的微阳之脉，所以五乘五，便有了二十五种阳脉。

所谓阴脉，就是没有胃气之脉，又称为真脏脉象。真脏脉是胃气已经败坏的象征，败象已现，即可断定病人一定会死。所谓阳脉，就是有胃气的脉。通过诊察辨别阳脉的情况，就可以知道病变发生的部位；通过诊察辨别真脏脉的情况，就可以预判病人的死生之期。对三阳经脉的诊察部位，在喉结两旁的人迎穴；对三阴经脉的诊察部位，在手鱼际穴之后的寸口处。人在健康状态下，人迎与寸口的脉象是一致的。能把属阳的胃脉辨清楚，就可以更深刻地理解时令气候与疾病的关系；能把属阴的真脏脉辨清楚，就可以更准确地预判病人的生死期限。医生诊病时，如果能够谨慎而熟练地辨析出阳脉和阴脉，就能独自作出准确的判断，且不会被旁人的各种看法和议论所干扰。

【参悟领会】要把岐伯的这段话理解好，必须先把"胃气"这个概念搞清楚。中医的胃气，并不是单纯意义的"胃"的器官，而是一个综合概念。按照李东垣所著的《脾胃论》的说法，它至少包含了"七气"：谷气、营气、运气、生气、卫气、清气、阳气。

何谓谷气？指人的后天之气，与先天之气相对而言的。主要是指人摄取食物获得能量的能力，亦称"消化能力"。

何谓营气？就是将经脾胃消化后的水谷精华通过血液运送到全身的能力，亦称"运输能力"。

何谓运气？就是把气力贯注到全身某一部位的能力，亦称"传导能力"。

何谓生气？就是万物生长发育的能力，亦称"生发能力"。

何谓卫气？就是人体所具有的能够护卫肌表、抵御外邪、温养全身、调节腠理的功能，亦称"保卫能力"。

何谓清气？就是食物经过胃肠消化后化生出的一种精微能量，直接上注于肺，亦称"清净能力"。

何谓阳气? 就是具有温养脏腑器官、维持生理功能并充盈于周身的一种能量。万物无阳不生, 无暖不活。故阳气亦可称为"原生能力"。

由此可见, 中医的"胃气", 实质上就是一个综合性概念, 它涵盖了现代医学所指的消化吸收能力、免疫力、新陈代谢能力等, 是一个体现生命长度和强度的综合指标。

二、脉象种类与病情判断

所谓阴阳者，去者为阴，至者为阳；静者为阴，动者为阳；迟者（医生一呼一吸，病人脉来不足四次，名为迟脉）为阴，数（shuò）者（医生一呼一吸，病人脉来超过五次，名为数脉）为阳。

鼓（鼓动）一阳曰钩，鼓一阴曰毛，鼓阳胜急曰弦，鼓阳至而绝曰石，阴阳相过曰溜（滑）。

曰：二阳（胃经与大肠经）之病发心脾，有不得隐曲（难言的苦衷与隐情），女子不月；其传为风消（因热生风而津液消竭，肌肉枯瘦），其传为息贲（bēn，喘息气逆）者，死不治。

曰：三阳（小肠经与膀胱经）为病，发寒热，下为痈肿，及为痿厥（足膝逆冷而萎弱无力）、腨㾓（shuàn yuān，小腿肚酸痛）；其传为索泽（皮肤干燥而不润泽），其传为颓疝（睾丸下坠，阴囊肿大）。

曰：一阳发病，少气，善咳，善泄。其传为心掣

（chè，心动不宁，好像有东西在牵扯抽拉一样），**其传为隔**（隔塞不通，吃不下东西，拉不出大便）。

二阳（胃经与大肠经）**一阴**（肝经与心包经）**发病，主惊骇，背痛，善噫**（叹息），**善欠**（呵欠），**名曰风厥**（风木犯胃，肝气上逆之症）。

二阴（心经与肾经）**一阳**（胆经与三焦经）**发病，善胀，心满善气。**

三阳（膀胱经与小肠经）**三阴**（肺经与脾经）**发病，为偏枯痿易，四支不举。**

阴争于内，阳扰于外，魄汗（肺藏魄，肺功能一旦失常，表皮固摄不住，汗液就会外泄）**未藏，四逆而起，起则熏肺，使人喘鸣。**

阴之所生，和本（阴阳平衡）**曰和。是故刚与刚，阳气破散，阴气乃消亡；淖**（nào，阴气太过，过于湿润）**则刚柔不和，经气乃绝。**

【白话意译】脉象的阴阳，区分起来其实很简单：脉去为阴，脉来为阳；脉静为阴，脉动为阳；脉慢为阴，脉快为阳。

在按压脉搏时，脉搏在手指下鼓动，来的时候力道很大，去的时候力道衰微，这就叫作钩脉；脉搏显得无力，好像漂浮的羽毛一样，这就叫作毛脉；脉搏显得有力而且绷得很紧，好像琴瑟的弦，这就叫作弦脉；脉搏有力道，但必须重按才能感觉得到，轻按则感觉不到，好像石头沉到水里一样，这就叫作石脉；脉搏的力道，既不太大，也不太小，好像平静的小溪水，缓缓流淌，这就叫作滑脉。

一般情况下，胃肠出了毛病，会影响心脾，最初看起来不严重，但病人却会有难言的苦衷。如果是女子，就会出现月经不调、甚至闭经的现象。如果任其发展，时间长了，病情恶化，就会产生病变，或者变成"风消"症，身体像风中的肉条一样，慢慢地干瘦；或者变成"息贲"症，呼吸短促，气息上逆，就很难治愈了。

一般情况下，小肠与膀胱出了毛病，会出现寒热交织的现象。要么身体下部浮肿，要么两足萎弱无力且逆冷，小腿肚酸痛。如果时间长了，产生病变转移，要么引发"索泽"症，导致皮肤干燥而不润泽；要么引发"颓疝"症，睾丸下坠，阴囊肿大。

一般情况下，三焦与胆出了毛病，身体的生发之气会衰减，要么易患咳嗽病，要么易患泻泄症。如果时间长了，产生病变转移，要么得"心掣"症，心气虚弱，时时觉得有东西在抽扯一样；要么得"隔塞"症，上下不通，既吃不进食物，又拉不出大便。

当阳明经（胃、大肠）与厥阴经（心包、肝）同时发病时，其主要的症状表现是惊骇、后背痛，不由自主地经常叹息、打呵欠。这种病症叫"风厥"。

当少阳经（胆、三焦）与少阴经（肾、心）同时发病时，其主要的症状表现是腹部胀满、心中烦闷，常常叹气。这种病症叫"烦胀"症。

当太阳经（膀胱、小肠）与太阴经（脾、肺）同时发病时，其主要的症状表现是筋肉萎缩无力，或四肢不能举动，甚至半身不遂。这种病症叫"偏枯"症。

当阴阳失去平衡，导致阴气争盛于内，阳气扰乱于外，人就会不停地出汗，四肢冰冷。这个时候，寒气就会伤肺，使人喘息有声。这种病症叫"寒喘"症。

需要特别说明的是，人的阴精之所以能够不断产生，是因为阴阳之气调和平衡的结果。假如以刚对刚，阳气就会破散，阴气也必然随之消亡；假如阴气独盛，寒湿就会偏胜，导致刚柔不和，也会使经脉气血逐渐衰竭。

【参悟领会】这段论述看起来复杂，要将其理解透，并记得牢，关键是要把握好两点：第一，是"2＋7"的9种脉象。所谓"2"，就是从总体看，可以把脉象分为两大类，一类是生脉（阳脉），即有胃气的脉；一类是死脉（真脏脉），即无胃气的脉。所谓"7"，就是具体看，可以把脉象分为七种，即慢脉（迟脉）、快脉（数脉）、毛脉（浮脉）、石脉（沉脉）、钩脉、弦脉、滑脉。

第二，是"3＋4"的7种病象。所谓"3"，就是当三阳经（阳明、太阳、少阳）单独发病时出现的症状，以及病变转移后出现的"风消""息贲""索泽""㿉疝""心掣""隔塞"等症状；所谓"4"，就是当阳经与阴经（阳明与厥阴、少阴与少阳、太阳与太阴）同时发病时，以及阴阳完全失去平衡时，出现的"风厥""烦胀""偏枯""寒喘"等症状。

三、脉象变化与生死预断

凡持真脉之藏脉者，肝至悬绝（孤单地吊着就要断绝的样子）急（急促），十八日死；心至悬绝，九日死；肺至悬绝，十二日死；肾至悬绝，七日死；脾至悬绝，四日死。

死阴（病邪在五脏之间转移，如果是按照五行相克的次序而逆向传递的，就成为死阴。如从肺逆传到心，从心逆传到肾等）之属，不过三日而死；生阳（以五行相生次序而顺向传递的，就成为生阳）之属，不过四日而已。所谓生阳、死阴者，肝之心谓之生阳，心之肺谓之死阴，肺之肾谓之重阴，肾之脾谓之辟阴，死不治。

结（气血郁结不通）阳者，肿四支；结阴者，便血一升，再结二升，三结三升；阴阳结斜，多阴少阳曰石水（水肿病的一种），少腹肿。二阳结谓之消，三阳结谓之隔，三阴结谓之水，一阴一阳结谓之喉痹。

阴（尺脉）搏（跳动）阳（寸脉）别，谓之有子；阴阳虚，肠澼死；阳加于阴谓之汗；**阴虚阳搏谓之崩**（下身出血快而且多）。

三阴俱搏，二十日夜半死；二阴俱搏，十三日夕时死；一阴俱搏，十日死；三阳俱搏且鼓，三日死；三阴三阳俱搏，心腹满，发尽，不得隐曲（大小便），**五日死；二阳俱搏，其病温，死不治，不过十日死。**

【白话意译】凡是诊察到没有胃气的真藏脉，就等于看到了上帝的邀请函。大致的日期是：凡肝脉来时出现悬绝现象的，大约18日死；凡心脉来时出现悬绝现象的，大约9日死；凡肺脉来时出现悬绝现象的，大约12日死；凡肾脉来时出现悬绝现象的，大约7日死；脾脉来时出现悬绝现象的，大约4日死。

一个人如果得的病属于"死阴"之症，大约3日便死；但如果他（她）的病属于"生阳"之症，大约4日就会痊愈。到底什么叫生阳、什么叫死阴呢？比如，肝病传心，为肝木生心火，得其生气，这就叫生阳；又比如，心病传肺，为心火克肺金，这就叫死阴；又比如，肺病传肾，为肺太阴传肾少阴，缺乏阳气，这就叫重阴；再比如，肾病传脾，水反过来掩盖土，这就叫辟阴，属于不治之症。

如果邪气郁结于阳经，就会引起四肢肿胀，因为四肢为诸阳之本。如果邪气郁结于阴经，阴络受伤，就会导致大便出血，病情较轻的便一升，较重的便两升，严重的便三升。如果阴经和阳经都有邪气郁结，且偏重于阴经的，就容易得"石水"病，导致小腹肿胀；如果邪气郁结于二阳（胃经、大肠经），就容易得"消渴"症；如果邪气郁结于三阳（膀胱经、小肠经），就容易得"隔"症，导致上下不通；如果邪气郁结于三阴（脾经、肺经），就容易得"水肿"病；如果邪气郁结于一阴一阳（肝经、心包经、胆经、三焦经），就容易得"喉痹"病。

女子阴脉跳动有力，与阳脉有明显的区别，这是怀孕的迹象。一个人的阴脉（尺脉）和阳脉（寸脉）都很虚弱，同时患有痢疾的，这是死症；阳脉的跳动比阴脉快一倍以上，会出汗；阴脉虚弱而阳脉强盛，火迫使血妄行，如果是妇女，就会发生血崩症。

一个病人，如果三阴（肺脾）之脉都搏击于指下，大约20天后的半夜就会死亡；如果二阴（心肾）之脉都搏击于指下，大约13天后的傍晚时分就会死亡；如果一阴（心包、肝）之脉都搏击于指下，大约10天后的清晨就会死亡。反过来，如果三阳（膀胱、小肠）之脉都搏击于指下，且跳动过甚的，大约3天后就会死亡；如果三阴三阳之脉都搏击于指下，心腹胀满，阴阳之气发泄殆尽，大小便不利，大约五天后就会死亡；如果二阳（胃、大肠）之脉都搏击于指下，且患有温病，那就是不治之症，大约10天后死亡。

【参悟领会】对于自上古以来通过几千年积累逐渐形成的《内经》篇章，我们今天的人在品读时，绝不能照猫画虎、生搬硬套。对于这一段通过脉象预断生死的论述，如何取其精华，需要我们把握好两点：

其一，不必相信其具体判断。本段说到的生死日期，是古代医生依据五行生克和所谓的生成之数来解释的，本来就很是费解。更重要的是，我们今天的生活环境与古代相比，已经发生了巨大的变化；尤其是现代医学的发展，即便是昏厥无法进食的人，也可以通过营养支持等技术予以解决，从而达到延长生命的目的。

其二，但可相信其病理分析。凡本段提到的有具体死期的病症，在我们今天的现实中，依然还是重危之症。如何把这些重症变成轻症，把轻症变成无症。从中医的角度，需要我们对着"脏腑"施治。如对于心腹胀满症，我们就应该从肺与脾、膀胱和小肠入手用针用药；对于消渴症，我们就应该从胃与肠入手，驱邪扶正，清热生津；对于喉痹症，我们就应该从肝与心包、胆与三焦入手，疏肝利胆，降火消炎。

第八篇
灵兰秘典论

篇目解读

灵即灵台，兰即兰室，传说中黄帝藏书的地方。秘典，就是秘密藏着的、不轻易让人看到的典籍。这一篇主要是采取类比的手法，形象地描述人体十二个脏腑各自的功能、地位及其相互关系。治国、治人、治病的上中下三道及其内在关联亦由此开始破题。

一、十二脏腑的主要功能及相互关系

黄帝问曰：愿闻十二藏（指心、肺、肝、脾、肾、膻中、胆、胃、大肠、小肠、三焦、膀胱）之相使（相互之间的关系和使用功能），贵贱（地位作用的重要与次要）何如？岐伯对曰：悉乎哉问也！请遂言之。

心者，君主之官也，神明（精神、意识、思维活动）出焉。肺者，相傅（fù）之官，治节（治理、调节）出焉。肝者，将军之官，谋虑出焉。胆者，中正之官，决断出焉。膻（按康熙字典，应为 tán 音）中者，臣使（即内臣，因膻中贴近心，故为心的内臣）之官，喜乐出焉。脾胃者，仓廪（lǐn，储藏粮食的库房）之官，五味出焉。大肠者，传道（转送运输）之官，变化出焉。小肠者，受盛之官，化物（消化食物、化生精华）出焉。肾者，作强（产生强劲的、源源不断的精力、智力）之官，伎巧（动作敏捷）出焉。三焦者，决渎（疏通水道）之官，水道出焉。膀胱者，州都之官，津液（尿液）藏焉，气化（由气的运动而产生生理变化）**则能出矣。**

凡此十二官者，不得相失（相互之间失去协调）**也，故主明则下安，以此养生则寿，殁**（mò，终）**世不殆，以为天下则大昌；主不明则十二官危，使道闭塞而不通，形乃大伤，以此养生则殃**（危险、祸害），**以为天下者，其宗大危。戒之戒之！**

【白话意译】黄帝对岐伯说：我很想听你讲讲十二个脏腑的功能和它们之间的相互关系。它们有没有主、次之别？岐伯回答说：您问得真具体、真详细！我就通俗地说说吧。

心，就好比是君主（总统），主管全身，人的精神意志等一切思维活动都由此产生。肺，就好比是丞相（总理），辅佐君主，人的一身之气都由此负责调节。肝，就好比是军师（参谋长），人的一切智慧和谋略都由此产生。胆，就好比是裁判官（法官），人的一切谋划的最终决断都由它作出并执行落实。膻中，就好比是警卫局（通讯局）的官员，负责保卫君主，传达信息，君主的喜乐意志等指令都由它往来传递。脾胃，就好比是管理仓库（国库）的官员，负责贮藏和消化食物，吸收食物中的营养成分。大肠，就好比是环卫（运输）官员，负责运输食物消化后的废料，并将废料变成粪便排出体外。小肠，就好比是主管食物加工的官员，负责承接胃里下行的食物，并再次进行精加工，分化清浊，化生精华，以营养全身。肾，就好比是负责生产的广大百姓，创造财富，上交税赋，提供全身各器官所需之能量。三焦，就好比是水利官员，负责疏通脉络，以保障全身的水道畅通。膀胱，就好比是负责废水处理的官员，及时将人体的津液收存起来，并通过气化作用，以尿排出。

以上十二个器官，虽然职责不同，但必须相互协调，不能脱节。特别是，作为君主之官的"心"，在各器官中起着统帅和决定性作用。只要君主英明，天下的臣子百姓自然就会安定正常。如能将这个基本原理运用于养生，就能长寿，终生不会有重症恶疾；如能将这个基本原理运用于治理天下，则国家一定能够繁荣昌盛。反之，假如君主昏聩，心志失常，则各器官的功能都会受到影响，发生混乱，无法实施正常职能，身心健康就会受到严重损害。这个时候，以此养生，则身体定会遭殃；以此治天下，则政权都会岌岌可危。所以，一定要提高警惕啊！

【参悟领会】岐伯的这一番形象的宏论，乃是中医的精华所在。如何把这段精华转化成精湛的医术，需要我们把握好两点：第一点，君安方能国定。世上绝大多数长寿之人，都是心态平和，心境安详之人，既不为名所累，也不为利所烦。反之，古往今来，绝大多数短命之人，即便是文才盖世、功成名就，也都因为心胸狭小、气量狭窄而导致五脏受损，英年早逝，如西汉的贾谊、三国的周瑜、北宋的苏舜钦等。

第二点，民富方能国强。这个民，就是我们身体中的肾。国以民为本，人以肾为本。民穷则国弱，肾虚则体乏。一旦肾阳不

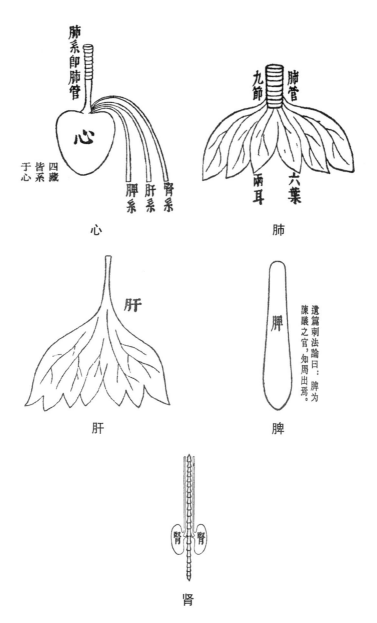

五藏：心、肺、肝、脾、肾（图出张景岳《类经图翼》）

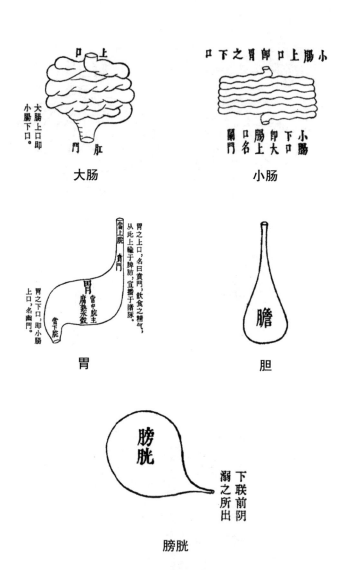

大肠　　　　　　小肠

胃　　　　　　　胆

膀胱

六府：大肠、小肠、胃、胆、膀胱

（图出张景岳《类经图翼》）

够，人就会少气无力，腰膝酸软，舌形胖大；一旦肾阴不够，人就会面黑、耳鸣耳聋、失眠急躁，舌苔红烙。故养生之道，贵在强本。在日常生活工作中，一定要注意养肾、补肾，防止肾精过度消耗。

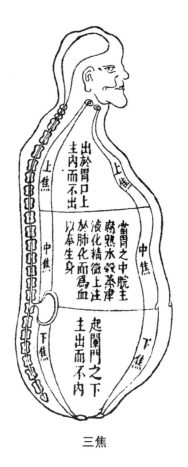

三焦

六府：三焦（图出张景岳《类经图翼》）

二、医道乃大圣之业

至道在微，变化无穷，孰知其原？窘（困难）乎哉！消（消削瘦弱）者瞿瞿（qú，惊疑的样子），孰知其要？闵闵（mǐn，忧愁的样子）之当，孰者为良？恍惚（迷离，难以捉摸）之数，生于毫厘（极其微小），毫厘之数，起于度量，千之万之，可以益大，推之大之，其形乃制。

黄帝曰：善哉！余闻精光（精纯明白）之道，大圣之业，而宣明（通晓明白）大道。非斋戒择吉日，不敢受也。黄帝乃择吉日良兆，而藏灵兰之室，以传保焉。

【白话意译】医学之道真是太微妙了，其变化可谓无穷无尽。怎样才能洞悉它的根本呢？真是太困难了！

古往今来，有多少有志于研究医道的人，对此是"为伊消得人憔悴"，可又有几人真正地掌握了医学的精要呢？有多少人得了疑难杂症，忧愁万苦，可又有几人真正找到了治愈的良法良方呢? 医学的大道, 看起来清晰, 实际上微妙, 很难掌握。但天下的事情, 最怕积累。正所谓"合抱之木, 生于毫末; 九层之台, 起于累土; 千里之行, 始于足下"。即便是像毫厘那样的微细之数, 如果千倍、万倍地积累扩大增加, 也能形成丰富多彩的大千世界, 更何况是在医学大道上不懈地努力学习、钻研、实践、探索的人呢!

黄帝赞叹道: 讲得太好了! 听了你这一番精当明白的论述, 我才真正知道医学是大圣人的事业。尽管我已经大致通晓医学的基本原理了, 但如果不诚心诚意地选择一个良辰吉日, 我还是不敢随便地接受。于是, 黄帝就选择了一个良辰吉日, 把岐伯有关医学论述的记录藏到了灵台兰室, 很好地保存起来, 以流传后世。

【参悟领会】读懂这一段话, 当在思想上澄清一个"错识", 明确一个"定位"。这个错识就是, 千百年来, 受万般皆下品、唯有读书做官好的主流意识的影响, 无论是统治阶级、还是士人阶层, 都把医学视为杂道小技, 以至于许多高素质的人才都不屑于学医。幸亏张仲景带了个好头, 以长沙太守之尊, 利用业余时间组织编写了《伤寒论》, 至今尚造福人间; 同时也引导后世的一批读书人及官员业余学医, 治病救人, 著书立说, 这才使得中华医学的天空多了许多灿烂!

这个定位就是, 医学绝不是小技杂道, 而是"大圣之业", 是事关亿万人民健康幸福的大业, 是事关一个民族繁衍传承的大业，是事关一个国家兴旺昌盛的大业。这一点，在2020年上半年的新冠肺炎疫情抗击战中得到了充分的证明!

第九篇

六节藏象论

篇目解读

节，是一个时间概念，古人以六十日为一个甲子之数，一个甲子为一节，一年三百六十日为六节。藏象，是一个结构概念，所谓藏，就是指藏于体内的脏腑器官；所谓象，就是各脏腑器官的机能活动表现在体表体外的征象。本篇把六节与藏象联系起来，实质上就是从宇宙的广度，将时令变化对人体内脏的影响规律作更深入的揭示。

一、"六六之节"与时间概念的起源

黄帝问曰：余闻天以六六之节，以成一岁；人以九九（在地指九野、九州；在人指九窍、九脏）制（准度）会（配合），计人亦有三百六十五节（腧穴，即人体气血交会出入的地方），以为天地久矣，不知其所谓也？

岐伯对曰：昭乎哉问也！请遂言之。夫六六之节、九九制会者，所以正天之度、气之数也。天度（日月运行的速度）者，所以制日月之行也；气数（节气更替的常数）者，所以纪（标记）化生之用也。

天为阳，地为阴，日为阳，月为阴，行有分纪（指日月在太空中是按照一定的方位、度数运行的），周有道理（指日月循环周行有一定的轨道），日行一度，月行十三度而有奇（jī，余或零）焉，故大小月三百六十五日而成岁，积气余而盈闰矣。

立端（确定岁首）于始，表（圭表，古代天文仪器之一）正于中，推余于终，而天度毕矣。

【白话意译】黄帝问道：我听说天体的运行是以"六"为基数，六六之节为一年；人与地则是以"九"为基数，九九制会为一体。其中，地以九州、九野与天相对应；人除了通过九窍与天相对应外，还有三百六十五个穴位与之相配合。这种说法，我很早就听说了，但其中的原理究竟是什么呢？

岐伯回答说：您问得真高明啊！那就让我向您做个说明吧。六六之节和九九制会，分别是用来确定天度和气数的。所谓天度，就是计算日月行程的尺度；所谓气数，就是一年二十四节气的常数。

天在上属阳，地在下属阴；日行于白昼属阳，月行于夜晚属阴。日月的运行，既有相对固定的方位和角度，也有相对固定的轨道。以地球为参照物，太阳每昼夜运行周天为0.986度，处于不足的状态；月亮每昼夜运行周天为13.17度，处于有余的状态。大月、小月加起来共三百六十五天为一年。现代的阳历是以地球围绕太阳公转一圈为一回归年而制定的（计算一年为365.2天）。古代的阴历则是以月亮围绕地球公转一圈为一月而制定的；按阴历计算，每月平均为29.5天，每年平均为354或355天，与阳历相比，每年相差10天左右，3年累计则相差1月左右。为了协调阴历与阳历的天数，于是阴阳合历（农历）便发明了"置润法"（3年1闰，19年约7闰）进行调整，使二者每年的总天数相适应。

这个推算方法，听起来复杂，操作起来却很简单。只要首先确定"冬至"为一年节气的起始，然后用圭（guī）表测量日影的长短变化，来校正一年中的时令节气，以及计算日月的行程，推算余闰，如此，天度就完全可以算出来了。

【参悟领会】什么是时间？时间是怎么得来的？面对这一个宇宙概念题，岐伯简明扼要地说出了答案。

六十甲子顺序表

顺序	干支	顺序	干支	顺序	干支	顺序	干支
1	甲子	16	己卯	31	甲午	46	己酉
2	乙丑	17	庚辰	32	乙未	47	庚戌
3	丙寅	18	辛巳	33	丙申	48	辛亥
4	丁卯	19	壬午	34	丁酉	49	壬子
5	戊辰	20	癸未	35	戊戌	50	癸丑
6	己巳	21	甲申	36	己亥	51	甲寅
7	庚午	22	乙酉	37	庚子	52	乙卯
8	辛未	23	丙戌	38	辛丑	53	丙辰
9	壬申	24	丁亥	39	壬寅	54	丁巳
10	癸酉	25	戊子	40	癸卯	55	戊午
11	甲戌	26	己丑	41	甲辰	56	己未
12	乙亥	27	庚寅	42	乙巳	57	庚申
13	丙子	28	辛卯	43	丙午	58	辛酉
14	丁丑	29	壬辰	44	丁未	59	壬戌
15	戊寅	30	癸巳	45	戊申	60	癸亥

所谓时，在古文字中从"日"，与太阳运行相关；所谓间，在古文字中从"月"，与月亮的运行相关。由此可见，时间的概念，就是在太阳、地球、月亮相互运转的基本轨道和速度中

产生的，具体是：地球绕太阳公转一圈为一年，月亮绕地球公转一圈为一月，地球自转一圈为一日，每一日分为十二个时辰（十二地支），即子、丑、寅、卯、辰、巳、午、未、申、酉、戌、亥。

二、上天的秘密在节气

帝曰：余已闻天度矣，愿闻气数何以合之？

岐伯曰：天以六六为节，地以九九制会；天有十日（指甲、乙、丙、丁、戊、己、庚、辛、壬、癸十天干），日六竟而周甲（指十天干与十二地支相合，凡六十日为甲子的一周），甲六复而终岁，三百六十日法也。夫自古通天者，生之本，本于阴阳。其气九州、九窍，皆通乎天气，故其生五，其气三，三而成天，三而成地，三而成人，三而三之，合则为九，九分为九野，九野为九藏，故形藏四（指胃、大肠、小肠、膀胱），神藏五（指心藏神、肝藏魂、脾藏意、肺藏魄、肾藏志），合为九藏以应之也。

帝曰：余已闻六六九九之会也，夫子言积气盈闰，愿闻何谓气？请夫子发蒙解惑（启发蒙昧，解释疑惑）焉。

岐伯曰：此上帝（上古帝君）所秘，先师传之也。帝曰：**请遂闻之。岐伯曰：五日谓之候**（物候，即万物随时令变化的情况，五日为一候），**三候谓之气**（三候为一个节气），**六气谓之时**（季节），**四时谓之岁，而各从其主治**（主管，当令）**焉。五运相袭**（相互承袭），**而皆治之，终期**（一周年）**之日，周而复始；时立**（指一年之中分立四季）**气布**（指四季之中分布节气），**如环无端，候亦同法。故曰：不知年之所加，气之盛衰，虚实之所起，不可以为工**（良医）**矣。**

【白话意译】黄帝说：对天度这个概念，我已经搞明白了，还想了解一下"气数"到底是怎么回事？它又是如何与天度配合的？

岐伯回答说：天以六六之数为节度，地和人则以九九之数来配合。天有十干，代表十日，六个天干即是六十日，称为一个甲子（周甲），六个甲子就是一年。这，就是一年三百六十日的计算方法。自古以来，凡是通晓天度之道的，都明白一个基本的原理，那就是自然界中的一切生物，都是以天气作为生命存在的本元，而这个本元之源就是天地阴阳的变化。地上的九州，人体的九窍，都是与天气相通的。天地能化生出木、火、土、金、水五行，阴阳能化分出三阴与三阳。天有三气、地有三气，人亦有三气，三三合成九气，在地上分为九野，在人体分为九脏，即胃、大肠、小肠、膀胱四个"形藏"和心、肝、肺、脾、肾五个"神藏", 以与天度节气相对应。

黄帝接着问道: 我已经明白六六之节与九九制会相配合的道理了。先生刚才说, 把有余的节气累积起来就产生闰月, 可什么叫节气, 我还是不明白, 请解释一下, 以启发我的蒙昧, 解除我的疑惑!

岐伯回答说: 关于节气的秘密, 上古的圣君都不曾明言, 可我的老师僦贷季 (jiù dài jì, 上古大医学家), 还是把它传授给了我。黄帝说: 请毫无保留地告诉我。岐伯回答: 五天为一候, 三候为一个节气, 六个节气为一个季节, 四个季节为一年。一年四季, 按照五行木、火、土、金、水的相生次序依次传递, 每一个季节都有其当令之气, 当旺之时。一年结束了, 一年又重新开始。这样, 每年的二十四节气, 就像一个圆环一样, 不断循环往复, 无始无终。五日一候的推移, 也是如此。所以说, 如果不懂得当年主、客气的加临、节气的盛衰、病气虚实的起因等情况, 就不能算是一个良医。

【参悟领会】本节的重点, 当为弄通并记住二十四节气。二十四节气, 是中国历法的独到之处。在天而言, 它标注的是地球在公转轨道运行的二十四个不同的位置; 在地而言, 它标记的是一年之中自然气候变化的二十四个节点; 在人而言, 它标示的是不同气候变化对人体健康的影响。

为了便于后人记诵, 前人还编写了《节气歌》: 春雨惊春清谷天, 夏满芒夏暑相连; 秋处露秋寒霜降, 冬雪雪冬小大寒。

二十四节气依次为：立春、雨水、惊蛰、春分、清明、谷雨；立夏、小满、芒种、夏至、小暑、大暑；立秋、处暑、白露、秋分、寒露、霜降；立冬、小雪、大雪、冬至、小寒、大寒。

这里需要我们记住的核心概念是"四立""两分""两至"。"四立"即立春、立夏、立秋、立冬；"两分"即春分、秋分；"两至"即夏至、冬至。

三、天地间最好的东西就是"平"和"常"

帝曰：五运之始，如环无端，其太过不及何如？

岐伯曰：五气更立，各有所胜，盛虚之变，此其常也。

帝曰：平气（均平，均衡）何如？

岐伯曰：无过者也。

帝曰：太过不及奈何？

岐伯曰：在经有也。

帝曰：何谓所胜？

岐伯曰：春胜长夏，长夏胜冬，冬胜夏，夏胜秋，秋胜春，所谓得五行时之胜，各以气命其藏。

帝曰：何以知其胜？

岐伯曰：求其至也，皆归始春（立春之日）。未至（没有到时令）而至（气候却到了），此谓太过，则薄（侵犯）所不胜，而乘（欺凌）所胜也，命曰气淫（主气太过）。

至而不至，此谓不及，则所胜妄行，而所生受病，所不胜薄之也，命曰气迫（主气不及）。所谓求其至者，气至之时也。谨候其时，气可与期（预期），失时反候，五治不分，邪僻（不正之气）内生，工不能禁（禁止）也。

帝曰：有不袭（承接）乎？

岐伯曰：苍天之气，不得无常也。气之不袭，是谓非常，非常则变矣。

帝曰：非常而变奈何？

岐伯曰：变至则病，所胜则微（轻微），所不胜则甚（严重），因而重感于邪则死矣，故非其时则微，当其时则甚也。

【白话意译】黄帝问道：木、火、土、金、水五行之气依次更迭，好像一个圆环一样没有终结。在运行过程中，它的太过与不及状况究竟如何呢？

岐伯回答：五行之气随着季节的变化而更替，每一个季节都有一种行气在起着主宰和支配作用，我们称之为"主气"；同时，每一个季节也可能会存在与主气相生或者相克的气，我们称之为"变气"。如春天的当令之气是木气，同时也可能存在与木气相生的土气，或与木气相克的金气。这属于正常现象。

黄帝问道：平气是怎样的呢？

岐伯回答：平气就是既没有太过的情况，也没有不及的情况。

黄帝问道：太过与不及的具体情况到底如何呢？

岐伯回答：这方面的内容，古代的经书中已有详细的记载。

黄帝问道：什么叫所胜呢？

岐伯回答：就五行主气和变气来说，所胜就是谁能压制住谁、谁能克制住谁的问题。如春之木气能克胜长夏之土气，长夏之土气能克胜冬之水气，冬之水气能克胜夏之火气，夏之火气能克胜秋之金气，秋之金气能克胜春之木气。这，就是五行之气根据季节变化而相克胜的情况，也是五行之气在不同季节对人体五脏的影响。

黄帝问道：那如何判断主气与变气的克胜情况呢？

岐伯回答：首先要推算气候到来的时间。一年之计在于春。通常情况下，以立春为起点。如果时令还没有到，而气候却先到了，这就是"太过"。一旦气候"太过"，就会出现"欺强凌弱"的现象。比如，冬气太过，一方面会"欺强"，侵犯能克胜它的土气；一方面会"凌弱"，更加压制能被它克胜的火气。这种情况，就叫作"气淫"。

如果时令到了，而相应的气候却还没有到，这就是"不及"。一旦气候"不及"，就会出现"尾大不掉"的现象。比如，春气不及，一方面会使土气妄行，一方面会使火气衰减，一方面还会遭受金气的压迫。这种情况，就叫作"气迫"。所谓"求其至"，就是要根据时令变化来推测气候到来的早晚。这方面，只要我们严谨地对标时令的正常节点，细心地观察，气候的变化还是可以预期的。每一个人、每时每刻的生活，都离不开自然环境。假如连时令都搞错，或者硬要违背时令和气候之间的对应关系，甚至连五行之气到来的时间都分不清楚，那就很容易被外邪侵蚀而生顽疾，即使是良医也可能难以根治。

黄帝问道：五行之气有不按季节顺序更迭的吗？

岐伯回答：自然界的气候变化，不可能没有常规。五行之气如果不按季节更替，那就是反常。反常就会变异为害。

黄帝问道：出现反常现象，变异为害，究竟会怎样呢？

岐伯回答：气候反常会使人生病。具体分为两种情形：第一种，是主气能够克胜的变气至，所得的病会比较轻。如夏天以火气为主，如果是其所能克胜的金气至，就会较轻。第二种，是主气不能够克胜的变气至，所得的病会比较重。还比如夏天，如果是其不能克胜的水气至，就会很重。此时，如果再受到其他邪气的侵蚀，就会有死亡的危险。因此，人在气候反常的情况下得病，如果恰好碰到的是第一种情形，就会较轻；如果恰好碰到的是第二种情形，就会较重。

【参悟领会】从岐伯的话我们可以看出，世间最好的气候是以"平"为贵，以"常"为宝！对"平常"二字，这世间，许多人恐怕都是不屑一顾的。这是因为，他们根本就没有觉悟到这二字的妙处。

就拿大米和燕窝来说吧，世人皆知，大米太平常了，燕窝才珍贵。但珍贵的东西就一定很好,平常的东西就一定不好吗?非也!假如一个人天天吃燕窝,而不吃大米等五谷,那他(她)一定营养不良,且活不长久;反之,假如一个人穷得天天只有大米吃,而从未吃过燕窝,那也丝毫不会影响他(她)成为百岁寿星。

所以,在真正的大医眼里,"平"才是世间最好的东西!比如,在社会的政治、人格权益方面,最好的是"平等";在个人的心态、心境方面,最好的是"平静";在待人接物的态度方面,最好的是"平易";在与人说话的语气方面,最好的是"平和";在工作项目的推进方面,最好的是"平顺";在各方力量的摆布方面,最好的是"平衡";在局势的掌控方面,最好的是"平稳";在社会财富的统筹分配方面,最好的是"平均",等等。

从这个意义上来讲,自古以来,出现的真人、圣人、贤人,其实都是"平人"!自古以来,出现的清世、盛世、乐世,其实都是"平世"!

四、五气与五味

　　帝曰：善。余闻气合而有形，因变以正名。天地之运，阴阳之化，其于万物，孰少孰多。可得闻乎？

　　岐伯曰：悉哉问也！天之广不可度，地之大不可量，大神灵问，请陈其方。草生五色，五色之变，不可胜视；草生五味，五味之美，不可胜极。嗜欲不同，各有所通。天食人以五气，地食人以五味。五气入鼻，藏于心肺，上使五色修明，音声能彰；五味入口，藏于肠胃，味有所藏，以养五气，气和而生，津液相成，神乃自生。

　　【白话意译】黄帝问：您刚才的分析太好了！我听说万物都是由天地之气化合而成形体。而且，由于天地之气变化多端，从而造成万物形态各异、名称不同。在万物生成的过程中，天地气运和阴阳变化，究竟哪个作用大，哪个作用小，您能说说吗？

　　岐伯回答：您问得真深刻呀！天是那么广阔，谁能测度得到？地是那么博大，谁能计量得准？您问的问题如此广大深奥，我也无法做详尽的解答，只能讲个大概的意思。比如，自然界中，各种草木呈现出五色，而五色的变化缤纷，是难以看尽的；各种草木生成五味，而五味的甘美杂陈，是品尝不尽的。虽然，人们对色、味的嗜好欲望各有不同，但所有的色味都是能够通达各个脏腑的。天在上以供给人们五气，地在下以供给人们五味。五气由鼻吸入，储藏于心肺之中，其气上升，能使人面色润泽，声音洪亮；五味由口进入，储藏在肠胃之中，经过消化和吸收，其精微被灌注到五脏，以滋养五脏之气。当五脏之气与五味的谷气相化合，就能产生津液，补益精髓，生发神气。

【参悟领会】在品读岐伯所讲的"草生五色，五色之变，不可胜视；草生五味，五味之美，不可胜极"这段话的同时，读过《孙子兵法》的人，都会有一种似曾相识的感觉。《孙子兵法》的原文是：声不过五，五声之变，不可胜听也；色不过五，五色之变，不可胜观也；味不过五，五味之变，不可胜尝也。

五行、五脏、五窍、五味、五气的对应关系

五行	木	火	土	金	水
五脏	肝	心	脾	肺	肾
五窍	目	舌	口	鼻	耳
五味	酸	苦	甘	辛	咸
五气	臊	焦	香	腥	腐

面对天的无比广阔，地的无比博大，战争的无比复杂，岐

伯和孙子却轻描淡写地告诉我们: 所有的复杂来源于简单, 所有的丰富来源于简洁。

比如, 浩瀚的宇宙, 够复杂吧。实际上就是由三个层次构成: 一个太阳带着几颗行星, 就构成了太阳系; 2000亿个太阳系, 就构成了银河系; 2000亿个银河系, 就构成了现在的大宇宙。

又比如, 人体的疾病, 够复杂吧, 光是西医命名的各种疾病, 就有好几千种。而在高明的中医看来, 再复杂的病症, 其病因也离不开五脏。如各种皮肤的毛病, 就离不开肺的病变; 各种筋的毛病, 就离不开肝的病变; 各种骨的毛病, 就离不开肾的病变, 等等。

五、中医的"X光机"

帝曰：藏象（人体内脏显现于外的形象）何如？

岐伯曰：心者，生之本，神之变也；其华在面，其充在血脉，为阳中之太阳，通于夏气。

肺者，气之本，魄之处也；其华在毛，其充在皮，为阳中之太阴，通于秋气。

肾者，主蛰（zhé，伏藏），封藏之本，精之处也；其华在发，其充在骨，为阴中之少阴，通于冬气。

肝者，罢极（pí jí，耐受疲劳的能力）之本，魂之居也；其华在爪，其充在筋，以生血气，其味酸，其色苍，此为阳中之少阳，通于春气。

脾、胃、大肠、小肠、三焦、膀胱者，仓廪之本，营之居也，名曰器，能化糟粕，转味而入出者也；其华在唇四白，其充在肌，其味甘，其色黄，此至阴之类，通于土气。凡十一藏，取决于胆也。

故人迎一盛病在少阳，二盛病在太阳，三盛病在阳明，四盛已上为格阳（三阳气血盛溢，导致阴没有办法通过的状态）。

寸口一盛病在厥阴，二盛病在少阴，三盛病在太阴，四盛已上为关阴（三阴气血盛溢，导致阳没有办法通过的状态）。

人迎与寸口俱盛四倍已上为关格（阴阳俱盛之脉），关格之脉羸，不能极于天地之精气，则死矣。

【白话意译】黄帝问：人体的内脏功能在体外表现的形象究竟如何呢？

岐伯回答：心是生命的根本，是精神存养的地方，其形象表现在面部，其功用是充实和滋养血脉，为阳中之太阳，与夏气相通应。

肺是一身之气的根本，是魄存养的地方，其形象表现在毫毛，其功用是充实和滋养皮肤，为阳中之太阴，与秋气相通应。

肾的主要特点是蛰伏，是闭藏能量的根本，是五脏六腑精气存养的地方，其形象表现在头发，其功用是充实和滋养骨骼，为阴中之少阴，与冬气相通应。

肝是耐受疲劳能力的根本，是魂存养的地方，其形象表现在爪甲，其功用是充实和滋养筋，并生养血气。它的味道是酸，颜色是青，为阴中之少阳，与春气相通应。

脾、胃、大肠、小肠、三焦、膀胱，是水谷储藏的根本，是营气产生的地方，所以称之为"器"。它们主要承担食物的转化、吸收和排泄任务，吸纳的是水谷精华，排泄的是水谷糟粕。它们的形象变现在口唇周围，其功用是充实和滋养肌肉。它们的味道是甘，颜色是黄，都是至阴之类，与长夏的土气相通。由于胆主少阳春升之气，春气升则万化安，如胆气升发正常，则其余十一脏便都有了生机勃发的基础。从这个意义上说，十一脏的表现如何，皆取决于胆。

如果人迎脉比平时大一倍，那么病在少阳；大两倍，病在太阳；大三倍，病在阳明；大四倍以上，称之为"格阳"现象。

如果寸口脉比平时大一倍，病在厥阴；大两倍，病在少阴；大三倍，病在太阴；大四倍以上，称之为"关阴"现象。

如果人迎脉和寸口脉都很大，且大到平时的四倍以上，便称之为"关格"现象。凡是出现"关格"现象，就说明这个人阴阳亢奋到了极点，先天、后天的精气都将迅速地耗竭，就一定离死之日不远了。

【参悟领会】西医有"X光机"，能把人体内脏照得清清楚楚，这是西医先进的标志。中医有"X光机"吗？答案是：有！

中医的"X光机"就在《灵兰秘典论》和本节等系列论述中。一个将《内经》理论悟透、且具有丰富实践经验的中医，都具有"透过现象看本质"的本领，往往能够通过一个人的表象，判断其五脏六腑的健康状况。更为精绝的是，那些中医高人，还能通过人的体格、形态、坐姿、站姿、走姿、面相、手相、脉象等,看出其脏腑是否正常,所得何病,以及病因在哪,等等。

西医"X光机"能够看到的有形的东西(如内脏的形状、颜色、跳动节奏等),他们能够看到;西医"X光机"看不到的无形的东西(如气的运行,经脉的走向),他们也能够看到。举个例子,笔者在青藏高原工作时,有一个队友在一段时间里,总是感到心脏不舒服,胸口很紧,老觉得喘不过气,到夜晚尤甚。到医院检查作心电图、心脏B超等,折腾了一个星期,也没有找出原因。各种仪器显示的结果,都是心脏正常,心血管正常。后来碰到了一个乡村赤脚医生,看看其面相和口唇颜色,便判断其是受了风寒侵蚀,前胸后背被风寒瘀滞,从而使得气血流动受滞,导致心脏郁结紧缩。这个赤脚医生先用刮痧板将其前胸后背刮了一遍,全是黑紫颜色;再用《赤脚医生手册》中介绍的"刺血拔罐"法,在前胸的"云门、中府"穴、后背的"肺腧、厥阴腧"穴、以及"神道、灵台、至阳"穴各拔了几罐,将紫黑的恶血从体内放了出来,该队友立刻就感到心脏轻松舒服了,原来所有的不适症状随之消失。

第十篇
五藏生成论

篇目解读

　　五藏，就是五脏，因心、肝、肺、脾、肾等脏器均隐藏在体内，故又称"五藏"。生成，则包含两层意思。一层是，人体内看不见的脏器的运转，直接可以通过体外看得见的毛、发、爪、唇、脉、皮、筋、肉、骨以及色、味等表现出来；一层是，高明的医生完全可以通过人的毛、发、皮、爪、色、味等，察看到其五脏运转情况，以及是否发生故障、病变等。这就是中医临证中所谓的"从内知外、以外测内"。

一、五脏的生克与五味

心之合脉也，其荣（荣枯表现）色也，其主肾也。

肺之合皮也，其荣毛也，其主心也。

肝之合筋也，其荣爪也，其主肺也。

脾之合肉也，其荣唇也，其主肝也。

肾之合骨也，其荣发也，其主脾也。

故心欲苦，肺欲辛，肝欲酸，脾欲甘，肾欲咸。此五味之所合也。

是故多食咸，则脉凝泣而变色；多食苦，则皮槁而毛拔；多食辛，则筋急而爪枯；多食酸，则肉胝䐢（zhī zhǔ，皮变厚且皱缩）而唇揭；多食甘，则骨痛而发落。此五味之所伤也。

【白话意译】心脏与脉相对应，其荣枯表现在脸面，能克制心脏的是肾。

肺脏与皮肤相对应，其荣枯表现在毫毛，能克制肺脏的是心。

肝脏与筋相对应，其荣枯表现在爪甲，能克制肝脏的是肺。

脾脏与肉相对应，其荣枯表现在口唇，能克制脾脏的是肝。

肾脏与骨相对应，其荣枯表现在头发，能克制肾脏的是脾。

五味养五脏。苦味能濡养心，甘味能濡养脾，酸味能濡养肝，辛味能濡养肺，咸味能濡养肾。

但凡事不能太过。如果过多地吃咸味的东西，就会反伤于肾而影响心脏，导致血脉凝滞，面色发生变化；如果过多地吃苦味的东西，就会反伤于心而影响肺脏，导致皮肤干燥，毫毛脱落；如果过多地吃辛辣的东西，就会反伤于肺而影响肝脏，导致筋脉拘急，爪甲干枯；如果过多地吃酸味的东西，就会反伤于肝而影响到脾，导致肌肉粗厚皱缩，嘴唇也会掀起；如果过多地吃甜味的东西，就会反伤于脾而影响到肾脏，导致骨骼疼痛，头发脱落。这些伤害，都是由于偏好五味而造成的。

【参悟领会】这一段话，揭示了两条基本原理：一条是关于饮食养生的，其要义在于："酸甜苦辣咸"五味，都尝一尝好处多。如果一个人在饮食五味方面长期有偏嗜，就会造成脏气的偏胜，发生病变。

另一条是关于治病的，其要义在于：把朋友搞得多多的，把敌人搞得少少的。每一个脏腑，都有与之相生的"朋友"，

五脏与五华、五体、五主、五味的关系

五行＼配属	木	火	土	金	水
五脏	肝	心	脾	肺	肾
五华	爪	面	唇	毛	发
五体	筋	脉	肉	皮	骨
五主	肺	肾	肝	心	脾
五味	酸	苦	甘	辛	咸

如脾的朋友是心，肺的朋友是脾，心的朋友的是肝，等等。同样，每一个脏器，也都有与之相克的"敌人"，如肾的敌人是脾，肺的敌人是心，肝的敌人是肺，等等。高明的医生在给人治病时，往往先抓准其病象表现最突出的脏器，重点用药；同时再想办法把它的"敌人"降伏住，把它的"朋友"扶持好。如医治一个经常胃痛的人，除了健脾化湿、清热驱寒，滋养胃阳胃阴以外；还要疏肝利胆，尽量减少肝木对脾土的克伤；清心活血，尽量增加心火对脾土的生养。

二、五色辨生死

五藏之气，故色见青如草兹（指死草色，青中带枯黑）者死，黄如枳实（药名，颜色黑黄而无光泽）者死，黑如炲（tái，煤烟的尘灰，颜色黑黄）者死，赤如衃血（pēi xuè，凝血）者死，白如枯骨者死，此五色之见死也。

青如翠羽者生，赤如鸡冠者生，黄如蟹腹者生，白如豕膏（猪的脂肪，颜色白而有光润）者生，黑如乌羽者生，此五色之见生也。

生于心，如以缟（白色的生绢）裹朱；生于肺，如以缟裹红；生于肝，如以缟裹绀（gàn，深青泛赤色的丝织品）；生于脾，如以缟裹栝楼（guā lóu，药名，颜色黄）实；生于肾，如以缟裹紫。此五藏所生之外荣也。

色味当（搭配，合宜）五藏：白当肺、辛，赤当心、苦，青当肝、酸，黄当脾、甘，黑当肾、咸。故白当皮，赤当脉，青当筋，黄当肉，黑当骨。

【白话意译】五脏的气色虽然各有不同，但都会在脸上体现出来。如果脸上出现死草般的青色、枳实般的黄色、煤灰般的黑色、凝血般的红色、枯骨般的白色，都是死症的征象。

如果脸上出现翠鸟羽毛般的青色、鸡冠般的红色、蟹腹般的黄色、猪脂般的白色、乌鸦羽毛般的黑色，都是有生气的表现。

进一步说，凡心有生气，脸色会像白绢包裹着朱砂一样；肺有生气，脸色会像白绢包裹着红色的东西一样；肝有生气，脸色会像白绢包裹着青色的东西一样；脾有生气，脸色会像白绢包裹着瓜蒌的果实一样；肾有生气，脸色会像白绢包裹着紫色的东西一样。这些，都是五脏气血充盈、荣华显现于外的征象。

五色、五味与五脏的搭配关系是这样的：白色、辛味与肺相合，红色、苦味与心相合，青色、酸味与肝相合，黄色、甘味与脾相合，黑色、咸味与肾相合。由于五脏与五体相合，所以白色又与皮肤相合，红色又与脉相合，青色又与筋相合，黄色又与肉相合，黑色又与骨相合。

【参悟领会】"望而知之谓之神"，代表中医诊断水平的最高境界。望什么？首先望的是人的脸。因为脸的颜色集中体现了五脏的气血运行状况。如何望？关键是把握好两点：

第一，要看有无光泽。大千世界，亿兆众生，没有两片完全相同的树叶，也没有两个脸色完全相同的人。每一个人的脸，或偏红、或偏黑、或偏白、或偏青、或偏黄，或黄中带红、或青中带黑、或白中带黄，等等。但不管何种颜色，都需要有光泽。有光则有生气，无光则无生气。

五行模型

五脏	五色	五味	所主
肝	青	酸	筋
心	赤	苦	脉
脾	黄	甘	肌肉
肺	白	辛	皮
肾	黑	咸	骨

第二，要看是否含蓄朦胧。颜色忌枯，更忌露。不管何种面色，都不宜太过显露，而是以白绢包裹一样的效果为最好。太露又预示了什么呢? 青色太露，则说明肝不正常; 白色太露，则说明肺不正常; 红色太露，则说明心不正常; 黑色太露，则说明肾不正常; 黄色太露，则说明脾不正常。

三、正邪争夺的主战场在"大谷"与"小豁"

诸脉者，皆属于目；诸髓者，皆属于脑，诸筋者，皆属于节（骨节）；诸血者，皆属于心；诸气者，皆属于肺。此四支八豁（xī，指两臂的肘、腕和两腿的踝、膝关节，共计八处，故称"八豁"）之朝夕也。

故人卧血归于肝，肝受血而能视，足受血而能步，掌受血而能握，指受血而能摄。卧出而风吹之，血凝于肤者为痹，凝于脉者为泣（涩），凝于足者为厥，此三者，血行而不得反其空，故为痹厥也。

人有大谷（筋骨、肌肉之间相互接触的缝隙或凹陷部位，其中大的称为谷或大谷）十二分，小豁（筋骨、肌肉之间相互接触的缝隙或凹陷部位，其中小的称为豁或小豁）三百五十四名，少十二俞，此皆卫气之所留止，邪气之所客也，针石缘（因，循）而去之。

【白话意译】人体是一个相互联系、相互交织的系统。所有的经脉，都连接归属于目；所有的髓，都连接归属于脑；所有的筋，都连接归属于肝；所有的血，都连接归属于心；所有的气，都连接归属于肺。上述的脉、髓、筋、血、气，都以四肢八谿（肘、腕、踝、膝）作为枢纽，日夜运行不息，往来不绝。

肝藏血。人在夜晚睡觉时，血会回归到肝脏贮藏起来。眼睛得到血的滋养，才能看见东西；脚得到血的滋养，才能行走；手掌得到血的滋养，才能握住东西；手指得到血的滋养，才能抓拿物品。假如一个人刚刚睡醒起床就外感了风邪，血液的运行就会受到影响。如果凝滞在肌肤表面，往往会引发痹症；如果凝滞在经脉之中，往往会导致气血运行迟滞；如果凝滞在足部，往往会引发厥冷之症。造成这三种疾病的原因，就是气血受外邪阻碍，运行不畅，不能正常地返回到组织间隙的孔穴里，从而引发痹、厥等症。

说到孔穴，人体共有大谷十二处，小谿三百五十四处，这其中不包括十二脏腑各自的腧穴数。这些大谷和小谿，既是卫气存留的地方，也是容易被邪气侵占的地方。一旦这些地方被外邪侵占，就应及时通过针刺、刮痧的办法，把邪气导引或驱逐出来。

【参悟领会】世界是由矛盾构成的，人也是由矛盾构成的。就健康而言，人的生老病死的过程，实质上就是正邪博弈的过程。当正气能够完全压倒邪气时，人就会处于健康状态；当正气与邪气旗鼓相当时，人就会处于带病的状态；当正气完全被邪气压倒时，人就会处于病重的状态。

正气与邪气搏杀的战场在哪里呢？主要就在"大谷"和"小谿"。所谓大谷十二分，实质上就是指肩、肘、腕和股、膝、踝的左右十二大"关节"连接处。所谓小谿三百五十四处，实质上就是人体筋骨、肌肉的大小缝隙。这些地方，既是人体气血（特别是卫气）循行和存留的关键点，也是邪气容易侵占和存留的要害处。由此可见，这些大谷、小谿就是正气、邪气搏杀的主战场和主阵地。一旦某个谿（谷）被邪气长期占住，就会阻塞某一经脉气血的循行，从而引发相应的病症。比如，膝关节一旦被寒湿侵蚀，就会引发膝盖痛，导致行走困难。又比如，仆参、太溪两个穴位一旦被邪气侵占，就会导致脚后跟痛。再比如，少商、鱼际两个穴位一旦被邪气侵占，就会导致拇指肿胀疼痛，等等。这些疾病，很多是通过仪器检查不出来的，但高明的中医，却能够通过疼痛的部位和症状判断出来，同时通过手的按摩确定其准确的位置，或采用按揉舒散的办法，或采用针刺放血的办法，将邪气恶血引出来，让正气重新占据，自然也就手到病除。所谓防止小病变成大病，其关键就在于，要防止谿穴等小阵地被邪气长期占住。

四、诊断疾病必须以"五决"为纲领

诊病之始，五决（即根据五脏之脉息来判断疾病）为纪（纲领），欲知其始（始发），先建（找到）其母（根源，母体）。所谓五决者，五脉也。

是以头痛巅疾，下虚上实，过在足少阴、巨阳，甚则入肾。

徇蒙（眩晕）招尤（摇摆不定），目冥耳聋，下实上虚，过在足少阳、厥阴，甚则入肝。

腹满䐜胀，支鬲（支撑胸膈）胠胁（qūxié，腋下为胠，胠下为胁），下厥（气血逆上而四肢逆冷）上冒（浊气不降而胸腹䐜胀），过在足太阴、阳明。

咳嗽上气，厥（气逆）在胸中，过在手阳明、太阴。

心烦头痛，病在鬲中，过在手巨阳、少阴。

【白话意译】诊察疾病，自始至终都要以"五决"作为纲领。要想知道疾病是怎么发生的，就必须先找到发病的母体或根源。"五决"就是心、肝、肺、脾、肾五脏之脉息，以此为线索，就能判断出疾病的位置。

凡是头痛等巅顶部位的疾病，往往属于下虚上实之症，病根应在足少阴肾经和足太阳膀胱经；如果病势加重，则会深入到肾脏。

凡是头晕眼花、身体摇摆、耳聋的疾病，往往属于下实上虚之症，病根应在足少阳胆经和足厥阴肝经；如果病势加重，则会深入到肝脏。

凡是腹部胀满、导致胸膈阻塞、胁肋疼痛的疾病，往往都是气血逆上、浊气不降造成的，病根应在足太阴脾经和足阳明胃经。

凡是咳嗽喘急的疾病，往往都是胸中气机逆乱造成的，病根应在手阳明大肠经和手太阴肺经。

凡是烦闷头痛的疾病，往往都是胸膈不适造成的，病根应在手太阳小肠经和手少阴心经。

【参悟领会】过去讲"抓纲治国"。这段话则要求每一个中医，都要学会"抓纲治病"。纲在哪里？就在人的五脏里。古往今来，良医治病都离不开"三步曲"，即：找准病症，找出病因，找到病源，而后从源头下手，对症施治，事半功倍。这世上，人的病有万千种，但不论何种疾病，其病根都离不开五脏。这个五脏，就是所谓的"纲"！

历来庸医治病，都是头痛医头，脚痛医脚。比如，对上述的头痛症，开出的就是<u>止疼药</u>；对上述的身体摇摆症，开出的就是治疗神经的药物。反之，良医治病，则会从五脏入手，标本兼治。比如，同样是面对头痛症，良医会选择从膀胱经与肾脏入手，疏通经络，疏散风寒，滋养肾阴，补充肾阳。同样是面对头晕眼花、身体摇摆症，良医会选择从肝入手，疏肝理气，平肝熄风。

五、望色与切脉结合起来才能万全

夫脉之小、大、滑、涩、浮、沉，可以指别；五藏之象，可以类推；五藏相音，可以意识；五色微诊，可以目察。能合脉色，可以万全。

赤脉之至也，喘（急疾）而坚，诊曰有积气在中，时害于食，名曰心痹，得之外疾，思虑而心虚，故邪从之。

白脉之至也，喘而浮，上虚下实，惊，有积气在胸中，喘而虚，名曰肺痹，寒热，得之醉而使内也。

青脉之至也，长而左右弹，有积气在心下支胠，名曰肝痹，得之寒湿，与疝同法，腰痛，足清，头痛。

黄脉之至也，大而虚，有积气在腹中，有厥气，名曰厥疝，女子同法，得之疾使四支，汗出当风。

黑脉之至也，上坚而大，有积气在小腹与阴，名曰肾痹，得之沐浴清水而卧。

凡相五色之奇脉，面黄目青，面黄目赤，面黄目白，面黄目黑者，皆不死也。面青目赤，面赤目白，面青目黑，面黑目白，面赤目青，皆死也。

【白话意译】脉象的小、大、滑、涩、浮、沉等，可以通过手指辨别出来；五脏的功能及病理变化等，可以通过其表现在外的征象推测出来；与五脏相应和的声音，可以通过耳朵意识出来；五色的细微变化，可以通过眼睛观察出来。诊断疾病时，如果能够把望色与切脉结合起来，就基本上可以做到万无一失。

面部呈现红色，脉搏急促而坚实的，可以初步诊断为，有邪气郁积在中脘，经常妨害饮食，这种病症名叫心痹。之所以会得这种病，大多是由于思虑过度，伤及脾土，殃及肾水，克制心火，从而导致心气衰弱，外邪乘机侵入。

面部呈现白色，脉搏急促而浮大的，上虚下实，经常出现惊恐的症状，这是邪气积聚在胸中，导致气喘而肺虚，这种病症名叫肺痹。之所以会得这种病，大多是因为醉酒之后行房事，被寒热侵蚀造成的。

面部呈现青色，脉搏颇长且左右弹击手指的，这是邪气积留在心下，撑胀着两侧的胁肋。这种病症名叫肝痹。之所以会得这种病，是因为受了寒湿。其病理与疝气相同，有腰痛、足冷、头痛等症状。

面部呈现黄色，脉搏大而虚的，这是邪气积聚在腹中，自我感觉有一股逆气撑着痛。这种病症名叫厥疝。之所以会得这种病，大多是因为人在剧烈运动劳作后出大汗，被风邪乘机侵入所致。女子虽然无疝气，但在同样的情形下，也会得这种病。

面部呈现黑色，脉搏坚实且大的，这是邪气积聚在小腹和前阴。这种病症名叫肾痹。之所以会得这种病，大多是因为用冷水洗澡后睡觉受凉造成的。

诊察五色，大凡面黄目青、面黄目赤、面黄目白、面黄目黑的，都是不死的征象。因为面有黄色，说明土气尚存。大凡面青目赤、面赤目白、面青目黑、面黑目白、面赤目青的，都是将死的征象。因为面无黄色，说明胃气已绝。

【参悟领会】把病情诊断准确，把病因诊察清楚，是治好病的基本前提。这段话中，有两处当属画龙点睛之笔：一处是，"人以胃气为本"。良医给人看病，首先看的是生死，是有救还是无救。这段话告诉我们，面有黄色，脏有胃气，则有救；反之，则无救。

另一处是，"能合脉色，可以万全"。前面已经讲过，脉象不仅种类繁多，有分为24脉的，有分为27脉的，有分为28脉的，难免让人眼花缭乱；而且都是形象性的比喻，如形容涩脉，为"轻刀刮竹"；形容滑脉，为"珠滚玉盘"；形容小（细）脉，为"细小如线"；形容大（洪）脉，为"波涛汹涌"；形容弦脉，为"端直以长"，等等。这种标准，只可意会，实难把握，以此诊病，又如何能够精确呢？正是因为看到了脉诊的这一致命弱点，老祖宗才送了我们八字真言，把切脉与望色结合起来，先通过望色确定其病发的主要位置，再通过切脉判断出症状的基本属性，是虚症、还是实症，是寒症、还是热症，等等。

篇目解读

本篇的内容提要有三：一是讨论了奇恒之府与传化之府的功能特点及区别；二是论述了诊脉独取寸口的道理；三是尽管医起源于巫，但医发展到一定程度、一定时期后，已经与巫分道扬镳。本篇最后一段提出的"拘于鬼神者，不可言至德"，就是最好的证明。

一、奇恒之府与传化之府的功能特点

黄帝问曰：余闻方士（这里指医生），或以脑髓为藏，或以肠胃为藏，或以为府。敢问更相反，皆自谓是，不知其道，愿闻其说。岐伯对曰：脑、髓、骨、脉、胆、女子胞（子宫），此六者，地气之所生也，皆藏于阴而象于地，故藏而不写，名曰奇恒之府。

夫胃、大肠、小肠、三焦、膀胱，此五者，天气之所生也，其气象天，故写而不藏，此受五藏浊气，名曰传化之府，此不能久留，输写者也。魄门（肛门）亦为五藏使，水谷不得久藏。

所谓五脏者，藏精气而不写也，故满而不能实。六府者，传化物而不藏，故实而不能满也。所以然者，水谷入口，则胃实而肠虚；食下，则肠实而胃虚，故曰实而不满，满而不实也。

【白话意译】黄帝问：我听说方士之中，有的把脑和髓称为脏，有的把肠和胃称为脏，还有的把它们全部称为腑。他们的看法是相反的，但他们又都认为自己是对的。我不知道究竟哪种说法是对的，想听听你的解释。

岐伯回答说：脑、髓、骨、脉、胆、子宫，这六者都是秉承地气而生成的，能贮藏阴精、精血等。它们的作用，就像厚实的大地能够包藏化育万物一样，其主要功能特点，就是"藏而不泻"，因此被称作"奇恒之府"。

至于胃、大肠、小肠、三焦、膀胱，这五者都是秉承天气而生成的，它们就像天上的云气一样，运行不息，其主要功能特点，就是"泻而不藏"，因此被称作"传化之府"。因为它们受纳水谷浊气之后，不能长久停留，必须及时地把精华运送到五脏，把糟粕泻出体外。另外，肛门也是五脏排泄的重要出口，肛门畅通，才能使水谷糟粕不能长久地滞留于体内。

我们常说的心、肝、肺、脾、肾五脏，主要是负责贮藏精气而不泻，因此，尽管它的精气是盈满的，但决不能像胃肠那样水谷充实。至于六腑，主要是负责将食物消化、吸收、传送而不贮藏，所以它虽然常常水谷充实，但精气却不盈满。之所以会这样，是因为水谷食物入口以后，先使胃充实了，但肠却是空虚的；等到食物继续下移后，肠得到了充实，胃却又空虚了。基于以上规律，可以概括为两点：六腑是"实而不满"，五脏是"满而不实"。

【参悟领会】从岐伯深入浅出的论述，我们懂得了奇恒之府与传化之府的主要特点及区别,就在"藏、泻"两个字。而这两个字的真正价值,恐怕还不止于此,更多地则被后世的养生大家用在养生方面了。历代真正的养生大家,都对"藏、泻"二字有着深刻的体悟,并很好地予以实践。

藏什么?其一是藏阳气;其二是藏阴精,包括血、津、液、髓,等等。凡一切能够营养五脏六腑、滋养骨骼、经络、血管、关节、肌肉、皮肤等的好东西,都应以藏养为主,不要轻易消耗,更不要无节制地浪费、挥霍。

泻什么?其一是泻糟粕,如尿、屎、浊气、秽物等;其二是泻邪气,如风邪、湿邪、寒邪、热邪、暑邪等;其三是泻毒物,包括不净食物中含有的毒素、体内产生的毒素,以及不小心吸入的毒素,等等。

把藏、泻两字的文章做好了,健康的文章也就做好了!

二、诊脉何以独取寸口

帝曰：气口（又称寸口、脉口，指两手桡骨内侧桡动脉的诊脉部位）何以独为五藏主？

岐伯曰：胃者，水谷之海，六府之大源也。五味入口，藏于胃，以养五藏气，气口亦太阴也。是以五藏六府之气味，皆出于胃，变见于气口。

故五气入鼻，藏于心肺；心肺有病，而鼻为之不利也。

凡治病必察其下（大小二便），适（测）其脉，观其志意，与其病也。

拘（拘执）于鬼神者，不可与言至德（这里指医学理论）；恶于针石者，不可与言至巧；病不许治者，病必不治，治之无功矣。

【白话意译】黄帝问：为什么单独诊察气口脉，就能够知道五脏的变化呢？

岐伯回答：这得从胃、脾、肺说起。胃号称"水谷之海"，是六腑的源泉，相当于人体的"粮仓"和食品"加工厂"。饮食五味从口进入人体后，先留在胃中进行初加工和消磨，其化生的精微以充养五脏之气。脾，主运化传输，相当于人体的谷物"运输公司"；饮食经过胃的消化后，形成的营养都是经过太阴脾经传输到五脏六腑。肺，主朝百脉，相当于人体的"交通枢纽"，连接着全身的脉络。气口，则是太阴肺经上的重要交通"站点"，其位置功用相当于人体的"监控"平台。所以，五脏六腑的气和味，虽然都源于胃，输于脾，但其变化迹象却可以通过气口这个"监控"平台反映出来。

与五味不同，五气从鼻进入人体后，就贮藏在心肺中。一旦心肺出了毛病，鼻子就会出现不良反应。

正是因为人体的这种复杂的关联性，尤其是藏、泻的重要性，所以，医生在给人治病时，一定要问清楚病人的二便情况，辨清楚脉象的虚实状况，看清楚病人的情志和精神状态，以把握好治病的时机。

对于那些执着迷信于鬼神的人，没有必要与他们去探讨交流医学的理论问题；对于那些厌恶害怕针石治疗的人，没有必要与他们去谈论针石技术的奇妙好处；对于那些讳疾忌医，得了病却不愿意治疗的人，他们的病必然是难以治愈的，即便是勉强治疗，也难以收到预期的效果。

【参悟领会】"中医不叩门"，这是历代中医口口相传的一条古训。什么意思呢？就是越有本事的医生，一般不会主动凑上前去给人看病，更不会像现代某些医疗机构那样，借助医托，骗人说"你有病、病很重、我能治、但很贵"之类的话。即便是扁鹊见蔡桓公的故事，恐怕也是韩非子编撰的。因为作为"神医"的扁鹊，根本不可能一而再、再而三地去提醒一个根本不相信自己的人，自讨没趣，甚至自寻风险。

正因为如此，所以古代能出师的中医，尤其是大中医，都有另一个雅号，叫"坐堂医"。何为"坐堂"？尽管这个典故来源于张仲景，但其寻常之意还是，等你上门来找我治病。为什么要等人上门，而不是主动上门去提供优质服务呢？恐怕就是为了避免出现如岐伯讲的"拘鬼神、恶针石、不许治"等的尴尬现象。

普通人之间的交往，尚以信任为基本前提。医生给病人治病，则更需以"信任"为药引，为开经之药！

第十二篇
异法方宜论

篇目解读

异者，不同也。大千世界，芸芸众生，由于生活的地理环境不同，遭受的自然气候不同，养成的生活习惯不同，形成的生理体质不同，产生的常见性疾病也不同。法者，治病之办法、技术也。方者，治病之思路、方向也。宜者，适合也。异法方宜，四个字合起来的意思就是，高明的医生，应当针对"五个不同"的状况，因地制宜、因病立方，因人施治，灵活运用。

一、东西南北中的治法各不同

黄帝问曰：医之治病也，一病而治各不同，皆愈，何也？

岐伯对曰：地势（地理形势）**使然也。**

故东方之域（地区），**天地之所始生也，鱼盐之地，海滨傍水。其民食鱼而嗜咸，皆安其处，美其食。鱼者使人热中**（热积于中），**盐者胜血**（盐味咸，入血分，少量食用则养血，过量食用则伤血），**故其民皆黑色疏理**（皮肤腠理疏松），**其病皆为痈疡**（yōng yáng，感染性皮肤疾病），**其治宜砭石。故砭石者，亦从东方来。**

西方者，金玉之域，沙石之处，天地之所收引也。其民陵居（依傍着山陵居住）**而多风，水土刚强，其民不衣而褐荐**（以毛布为衣，细草为席），**其民华食而脂肥，故邪不能伤其体，其病生于内，其治宜毒药**（药物）。**故毒药者，亦从西方来。**

北方者，天地所闭藏之域也，其地高陵居，风寒冰

冽。其民乐野处而乳食，藏寒生满病，其治宜灸焫（ruò，烧）。故灸焫者，亦从北方来。

南方者，天地所长养，阳之所盛处也，其地下，水土弱，雾露之所聚也。其民嗜酸而食胕，故其民皆致理而赤色，其病挛痹（筋脉拘急麻木），其治宜微针。故九针者，亦从南方来。

中央者，其地平以湿，天地所以生万物也众。其民食杂（吃的食物种类多）而不劳，故其病多痿厥寒热，其治宜导引按蹻（àn qiāo，按摩推拿）。故导引按蹻者，亦从中央出也。

【白话意译】黄帝问：医生在治病时，有时对同一病症采取不同的方法，却都能够痊愈，这是为什么呢？

岐伯回答：这是因为地理环境不同，而治疗方法各有所宜的缘故。

例如东方地区，得天地生发之气，其气候的显著特点是像春天一般的"温暖"。由于地处海滨，依傍大海，其地盛产鱼和盐。世代安居在这个地方的人们，只能"靠水吃水"，自然是吃鱼多，且味道咸。但鱼性属火，吃多了会使人体内积热；咸味入血养血，过量了则反而会伤血。所以，这个地区的人们，大都皮肤黑，肌理疏松，易患痈疡一类的疾病。治疗这类疾病，采用砭石之法比较适宜。由此可见，砭石治病之法，是从东方传下来的。

西方地区，其气候的显著特点是像秋天一般的"清凉"。其地山多野旷，盛产金玉，到处是沙石。这里的人们，大都依山而居。由于天气多风，水质土质又都很硬，长年风沙弥漫，这就使得他们在日常生活中，对衣服不太讲究，穿毛布、睡草席；但对饮食却很讲究，多是骨肉酥酪等高脂肪的东西。因而他们的体形多很肥壮，风寒等外邪很难侵蚀其身体。他们得病，大多是内伤性的。治疗这类疾病，采用药物比较适宜。由此可见，药物治病之法，是从西方传下来的。

北方地区，乃天地阳气闭藏的地方，其气候的显著特点是像冬天一般的"寒冷"。地形较高，常年寒风呼啸、冰雪覆盖。这里的人们，喜好游牧生活，四处逐水草而居，吃的是牛羊乳汁。他们容易内脏受寒、产生胀满的疾病。治疗这类疾病，采用艾灸之法比较适宜。由此可见，艾灸治病之法，是从北方传下来的。

南方地区，是阳气最旺盛的地方，其气候的显著特点是像夏天一般的"炎热"，其水土适合万物生长。由于地势低下，水土薄弱，经常会起雾露。这里的人们，喜欢吃酸味和腐熟的食品，皮肤腠理细密而带红色，容易得筋脉拘急、麻木等疾病。治疗这类疾病，采用针刺之法比较适宜。由此可见，针刺治病之法，是从南方传下来的。

中央地区，其气候的显著特点是"湿润"。地势平坦，土地肥沃，物产丰富。人们所吃的食物种类很多，生活比较安逸。他们所得的病，多是痿弱、厥逆、寒热等症。治疗这类疾病，采用导引、按摩、推拿之法比较适宜。由此可见，导引按摩治病之法，是从中原地区推广出去的。

【参悟领会】听完岐伯这一大段关于东西南北中的论述，我们不难得出一个结论："人是环境的产物，病也是环境的产物，治病的方法也是环境的产物"。

特定的地理环境、特定的气候条件，使一个地区的人们养成特定的生活饮食起居习惯，从而引发出一个地区特有的、带普遍性的疾病，并逼着人们创造出一种特定性的治病方法。这，就是人类生存的逻辑，也是中医自古至今传承与创新的逻辑。

遗憾的是现代许多人不懂得这个道理，尤其是一些号称懂得中医养生的人，或许是出于逐利的目的，借着这些年的"中医热"到处搞艾灸馆，或创设各种热灸仪器等，不管来者何人，不管来的人是什么体质，都来灸一通了事。以至于一些阴虚体质、根本不适合灸的人，不仅没有享受到好处，反而灸出了毛病。

二、中医以"杂合"为贵

故圣人杂合以治，各得其所宜。故治所以异而病皆愈者，得病之情，知治之大体也。

【白话意译】岐伯介绍的砭石、艾灸、针刺、药物、按摩等治病方法，虽然分别起源于东、西、南、北、中的不同地方，但一个高明的医生，是能够将这些方法都学会掌握，并根据具体情况，灵活、综合地加以运用，真正做到因地制宜、因人制宜、因病制宜。这样，就出现了您刚才所问到的，治病方法虽然不同，但治愈病的结果却相同的好现象。从"不同"跨越到"相同"，需要的是医生全面了解病情、掌握治疗大法。

【参悟领会】从西医的发展路数看，似乎是越专越好。但中医却不然，中医以"杂合"为贵！一个合格的中医，至少应当把岐伯在这里介绍的五种治法都学会，并熟练地加以运用。比如，针对现代人较普遍的肩周炎，如果单独采取按摩推拿、刮痧、艾灸、针刺或药物等方法,会有一定的效果,但很是有限,更难断根。但如果把这几种方法巧妙地综合用上,则一定会事半功倍。又比如,对现代人较普遍的腰椎疼痛的毛病,如果是实症,采用刺血拔罐的办法,把风寒湿等邪气分几次泄出来,则很可能是一次见效、五次左右痊愈。但如果是虚症,采用此法则会加剧疼痛,必须采取药物的办法,温补其肾阳、滋补其肾阴,才能达到较好的效果。故,一代中医大家,一定也是"杂家"!

第十三篇
移精变气论

篇目解读

移者，转移、转变之意也；精者，精神状态、心理状态之意也；变者，变化、改变、调理之意也；气者，气血、气机之意也。"移精变气"四个字连接起来，则充分揭示了中医治病的一个最为优良的传统，那就是治病先治神、治病先治气。这，也算是开了精神疗法、心理疗法、暗示疗法的先河。

一、祝由之术的前世今生

黄帝问曰：余闻上古之治病，惟其移精变气，可祝由（祝，祝咒、咒说的意思；由，疾病的由来。这是远古时代人，在还没有药物和针石等治病方法的情况下，采用符咒和语言祈祷来调剂精神、转移注意力、减轻病痛的一种方法）而已。今世治病，毒药治其内，针石治其外，或愈或不愈，何也？

岐伯对曰：往古人居禽兽之间，动作（活动身体）以避寒，阴居以避暑，内无眷慕（相思爱慕）之累，外无伸官（跑官要官求官）之形，此恬憺之世，邪不能深入也。故毒药不能治其内，针石不能治其外，故可移精祝由而已。

当今之世不然，忧患缘其内，苦形伤其外，又失四时之从，逆寒暑之宜，贼风数至，虚邪朝夕，内至五藏骨髓，外伤空窍肌肤，所以小病必甚，大病必死，故祝由不能已也。

【白话意译】黄帝问道：我听说古代人治病，多采用"祝由"之术，通过转变病人的精神状态、调理病人气机的运行，基本上就把病治好了。现代人治病，既要用药物调治内部的脏腑，又要用针石调治外在的经络穴位等，有的治好了，有的没有治好，这是为什么呢？

岐伯回答：古时候的人们，居住在洞穴、树巢之中，与飞禽走兽没有什么两样，生活条件艰苦，生活方式也很简单。天气冷了，就活动身体以抵御严寒；天气热了，就到阴凉之处避暑。在内，没有爱恋相思等情志的牵累；在外，没有追求官位、名利等的精神负担。尽管那时候，人们的食物少而单一，经常遭受野兽的袭击，但他们总体上还算是生活在一种宁静、恬淡、平和的世道环境中，心定神守，因而外邪很难深深地侵入到体内。所以，他们有点小病小痛，既不需要内用药物，也不需要外施针石，只要用点"祝由"之术，调整一下精神状态，调理一下气机就好了。

现代人就不同了，他们在内，往往被忧愁思虑所苦累；在外，往往被名利欲求所劳役。生活起居上，不仅不顺应时令气候的变化，还往往违逆寒暑养生的规律。因而，他们经常被虚邪贼风所侵袭，导致正气涣散，防卫薄弱，外邪重则损伤五脏骨髓，轻则闭塞其孔窍肌肤。这种情况下，一旦得了小病，往往会加重；一旦得了大病，往往会有生命之危。这个时候，用"祝由"之术就不管用了。

【参悟领会】中医的源头究竟在哪里？陈邦贤在《中国医学史》中介绍道："中国医学的演进，始而巫，继而巫和医混合，再进而巫和医分立。以巫术治病，为世界各民族在文化低级时代的普遍现象。"黄帝在这里提到的"祝由"术，应当是巫和医混合时期的产物，属于一种原始医术。

参照岐伯和黄帝的对话，以及中国古代典籍中对巫和医的记载，我们大体可以将"中国古代医学"分为三个阶段：第一阶段，是中医的启蒙与创始阶段。即以岐伯的祖师爷"僦贷季"为标志，一批上古时期的医生，从人与自然相互关系出发，开始探索望色和切脉等诊病方法，并对人民群众在长期的生活实践中发明的砭石、艾灸、按摩、针刺、药物等治病方法进行不断完善。这个时期，应当是医与巫混合的阶段。

第二阶段，是中医的发展与创新阶段。即以"黄帝、神农、岐伯"等为标志，一批中古时期的大医，把古代的天文学、地理学和人体解剖学结合起来，以"阴阳五行"作为理论基础，以"八纲辩证"作为施治指南，逐渐建立了比较完备的中医理论体系和技术操作体系。这个时期，应当是医和巫分立的阶段。

第三阶段，是中医的完善与成熟阶段。即以"扁鹊"为标志，一批近古时期的大医，开始对望、闻、问、切四种诊病方法进行了全面总结，对"针石汤火、丸散膏丹"等施治工具和方法进行了全面改进，对"阴阳五行"的理论进行全面提升。扁鹊还明确提出了"六不治"的原则，即：骄恣不论于理，一不治也；轻身重财，二不治也；衣食不能适，三不治也；阴阳并、脏气不定，四不治也；形羸（léi，瘦弱）不能服药，五不治也；信巫不信医，六不治也。从扁鹊的第六个"不治"，我们可以看出，这个时期，应当是到了医与巫完全对立的阶段了。

二、色脉者，上帝之所贵也

帝曰：善。余欲临病人，观死生，决嫌疑（疑惑），欲知其要，如日月光，可得闻乎？

岐伯曰：色脉者，上帝之所贵也，先师之所传也。上古使僦（jiù）贷季，理（研究探索）色脉而通神明，合之金、木、水、火、土，四时、八风、六合（东、西、南、北、上、下六个方位），不离其常，变化相移，以观其妙，以知其要。欲知其要，则色脉是矣。

色以应日，脉以应月，常求其要，则其要也。夫色之变化，以应四时之脉，此上帝之所贵，以合于神明也，所以远死而近生。生道以长，命曰圣王。

【白话意译】黄帝说：您刚才分析得太好了！我也很想提高自己的诊断水平，给百姓看病时，能够迅速地察准病情、断准生死、定准疑惑。但前提是，我必须掌握好诊断的要领，才能使自己的内心像日月之光一样明了清晰。这样的要领，您能够讲给我听听吗?

岐伯回答说:诊病的方法,虽然有许多种,但望色和切脉之法,是上古时期的"帝君"最为看重的,也是历代先师们所精心传授的。上古时期,有位名医叫僦贷季,他在望色和切脉两种诊法上研究探索很深入,很有造诣,几乎到了通达神明的境界。他既能够把"金木水火土"五行相生相克的理论融合到诊法之中,又能够把"四时、六合、八风"等自然气候及地理环境的变化规律运用到诊法之中,还能够根据自然现象的正常或异常情况来判断其对人的健康的影响,从而真正地探究出色脉诊法的内在奥妙,掌握其要领。如果我们要真正知晓并提高自己的诊断能力,就必须像僦贷季老师那样,深入钻研望色与切脉的方法。

天人相应。人的面部气色与太阳相应,有阴有晴;人的脉息与月亮相应,有盈有亏。一个医生,只有牢牢抓住色脉变化这一基本规律,才算是抓住了诊断的关键。人的面部气色变化,与四时脉象变化也是相应的。这一点,也是上古"帝君"高度重视的。如果能弄通其中的原理,心领神会,便可灵活运用于治病救人的伟大实践中,使绝大多数人避免病死短命的厄运,享受健康长生的快乐。果真如此,人们将尊称您为"圣王"。

【参悟领会】在这段话中,"上帝之所贵"出现了两次。所谓贵?乃是看重、珍视的意思。为什么堂堂帝王,会对望色和切脉两种具体的诊断方法如此看重呢?理由只有一个,那就是被中华民族尊奉了几千年的上古"圣王",如黄帝、炎帝等,都有着深厚的爱民情怀,都非常重视人民的身体健康。在那个尚未走出洪荒的年代,在那个衣食住行无法得到基本保障的年代,在那个医疗条件落后、疫病横行的年代,那些圣帝贤王都率先垂范,带头尊崇医学,带头钻研医道,带头学习医术,带头救死扶伤。为此,神农不惜冒着中毒的危险去"尝百草",黄帝不惜屈尊以降拜岐伯为老师学习医术,给后人作出了光辉的榜样。

这一段结尾处的"生道以长,命曰圣王",各种版本的解释不同,理解各异。主要是:一种解释是,能够懂得养生之道、健康长寿的人,可以称之为"圣王"。另一种解释是,像黄帝一样,不仅自己懂得养生之道,也使万千人民懂得养生之道、健康长寿的人,可以称之为"圣王"。

显然,后一种解释是比较全面妥帖的。"寿吾寿,以及人之寿",乃千古圣贤的共同风范。

三、治疗贵及时

中古之治病，至（发生）而治之，汤液（古代以五谷为原料熬煮成的清液）十日，以去八风五痹（指风痹、肉痹、筋痹、骨痹、脉痹）之病；十日不已，治以草苏（叶子）草荄（gāi，根）之枝（茎），本末（病人为本，医工为末）为助，标本已得（指医生的诊断和治疗方法，与病人的病情变化相符合），邪气乃服。

暮世之治病也则不然，治不本四时，不知日月（阴阳色脉），不审逆从，病形已成，乃欲微针治其外，汤液治其内，粗工凶凶，以为可攻，故病未已，新病复起。

【白话意译】中古时候，医生给人治病，大多是在疾病刚刚发生的时候就采取措施了，一般先服用十天左右的汤液，滋养五脏，扶持正气，祛除"八风""五痹"等邪气；如果十天还没有治好，就再用草药进行治疗。那时候的医生，一切以病人为本，充分运用望、闻、问、切等手段全面地掌握病情，并根据病情变化，恰当地运用砭石、针刺、药物等方法进行治疗，把邪气制服，疾病也就痊愈了。

至于后世的医生，治病就不同了。他们既不考虑四时气候变化对人的影响，也不懂得阴阳变化与色、脉变化的内在关联，更不会仔细地审察病势及气机的顺逆状况，往往是等到疾病已经形成之后，才想到用针刺之法从外部治疗，用汤药从内部调理。这样的医生，医术浅薄，作风马虎，粗枝大叶，自我感觉良好，完全意识不到自己治疗上的失误。殊不知，病人的旧疾还没有治愈，新病又在其失误中产生了。

【参悟领会】敲骨吸髓，如何真正掌握好这段话的要义，需要我们明白两点：

一是，对中国传统文化中"厚古薄今"的习性要有清醒认识。这一点，在儒家体现得尤为突出，医家也很类似。总之是"现世"不如"暮世"，暮世不如"中古"，中古不如"上古"。

二是，对庸医的"三不"特征要有清醒认识。何为庸医？岐伯告诉我们三条审视标准，即不本四时，不知日月，不审逆从。

不本四时，说明他不懂得自然环境变化对人的身体和精神的影响，不知道"病从何处来"；

不知日月，说明他不掌握望色与切脉的基本诊断方法，不知道"得了什么病，哪里得了病"；

不审逆从，说明他辨不清病情的顺逆趋势，不知道"用哪种思路治，沿着哪个方向治"。

四、得神者昌，失神者亡

帝曰：愿闻要道。

岐伯曰：治之要极，无失色脉，用之不惑，治之大则。逆从倒行，标本不得，亡神失国！去故就新，乃得真人。

帝曰：余闻其要于夫子矣！夫子言不离色脉，此余之所知也。

岐伯曰：治之极于一。

帝曰：何谓一？

岐伯曰：一者因问而得之。

帝曰：奈何？

岐伯曰：闭户塞牖（yǒu，开在墙壁上的窗），系之病者，数问其情，以从其意，得神者昌，失神者亡。帝曰：善。

【白话意译】黄帝问：在临床治病方面，还有哪些要点需要掌握呢?

岐伯回答:治病的关键,在于诊病;诊病的关键,是不能在望色和切脉上出现差错。熟练掌握好望色与切脉之术,这是临床治病的最大法则。假如一个医生,望色与切脉的功夫不到家,治疗时就有可能会搞错方向,本末倒置,倒行逆施,使病人陷入危险。这样的套路,用来治病,则会延误病情,甚至危及生命;用来治国,则会导致国家败亡。因此,现代的医生,必须去除旧习气,练就新功夫,在望色与切脉上狠下功夫,才能达到上古真人的境界。

黄帝说:你讲的千言万语,都不离"色脉",这一点,我已经明白了!

岐伯说:诊治疾病还有一个关键。

黄帝问:这个关键在哪呢?

岐伯回答:这个关键就是问诊!

黄帝又问:如何才能问出病人的真心话?

岐伯回答:找一个环境清静的地方,把门窗都关好,创造一种良好的氛围,亲切平和、耐心细致向病人询问病情,使他毫无顾虑把身体的病痛和心中的隐疾都告诉你,以便全面地、准确地掌握病人的情况。与此同时,还要注意观察病人的神色,看是否有神。神气尚在的,说明治好病的希望很大,预后良好;神气不在的,说明治好病的希望渺茫,预后悲惨。

黄帝赞道:你说得太好了!

【参悟领会】世间万物，无不以"关系"而存在。就像地球，离开了太阳的关系，离开与水、金、火、木、土等行星的关系，就无法存在。

世间万事，无不以"关系"而生成。就像一棵树，离开土地、阳光和水的关系，就无法生根、发芽、开花、结果。

世上百病，无不以"关系"而引发，无不以"关系"而治愈。比如一个人得病，要么就是因外在关系（风寒暑湿燥火）而起，要么就是因内在关系（喜怒哀乐忧思）而发。而要治好病，当然也离不开各种关系，如医生的水平和敬业精神的关系、医疗设备条件的关系、药物质量的关系，等等。这其中，最主要的关系，还是医生与病人的"信任"关系。病人对医生，信则易治，不信则难治。

至于如何营造出一种良好的信任关系，岐伯形象地说了一句话，"闭户塞牖，系之病者，数问其情，以从其意"。这十六个字，看起来简单，实际上却内涵丰富。

"闭户塞牖，系之病者"是告诉我们，作为医生，一定要心系病人，要学会因地制宜，随时都能创造出一个良好的环境。这个环境是相对清静的、私密的，类似于一个"二人"世界。病人进入其中，能够迅速消除顾虑，对医生敞开心扉，尽情倾诉自己的苦痛和苦衷。

"数问其情，以从其意"是告诉我们，作为医生，一定要有真诚的态度，让病人感到春天般的温暖。询问病情，要耐心细致，循循善诱，引导病人讲真话，讲心里话。这样做，一方面，有助于医生全面了解病情；一方面，有助于病人宣泄情绪。特别是对于一些情志性的疾病，医生巧妙的询问，让病人在诉说和吐露中，化开郁结，消除心障，会产生意想不到的效果。

从历代经典的医案看，良医问诊的过程，实质上也是引导病人倾诉、发泄的过程；往往是医生问完了，病人郁积的烦恼、苦闷、火气、邪念等负面情绪也倾诉完了，病也就好了一大半了。这一点，也算是开了现代心理医生的先河。

第十四篇

汤液醪醴论

篇目解读

关于五谷，历来有几种概括，其中比较普遍的一种是：稻、黍、菽、麦、稷。《金匮真言论》则将稻、黍、麦、稷、豆称之为五谷。关于汤液醪醴（láo lǐ），在古代就是指用五谷制成的酒类，其中清稀淡薄的叫作汤液，稠浊浓厚的叫作醪醴。本篇虽以"汤液醪醴"命名，实际上还论述了"嗜欲无穷"的极端危害性、以及医生与病人关系的极端重要性等。

一、为什么稻米制的酒疗效最好

黄帝问曰：为五谷汤液及醪醴，奈何？

岐伯对曰：必以稻米，炊之稻薪，稻米者完（完备），稻薪者坚（坚实）。

帝曰：何以然？

岐伯曰：此得天地之和，高下之宜，故能至完；伐取得时，故能至坚也。

帝曰：上古圣人作汤液醪醴，为而不用，何也？

岐伯曰：自古圣人之作汤液醪醴者，以为备耳，夫上古作汤液，故为而弗服也。中古之世，道德稍衰，邪气时至，服之万全。

帝曰：今之世不必已，何也？

岐伯曰：当今之世，必齐毒药攻其中，镵（chán，石针）石、针艾治其外也。

【白话意译】黄帝问：古人常用汤液、醪醴治疗疾病。现在，我们学习古人，用五谷制作汤液和醪醴，应该注意些什么？

岐伯回答：应当把握好两点，即：一定要以稻米作为原料，一定要用稻秆作为燃料。因为稻米的气味最为完备，稻秆的质地最为坚韧。

黄帝问：为什么这样说？

岐伯回答：从生长的过程看，稻算是完整地经历了春生、夏长、秋收、冬藏的过程，汇聚了天地阴阳的和气；从生长的地方看，稻多长在平原和丘陵地带，高低适宜，因而它得气最为完备。加之它又是在秋天收割的，所以质地坚韧。

黄帝问：我听说上古时期医圣，在制作好汤液和醪醴后，并不急着服用，而是放在那里备而不用，这是为什么呢？

岐伯回答：那时候的医圣制作汤液和醪醴，主要是为了有备无患。病由心生，上古太和之世，人们的心性单纯，心情恬淡，故很少患病。虽然制作了汤液，也只是放在那里备用而已。到了中古时代，社会道德开始逐渐滑坡，人们的嗜好欲望开始多起来了，人们的身心也更疲惫了，经常遭到外界邪气的侵蚀。不过程度较轻，服用些汤液醪醴，也就痊愈了。

黄帝问：当今之世，为什么人们服用了汤液醪醴，病还不一定好呢？

岐伯回答：现在的人，只要一得病，就必须内服药物，外施砭石、针灸，病才能治好。

【参悟领会】从上古到中古，从中古到现世，应当说，社会生产力越来越发达，生产资料越来越丰富，人们的衣食住行条件越来越好，医疗水平越来越高。可为什么人们所得的疾病反而越来越多？病情越来越复杂呢？

答案就在岐伯所讲的"道德稍衰、邪气时至"八个字中。而这八个字，又可以归结为一点，那就是"人心变了"。随着社会生产的发展，随着社会财富的增加，人们的心性变得越来越浮躁，心绪变得越来越杂乱，心力变得越来越憔悴，身心之病自然就越来越多了。古人常讲，无情之草木焉能治有情之疾病？揭示的便是千百年来医圣的无奈！

二、嗜欲无穷,忧患不止

帝曰:形弊血尽而功不立者何?

岐伯曰:神不使(神气无法发挥应有的作用)也。

帝曰:何谓神不使?

岐伯曰:针石,道也。精神不进,志意不治,故病不可愈。今精坏神去,荣卫不可复收。何者?嗜欲无穷,而忧患不止,精气弛坏,荣泣(涩阻)卫除(撤除),故神去之而病不愈也。

【白话意译】黄帝问:当一个人病情发展到形体衰枯、气血衰绝的程度时,各种治疗都难以见效了,这是为什么呢?

岐伯回答:这是因为他(她)的神气已经无法发挥应有的作用了。

黄帝问:如何解释神气无法发挥应有的作用?

岐伯回答:砭石也好,针刺也好,药物也好,都不过是一种治疗方法罢了。问题的关键在于,病人的精神已渐散越,意志已渐散乱，即使有好的治疗方法，但由于缺乏神气的配合，也难以产生好的疗效。更有甚者，精气已经败坏，神气已经散去，荣血已经枯涩，卫气已经消弭，到了无法恢复的地步。为什么病情会发展到如此不可收拾的地步呢？主要原因就是，他（她）们的嗜好、欲望太多了，简直无穷无尽；由此引发的忧愁和思虑太多了，好像没有止境。这种嗜欲的煎熬，就像烈火烧锅一样，加速消耗了人体的精气和荣血，卫气的作用也随之消失。这种情形下，神气肯定无法发挥任何作用，疾病肯定也无法治愈。

【参悟领会】"嗜欲无穷，忧患不止"，这句话，犹如黄钟大吕，不断地警醒着世人；犹如登高望远，洞见了百病的源头。如何更深刻、更真切地体悟到这句话的妙处，我们不妨以号称"真三不朽"的两大圣人王阳明、曾国藩为镜子，进行一番掰扯。

王、曾二人有三个相同点：其一，都是书生带兵打仗，取得了令人瞩目的军功。其二，都始终怀有"圣人"之志，不管工作多忙，也不忘道德文章，王开创了"心学"，曾影响了"湘学"。其三，两个人都很注重养生，但都活得不长。王阳明从年轻时起，就研习道家导引术，却一生都在病痛煎熬中度过，只活了57岁；曾国藩平时注重养生，在他的家书中，在他与朋友的书信中，经常会谈及养生之道。如规定自己饭后必散步、每日必静坐，等等，但终其一生，也没有摆脱皮肤病的折磨，只活了60岁。这两大圣人活不长的原因究竟在哪里呢？原因就在岐伯所讲的这八个字中。

南怀瑾讲：三千年读史，不外功名利禄。王、曾二人，虽然没有像俗人、庸人那样，被"利禄"的欲望所煎熬，但他们的一生，都在遭受着"功名"的煎熬，平时里战战兢兢、忧谗畏讥，真正舒心舒畅的日子不多。忧伤肺，所以王阳明最终早亡于肺结核；肺主皮毛，曾国藩一生都没有治好的皮肤病，也跟忧虑伤肺有着直接关系。

三、医生的他救与病人的自救

帝曰：夫病之始生也，极微（轻）极精（细），必先入结于皮肤。今良工皆称曰病成，名曰逆（逆证），则针石不能治，良药不能及也。今良工皆得其法，守其数，亲戚兄弟远近，音声日闻于耳，五色日见于目，而病不愈者，亦何暇不早乎？

岐伯曰：病为本，工为标，标本不得，邪气不服，此之谓也。

【白话意译】黄帝说：大凡疾病在刚刚发生时，都是极其轻微的。因为病邪侵入人体，必须先通过肌肤，在这个时间动手治疗，是很容易治好的。可现在有两种医生、两种现象，却让我感到困惑不解。

一种医生，当属典型的庸医。病人明明是刚刚发的病，找他来治，他总是说病已经很深了，估计情况很严重。结果是，用针石也没有效果，用汤药也不见起色。这种现象好理解，此类庸医为了谋利，故意夸大病情，给病人造成了沉重的心理负担。

但还有一种医生，当属良医。他们深悟医道，掌握着精湛的技术，医德也很高尚，对病人如同对待自己的亲人兄弟一样，每天都要亲自闻听病人的声音，每天都要亲自观察病人的气色。可即便是这样，还是有些病人治疗效果不太理想，这是为什么呢？是治疗得不够早吗？

岐伯回答：病人本身与病的性质是"本"，医生的治疗方法与药物是"标"，本与标不能很好地信任配合，病邪还是难以制服的。这就是您所困惑的根源所在。

【参悟领会】治病救人是一项复杂的工程。除了需要医生具备良好的医德、医风、医术以外，还需要具备良好的"医缘"。何谓医缘，就是岐伯讲的医生与病人之间的"标本关系"。医为标，病为本。医生能够发挥的只是"他救"功能，病人发挥的则是"自救"功能。

自救为主，他救为辅，这是千古不易之理。面对病邪的侵蚀，唯有自救与他救紧密配合，才能实现疗效的最大化。

四、治疗水肿病的三字诀

帝曰：其有不从毫毛（皮毛）而生，五藏阳以竭也，津液充郭（皮肤与胸腹），其魄（阴精）独居，孤精于内，气耗于外，形不可与衣相保，此四极（四肢）急而动中，是气拒（盘踞）于内，而形施于外，治之奈何？

岐伯曰：平治于权衡，去宛（郁积）陈莝（cuò，废物料），微动四极，温衣，缪刺（miù cì，古代的一种反向针刺治病法）其处，以复其形。开鬼门（汗孔），洁净府（膀胱），精以时服，五阳已布，疏涤五藏。故精自生，形自盛，骨肉相保，巨气乃平（平衡）。帝曰：善。

【白话意译】黄帝问道：大多数的疾病是由外邪从皮毛侵入而引发的，但也有的疾病是因为五脏阳气衰竭而引发的。阳衰则阴盛，随着阳气在外部的不断消耗，体内滞留的阴气会更加旺盛，水液失去了控制，充满于皮肤和胸腹，从而导致身体肿胀，原来的衣服都不能穿了。严重时，四肢也会急速肿大且影响到内脏。这是阴气盘踞在脏腑之内、水液充满了胸腔、腹腔及皮下组织的结果。对这样的病，应该如何治疗呢？

岐伯回答：关键是平复水气。要权衡好病情的轻重，逐步消除体内的积水。具体的思路是，可以先让病人轻微地活动四肢，以利于阳气的宣行；穿上合适的衣服保暖，以助养肌表的阳气；采用缪刺法，用针刺破水肿的地方，把积水直接泻出来，使身体恢复原状。还可以用发汗和利小便的办法，把汗孔打开，泻膀胱之水，使阴气归于平复，并通过五脏阳气的运输和布散，进一步疏通清除郁积的水液。这样，精气自会慢慢地生发，形体自会慢慢地强壮，骨骼和肌肉自会慢慢地恢复正常功能，阴阳二气自会慢慢地恢复平衡。

【参悟领会】从岐伯的讲解看，要想治好水肿病，需要用好三字诀：

第一个是排。主要有三种排法：针刺法，即直接用针刺破肿胀之处，把邪气废水排出来；尿法，即通过服用利小便的药物，把体内废水连同尿液排出来；汗法，即通过汗孔把废水排出来。

第二个是通，即疏通阳气运行的经络，减少阳气运行的障碍。具体的通法也有三种：其一是做轻微运动，促进经络通达循环；其二是把衣服穿暖和一点，温煦肌肤及经络；其三是用推拿或针灸等方法，帮助疏通经络，以利阳气通行。

第三个是补，即针对五脏阳气衰竭的状况，综合运用推拿、针灸、药物等方法，适当地补充阳气，培植正气，使病人慢慢地达到阴阳平衡。

第十五篇

玉版论要

篇目解读

论要，按照现在的语言习惯，就是"要论"，就是重要的观点与论述的意思。玉版，就是刻在玉石上的印版、雕版。需要刻在玉石上的要论，一定是非常重要的，一定是非常珍贵的，一定是需要长远保存和流传的，一定是能够造福于万世的。

一、道在于一

黄帝问曰：余闻《揆度（kuí duó，衡量和比较）》《奇恒（异常与正常）》，所指不同，用之奈何？

岐伯对曰：《揆度》者，度病之浅深也。《奇恒》者，言奇病也。请言道之至数，《五色》《脉变》《揆度》《奇恒》，道在于一。神转不回，回则不转，乃失其机。至（极，最）数（数理，道理）之要，迫近以微（微妙神奇），著之玉版，命曰合玉机。

【白话意译】黄帝问道：我听说《揆度》和《奇恒》两部书，都是教人如何诊断病情的，但内容各有侧重，方法也各有不同，该怎样综合运用呢？

岐伯回答：《揆度》这本书，主要是用来衡量病的深浅、轻重程度的，是用来检测病情的危险系数的，如一般、较重、严重、危重等。《奇恒》这本书，则主要是用来辨别病的正常或异常情况的。但依据我的经验看，古代医家积累传承的这几本关于诊病的书，不管是《五色》《脉变》，还是《揆度》《奇恒》，其基本原理均可归结到一点，那就是通过望色与切脉，看是否有"神"存在。

何谓神？"血气者，人之神"。人的气血是随着四时的变迁，永远按照固定的方向、固定的路线在体内运转而不回折；假如回折，就无法运转，就会失去生机。这一条原理至关重要，应当把它刻在玉版上，让后世人连同《玉机真藏论》一起去参悟。

【参悟领会】这段对话中，核心要义就是四个字，即"道在于一"。"一"者何也？马莳回答："以人之有神也"。故给人诊病，不管你用什么方法，望色也好，闻味也好，听声也好，问询也好，切脉也好，最终都离不开一点，那就是"察神"。神在，则命在；神无，则命无。至于如何察神，靠的就是直觉！从这个要义上讲，中医与其说是一门技术，不如说是一门艺术。

二、健康写在脸面上

　　容色见上下左右，各在其要。其色见浅者，**汤液主治，十日已**；其见深者，**必齐**（汤药之剂）**主治，二十一日已**；其见大深者，**醪酒主治，百日已**；色夭面脱，不治，百日尽已。脉短气绝，死；病温虚甚，死。

　　色见上下左右，各在其要。上为逆，下为从（顺从）；女子右为逆，左为从；男子左为逆，右为从。易（变化，变更），重阳死，重阴死。阴阳反他，治在权衡相夺，《奇恒》事也，《揆度》事也。

　　【白话意译】面色的变化，以鼻子为中心，在其上下左右的不同部位表现出来。首先要学会通过观察颜色的"深浅"，来掌握诊病的要领。红、白、黑、黄、青五种面色，不管是哪一种，凡是颜色浅的，表示病情较轻，可以用五谷汤液调理，大约十天就可以恢复；凡是颜色深的，表示病情较重，需要服用汤剂治疗，大约二十一天左右就可以恢复；凡是颜色很深的，表示病情很严重，必须服用药酒进行治疗，大约一百天左右才能痊愈。假如一个人病到面色枯槁没有光华、面容枯瘦没有肌肉的地步，那就无法治愈了，大约一百天后就会死。除此以外，如果病人脉象短促、阳气虚脱，一定会死；温热病导致阴血枯竭的，也一定会死。

通过面色诊察病情，不光要看深浅程度，还要看病色出现的部位及其蔓延变化的方向。一般来说，病色向上移动的是逆，向下移动的是顺。女人病色在右边的为逆，在左边的为顺；男子病色在左边的为逆，在右边的为顺。假如病色由顺变逆，在男子属重阳之症，在女子属重阴之症，都是死亡的征象。医生治病，一旦发现病人出现阴阳相反的症状，就应立即衡量好病势的轻重，果断地采取适当的方法进行治疗，使阴阳趋于平衡。这其中的诀窍，就在于对《揆度》《奇恒》两本书如何学以致用了。

【参悟领会】西医看病靠仪器，中医看病看眼睛。人的面部，就像一个透视镜，不仅能看到喜怒哀乐的情绪变化，还能看到健康疾病的生发演变。如何通过面色来诊察病情，岐伯在这里传授了六字诀，即"深、浅、上、下、左、右"。深为重、浅为轻；上为逆、下为顺。女子，右为逆、左为顺；男子，左为逆、右为顺。这六个字，看起来简单，实际上却构建了中医"立体"望色诊病的体系。

三、生死显于脉象中

搏脉，痹躄（bì，闭），寒热之交。脉孤为消气，虚泄为夺血。孤为逆，虚为从。

行《奇恒》之法，以太阴始，行所不胜曰逆，逆则死；行所胜曰从，从则活。八风四时之胜，终而复始，逆行一过，不复可数。论要毕矣。

【白话意译】脉象在手指下跳动，像搏击一样，这是邪气过盛、正气衰败的表现。呈现这种脉象的人，要么是痹症，要么是躄症，要么是寒热之气相交之症。如果脉象呈"孤绝"状态，说明阳气损耗；如果脉象呈"虚弱"状态，且伴随泄泻症状，说明阴血受到损伤。一旦脉象呈孤绝状态，都是难以治愈的征象；如果仅仅只是虚弱状态，说明还有治愈的希望。

在切脉时运用奇恒之法，应当从手太阴肺经的寸口脉着眼。以四季时令为参照，如果察觉到一个人的脉象反常，呈五行相克之状，如春天见到秋脉（金克木），夏天见到冬脉（水克火），就是"逆反"之症，一定会死亡。反之，如果所见脉象呈五行相生之状，如春天见到长夏脉（木生火），夏天见到秋脉（火生金），就是"顺从"之象，预后良好。四季气候的交替，是循环无端、周而复始的。上述规律，就是建立在其正常秩序上的。如果四季气候不正常，那就不能用常理来推断了。把这些规律搞明白了，也就算是基本掌握了《揆度》《奇恒》诊法的要领了。

【参悟领会】中医强调"天人合一"。其实，无论是天，还是人，都离不开一个"常"字。正常是福，反常即病。天如反常，则地球乃至生活在地球上的一切生命，都会受到不良影响或伤害；人如反常，则气血运行受到影响，外邪就会乘虚而入。良医的使命，就是当察觉天地之气不正常时，要及时提醒人们防范；当察觉个人身体出现不正常现象时，要及时采取措施调治，将之引导到正常的轨道上来。

第十六篇
诊要经终论

篇目解读

诊要，就是诊治疾病的要道与要领；经终，就是人体经脉之气终绝时的衰亡症状。《内经》专设此章，就是要告诉人们：预防胜于诊治。欲知生之欢，先知死之苦。唯有先知道终点的苦痛，才会珍惜过程的美好！在全面了解经脉之气终绝症状的前提下，作为医者，应该立足于治未病，对病人提前警示；作为被医者，则应该注重防病于未然，平时尤要注重对经脉的保养。

一、诊病之要在于把握好天地人之间的关系

黄帝问曰：诊要何如？

岐伯对曰：正月、二月，天气始方，地气始发，人气在肝；三月、四月，天气正方，地气定发，人气在脾；五月、六月，天气盛，地气高，人气在头；七月、八月，阴气始杀，人气在肺；九月、十月，阴气始冰，地气始闭，人气在心；十一月、十二月，冰复，地气合，人气在肾。

【白话意译】黄帝问道：诊治疾病的要领和关键是什么？岐伯回答：关键在于把握好天、地、人相互之间的关系。比如，正月、二月，天上的阳气开始生发，地气开始萌动，这个时候，人体的肝气与之相应；三月、四月，阳气正旺，地气正盛，这个时候，人体的脾气与之相应；五月、六月，阳气旺盛到极点，地气升发到极点，这个时候，人体的头脑之气与之相应；七月、八月，阴气渐生，肃杀之象出现，这个时候，人体的肺气与之相应；九月、十月，阴气逐渐旺盛，冰冻之象出现，地气也随之闭藏，这个时

候，人体的心气与之相应。十一月、十二月，冰冻现象更加严重，阳气伏藏，地气闭密，这个时候，人体的肾气与之相应。

【参悟领会】在这段论述里，岐伯将一年划分为两个阶段、六个节点。两个阶段即上半年与下半年，以阴阳而论，上半年属阳，下半年属阴。六月、七月，为阳极而阴生；十二月、正月，为阴极而阳生。故阳气偏胜之疾，往往上半年比较难过，尤其是在六月阳气正盛之时更受煎熬；阴气偏胜之疾，往往下半年比较难过，尤其是在十二月阴气正盛之时更难过关。这，就是四季气候变化与人体病势变化的关系体现。

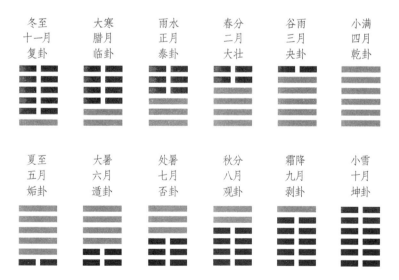

十二消息卦

　　至于岐伯讲的六个节点，正好与肝气、脾气、头气、肺气、心气、肾气相应。这种相应之时节，既是治疗疾病的大好时机，也是疾病发作的危险时机。比如七月、八月，对于有肺病的人来说，往往容易发生咳嗽等毛病。但如果在这个时候对症实治，也往往容易收到事半功倍的疗效。这，就是对天人相应规律的理解与运用。

二、针刺治病要遵循四季变化的规律

故春刺散俞（分散在各条经脉上的一般穴位）**及与分理**（皮肤和肌肉间深连着筋骨的组织间隙），**血出而止，甚者传气，间者环也。**

夏刺络俞（位于皮下浅表的络脉的俞穴），**见血而止，尽气，闭环，痛病必下。**

秋刺皮肤，循理，上下同法，神变而止。

冬刺俞窍（筋骨间的俞穴）**于分理，甚者直下，间者散下**（针刺入皮肤后，向上下左右不同方向刺之）。

春夏秋冬，各有所刺，法其所在。

春刺夏分，脉乱气微，入淫骨髓，病不能愈，令人不嗜食，又且少气；春刺秋分，环为咳嗽，病不愈，筋挛逆气，令人时惊，又且哭；春刺冬分，邪气著藏，令人胀，病不愈，又且欲言语。

夏刺春分，病不愈，令人解㑊；夏刺秋分，病不愈，令人心中欲无言，惕惕（惊慌不宁）如人将捕之；夏刺冬分，病不愈，令人少气，时欲怒。

秋刺春分，病不已，令人惕然欲有所为，起而忘之；秋刺夏分，病不已，令人益嗜卧，又且善梦；秋刺冬分，病不已，令人洒洒（因寒冷而战栗发抖）时寒。

冬刺春分，病不已，令人欲卧不能眠，眠而有见；冬刺夏分，病不愈，气上，发为诸痹；冬刺秋分，病不已，令人善渴。

凡刺胸腹者，必避五藏。中心者，环（营卫之气在人体一日一夜循行五十周，一环即一周，大约半小时）死；中脾者，五日死；中肾者，七日死；中肺者，五日死；中鬲者，皆为伤中，其病虽愈，不过一岁必死。

刺避五藏者，知逆从也。所谓从者，鬲与脾肾之处，不知者反之。

刺胸腹者，必以布憿（jī）著之，乃从单布上刺，刺之不愈，复刺。刺针必肃，刺肿摇针，经刺勿摇。此刺之道也。

【白话意译】由于人体的五脏之气与四季气候的升、降、浮、沉相应，所以在春季行针刺之法，应该刺经脉上的散腧穴，深度要达到肌肉腠理，见血就止针。假如病情比较严重，留针的时间可以长一点，等到经气传布以后再拔出针；对病情较轻的，也可以留针，但时间要短些，等经气循行一周后，就可以拔针。

在夏季行针刺之法，应该刺络脉上的腧穴，见血就止针，待邪气泻尽后，再用手指按闭针孔，等经气循行一周后，病痛即可消除。

在秋季行针刺之法，应该刺皮肤，顺着肌肤的纹理去刺，不论是上部还是下部，都用这个方法。针刺时要注意观察病人的神色，直到有所转变后即可停止。

在冬季行针刺之法，应该取深在筋骨间的腧穴。对病情严重的，可以采用直刺法，深入进去；对病情较轻的，则可以采用散针法，向上下左右不同方向刺，但进针的速度要缓慢。

总之，春夏秋冬四个季节，针刺的方法各有不同，必须根据经气循行的路径和位置，来确定针刺的部位。

如果在春季错刺了夏季的部位，就会损伤心气，导致脉象混乱，心气虚弱，从而给外在邪气以可乘之机，直接侵入到骨髓之间，这样病就很难治愈了。由于心火微弱，火不生土，还会使人出现不思饮食、少气的现象。

如果在春季错刺了秋季的部位，就会损伤肺气，病邪循行在肺部，进而引发咳嗽。由于春天的疾病多发生在肝，错刺之后，不但不能治愈旧疾，还会引发新疾，使人出现痉挛、惊恐、哭泣的现象。

如果在春季错刺了冬季的部位，就会损伤肾气，以致邪气深入到内脏，使人腹胀。这样不但不能治愈旧疾，还会使人出现多言语的症状。

如果在夏季错刺了春季的部位，就会损伤肝气，不但不能治愈旧疾，还会使人产生倦怠无力的症状。

如果在夏季错刺了秋季的部位，就会损伤肺气，不但不能治愈旧疾，反而会因肺气受损而出现少言语的症状。肺属金，金生水。肺部受到损害，肾失其母，肾脏就会因为得不到营养而虚弱，从而使人出现惊恐不安、好像随时有人来逮捕自己一样。

如果在夏季错刺了冬季的部位，就会损伤肾气，不但不能治愈旧疾，反而会影响精转化为阳气，出现少气的症状。肾属水，肝属木，水不能涵养木，还会使人经常发怒。

如果在秋季错刺了春季的部位，就会损伤肝气，不但不能治愈旧疾，反而会使人血气上逆，出现惶恐、健忘的症状，想去做一件事，转身又忘记了。

如果在秋季错刺了夏季的部位，就会损伤心气，不但不能治愈旧疾，反而会使人出现嗜睡、且又多梦的症状。

如果在秋季错刺了冬季的部位，就会损伤肾气，不但不能治愈旧疾，反而导致肾不闭藏，血气内散，使人经常出现因寒冷而战栗发抖的症状。

如果在冬季错刺了春季的部位，就会损伤肝气，不但不能治愈旧疾，还会因为肝气虚而藏不住魂，使人困倦而又难以入睡。即便是入睡了，也会做梦，看到一些怪异的事物。

如果在冬季错刺了夏季的部位，就会损伤心气，不但不能治愈旧疾，反而会使人脉气泄漏，邪气侵入经脉，引发各种痹病。

如果在冬季错刺了秋季的部位，就会损伤肺气，不但不能治愈旧疾，反而会使人因为肝脏生化津液的能力不足，而导致经常性的口渴。

针刺胸腹的穴位时，必须注意要避免刺伤五脏。假如中伤了心脏，经气循行一周、大约半个小时，人就有可能死亡。假如中伤了脾脏，大约五天，人就有可能死亡。假如中伤了肾脏，大约七天，人就有可能死亡。假如中伤了肺脏，大约五天，人就有可能死亡。假如中伤了膈膜，当时的病情虽然看起来会好一些，但不过一年其人仍有可能死亡。

那么，针刺胸腹时，如何避免中伤五脏呢？关键是要懂得下针的逆从。所谓"从"，就是要把膈膜与五脏的具体位置搞清楚，下针时自然避开了。如果搞不清楚这些脏器的具体位置，下针时难以避开，自然会伤及内脏，这就是所谓的"逆"。

为保险起见，凡是针刺胸腹部位，应该先用布巾盖起来，然后从布上进针，以避免针刺过深，伤及内脏。如果一针没有刺到位，还可以再刺。用针刺法治病时，必须心神安静，态度严肃，以待其气。如果是用针刺法治疗脓肿，则可以用摇针手法扩大针孔以使脓血泻出；如果是用针刺法治疗经脉的病，就不要摇针。以上，就是针刺的基本常识。

【参悟领会】通过岐伯的这一段详细论述，我们不难明白，用针刺法治病，必须按时而行，依季而动。就像农民种庄稼一样，绝不可以反季节、逆时令。至于如何掌握针刺的基本常识并很好地运用，关键是要坚持"四宜"、不犯"十二错"、避免

"六中伤"。

所谓坚持"四宜"，就是春天宜刺经脉上的散腧穴，夏天宜刺络脉上的腧穴，秋天宜浅刺皮肤肌肉，冬天宜深刺筋骨间的腧穴。

五脏模型归类表

五脏	基本功能	表里关系	开窍	所主	其华所在	五情	五色	五声	五季	五气	五味	五化	五位	比类社会职能
肝	藏血主疏泄	胆	目	筋	爪	怒	青	呼	春	风	酸	生	东	将军之官
心	主神明主血脉	小肠	舌	脉	面	喜	赤	笑	夏	暑	苦	长	南	君主之官
脾	主运化统血	胃	口	肌肉	唇	思	黄	歌	长夏	湿	甘	化	中	仓廪之官
肺	主气主治节	大肠	鼻	皮	毛	悲	白	哭	秋	燥	辛	收	西	相傅之官
肾	藏精主命门之火	膀胱	耳	骨	发	恐	黑	呻	冬	寒	咸	藏	北	作强之官

所谓避免"六中伤"，就是在针刺胸腹部位时，一定先要搞清楚内脏的位置，避免针刺时伤及心、肝、肺、脾、肾五脏及膈膜。

三、十二经脉衰绝时的症状表现

帝曰：愿闻十二经脉之终奈何？

岐伯曰：太阳之脉，其终也，戴眼（眼睛仰视却无法转动），反折（手足身体反张），瘛疭（chì zòng，筋脉或急或缓，抽动不停），其色白，绝汗乃出，出则死矣。

少阳终者，耳聋，百节皆纵，目睘（qióng，两眼直视惊恐），绝系（眼珠无法转动），绝系一日半死，其死也，色先青，白乃死矣。

阳明终者，口目动作，善惊，妄言，色黄，其上下经盛，不仁，则终矣。

少阴终者，面黑，齿长而垢，腹胀闭，上下不通而终矣。

太阴终者，腹胀闭不得息，善噫善呕，呕则逆，逆则面赤，不逆则上下不通，不通则面黑，皮毛焦而终矣。

厥阴终者，中热嗌干，善溺，心烦，甚则舌卷，卵

（辜九）上缩而终矣。此十二经之所败也。

【白话意译】黄帝问道：人体十二经脉气绝的时候，情况究竟是怎样的，我很想听你说说。

岐伯回答：当太阳经脉（膀胱经、小肠经）气绝的时候，病人双目上视，眼珠子不能转动，身背反张，手足抽搐，面色苍白，大量出汗，淋漓不止，很快就会死亡。

当少阳经脉（胆经、三焦经）气绝的时候，病人会耳聋，全身骨节松弛，两眼直视，好像受到了惊吓一样。一旦眼珠子不能转动，大约一天半后就会死亡；病人临死前的征象，先是脸色发青，然后转为白色。

当阳明经脉（胃经、大肠经）气绝的时候，病人的嘴巴和眼睛因为受到牵引而变得歪斜、眨巴，经常惊恐，胡言乱语，脸色发黄。如果其经脉上部、下部所经过的地方，都呈现盛躁的症状，并逐渐发展到肌肉麻痹，很快就会死亡。

当少阴经脉（肾经、心经）气绝的时候，病人的脸色会发黑，牙齿好像变长并积满污垢，腹部胀满，上下之气阻隔不通，很快就会死亡。

当太阴经脉（脾经、肺经）气绝的时候，病人会腹部胀满，呼吸不畅，经常嗳气且伴有呕吐现象。呕吐会使气上逆，气上逆就会引起脸色发红。假如气不上逆，就会引发上下之气阻隔不通，导致脸色发黑，皮毛焦枯，很快死亡。

当厥阴经脉（肝经、心包经）气绝的时候，病人会胸中发热，咽喉干燥，小便频繁，心胸烦闷，等出现舌头卷曲、睾丸上缩的症状时，就会死亡。

以上，就是十二经脉气绝时候的症状。

【参悟领会】人体是一个有机整体，更是一个精密系统。个人理解，大致可以分为四大子系统：一是脏腑指挥系统，主要包括心、肝、肺、脾、肾五脏及胃、大肠、小肠、膀胱、胆、三焦六腑。二是渠道传输系统，主要包括经脉、络脉以及血管、气管等。三是架构材料系统，主要包括毛发、皮肤、肌肉、骨骼、筋等。四是能量供应系统，主要包括血、气、精、津、液等。

衡量一个系统是否正常，最直接的办法就是看流通环节有没有变化。比如，看一个地方、一个国家乃至整个世界的经济状况如何，只要抬头看看天上的飞机、海上的轮船、陆上的汽车的运输指数就可以了。运输系统越繁忙，说明经济越繁荣。反之，天上见不到几架飞机、海上见不到几艘轮船、路上见不到几辆汽车，这个地方的经济肯定好不到哪去。

黄帝提出如何从经脉看人的健康状况，就好像我们现在从流通环节看经济景气指数一样，算是抓住了关键，抓住了要害。

第十七篇

脉要精微论

篇目解读

　　要想把病治好，必须把病诊断准。本篇在进一步阐释望色与切脉要领的同时，对如何做好闻诊和问诊也做了介绍。闻诊，关键是学会从声音的变化中判断病情；问诊，关键是学会从大小便和做梦的情况判断病情。之所以在篇目中加上"精微"二字，无非是再次提醒，治病是人命关天的大事，作为医者必须有高度的责任心，必须有精细入微的作风。

一、切脉最好在早晨

黄帝问曰：诊法何如？

岐伯对曰：诊法常以平旦（早晨），阴气未动，阳气未散，饮食未进，经脉未盛，络脉调匀，气血未乱，故乃可诊有过之脉。

夫脉者，血之府也。长（指长脉，以寸、关、尺为本位，脉搏的跳动幅度超过了本位，就算是长脉）则气治；短（指短脉，与长脉相对，不够本位就是短脉）则气病；数（指数脉，一呼一吸之间，脉搏跳动五次以上）则烦心；大（指大脉，脉象跳动波及面过于宽大）则病进；上（指寸的部位）盛则气高；下（指关、尺的部位）盛则气胀；代（指代脉，脉搏跳动有中断感）则气衰；细（指细脉，感觉极细微的脉象）则气少；涩（指涩脉，脉搏涩滞不滑）则心痛；浑浑（指脉气浊乱）革至如涌泉，病进而色弊，绵绵（指脉气衰微）其去如弦绝，死。

【白话意译】黄帝问道：切脉的时间该如何把握？

岐伯回答：切脉最好的时候是早晨，五到七点钟左右。这个时候，人还没有开始劳动锻炼，人体的阴气没有被扰动，阳气也没有耗散，加之未曾进食，经脉之气也没有亢盛起来，络脉之气也调和均匀，气血都没有被扰乱。这种情形下，最容易诊察出有病的脉象。

为什么通过诊脉能够察看出人的病情呢？这是因为，脉是人体中血液汇集的地方，在气的推动下，血液在脉管里循环流动。通过察脉，一方面能够看出人体气血本身的变化情况，如强弱、顺逆等；一方面能够看出气血流经的各个脏腑情况。诊察中，如果发现长脉，表明气血匀和流畅，身体健康；如果发现短脉，表明气虚；如果发现数脉，表明体内有热邪，心情烦躁；如果发现大脉，表明体内邪气正盛，病势仍在发展；如果发现上盛脉，表明病邪壅塞于上胸部，会出现呼吸急促的现象；如果发现下盛脉，表明病邪滞留下腹部，会出现胀满的症状；如果发现代脉，表明元气虚弱；如果发现细脉，表明正气衰减；如果发现涩脉，表明血少气滞，会出现心痛之症。如果发现浑脉，脉象混乱，好像泉水上涌，表明病势正在发展，且十分危险；如果发现绵脉，脉象来时微弱似有若无，去时却像弓弦突然断绝一样，表明气血已经衰竭，这是死亡的征象。

【参悟领会】前面已经讲过，中医是一门艺术。艺术与技术的显著区别，就是前者具有形象性、模糊性、不确定性。岐伯在这段论述里，于模糊中却给我们确定了两点：

一是切脉的时间虽然不能绝对地限于早晨，但切脉的时机必须选在医生和病人都心境平和安静的时候，否则便难以察到真相。

二是脉象虽然具有不确定性、模糊性，但大体可以归于"十一"种，即长脉、短脉、数脉、大脉、上盛脉、下盛脉、代脉、细脉、涩脉、浑脉、绵脉。

二、切脉必须与望色相结合

切脉动静，而视精明（目之精光，神采、神气），**察五色，观五藏有余不足，六府强弱，形之盛衰。以此参伍**（参照比较），**决死生之分。**

夫精明五色者，气之华也。赤欲如白裹朱，不欲如赭；白欲如鹅羽，不欲如盐；青欲如苍璧之泽，不欲如蓝；黄欲如罗裹雄黄，不欲如黄土；黑欲如重漆色，不欲如地苍。五色精微象见矣，其寿不久也。夫精明者，所以视万物、别白黑、审短长；以长为短，以白为黑，如是则精衰矣。

【白话意译】医生在诊察脉搏动静变化的同时，还要注意观察病人的眼睛，看有无神采；观察病人面部的颜色变化，借以了解病人脏腑的强弱虚实、形体盛衰情况，并将这些要素综合起来分析，以此判断病情的轻重和病人的生死。

眼睛的神采和面部的光泽，是人体内脏之气的外在表现。

健康的红色，应该像白绸包裹着朱砂一样，明润而不暴露，不应该像赭石那样，红中带紫，没有光泽；健康的白色，应该像鹅的羽毛那样洁白而光润，不应该像盐的颜色，白中带灰；健康的青色，应该像碧玉那样青净润泽，不应该像蓝色，青中带着沉暗；健康的黄色，应该像丝绢包裹着雄黄那样，黄而明润，不应该像黄土那样暗淡无光；健康的黑色，应该像重漆那样，乌黑发亮，不应该像黑土地那样枯暗无光。一个人，如果五脏的真色完全显露在外，表明真气外脱，寿命不长久了。人的眼睛，精光内蓄，神采洋溢，是能够洞察万物、辨别黑白、审视长短的；但如果视觉失常了，长短不辨，黑白不清，那就是精气衰竭了。

【参悟领会】如何把握望诊的要领，岐伯告诉我们两条秘诀：一条是看脸色，"有光则生，无光则死"。人的五脏之气好坏，全部写在脸上。一个人的脸色，是红、是白、是黑、是黄、还是青，都无所谓；但有所谓的是，必须有光泽；一旦脸色暗淡无光，则身体必然就不行了。另一条是看眼睛，"眼明则健，眼昏则衰"。人体五脏之精，均在眼睛里有体现。如瞳孔反映的是肾，虹膜反映的是肝，白色巩膜反映的是肺，视网膜反映的是心，眼肌反映的是脾。眼睛清亮，说明身体健康；眼睛浑浊，说明身体衰弱。

三、得守者生，失守者死

五藏者，中（体内）之守（职守）也。中盛藏满，气胜伤恐者，声如从室中言，是中气之湿也；言而微，终日乃复言者，此夺气也；衣被不敛，言语善恶不避亲疏者，此神明之乱也。

仓廪（肠胃）不藏者，是门户（幽门、阑门、魄门、肛门等）不要（约束）也；水泉（小便）不止者，是膀胱不藏也。得守者生，失守者死。

【白话意译】人的五脏，在体内都有各自的职守。如果腹中邪气旺盛，脏气胀满，人就会出现气喘的现象，容易惊恐，说话声音重浊不清，好像在密封的室内说话一样。出现这种症状，表明这个人已经被湿邪侵蚀，导致中气不畅。如果说话的声音低微，且老是重复，气又接续不上，表明正气被劫夺了。如果言语错乱，分不清亲疏远近，平日里穿衣盖被都糊里糊涂，表明神明已经错乱。

如果肠胃不能受纳贮藏水谷精华，大便失禁，表明中气虚弱，导致肛门不能约制。如果小便失禁，表明膀胱不能闭藏。总之，如果五脏功能正常，能够各尽其职，则身体就健康；反之，五脏功能失常，不能尽到职责，则身体就衰亡。

【参悟领会】《黄帝内经》为什么把医病与医国联系起来？是因为一个国家就像一个人一样，心、肝、肺、脾、肾、胃、胆、大肠、小肠等组织器官就像吏、户、礼、兵刑、工等职能部门一样。一个国家要兴旺发达，必须依靠各职能部门尽忠职守，高效运转，依靠各职能部门的干部公忠廉勤、恪尽职守，这就是所谓的"得守者生"。反之，如果各职能部门都不作为、乱作为，那就会"失守者死"。

四、如何从梦判断人的身神状况

是知阴盛则梦涉大水恐惧，阳盛则梦大火燔（fán，烧烤）灼，阴阳俱盛则梦相杀毁伤；上盛则梦飞，下盛则梦堕；甚饱则梦予，甚饥则梦取；肝气盛则梦怒，肺气盛则梦哭；短虫多则梦聚众，长虫多则相击毁伤。

【白话意译】关于梦的情形判断，大体是这样的。一个人，如果阴气过盛，则会梦见涉渡大水且惊恐不已；如果阳气过盛，则会梦见大火烧灼；如果阴阳都盛，则会梦见互相厮杀毁伤；如果上身部位气盛，则会梦见飞升；如果下身部位气盛，则会梦见下坠；如果吃得太饱，则会梦见送东西给别人；如果饥饿，则会梦见向别人索取东西；如果肝气过盛，则会梦中发怒；如果肺气过盛，则会梦中哭泣；如果腹中蛲虫过多，则会梦见众人集聚；如果腹中长虫过多，则会梦见相互打架损伤。

【参悟领会】梦是什么？现代汉语的基本释义是：睡眠时

局部大脑皮质还没有完全停止活动而引起的脑中的表象活动。对梦的解析，在中国，主要有《周公解梦》之类的著作；在西方，主要有弗洛伊德的《梦的解析》。在弗洛伊德看来，梦是一种"潜意识"的心理活动，是一个人与自己内心的真实对话，是另外一次与自己息息相关的人生。由此可见，弗洛伊德对梦的分析理解，主要是以人类"心理"为基点的，而几千年前，岐伯对梦的分析理解，则是从身体和精神、外部环境与内心世界的交合之处进行的。通过岐伯的分析，我们不难得出：梦是反映人的健康状况的一面"镜子"。这种健康不仅包括身体的健康，也包括精神的健康。如岐伯在这一段中列举的11种做梦的情形，其中与脏腑阴阳之气亢盛紧密相关的，有7种情形，与饥饱相关的有2种情形，与体内寄生虫相关的有2种情形。

五、头、背、腰、膝、骨"五府"的病变形态

夫五藏者，身之强也。头者，精明（人体精气，上汇于头，以保障眼耳鼻口的运转，故头为精明之府）之府，头倾视深，精神将夺矣；背者，胸中之府，背曲肩随，府将坏矣；腰者，肾之府，转摇不能，肾将惫（衰弱）矣；膝者，筋之府，屈伸不能，行则偻附（走路时曲背弯腰，头向下俯），筋将惫矣；骨者，髓之府，不能久立，行则振掉（摇晃不定），骨将惫矣。得强则生，失强则死。

【白话意译】人的五脏强健，是身体健康的根本和基础。全身精气汇聚于头，所以头为精明之府；如果出现头老是低垂、眼睛凹陷而没有神采的现象，表明精神正在趋于衰颓。背系挂着心、肺等脏器，所以背为胸之府；如果出现后背弯曲、肩部下垂的现象，表明胸中的脏器正在趋于衰弱。肾位于腰际，所以腰为肾之府；如果出现腰部不能运转扭动的现象，表明肾气正在趋

于衰减。膝是全身筋络汇集的地方，所以膝为筋之府；如果出现不能屈伸、走路时弯腰曲背、头向下俯的现象，表明筋的功能正在趋于衰退。髓藏骨中，所以骨为髓之府；如果出现不能久立、行动摇晃不定的现象，表明骨质正在趋于衰松。头、背、腰、膝、骨号称为"五府"，"五府"功能强大，则身体强健；"五府"功能衰退，则身体衰病。

【参悟领会】如何从"五府"诊察人的健康状况，概括起来，就是五句话，十五个字，即："头勿垂"，一旦头垂眼陷，说明精气神出了问题；"背勿曲"，一旦背曲肩垂，说明胸中脏气出了问题；"腰勿僵"，一旦腰部僵硬，转动不能自如，说明肾气出了问题；"膝勿屈"，一旦膝部无法正常屈伸，说明肝和筋出了问题；"立勿久"，一旦不能长久站立，甚至走路都摇摆不定，说明骨和髓出了问题。

六、持脉之大法

帝曰：脉其四时动（变化）奈何？知病之所在奈何？知病之所变奈何？知病乍（zhà，初到）在内奈何？知病乍在外奈何？请问此五者，可得闻乎？

岐伯曰：请言其与天运转大也。万物之外，六合之内，天地之变，阴阳之应，彼春之暖，为夏之暑，彼秋之忿，为冬之怒。四变之动，脉与之上下，以春应（合乎）中规，夏应中矩，秋应中衡，冬应中权。

是故冬至四十五日，阳气微上，阴气微下；夏至四十五日，阴气微上，阳气微下。阴阳有时，与脉为期。期而相失，知脉所分，分之有期，故知死时。微妙在脉，不可不察，察之有纪（纲纪，纲要），从阴阳始，始之有经，从五行生，生之有度，四时为宜，补写勿失，与天地如一，得一之情，以知死生。是故声合五音，色合五行，脉合阴阳。

是故持脉有道，虚静为保。春日浮，如鱼之游在波；

夏日在肤，泛泛乎万物有馀；秋日下肤，蛰（zhé，潜藏起来，不吃不动）虫将去；冬日在骨，蛰虫周密，君子居室。

故曰：知内者按而纪之，知外者终而始之。此六者，持脉之大法。

【白话意译】黄帝问：人的脉象是怎样随着四季时令气候的变化而变化的？如何从脉象察知疾病所在的部位？如何从脉象察知疾病的变化情况？如何从脉象察知疾病是发生在内部？如何从脉象察知疾病是发生在外部？这五点疑问，您能详细地给我讲解一下吗？

岐伯回答：人体的阴阳升降，与天体运行、天气转化的关系大着呢！万物之外，六合之内，自然界一切物质的变化，都与阴阳四时的变化相对应。如从春天的温暖发展到夏天的酷热，从秋天的劲急发展到冬天的肃杀，人体的脉象也是随着这四时气候的变化而发生上下浮沉的变化。所以，正常健康的人，在春天的脉象，就像圆形的"规"一样，圆活灵动；夏天的脉象，就像方形的"矩"一样，盛大方正；秋天的脉象，就像"秤杆"一样，轻浮向上；冬天的脉象，就像"秤砣"一样，沉垂向下。

四时阴阳的变化节奏，一般情况是这样的。从冬至到立春的四十五天，阳气微升，阴气微降；从夏至到立秋的四十五天，阴气微升，阳气微降。阴阳之气的升降，是有周期性的；人体脉象的变化，也是与这种周期性相顺应的。如果脉象的变化与这种周期性不相符合，或者不一致，那就说明身体出了毛病。高明的医生，根据这种脉象的异常变化，就能够知道疾病发生在哪个脏器，再根据脏气的盛衰和四时阴阳变化，就能够诊断出疾病的严重程度，乃至推断出病人的生死期限。从这个意义上讲，诊脉是最精妙的技术，不能不细心探究，而探究的基本要领，就是"阴阳五行"四个字。具体的方法，则是以四季气候的"温、热、凉、寒"特征为基点，从阴阳先辨清楚所患之病是虚证还是实证，从五行则辨清楚发病的主要脏器，从而决定是采用补法还是泻法。补法和泻法必须用得精准，不能出差错，这样才能使人体的阴阳与天地的阴阳相应一致。懂得了这些，才能预判生死。总之，诊察疾病是一个综合工程，"闻"听声音（呼、笑、歌、哭、呻），要结合五音（角、徵、宫、商、羽）来辨析，"望"看气色（青、黄、赤、白、黑），要结合五行（木、火、土、金、水）来辨析；"切"把脉象要结合阴阳来辨析。

所以，把脉看起来简单，实际上道行却很深，必须平心静气，才能保证诊察的准确性。一般来说，春天的脉浮在皮肤上面，就像鱼畅游在水波一样；夏天的脉，充满在皮肤中，手指一按，有充实之感，就像夏季万物繁荣茂盛的样子；秋天的脉，似乎沉到了皮肤下面，就像蛰虫要入穴潜伏一般；冬天的脉沉到了骨子里，既像蛰虫冬眠，又像人们深居闭关在密室。

总之，人体内部的脏腑，都是有具体位置的，完全可以通过按压而了解其运行状况；人体外部的经脉，都是有具体的循行路线的，完全可以通过其运行次序而了解其运行始终。这春、夏、秋、冬、内、外六点，就是诊脉必须掌握的重要法则。

【参悟领会】仔细揣摩这段话的核心要义，可以用四个字概括，即"脉象如鱼"。怎么理解？人的脉象在四季的不同特点，就像一条鱼在不同的环境中一样。

人在春天的脉象，就像鱼浮游在平静的水面一样；人在夏天的脉象，就像鱼跳游在汹涌的波涛里一样；人在秋天的脉象，就像鱼翔游在江河里一样；人在冬天的脉象，就像鱼潜游在深潭底部一样。以上四点，乃是四季脉象的正常特征描述。正常，则说明身体健康；反常，则说明身体有了疾病。

七、脉象最怕偏

　　心脉搏坚而长，当病舌卷不能言；其耎而散者，当消（尽）环（一周）自已。

　　肺脉搏坚而长，当病唾血；其耎而散者，当病灌汗，至令不复散发也。

　　肝脉搏坚而长，色不青，当病坠若搏，因血在胁下，令人喘逆；其耎而散，色泽者，当病溢饮（病名，水气外溢于皮肤四肢）。溢饮者，渴暴多饮，而易入肌皮肠胃之外也。

　　胃脉搏坚而长，其色赤，当病折髀（bì，股部）；其耎而散者，当病食痹。

　　脾脉搏坚而长，其色黄，当病少气；其耎而散，色不泽者，当病足胻（héng，小腿，从膝盖到踝骨的部分）肿，若水状也。

　　肾脉搏坚而长，其色黄而赤者，当病折腰；其耎而散者，当病少血，至令不复也。

帝曰：诊得心脉而急，此为何病？病形何如？

岐伯曰：病名心疝，少腹当有形也。

帝曰：何以言之？

岐伯曰：心为牡（阳）藏，小肠为之使，故曰少腹当有形也。

帝曰：诊得胃脉，病形何如？

岐伯曰：胃脉实则胀，虚则泄。

【白话意译】心脉如果搏击有力且长的，主要是因为心经邪气过盛、邪火太旺，会出现舌头卷曲而不能言语的症状；如果脉象疲软而散乱，则会得消渴症，只有等到胃气恢复一周之后，才会自我修复痊愈。

肺脉如果搏击有力且长的，主要是因为肺火太盛，病症是痰中带血；如果脉象疲软而散乱，说明肺气虚弱，皮毛不固，会出现漏汗现象，这时绝不能用发汗的方法治疗。

肝脉如果搏击有力且长、面色并不发青的，主要原因当是跌打损伤导致瘀血积在胁下，阻碍了肺气的升降，使人气逆、喘息；如果脉象疲软而散乱，面色反而光鲜的，则是得了溢饮症。之所以会得这个病，是因为口渴之后暴饮，肝气又不疏泄，以致水气流入皮肤肌肉之间、肠胃之外所引起的。

胃脉如果搏击有力且长、面色发红的，则会出现大腿疼痛、像折断了一样；如果脉象疲软而散乱，则说明胃气不足，属于食痹症。

脾脉如果搏击有力且长、面色发黄的，其症状当是脾气不运、少气无力；如果脉象疲软而散乱，面色没有光泽，这是脾虚、不能运化水湿，从而使小腿浮肿，好像得了水肿病。

肾脉如果搏击有力且长、面色黄中带红，说明心脾之邪过盛而侵犯了肾，使肾受损，症状是腰疼得厉害，好像折断了一样；如果脉象疲软而散乱，则说明精血虚少，身体难以恢复健康。

黄帝问：诊脉时，如果发现心脉劲急，这是什么病？症状是什么？

岐伯回答：这是心疝病。这种病会在小腹部位出现。

黄帝问：这是为什么呢？

岐伯解释：心为"阳脏"，与小肠相表里；按照疾病的传化规律，脏器发生病变，往往都会转移到相应的腑库。因而，心脏的疾病很快就转到了小肠；小肠位于小腹里，所以小腹部会出现明显症状。

黄帝问：如果诊得胃脉有病，它的症状会怎样？

岐伯回答：如果胃脉实，表明邪气有余，会容易得腹胀病；如果胃脉虚，表明胃气不足，会容易得泄泻病。

【参悟领会】《中庸》有言："中也者，天下之大本也；和也者，天下之达道也"。从岐伯对六种脉象的十二种病症的分析看，"中"才是健康之本。凡是偏离了"中"，要么过盛、要么不足的状态，都是疾病发生的征兆。如何才能守"中"，就是要避免走极端，避免出现过头或不及的现象。故养生之道，贵在中! 日常生活工作中, 无论是运动, 还是饮食, 还是娱乐, 都应当保持在一个中庸的状态。

八、疾病是如何形成并发展变化的

帝曰：病成而变何谓？

岐伯曰：风成为寒热；瘅（dàn，热症或湿热症）成为消中；厥成为巅疾；久风为飧（sūn）泄；脉风成为疠（lì，瘟疫，恶疮）。病之变化，不可胜数。

帝曰：诸痈肿筋挛骨痛，此皆安生？

岐伯曰：此寒气之肿，八风之变也。

帝曰：治之奈何？

岐伯曰：此四时之病，以其胜治之愈也。

【白话意译】黄帝问道：每一种疾病形成，都有其主要原因；每一种疾病的变化，也有其大致的趋势。您能给我讲一讲吗？

岐伯回答：风邪侵入人体后，会出现寒热病；热邪侵入人体后，如滞留过久，会演变成消中症（特别能吃，还老是感到饥饿）；体内之气如果总是逆上不止，就会发展成癫痫病；风气通肝，如果风邪滞留体内的时间长了，风木克脾土，就会出现泄泻病，消化不良，老是拉肚子；如果风邪侵入血脉，时间久了，就会引发疠风病，也就是所谓的麻风病，皮肤会出现红色斑块，甚至溃疡。总之，疾病的演绎变化是千变万化，无法说尽的。

黄帝接着问：各种痈肿、筋挛、骨痛等疾病，又是怎样发生的呢？

岐伯回答：这些都是寒邪和八风之邪侵入人体后引发的疾病。邪气伤血，则引发痈肿病；邪气伤筋，则引发拘挛病；邪气伤骨，则引发骨痛病。

黄帝又问：对这样的病，该如何治疗？

岐伯回答：这些都是四季邪气所引发的疾病，运用五行相生相克的法则来治疗，就可以痊愈。

【参悟领会】在这段话里，岐伯列举的引发人的疾病的外在因素，主要有四种，即风、热、湿、寒。而堪称四邪之首的，就是"风邪"。故从一定意义上讲，防病之要，要在防风；治病之要，要在祛风！

九、如何从脉象判断旧病与新疾

帝曰：有故病（旧病，老毛病）五藏发动，因伤脉色，各何以知其久暴至之病乎？

岐伯曰：悉乎哉问也！征（验看、检查）其脉小色不夺者，新病也；征其脉不夺，其色夺者，此久病也；征其脉与五色俱夺者，此久病也；征其脉与五色俱不夺者，新病也。

肝与肾脉并至，其色苍赤，当病毁伤，不见血，已见血，湿若中水也。

【白话意译】黄帝问道：从五脏引发的旧疾和因感受邪气而生发的新病，都会使脉色发生变化，究竟如何区别呢？

岐伯回答：您问得真详细啊！区别旧疾、新病，只需切其脉象，望其面色就行了。如果病人脉小而面色正常，就是新病；如果脉象正常而面色反常，就是旧疾；如果脉象和面色都异常，也属旧疾；如果脉象和面色都正常，则是新病。

如果肝脉与肾脉同时出现沉弦的现象，面色又青中带红，这大多是由于损毁瘀血造成的，不论是见血，还是没有见血，这个人的经脉一定是被滞住了，血气一定是被凝住了，其形体一定会肿胀，看起来就如同湿邪引起的水肿一样。

【参悟领会】对岐伯的分析，我们不妨作更简单的归纳，即：脉异面正，为新病；脉正面异，为旧疾；脉异面异，为旧疾；脉正面正，为新病。

由此再作归并，则可概括为两句话：面色正常为新病，面色异常为旧疾。如何理解这两句话，我们分析一下《红楼梦》里的林黛玉就行了。《红楼梦》对林黛玉外貌的描写是："泪光点点，娇喘微微""心较比干多一窍"。分析上述三点：（1）泪光点点，说明其人爱哭泣；肺主泣，说明肺气弱。（2）娇喘微微，说明心肺之气虚弱，老是接不上。（3）心较比干多一窍，说明其人心思敏感，心事较重，容易忧郁；肺主忧，多忧之人肺多病。当上述三个特点结合起来，成为一个长期的典型的特征时，就充分说明，林黛玉天生弱在肺、病在肺，最终夭亡于肺。

十、如何从脉象诊察人体各部位的病变

尺内（尺部脉）两旁，则季胁也，尺外以候肾，尺里以候腹。中附（关部脉）上，左外（轻按于外）以候肝，内（重压于内）以候鬲；右外以候胃，内以候脾。上附（寸部脉）上，右外以候肺，内以候胸中；左外以候心，内以候膻中。前以候前，后以候后。上竟上者，胸喉中事也；下竟下者，少腹腰股膝胫足中事也。

粗大者，阴不足，阳有余，为热中也。

来疾去徐，上实下虚，为厥巅疾。

来徐去疾，上虚下实，为恶风也，故中恶风者，阳气受也。

有脉俱沉细数者，少阴厥也。

沉细数散者，寒热也。

浮而散者，为眴仆。

诸浮不躁者，皆在阳，则为热；其有躁者在手。诸细而沉者，皆在阴，则为骨痛；其有静者在足。

数动一代者，病在阳之脉也，泄及便脓血。

诸过者切之，涩者，阳气有余也；滑者，阴气有余也。

阳气有余，为身热无汗；阴气有余，为多汗身寒；阴阳有余，则无汗而寒。

推而外之，内而不外，有心腹积也；推而内之，外而不内，身有热也。

推而上之，上而不下，腰足清也；推而下之，下而不上，头项痛也。

按之至骨，脉气少者，腰脊痛而身有痹也。

【白话意译】人的手部脉象，可分为三个部分：寸部、关部、尺部。就尺部脉而言，按压其两旁，可以反映胸胁的病变，其中，轻按尺部可知肾脏的病变，重按尺部可知腹部的病变。就关部脉而言，轻按其左手脉可知肝脏的病变，重按可知膈部的病变；轻按其右手脉可知胃的病变，重按可知脾脏的病变。就寸部脉而言，轻按其右手脉可知肺的病变，重按可知胸中的病变；轻按其左手脉可知心脏的病变，重按可知膻中的病变。察看手臂的内侧阴经，可知胸腹的病变；察看手臂外侧的阳经，可知背部的病变；察看寸部到鱼际的位置，可知胸部和喉部的病变；察看尺部到肘横纹的位置，可诊断小腹、腰、股、膝、胫、足等处的病变。

如果脉象洪大，说明阴精不足、阳气有余，属热中之病。

如果脉象来时急促、去时缓慢，说明身体上焦实而下焦虚，气逆乱上冲，容易出现颠仆一类的疾病。

如果脉象来时缓慢，去时急促，说明上焦虚而下焦实，容易出现麻风一类的疾病。之所以会得这类病，是因为阳气虚弱，失去保卫能力，被邪气侵入。

如果左右两手脉都显得沉细而急促，这是少阴肾经（心经）之气逆乱的缘故。

如果脉象沉细急促而散乱，这是阴血耗损、容易出现虚劳寒热之病。

如果脉浮而散乱，容易引发眩晕仆倒的疾病。

如果脉象浮而并不躁急，表示病邪在表，会出现发热症状，病在足三阳经。

如果脉象浮而躁急，则表明疾病在手三阳经。

如果脉象细而沉，表明病邪已经在里，多出现骨节疼痛的症状，病在手三阴经。

如果脉象细沉而静，病在足三阴经。

如果脉象搏动几次就会停歇一次，说明邪气滞留在阳分，会出现泄泻或大便脓血的症状。

凡事忌过头！切按脉象时，发现有过的现象，则应特别注意。如果是涩脉，表明阳气有余，阳气有余，会身热无汗。如果是滑脉，表明阴气有余，阴气有余，会多汗身冷。阳气阴气都有余，就会无汗发冷。

如果按脉时，轻按不见脉动，重按才见脉动，说明病邪在内部，这是心腹有病邪积聚之症。反之，如果重按不见脉动，轻按才见，说明病邪在外部，这是内热之症。

诊脉时，如果只见上部有搏动，下部虚弱，说明上实下虚，会有腰足清冷的疾病。反之，如果只见下部有搏动，上部虚弱，说明下实上虚，会有头项疼痛的疾病。

诊脉时，如果只有重按到骨头才能感觉到虚弱的脉动，表明阳气严重不足，会有腰脊疼痛和身体麻痹的疾病。

【参悟领会】岐伯的这段话，主要是教会我们两个本领：一是如何通过切脉知道病在何处，二是如何通过切脉知道病的症状。

病在何处？通过两手的寸、关、尺三部位可以探察出来。其中，左手的寸、关、尺分别代表心（膻中、心包、小肠）、肝（膈、胆）、肾（腹、膀胱）；右手的寸、关、尺分别代表肺（胸、大肠）、脾（胃）、肾（命门、三焦）。记住了这一点之后，我们就可以用"轻重"来区别，简单地说，就是"轻按看五脏，重按看六腑"。如轻按左手寸部，看的是心的运行情况；重按，则看的是膻中、心包、小肠等情况。

至于如何通过脉象判断病症，在这段译文中，用了18个"如果"，列举了各种脉象所引发的相关病症，虽不能穷尽，但也足供参考。

第十八篇

平人气象论

篇目解读

平人，就是阴阳平衡之人，就是气血平和之人，就是健康无病之人。气象，就自然而言，指的是风、云、雨、雪、雷、电等一切大气的物理现象；就人事而言，指的是能预示吉凶的云气现象；就本文而言，指的是正常人、病人的脉息之数及其变化情况，特别是作为生命底气的"胃气"在脉象中的反应情况。

一、脉搏跳动的常数为"二"

黄帝问曰：平人何如？

岐伯对曰：人一呼脉再（第二次）动，一吸脉亦再动，呼吸定息（两次呼吸之间的间歇）脉五动，闰以太息（健康人正常均匀的呼吸之外，中间有一次较长的呼吸），命曰平人。平人者，不病也。常以不病调病人，医不病，故为病人平息以调之为法。

人一呼脉一动，一吸脉一动，曰少气。

人一呼脉三动，一吸脉三动而躁，尺热曰病温；尺不热脉滑曰病风；脉涩曰痹。

人一呼脉四动以上曰死；脉绝不至曰死；乍疏乍数曰死。

【白话意译】黄帝问道：正常人的脉搏跳动是怎样的？岐伯回答：正常人，呼一次气，脉搏跳动两次；吸一次气，脉搏跳动两次；一呼一吸称为一息，两息之间的更换间歇，脉搏再跳动一次，加起来一共五次，这就是"平人"的脉象。平人，就是健康无病之人。诊脉的基本法则，就是以健康人的呼吸为标准，诊察病人的脉搏跳动数。如果医生没有病，也可以用自己的呼吸来计算病人的脉搏跳动次数。

如果人呼一次气，脉搏只跳动一次；吸一次气，也只跳动一次，这是正气虚弱的表现。

如果人呼一次气，脉搏跳动三次，吸一次气，脉搏也跳动三次，而且显得躁急，腕关节到寸关节之间，皮肤还发热，这是得了温病；如果皮肤不热，脉象滑的，这是得了风病；如果脉象涩的，这是得了痹病；如果呼一次气，脉搏跳动四次以上，这就叫作死脉。如果脉搏中断，断绝不来的，也是死脉；如果脉搏节律不齐、忽快忽慢，则说明气血混乱，也是死脉。

【参悟领会】关于脉搏跳动与身体健康的关系，岐伯的这一段讲述，可谓简要明白。其基本的规律是：人，无论是呼气还是吸气，两次为健康数；低于两次，则属气虚；高于两次，则为邪盛；超过四次，则为死脉。

按照现代医学的规律，正常人一分钟呼吸15—20次，按照一呼一吸脉搏跳动5次计算，正常人一分钟脉搏跳动应为75—100次，低于75次，当属正气虚弱之症；超过160次，当属死症。

二、胃气乃生命的底气

平人之常气禀（来源）于胃，胃者平人之常气也；人无胃气曰逆，逆者死。

春胃微弦（多应肝脉，像琴弦一样）曰平，弦多胃少曰肝病，但弦无胃曰死；胃而有毛曰秋病，毛甚曰今（立即，很快）病。藏真散于肝，肝藏筋膜之气也。

夏胃微钩（多应心脉，像挂钩一样）曰平，钩多胃少曰心病，但钩无胃曰死；胃而有石曰冬病，石甚曰今病。藏真通于心，心藏血脉之气也。

长夏胃微耎弱（多应脾脉，像细软丝一样）曰平，弱多胃少曰脾病，但代无胃曰死；耎弱有石曰冬病，弱甚曰今病。藏真濡于脾，脾藏肌肉之气也。

秋胃微毛（多应肺脉，像羽毛漂浮一样）曰平，毛多胃少曰肺病，但毛无胃曰死；毛而有弦曰春病，弦甚曰今病。藏真高于肺，以行荣（运行于脉中叫营气）卫（运行于脉外叫卫气）阴阳也。

冬胃微石（多应肾脉，像石沉水底一样）**曰平，石多胃少曰肾病，但石无胃曰死；石而有钩曰夏病，钩甚曰今病。藏真下于肾，肾藏骨髓之气也。**

【白话意译】人的正常脉气来源于胃。胃气，是一个正常的健康人的基础之气。胃气的特点是冲淡柔和，人的脉息中如果没有了胃气，就是逆象。一旦出现逆象，就会死亡。

春季的脉象，如果是弦中带有柔和的胃气，叫作平脉；如果是弦多而胃气少，说明肝脏有毛病；如果是只有弦脉而全无胃气，就是死症；如果脉中虽有胃气，却同时还见秋季毛脉之象，这是春季见秋脉，预示着到秋天就会生病；如果毛脉之象太甚，马上就会发病。肝主筋膜，人在春天里，肝气旺盛，五脏的真气疏散于肝，以滋养筋膜之气。

夏季的脉象，如果是钩中带有柔和的胃气，叫作平脉；如果是钩多而胃气少，说明心脏有毛病；如果是只有钩脉而全无胃气，就是死症；如果脉中虽有胃气，却同时还见冬季石脉之象，这是夏季见冬脉，预示着到冬天就会生病；如果石脉之象太甚，马上就会发病。心主血脉，人在夏天里，心气旺盛，五脏的真气疏通于心，以充养全身血脉之气。

长夏时节的脉象，如果是弱中带有柔和之气，叫作平脉；如果是弱多而胃气少，说明脾脏有毛病；如果是只有弱脉而全无胃气，就是死症；如果脉中虽有胃气，却同时还见冬季石脉之象，这是长夏见冬脉，预示着到冬天就会生病；如果弱脉之象太甚，马上就会发病。脾主肌肉，人在长夏季节，脾气旺盛，五脏的真气濡养于脾，以营养全身肌肉之气。

秋季的脉象，如果是毛中带有柔和的胃气，叫作平脉；如果毛多而胃气少，说明肺脏有毛病；如果是只有毛脉而全无胃气，就是死症；如果脉中虽有胃气，却同时还见春季弦脉之象，这是秋季见春脉，预示着到来年春天就会生病；如果弦脉之象太甚，马上就会发病。肺在人体内居于上焦，百脉朝会于肺。人在秋季，肺气旺盛，五脏的真气上输到肺，以充养全身营卫之气。

冬季的脉象，如果石中带有柔和的胃气，叫作平脉；如果石多而胃气少，说明肾脏有毛病；如果是只有石脉而全无胃气，就是死症；如果脉中虽有胃气，却同时还见夏季钩脉之象，这是冬季见夏脉，预示着到来年夏天就会生病；如果钩脉之象太甚，马上就会发病。肾在人体内居于下焦，人在冬季，肾气旺盛，五脏的真气下输于肾脏，以滋养全身骨髓之气。

【参悟领会】这段话看起来复杂，实际上简单。概括起来，就是"五宜五忌、一不可"。

所谓"五宜"，就是春宜养肝、养筋膜；夏宜养心、养血脉；长夏宜养脾、养肌肉；秋以养肺、养营卫；冬宜养肾、养骨髓。

所谓"五忌"，就是春天忌见秋（毛）脉，因为金克木；夏天忌见冬（石）脉，因为水克火；长夏忌见冬（石）脉，因为水反侮土；秋天忌见春（弦）脉，因为木反侮金；冬天忌见夏（钩）

脉，因为火反侮水。

所谓"一不可"，就是任何一个季节的脉象中，都不能没有胃气。有胃气则生，无胃气则死，而胃气的特点就是柔和、平和。故一个健康的人，一个正常的人，一个幸福的人，其体内必须有一股柔和之气！这也就应了《中庸》的那一句名言："中也者，天下之大本也；和也者，天下之达道也。"

三、如何从乳根穴测验宗气

胃之大络，名曰虚里（左乳根穴）。贯鬲络肺，出于左乳下，其动应衣，脉宗气（水谷所生的精气，加上肺吸入自然界的清气，积于胸中，为脉之所宗，故名宗气）也。盛喘数绝者，则病在中；结而横，有积矣；绝不至曰死。乳之下，其动应衣，宗气泄也。

【白话意译】胃经的大络，名叫虚里，其脉从胃贯穿到膈，上联于肺，出于左乳之下的乳根穴的地方，搏动时手可以感觉得到，这就是脉的宗气。虚里倘若跳动剧烈，好像喘气一样的急促，而中间又有停顿现象，说明中气不守，病变在膻中；倘若虚里的跳动像打结一样，且位置横移，说明有积滞之病；倘若跳动断绝不再来的，则是死症。倘若虚里跳动得厉害，连胸前的上衣也随之振动的，这是宗气不能藏蓄而外泄的表现。

【参悟领会】要全面准确理解这段话的意思，有必要深切了解一下宗气。宗气，又叫胸气、大气、胸中大气，是积聚于胸腔之气。宗气的生成，主要有两个来源：一是肺从自然界吸入的"清气"；一是水谷经脾胃运化之后而产生的"精气"。宗气的主要功能有三个：一是循喉咙上走呼吸道，推动肺的呼吸；二是贯注于心脉，推动血液运行；三是作为后天生成之气，对先天元气有重要的资助作用。

关于宗气与元气的关系，是这样的：元气以三焦为通道，自下而上通达于胸中，以助后天宗气；宗气则自上而下，循人脉输送到丹田，以资助先天元气。先天之气与后天之气就是这样融合成为一身之气的。

这段重点所讲的"虚里"区，实际上就是心脏二尖瓣区，也叫心尖搏动点，这是现代医生听诊的主要区域。医生通过听这个区域，主要了解病人的心脏跳动的频率、节律以及是否有杂音等。由此，我们可以得出一个结论，几千年前的古人，已经为现代医学对心脏的检测开了一个先河。检测的部位大体是一致的，都以左乳房根部为重点；检测的手段略有不同，古人用眼、用手指，现代人用听诊器。

四、如何从寸关尺脉诊察病象

欲知寸口太过与不及。寸口之脉中手（手指下的反应）短者，曰头痛。寸口脉中手长者，曰足胫痛。寸口脉中手促上击者，曰肩背病。寸口脉沉而坚者，曰病在中。寸口脉浮而盛者，曰病在外。寸口脉沉而弱，曰寒热及疝瘕（shàn jiǎ，寒凝气积，小腹中有包块）、少腹痛。寸口脉沉而横，曰胁下有积，腹中有横积痛。寸口脉沉而喘，曰寒热。

脉盛滑坚者，曰病在外。脉小实而坚者，病在内。脉小弱以涩，谓之久病。脉滑浮而疾者，谓之新病。脉急者，曰疝瘕少腹痛。脉滑曰风。脉涩曰痹。缓而滑曰热中。盛而紧曰胀。

臂多青脉，曰脱血。

尺脉缓涩，谓之解㑊（xiè yì，懈怠懒动），安卧脉盛，谓之脱血。尺涩脉滑，谓之多汗。尺寒脉细，谓之后泄。脉尺粗常热者，谓之热中。

【白话意译】切脉一定要知道区分太过和不及情况。就寸口脉在手指下的反应而言,感觉短促的,为阳气不足,会出现头痛症状;感觉绵长的,为阴气不足,会出现足胫痛;感觉急促有力,像是在指下搏击的,为上焦阳气太盛,会出现肩背痛的症状;感觉像是沉伏在里面而且坚硬的,表明疾病在内部;感觉像是浮在表面而且洪大的,表明疾病在外部;感觉沉伏而微弱的,会出现寒热、疝瘕及小腹疼痛的症状;感觉沉伏而横斜的,表明胁下或腹中有积块而疼痛;感觉沉伏而急促的,会出现寒热病。

就关脉而言,感觉脉象盛大、滑利而坚硬的,表明病邪在体表;感觉脉象细小、充实而坚硬的,表明病邪在体内。感觉脉象细小、微弱而涩滞的,属虚证,表明是久病;感觉脉象滑利、轻浮而急促的,属实症,表明是新病。感觉脉象像弦一样劲急的,乃肝出了问题,会出现因疝瘕引起的小腹痛;感觉脉象滑利的,属风症;感觉脉象涩滞的,属痹症;感觉脉象迟缓且滑利的,表明热邪在脾脏,属热中病;感觉脉象盛大而坚硬的,表明寒气痞满,会出现腹胀。

臂上有多处青筋显露的,属血少脉空之象,多是失血造成的。

就尺脉而言,感觉脉象和缓而涩滞的,表明气血不足,多出现疲惫、倦怠、懒动、嗜睡的症状;脉象盛大的,说明体内火旺盛,容易造成脱血;尺部皮肤干涩而脉象滑利的,会有多汗的症状;尺部皮肤寒凉而脉象细小的,表明阴寒之气过盛,多会发生泄泻的症状；尺部皮肤经常发热、脉象粗大的，是阳盛于内的表现，多引发热中病。

【参悟领会】这段话，详细地论述了寸、关、尺三部脉象的特点，告诉后世医者如何从脉象变化去判断人体内脏生理及病理的变化，一共列举了22种征象，其中关于寸脉的有8种征象，关于关脉的有9种征象，关于尺脉的有5种征象。

《黄帝内经》的最大优点之一，是极为重视脉象，把脉象学讲得细之又细；其最大的缺点，则是把脉象学抬得太高，搞得玄之又玄，细之又细，让后世学者如坠烟海，难以精准把握。切脉的学问，说得直白一点，就是手指通过感觉反应的学问。既然是感觉的东西，自然就带有了模糊的性质，如形容脉搏的跳动，像弓弦、像洪水、像珠子、像羽毛、像沉石、像钩子，等等，这是很难说得清、道得明、断得准的。故现代学中医者，为稳妥起见，还是应在望、闻、问上下扎实功夫。此外，也可以借鉴现代西医内科的好经验，通过按压、敲击脏腑等方法，来判断脏腑的生理、病理状况；尤其是要善于借助现代高端的仪器设备检测，以及精确的化验结果，来综合判断病情。

五、如何诊察水肿、黄疸等病象

颈脉（现在叫颈动脉，古代叫人迎脉）动喘疾咳，曰水。目裹（上下眼睑）微肿，如卧蚕起之状，曰水。溺（小便）黄赤，安卧者，黄疸。已食如饥者，胃疸（一种病名，因胃热，刚进食又有饥饿感）。面肿曰风。足胫肿曰水。目黄者曰黄疸。

妇人手少阴脉动甚者，妊子也。

【白话意译】颈部人迎脉如果搏动过盛，并且伴有气喘、咳嗽现象的，属水肿病。眼睑浮肿如卧蚕的，也属水肿病。小便颜色黄中带红的，且伴有嗜睡现象的，属黄疸病。刚刚进食又感到饥饿的，属胃疸病。风为阳邪，一般先侵蚀人体上身，导致面部浮肿，这叫风水病。水湿为阴邪，一般先侵蚀人体下身，导致小腿浮肿，这叫水肿病。眼睛发黄的，属黄疸病。

女子手少阴心脉搏动明显的，是怀孕的迹象。

【参悟领会】这段话尽管很简单，但却告诉了我们如何诊察三种复杂疾病：黄疸病、胃疸病和水肿病。如何判定黄疸病？主要是"两黄"，即眼黄、尿黄。如何判定胃疸病？刚吃完又喊饿。

如何判定水肿病？主要是"三肿"，即眼肿、面肿、小腿肿。这三肿，又可细分为两种情形：在上部的，多为风水肿；在下部的，多为湿水肿。

由此亦可确定基本的治疗思路：治疗上半身的水肿，如面肿、眼睑肿等，宜先祛风；治疗下半身的水肿，如小腿肿等，宜先除湿。

六、脉象与四时阴阳的关系

脉从阴阳，病易已；脉逆阴阳，病难已。脉得四时之顺，曰病无他；脉反四时及不间藏，曰难已。

脉有逆从四时，未有藏形，春夏而脉瘦，秋冬而脉浮大，命曰逆四时也。

风热而脉静，泄而脱血脉实，病在中，脉虚，病在外，脉涩坚者，皆难治，命曰反四时也。

【白话意译】病分阴阳，脉象也分阴阳。如果脉象与病症的阴阳属性一致，疾病就容易治愈；如果相反，则难以治愈。如果脉象与四时阴阳完全一致相应，这就叫作"顺"！处顺境，即便是得了病，也不会有什么危险；但如果脉象与四时阴阳相反，或者疾病在脏腑间传导时，不是按照五行相生的规律顺传，如心传脾、脾传肺等，而是按照五行相克的规律逆传，如心传肺、肺传肝、肾传心、脾传肾等，疾病就很难治愈。

脉象有与四时相顺应的，也有不相顺应的。如果在应当出现某一脏脉的季节而没有出现该脏脉，如春夏之季没有出现弦、洪脉象，却出现了沉、涩脉象；秋冬之季没有出现毛、石脉象，却出现了浮、大脉象，这就叫"逆四时"之症。

除了"逆四时"之症外，还存在"反四时"之症。具体表现有四种：（一）风热属阳邪，人体受了风热后，脉象本应该是浮大的，却反而显得沉静；（二）人得了泄泻、脱血的疾病，脉象本应该是虚弱的，却反而显得坚实；（三）人得的病已深入到经脉脏腑里，脉象本应该是实的，却反而显得虚；（四）人得的病尚在体表，脉象本应该是浮滑的，却反而显得涩坚。这些，都是难治之症。

【参悟领会】反复品悟这段话，我们不难得出一个结论：一个人是有病还是无病，有了病是易治还是难治，全在"顺逆"之间也。就物质（包括肉体、生活起居等）而言，大凡能顺应四时气候变化、能顺应自然环境变化的，多得健康；反之，则易受风寒湿等外邪侵蚀。就精神（包括心性、情绪）而言，大凡能顺应时势变化、能顺应社会大环境变化的，多得福乐；反之，则易受忧愁、愤怒、怨恨、牢骚等负面情绪的伤害。

七、人以水谷为本

　　人以水谷为本，故人绝水谷则死，脉无胃气亦死。所谓无胃气者，但得真藏脉，不得胃气也。所谓脉不得胃气者，肝不弦，肾不石也。

　　太阳脉至，洪大以长；少阳脉至，乍数乍疏，乍短乍长；阳明脉至，浮大而短。

　　【白话意译】人的生命的维持是以水谷化生的营养为根本的。树无根则死，人一旦断绝了水谷就会死，脉象中没有胃气也会死。所谓无胃气者，是指只见真藏脉，而没有柔和胃气滋养的脉。怎样判断脉象有没有胃气，就是看人在四季之中，其脉象有没有这个季节本应该具有的基本特征，如春脉有没有微弦的征象，冬脉有没有微沉的征象。

　　太阳经当值的五月和六月，脉象的特征是洪大而绵长；少阳经当值的正月和二月，脉象的特征时快时慢、时短时长；阳明胃经当值的三月和四月，脉象的特征是浮大而短促。

【**参悟领会**】就治国而言，是民以食为天；就治身而言，是人以水谷为本；就治病而言，是脉以胃气为常。这其中，静静地思虑和梳理一下，便会发现这段话给我们展示了一条生命的链条：水谷——胃气——平常脉气——正常生命之气。

八、五脏正常的脉象

夫平心脉来，累累如连珠，如循琅玕（láng gān，珠和美玉），曰心平（正常健康）；病心脉来，喘喘连属，其中微曲，曰心病；死心脉来，前曲后居，如操带钩，曰心死。

平肺脉来，厌厌聂聂，如落榆荚（jiá，榆树的果实），曰肺平；病肺脉来，不上不下，如循鸡羽，曰肺病；死肺脉来，如物之浮，如风吹毛，曰肺死。

平肝脉来，耎弱招招，如揭长竿末梢，曰肝平；病肝脉来，盈实而滑，如循长竿，曰肝病；死肝脉来，急益劲，如新张弓弦，曰肝死。

平脾脉来，和柔相离，如鸡践地，曰脾平；病脾脉来，实而盈数，如鸡举足，曰脾病；死脾脉来，锐坚如鸟之喙（huì，嘴），如鸟之距，如屋之漏，如水之流，曰脾死。

平肾脉来，喘喘累累如钩，按之而坚，曰肾平；病

肾脉来，如引葛，按之益坚，曰肾病；死肾脉来，发如夺索，辟辟如弹石，曰肾死。

【白话意译】正常的心脉来时，手指下的感觉，就像一颗颗连续滚动的珠子一样圆滑，像触摸着玉石一样温润，这就是心脏的平脉；假如心脉来时急促连连，还带有微曲的征象，就是病脉；假如心脉来时前段弯曲后段劲直，如同触摸到带钩一样坚硬，毫无柔和的感觉，就是死脉。

正常的肺脉来时，手指下的感觉，就像榆树果实徐徐地飘落一样，和缓流利，这就是肺脏的平脉；假如肺脉来时不上不下，滞涩得好像抚摸在鸡毛上一样，就是病脉；假如肺脉来时，既像物体漂浮在水面，又像风吹动羽毛，飘忽不定，散动无根，就是死脉。

正常的肝脉来时，手指下的感觉，就像长杆的末梢一样柔软地摆动，很有弹性，这就是肝脏的平脉；假如肝脉来时像摸着一根坚实、滑利的长竹竿一样，就是病脉；假如肝脉来时，好像新张开的弓弦一样，绷得又紧又急又有力，就是死脉。

正常的脾脉来时，手指下的感觉，就像鸡脚缓缓着地一样，从容轻缓，节律均匀，这就是脾脏的平脉；假如脾脉来时像受惊的鸡一样急走，既快速又踏实，就是病脉；假如脾脉来时，像乌鸦的嘴、鸟的爪子一样，锐利而无柔和之气；或跳动中时有间歇，如房屋漏水；或像流水一样，一去不返，就是死脉。

正常的肾脉来时，手指下的感觉，就像沉在水中的石头一样，轻按感觉圆滑，曲回如钩，重压感觉坚实，这就是肾脏的平脉；假如肾脉来时如同牵引葛藤一样，越按越牵扯不开，就是病脉；假如肾脉来时，好像有人从两侧抢夺绳索一样，韧长而劲急；或者像用手指弹在坚硬的石头上一样，就是死脉。

【参悟领会】反复品悟这一段关于心、肺、肝、脾、肾五脏的平脉、病脉、死脉的描述，不难发现其中的一个规律：凡平脉，也就是健康脉，都具有柔和的特征；凡病脉，都具有滞涩的特征；凡死脉，都具有僵硬的特征。这让人不禁想起老子一段话："人之生也柔弱，其死也坚强。草木之生也柔脆，其死也枯槁。故曰坚强者死之徒，柔弱者生之徒。"全部脉学的精髓，就在于此啊！

第十九篇

玉机真藏论

篇目解读

要了解"玉机"二字的真意，必须先搞清楚北斗七星的功能和作用。所谓北斗七星，是指在北半球天空出现的七颗星星，因为连接起来形状像古代舀酒的斗勺，所以叫北斗七星，它们的名字分别为：天枢、天璇、天玑、天权、玉衡、开阳、瑶光。其中，前面四颗带天字的星为"魁四星"，号璇玑；后面三颗星为"杓三星"，号玉衡。两个别号合起来，就叫玉机（玑）。对古人来说，玉机就相当于北斗七星的雅号，预示着天道的秘密。

北斗七星在不同的季节和夜晚不同的时间，会出现在北方天空不同的方位，因而古人就根据黄昏时斗柄所指的方向来确定季节，即：斗柄指东、天下皆春，斗柄指南、天下皆夏，斗柄指西、天下皆秋，斗柄指北、天下皆冬。从这个意义上讲，北斗七星在古代的作用就是"三定"：定方向、定季节、定时辰。分析到了这一步，我们就可以理解，本篇所谓的"玉机真藏论"，其实就是要告诉我们关于判断真藏脉的思路、方向和标尺。由于真藏脉是没有胃气的脉，实质上也就是相当于"死脉"。故本篇告诉我们判断真藏脉的诀窍，其实就是传授给后世良医判断生死的诀窍。

一、春脉为何如弦

黄帝问曰：春脉如弦，何如而弦？

岐伯对曰：春脉者肝也，东方木也，万物之所以始生也，故其气来，耎弱轻虚而滑，端直以长，故曰弦，反此者病。

帝曰：何如而反？

岐伯曰：其气来实而强，此谓太过，病在外；其气来不实而微，此谓不及，病在中。

帝曰：春脉太过与不及，其病皆何如？

岐伯曰：太过则令人善忘，忽忽眩冒而巅疾；其不及，则令人胸痛引背，下则两胁胠满。

【白话意译】黄帝问：都说春天的脉，就像弦一样，那怎样才算是弦呢？

岐伯回答：人在春天的时候，其脉象对应肝脏，属东方之木，具有万物生发的气象。脉气来时，就像春天的柳枝一样，柔润、轻软、滑利，绵绵细长，所以叫弦脉。如果脉象与此特点不符，那就是病脉。

黄帝问：那什么样的脉象算是病脉呢？

岐伯回答：脉气来时，如果手指的感觉是搏击有力的，这就叫作太过，表明疾病在外部；如果手指的感觉是虚弱不实的，这就叫作不及，表明疾病在内部。

黄帝又问：春脉太过或不及，会有哪些症状表现呢？

岐伯回答：如果春脉太过，会使人记忆力衰退，精神恍惚，头昏眼晕，并引发巅顶疾病；如果春脉不及，则会使人胸部疼痛，并牵扯到背部，向下则使得两侧胁肋部位胀满。

【参悟领会】既然春脉象琴弦一样，那"不松不紧"就是最好的状态。绷得太紧，容易得高血压、眩晕症，乃至中风等症。这往往是由于肝阴不足、肝阳上亢造成的。反之，如果肝阳不足，肝过于寒，则肝木不能生心火；心血不活，甚至被凝滞，胸部当然会又紧又痛，而背为胸之府，自然会牵扯得背部疼痛。

二、夏脉为何如钩

帝曰：善。夏脉如钩，何如而钩？

岐伯曰：夏脉者心也，南方火也，万物之所以盛长也，故其气来盛去衰，故曰钩，反此者病。

帝曰：何如而反？

岐伯曰：其气来盛去亦盛，此谓太过，病在外；其气来不盛，去反盛，此谓不及，病在中。

帝曰：夏脉太过与不及，其病皆何如？

岐伯曰：太过则令人身热而肤痛，为浸淫；其不及，则令人烦心，上见咳唾，下为气泄。

【白话意译】黄帝说：说得真好啊！都说夏天的脉，就像钩子一样，那怎样才算是钩呢？

岐伯回答：人在夏天的时候，其脉象对应心脏，属南方之火，具有万物成长盛旺的气象。脉气来时，就像洪流奔涌，一波先直冲而下，再轻微回旋，呈现出一个"√"形，所以叫作钩脉。

如果与此特点不符，那就是病脉。

黄帝问：那什么样的脉象算是病脉呢？

岐伯回答：如果脉气来时，显得充盛有力，去时还显得充盛有力，这就叫作太过，表明疾病在外部；如果脉气来时显得虚弱无力，去时反倒显得充盛有力，这就叫作不及，表明疾病在内部。

黄帝又问：夏脉的太过与不及，会有哪些症状表现呢？

岐伯回答：如果夏脉太过，会使人身体发热，皮肤疼痛，引发出"浸淫"疮（随着热邪慢慢渗透，皮肤上的疮不断蔓延扩大）；如果夏脉不及，会使人心烦焦躁，在上会出现咳吐涎唾（xián tuò，口水）的症状，在下会出现泄泻放屁的症状。

【参悟领会】既然夏脉如钩，那么，"来时奔涌、去时悄微"，就是其形象性的特点描述。可为什么夏脉会如钩？为什么正常的夏脉会是来时盛长奔涌、去时收敛轻微呢？这恐怕与夏脉"承前启后"的位置有关。夏脉"承前"，承接延续的是春脉万物生发的蓬勃气象，自然会呈现盛长之象；夏脉"启后"，开启的是秋天收敛萧瑟之气象，自然会呈现悄微之象。

三、秋脉为何如浮

帝曰：善。秋脉如浮，何如而浮？

岐伯曰：秋脉者肺也，西方金也，万物之所以收成也，故其气来，轻虚以浮，来急去散，故曰浮，反此者病。

帝曰：何如而反？

岐伯曰：其气来毛而中央坚，两傍虚，此谓太过，病在外；其气来毛而微，此谓不及，病在中。

帝曰：秋脉太过与不及，其病皆何如？

岐伯曰：太过则令人逆气，而背痛，愠愠（yùn，郁闷）然；其不及，则令人喘，呼吸少气而咳，上气见血，下闻病音。

【白话意译】黄帝问：都说秋天的脉，就像浮在空中一样，怎样才算是浮呢？

岐伯回答：人在秋天的时候，其脉象对应肺脏，属西方之金，具有万物收成的气象。脉气来时，像风吹浮云一样，来时急促，去时散乱，所以叫作浮脉。如果脉象特点与此不符，那就是病脉。

黄帝问：那什么样的脉象算是病脉呢？

岐伯回答：脉气来时像羽毛一样，中间坚实，两边虚柔，这就叫作太过，表明疾病在外部；脉气来时轻浮而微弱，这就叫作不及，表明疾病在内部。

黄帝又问：秋脉的太过与不及，会有哪些症状表现呢？

岐伯回答：秋脉太过，会导致气上逆，引发背部疼痛，使人郁闷不舒畅；秋脉不及，则会使人呼吸短气，咳嗽气喘，在上会出现气逆咯血之症，在下则能听见胸喉间喘呼的声音。

【参悟领会】人体五脏之中，唯有肺，最像两片大树叶。秋脉如浮，古人的这个意象形容是很宽泛的，究竟是像漂浮在空中的树叶，还是像漂浮在水面的浮萍，是像漂浮在空中的羽毛，还是像漂浮在空中的云雾……个人的看法，还是像落叶比较恰当。毕竟，在秋天里，最具有标志性的景象，就是"碧云天、黄叶地"。中医最讲天人相应，而所谓的天人相应，很多时候，首先是天人相像，故人在秋天的脉之气象，就像树在秋天之气象一样，既有轻虚漂浮之感，亦有渐渐收敛之象。

由于秋脉主应肺脏，而肺又主气。故肺之毛病，均在气上体现，也均在呼吸上体现。

四、冬脉为何如营

帝曰：善。冬脉如营（像营垒、营房一样，居于里，外面有人把守），何如而营？

岐伯曰：冬脉者肾也，北方水也，万物之所以合藏也，故其气来，沉以搏，故曰营，反此者病。

帝曰：何如而反？

岐伯曰：其气来如弹石者，此谓太过，病在外；其去如数者，此谓不及，病在中。

帝曰：冬脉太过与不及，其病皆何如？

岐伯曰：太过则令人解㑊，脊脉痛而少气，不欲言；其不及则令人心悬如病饥，眇（miǎo，两肋下方空软的部分）中清，脊中痛，少腹满，小便变。

帝曰：善！

【白话意译】黄帝问：都说冬天的脉，就像居宿在营房中一样，那怎样才算是营呢？

岐伯回答：人在冬天的时候，其脉象对应肾脏，属北方之水，具有万物闭藏的气象。脉气来时，显得深沉而有力，所以叫作营脉。如果脉象特点与此不符，那就是病脉。

黄帝问：那什么样的脉象算是病脉呢？

岐伯回答：脉气来时，像弹击石头一样坚硬，这就叫作太过，表明疾病在外部；脉气去时，显得很是虚弱，这就叫作不及，表明疾病在内部。

黄帝又问：冬脉的太过与不及，会有哪些症状表现呢？

岐伯回答：冬脉太过，会使人精神不振，身体疲乏，脊骨疼痛，呼吸短促，不愿多说话；冬脉不及，则会使人的心像悬在半空里一样，很像腹中饥饿的那种感觉，两胁肋下空软的部位，会有清冷之感，脊骨发痛，小腹胀满，小便也会异常。

黄帝赞道：说得太好了！

【参悟领会】秋收冬藏。一个"藏"字，便充分展示了冬脉的特征。藏什么呢？藏神、藏精、藏气、藏血、藏髓、藏津、藏液，等等。总之，人在冬季养生，一定要时时处处体现一个藏字。

农村有句谚语："今冬麦盖三层被，来年枕着馒头睡"。过去看这句话，以为就是冬天多下几场雪，把麦子上的虫子冻死了，所以便丰收了。如今才算明白，一场雪就相当于一层被，三场雪三层被，把地气藏住了，把土壤中的能量藏住了，麦子汲取地里的能量越多，自然也就长得越丰硕。

麦犹如此，地犹如此，人又何尝不是如此呢！

五、脾脉为何如孤

帝曰：四时之序，逆从之变异也，然脾脉独何主？

岐伯曰：脾脉者，土也，孤藏以灌四傍者也。

帝曰：然则脾善恶，可得见之乎？岐伯曰：善者不可得见，恶者可见。

帝曰：恶者何如可见？

岐伯曰：其来如水之流者，此谓太过，病在外；如鸟之喙（huì，鸟嘴）者，此谓不及，病在中。

帝曰：夫子言脾为孤藏，中央土以灌四傍，其太过与不及，其病皆何如？

岐伯曰：太过则令人四支不举；其不及则令人九窍不通，名曰重强。

【白话意译】黄帝说：春夏秋冬四季的变化，是导致脉象顺逆变化的主要原因。但上述脉象当中，唯独没有提到脾脉，不知这脾脉究竟与哪个时令季节相对应呢？

岐伯回答：脾脉属土，位居中央为孤脏。土为万物之本，其运化水谷精华以灌养心、肺、肝、肾四脏。

黄帝问：那脾脉的正常和异常现象能够看得出吗？

岐伯回答：正常的脾脉，是以柔和之象融合在四季脉象之中，所以看不到；但有病的脾脉，则是可以看到的。

黄帝又问：有病的脾脉是怎样的呢？

岐伯回答：大凡有病的脾脉，如果来时像流水一样散乱，这就叫作太过，表明疾病在外部；如果来时像鸟嘴一样坚硬，这就叫作不及，表明疾病在内部。

黄帝再问：您刚才说，脾是孤脏，位于中央，属土，能灌养其余四脏，其太过与不及会引发什么样的症状呢？

岐伯回答：脾脉太过，会使人身体感到沉重，手脚不能举动；不及会使人得"重强"之症，九窍不通畅，老是拥塞。

【参悟领会】由此上述，我们不难得出一个结论性的断语，即"见脾脉不吉"。原因很简单，正常的脾脉看不见，有病的脾脉才出现。

如何判断脾脉有病？我们则可以采用反证法，即：一旦觉察到身体沉重，四肢像灌了铅一样，就说明脾脏出了问题；一旦感到九窍，尤其是鼻子、大小便不通畅，也说明脾脏出了问题。

六、丹青难写是精神

帝瞿然（jù rán，敬素、勤谨的样子）而起，再拜而稽首（qǐ shǒu，古代最隆重的一种跪拜礼）曰：善！吾得脉之大要。天下至数，《五色》《脉变》《揆度》《奇恒》，道在于一。神转不回，回则不转，乃失其机。至数之要，迫近以微，著之玉版，藏之藏府，每旦读之，名曰《玉机》。

【白话意译】 听了岐伯对五脉特征的全面描述与分析，黄帝豁然开悟，肃然起立，向岐伯恭恭敬敬地行了一个礼说：太好了！我已经掌握脉学的要领了，这才是天下最顶级、最实用的学问啊！自古流传下来的《五色》《脉变》《揆度》《奇恒》等书，所阐述的脉学道理，都是一以贯之的。这个一，就是指"神"。神气运转不息，如果是顺向前行，就能够保持生机；如果是逆向倒行，就会失掉生机。这种大道理，看起来离我们的日常生活很近，实质上却非常精微玄妙，我要把它刻在玉版上，藏在枢要内府里，每天早晨拿出来诵读。姑且就把它称作《玉机》吧。

【参悟领会】丹青难写是精神。在全部中医的学问里，最难参透的是神，而最需要把握好的也是神。

健康的人体，可以分为两大组织体系，一个是"形"的体系，一个是"神"的体系。形的体系包括，骨骼、肌肉、皮肤、筋络、毛发、血、津、液等，一切用肉眼能够看得见的东西；神的体系包括，神、魂、魄、意、志、气等，一切用肉眼看不见的东西。有生于无，无驾驭有。在浩渺的宇宙里，是看不见的暗物质、暗能量主宰着看得见的日月星辰；在精致的人体里，也是看不见的"神"的组织体系主宰着看得见的"形"的组织体系。故万年中医都传承着一条宝贵经验：大医治神！

七、五脏疾病传变的规律

五藏受（遭受，受到）**气**（病邪之气）**于其所生**（按五行相生相克的规律，指的是由本脏"我"所生的脏，如肝木受气于其所生的心火，心火受气于其所生的脾土等），**传**（传变、传导）**之于其所胜**（指的是由本脏"我"所克的脏，如肝木传导于其所克的脾土，心火传导于其所克的肺金），**气舍**（留止）**于其所生**（指的是生本脏"我"的脏，如生肝木者是肾水，生心火者是肝木等），**死于其所不胜**（指的是克本脏"我"的脏，如克肝木者是肺金，克心火者是肾水等），**病之且死，必先传行至其所不胜，病乃死。此言气之逆行也，故死。**

肝受气于心，传之于脾，气舍于肾，至肺而死。

心受气于脾，传之于肺，气舍于肝，至肾而死。脾受气于肺，传之于肾，气舍于心，至肝而死。

肺受气于肾，传之于肝，气舍于脾，至心而死。

肾受气于肝，传之于心，气舍于肺，至脾而死。

此皆逆死也。一日一夜五分之（一日一夜分为五个时间段，对应五脏，即早晨对应肝脏，中午对应心脏，午后对应脾脏，傍晚对应肺脏，夜深对应肾脏），**此所占死生之早暮也。**

黄帝曰：五藏相通，移皆有次。五藏有病，则各传其所胜；不治，法三月，若六月，若三日，若六日，传五藏而当死，是顺传所胜（相克）**之次。故曰：别于阳者，知病从来；别于阴者，知死生之期。言知至其所困而死。**

【白话意译】按照五行相生相克的规律，人体中某一脏腑所遭受的病毒邪气，一般来自它所生的脏腑，传递到它所克的脏腑，停留在生它的脏腑，死在克它的脏腑。当一个人的某一脏腑病情发展到特别严重时，一定会先转移到克它的脏腑，人才会死去。这种现象，属于典型的病毒邪气逆传，容易致人死亡。

比如，肝脏（木）所受的病邪之气，就来源于它所生的心脏（木生火）；如果不能及时治疗，就会转移到它所克的脾脏（木克土）；如果还不能有效治疗，就会滞留在生它的肾脏（水生木）；如果病邪继续蔓延，就会转移到克它的肺脏（金克木），至此便成死症。

心脏（火）所受的病邪之气，就来源于它所生的脾脏（火生土）；如果不能及时治疗，就会转移到它所克的肺脏（火克金）；如果还不能有效治疗，就会滞留在生它的肝脏（木生火）；如果病邪继续蔓延，就会转移到克它的肾脏（水克火），至此便成死症。

脾脏（土）所受的病邪之气，就来源于它所生的肺脏（土生金）；如果不能及时治疗，就会转移到它所克的肾脏（土克水）；如果还不能有效治疗，就会滞留在生它的心脏（火生土）；如果病邪继续蔓延，就会转移到克它的肝脏（木克土），至此便成死症。

肺脏（金）所受的病邪之气，就来源于它所生的肾脏（金生水）；如果不能及时治疗，就会转移到它所克的肝脏（金克木）；如果还不能有效治疗，就会滞留在生它的脾脏（土生金）；如果病邪继续蔓延，就会转移到克它的心脏（火克金），至此便成死症。

肾脏（水）所受的病邪之气，就来源于它所生的肝脏（水生木）；如果不能及时治疗，就会转移到它所克的心脏（水克火）；如果还不能有效治疗，就会滞留在生它的肺脏（金生水）；如果病邪继续蔓延，就会转移到克它的脾脏（土克水），至此便成死症。

以上，就是病邪之气在五脏逆行、致人死亡的大体规律。如果把一天一夜分为五个阶段，并对应五脏，如早晨对应肝脏、中午对应心脏、午后对应脾脏、傍晚对应肺脏、夜深对应肾脏等，就可以根据一个人的具体的脏腑之病，而推测出其死亡的具体时间。

黄帝顿悟，总结说：五脏在人体内是相通的，病邪的转移，都有一定的次序。假如某一脏腑有病,就会传导给它所克的脏腑。这个时候,如果不能及时治疗,慢则三至六个月,快则三至六天,病邪就会传遍五个脏腑,人就必死无疑。阳为表,阴为里。所以说,能够辨别表症的,就可以知道病邪是从哪里来的;能够辨别里症的,就可以知道病人的死生日期。也就是说,当病邪从某一脏腑转移到能够克制它的脏腑时,人就死了。

【参悟领会】从这段话里,我们至少可以明白两条基本规律:一条是,任何一种疾病,都不可能孤立地存在。如肝脏的疾病,其病源多在心,其病根则多在肾;肾脏的疾病,其病源多在肝,其病根则多在肺。

另一条是,治疗任何一种疾病,除了对"脏"用药外,必须兼顾其相生相克之脏。如治疗肝病,就应兼顾对肾脏和肺脏用药;治疗肺病,就应兼顾对脾脏和心脏用药。治病如打仗,用药如用兵。要打赢仗,就必须把自己的盟友搞得多多的,把敌人搞得少少的;要治好病,就必须先把生它的脏腑(盟友)调治好,再把克它的脏腑(敌人)调治好,如此才会事半功倍。

八、风者百病之长

是故风者，百病之长也。今风寒客于人，使人毫毛毕直，皮肤闭而为热，当是之时，可汗而发也；或痹不仁肿痛，当是之时，可汤熨及火灸刺而去之。弗治，病入舍于肺，名曰肺痹，发咳上气；弗治，肺即传而行之肝，病名曰肝痹，一名曰厥，胁痛出食，当是之时，可按若刺耳；弗治，肝传之脾，病名曰脾风发瘅，腹中热，烦心出黄，当此之时，可按、可药、可浴；弗治，脾传之肾，病名曰疝瘕（shàn jiǎ，寒邪与脏气打架，积聚在小腹而形成的一种疾病），少腹冤热而痛，出白，一名曰蛊（gǔ，一种意思是腹中的毒虫；一种是指腹部臌胀的疾病），当此之时，可按、可药；弗治；肾传之心，病筋脉相引而急，病名曰瘛（chì，筋脉拘急牵扯的疾病），当此之时，可灸、可药；弗治，满十日法当死。肾因传之心，心即复反传而行之肺，发寒热，法当三岁死，此病之次也。

然其卒发者，不必治于传；或其传化有不以次，不以次入者，忧恐悲喜怒，令不得以其次，故令人有大病矣。因而喜大虚，则肾气乘矣，怒则肝气乘矣，悲则肺气乘矣，恐则脾气乘矣，忧则心气乘矣，此其道也。故病有五，五五二十五变，及其传化。传，乘之名也。

【白话意译】风、寒、暑、湿、燥、火，号称六淫，是导致人生病的根源，而风又位居六淫之首，故号称"百病之长"。风寒邪气侵入人体后，会使人的毫毛竖起来，皮肤闭塞而发热，这个时候，可以用发汗的方法进行治疗；如果风寒邪气侵入到了经络，就会导致肌肉麻痹或肿痛，这个时候，可以采用热敷、拔火罐、艾灸以及针刺等方法，驱散邪气。如果在这个层面还不能治愈的话，邪气就会侵入到肺，形成"肺痹"，出现咳嗽上气的症状；如果还不能治愈的话，邪气就会传导到肝，形成"肝痹"，也叫肝厥，出现胁肋疼痛、吐食的症状，这个时候，可以采用按摩或针刺的方法治疗；如果还不能治愈，邪气就会传导到脾，引发"脾风"，出现黄疸、腹中热、心烦、小便色黄等症状，这个时候，可以采用按摩、药物或药汤热浴等方法治疗；如果还不能治愈，邪气就会传导到肾，引发疝瘕病，出现小腹部郁热疼痛、小便色白而浑浊的症状，这种病也叫蛊症，此时可采用按摩或药物治疗；如果还不能治愈，邪气就会传导到心，出现筋脉拘急牵扯的症状，这种病叫"瘛"病，可以采用艾灸或药物治疗；如果这个时候还治不好的话，那十天左右就会死亡。还有，如果邪气从肾传到心，又从心再次传到肺的话，就会引发寒热症，三天左右，人就可能死亡。这，就是疾病传变的一般性次序。

既然有一般，就会有特殊。对有些突发性的疾病，就不能按照上述的一般性次序去治疗，因为这些疾病，并不都是按照上述次序传导的。比如，忧、恐、悲、喜、怒等五种情志，就会影响病邪传导的次序，使人突然发病。比如，人因为过喜而伤心（火），则肾（水）上的邪气就会乘虚侵袭心；因为大怒而伤肝（木），则肺（金）上的邪气就会乘虚侵袭肝；因为思虑过度而伤脾（土），则肝（木）上的邪气就会乘虚侵袭脾；因为过于惊恐而伤肾（水），则脾（土）上的邪气就会乘虚侵袭肾；因为过度忧悲而伤肺（金），则心（火）上的邪气就会乘虚侵袭肺。以上，就是由于五种情志过激而引发的疾病不按照一般性次序传变的规律。由此算来，虽然按照一般性的次序，五脏只会引发五种疾病；但在传变过程中，如果遭受五种情志的干扰，就会产生二十五种病变。因此，传化的另一层意思，还包含了意外的乘虚侵袭。

【参悟领会】久则生变。病毒、病邪在一个脏腑或器官滞留得久了，就会转移、扩散，这是西医和中医都认识到的基本规律。如何理解并运用好中医的疾病传变规律，我们需要弄清楚两个概念：

一个是"顺序之传"，就是按照五行、五脏相克的顺序进行传变，如在遭受风寒侵蚀后，疾病往往是从肺（金）传至肝（木），从肝传至脾（土），从脾传至肾（水），从肾传至心（火）。

一个是"意外之传"，就是在一般性的传变过程中，因为受到喜、怒、忧、恐等五种情志的影响，从而使得原本可能发生的肺痹、肝痹、脾风、疝瘕、瘕病等，突然变成另外的疾病，不再按照一般性的顺序传导了。

九、出现骨枯肉消之症乃身体"本钱"大亏

大骨（肩、脊、腰、膝等部位的骨头）枯槁，大肉（腿、臂、臀等部位的肌肉）陷下，胸中气满，喘息不便，其气动形，期六月死，真藏脉见，乃予之期日。

大骨枯槁，大肉陷下，胸中气满，喘息不便，内痛引肩项，期一月死，真藏见，乃予之期日。

大骨枯槁，大肉陷下，胸中气满，喘息不便，内痛引肩项，身热，脱肉破䐃（jùn，肘、膝、髀等隆起部位的肌肉），真藏见，十月之内死。

大骨枯槁，大肉陷下，肩髓内消，动作益衰，真藏来见，期一岁死，见其真藏，乃予之期日。

大骨枯槁，大肉陷下，胸中气满，腹内痛，心中不便，肩项身热，破月䐃脱肉，目眶陷，真藏见，目不见人，立死；其见人者，至其所不胜之时则死。

【白话意译】骨头软弱无力，肌肉瘦削，胸中之气满闷，呼吸

不畅，显得气喘吁吁。这种人，呼吸时如果还伴随着身体震动的迹象，那六个月左右就会死亡。这个时候，如果肺部出现真脏脉，即可推测出死亡的具体日期。

骨头软弱无力，肌肉瘦削，胸中之气满闷，呼吸不畅，显得气喘吁吁。这种人，呼吸时如果还伴随着胸口疼痛并牵引着肩膀和脖子的迹象，那一个月左右就会死亡。这个时候，如果肝部出现真脏脉，即可推测出死亡的具体日期。

骨头软弱无力，肌肉瘦削，胸中之气满闷，呼吸不畅，显得气喘吁吁。这种人，呼吸时如果还伴随着胸口疼痛并牵引着肩膀和脖子的迹象，且全身发热，肌肉消瘦、破溃。这个时候，如果脾部出现真脏脉，死亡的日期当在十日之内。

骨头软弱无力，肌肉瘦削，两肩下垂，骨髓消损，动作衰颓。这种情状下，如果肾部的真脏脉还没有出现，大约一年后会死亡；如果出现，即可推测出死亡的具体日期。

骨头软弱无力，肌肉瘦削，胸中之气满闷，腹中疼痛，心气郁结不舒，肩膀、脖子及全身发热，肌肉破溃，眼眶深陷。这个时候，如果心部出现真脏脉，且眼睛已经看不见，马上就会死亡；如果眼睛还能看得见，说明精气尚未完全衰竭，等到完全衰竭时，就会死亡。

【参悟领会】肾主骨，脾主肉。骨头软弱无力，是因为肾气衰消；肌肉日渐瘦削，是因为脾气衰败。肾为先天之本，脾为后天之本。一个人，一旦出现骨枯肉削之症，实质上就是身体的"本钱"出了问题，即先天之本和后天之本都亏空太过的缘故。本钱既然亏完了，本命也就没有了。故养生之道，还是要放在积蓄本钱上，既要节流，防止过分消耗体力与精力；又要开源，注意适时不断补充资本金。

十、为什么见真藏脉会死

黄帝曰：见真藏曰死，何也？

岐伯曰：五藏者，皆禀气于胃，胃者五藏之本也；藏气者，不能自致于手太阴，必因于胃气，乃至于手太阴也。故五藏各以其时，自为而至于手太阴也。故邪气胜者，精气衰也；故病甚者，胃气不能与之俱至于手太阴，故真藏之气独见，独见者，病胜藏也，故曰死。帝曰：善。

真肝脉至，中外急，如循刀刃责责然，如按琴瑟弦，色青白不泽，毛折乃死；真心脉至，坚而搏，如循薏苡子累累然，色赤黑不泽，毛折乃死；真肺脉至，大而虚，如以毛羽中人肤，色白赤不泽，毛折乃死；真肾脉至，搏而绝，如指弹石辟辟然，色黑黄不泽，毛折乃死；真脾脉至，弱而乍数乍疏，色黄青不泽，毛折乃死。诸真藏脉见者，皆死不治也。

急虚身中卒（cù，突然）至，五藏绝闭，脉道不通，

气不往来，譬于堕溺，不可为期。其脉绝不来，若人一息五六至，其形肉不脱，真藏虽不见，犹死也。

【白话意译】黄帝问道：为什么出现真藏脉，人就会死亡呢？

岐伯回答：五脏之气，都是依靠胃腑的水谷精微来营养的，从这个意义上说，胃是五脏的根本。人的五脏之气，是不能自行到达手太阴的寸口部位的，必须借助于胃气的助推才能到达。五脏之气能够在其当令的时刻（如上午7点到9点为脾经当令，中午11点到13点为心经当令）到达太阴寸口，就是因为得到了胃气的助推。如果邪气过盛，胃气必然衰弱。因而，当病邪严重时，胃气就无力助推各脏腑之气到达手太阴，那真脏脉就单独出现了。一旦真脏脉独见，那就说明邪气太盛，脏气严重受损，就面临死亡的危险。黄帝听后说：您说得太好了！

当肝脏的真脏脉出现时，脉搏劲急，或像碰到刀口一样锋利，或像按压着琴弦一样硬直，脸色青中泛白，毫无润泽，毫毛干枯，就要死亡。当心脏的真脏脉出现时，脉搏坚硬撞击着手指，好像触摸着薏苡仁那样圆滑短促，脸色红中透黑，毫无润泽，毫毛干枯，就要死亡。当肺脏的真脏脉出现时，脉象洪大而又十分虚弱，就像羽毛掉落到皮肤上一样轻虚，脸色白中带红，毫无润泽，毫毛干枯，就要死亡。当肾脏的真脏脉出现时，脉象既坚实又下沉，就像用手指弹石头一样硬得很，脸色黑里透黄，毫无润泽，毫毛干枯，就要死亡。当脾脏的真脏脉出现时，脉象软弱且忽快忽慢，脸色青黄，毫无润泽，毫毛干枯，就要死亡。总之，凡是见了真脏脉，都是治不好的死症。

另有一种情形是，正气突然虚弱，外邪突然侵入人体，致使五脏气机闭塞，周身脉道不通，气无法循环往来，就好像从高处堕下，或者溺水一样。对这样的突发性病变，是无法预测死期的。如果脉息断绝不再循回，或者跳动异常急促，一呼气脉跳五六次，即便形体还没有衰败，真脏脉虽然也没有出现，但还是会死亡。

【参悟领会】通过这一大段话，我们可以得出一个等式：死亡＝真脏脉＝无胃气。由此可见，胃气对于生命是何等的重要。

胃气就是生命的底气，就是生命的元气。故养生之道，重在养胃气；而要养好胃气，则必须先养好自己的胃。

十一、治病必察形气色泽

黄帝曰：凡治病察其形气色泽，脉之盛衰，病之新故，乃治之，无后其时。

形气相得，谓之可治；色泽以浮，谓之易已；脉从四时，谓之可治；脉弱以滑，是有胃气，命曰易治，取之以时。形气相失，谓之难治；色夭不泽，谓之难已；脉实以坚，谓之益甚；脉逆四时，为不可治。必察四难，而明告之。

【白话意译】黄帝说：大凡给人治病，一定要先察看病人形体的盛衰、气的强弱、面色的枯润、脉象的虚实、疾病的新旧等，然后作出基本准确的判断，再及时进行治疗，千万不能错过时机。

如果病人的身体与神气相一致，属于可治之症；面色浮润，属于易治之病；脉搏跳动的节律与四季相适应，属于可治之症；脉象来时，虽然显得虚弱却流利，是有胃气的征象，属于易治之症。上述四种病症，只需及时治疗即可痊愈。身体与神气不相称，属于难治之症；面色枯槁、没有光泽，属于不易治之症；脉搏过于坚实，属于加重之症；脉搏跳动的节律与四季的正常脉象相逆，属于不可治之症。对于这四种难治之症，一定要仔细明察，并明白地告知。

【参悟领会】这一段，列举了八种疾病的症状，其中四种为易治之症，四种为难治之症。要害在于，如何判断为易治之症，如何判断为难治之症。黄帝告诉我们，关键要学会"四看"：

一看形体如何，即身体的整个样子如何。包括体形的胖瘦、身板是否挺直、腰是否佝偻、脖子是否短缩、背是否驼曲，等等。

二看气息如何，是虚弱、还是急促，是进气多、还是出气多，等等。

三看面色如何，是滋润、还是枯槁，是明亮、还是晦暗，等等。

四看脉象如何，重点看脉搏的跳动节律是否与四季的正常脉象相一致。如果一致，则可治；不一致，则难治。

十二、何谓"逆四时"脉象

所谓逆四时者，春得肺脉，夏得肾脉，秋得心脉，冬得脾脉，其至皆悬绝沉涩者，命曰逆四时。

未有藏形，于春夏而脉沉涩，秋冬而脉浮大，名曰逆四时也。

病热脉静，泄而脉大，脱血而脉实，病在中，脉实坚，病在外，脉不实坚者，皆难治。

【白话意译】所谓脉象与四时相逆，就是在春天本应出现的肝脉征象，却出现了肺脉征象；在夏天本应出现的心脉征象，却出现了肾脉征象；在秋天本应出现的肺脉征象，却出现了心脉征象；在冬天本应出现的肾脉征象，却出现了脾脉征象。这种逆反的脉象，在五行上，不仅绝对相克，而且要么悬绝无根，要么沉涩不起，这就叫作"逆四时"！

另有一种情形是：五脏脉象不能够随着四季变化呈现于外，在春夏的时令，反而显得沉涩；在秋冬的时令，反而显得浮大，这也叫作"逆四时"。

还有一种情形是：出现发热症状、脉象本应洪大，却反而平静；发生泄泻拉肚子症状、脉象本应细小，却反而洪大；出现脱血症状、脉象本应虚弱，却反而坚实；病邪明明在体内，脉象本应虚浮，却反而沉实；病邪没有进入体内，脉象本应沉实，却反而虚浮等等。这些都是病症与脉象相反的症状，都是难治之症。

【参悟领会】这里所讲的"逆四时"现象，如果以"脉象"作为基点，则可以分为两种类型：一种是"逆气象"，即脉象与正常的自然气象不相符。如在春季，万物复苏，树木花草都呈现出舒发、舒展、舒张的气象，其脉象对应肝脏，也应该以"舒张"为主要特征；没想到却出现了如秋天落叶一般的"漂浮、收敛"的脉象特征，而秋天的"金"，又完全克制春天的"木"，算是死磕上了。

还有一种是"逆病象"，即脉象与正常的病象不相符。就像上述提到的四种现象：发高烧，脉象本应急却反而慢；拉肚子，脉象本应细却反而大；脱血，脉象本应虚却反而实；病在里，脉象本应沉却反而浮。

总之，无论是逆气象、还是逆病象，都不是好事，都再次印证了中医关于"顺"和"逆"的两个基本理念，即：顺之则吉，逆之则凶；顺之则生，逆之则死；顺之则易治，逆之则难治；顺之则可治，逆之则不可治。

十三、如何从虚实预判生死

黄帝曰：余闻虚实以决死生，愿闻其情？

岐伯曰：五实死，五虚死。

帝曰：愿闻五实、五虚？

岐伯曰：**脉盛，皮热，腹胀，前后不通、闷瞀**（mào，昏闷，烦乱，目不明），**此谓五实。脉细，皮寒，气少，泄利前后，饮食不入，此谓五虚。**

帝曰：其时有生者何也？

岐伯曰：**浆粥入胃，泄注止，则虚者活；身汗得后利，则实者活。此其候也。**

【白话意译】黄帝问道：听说根据病之虚实可以预判人的生死，我很想了解其中的规律。

岐伯回答：凡是出现"五实"的症状，或者"五虚"的症状，都是死症。

黄帝接着问道：那什么是五实、什么是五虚呢？

岐伯回答：心受邪气过重导致脉盛，肺受邪气过重导致皮热，脾受邪气过重导致腹胀，肾受邪气过重导致大小便不通、肝受邪气过重导致心烦意乱目昏，这就叫作五实。心气不足导致脉细，肺气虚弱导致皮寒，肝气不足导致气少，肾气虚弱导致大小便失禁，脾气不足导致饮食不入，这就叫作五虚。

黄帝又问：为什么有的人得了五实、五虚之症，有时也能够治愈呢？

岐伯回答：凡事都有特例！得了五虚之症的病人，如果能够吃些粥浆，使胃气渐渐恢复，不再拉肚子，不再小便失禁，那就有可能慢慢痊愈。得了五实之症的病人，如果能够出汗，能够使大便通畅，那也有可能慢慢痊愈。这，就是根据虚实来预判生死，进而扭转生死的诀窍！

【参悟领会】反复品悟这一段对话，可以得出两个论断：一是"百病不离五脏"；二是"五脏最怕极端"。无论是五实，还是五虚，对应的都是人体五脏的极端病象。要想治好这种极端病象，最好的思路就是"中庸"。何谓中庸，就是扣其两端，取其中。故学中医者，必须学《中庸》。

第二十篇
三部九候论

篇目解读

对这一篇目,可以从两个层面来理解。一个是简单的、数字的层面。所谓三部,就是指人体中,能够诊察到脉象的三个部位,即头、手、足;所谓九候,是指每一诊脉部位又分为天、地、人三候(三个层次、三个等级),加起来就是九候。另一个是深刻的、数理的层面。这与人类文明及中华文化源头的数理哲学有关,古人似乎很早就认识到了,天地万物的存在及变化规律,均是由一定的"数"在支配的。在中国,《周易》说:"极其数,遂定天下之象";《黄帝内经》说:"和于术数,法于阴阳";明代大医学家张景岳也说:"天地虽大,万物虽多,莫能有出乎数者"。在西方,古希腊哲学家毕达哥拉斯认为:"数是万物的本原"。

一、天地之大道寓于"数"

黄帝问曰：余闻九针于夫子，众多博大，不可胜数。余愿闻要道，以属（嘱咐）子孙，传之后世，著之骨髓，藏之肝肺，歃血（shà xuè，古代盟誓，把血涂在嘴边，表示永不违约）而受，不敢妄泄。令合天道，必有终始，上应天光，星辰历纪（星辰在天体间运行的标志），下副四时五行，贵（四时五行之气，当令为贵）贱（不当令为贱）更互，冬阴夏阳，以人应之奈何？愿闻其方。

岐伯对曰：妙乎哉问也！此天地之至数（最高级、最基本的数理）。

帝曰：愿闻天地之至数，合于人形血气，通决死生，为之奈何？

岐伯曰：天地之至数，始于一，终于九焉。一者天，二者地，三者人；因而三之，三三者九，以应九野（古人将古中国大地分为九州，即九个区域，这九个区域分别对应天上的二十八星宿）。故人有三部，部有三候，以

决死生，以处百病，以调虚实，而除邪疾。

【白话意译】黄帝说：听您讲了九针的道理，真是太广博、太丰富了，难以尽述。我想请您把其中最主要的道理再讲一讲，以便传授给子孙，流传后世，让他们深刻领会、铭记在心，并遵守誓言，不妄自泄露。最关键的，是如何让我们的后代学会适应自然规律，对上，能够基本了解、掌握并适应日月星辰等天象运行变化的周期性规律；对下，能够基本了解、掌握、适应并利用好四季更替、节气更换、五行生克、阴阳盛衰等规律。您能讲得再具体些吗？

岐伯回答：问得真好啊！这些，可都是天地间最深奥的数理、最基本的道理了。

黄帝说：我就想听听这些最深奥的数理、最基本的道理了，尤其想搞清楚这些基本的数理性规律，如何能够运用到我们的日常生活和日常保健中，包括人体的生长衰盛、气血的通达循环、生死的预判决断，等等。岐伯回答：天地间最基本的数字，就是从一开始，到九终止。其中，一为阳，代表天；二为阴，代表地；人生于天地之间，所以用三来代表。天、地、人合起来为三，三三为九。这个数，在地上，正好与九野相对应；在人体，则正好与人的三部、九候脉象相对应。高明的大医，通过全面地观察脉象，就可以预判人的生死，诊察出各种病因，并通过调治虚实、调理阴阳来祛除病邪。

【参悟领会】这段对话看起来很虚，实际上却很是高深，至少可以让我们从"道"的层面体悟到三点：

（一）世界即"数"。天地之大，万物之多，都离不开数。从现象看，世界万千纷纭，万千变化，似乎难以穷尽；但从规律上看，则都可以通过"数"来揭示、来探明。如天有不测风云，看起来实在难以把握；但如果通过四季、二十四节气来预测，则显得非常简单明了。

（二）中医即"数"。首先，是中医对人体的认识离不开"数"。人体结构非常精密复杂，但在中医看来，不外乎十二经、十五络、三百六十多个穴位、五脏六腑，等等。其次，是中医的治疗离不开"数"，无论是用针、还是用药，都需要对时辰、对剂量的精准把握。

（三）人与动物的根本区别在"数"。先哲认为，人与动物的根本区别在使用劳动工具。但近年来，这一结论已经被质疑。在我看来，人之所以为人，人之所以为万物之灵，关键还是人会用"数"，人能够通过数来认识客观世界的规律，并利用这些规律来使自己活得更好。与其他学科相比，中医的高明，是高明在"根"上，高明在其哲学的基理上，即"和于术数，法于阴阳"。

既然中医的哲学基础是"数"理，既然我们如今已经进入了"大数据"时代，那么，我们就有充分的自信，中医的一切"神秘"性、一切不可"量化、标准化"的难题，一定会在不远的将来得到解决。而这个难题解决之时，也一定会是毛泽东主席提出的"要以西方的近代科学来研究中国的传统医学的规律,发展中国的新医学"的预言实现之时!

二、三部与五脏脉气的对应

帝曰：何谓三部？

岐伯曰：有下部，有中部，有上部；部各有三候，三候者，有天，有地，有人也。**必指而导之，乃以为真。**

下部之天以候肝，足厥阴也；地以候肾，足少阴也；人以候脾胃之气，足太阴也。

帝曰：中部之候奈何？

岐伯曰：亦有天，亦有地，亦有人。天以候肺，手太阴也；地以候胸中之气，手阳明也；人以候心，手少阴也。

帝曰：上部以何候之？

岐伯曰：亦有天，亦有地，亦有人。天以候头角之气，两额之动脉；地以候口齿之气，两颊之动脉；人以候耳目之气，耳前之动脉。

三部者，各有天，各有地，各有人；三而成天，三而成地，三而成人，三而三之，合则为九。九分为九野，九野为九藏；故神藏五，形藏四，合为九藏。五藏已败，其色必夭，夭必死矣。

【白话意译】黄帝问道：什么叫作三部？

岐伯回答：人体脉象，可以从下部、中部、上部来诊察；每一部，又分为三候，可分别用天、地、人来代表三条经脉。关于三部九候的诊察秘诀，必须有老师亲自指导，才能得到真传。

就下部而言，从"天"的位置可以诊察出肝脏之气，主要是察看足厥阴肝经的五里穴和太冲穴处的动脉；从"地"的位置可以诊察出肾脏之气，主要是察看足少阴肾经的太溪穴处的动脉；从"人"的位置可以诊察出脾胃之气，主要是察看足太阴脾经的箕门穴处的动脉。

黄帝接着问道：那如何从中部来诊察脉象呢？

岐伯回答：中部同样也可分为天地人三个位置。其中，从"天"的位置可以诊察出肺脏之气，主要是察看手太阴肺经的经渠穴处的动脉；从"地"的位置可以诊察出胸中之气，主要是察看手阳明大肠经合谷穴处的动脉；从"人"的位置可以诊察出心脏之气，主要是察看手少阴心经神门穴处的动脉。

黄帝又问道：那如何从上部来诊察脉象呢？

岐伯回答：上部同样也可分为天地人三个位置。其中，从"天"的位置可以诊察出头角之气，主要是察看两额太阳穴处的动脉；从"地"的位置可以诊察出口齿之气，主要是察看两颊大迎穴处的动脉；从"人"的位置可以诊察出耳目之气，主要是察看耳门穴的动脉。

总之，三部之中，各有天，各有地，各有人。三候为天，三候为地，三候为人，三三相乘，合成九候。人的脉有九候，正好对应地上的九野；地上的九野，正好对应人体的九脏。肝、肺、心、脾、肾号为"五神"脏，胃、大肠、小肠、膀胱号为"四形"脏，合起来就是九脏。如果五神脏败坏，人的气色必然会晦暗枯焦；气色晦暗枯焦，必然会很快夭亡。

【参悟领会】现代人一提切脉，好像只有手腕"寸关尺"的位置。这其实是非常狭隘的！从岐伯对三部九候的阐释看，中医的脉诊体系，其实就是一个以"寸关尺"为核心、兼顾诊察头、手、足部的完备体系。我们不仅可以从手上诊察脉象，还可以从脚上诊察脉象，还可以从头面部诊察脉象。

需要注意的是，对于一般性的疾病来说，从手上印证一下或许尚可。但对于一些复杂性的疾病，除了用心把好中部的"寸关尺"脉以外，还必须兼顾其他。如，要准确诊察肝脏之气，除了察看下部的太冲穴外，还应察看上部的太阳穴；要准确诊察肾脏之气，除了察看下部的太溪穴外，还应察看上部的耳门穴处；要准确诊察脾脏之气，除了察看下部箕门穴外，还应察看上部的大迎穴；要准确诊察肺脏之气，还应察看经渠穴；要准确诊察心脏之气，还应察看神门穴。

三、中医的"以平为期"与现在生命科学的"氮平衡"有异曲同工之妙

帝曰：以候奈何？

岐伯曰：必先度其形之肥瘦，以调其气之虚实，实则写之，虚则补之。必先去其血脉，而后调之，无问其病，以平为期。

【白话意译】黄帝问道：诊察病症的要领是什么呢？

岐伯回答：一定要先度量病人的身体肥瘦（往往是气虚则肥，血虚则瘦），并以此为依据，来调理其正气的虚实。如果气实，就用泻法；如果气虚，就用补法。但无论是泻还是补，都必须先清除其血脉中的瘀滞，而后再调补其气血的不足。总之，无论什么病，都必须以达到气血平和、阴阳平衡为基本准则和最终目的。

【参悟领会】没有矛盾就没有世界。这是唯物辩证法的基

本规律。

没有平衡就没有健康。这是中医、西医有关生命科学的共识。

中医的"以平为期",是一个偏于综合性的概念,主要包括阴阳平衡、五脏平顺、气血平和等。在中医看来,凡病都是由不平衡引起的;治病的过程,实质上就是通过多种方法的调理,使人由不平衡转向平衡的过程。

西医的"氮平衡",是一个偏于具体性的概念,主要是指人从食物中摄入的氮量(营养)与由排泄物排出的氮量要相对平衡。其中,当摄入氮量等于排出氮量时,称为等氮平衡;当摄入氮量小于排出氮量时,称为负氮平衡;当摄入氮量大于排出氮量时,称为正氮平衡。

现代生命科学认为,人在青少年时期,须保持正氮平衡,方能正常生长发育;人在中年时期,须维持等氮平衡,方能保持正常运转;人在老年时期,则不可避免地会由等氮平衡趋向于负氮平衡,只能无奈地看着斜阳慢慢衰老!

由上述可见,无论是中医、还是西医,都把人体当作一个平衡容器。凡营养(能量)进出平衡者,则健康;凡进口过分或长期大于出口者,则容易得"撑死"病;凡进口过分或长期小于出口者,则容易得"饿死"病。

四、如何从形体与气息来判断生死

帝曰：决死生奈何？

岐伯曰：形（身形，身体）气（脉搏气息）相得者生。形盛脉细，少气不足以息者危。参伍不调者病；上下左右之脉相应如参春（chōng，用杵捣米）者，病甚。形瘦脉大，胸中多气者死；三部九候皆失者死；上下左右相失不可数者死；中部之候虽独调，与众藏相失者死；中部之候减者死；目内陷者死。

【白话意译】黄帝问道：如何预判病人的生死？

岐伯回答：主要可以从形体和气息上来判断。形体特征与气息强弱相符合的，一般能生。形体看起来很强壮，脉息却很细微，气短、呼吸不连贯，说明病情危重。脉象错乱、参差不齐、无法协调，说明身体出毛病了；上下、左右的脉象，相应于手指，就像用杵捣米一样，轻重不一，节律不齐，说明病得很重。形体瘦弱，脉象却很洪大，胸中多气胀满的，属于死症；三部九候的脉象都失去其正常节律的，属于死症；上下左右脉象相差很大，且跳动次数无法数清楚的，属于死症；中部的脉象虽然调和均匀，但与其他脏腑脉象不相协调的，属于死症；与上下两部相比，中部脉象显得很衰减的，属于死症；眼眶内陷，是正气衰竭的现象，也属死症。

【参悟领会】任何事物，都是形式与内容的统一，人也不能例外。在这段话里，所谓的"形"，就是指人的外在身体、身形；所谓的"气"，就是指人的内在的正气、能量。当人的形式与内容完美统一时，就是很健康的，呈现的上述"生"象；当形式与内容有点不相称时，呈现的就是上述两种"病"象；当形式与内容严重地脱节时，就是很危险了，呈现的就是上述六种"死"象。

五、如何从脉象诊察病的部位及程度

帝曰：何以知病之所在？

岐伯曰：察九候独（单独，特别）小者病，独大者病，独疾者病，独迟者病，独热者病，独寒者病，独陷下者病。

以左手足上，上去踝五寸按之，庶右手足当踝而弹之，其应过五寸以上，蠕蠕然（rú rú rán，昆虫蠕动的样子，软滑而匀和）者，不病；其应疾，中手浑浑然（混乱的样子）者病；中手徐徐然（缓慢的样子）者病；其应上不能至五寸，弹之不应者死。是以脱肉、身不去者死。中部乍疏乍数（脉律不齐，气脉败乱）者死。其脉代而钩者，病在络脉。

九候之相应也，上下若一，不得相失。一候后则病；二候后则病甚；三候后则病危。所谓后者，应不俱也。察其府藏，以知死生之期。必先知经脉，然后知病脉，真藏脉见者，胜死。

足太阳气绝者，其足不可屈伸，死必戴眼。

【白话意译】黄帝问道：怎样才能知道疾病的具体部位呢？

岐伯回答说：通过诊察九候脉象的异常变化，就可以知道病变的部位。九候之中，凡有哪一部的脉搏显得特别小、特别大、特别快、特别慢，或特别热、特别寒，或特别陷下去的，都说明有病变了。

还有一种具体的方法是，医生用左手按在病人左足内踝五寸的地方，用右手在病人足内踝上弹之，如果左手有振动的感觉，且其振动范围五寸，像虫子一样蠕动，则属于正常现象；如果振动急剧，快速而混乱，则属于病态；如果振动微弱缓慢，则属于病态；如果振动范围不能达到五寸，即便是用力弹之，仍然没有反应，则属于死症。另外，身体极度瘦弱，无法行动的，是死症；中部之脉象时快时慢，节律完全混乱的，也是死症。如果脉见代象（脉搏跳几次停一次，主脏气衰微）且兼有钩象（夏季正常脉象，稍洪大），来盛去衰的，说明络脉有毛病。

九候的脉搏跳动节律，应该相互协调，上下基本一致，不应前后参差不一。九候之中，如有一候落后，就说明有病了；如有两候落后，就说明病得严重了；如有三候落后，就说明病很危险了。这里所谓的落后，就是九候之中，脉搏跳动的节律不一致。诊察到病邪所在的脏腑，就可以预判生死的时间。一般情况下，必须先知道正常的脉象，然后才能知道有病的脉象。如果出现没有胃气的真脏脉象，且病邪很厉害的，就难逃一死。如果足太阳经的脉气败绝，两足不能屈伸的，死时的症状就是眼睛上视而不能转动。

【**参悟领会**】岐伯说了这么多，归结起来就是一句话：脉象反映病象。如何从脉象诊察病象，岐伯告诉了我们两字真言。一个字是"独"，主要是用来诊察病的部位。身体的任何一部，只要出现独大、独小、独快、独慢、独陷等迹象的，都说明病已生成。另一个字是"后"，主要是用来诊察病的程度。九候之中，凡一候出现"落后"迹象，说明病较轻；凡两候出现不协调迹象，说明病较重；凡三候出现不协调迹象，说明病很危险。

六、如何从脉象判断死亡时间

帝曰：冬阴夏阳奈何？

岐伯曰：九候之脉，皆沉细悬绝者为阴，主冬，故以夜半死；盛躁喘数者为阳，主夏，故以日中死。是故寒热病者，以平旦死；热中及热病者，以日中死；病风者，以日夕死；病水者，以夜半死；其脉疏乍数、乍迟乍疾者，日乘四季死。

形肉已脱，九候虽调，犹死；七诊（独小、独大、独疾、独迟、独热、独寒、独陷）虽见，九候皆从者，不死。所言不死者，风气之病及经月之病，似七诊之病而非也，故言不死。若有七诊之病，其脉候亦败者死矣，必发哕噫。

必审问其所始病，与今之所方病，而后各切循其脉，视其经络浮沉，以上下逆从循之。其脉疾者，不病；其脉迟者病；脉不往来者死；皮肤著者死。

【白话意译】黄帝问道：从四季气候看，冬季为阴，夏季为阳，人的脉象与之相对应，也分阴阳。但具体如何分法呢？

岐伯回答：人体九候的脉象，都是沉细悬绝的，为阴，好比冬天。病到这种程度的人，往往都是死在阴气极盛的夜半。反之，脉象盛大躁动急促的，为阳，好比夏天。病到这种程度的人，往往都是死在阳气旺盛的中午。由此类推，凡寒热交替发作的病，往往会死在阴阳交合的黎明时分；热中及热病，往往会死在阳气最盛的中午；由风热引发的病，往往会死在阳气衰减的傍晚；患水肿的病，往往会死在阴气最盛的夜半；内部的脾土之气已经败绝，脉象时疏时急、时快时慢的病人，会在辰时、戌时、丑时、未时死亡，也就是一天中的早晨、中午、傍晚、夜半时死亡。

如果病人消瘦得已经脱形，虽然九候脉象还算协调，也会死亡；如果前面提到的"七独"脉象虽然出现，但九候之脉还能与四季的气候特点相应，则不一定会死亡。这里讲的不死的病，主要是指新感风寒之病或月经之病，虽然表面上也可能出现"七独"的征象，但本质上却不同，所以说不是死症。如果"七独"现象出现，而脉候又有败坏迹象的，就是死症。死的时候，往往会有呃逆症状。

医生治病时，必须用好"问"字诀，既要详细地问清楚病人刚刚发病时的症状，又要问清楚现在的症状，然后分别切按其脉，观察经络的浮沉和上下逆顺。如果脉象来时流利的，说明没病；如果脉象来时迟涩的，说明有病；如果脉象断绝不再来了，是死症；如果肌肉脱消，皮肤干枯贴在筋骨上的，也是死症。

【参悟领会】从岐伯这段喋喋不休的论述中，我们可以总结两点：（一）万物分阴阳。天地分阴阳，四季分阴阳，脉象分阴阳，疾病分阴阳。（二）死生分阴阳。所谓死生有命，实质上就是死生有时。从岐伯的分析看，凡是脉象呈"阳"象者，阳时（白天）死；凡是脉象呈"阴"象者，阴时（夜晚）死。

七、中医治病犹如疏导"交通"

帝曰：其可治者奈何？

岐伯曰：经病者，治其经；孙络（经脉开出的细小分支）病者，治其孙络血；血病身有痛者，治其经络。其病者在奇邪（侵入大络之邪），奇邪之脉，则缪刺（一种针法，左边病刺右边，右边病刺左边）之。留瘦不移，节而刺之。上实下虚，切而从之，索其结络脉，刺出其血，以见通之。瞳子高者，太阳不足。戴眼者，太阳已绝。此决死生之要，不可不察也。

【白话意译】黄帝问道：对那些能治的病，该如何用针去治疗呢？

岐伯回答：病在经脉的，用针刺其经脉；病在孙络的，用针刺其孙络；病在血分而引发身体疼痛的，则用针刺其经脉与孙络。如果病邪停留在大络中，则用"谬刺法"治之；如果久病体弱，邪气长久滞留且不转移，则应该用针刺四肢八谿（肘窝、腋窝、腹股沟、膝后窝）和骨节交会的地方。如果病症为上实下虚，应该循着经脉，找到其郁结的地方，用针刺之，把恶血、邪气泄出来，从而使气血畅通。如果病人眼睛上翻，是因为太阳经气不足；如果上翻且不能转动，说明太阳经气已经衰绝。这是预判生死的基本规律，不可不认真研究。

【参悟领会】医理相同，古今相通。岐伯的这段话告诉我们：中医就像"交通警察"。凡道路拥堵不通，或通行缓慢，其堵点大多是在转弯处、交叉处。凡气血瘀滞，或气血不畅，其郁结点大多是在关节、骨节交会的地方，其中最主要的，就是六大关节：腕关节、肘关节、肩关节；髋关节、膝关节、踝关节。高明的医生给人治病，尤其是由气血郁结引发的病，一般都会从这几个主要关节处入手，通过针刺、刺络拔罐等方法，把邪气、恶血放出来，把郁结解开，从而恢复体内气血运行正常的"交通"秩序。总之，中医如交警，关键在疏导。

第二十一篇

经脉别论

篇目解读

所谓别，就是不同于正常、通常的地方。关于经脉，黄帝与岐伯在前面已经做了大量的探讨，而这一篇的探讨，主要是从三个不同的角度来进行的：首先，是阐述环境、情绪、勇怯、劳逸等因素对经脉气血运行的影响。其次，是阐述饮食的消化、吸收、传输的生化过程，特别是阐明了"肺朝百脉"与"气口成寸"的道理，说明了切脉为什么可以"独取寸口"的来由。第三，是描述六经偏盛及气逆等症的脉象特征。

一、良医诊病"四格"法

黄帝问曰：人之居处、动静、勇怯，脉亦为之变乎？

岐伯对曰：凡人之惊恐恚（huì，恼恨，发怒）**劳动静，皆为变也。是以夜行则喘**（指脉气发生变化）**出于肾，淫气**（因为多余、过度而起坏作用的气）**病肺；有所堕恐，喘出于肝，淫气害脾；有所惊恐，喘出于肺，淫气伤心；度水跌仆，喘出于肾与骨。当是之时，勇者气行则已；怯者则着而为病也。故曰：诊病之道，观人勇怯、骨肉、皮肤，能知其情，以为诊法也。**

【白话意译】黄帝问道：人的居住环境、劳逸程度、身体强弱，以及性格的勇敢与怯懦各有不同，经脉气血也会随之变化吗？

岐伯回答：人在惊恐、发怒、劳累、运动或安静的情况下，经脉气血都会相应地发生变化。比如，人在夜晚疲劳出行，往往会导致肾气外泄，运行受到影响，如果再严重些，就会伤及生它的肺脏。又比如，人因为坠堕受到惊吓，导致肝气运行受到影响，如果严重些，就会伤及它所克的脾脏。再比如，人由于悲恐，导致肺气运行受到影响，如果严重些，就会伤及它所克的心脏。还比如，人在渡河时，寒气容易侵入骨髓，跌倒时容易伤及骨头，肾主骨，这两种情况下，都会使肾气的运行受到干扰。这个时候，体格强健、性格勇敢的人，气血畅行，病会很容易自愈；体格羸弱、性格怯懦的人，气血瘀滞，则邪气滞留而成病了。因此，诊病的前提，就是要先仔细观察病人的性格、体格状况，以便深入准确地理解病情。这，才是诊断的大法则。

【参悟领会】要想给人治好病，就必须先把病人的病情了解得全面、深入、准确。从岐伯传授的经验看，关键是要学会察看"四格"：

一是风格。这里的风，就是我们老祖宗讲的风水的风，也就是病人的居住环境。如常年居住在海边、河边的人，受风湿的侵蚀就会多些。

二是动格。就是指病人的劳动情况、运动情况、活动情况等。过度的劳累或过度的安逸、过度的运动或过度的静止，都会影响经脉气血的运行。

三是体格。指病人原本的体质好坏状况，是强健、还是羸弱等。

四是性格。指病人的性情、情绪、情志等，是急躁、还是和缓、是勇敢、还是怯懦，都会对病人的身心产生影响，同时也会对医生的治疗效果产生影响。

二、生病起于过用

故饮食饱甚，汗出于胃；惊而夺精，汗出于心；持重远行，汗出于肾；疾走恐惧，汗出于肝；摇体劳苦，汗出于脾。故春秋冬夏，四时阴阳，生病起于过用，此为常也。

【白话意译】饮食太饱，会使胃的负担加重，造成胃部津液外泄而出汗；受到惊吓过度，会使精神散乱，造成心液外泄而出汗；挑着重担走远路，会使骨骼劳损，肾主骨，造成肾液外泄而出汗；因为恐惧而狂奔，会使筋膜受损，肝主筋，造成肝液外泄而出汗；长期劳累过度，会使肌肉劳损，脾主肉，造成脾液外泄而出汗。总之，在春夏秋冬四季的阴阳变化中，人之所以患病，大都是由于一个"过"字造成的，或吃得过饱，或穿得过少，或运动过量，或劳累过度，等等，这是经常发生的事。

【参悟领会】检测人体健康，有许多标志物可以参照。这其中，"汗"无疑是一个很常见、很容易的检测标尺。首先，是健康的人必须出汗，尤其是在正常的情况下，发汗是排毒、泻邪、驱寒、除湿的一个主要渠道。其次，是有病的人也一定会出汗。这种汗，主要包括"虚汗"和"劳汗"。所谓虚汗，是由于身体虚弱造成的，分"自汗"或"盗汗"两种现象。所谓"劳汗"，则大多是由上述五种"过用"的情况造成的。需要特别引起注意的是，真正懂得养生的人，一定要懂得"夏出冬藏"的大道理，在夏天，多出汗以排毒；在冬天，少出汗以藏阴。

三、食物和水的消化吸收过程

食气入胃，散（输送）**精**（精微营养物质，包括糖类、脂类、蛋白质等有机化合物）**于肝，淫**（浸淫、滋润）**气于筋。食气入胃，浊气**（中医认为，人体营养，一为来源于天的空气，即"清气"；一为来源于地的水谷之气，即"浊气"）**归心，淫精于脉；脉气流经，经气归于肺，肺朝**（朝向，会和）**百脉，输精于皮毛；毛脉合精，行气于府**（血的聚会之处，这里指脉）**；府精神明，留于四藏，气归于权衡；权衡以平，气口成寸，以决死生。**

饮入于胃，游溢（流动散布）**精气，上输于脾；脾气散精，上归于肺；通调水道，下输膀胱；水精四布，五经并行，合于四时五藏阴阳，揆度**（检测）**以为常也。**

【白话意译】食物入胃以后，经过胃的初步加工消化，小肠的精细加工消化，其营养物质分两条渠道输送吸收：一条是，其中的"精微"营养物质输送到肝脏，经过肝的疏泄，用以滋养筋和膜。另一条是，其中的"浓浊"营养物质，先被输送到心脏，由心脏输送到血脉，由血脉进入肺脏，再由肺脏将之输送到全身经脉，直至皮毛；皮毛与经脉的精微营养会合后，又通过血脉输送到"胃、胆、膀胱、大肠、小肠、三焦"等六腑（相当于地方政府），在六腑经过又一轮的去粗（糟粕物质）取精后，将精微营养输送到心、肝、脾、肾四脏（相当于中央政府）。人体这些正常的生理活动，取决于阴阳气血的平衡；其平衡的变化情况，则可以从肺经的气口脉象上表现出来，因而，从气口脉象的变化，可以预判人的生死情况。

水液进入胃里后，分离出精气，向上输送到脾脏；脾脏又运化出精华，再向上输送到肺脏。肺具有疏通和调节水液的功能，又将水液向下输送到膀胱。就这样，通过气化水行，滋润着全身皮毛，滋养着五脏与经脉。至于人体吸饮水量的多少、次数等，则需要随着四季寒暑的变迁，以及五脏阴阳的动静变化，及时进行调节。这些，都是可以预测得到的正常现象。

【参悟领会】恩格斯讲过："生命的起源必然是通过化学途径实现的"。不仅现代生命科学的研究完全证实了这一论断的正确性，几千年前《黄帝内经》的分析也基本上算是超越性地印证了这一论断。

恩格斯的这一论断，有两个关键词：一个是"化学"，相当于中医的"运化"；一个是"途径"，相当于中医的"输散"。

为了更好地理解恩格斯的这一论断，我们还有必要理解两

个关键词:

第一个关键词是"食气",就是我们常说的食物。按照现代生物学的归纳,维持生命的基础"食物"主要有三类:

(一)糖类,主要是由碳、氢、氧三种元素构成,也叫"碳水化合物",这是一切生物体所需能量的主要来源,人体所需能量的70%来自糖的氧化。糖类主要来自植物的种子(稻、麦、豆、黍、稷等五种谷物及杂粮)和红薯、马铃薯的块根、块茎。

(二)脂类,主要来源于动物和植物的油脂,是构成细胞的重要成分,提供燃料与能源。日常生活中,我们炒菜用的"油",如猪油、羊油、豆油、菜籽油、花生油、以及动物的肥肉等,就属于脂类。

(三)蛋白质,是由氨基酸聚合而成的一种有机化合物,含有碳、氢、氧、氮、磷等元素,是构成人体组织特别是肌肉,以及辅助肌肉组成的皮肤、肌腱、韧带、软骨等的主要物质,具有代谢调节、转运和储存功能。蛋白质的主要来源,是动物的瘦肉、鱼、蛋白、奶,以及大豆等。

第二个关键词是"运化",就是我们常讲的消化,以及吸收途径。现代生物学研究认为:食物的消化,主要是通过口腔的咀嚼、胃的初步消化和小肠的精细消化来完成的。其中,食物在口腔和胃中停留的时间并不长,主要是在小肠、特别是十二指肠中被完全消化并吸收的。

在小肠内参与消化的液体主要有胰液、肠液和胆汁。其中,胰液主要帮助消化糖类(米饭、面粉等主食),肠液主要帮助消化蛋白质(肉菜中的蛋白质、蔬菜中的维生素),胆汁主要帮助消化脂类(油)。

按照《黄帝内经》的描述,食物和水的消化分为三种途径:

第一条是:经消化后的"精微"物质→毛细血管→肝脏→筋(肌腱、韧带、软骨组织等)。

第二条是:经消化后的"浓浊"物质→经脉血管→心脏→血管→肺→全身百脉→皮毛→六腑→心肝脾肾四脏。

第三条是:水→脾脏→肺脏→膀胱→全身皮毛→五脏经脉。

按照现代生物学的研究成果,食物和水(无机盐)的消化分为四种途径:

第一条是:糖类→十二指肠绒毛→毛细血管→门静脉→肝脏→下腔静脉→心脏→大循环。

第二条是:脂类→十二指肠绒毛乳糜管→肠淋巴管→胸导管→心脏→大循环。

第三条是:蛋白质→经蛋白酶水解后的氨基酸→十二指肠绒毛→毛细血管→门静脉→肝脏。

第四条是:水(无机盐)→大肠黏膜细胞→毛细血管→血液循环。

由此上述对照,我们可以得出两点结论:

(一)中国古代医学对饮食的消化规律的认识,与现代生命科学的研究结论，基本上是一致的。《黄帝内经》所谓的"精微"营养物质，大体就是今天的蛋白质和糖类的高端营养成分；所谓的"浓浊"营养物质，大体就是今天的脂类和糖类的低端营养成分。

（二）从一定程度上说，古人对饮食消化规律的研究，比现代人还要精细一点。这，也许是古人搞错了，也许是现代人确实还没有达到古人的水平。

四、凡"偏"都是病

太阳藏独至，厥喘虚气逆，是阴不足、阳有余也，表里当俱写，取之下俞。

阳明藏独至，是阳气重并也，当泻阳补阴，取之下俞。

少阳藏独至，是厥气也，蹻前卒大，取之下俞。少阳独至者，一阳之过也。

太阴藏搏者，用心省真，五脉气少，胃气不平，三阴也，宜治其下俞，补阳泻阴。

二阴独啸，少阴厥也，阳并于上，四脉争张，气归于肾，宜治其经络，泻阳补阴。

一阴至，厥阴之治也，真虚痟（yuān，心中痛不适）心，厥气留薄，发为白汗（大汗），调食和药，治在下俞。

帝曰：太阳藏何象？

岐伯曰：象三阳而浮也。

帝曰：少阳藏何象？

岐伯曰：象一阳也。一阳藏者，滑而不实也。

帝曰：阳阴藏何象？

岐伯曰：象大浮也。太阴藏搏，言浮鼓也，二阴搏至，肾沉不浮也。

【白话意译】太阳经脉（手太阳小肠经、足太阳膀胱经）偏盛，人会出现厥逆、喘息、虚气上逆等症状，这是阴不足、阳有余的原因，无论是治表还是治里，都要用泻法，取足太阴脾经的束骨穴和足少阴肾经的太溪穴。

阳明经脉（手阳明大肠经、足阳明胃经）偏盛，说明太阴不足，阳邪重复郁结在阳明经脉上，应当采用泻阳补阴的方法治疗，泻足阳明胃经的陷谷穴，补足太阴脾经的太白穴。

少阳经脉（手少阳三焦经、足少阳胆经）偏盛，就是少阳太过，人会出现厥气上逆的症状，阳蹻脉前的少阳脉会突然盛大，应当取少阳胆经上的临泣穴。

太阴经脉（手太阴肺经、足太阴脾经）鼓搏有力，应该细心诊察是否有真脏脉，如果没有真脏脉，就是太阴太过、导致五脏脉气减少、胃气不能平和的缘故，应当采用泻阴补阳的方法治疗，泻足太阴脾经上的太白穴，补足阳明胃经上的陷谷穴。

少阴经脉（手少阴心经、足少阴肾经）偏盛，是因为肾上有浮火、导致虚阳上跃，心、肝、肺、脾四脏的脉气争张，失去协调，其病根在肾，应当调治其表里的经络，泻足太阳膀胱经上昆仑穴、络上的飞扬穴，补足少阴肾经上的复溜穴、络上的大钟穴。

厥阴经脉（手厥阴心包经、足厥阴肝经）偏盛，人会出现真气虚弱、心中酸痛的症状，且由于邪气与正气在经脉中相搏，导致出大汗，这个时候，应当注意调节饮食，并进行药物治疗，再用针刺足厥阴肝经上的太冲穴。

黄帝问道：太阳经的脉象怎样？

岐伯回答：像下午和黄昏的太阳那样，呈现的脉象，是洪大而轻浮，虽然灿烂，但已经没有了正午时的光芒和灼热。

黄帝又问：少阳经的脉象怎样？

岐伯回答：既像夜晚已经落山的太阳、又像黎明前准备出山的太阳那样，呈现的脉象，是虚滑不实。

黄帝再问：阳明经的脉象怎样？

岐伯回答：像早晨和上午的太阳那样，呈现的脉象，是盛大而汹涌，充满了蓬勃之气。太阴经脉搏动，脉虽然浮而指下仍然鼓动有力，二阴经脉搏动，则是沉而不浮的脉象。

【参悟领会】中医的最大特点，是"取法乎象"。这个法，就是指人的生理变化规律，脉象变化规律等；这个象，就是自然界的各种现象。黄帝与岐伯的这一段关于少阳、阳明、太阳的脉象特征的对话，就是用类比的方法，通过一日之内太阳的变化，给我们生动描述了三种阳脉的征象：少阳脉运行于凌晨，是阴气正盛、阳气刚刚生发的时刻，像黎明前即将喷薄而出的

太阳；阳明脉运行于早晨，像八九点钟的太阳；太阳脉运行于
下午，像下午黄昏的太阳。

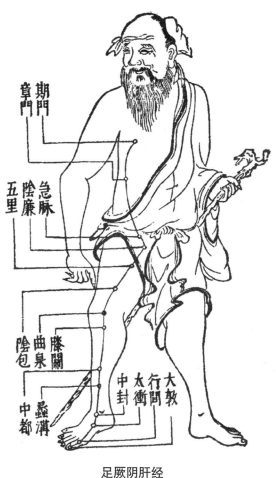

足厥阴肝经

（图出张景岳《类经图翼》）

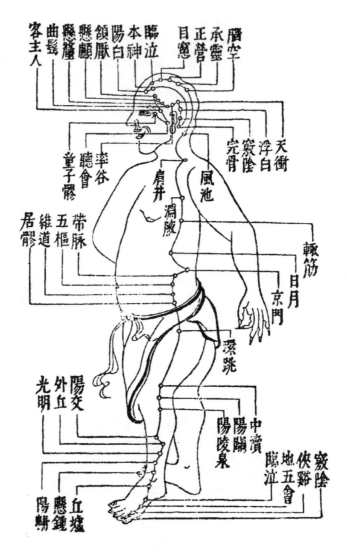

足少阳胆经

（图出张景岳《类经图翼》）

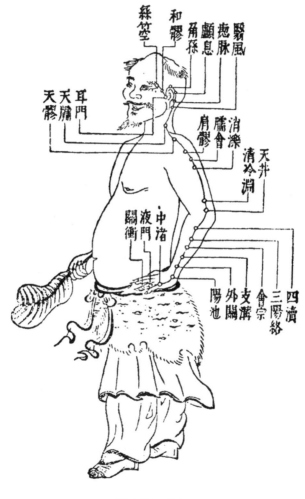

手少阳三焦经

（图出张景岳《类经图翼》）

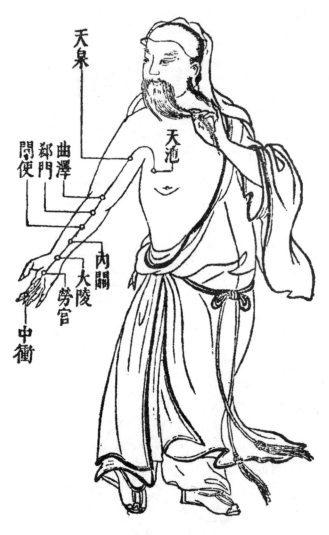

手厥阴心包络经

（图出张景岳《类经图翼》）

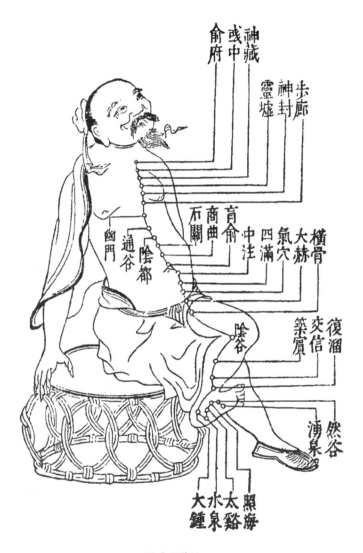

足少阴肾经

（图出张景岳《类经图翼》）

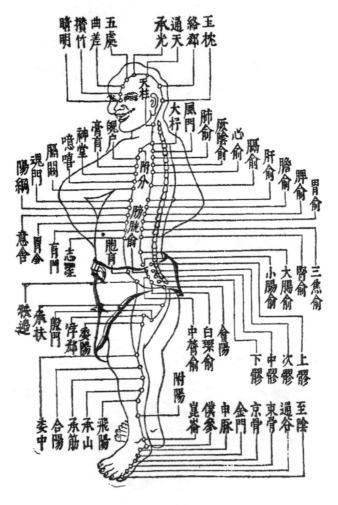

足太阳膀胱经

（图出张景岳《类经图翼》）

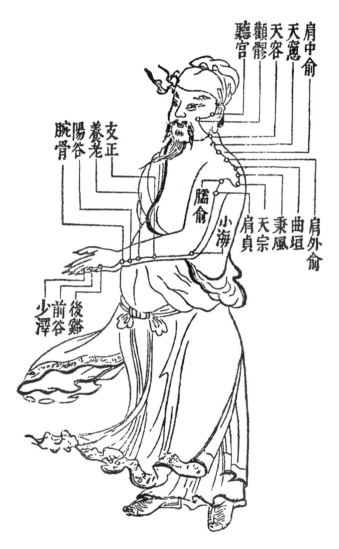

肩中俞
天窗
天容
顴髎
聽宮

腕骨
陽谷
養老
支正

臑俞

小海

肩貞
天宗
秉風
曲垣
肩外俞

少澤
前谷
後谿

手太阳小肠经

（图出张景岳《类经图翼》）

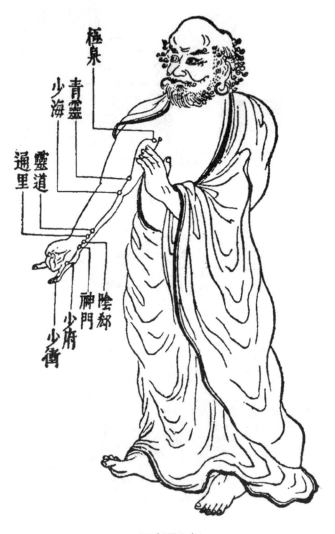

極泉

少海 青靈

靈道 通里

陰郄 神門 少府 少衝

手少阴心经

（图出张景岳《类经图翼》）

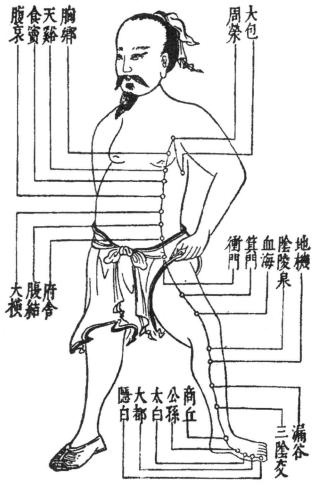

足太阴脾经

（图出张景岳《类经图翼》）

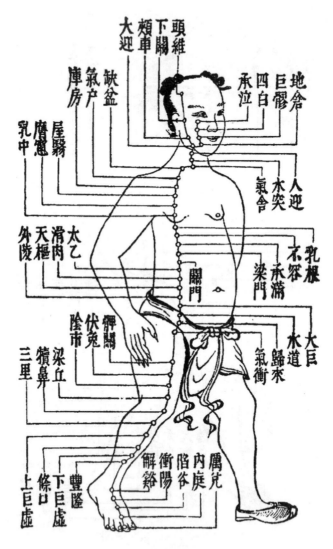

足阳明胃经

（图出张景岳《类经图翼》）

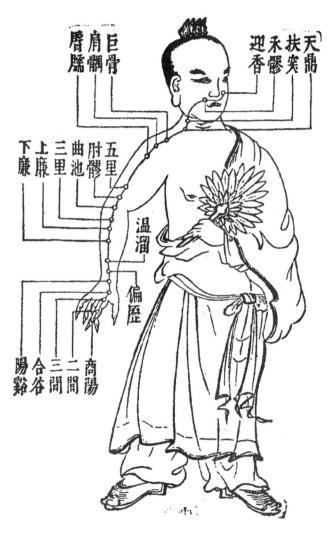

手阳明大肠经

（图出张景岳《类经图翼》）

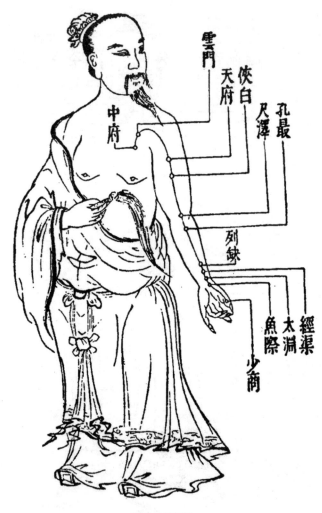

雲門　俠白　天府　尺澤　孔最　中府　列缺　經渠　太淵　魚際　少商

手太阴肺经

（图出张景岳《类经图翼》）

第二十二篇

脏气法时论

篇目解读

脏气，指肝、心、脾、肺、肾五脏之气；法，就是取法、象法的意思；时，包括春、夏、秋、冬四季和木、火、土、金、水五行。本篇揭示的基本规律是：凡是人，其五脏之气，一定是随着四季气候变化而变化的；凡治人之病，一定要根据四季气候的变化以及五行生克的规律来确定治疗原则和思路。

一、"五行"乃构成生命世界的基础物质

黄帝问曰：合人形以法四时五行而治，何如而从（顺从，顺应）？何如而逆？得失之意，愿闻其事。

岐伯对曰：五行者，金、木、水、火、土也，更贵更贱（指四季之中，五行的旺衰变化，旺时为贵，衰时为贱），以知死生，以决成败，而定五脏之气、间甚（病减轻为间，加重为甚）之时、死生之期也。

【白话意译】黄帝问道：良医给人治病，必须结合人身体的实际状况，遵循四时五行生克变化的基本规律来进行。怎样算是顺从了规律？怎样算是悖逆了规律？顺从和悖逆的得失程度究竟如何？我很想听听您的意见。

岐伯回答：所谓五行，就是指木、火、土、金、水五种元素符号。五行对应肝、心、脾、肺、肾五脏；五脏又分别对应春、夏、长夏、秋、冬五个时令。随着时令的变化，气候也发生变化，五脏之气的衰旺程度自然也发生变化。由此变化的基本规律，我

们就可以判断病人的生死，分析治疗的成败。具体地说，就是可以诊断出五脏之气的盛衰、疾病的加重或缓解的时间段，以及比较明确的死生之期。

【参悟领会】"五行"是中医最核心的概念，也是最基础的概念。搞不懂五行的生克规律，并将之自觉地运用到医疗的实践中，就无法用中医的办法给人治好病，就无法成为一个合格的中医。但就是这个核心概念，让中医在近现代饱受诟病，饱受攻击，成为中医"不科学"的一个重要依据。

这个概念真的不科学吗？

如果我们把老祖宗对天地万物的认知与现代生物学、化学的认知结论大致地作一个比较，我们就会惊奇地发现，前后、古今是何等的相通！

老祖宗认为：生命世界虽然万千复杂，无比丰富，但归根到底，就是由水、木、火、土、金五种基础物质构成的，而且，这五种物质不仅相互生化，也相互克制。

现代生命科学认为：生命的世界是物质的世界，迄今为止，约有60种元素在生命起源和进化过程中参与了生命的组成，其中碳、氧、氢、氮、钙五种元素是最主要的，它们之和，占了总个世界元素量的95.03%。

更令人惊奇的是：组成生命世界的这五种基础元素，与老祖宗的水、木、火、土、金五行，是基本上可以对应的。其中，氧对应水，因为水质量的89%是氧；碳对应木，因为碳在拉丁文中就是"煤和木炭"的意思；氢对应火，因为氢约占太阳质量的71%；氮对应土，因为氮在希腊文就是"硝石"的意思，在英文中就是"硝石组成者"的意思，是一切植物在土壤中生长的必要元素；钙对应金，因为钙是这五种元素中唯一的金属元素。

五行与五种元素对应表

五行	五种元素	备注
水	氧	化学式 H2O
木	碳	拉丁语为 Carbonium，意为"煤，木炭"
火	氢	化学符号为 H，特性是易燃
土	氮	化学符号是 N，是空气中最多的元素，英文名称是 nitrogen，意为"硝石组成者"
金	钙	化学符号为 Ca，一种金属元素，常温下与水反应生成氢氧化钙，并放出氢气，暗合"金生水"之意

二、五脏与四时五行的对应

帝曰：愿卒闻之。

岐伯曰：肝主春，足厥阴、少阳主治，其日甲乙；肝苦（被伤害，难以忍受）急（急怒），急（抓紧）食甘以缓之。

心主夏，手少阴、太阳主治，其日丙丁；心苦缓，急食酸以收之。

脾主长夏，足太阴、阳明主治，其日戊己；脾苦湿，急食苦以燥之。

肺主秋，手太阴、阳明主治，其日庚辛；肺苦气上逆，急食苦以泄之。

肾主冬，足少阴、太阳主治，其日壬癸；肾苦燥，急食辛以润之。

【白话意译】黄帝说：我想听您详细地讲解一下！

岐伯说：肝气，对应春天的木气。由于肝与胆互为表里，故春天应重点调治足厥阴肝经和足少阳胆经。在"十天干"里，甲乙属木，足少阳胆经属甲木，足厥阴肝经属乙木，故肝经、胆经之气最旺应在甲乙日。怒伤肝，一旦出现此症，就要抓紧用甜味的药食来缓解它。

心气，对应夏天的火气。由于心与小肠互为表里，故夏天应重点调治手少阴心经和手太阳小肠经。在"十天干"里，丙丁属火，手太阳小肠经属丙火，手少阴心经属丁火，故心经、小肠经之气最旺应在丙丁日。喜伤心，一旦出现此症，就要抓紧用酸味的药食来收敛它。

脾气，对应长夏的土气。由于脾与胃互为表里，故长夏应重点调治足太阴脾经和足阳明胃经。在"十天干"里，戊己属土，足阳明胃经属戊土，足太阴脾经属己土，故脾经、胃经之气最旺应在戊己日。湿伤脾，一旦出现此症，就要抓紧用苦味的药食来燥湿健脾。

肺气，对应秋天的金气。由于肺与大肠互为表里，故秋天应重点调治手太阴肺经和手阳明大肠经。在"十天干"里，庚辛属金，手阳明大肠经属庚金，手太阴肺经属辛金，故肺经、大肠经之气最旺应在庚辛日。气上逆伤肺，一旦出现此症，就要抓紧用苦味的药食来宣泄它。

肾气，对应冬天的水气。由于肾与膀胱互为表里，故冬天应重点调治足少阴肾经和足太阳膀胱经。在"十天干"里，壬癸属水，足太阳膀胱经属壬水，足少阴肾经属癸水，故肾经、膀胱经之气最旺应在壬癸日。燥伤肾，一旦出现此症，就要抓紧用辛润的药食来润泽它。

【参悟领会】要把岐伯这段话的意思搞懂，就必须先搞明白"天干"这个关键词。何谓天干？在中国古代历法中，甲、乙、丙、丁、戊、己、庚、辛、壬、癸，被称为"十天干"。从计数看，这"十天干"就相当于十个数字：一、二、三、四、五、六、七、八、九、十。从人体结构看，有十个手指、十个脚趾。从时间看，一月有三旬，一旬为十天。

需要进一步理解的是，"十天干"是与"五行"相对应的，即：甲乙对应木，丙丁对应火，戊己对应土，庚辛对应金，壬癸对应水。

还需要进一步理解的是，"十天干"也分阴阳，其中，甲、丙、戊、庚、壬代表阳性；乙、丁、己、辛、癸代表阴性。对应现代数学，即：阳性的五天干，对应"一、三、五、七、九"五个奇数；阴性的五天干，对应"二、四、六、八、十"五个偶数。

三、病情变化的时间规律

病在肝，愈（痊愈）于夏；夏不愈，甚（加重）于秋；秋不死，持（相持，相对稳定）于冬，起（好转）于春，禁（禁止）当风。

肝病者，愈在丙丁；丙丁不愈，加于庚辛；庚辛不死，持于壬癸，起于甲乙。

肝病者，平旦慧，下晡（bū，午后申、酉两个时辰，即下午 15 点到晚上 19 点）甚，夜半静。肝欲散，急（首先）食辛以散之，用辛补之，酸写之。

病在心，愈在长夏；长夏不愈，甚于冬；冬不死，持于春，起于夏，禁温食热衣。

心病者，愈在戊己，戊己不愈，加于壬癸；壬癸不死，持于甲乙，起于丙丁。

心病者，日中慧，夜半甚，平旦静。心欲软，急食咸以软之，用咸补之，甘写之。

病在脾，愈在秋；秋不愈，甚于春；春不死，持于夏，起于长夏，禁温食饱食、湿地濡衣。

脾病者，愈在庚辛；庚辛不愈，加于甲乙；甲乙不死，持于丙丁，起于戊己。

脾病者，日昳（dié，午后未时，即下午13点到15点）慧，日出甚，下晡静。脾欲缓，急食甘以缓之，用苦写之，甘补之。

病在肺，愈在冬；冬不愈，甚于夏；夏不死，持于长夏，起于秋，禁寒饮食寒衣。

肺病者，愈在壬癸；壬癸不愈，加于丙丁；丙丁不死，持于戊己，起于庚辛。

肺病者，下晡慧，日中甚，夜半静。肺欲收，急食酸以收之，用酸补之，辛写之。

病在肾，愈在春；春不愈，甚于长夏；长夏不死，持于秋，起于冬，禁犯焠（cuì，烧、烤）煐热食温炙衣。

肾病者，愈在甲乙；甲乙不愈，甚于戊己；戊己不死，持于庚辛，起于壬癸。

肾病者，夜半慧，四季（辰、戌、丑、未四个时辰）甚，下晡静。肾欲坚，急食苦以坚之，用苦补之，咸写之。

【白话意译】就季节而言，肝病患者，一般会在夏天痊愈；如果夏天未能治好，到秋天就会加重；如果秋天没有死，到冬天病情就会相对稳定；如果能够坚持到第二年春天，肝脏逢春木本气，病情会有所好转。由于风气容易伤肝，所以有肝病的人，要尽量避免遭受风邪侵袭。

就具体日期而言，肝病患者，一般会在丙丁日痊愈；如果丙丁日未能痊愈，到庚辛日就会加重；如果庚辛日没有死，到壬癸日就会相对稳定，到甲乙日才能好转。

就每一天的具体时辰而言，肝病患者，每天清晨，神志会比较清爽；傍晚时分，病情会比较重；半夜时分，便会平静下来。

欲治好肝病，就要在"调达、疏泄"上下功夫。治疗时，宜先用辛味药来发散，以辛味补之，以酸味泻之。

就季节而言，心病患者，一般会在长夏痊愈；如果长夏未能治好，到冬天就会加重；如果冬天没有死，到第二年春天病情就会相对稳定；如果能够坚持到夏天，心脏逢夏火本气，病情会有所好转。由于热气容易伤心，所以有心脏病的人，不宜食用温热食物，也不要穿得太厚。

就具体日期而言，心病患者，一般会在戊己日痊愈；如果戊己日未能痊愈，到壬癸日就会加重；如果壬癸日没有死，到甲乙日就会相对稳定，到丙丁日才能好转。

就每一天的具体时辰而言，心病患者，每天中午，神志会比较清爽；半夜时分，病情会比较重；天亮时分，便会平静下来。

欲治好心病，就要在"缓、软"上下功夫。治疗时，宜先用咸味药来软散，以咸味补之，以甘味泻之。

就季节而言，脾病患者，一般会在秋天痊愈；如果秋天未能治好，到第二年春天就会加重；如果春天没有死，到夏天病情就会相对稳定；如果能够坚持到长夏，脾脏逢长夏土本气，病情会有所好转。由于湿气容易伤脾，所以有脾病的人，不宜食用温热食物，也不宜吃得太饱，居住环境不要潮湿，也不宜穿潮湿的衣服。

就具体日期而言，脾病患者，一般会在庚辛日痊愈；如果庚辛日未能痊愈，到甲乙日就会加重；如果甲乙日没有死，到丙丁日就会相对稳定，到戊己日才能好转。

就每一天的具体时辰而言，脾病患者，每天午后，神志会比较清爽；日出时分，病情会比较重；傍晚时分，便会平静下来。

欲治好脾病，就要在"缓、和"上下功夫。治疗时，宜先用甘味药来缓和，以甘味补之，以苦味泻之。

就季节而言，肺病患者，一般会在冬天痊愈；如果冬天未能治好，到第二年夏天就会加重；如果夏天没有死，到长夏病情就会相对稳定；如果能够坚持到秋天，肺脏逢秋金本气，病情会有所好转。由于寒气容易伤肺，所以有肺病的人，不宜食用寒凉食物，也不宜穿得太单薄。

就具体日期而言，肺病患者，一般会在壬癸日痊愈；如果壬癸日未能痊愈，到丙丁日就会加重；如果丙丁日没有死，到戊己日就会相对稳定，到庚辛日才能好转。

就每一天的具体时辰而言，肺病患者，每天傍晚，神志会比较清爽；中午时分，病情会比较重；半夜时分，便会平静下来。

欲治好肺病，就要在"收、敛"上下功夫。治疗时，宜先用酸味药来收敛，以酸味补之，以辛味泻之。

就季节而言，肾病患者，一般会在春天痊愈；如果春天未能治好，到第二年长夏就会加重；如果长夏没有死，到秋天病情就会相对稳定；如果能够坚持到冬天，肾脏逢冬水本气，病情会有所好转。由于燥气容易伤肾，所以有肾病的人，不宜食用火烤、油炸或过热的食物，也不宜穿刚刚用火烘烤过的衣服。

就具体日期而言，肾病患者，一般会在甲乙日痊愈；如果甲乙日未能痊愈，到戊己日就会加重；如果戊己日没有死，到庚辛日就会相对稳定，到壬癸日才能好转。

就每一天的具体时辰而言，肾病患者，每天半夜，神志会比较清爽；在每一天的辰、戌、丑、未四个时间段，病情会比较重；傍晚时分，便会平静下来。

欲治好肺病，就要在"坚、固"上下功夫。治疗时，宜先用苦味药来坚固，以苦味补之，以咸味泻之。

【参悟领会】治病贵在掌握好时间！至于如何掌握？需要我们先搞清楚以下五个问题：

其一，现在的四季：春、夏、秋、冬。

其二，古代的五季：春、夏、长夏、秋、冬。

其三，古代的五季与五脏、五行的对应关系：春对应肝、木；夏对应心、火；长夏对应脾、土；秋对应肺、金；冬对应肾、水。

其四，五脏与五行相生相克的基本划分：万物贵"我"！就以"我"为例来说明这个问题。在五脏五行中，凡是"我"，相生的必有两脏,相克的必有两脏。比如,"我"为肝(木),那么,我生的就是心(火),可以简称为"后人",或叫"子脏";生"我"的就是肾(水),可以简称为"前人",或叫"母脏"。同样,我克的就是脾(土),克我的就是肺(金),可以简称为"敌人",或叫"敌脏"。以此类推,五脏(五季、五行)中,任何一脏(一季、一行),都有"后人""前人"和两个"敌人"。

其五,治疗五脏疾病的"季节"规律。可以归结为四句话:愈在"后人"季,危在"敌人"季,相持于"前人"季,回生于"本脏"季。比如肾脏,对应冬、对应水,如果肾脏有病,按此规律,最好是抓紧时间在其"后人"季,也就是春季治愈;如果春季治不好,到了长夏季节,也就是"敌人"季,病情就会加重;如果熬过了"敌人"季,到了"前人"季,也就是秋季,病势就会稳定下来;等到了冬天的"本脏"季,就能够起死回生了。

四、去五脏邪气的最简办法是"放血"

夫邪气之客于身也，以胜相加（以强凌弱，从最弱的一脏入侵），至其所生（子脏）而愈，至其所不胜（敌脏）而甚，至于所生（母脏）而持，自得其位而起。必先定五藏之脉，乃可言间甚之时，死生之期也。

肝病者，两胁下痛引少腹，令人善怒；虚则目眈眈（máng，昏花）无所见，耳无所闻，善恐，如人将捕之；气逆则头痛，耳聋不聪，颊肿。取其经，厥阴与少阳，取血者。

心病者，胸中痛，胁支满，胁下痛，膺背肩甲间痛，两臂内痛；虚则胸腹大，胁下与腰相引而痛。取其经，少阴、太阳、舌下血者。其变病，刺郄（xì，空隙，郄穴是各经经气汇聚的部位，十二经上各有一个，多用于治疗急性病）中血者。

脾病者，身重，善肌（同"饥"），肉痿，足不收行，善瘈（chì，抽搐），脚下痛；虚则腹满肠鸣，飧

（sūn，晚饭）**泄食不化。取其经，太阴、阳明、少阴血者。**

肺病者，喘咳逆气，肩背痛，汗出，尻（kāo，屁股，脊骨的末端）**、阴、股、膝、髀**（bì，髋骨）**、腨**（shuàn，小腿肚子）**、胻**（héng，脚胫）**、足皆痛；虚则少气不能报息，耳聋嗌**（yì，咽喉）**干。取其经，太阴、足太阳之外厥阴内血者。**

肾病者，腹大胫肿，喘咳身重，寝汗出，憎风；虚则胸中痛，大腹、小腹痛，清厥，意不乐。取其经，少阴、太阳血者。

【白话意译】邪气侵入人体，一般是从最弱的一个脏腑入手，引发病痛。按照五行生克的规律，当疾病传导至与"子脏"相对应的季节时，往往就能痊愈；当疾病传导至与"敌脏"相对应的季节时，往往就会加重；当疾病传导至与"母脏"相对应的季节时，往往就会处于平稳状态；当疾病传导至于与"本脏"相对应的季节时，往往就会好转。至于如何准确诊察病情，那就要以五脏的正常脉象（如肝脉弦、心脉钩、脾脉缓、肺脉毛、肾脉沉）为参照，视其"非正常"程度来判断病势的轻重，以及死生的期限。

肝脏有病，如果是实症，会出现两胁下疼痛，并牵连小腹，使人容易发怒；如果是虚症，会出现两眼昏花、看东西不清楚、听声音不清楚的症状，容易惊慌恐惧，好像被人追捕一样；如果肝气上逆，会引发头疼、耳聋、面颊肿胀等症状。治疗的方法，就是取足厥阴肝经和少阳胆经的穴位，进行放血，把邪气泄出来。

心脏有病，如果是实症，会出现胸中疼痛、胁部胀满、胁下疼痛，胸膛、肩背、肩胛、以及两臂内侧疼痛的症状；如果是虚症，会出现胸腹部肿胀、胁下和腰部牵引作痛的症状。治疗的方法，就是取手少阴心经和太阳小肠经的穴位，以及舌下的廉泉穴，进行放血。如果病情有变化，则应取郄穴放血。

脾脏有病，如果是实症，会出现身体沉重、容易饥饿、肌肉萎软、两足无力、走路时容易抽筋或脚胫痛的症状；如果是虚症，会出现腹胀肠鸣、泄泻、食物难以消化的症状。治疗的方法，就是取足太阴脾经和足阳明胃经、足少阴肾经的穴位，进行放血。

肺脏有病，如果是实症，会出现咳嗽、气喘、肩背痛，出汗，尾骨、阴部、大腿、膝关节、髋关节、小腿、脚胫等部位疼痛的症状；如果是虚症，会出现气短、呼吸不顺畅或接气不上、耳聋、咽喉发干的症状。治疗的方法，就是取手太阴肺经、足太阳膀胱经外侧、足厥阴肝经内侧、足少阴肾经的穴位，进行放血。

肾脏有病，如果是实症，会出现腹部肿胀、足胫浮肿、喘咳、身体沉重、睡觉盗汗、怕风的症状；如果是虚症，会出现胸中疼痛、腹部疼痛、四肢发冷、郁闷不乐的症状。治疗的方法，就是足少阴肾经、太阳膀胱经的穴位，进行放血。

【参悟领会】"放血"疗法，无论是中国传统医学，还是西方以古希腊为主的传统医学，都是一种极为重要的有效方法。不同的是，现代西方医学（以解剖学、胚胎学、遗传学、生物化学为主体）已经将"放血"疗法彻底舍弃；中国的民间有些高手则还在使用，尤其是1969年出版的《赤脚医生手册》，则将这一方法做了重点介绍。新时代，如何科学用好这一古老的治疗方法？大体的原则是"四宜四忌"。

何谓"四宜"？

其一，宜于实症、痹症。尤其是对冬天由风、寒、湿引发的心肺病、心肌炎，对夏天由暑热引发的中暑等病症。如，对急性心肺病，可用刺血拔罐法，迅速疏通肺俞穴、灵台（神道）穴、云门（中府）穴等。

其二，宜于中风、痉挛等病症。如，对于由风邪引发的风疹，可速刺肺俞穴；对于突发性中风，可速刺十个手指、脚趾和人中穴，把邪气恶血泄出来。

其三，宜于关节疾病。包括肩关节、肘关节、膝关节、髋关节、踝关节等，也包括一些颈椎痛、腰椎痛、以及静脉曲张、富贵包等病症，均宜用此法。如对风湿性膝关节炎，可通过在血海穴、委中穴等适量放血，把寒湿泄出来。

其四，宜于有限度地放血。要注意严格控制频率，一般来说，用放血法治疗风湿性关节炎，是"一次见效、三到五次痊愈"，但每次的间隔时间，至少应控制在一个星期或半个月左右。另外，每次放血，还要注意控制"量"，多从表皮和络脉取血，绝不能从动脉血管取血。

何谓"四忌"？

就是体质太瘦弱的人，不能用此法；明显血虚的人，不能用此法；有晕血症的人，不能用此法；对有些关键部位、穴位，如胸口、肾俞穴等处，绝不能用此法。

五、科学饮食乃治病之良法

　　肝色青，宜食甘，粳米、牛肉、枣、葵皆甘；心色赤，宜食酸，小豆、犬肉、李、韭皆酸；肺色白，宜食苦，麦、羊肉、杏、薤皆苦；脾色黄，宜食咸，大豆、豕肉、栗、藿皆咸；肾色黑，宜食辛，黄黍、鸡肉、桃、葱皆辛。辛散、酸收、甘缓、苦坚、咸耎。

　　毒药（药物的统称。因每一种药物的性味都有所偏，古人称之为毒性）攻邪，五谷（米、豆、麦、黍、稷）为养，五果（桃、李、杏、栗、枣）为助，五畜（牛、羊、猪、鸡、犬）为益，五菜（葵、藿、薤、葱、韭）为充，气味合而服之，以补精益气。此五者，有辛、酸、甘、苦、咸，各有所利，或散、或收、或缓、或急、或坚、或耎，四时五藏，病随五味所宜也。

　　【白话意译】肝脏对应青色，养肝宜吃带甜味的食物，如粳米、牛肉、枣、葵菜等；心脏对应红色，养心宜吃带酸味的食物，如小豆、狗肉、李子、韭菜等；肺脏对应白色，养肺宜吃带苦味的食物，如小麦、羊肉、杏、薤白等；脾脏对应黄色，养脾宜吃带咸味的食物，如大豆、猪肉、栗子、藿等；肾脏对应黑色，养肾宜吃带辛味的食物，如黄黍、鸡肉、桃、葱等。食物的五味，功用各不相同。辛味具有发散作用，酸味具有收敛作用，甜味具有缓和作用，苦味具有坚燥作用，咸味具有软坚作用。

药物可以用来驱邪，五谷可以用来滋养，五果可以用来辅助，五畜可以用来补益，五菜可以充养。如果能将药物与谷、果、肉、菜依气味而调和服用，一定可以补益精气。以上五类，各有各的味道，即辛、甘、酸、苦、咸；各有各的作用，或发散、或收敛、或缓和、或坚燥、或软坚。良医给人治病时，一定要根据春夏秋冬四季和五脏之气的盛衰变化，以及五味的功用特点，恰当地选用药食。

【参悟领会】要全面领会这段话的意思，就得弄清楚两个概念：一个是，代表传统中医最大特色的"药食同源"。这一点，李时珍的《本草纲目》写得非常详细。许多好的药物就是食物，许多好的食物就是药物。如山药（健脾化湿）、丝瓜络（疏通络脉）、冬瓜皮（消水肿）、绿豆（清热解毒）、黄牛肉（补益脾气）等等，不胜枚举。至于什么时候以药为主，什么时候以食为主，大体的规律是：凡是在病情较重、病势较急的时候，应当以药物为主进行治疗；凡是在平稳、康复时期，则应当以食物为主进行调养。

另一个是，现代营养学家提出的"合理膳食"观点，也就是"杂食"观点，与这里提到的"谷肉果菜、气味合而服之"的观点正好相符。如何做到"合理膳食""平衡膳食"，需要我们记好并践行两句话：一句是，吃什么无所谓，最好是什么都吃一点，避免偏嗜、偏食。一句是，吃多少有所谓，最好是每一餐都控制在七分饱左右，避免给脾胃造成过重的负担。

第二十三篇

宣明五气篇

篇目解读

宣明，就是宣扬阐明。五气，表面看指的是五脏之气，实质上是将"五脏"作为标的物，由此而衍生出"五入""五病""五精""五液""五发""五禁""五并""五恶""五乱""五邪""五劳""五主""五藏""五脉"等14个概念，从而将人的五脏的基本功能、发病现象、病理剖析、药物性味、养生宜忌等，作了一个既精当又全面的概述，让人们在日常生活劳动中，对自己的身体状况能够大体地掌握，做到"知其然"，也"知其所以然"。

一、五脏的基本功能及憎恶

五脏所藏：心藏神，肺藏魄，肝藏魂，脾藏意，肾藏志，是谓五藏所藏。

五脏所主：心主脉，肺主皮，肝主筋，脾主肉，肾主骨，是谓五主。

五藏化液：心为汗，肺为涕，肝为泪，脾为涎，肾为唾，是为五液。

五脏所恶：心恶热，肺恶寒，肝恶风，脾恶湿，肾恶燥，是为五恶。

【白话意译】五脏各有所藏：心里藏着神，肺里藏着魄，肝里藏着魂，脾里藏着意，肾里藏着志。这就是所谓的"五藏"。

五脏各有所主：心主管血脉，肺主管皮毛，肝主管筋，脾主管肉，肾主管骨。这就是所谓的"五主"。

五脏各有所化生的体液：心化生的汗液，肺化生涕液，肝化生泪液，脾化生涎液，肾化生唾液。这就是所谓的"五液"。

五脏各有所厌恶：心厌恶热，肺厌恶寒，肝厌恶风，脾厌恶湿，肾厌恶燥。这就是所谓的"五恶"。

【参悟领会】凡事相反相成。从五脏的基本功能，我们可以反推出身体出现疾病的病因和病源。这是一个良医所应具备的基本常识和最起码的思维方式。如经常抽筋，首先应想到是肝的问题；皮肤经常过敏，首先应想到肺的问题；身子经常感到困倦，头像被带子捆住一样，首先应想到是脾的问题；口干没有口水，首先应想到是肾的问题；经常出虚汗，首先应想到是心的问题，等等。

再进一步推演，要解决肾的问题，那就先补肾阴，解决"燥"的问题；要解决肝的问题，那就先平抑肝阳，解决"风"的问题；要解决肺的问题，那就先宣肺理气，解决"寒"的问题，等等。

此外，要很好地理解这段话的意思，我们还需要搞清楚五个概念，即"神、魂、魄、意、志"。尽管，这五个概念从来就没有十分精准的定义。

所谓神，就是我们现在常讲的"精神"。从现代物理学的角度讲，它应是一种虽然看不见、测不到、却又能够驱动人的生命活动的暗能量。这种暗能量具有以下特点：（1）它能够统领人的意识，包括魂、魄、意、志等；（2）它能够主导人的情绪，包括喜、怒、忧、思、悲、恐、惊；（3）它能够支配人的行为；（4）它能够通过人的眼睛的瞳孔让人感觉到，所谓

"神采奕奕"。

所谓魂，就是我们现在常讲的"灵魂"，道家叫"三魂"。它是一种可以离开人体肉身而存在的暗物质。按照道家的观点，"三魂"指的是天魂、地魂、命魂。其中，天魂和地魂像大气围绕地球一样，围绕在人的周围，命魂则驻在肝脏里。魂的特点是随神而动，日常生活中的"做梦"，就是魂的活动的典型体现。

所谓魄，就是我们现在常讲的"气魄"，道家叫"七魄"。它是一种依附于人体肉身而显现的暗物质。按照道家的观点，"七魄"包括天冲魄、灵慧魄、气魄、力魄、中枢魄、精魄、英魄。人的肺气旺盛，则魄健全；魄健全，则感觉灵敏，决断力强。

所谓意，就是我们现在常讲的"意念"，也叫忆念。它是将从外界获取的知识经过思维取舍，保留下来形成回忆的印象。脾的功能强，则思想丰富，记忆力强。脾阳不足则思虑短少，脾阴不足则记忆多忘。

所谓志，就是我们现在常讲的"意志"。它是一种通过意念持久地推动实践以实现既定目标的活动。肾精生髓，充实于脑，就能使人精神充沛，意志坚定。反之，髓海不足者，则精神疲惫，志向难以坚持。

二、五味的基本功用及禁忌

五味所入：酸入肝，辛入肺，苦入心，咸入肾，甘入脾，是谓五入。

五味所禁：辛走气，气病无多食辛；咸走血，血病无多食咸；苦走骨，骨病无多食苦；甘走肉，肉病无多食甘；酸走筋，筋病无多食酸，是谓五禁，无令多食。

【白话意译】饮食五味在胃肠消化后，各自进入与其相对应的脏腑：酸味入肝，辛味入肺，苦味入心，咸味入肾，甘味入脾。这就是所谓的"五入"。

五脏之病对五味各有所禁忌：辛味走气分，故有气病的人不能多食辛味；咸味走血分，故有血病的人不能多食咸味；苦味走骨骼，故有骨病的人不能多食苦味；甘味走肌肉，故有肉病的人不能多食甘味；酸味走筋膜，故有筋病的人不能多食酸味。这就是所谓的"五禁"，告诫人们要注意节制，不可多食。

【参悟领会】酸甘辛苦咸，既是饮食的五味，也是人生的五味。就合理饮食、保障健康来说，人吃东西，既不要过多，更不要过偏，最好是各种食物、各种味道都尝一尝，以保证平衡。就历经风雨、丰富阅历来说，人生路上，也无需太顺，最好是各种困难、各种挫折，各种苦头，都经历一番，如此才能达到"志闲而少欲，心安而不惧，形劳而不倦"的真人之境。

三、五邪的基本表现及病理

五气所病：心为噫（嗳气），肺为咳，肝为语（不停地自言自语），脾为吞，肾为欠（打呵欠）、为嚏（tì，喷嚏），胃为气逆、为哕（yuě，呕吐）、为恐，大肠、小肠为泄，下焦溢为水，膀胱不利为癃（lóng，小便不通），不约为遗溺，胆为怒，是谓五病。

五精所并：精气并于心则喜，并于肺则悲，并于肝则忧，并于脾则畏，并于肾则恐，是谓五并，虚而相并者也。

五病所发：阴病发于骨，阳病发于血，阴病发于肉，阳病发于冬，阴病发于夏，是谓五发。

五邪所乱：邪入于阳则狂，邪入于阴则痹，搏阳则为巅疾，搏阴则为瘖（yīn，同"喑"），阳入阴则静，阴出之阳则怒，是谓五乱。

五劳所伤：久视伤血，久卧伤气，久坐伤肉，久立伤骨，久行伤筋，是谓五劳所伤。

【白话意译】人的五脏之气失调，会引发各种疾病：心气失调不舒，会出现嗳气；肺气失调不宣，会出现咳嗽；肝气失调不散，会出现多言多语；脾气失调不运，会出现泛酸吐水；肾气失调不降，会出现上逆、甚至呃逆现象，有恐惧感。大肠、小肠功能失调，会出现泄泻；下焦水液运行失调，会导致水液溢于皮肤，出现水肿；膀胱之气失调，或者使小便闭塞不通，或者小便失禁，出现遗尿；胆气失调，则容易发怒。这就是所谓的"五病"。

人的五脏精气并聚于一个脏腑，就会引发实邪之症：精气并聚于心，会嬉笑失常；精气并聚于肺，会情绪悲伤；精气并聚于肝，会忧愤交加；精气并聚于脾，会担心思虑；精气并聚于肾，会恐惧害怕。这就是所谓的"五并"。

五脏发病的部位和季节各不相同：肾为阴脏主骨，发病多在骨骼；心为阳脏主血脉，发病多在血脉；脾为阴脏主肉，发病多在肌肉。阳虚之病，多发生在冬季；阴虚之病，多发生在夏季。这就是所谓的"五发"。

病邪侵入五脏，会引发不同的病症：病邪侵入阳脉，阳气偏盛，会出现狂症；病邪侵入阴脉，阴气独盛，会出现痹症；病邪侵入阳脉，且与阳气相搏斗，会引发头痛、眩晕等症；病邪侵入阴脉，且与阴气相搏斗，会导致声音嘶哑；病邪从阳脉侵入再进入阴脉，病人会显得安静；病邪从阴脉侵入再进入阳脉，病人会显得焦怒。这就是所谓的"五乱"。

人劳逸过度，会相应地损耗五脏精气：长时间地过度用眼，会损伤心血；长时间地过度躺卧，会损伤肺气；长时间地过度坐着，会损伤肌肉；长时间地过度站立，会损伤骨骼；长时间地过度走跑，会损伤筋脉。这就是所谓的"五劳"。

【参悟领会】中华民族之所以能够绵延数千年而不绝，从文化角度来看，主要是因为具有三大长寿基因：

第一个长寿基因是"尚一"，也就是崇尚统一。从三皇五帝到夏商周，到春秋战国，中华大地可以说是一直处于松散状态，属于"诸侯邦联"制。历经春秋、战国五百年动荡争斗，先贤圣哲与人民群众痛定思痛，终于形成了一个共识：天下必须"统一"，民生才会幸福。到秦始皇灭六国、完成天下"一统"的实践，从此，这一文化基因便算是深深地植根于华夏大地了。

第二个长寿基因是"中庸"，也就是善于中和。何谓中庸，就是凡事都能扣其两端、取其中，做好融合、化合、结合的智慧文章。在几千年的历史进程中，有多少外来文化进入华夏大地，但最终都被融合成了中华文化；有多少外来民族进入华夏大地，但最终都被融合成了中华民族。又以中药为例，植物药、动物药、矿物药，酸味药、苦味药、辛味药、甘味药、咸味药，寒性药、热性药、温性药、凉性药，植物的叶药、花药、皮药、根药、果药，等等，几百种看起来根本就毫无关联、不搭界的药物，却能够在良医的调配之下，不可思议地成为治病救人的良药，而且副作用还极少。这就是中庸文化基因的最好见证。

第三个长寿基因是"纲常",也就是所谓的尊卑秩序。这一文化基因，体现在社会治理中，就是父子有亲、君臣有义、夫妇有别、长幼有序、朋友有信。体现在中药的使用中，就是君、臣、佐、使的配伍方法。所谓君药，就是最重要几味药，用来解决主要矛盾（突出病症）的药；所谓臣药，就是配合君药的一些药，用来解决次要矛盾（派生疾病）的药；所谓佐使之药，就是起沟通、调和、完善、补充作用的药。如此搭配，可谓重点突出、秩序井然。

几千年的治国、治人、治病的实践反复证明：一旦不能统一，就会容易"失控"，于国则大乱，于人则大病；一旦做不到中庸，就会容易"失调"，于国则动荡，于人则伤风伤寒，出现"五乱""五病"等症状；一旦守不住纲常，稳不住秩序，就会容易"失常"，局部出现种种不舒服的亚健康症状等。

四、五脉的正常表象及反常

五脉应象：肝脉弦，心脉钩，脾脉代，肺脉毛，肾脉石，是谓五脏之脉。

五邪所见：春得秋脉，夏得冬脉，长夏得春脉，秋得夏脉，冬得长夏脉，名曰阴出之阳，病善怒，不治。是谓五邪，皆同命，死不治。

【白话意译】五脉与四时相对应，脉象各有不同：肝脉对应春季，像弓弦一样；心脉对应夏季，像钩子一样；脾脉对应长夏，像蚯蚓一样；肺脉对应秋季，像羽毛一样；肾脉对应冬季，像水底沉石一样。这就是所谓的"五脏之脉"。

五脏遭遇病邪侵蚀，会出现反常的脉象：在春季见到秋季的毛脉，在夏季见到冬季的石脉，在长夏见到春季的弦脉，在秋季见到夏季的钩脉，在冬季见到长夏的代脉。这就是所谓的"五邪"。凡人出现五邪之脉象，那就都是同一个结局——不治而亡。

【参悟领会】在日常生活中，反常为"妖"；在脉象诊断中，反常为"邪"。这里所谓的春（木）见秋（金）脉、夏（火）见冬（水）脉、长夏（土）见春（木）脉、秋（金）见夏（火）脉、冬（水）见长夏（土）脉，看起来很玄乎，实质上很简单，那就是在相应的时令，出现了不该出现的、完全相克的"敌脉"，如木遇见克己的金，火遇见克己的水，土遇见克己的木，等等。

故养生之道，关键在于要学会避开"敌"人；良医治病之道，关键在于要能够化"敌"为友。

第二十四篇

血气形志篇

篇目解读

人的"生命"，究竟由什么元素构成？中医认为，主要由血、气、形、志四大元素构成。血，就是血液。现代医学证明，人体内血液量大约是体重的7%-8%，正常成年男性的血液含量大约是4000-5000毫升，重4-5公斤；成年女性的血液含量大约是3500-4500毫升，重3.5-4.5公斤。气，就是阳气，就是生气，包括中医所讲的元气、宗气、营气、卫气等。形，就是形体、肉体，包括骨骼、肌肉、皮肤、肌腱、软骨组织、毛发等一切带固体性的组织。志，就是精神，包括喜、怒、忧、思、恐等情绪。这四大元素中，血、气、形，均属于物质范畴；志属于精神范畴。

一、人体气血之常数

夫人之常数，太阳常多血少气，少阳常少血多气，阳明常多气多血；少阴常少血多气，厥阴常多血少气，太阴常多气少血。此天之常数。

刺阳明，出血气；刺太阳，出血恶（不宜）气；刺少阳，出气恶血；刺太阴，出气恶血；刺少阴，出气恶血；刺厥阴，出血恶气也。

【白话意译】人体气血之量，是有一定的常数的。一般来说，太阳经（膀胱经、小肠经）常多血少气，少阳经（胆经、三焦经）常少血多气，阳明经（胃经、大肠经）常多气多血；少阴经（肾经、心经）常少血多气，厥阴经（肝经、心包经）常多血少气，太阴经（脾经、肺经）常多气少血。这就是人先天的气血常量分布规律。

针刺阳明经，可以出血，可以出气；针刺太阳经，可以出血，不宜伤气；针刺少阳经，可以出气，不宜出血。针刺太阴经，可以出气，不宜出血；针刺少阴经，可以出气，不宜出血；针刺厥阴经，可以出血，不宜伤气。

【参悟领会】对比以上两段话，我们不难得出一个规律：在用针刺法泻邪气、瘀血的问题上，必须遵循每一条经脉的气血常量分布规律，即"多"者可出，"少"者不宜。

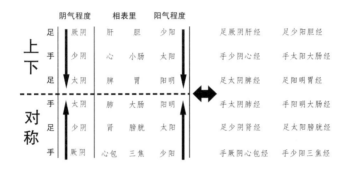

十二正经表里相应图

具体的分布特点是：（1）既宜出血、又宜出气的，只有"阳明"；（2）只宜出血，不宜出气的，则有"太阳""厥阴"；（3）只宜出气、不宜出血的，有"少阳""少阴""太阴"。

二、凡治病必先去其坏血

足太阳与少阴为表里（经脉之间的相互关系，阳为表，阴为里），少阳与厥阴为表里，阳明与太阴为表里，是为足阴阳也。

手太阳与少阴为表里，少阳与心主为表里，阳明与太阴为表里，是为手之阴阳也。

今知手足阴阳所苦。凡治病必先去其血，乃去其所苦，伺之所欲，然后写有馀，补不足。

【白话意译】足太阳膀胱经与少阴肾经互为表里，足少阳胆经与厥阴肝经互为表里，足阳明胃经与太阴脾经互为表里。这就是足部的三阳经与三阴经的相互对应关系。

手太阳小肠经与少阴心经互为表里，手少阳三焦经与厥阴心包经互为表里，手阳明大肠经与太阴肺经互为表里。这就是手部的三阳经与三阴经的相互对应关系。

只有全面理解了三阳经与三阴经的走向、功能及其相互关系，我们才能知道疾病的痛苦来源。大凡治病，特别是对于气血瘀滞壅塞形成的病，必须先用针刺法去除相关病灶上的瘀血，先减轻病人的痛苦；然后根据病人的意愿，在摸清病情虚实的基础上，泻其有余，补其不足。

【参悟领会】这一段，最核心的一句话，就是"凡治病必先去其血"。这个血，并不包括人体的好血，而是指坏血、毒血、腐臭血以及一切引发疾病的血，等等。对于这些制造疾病的坏血，传统中医的办法是：通过针刺、刺血拔罐等方法，适度地"去"掉坏血；古代西医（包括希腊人、波斯人、埃及人等）的办法是：切开静脉直接"放"出来。

可千万别小看这个"去"字和"放"字的区别。中国传统中医的"去"法，是谨慎的，坚决避开血管和敏感部位；是有针对性的，完全对症施治，抓住关键；是非常适度的，视病人体质和病情的轻重程度，严格控制节奏和每次的量，大多数时候，是出一点即可，能把邪气瘀血泻出来即可。

反之，古代西医在使用放血法时，则近乎荒唐和愚蠢。什么病都用，什么人都用，不管体质是强还是弱。放血的方法，一律是切开血管；放血的量，少则一大碗，多则几百、上千毫升。如此放法，焉能不放死人。最典型的就是美国首任总统华盛顿，患了咽喉炎，如此敏感部位，本不宜放血，却被庸医在10个小时内大量放血，最终导致缺血而死。

三、如何找准五大俞穴

欲知背俞（shù，同"腧"，指五脏腧穴），**先度**（测量）**其两乳间，中折之，更以他草度去半已，即以两隅**（角）**相柱**（支撑）**也，乃举以度其背，令其一隅居上，齐脊大椎，两隅在下，当其下隅者，肺之俞也；复下一度，心之俞也；复下一度，左角肝之俞也；右角脾之俞也；复下一度，肾之俞也。是谓五藏之俞，灸刺之度也。**

【白话意译】要想确定人的后背五脏腧穴的位置，有两根相同长度的草就可以了。具体的办法是：先用第一根草测量两个乳头间的距离，然后把草从中间对折；再把第二根草从中间对折，与第一根草的两端组成一个等边三角形，用这个三角形就可以测量人的背部。具体的运用方法是：把三角形的一个角与大椎穴对齐，其下两个角的位置就是肺俞穴的位置；再将三角形的上角下移至两个肺俞穴的中心点，那么两个下角的位置就是心俞穴的位置；再将三角形的上角下移至两个心俞穴的中心点，那么两个下角的位置就是肝俞穴的位置；再将三角形的上角下移至两个肝俞穴的中心点，那么两个下角的位置就是脾俞穴的位置；再将三角形依次下移，就是肾俞穴的位置。这就是五脏腧穴的位置，也是针灸取穴的参考法度。

【参悟领会】能够找准五脏腧穴固然重要，更重要的还是要认识到五脏腧穴的重要性，并能很好地利用它们。百病不离五脏，五脏不离五大俞穴！如，对于心梗病人，就得从活心血、强心气、补心阴入手，而要尽快地解决心梗问题，就必须先打开心俞穴，去其邪毒。又如，对于抑郁症患者，就得从疏肝理气入手，而要尽快地舒散肝气，就必须先通过按揉、刮痧、刺血拔罐等方法，打开肝俞穴，泻出其中的邪毒，从而能起到明显的效果。

笔者以为，俞，同"腧"，"腧"同输。所谓的腧穴，实质上就相当于五脏经络的交通枢纽。人体百病，皆因经络郁结堵塞而起；而要解决堵塞的问题，关键就是要保证交通枢纽的畅通。故，经常使用推拿、刮痧的办法，疏通后背，就是保证五脏健康的最简易、最管用的办法。

四、肉体与精神的苦乐关系

形（身体、肉体）乐志（心情、精神）苦，病生于脉，治之以灸刺；形乐志乐，病生于肉，治之以针石（砭石，古代切刺皮肤、排脓放血的手术工具）；形苦志乐，病生于筋，治之以熨引；形苦志苦，病生于咽嗌，治之以百药；形数惊恐，经络不通，病生于不仁，治之以按摩醪（láo，酒）药。是谓五形志也。

【白话意译】身体看起来健康，但精神却很苦闷的人，其疾病常发生在经脉上，可以用艾灸、针刺进行治疗；身体健康、精神也愉悦的人，其疾病常发生在肌肉上，可以用针刺、砭石进行治疗；身体劳苦疲惫、精神也很苦闷的人，其疾病常发生在咽喉上，可以用药物治疗。多次遭受惊吓的人，全身经络会因为气血紊乱而运行不畅，容易出现四肢麻木不仁的疾病，可以用按摩、药酒进行治疗。这就是所谓的五种形志病。

【参悟领会】病分阴阳。所谓阳病，就是指身体、形体、肉体的疾病；所谓阴病，就是指精神、情志、情绪的疾病。这一点，古老中医和现代西医的认识是一致的。现代的西医院，常见的就是两大类，一类是常见的身体性病院，一类就是精神病院。

需要我们更深一层的领会是，不光病症分阴阳，"病因"也分阴阳。凡是因外感于风、寒、暑、湿、燥、火等六淫而产生的疾病，均可称为"身病"；凡是因内伤于喜、怒、忧、思、恐等情志而产生的疾病，均可以称为"心病"。身病易治，心病难医，身心交织而形成的病，则更为复杂难治。

需要我们清醒认识的是，现代社会里，单纯的"身病"，或单纯的"心病"，都是少有的，往往身心交织的疑难杂症越来越多。关于身心交织病症的情形，这一节列举了5种，即形乐志苦、形乐志乐、形苦志乐、形苦志苦、形数惊恐。这里面，最幸福的人，当属形乐志乐的人；最痛苦的人，当属形苦志苦的人。幸福人生，当通过舒展身姿、畅达志意、去除执念，自觉、自然地步入"双乐"的境界。

第二十五篇

宝命全形论篇

篇目解读

宝，珍惜的意思；全，保全的意思。意即珍惜生命，保全健康。本篇的核心在四句话："万物悉备，莫贵于人"，强调的是人作为万物之灵的极端珍贵性；"人生于地，悬命于天"，强调的是天气变化对人的生活与健康的极端重要性；"人生有形，不离阴阳"，强调的是明白天地阴阳变化规律与提高养生保健水平的紧密联系性；"凡刺之真，必先治神"，强调的是良医给人针刺治病时必须高度集中精神与精力。

一、万物悉备，莫贵于人

黄帝问曰：天覆地载，万物悉备，莫贵于人。人以天地之气生，四时之法成。君王众庶（老百姓），尽欲全形，形之疾病，莫知其情，留淫（积累而逐渐发展）日深，著于骨髓，心私虑之。余欲针除其疾病，为之奈何？

岐伯对曰：夫盐之味咸者，其气令器津泄；弦绝者，其音嘶败；木敷（里面溃烂）者，其叶发；病深者，其声哕（呃逆）。人有此三者，是为坏府（脏腑损坏），毒药无治，短针无取，此皆绝皮伤肉，血气争黑（气色暗晦）。

【白话意译】黄帝问道：靠着天的滋养，靠着地的承载，这个世界，物种多样丰富，形成了完备的生态循环体系。但万物之中，没有什么比人更宝贵的！人，依靠天地自然之气和五谷精微之气而生存，顺应四季气候变化规律而生活。无论是帝王将相，还是黎民百姓，无一不希望自己身体健康。但问题在于，很多人身体出了毛病，自己却不知道，或者没有引起重视，导致病邪长期滞留在体内，并慢慢深入到骨髓。对此，我深感忧虑，很想帮助他们解决这个难题，您看怎么办呢？

岐伯回答：作为大医，必须要有"见微知著"的本领，要能够透过现象看到病人的隐疾。打个比方说，盐贮藏在器具里，当受到温度的影响融化时，就会有水渗出来；琴弦快要断的时候，会发出嘶哑的破败之声；树心腐朽溃烂时，叶子就会纷纷掉下来；病情到了严重的阶段，人就会经常出现呃逆的现象。当人体出现这三种类似的现象时，说明"坏腑"现象已经出现，脏腑已经遭受到严重破坏，一般性的药物和针刺都起不了作用。这是因为人的皮、肉、血、气已经形不成一个完整的链接体系了，血气逐渐枯槁，实难医治。

【参悟领会】品读这段话，有三点需要我们深切体悟：一是"万物悉备，莫贵于人"。这算是中华文化"以人为本"思想的起源，也是民本思想的起源，是对人的主体地位的充分肯定！二是"君王众庶，尽欲全形"。这是老祖宗健康意识的萌芽。无论是帝王，还是君侯，还是普通百姓，健康永远是第一位的。古往今来，每一个人，健康都是"1"，至于功名、富贵等，都是零。三是"坏腑"现象。这种现象无论是对于人、还是对于国、还是对于政权组织等，都是死亡的征象。人一旦出现坏腑现象（渗水流脓、腐臭烂心、呃逆呕吐），再好的医生，也会无力回天；一个国家、一个政权，一旦出现这种"坏腑"的现象，就一定会江河日下。

二、天地合气，命之曰人

帝曰：余念其痛，心为之乱惑，反甚其病，不可更代，百姓闻之，以为残贼，为之奈何？

岐伯曰：夫人生于地，悬（关联）命于天，天地合气，命之曰人。人能应四时者，天地为之父母；知万物者，谓之天子。天有阴阳，人有十二节（上肢的肩、肘、腕关节，下肢的股、膝、踝关节）；天有寒暑，人有虚实。能经天地阴阳之化者，不失四时；知十二节之理者，圣智不能欺也；能存八动（八方之风的动向）之变，五胜更立，能达虚实之数者，独出独入，呿（qū，张口）吟至微，秋毫在目。

【白话意译】黄帝说：对于病人的痛苦，我十分同情，心中常常感到矛盾困惑，想尽全力为他们治疗，却又害怕因治疗不当而加重病情，又找不到更好的替代之法。至于老百姓，听到我这样说，又会认为我残忍不仁，我该怎么办好呢？

岐伯没有直接回答，而是启发地说：人虽然生活在大地上，但却丝毫也离不开天，紧密地与大自然联系在一起。须知天地之气交合，才产生了人。人如果能够适应四时阴阳的变化，那天地间的一切，自然也就成了其生命的源泉；而能够懂得掌控并利用万物生化规律的人，就是所谓的"天子"了！人与天地自然是相适应的。天有阴阳交替，一年有十二个月，人有肩、肘、腕和股、膝、踝十二大关节；天有寒暑变化，人有男女老少。从这个意义上讲，懂得效法天地阴阳变化的人，就不会违背四季变化的规律；懂得人体十二经脉、十二关节运行规律的人，就算是圣贤智者也欺骗不了他。至于那些能够将自然气候变化、五行生克演化和人体虚实变化联系起来思考的人，则一定能够洞察病情、形成自己独到的治疗见解，即便是像病人呼吸那样细微的、不易被人察觉的变化，也如秋毫在目，逃不过他的眼睛。

【参悟领会】佛家形容人生，就是"生老病死"四个字。通过岐伯的这段启示性的话，我们对这四个字可以有更深切的体悟：（1）我们因何而生？到底是谁生了我们？岐伯告诉我们，每一个人都是"上天之子"，都是天地自然的产物！我们秉承父母的阴阳基因而生，每一个生命细胞中的染色体，都是成对而生，共23对。（2）我们为什么会老？因为我们是自然的产物，所以我们永远也逃脱不了自然的规律。春生、夏长、秋收、冬藏，是天地运化的基本规律；生、长、衰、亡，是生命演绎的基本规律。（3）我们为什么会生病？岐伯告诉我们，顺应自然规律，则身体健康；违逆自然规律，则百病杂陈。比如有的人，夏天本应出汗排毒，却躲在空调屋里不动；冬天本应藏精、藏血、藏能，却放肆运动出汗。白天本应勤劳工作，却睡着懒觉；晚上本应静静休息，却饮酒狂欢。如此逆天行事，必然损耗健康。

（4）我们为什么会死？因为天地四季有生死轮回，作为天之子的人，自然也摆脱不了生死轮回。总之，天地万物，包括人，都逃不脱生老病死。历代医者仁心，其所有的探索、所有的努力，都只是想让人，生活得健康快乐一点，衰老得慢一点，病痛少一点，死得潇洒轻松一点。

三、人生有形,不离阴阳

帝曰:人生有形,不离阴阳,天地合气,别为九野,分为四时,月有大小,日有短长,万物并至,不可胜量,虚实呿吟(指病人的痛苦),敢问其方?

岐伯曰:木得金而伐,火得水而灭,土得木而达,金得火而缺,水得土而绝。万物尽然,不可胜竭。故针有悬布(张贴公布)天下者五,黔首共余食,莫知之也。一曰治神,二曰知养身,三曰知毒药为真,四曰制砭石小大,五曰知府藏血气之诊。五法俱立,各有所先。

今末世之刺也,虚者实之,满者泄之,此皆众工所共知也。若夫法天则地,随应而动,和之者若响,随之者若影,道无鬼神,独来独往。

【白话意译】黄帝说:人的身体结构,离不开阴阳规律。如头为阳,脚为阴;背为阳,胸为阴;六腑为阳,五脏为阴,等等。在古人看来,天气与地理相互循环应和,就构成了一个丰富的地球世界。地理上，可以分为九大区域；气候上，可以分为四季；月份，有大月和小月；白天，有长有短。这个世界上的万千现象、万千物种，实在是没有办法来将其中的生化规律一一地研究明白，我只想尽量减少百姓的病痛，请问有什么好的办法？

岐伯回答：这个世界虽然非常复杂，但可以用五行生克的方法来理解和分析：木遇到金（金属制造的刀具、斧头等），就会被折伐；火遇到水，就会被熄灭；土遇到木（木制的犁耙），就会被松软；金遇到火，就会被熔化；水遇到土（堤坝），就会被阻挡。这种相生相克的变化规律，对所有物种都是适应的，不胜枚举。用针刺的方法，医治世人的疾病，是最简单、最有效的，早就张贴公布出去了，可惜的是，人们只顾饱食终日，没有引起重视，更谈不上去认真学习和理解。针刺治病必须把握好五个关键：一是大医治神，要高度重视从精神、心理层面解决问题；二是要高度重视养生之道，开展普及性教育；三是要高度重视针刺工具的质量，尽量制作出大小不一的精致的"砭石"工具，四是要熟悉和掌握好药物的性能，五是要学会诊断脏腑气血的强弱及运行途径。以上五点，都很重要，是提高针刺治病安全性和有效性的必要前提与基础。

现代人用针刺治病，虽然不如古人那么讲究了，但用补法治疗虚症，用泻法治疗实症，这个最基本的原则，大家还是能够遵循的。掌握了这个原则，再掌握好天地自然变化的基本规律，及其对人体脏腑气血运行的影响规律，那就能灵活运用好各种针法，取得如响应声、如影随形的疗效。医学的大道并没有什么神秘，只要把基本规律抓住了，就一定能够运用自如。

【参悟领会】岐伯的这段话中，有两点是很值得后人深思、乃至反思的。

一是反对医学上的神秘主义。在岐伯看来，"道无鬼神，独来独往"，医道虽然看起来非常复杂，虽然确实难学，但并不是神秘不可知的，只要你把天人合一、阴阳对立平衡、五行相生相克、气血和合等基本规律搞清楚了，成为一个良医就并不是难事。

二是反对医学上的保守主义，为了对老百姓进行普及性的医学教育，古人早就有了"公共卫生"意识，懂得把针刺治病之法"悬布天下"，到处张贴、到处宣传，让人民自己学习，自我掌握，自我运用，自我救治。这一点，实在值得今人学习借鉴。

由此联想，假设我们现今能编出一本真正大众化中医基本技能培训教材，从小学开始普及，让每一个人在中小学阶段就能够掌握人体结构、经络穴位的基本常识，都能够运用推拿按摩、刮痧、拔罐等基本技能，对于提高全民健康水平、提高个人生活幸福指数、减少国家医保费用支出，一定是很有益处的。

四、凡刺之真，必先治神

帝曰：愿闻其道。

岐伯曰：凡刺之真，必先治神，五藏已定，九候已备，后乃存针；众脉（mài，有人旁观的意思）不见，众凶（众人喧嚣的声音）弗闻，外内（外察色，内诊脉）相得，无以形先，可玩往来，乃施于人。

人有虚实，五虚（指脉细、皮寒、气少、拉肚子不停、吃不进东西等五种现象）勿近，五实（指脉盛、皮热、腹胀、二便不通、心烦意乱等五种现象）勿远，至其当发，间不容瞚（shùn，眼珠转动，眨眼）。手动若务，针耀而匀。静意视义，观适之变。是谓冥冥（无形无象的状态），莫知其形，见其乌乌，见其稷稷（jì，形容气盛像稷一样长势茂盛），从见其飞，不知其谁，伏如横弩，起如发机。

帝曰：何如而虚？何如而实？

岐伯曰：刺虚者须其实，刺实者须其虚；经气已至，

慎守勿失。深浅在志，远近若一，如临深渊，手如握虎，神无营于众物。

【白话意译】黄帝说：关于用针之道，我还想听您讲得更具体一点！

岐伯解释说：用针的关键，首先在于精神高度集中。必须先把五脏之气的虚实和九候脉象理解清楚，然后再下针。下针时，必须全神贯注，即便是旁边有人观看，也要视同无人；即便是外面有人喧闹，也要像听不见一样。与此同时，还要注意观察病人的气色和脉象，将病人发病的机理搞清楚，才能给人治病。

病人的体质有虚实的差别，见到"五虚"的症状，不可草率地下针治疗；见到"五实"的症状，不可轻易地放弃针刺治疗。必须掌握好针刺的时机，该进针时，一刻也不要耽搁。针刺时，手上的动作要协调一致，针体要干净，针的摇动要均匀，同时还要细心体察、时刻注意针气的变化。这种进针之后引发的人的血气的变化，在常人看来是无形无象、无迹可寻的，但在良医的手指下，却感觉非常明显。气至之时，就像群鸟一样迅速聚集；气盛之时，就像稷麦一样繁茂。气之往来，正如鸟之飞翔，无法判断它的起落点。因而，用针的要诀是：气未到时，留针候气，像猎人伏身拉着弓弩一样；气到时，立即起针，像弩箭一样迅疾射出。

黄帝接着问：到底该如何用针来治疗虚症和实症呢？

岐伯回答：用针刺治疗虚症，须用补法；治疗实症，须用泻法。当针下感觉到经脉之气已到时，一定要把握好时机。针刺是深、还是浅，全在于灵活运用；取穴是远、还是近，候针取气的道理是一样的。总之，针刺时必须精神高度专注，要像站在万丈深渊边上一样，格外小心；要像手中抓着老虎一样，毫不松懈，气定神闲，不为任何事物分心。

【参悟领会】从岐伯的这段话，我们可以得出，要想提高针刺治病的效率，就要做到"五个必须"：

一是必须全神贯注。一针在手，万不可三心二意，更不可视同儿戏。

二是必须辨清虚实。特别是要把"五虚"之症和"五实"之症辨析清楚，虚症用补法，实症用泻法，万不可颠倒了。

三是必须均匀进针。不可冒进，更不可暴进，整个过程要气定神闲。

四是必须注意深浅。对四肢、臀部等部位，可以扎得深些；对胸部、腹部、背部，尤其是贴着五脏六腑的部位，一定要浅一点，必要时以斜进为主。

五是必须留针候气。扎针就像打伏击战，经气未到，就把针撤了，犹如敌人未到，就把伏兵撤了一样，那就等于白扎。

第二十六篇

八正神明论篇

篇目解读

八正，主要是从时间概念上说的，指的是一年四季中的八个重要节气，包括二分（春分、秋分）、二至（夏至、冬至）、四立（立春、立夏、立秋、立冬）。神明，主要是从空间上说的，指的是日月星辰的变化，这种变化主要是以星座为参照，显示出太阳和月亮的运行轨迹，以及由于轨迹的不同，所带来的地上的气温（寒、热、温、凉）变化和在地上所看到的月亮形状（阴、晴、圆、缺）变化规律。这种时空变化规律，直接影响着人体脏腑经络气血的运行，也直接影响着针刺治病的效果。本篇的名言有"上工救其萌芽……下工救其已成，救其已败""血气者，人之神，不可不谨养"。

一、法天则地,合以天光

黄帝问曰:用针之服(指针刺技术),**必有法则焉,今何法何则?**

岐伯对曰:**法天则地,合以天光**(指日月星辰)。

帝曰:**愿卒闻之。**

岐伯曰:**凡刺之法,必候日月星辰,四时八正之气,气定乃刺之。是故天温日明,则人血淖**(nào,滑润)**液,而卫气浮,故血易泻,气易行;天寒日阴,则人血凝泣,而卫气沉。月始生,则血气始精,卫气始行;月郭满**(月亮正圆),**则血气实,肌肉坚;月郭空**(月黑无光),**则肌肉减,经络虚,卫气去,形独居。是以因天时而调血气也。**

是以天寒无刺,天温无疑,月生无写,月满无补,月郭空无治。是谓得时而调之。

因天之序,盛虚之时,移光定位,正立而待之。故曰:月生而写,是谓藏虚;月满而补,血气扬溢,络有

留血，命曰重实；月郭空而治，是谓乱经。阴阳相错，真邪不别，沉以留止，外虚内乱，淫邪乃起。

帝曰：星辰八正何候？

岐伯曰：星辰者，所以制日月之行也。八正者，所以候八风之虚邪，以时至者也。四时者，所以分春秋冬夏之气所在，以时调之也，八正之虚邪而避之勿犯也。以身之虚而逢天之虚，两虚相感，其气至骨，入则伤五藏。工候救之，弗能伤也。故曰：天忌不可不知也。

【白话意译】黄帝问道：用针刺之术给人治病，一定有它的方法和准则。究竟有哪些具体方法需要学习？有哪些大的准则需要掌握呢？

岐伯回答：所谓大的准则，就是要符合天地阴阳、四季气候变化的规律；所谓具体的方法，就是要根据月亮的阴晴圆缺和气温的高低寒热来确定是否行针、如何行针。

黄帝说：我很想听您再详细地解释一下！

岐伯回答：大凡针刺之法，一定要先观察日月星辰的盈亏消长和自然气候的变化，以此来决定是否行针。一般地说，天气温暖、阳光和煦时，人的血液濡润流畅，卫气上浮在体表，这个时候，血容易外泻，气容易运行；天气寒冷、天色阴晦时，人的血液滞涩不畅，卫气沉伏在体内。月亮初生的时候，人的血气随月新生，卫气也随之畅行；月亮正圆的时候，人的血气充盛，肌肉坚实；月黑无光的时候，人的肌肉消瘦，经络空虚，卫气衰减，益发显得形单影只。由此可见，人的血气是随着天气时令的变化而变化的，用针刺之法调节人的血气，自然应当顺应天气时令的变化。

因而，天气寒冷时，不要行针刺；天气温暖时，不要迟疑；月亮初生时，不能用泻法；月亮正圆时，不要用补法；月黑无光时，最好不要行针。这，就是根据天气时令用针刺法调节气血的原则。

如何实现这一原则？就是要遵循天时节气的变换次序，月亮盈亏的变化规律、以及太阳光照时间的长短，来确定人的气血运行状况，聚精会神地等待治疗的最佳时机。如果违背了这一原则，在月亮初生时用泻法，会使内脏虚弱，这叫"重虚"；在月亮正圆时用补法，会使血气过分充实而溢出，导致络脉中血液留滞，这叫"重实"；如果在月黑无光时用针刺，会扰乱经气，这叫"乱经"。如此，不按原则行针刺之法，就会导致阴阳相错，真气与邪气分不清楚，邪气沉伏在体内出不去，致使络脉空虚，经脉混乱，病邪就会乘虚趁乱而起。

黄帝问道：为什么要了解日月星辰、八个节气、四个季节的更替规律呢？这对于医生有什么用？对于病人康复有什么用呢？

岐伯回答：观察日月星辰的方位和轨迹，能够确定日月循行的规律；观察八个节气的交替，能够测出异常的八方之风何时来临；观察四个季节的循环往复，能够分辨出春夏秋冬的正常气候如何，从而顺应时令进行调养，并及时避开八方邪气的侵犯。如果人的身体本来就很虚弱，再碰上自然界的虚邪贼风来犯，两虚相互交集，病邪就会伤害到人的筋骨；再深入一点，就会伤及五脏。作为医生，如果能够懂得根据气候变化来分析病情，因时因地因人地拿出治疗方案，那就能及时挽救病人，不至于让病情发展到严重地步。所以说，天时的宜忌，不可不知。

黄帝赞叹：您分析得太好了！

【参悟领会】这一段较长的分析中，有两句话需要我们牢记并用心体会。

一句是，"天忌不可不知"。比如庚子年，木星运行的轨迹距离地球最近，对地球的引力（因为木星是太阳系中体积和质量均为最大的行星，体积是地球的1300多倍，质量是地球的300多倍）也最大，从而造成地球上的各种自然灾害也最频繁。对人体五脏而言，由于木克土，往往在这一年，人的脾胃犯病较多；由于木反刑金，往往在这一年，因肺病导致的传染性疾病也会较多。

另一句是，"因天时而调血气"。如何把这句话落实到用针刺治病的实践中，岐伯给我们传授了"五无"的要诀，即"天寒无刺、天温无疑""月生无泻、月满无补、月郭空无治"。

对这"五无"，如果机械地理解，那所有的针灸馆，冬天就得关门，没有月亮的时候就得关门。

如果机智地理解，我们只需把握好两点就可以了。一是，用针刺给人治病，必须保证合适的温度，针刺的房间不能太冷。这一点，现代社会的空调、暖气已经足够解决了。二是，用针刺给人治病，要注意"初一"（月生）、"十五"（月满）时间的不同，人体气血运行变化的不同，灵活地使用针法，防止出现"重虚""重实"和"乱经"现象。

二、上工救其萌牙

帝曰：善！其法星辰者，余闻之矣，愿闻法往古者。

岐伯曰：法往古者，先知《针经》也。验于来今者，先知日之寒温，月之虚盛，以候气之浮沉，而调之于身，观其立有验也。

观其冥冥者，言形气荣卫之不形于外，而工独知之，以日之寒温，月之虚盛，四时气之浮沉，参伍相合而调之，工常先见之，然而不形于外，故曰观于冥冥焉。通于无穷者，可以传于后世也，是故工之所以异也。然而不形见于外，故俱不能见也。视之无形，尝之无味，故谓冥冥，若神仿佛。

虚邪者，八正之虚邪气也。正邪者，身形若用力，汗出腠理开，逢虚风。其中人也微，故莫知其情，莫见其形。

上工救其萌牙，必先见三部九候之气，尽调不败而救之，故曰上工。

431

下工救其已成，救其已败。救其已成者，言不知三部九候之相失，因病而败之也。

知其所在者，知诊三部九候之病脉处而治之，故曰守其门户焉，莫知其情，而见邪形也。

【白话意译】黄帝称赞道：您说得太好了！关于依据日月星辰的运行规律来治病的道理，我基本上搞明白了，很想听您再讲讲如何效法前人。

岐伯回答：要想学到前人好的经验，必须先读懂《针经》。要想把前人好的经验和技法运用到现今的治疗实践中，就必须先了解太阳的寒温、月亮的盈亏、四时阴阳之气的沉浮，再结合病人具体的身体情况进行调治，就能够很快验证出前人之法的效果。

在古代，衡量一个人是否算是大医，有一条很重要的标准，叫观于"冥冥"。所谓观于冥冥，就是说人的血气、荣气、卫气等的变化，并不显露于外，但高明的医生却能够知道。这是因为，他们能够将太阳的寒温、月亮的盈亏、四时阴阳之气的沉浮等外在因素，与人的脏腑气血运行情况等内在因素结合起来进行综合分析，因而疾病虽然还没有显露出来，但他们却早就有了先见之明，这就叫作观于冥冥。这种观于冥冥的经验，虽然看起来深不可测，难以穷尽，但流传于后世，也能够造就出不少学识经验极为丰富、与众不同的大医。何谓与众不同？就是因为病情没有显露在表面，一般人不易觉察，既看不到形迹，也尝不到味道，所以才叫作"冥冥"，就好像神明一样似有似无。

凡事均可一分为二，病邪亦不例外。所谓虚邪，就是由四季气候、八个节气变化等产生的虚邪贼风；所谓正邪，就是人在劳累出汗时，因腠理开泄，偶尔遭受的风邪。正邪对人的伤害比较轻微，因此病人通常没有明显的感觉，也没有明显的症状。一般的医生也难以诊察出来。

大凡高明的医生，往往能够在疾病刚刚萌芽时，就察觉出三部九候脉气的异常变化，趁其尚未败坏之时，及早进行治疗，所以被人誉为"上工"。

反之，"下工"则往往是在疾病已经形成，血气已经败坏之时，才去进行救治。之所以要到这个时候才进行救治，是因为他们没有察觉到三部九候脉气的混乱征象，导致疾病发展恶化。而要准确了解疾病之所在，就必须懂得察看三部九候的脉气变化。从这个意义上说，察看三部九候的脉气，就像看守人体的门户一样重要。即便是"下工"们并没有从表面看到病情，但"上工"却已经诊察到疾病的形迹了。

【参悟领会】掌握这段论述的精华，关键在于搞明白两个概念："上工"和"下工"。二者的区别在于，上工能够救其萌芽，能够见微知著，做到早发现、早治疗；下工只能救其已成，救其已败，只能干一些亡羊补牢的事。上工与下工之所以会有如此大的差别，主要在于：上工懂得将致人疾病的外因与内因综合起来进行研判分析，而下工只懂得就症论症，就病论病。

三、泻必用方,补必用圆

帝曰:余闻补写,未得其意。

岐伯曰:写必用方。方者,以气方盛也,以月方满也,以日方温也,以身方定也,以息方吸而内针,乃复候其方吸而转针,乃复候其方呼而徐引针。故曰写必用方,其气而行焉。

补必用员。员者,行也;行者,移也,刺必中其荣,复以吸排针也。故员与方,非针也。故养神者,必知形之肥瘦,荣卫血气之盛衰。血气者,人之神,不可不谨养。

【白话意译】黄帝说:我听说针刺有补法、有泻法,却不明白其中的区别究竟在哪里。

岐伯分析道:泻法必须把握好一个"方"字,这个方,就是指病人气血正盛、月亮正圆、天气正温和、身心正稳定的时候,抓住机会,在病人吸气的时候进针,等到他(她)再次吸气的时候转针，还要等他（她）呼气的时候慢慢拔针。这种办法，就叫作"泻必用方"，目的是让邪气排出，正气流转起来，病自然就会好起来。

补法必须把握好一个"圆"字。所谓"圆"，就是使气运行的意思，即把气引导至人体生病的部位。为了达到这个目的，进针时必须达到荥穴，还要在病人吸气时拔针。这里所谓的"方"与"圆"，并不是指针的形状，而是指病人的实际状态。一个医术高明的医生，下针前，必须先搞清楚病人的形体胖瘦等情况，尤其是营卫气血的盛衰情况。因为，血气是人的"神"寄生的物质基础，不可不谨慎地保养。

【参悟领会】要完整、准确地理解好这段话的意思，必须搞明白一点：岐伯所讲的"方"与"圆"，并不是指针的形状，而是指进针和出针时需要把握好的时机。一是"天机"，即给病人做针刺治疗时，天气如何，是暖和还是寒冷；月亮如何，是圆还是缺的，等等。二是"人机"，即病人的身体及精神状况如何，病的虚实症状如何，气血的盛衰状况如何，等等。三是"针机"，即大凡要用泻法，必须在病人呼气时拔针；用补法，必须在病人吸气时拔针，万不可颠倒了次序。

四、何谓形? 何谓神

帝曰: 妙乎哉论也! 合人形于阴阳四时，虚实之应，冥冥之期，其非夫子，孰能通之! 然夫子数言形与神，何谓形? 何谓神? 愿卒闻之。

岐伯曰: 请言形。形乎形，目冥冥，问其所病，索之于经，慧然在前，按之不得，不知其情，故曰形。

帝曰: 何谓神?

岐伯曰: 请言神。神乎神，耳不闻，目明心开而志先，慧然独悟，口弗能言，俱视独见，适若昏，昭然独明，若风吹云，故曰神。三部九候为之原，九针之论，不必存也。

【白话意译】黄帝赞叹道: 您讲得真是妙极了! 把人的身体的变化与四时阴阳的变化联系起来，虚实相应，精微玄妙，如果不是夫子您，谁能搞得明白通透呢! 然而，您多次提到"形"与"神"的概念，请问，什么是形? 什么是神呢? 很想听您讲得更明白一些。

岐伯回答说：让我先说说"形"。所谓形，就是指表露在外的现象。通过这种外在的现象来判断人的疾病，只能看一个大致情况，必须深入地问清楚发病的原因，并仔细地辨清楚病人经脉气血的变化，病情就会清楚地摆在面前了。但如果切脉后，仍然搞不清楚病情，那就很难搞清楚病因了。这种只能靠着观察表面现象来判断病情的，就叫作"形"。

黄帝接着问道：何谓神呢？

岐伯回答说：让我再讲讲神。所谓神，就是我们通常讲的"望而知之谓之神"。这样的大医，耳朵虽然没有听到病人的诉说，但通过如透视镜一样的眼光，已经将病情看得清清楚楚，做到了然于心，并很快形成了自己独到的治疗思路。这种对病情心领神会的独特体悟本领，不是用言语能够表达形容的。就像大家都在看一样东西，混混沌沌地看不明白，唯独他（大医）能够目光如炬，迅速地透过现象看到本质，就好像风吹云散，明月自然显现一样。达到了这种境界，就叫作"神"。这种通神的功夫，是以长期观察领会三部九候的脉气变化规律为基础的。诊病时如果达到了这种境界，就不必再拘泥于《九针》的一些教条了。

【参悟领会】岐伯在这里讲的"形"与"神"，说白了，就是指医生看病、治病的两种不同境界、不同水平层次。一个医生，如果只停留在"形"的层面，那就只会看到病情的表面，搞不清病因，更抓不住病根。这种医生，充其量就是一个庸医。

反之，一个医生，如果达到了"慧然独悟"和"昭然独明"的境界，那就能够迅速通过现象看到本质，通过表面的病象，找到病因，抓住病根，用最简单、最实用的治疗方法，迅速解除病人的痛苦。这种医生，才算是良医或者大医。

这个"独"，既包含了独自之意，也包含了独到之意。一个人要想成为一个"大中医"，就必须在"独悟"上下功夫，而不是人云亦云，亦步亦趋，要敢于在继承基础上创新。就今天的中医药发展而言，更要大力借鉴和汲取人类新科学、科技新成果，创造出新时代的新医学。

第二十七篇

离合真邪论篇

篇目解读

　　真邪，即真气和邪气；离合，即分离与结合。本篇试图揭示的普遍性规律是：当真气与邪气尚未结合的时候，病是好治的，及早用泻法把邪气泄出来，病即可愈；当真气与邪气已经结合时，病就相对复杂了，医生应当通过对病人三部九候脉气的仔细诊察，选择适当的时机、用适当的方法，对症施治，以收到良好的疗效。

一、治病法则应与天地自然变化相适应

黄帝问曰：余闻九针九篇，夫子乃因而九之，九九八十一篇，余尽通其意矣。《经》言气之盛衰，左右倾移，以上调下，以左调右，有余不足，补写于荥输，余知之矣。此皆荣卫之倾移，虚实之所生，非邪气从外入于经也。余愿闻邪气之在经也，其病人何如？取之奈何？

岐伯对曰：夫圣人之起度数，必应于天地。故天有宿度（古代天文学按照星宿的位置划周天为三百六十五度，称为宿度），地有经水，人有经脉。天地温和，则经水安静；天寒地冷，则经水凝泣；天暑地热，则经水沸溢；卒风暴起，则经水波涌而陇起。

夫邪之入于脉也，寒则血凝泣，暑则气淖泽，虚邪因而入客，亦如经水之得风也，经之动脉，其至也亦时陇起。其行于脉中，循循然，其至寸口中手也，时大时小，大则邪至，小则平，其行无常处，在阴与阳，不可

为度，从而察之，三部九候，卒然逢之，早遏其路。

【白话意译】黄帝问道：我听说《九针》原本有九篇文章，先生又在此基础上加以拓展发挥，形成了九九八十一篇，我已经完全领会其中的精要内容了。《针经》上阐述的关于人的气血盛衰、左右偏胜的症状，以及取上部的穴位来治疗下部的疾病、取左边穴位来治疗右边疾病，不论是有余的实症、还是不足的虚症，均可通过取各经的荥穴、俞穴来实施补泻，等等，我都搞明白了。上述这些症状，都是由于荣气、卫气偏胜、气血虚实等内因造成的，并不是由于邪气自外侵入经脉造成的。我现在很想知道，邪气自外侵入经脉时，病人的状况会如何，应该如何治疗呢？

岐伯回答：一个高明的医生，在制定治疗原则时，一定会把天地自然、环境气候等外在因素考虑进去的。比如，天上有星河、地上有江河，人体有经脉，它们之间是相互影响的。如天地之气温和，则江河之水安稳平静；天寒地冻，则江河之水凝滞不流；天暑地热，则江河之水沸腾扬溢；暴风骤起，则江河之水波涛汹涌。

同样，病邪侵入人体，如果是寒邪，则会使血气凝滞；如果是热邪，则会使血气滑润流利；如果是虚邪侵入，则会像江河之水遇到暴风一样，经脉搏动，出现波涛汹涌的征象。虽然血气依然在经脉中流动，但如果切寸口脉，手指下就会感到时大时小。大，则说明邪气正盛；小，则说明邪气正在退。邪气的运行，没有一定的规律，或者在阴经，或者在阳经，这个时候，就应该用三部九候的方法检查，一旦发现邪气所在，就应尽早治疗，坚决阻止病邪深入蔓延。

【参悟领会】这段话，把天、地、人三者的相应关系阐述得无比真切，其核心的意思，就是"三联动"，即：天动，地必动，人亦必动；天变，地必变，人亦必变。比如：天气温暖了，土地也会变得舒松润泽，人的气血也会相应地变得平缓流畅；天气寒冷了，土地也会变得冻结僵硬，人的气血也会相应地变得滞涩凝结。这就是现在的许多老年人，冬天容易心肌梗塞的原因，也是老年人，尤其是北方的老年人，冬天喜欢到海南休养的原因。因为温暖的气候，有利于气血的平缓运行，能够避免许多突发性疾病。这，也是温带地方的植物要比寒带地方繁茂得多的原因，也是温带地方的人口出生率要比寒带地方高的原因。

二、用针刺补泻的具体操作方法

帝曰：补写奈何？

岐伯曰：**此攻邪也。疾出以去盛血，而复其真气，此邪新客，溶溶未有定处也，推之则前，引之则止，逆而刺之，温血也，刺出其血，其病立已。**

吸则内针，无令气忤（wǔ，逆的意思）；**静以久留，无令邪布；吸则转针，以得气为故；候呼引针，呼尽乃去。大气皆出，故命曰写。**

帝曰：不足者补之奈何？

岐伯曰：**必先扪而循之，切而散之，推而按之，弹而怒之，抓而下之，通而取之，外引其门，以闭其神。呼尽内针，静以久留，以气至为故。如待所贵，不待日暮，其气以至，适而自护，候吸引针，气不得出；各在其处，推阖其门，令神气存，大气留止，故命曰补。**

【白话意译】黄帝问道：针刺治病，有补法和泻法，究竟该如何恰当地运用呢？

岐伯回答：主要还是攻邪。当务之急，是抓紧时间用针把邪血放出来，迅速恢复真气。因为病邪刚刚侵入人体时，还没有固定下来。这个时候，如果用推针去补之，会使邪气更深入；如果用针去引之，会使邪气留止；如果迎着它的势头去泻之，用针把毒血放出来，病很快就会痊愈。

如何使用好泻法呢？治疗时应在病人吸气时进针，进针时不要让病人气逆，进针后再留针候气，不要让邪气扩散；待病人吸气时再转动针，以达到得气的目的；待病人呼气时慢慢起针，一直等到病人呼气尽时，针才拔出来，这样邪气就会随着针一起泄出。这就是泻法。

黄帝又问道：那针对不足的虚症，如何采用补法治疗呢？

岐伯回答：首先要用手抚摸穴位，使血气舒缓；然后按压穴位，把邪气散开；再用手指推揉穴位周边的肌肤，使肌肤放松、气血流动；接着用手指弹动穴位，使脉络尽可能地张开；最后用左手捏起穴位，右手下针，等到气脉畅通时，再拔出针。出针时，要用右手拔针，左手按闭孔穴，不让正气外泄。进针的方法是：在病人呼气将尽时进针，静候其气，稍久留针，以得气为目的。留针候气，要像等待贵宾一样，忘掉时间的早晚。当得气时，一定要好好守护，等病人吸气时再拔出针，这样气就不会外泄了；出针以后，还应在孔穴上按揉，使针孔关闭，把真气储存在里面，大经之气留存在荣卫而不外泄。这就是补法。

【**参悟领会**】这段话不光告诉我们如何用针来进行补泻，更重要的是，告诉我们扎针是一件很辛苦的事情，应严格按照以下9个步骤进行，亦为针刺九字诀。

一为"摸"。找准穴位，轻轻抚摸，使血气舒缓。

二为"按"。按压穴位，使滞留的邪气扩散。

三为"揉"。推按揉捏穴位周边的肌肤，使肌肤放松，气血流动。

四为"弹"。用手指弹动穴位，使络脉尽可能地张开。

五为"进"。用一只手捏住穴位，一只手进针。如用泻法，则应在病人吸气时进针；如用补法，则用在病人呼气时进针。

六为"候"。安静、耐心地留针候气。

七为"转"。候气时，还可根据病人的呼吸节奏，适当转针。

八为"出"。得气后出针。如是泻法，则应在呼气时出针；如是补法，则应在吸气时拔针。

九为"闭"。如是补法，还应在出针后，按揉孔穴，使针孔闭合，以存真气。

三、当真气与邪气尚未并和时怎么办

帝曰：候气奈何？

岐伯曰：夫邪去络入于经也，舍于血脉之中，其寒温未相得，如涌波之起也，时来时去，故不常在。故曰方其来也，必按而止之，止而取之，无逢其冲而写之。

真气者，经气也。经气太虚，故曰其来不可逢，此之谓也。故曰候邪不审，大气已过，写之则真气脱，脱则不复，邪气复至，而病益蓄。故曰其往不可追，此之谓也。

不可挂以发者，待邪之至时，而发针写矣，若先若后者，血气已尽，其病不可下。故曰知其可取如发机，不知其取如扣椎。故曰知机道者，不可挂以发，不知机者，扣之不发，此之谓也。

【白话意译】黄帝问道：对邪气进入人体后的状态，该如何判断？如何处置呢？

岐伯回答：当邪气从络脉进入经脉，停留在血脉中时，正气与邪气相争，会产生或寒或温的症状，这说明正邪之气尚未相合，脉气就像波浪一样，忽起忽伏、时来时去，没有定准。根据这种情况，一旦诊察到邪气刚来时，就必须把它按压截住，在阻止它的发展后，再用针泻掉它。但需要注意的是，千万不要在邪气正盛时，对冲式地用针去泻之。

真气，就是经脉之气。邪气太盛之时，往往也是真气最虚之时，这个时候用泻法，一定会使真气更加虚弱。古人讲，"其来不可逢"，就是告诫我们，不要在邪气正盛的时候，迎着邪气去泻它。医疗实践中，常常有这样一种情况，有的医生诊察邪气不细致、不准确，往往是大邪之气已经过去了，才用针去泻之，结果反而使真气虚脱，很难恢复。真气虚脱后，邪气就会很快卷土重来，使病情更加严重。古人讲，"其往不可追"，就是告诫我们，邪气如果已经过去，就不能再追着去泻它。

总之，用泻法阻止邪气，必须掌握好时机，一定要在邪气刚刚到来的时候，及时下针去泻它。超前或落后于邪气去泻，都是不合适的。这样做，不仅不能去邪，反而会损伤血气，使病更难治愈。因此，对于那些掌握了针道诀窍的人，用针就像扳动弩机一样，机智灵活；对于那些没有掌握针道诀窍的人，用针就像敲击木椎一样，迟钝缓慢。前者往往能够很好地把握时机，果断下针；后者往往是把握不住时机，甚至错失时机。这就是二者的明显差别。

【参悟领会】如何恰当地用针处置好邪气，岐伯给我们传授了"两反"的经验：

一是要坚决地"反冒进"，即不能在邪气正盛的时候，迎头赶上，针尖对麦芒似的用针去泻之，这样做，很容易导致真气虚脱，很容易加重病情。

二是要坚决地"反落后"，即不能等到邪气已经过去时再用针去泻，看起来好像是"宜将剩勇追穷寇"，实际上会使血气受到损伤。从这个意义上说，针刺去邪，关键的关键，就是要及时！

四、当真气与邪气已经并和时怎么办

帝曰：善！然真邪以合，波陇不起，候之奈何？

岐伯曰：审扪循三部九候之盛虚而调之。察其左右上下相失及相减者，审其病藏以期之。

不知三部者，阴阳不别，天地不分，地以候地，天以候天，人以候人，调之中府，以定三部。故曰：刺不知三部九候病脉之处，虽有大过且至，工不能禁也。

诛罚无过，命曰大惑，反乱大经，真不可复，用实为虚，以邪为真，用针无义，反为气贼，夺人正气，以从为逆，荣卫散乱，真气已失，邪独内著，绝人长命，予人天殃。

不知三部九候，故不能久长；因不知合之四时五行因加相胜，释邪攻正，绝人长命。

邪之新客来也，未有定处，推之则前，引之则止，逢而写之，其病立已。

【白话意译】黄帝赞叹道：讲得好！如果邪气与真气并合以后，脉气没有出现大的波动，那该如何诊察呢？

岐伯回答：还是应该仔细切按循摸三部九候的脉象，以此来确定疾病的盛衰虚实，然后再进行调治。检查的方法，就是诊察其上下左右各个部分，看有没有不相称或者特别减弱的地方，从而知道病在哪一脏腑，待其气至后，再行针刺。

如果不懂得诊察三部九候的脉象，那就会辨不清阴阳，分不清上下，更不知道如何从下部脉诊察下部的疾病，从上部脉诊察上部的疾病，从中部脉诊察中部的疾病，以及结合胃气的多少来确定疾病发生的具体部位。所以说，用针刺治病而不懂得三部九候脉象的诊察方法，即便有严重的疾病发生，这个医生也没有办法提前防范。

医生的治疗方法不当，就如同错误地惩罚了没有过错的人，不当泻而泻了，这就叫作"大惑"。这种大惑式的刺法，不仅会扰乱脏腑经脉，损伤真气，且难以恢复。如果错把实症当成虚症，邪气当成真气，用针毫无章法，那就会起反作用，助长邪气，损害正气，使顺症变成逆症，使病人荣卫散乱，真气散失，邪气却独自留在体内，以致断送病人的性命，给病人家庭带来莫大的祸殃。

总之，搞不懂三部九候脉象的诊察规律，要想保持针刺治病的可靠性、长期性是不可能的。给人针刺治病，不懂得与四季气候变化和五行相生相克规律相配合，那就很可能适得其反，放过了邪气，伤害了正气，最终断绝人的性命。

最后需要强调的是，病邪刚刚侵入人体经脉时，并没有固定下来，这个时候，如果用针刺之法推动它，就会更加深入；如果用针引之，就会留止；如果迎着其势而泻之，放出邪气毒血后，病很快就会痊愈。

【参悟领会】上述两节中，有两句话很相似，且看起来有些矛盾。一句是"逢而泻之"；一句是"无逢其冲而泻之"。究竟有何区别呢？对此，历代医家的解释，差异性很大，让人莫衷一是。

要想把这两句话的意思搞准确，我以为，可以先领悟一下《孙子兵法》的一句话："故善用兵者，避其锐气，击其惰归"。意思是说，善于用兵打仗的人，会避开敌人初来时的凶猛气焰，等待敌人疲劳松懈、想要退兵时，再给予狠狠地攻击。

治病如打仗。对于那些善于用针的良医来说，"无逢其冲而泻之"，无疑就是"避其锐气"，即要避开病邪初发时的凶盛气势；"逢而泻之"，无疑就是"击其惰归"，即避开病邪的最盛时期、等到病势正在衰减尚未完全衰减的时候，再用针泻之。

第二十八篇

通评虚实论篇

篇目解读

虚实，属中医"八纲"（虚实、寒热、表里、阴阳）辩证中的两纲，是在"正邪"理论基础上形成的一个重要概念。在中医看来，凡是正气不足、免疫力低、抗病力弱的，即为虚证；凡是病邪炽盛，免疫力、抗病力还比较强的，即为实证。通评，指的是虚实这个概念在中医的广泛运用。从横向看，涵盖了四时、五脏、经络、气血、脉证、治疗等各个方面；从纵向看，贯穿了人的生老病死的始终，贯穿了中医治疗过程的始终。

一、虚实的定义及病机

黄帝问曰：何谓虚实？

岐伯对曰：邪气盛则实，精气夺则虚。

帝曰：虚实何如？

岐伯曰：气虚者，肺虚也；气逆者，足寒也。非其时则生，当其时则死。余藏皆如此。

帝曰：何谓重实？

岐伯曰：所谓重实者，言大热病，气热，脉满，是谓重实。

帝曰：何谓重虚？

岐伯曰：脉虚、气虚、尺虚，是谓重虚。

帝曰：何以治之？

岐伯曰：所谓气虚者，言无常也；尺虚者，行步恇然（kuāng rán，怯弱）；脉虚者，不象阴也。如此者，滑则生，涩则死也。

【白话意译】黄帝问道：病分虚实。究竟什么算是虚证？什么算是实证？

岐伯回答：虚实是相比较而言的。风、寒、暑、湿、燥、火谓之邪气，邪气侵入人体，病势旺盛，就是实证；人体之正能量谓之精气，五脏精气被耗夺，导致明显不足，就是虚证。

黄帝又问：虚证与实证的变化情况怎样？

岐伯回答：肺主气。凡气虚，则必是肺脏先虚；凡气逆，则一定是身体上部实、下部虚，两脚必寒。肺气虚，如果不是发生在与其相克的季节，就比较容易治好；如果是发生在与其相克的季节，则难以治愈。其他各个脏腑的虚实情况也可以照此类推。

黄帝又问：什么叫重实？

岐伯回答：所谓重实，就像那发高烧的病人，体内邪气旺盛，而脉象又显得格外充盛，内外都实，就叫重实。

黄帝又问：什么叫重虚？

岐伯回答：脉虚、气虚、尺虚，称为重虚。

黄帝再问：如何辨别这三虚呢？

岐伯解释说：所谓气虚，是由于精气被损耗，膻中之气不足，导致说话上气不接下气，声音低微，无法连贯。所谓尺虚，是肾的元气不足，导致肌肉软弱，行动无力；所谓脉虚，是因为阴血亏损，导致脉搏沉细。总之，凡是出现上述"三虚"症状的人，如果脉象滑利，即便是病了，也能治愈；但如果脉象涩滞，那就有生命危险。

【参悟领会】用兵打仗，最需要辨别的是"虚实"。辨准了，避实击虚，往往是百战百胜；辨反了，避虚击实，往往是败多胜少，即便偶尔胜了，也是杀敌一千，自伤八百，只能算是惨胜，就像当今的化疗。

中医治病，最需要辨别的也是"虚实"。辨别的关键，在于能够抓住二者的不同点：首先，从脉象看，虚证之脉为细小无力，实证之脉为弦实有力。

其次，从舌苔看，虚证的舌质淡或红，少苔；实证的则舌苔厚腻。

第三，从表现的症状看，虚证往往会出现神疲乏力、自汗盗汗、心悸气短、耳鸣耳聋、声音低微、脸色晦暗、腰酸背痛、遗精久泄等症状；实证往往会出现小腹胀满、胁胸胀痛、喘逆气粗、大便秘结、小便不通等症状。

总之，辨别一个病人，究竟是虚证还是实证，最简单、最形象的办法，就是把人体看成是一个"球"，如果球体胀满，甚至快要爆破了一样，就是实证；如果球体瘪陷，软塌塌地毫无弹性，就是虚证。

二、经气、络气的虚实表现及治疗原则

　　帝曰：经络俱实何如？何以治之？

　　岐伯曰：经络皆实，是寸脉急而尺缓也，皆当治之。故曰：滑则从，涩则逆也。夫虚实者，皆从其物类始，故五藏骨肉滑利，可以长久也。

　　帝曰：络气不足，经气有余，何如？

　　岐伯曰：络气不足，经气有余者，脉口热而尺寒也。秋冬为逆，春夏为从。

　　帝曰：经虚络满何如？

　　岐伯曰：经虚络满者，尺热满，脉口寒涩也。此春夏死，秋冬生也。

　　帝曰：治此者奈何？

　　岐伯曰：络满经虚，灸阴刺阳；经满络虚，刺阴灸阳。

　　帝曰：寒气暴上，脉满而实，何如？

　　岐伯曰：实而滑则生，实而逆则死。

帝曰：脉实满，手足寒，头热何如？

岐伯曰：春秋则生，冬夏则死。脉浮而涩，涩而身有热者死。

【白话意译】黄帝问道：人体中，纵向为经，横向为络，如果一个人，经和络都为实证，会有怎样的表现？如何治疗？

岐伯回答：经络皆实，往往表现为手腕上的寸口脉跳动很急促，而尺部的肌肤则很舒缓。对这种病，经脉和络脉都应该治疗。一般地说，脉象滑利表明气血旺盛、富有生机，为"顺"象；脉象涩滞表明气血虚衰、缺乏生机，为"逆"象。其实，人体的虚实状况变化，与自然界的万物生命状态演绎是一样的，万物富有生机，其表面往往会显得很润滑、流利；缺乏生机，其表面往往会显得很枯干、涩滞。以此类推，如果一个人的五脏、骨骼、肌肉都滑利，就表明精血充足、生机蓬勃，便可以健康长寿。

黄帝问道：一个人，络脉之气不足，经脉之气有余，会如何表现呢？

岐伯回答：络气不足，经气有余，往往表现为寸口脉象滑，尺部的肌肤却很寒凉。如果是秋冬季节出现这种症状，为"逆"象；春夏季节出现这种症状，为"顺"象。

黄帝又问道：反过来，如果一个人，经脉之气不足，络脉之气有余，又会如何表现呢？

岐伯回答：经气不足，络气有余，往往表现为寸口脉迟缓涩滞，尺部的肌肤发热胀满。如果在春夏季节出现这种症状，就很容易危及生命；如果在秋冬季节出现这种症状，就很容易治愈。

黄帝问道：对这两种病症，应该如何治疗呢？

岐伯回答：如果是络实经虚，可以用灸法补阴，刺法泻阳；如果是络虚经实，可以用刺法泻阴，灸法补阳。

黄帝问道：有一种病症，寒气突然上逆，脉象盛大而充实，后果会如何呢？

岐伯回答：脉象实而且滑利的，容易治愈；脉象实而涩滞的，很难治愈。

黄帝问道：还有一种病症，脉象充盛而坚实，手脚冰凉，头部发热，后果又会如何呢？

岐伯回答：如果发病时间是在春秋季节，容易治愈；如果发病时间是在冬夏季节，很难治愈。此外，凡是出现脉象浮而涩滞征象的，或者脉象涩滞而身体发高烧的，也很危险。

【参悟领会】这一段论述，从文字上看起来比较费劲，只有通过形象性的比喻，才能弄明白。如果把人的身体比喻成一个木桶，那经脉就相当于纵向的桶板，络脉就相当于横向的桶箍。经气与络气的充盈虚损状态如何，直接决定着人体的整体健康和行为特征。大体可以分为四种类型：

第一种类型，经气和络气都很充足。这种人气血充盈、身形矫健，能够达到站如松、坐如钟、行如风、卧如弓的标准。

但如果经、络之间充斥了邪气，那就很容易得狂症，爆发出不可思议的力量，如七八十岁的老头、老太太爬上树；平时看起来娇弱的女子能翻墙越沟、上房揭瓦，等等。

第二种类型，经气和络气都很虚弱。这种人站没站相、身形歪斜；坐没坐相，蜷缩一团，平时表现的就是一个病恹恹的状态，给人的整体感觉，就像一个空空的麻袋。

第三种类型，经气有余、络气不足。这种人，总体上就像桶箍已经松弛了木桶，到处漏气漏水。整个身形，或迅速地、或渐渐地横向发展，要么全身发胖，要么局部（肚子）发胖。比如，一些中年女人肚子发福，腰部一圈形成赘肉，这主要就是带脉虚弱的缘故。反之，那些风华正茂的少女，蜂腰苗条，则是因为带脉气血充实、能够有力约束的缘故。

第四种类型，经气不足、络气有余。这种人，总体上显得枯瘦、羸弱，其身形就像被风干了似的。表现的征象，往往是脖子缩短了，肩背弓曲了，腰也佝偻了。

三、许多病是"吃"出来和"气"出来的

帝曰：其形尽满何如？

岐伯曰：其形尽满者，脉急大坚，尺涩而不应也。如是者，故从则生，逆则死。

帝曰：何谓从则生，逆则死？

岐伯曰：所谓从者，手足温也；所谓逆者，手足寒也。

帝曰：乳子而病热，脉悬小者何如？

岐伯曰：手足温则生，寒则死。

帝曰：乳子中风热，喘鸣肩息者，脉何如？

岐伯曰：喘鸣肩息者，脉实大也。缓则生，急则死。

帝曰：肠澼（痢疾）便血，何如？

岐伯曰：身热则死，寒则生。

帝曰：肠澼下白沫，何如？

岐伯曰：脉沉则生，脉浮则死。

帝曰：肠澼下脓血，何如？

岐伯曰：脉悬绝则死，滑大则生。

帝曰：肠澼之属，身不热，脉不悬绝，何如？

岐伯曰：**滑大者曰生，悬涩者曰死，以藏期之**（著名医家张志聪的解释是：肝至悬绝，十八日死；肺至悬绝，十二日死；心至悬绝，九日死；肾至悬绝，七日死；脾至悬绝，四日死）。

帝曰：癫疾何如？

岐伯曰：**脉搏大滑，久自已；脉小坚急，死不治。**

帝曰：癫疾之脉，虚实何如？

岐伯曰：**虚则可治，实则死。**

帝曰：消瘅虚实何如？

岐伯曰：**脉实大，病久可治；脉悬小坚，病久不可治。**

凡治消瘅、仆击（中风、突然仆倒）**、偏枯**（半身不遂）**、痿厥**（足痿弱、昏厥）**、气满发逆**（气急而粗，上逆）**，肥贵人**（肥胖症）**，则高梁之疾也。隔塞、闭绝、上下不通，则暴忧之病也。暴厥而聋，偏塞闭不通，内气暴薄也。不从内，外中风之病，故瘦留著**（邪气留止不去，导致身体消瘦）**也。蹠跛**（zhí bǒ，走路时两脚偏废，不平衡）**，寒风湿之病也。**

黄帝曰：黄疸、暴痛、癫疾、厥狂，久逆之所生也。五脏不平，六府闭塞之所生也。头痛耳鸣，九窍不利，

肠胃之所生也。

【白话意译】黄帝问道：一个人，如果全身浮肿，将会怎样呢？

岐伯回答：全身浮肿的人，其脉象跳动急促、洪大而且显得坚硬，尺部的肌肤则显得枯涩，与脉象不相符合。这一类型的病，如果表现出的是"顺"从之迹象，则生；如果表现出的是"逆"反之迹象，则死。

黄帝问道：何谓顺？何谓逆？能够说得具体形象一点吗？

岐伯回答：很简单！所谓顺，就是指病人的手足温暖；所谓逆，就是指病人的手足寒凉。

黄帝问道：女人产后患热病，脉象悬而且细小的，将会怎样呢？

岐伯回答：手足温暖的，疾病容易治愈；手足寒凉的，难以治愈。

黄帝又问：女人产后因感受风热，出现喘息有声、张口抬肩的症状，其脉象又会怎样呢？

岐伯回答：大凡出现喘息有声、张口抬肩的现象，其脉象应当是充实洪大的。如果这种脉象中还具有缓和之气，说明胃气尚存，其病可以治愈；如果脉象像弓弦一样绷得又紧又急，说明胃气已绝，属于死症。

黄帝问道：痢疾有多种，其中大便带血的，叫"赤痢"，后果将如何呢？

岐伯回答：得了赤痢且身体发热的，就是死症；身体寒凉未发热的，则有希望治愈。

黄帝问道：还有一种痢疾病，大便带白沫的，叫"白痢"，后果将如何呢？

岐伯回答：脉象沉的，能够治愈；脉象浮的，难以治愈。

黄帝问道：再有一种痢疾病，大便带脓血的，叫"赤白痢"，后果将如何？

岐伯回答：脉象悬绝的，属死症；脉象滑利且洪大的，可以治愈。

黄帝问道：有的人得了痢疾，身体并不发热，脉象也不悬绝，后果又将如何呢？

岐伯回答：脉象滑利洪大的，病会慢慢自愈；脉象悬绝涩滞的，病会慢慢加重，至于能够撑到什么时候，要根据五脏相克的时间来预判。

黄帝问道：一个人得了癫疾，后果将如何？

岐伯回答：脉象盛大而滑利的，疾病会慢慢自愈；脉象细小而坚急的，则难以治愈。

黄帝问道：对于癫疾，如何根据其脉象的虚实变化来预判呢？

岐伯回答：脉象虚缓的，可以治愈；脉象坚实的，难以治愈。

黄帝问道：一个人得了消渴症，如何从其脉象的虚实来预判呢？

岐伯回答: 脉象坚实而洪大的, 即便是患病的时间长一点, 也可以治愈; 反之, 如果脉象孤悬、细小且坚紧, 病拖得时间久了, 就难以治愈。

消渴、中风、半身不遂、痿弱、气粗、喘逆等病症, 大多属于富贵病, 主要是由于甘美厚腻肉食吃得太多、身体肥胖而引发的; 肝气郁结不舒、胸膈上下闭塞不通等病症, 大多是由于暴怒或者忧郁引发的; 突然昏厥、不省人事、耳聋、大小便不通等病症, 大多是由于精神突然遭受刺激、情绪突然激动、阳气上逆引发的。有的疾病不是从内脏发出的, 而是由于外感风邪, 滞留在体内没有泄出, 久而久之, 产生郁热, 从而消灼肌肉, 使人明显消瘦。有的人走路偏跛, 大多是由风寒湿邪侵犯引发的。

黄帝说: 黄疸、突然剧痛、癫疾、厥狂等症, 大多是由于经脉之气长时间上逆而不下行造成的。五脏不和, 大多是由于六腑闭塞不通造成的。头痛、耳鸣、九窍不利, 大多是由于肠胃病变造成的。

【参悟领会】反复品悟这一段论述, 其精髓就在于两点: 一是, "人之生也柔弱, 其死也坚强"。从上述对浮肿、产后热、痢疾、癫疾、消渴等病症的后果预断看, 凡是脉象呈现"柔弱"(舒缓、宽大、滑利)之态的, 都有生的希望; 凡是脉象呈现"坚强"(急促、悬绝、枯涩)之态的, 都是死的征兆。

可笑的是, 后世人读《老子》, 每当看这句话, 都以为讲的是政治权谋, 是在权力的角逐中, 故意行韬晦之术, 故意"装孙子"。殊不知，这句话乃是老子对生命规律的精确认识和精准表述。

二是，大凡疾病，多半是"吃"出来的，如消渴、中风、半身不遂、黄疸、气粗、上逆、痿厥、头痛、九窍不利、五脏不和、六腑闭塞等病症；多半是"气"出来的，如肝气郁结、胸膈上下不通、突然昏厥、耳聋、癫疾、厥狂、突然剧痛等病症。

故养生保健之道，一贵节制饮食，二贵控制情绪。

四、痛疽、腹胀、霍乱、惊风等疾病的针刺疗法

帝曰：春亟治经络；夏亟治经俞；秋亟治六府；冬则闭塞，闭塞者，用药而少针石也。所谓少针石者，非痈疽之谓也，痈疽不得顷时回。

痈不知所，按之不应手，乍来乍已，刺手太阳傍三痏（wěi，指疮口），与缨脉各二。

掖痈大热，刺足少阳五；刺而热不止，刺手心主三，刺手太阴经络者，大骨之会各三。

暴痈筋緛，随分而痛，魄汗不尽，胞气不足，治在经俞。

腹暴满，按之不下，取手太阳经络者，胃之募也，少阴俞去脊椎三寸傍五，用员利针。

霍乱，刺俞傍五，足阳明及上傍三。

刺痫惊脉五，针手太阴各五，刺经太阳五，刺手少阴经络傍者一，足阳明一，上踝五寸，刺三针。

【白话意译】黄帝说：春天治病，多取各经的络穴；夏天治病，多取各经的俞穴；秋天治病，多取六腑的合穴；冬天万物闭藏修养，人体的阳气也宜闭藏，治疗时应该多用药物，少用针刺砭石。但这个少用，并不包括痈疽等疾病；如果是痈疽病，那就必须立即采用针刺法，一刻也不能犹豫。

痈毒刚刚发生时，不清楚发病的部位，摸又摸不着，疼痛无定处，这个时候，可针刺手太阴穴三次，和颈部两侧的缨脉穴各两次。

对于生腋痈的病人，且发高烧的，可刺足少阳经穴五次；针刺后仍不退热的，可刺手厥阴经穴三次，以及刺手太阴经的络穴（列缺穴）和大骨交会之处（肩贞穴）各三次。

急性的痈肿，筋肉拘挛，随着痈肿的发展而疼痛加剧，甚至痛得汗出不止，这主要是由于膀胱经的气不足导致的，治疗时应当针刺膀胱经的俞穴。

腹部突然膜胀，用手按压后仍疼痛不减的，应该用员利针刺手太阳经的络穴（支正穴），即胃经的募穴（中脘穴）和脊椎两旁的肾俞穴各五次。

治疗霍乱，应当针刺肾俞穴旁的志室穴五次，刺足阳明胃俞及后背肾俞旁边的胃仓穴各三次。

治疗因受到惊吓而发作的惊风病，应当取五条经上的穴位：刺手太阴经的经渠穴五次，刺手太阳经的阳谷穴五次，刺手少阴经通里穴旁边的支正穴五次，刺足阳明经的解溪穴一次，刺足踝上五寸的足少阴经筑宾穴三次。

【参悟领会】这段话中，有一句非常重要，就是"痈疽不得顷时回"。意思就是，一旦得了痈疽病，最好是立即采用针刺疗法，无须考虑时令季节。为什么要这样呢？因为痈疽实质上就是一种毒疮。对于毒，中医历来有两种办法：一种是间接的办法，就是通过吃药化解毒；一种是直接的办法，就是用针或刀将其刺破，把毒泄出来。

《黄帝内经》反复强调用针刺法治疗痈疽，就是告诉我们，要学会采用直接的、简单的办法，把毒气、毒血放出来，而不是去与毒对抗，更不要去与毒搏斗。对抗和搏斗的结果，很容易"杀敌一千，自伤八百"，让那个身体付出极大的代价。这，也算是中医"顺"治理念的重要体现。

第二十九篇

太阴阳明论篇

篇目解读

这里的太阴，专指太阴脾经，即脾脏；阳明，专指阳明胃经，即胃腑。本篇主要探讨了三个问题：其一，脾胃虽然互为表里，同属于消化系统，但所生疾病的病因、表现症状为何大不相同。其二，心、肝、肺、脾、肾五脏之中，肝、心、肺、肾四脏只能主旺于一个季节，如肝主旺于春季、心主旺于夏季、肺主旺于秋季、肾主旺于冬季，为何脾脏能够旺一年四季。其三，脾脏运行情况的好坏，为什么会直接影响到四肢，其中的科学原理是什么？

一、脾和胃生病为何症状完全不同

黄帝问曰：太阴、阳明为表里，脾胃脉也，生病而异者何也？

岐伯对曰：阴阳异位，更虚更实，更逆更从（顺），或从内，或从外，所以不同，故病异名也。

帝曰：愿闻其异状也。

岐伯曰：阳者，天气也，主外；阴者，地气也，主内。故阳道实，阴道虚。故犯贼风虚邪者，阳受之；饮食不节，起居不时者，阴受之。

阳受之，则入六府；阴受之，则入五藏。入六府，则身热，不时卧，上为喘呼；入五藏，则䐜满闭塞，下为飧（sūn）泄，久为肠澼。

故喉主天气，咽主地气。故阳受风气，阴受湿气。故阴气从足上行至头，而下行循臂至指端；阳气从手上行至头，而下行至足。故曰：阳病者，上行极而下；阴病者，下行极而上。故伤于风者，上先受之；伤于湿者，下先受之。

【白话意译】黄帝问道：足太阴脾经和阳明胃经，互为表里，都是脾胃系统所属的经脉。可脾和胃所生的疾病却不相同，这是为什么呢？

岐伯回答：足太阴脾经属阴经，足阳明胃经属阳经。从循行的路线看，两经经过的部位不同；从四季气候的变化看，表现的虚实、顺逆也不同，大抵在春夏之季，阳明胃经为实、为顺，太阴脾经为虚、为逆，秋冬之季则恰恰相反；从生病的原因看，阳明胃经的毛病多由外感而引发，太阴脾经的毛病多由内伤而引发。因此，两经所生的病症自然也就不同了。

黄帝说：我想听您说得更具体一点！

岐伯继续分析说：人体的阳气就像天之气一样，主要是卫护于外；人体的阴气就像地之气一样，主要是营养于内。所以，阳气的特点是刚和实，阴气的特点是柔和虚。当虚邪贼风侵犯人体时，首当其冲的是卫护于外的阳气；当饮食不节、起居不调时，首先受害的是营养于内的阴气。

五脏属阴，六腑属阳。故阳气受到侵害，病邪首先传入六腑；阴气受到侵害，病邪首先传入五脏。病邪进入六腑，人体就会发热，睡觉不得安稳，气上逆而喘急；病邪进入五脏，腹部就会胀满，闭塞不通，也有的会腹泻，久而久之，成为痢疾。

至于我们经常说到的咽喉，其实是有区别的。喉属气道，是管呼吸的，主要通的是天气；咽属食道，是管进食的，主要通的是地气。阳经容易受到风邪侵蚀，阴经容易受到湿邪侵蚀。三阴经脉之气，是从足上行至头部，再从头部沿着手臂到指端；三阳经脉之气，是从手上行至头部，再从头部下行至足。所以，阳经的病邪，都是先上行到极点，再向下行；阴经的病邪，都是先下行到极点，再向上行。因而，人被风邪伤害，多在身体上部；被湿邪伤害，多在身体下部。

【参悟领会】岐伯的这段分析，点睛之笔在于两句：阳病者，上行极而下；阴病者，下行极而上。这两句话，道出了人间百病基本的传化路线和演绎规律。

凡阳病，多由风邪引起，多从六腑侵入，多先发作于身体上部，多先引起发热，多先引起头痛，多引起呼吸性疾病，等等；凡阴病，多由湿邪引起，多从五脏侵入，多先发作于身体下部，多先引起胀满，多先引起飧泄，多引起痢疾，等等。

为了使大家更好地理解这两句话，我举两个病例：一个是阳病的例子。有一个男性患者，年轻时身体很强壮，是个运动健将。有一次在办公室午睡，开着窗，正好对着海风吹，被海风袭击了，从此落下了偏头痛的病根，治了二十多年，由于没有遇到真中医，结果一年比一年严重，一直痛到五十多岁。痛得最厉害时，脑袋就像要炸开一样，必须用皮带捆住，才能好受一些。这种头痛病，就是典型的阳病，其病发的路线图是：海风之邪，在人睡午觉时先侵入胆经，继而深入肝经，导致偏头痛，病邪之气上行到极点，就是头痛欲裂。人到五十，肝气渐平, 头痛慢慢缓解, 病邪开始下行, 先是肝 (木) 克脾 (土), 伤及脾的运化功能, 导致脘腹胀满, 消化不良, 失眠加剧; 接着是肝 (木) 反刑肺 (金), 导致肺结核、肺萎缩, 间歇性地咳嗽带血, 最终在六十岁时形成肺癌。

　　另一个是阴病的例子。有一个女性患者, 年轻时身体素质极好, 是长跑运动员。但由于成长于北方苦寒之地, 且年轻时不注意保暖, 以至于湿寒侵蚀了脾脏, 三十五岁后, 身体便出现了"冰火"两重天的症状, 即腰以上热得不行, 腰以下冷得不行。吃了十几年的药, 还是不管用, 到五十岁时, 病邪下行到极点, 冬天睡觉, 上半身盖不了被子, 怕热; 下半身, 则需要盖两床棉被, 尤其是两只脚, 就像冰一样, 必须要套上加暖的脚套。这个患者的病, 如果继续发展下去, 就是下行到极点而上攻, 具体有三条路线: 一是脾 (土) 不生肺 (金), 肩膀越来越显得瘦削, 皮肤会显得越来越白, 且白中带青黄色, 肺的呼吸功能越来越弱, 气力显得不足; 二是脾 (土) 克肾 (水), 肾气越来越虚弱, 稍为久坐便腰疼得厉害; 三是脾 (土) 反刑肝 (木), 导致上焦之虚火越来越旺, 最终肝气上逆, 引发中风, 脑血管破裂等。

二、脾脏生病为何会影响四肢

帝曰：脾病而四支不用，何也？

岐伯曰：四支皆禀气于胃，而不得至经，必因于脾，乃得禀也。今脾病不能为胃行其津液，四支不得禀水谷气，气日以衰，脉道不利，筋骨肌肉皆无气以生，故不用焉。

帝曰：脾与胃，以膜相连耳，而能为之行其津液，何也？

岐伯曰：足太阴者，三阴也，其脉贯胃、属脾、络嗌，故太阴为之行气于三阴；阳明者，表也，五藏六府之海也，亦为之行气于三阳。藏府各因其经而受气于阳明，故为胃行其津液。

【白话意译】黄帝问道：脾脏一出毛病，就会影响四肢的正常活动，这是为什么呢？

岐伯回答：人的四肢需要不断地从胃里汲取水谷精气来进

行营养，但胃里的精气并不能够直接到达四肢经脉，必须依靠脾的运化和传输，才能够到达四肢。如今脾脏出了毛病，不能及时把胃里的水谷精气运送出去，四肢得不到营养，经脉之气就会逐渐衰减，经脉不通，筋骨肌肉也得不到营养，四肢的功能便慢慢地萎缩了。

黄帝又问道：脾和胃之间仅有一层膜相连接，而脾却能够为胃运送津液营养，这是为什么呢？

岐伯回答：足太阴脾经，也就是三阴经，它的经脉贯通着胃，联属于脾，连接着咽喉，所以脾能够把胃中的水谷精气传送到手足三阴经（太阴脾经、太阴肺经）。足阳明胃经，与足太阴脾经相表里，相当于五脏六腑的营养之海，所以胃经也能够把太阴的精气输送到手足三阳经（阳明胃经、阳明大肠经）。既然五脏六腑都能够通过脾经接受胃中的营养精气，那么，说脾能够为胃运送津液，也就是理所当然的了。

【参悟领会】要把这段话的意思真正搞明白，就得先把脾脏的生理功能搞明白。从中医的角度讲，脾主要有四大功能：（1）脾主运化运输；（2）脾统血；（3）脾主四肢；（4）脾主肌肉。

从现代生物学的剖析看，脾位于腹腔左上方，呈扁椭圆形，暗红色，主要由白髓、红髓和边缘区三部分构成。其中，白髓主要由密集的淋巴细胞构成，红髓主要由脾血窦和脾索组成，边缘区位于红髓与白髓的交界处，有较多的巨噬细胞。现

代医学认为, 脾主要有三大功能与定位:

第一大功能, 脾是人体的"血库"。具有贮血(当人休息安静时, 它贮存大量血液)、破血(破坏衰老的红血球)、造血(胚胎时期, 脾能产生红细胞; 出生后, 只产生淋巴细胞和单核细胞)、滤血(当血液中出现病菌、抗原、异物时, 脾脏中的巨噬细胞、白细胞会将其清除掉)等功能。从这个意义上看, 古代中医定义的"脾统血"功能, 还是相当准确的, 特别是这个"统"字, 包含了统筹、调节、统一调度与分配等意思, 既精当, 又全面。

第二大功能, 脾是人体淋巴系统的"司令部"。什么是淋巴系统? 这是现代中医必须搞明白的一个概念。所谓淋巴系统, 包括淋巴器官(如脾、扁桃体等)、淋巴管、淋巴结、淋巴液等。

淋巴液是一种透明、无色的液体, 来源于组织液。那什么是组织液呢?

这话得从人体的基本构成讲起。人体主要是由"水液"组织和固定组织(如骨骼、肌肉等)构成的。对一个正常的成年人来讲, 其体内的水液大约占其体重的70%。这些体液, 三分之二存在于细胞内, 三分之一存在于细胞外。其中, 细胞外的体液中, 四分之一作为血液, 存在于血管内, 四分之三存在于细胞与细胞之间, 就是所谓的组织液。按此比例推算, 一个体重为70公斤的成年男子, 其血液大约是4公斤, 组织液大约是12公斤。这些组织液, 主要是为细胞生存提供内环境, 为血液与细胞之间进行物质交换提供媒介。需要特别说明的是，绝大部分组织液呈凝胶状态，不能自由流动；但少部分靠近毛细血管的组织液，也就是淋巴液，是可以流动的。由此，我们可以基本作出一个定义，所谓淋巴液，就是可以"流动"的组织液。

现代医学证明，淋巴液的一个主要功能，是运输脂肪以及其他营养物质。食物消化后，经小肠黏膜吸收的营养物质，绝大多数被小肠绒毛的毛细淋巴管吸收，然后通过淋巴循环输送到血液中。

由此可见，古代中医定义的"脾主运化"的功能，也是相当准确的。在人体的消化系统中，小肠是很重要的器官，而小肠对食物营养物质的运化，主要又是靠了淋巴液运输。

第三大功能，脾是人体管网体系的"副中心"。人体有两大管网体系，一个是血管体系，还有一个就是淋巴管体系。淋巴管体系包括：毛细淋巴管，除上皮、角膜、晶状体、软骨、脑和脊髓等处外，几乎遍布全身；淋巴管，分为浅淋巴管和深淋巴管两类；淋巴干，人体共有9条淋巴干，即成对的颈干、支气管纵隔干、锁骨下干、腰干和一条肠干；淋巴导管，即胸导管和右淋巴导管。

此外，在整个淋巴系统中，淋巴结是很重要的一块。人体主要的淋巴结有五个，即：颈部淋巴结、肘淋巴结、腋淋巴结、腹股沟淋巴结、腘淋巴结。这些部位的淋巴结，一旦受风寒邪气侵袭被滞住，人的行动就会受影响。如颈部淋巴结被滞住，颈椎、脖子就会难受；腋淋巴结和肘淋巴结被滞住，两手的活动就会受到影响；腹股沟淋巴结被滞住，大腿就会难受；腘淋巴结被滞住，小腿就会不灵便。由此可见，古代中医定义的"脾主四肢"，还是相当准确的。肘部、腋部、腹股沟部、腘部等，乃人体活动的四大"枢纽"，这些枢纽部位一旦出现拥堵闭塞，四肢自然就难以伸缩自如了。

至于黄帝与岐伯谈到的脾与胃之间相连的"膜"，实际上就是现代医学所指的"脾胃韧带"。现代医学的表述是：脾胃韧带是由两层腹膜构成的，连接于胃底与脾门之间，内含胃短血管。

三、脾脏为何能够主旺一年四季

帝曰：脾不主时，何也？

岐伯曰：脾者土也，治中央，常以四时长四藏，各十八日寄治，不得独主于时也。脾藏者，常著胃土之精也。土者，生万物而法天地。故上下至头足，不得主时也。

【白话意译】黄帝问道：五脏之中，肝主旺于春季，心主旺于夏季，肺主旺于秋季，肾主旺于冬季，为什么脾脏没有和它们一样，单独主旺于一个时季呢？

岐伯解释道：脾脏属土，位居中央，每个时季里都有它当旺的时间，这个时间就是每个季节最后十八天，也就是立春、立夏、立秋、立冬之前的各十八天，用以滋养其他四个脏腑。五脏之中，脾的主要功能，是把经胃（土）消化后的水谷精气运送到全身。从这个意义上说，脾对于人体的重要性，就像天地养育万物一样，须臾不可或缺。一个人，从上到下，从头到脚，每一个器官、每一个部位都需要脾运送的营养，因而，脾不可能只主旺于一个时季。

【参悟领会】岐伯的这段话，乃是后世中医脾胃学派的理论源头。张仲景继承了这一理论，明确提出了"四季脾旺不受邪"的观点。李东垣发展了这一理论，在丰富实践的基础上，撰写了《脾胃论》，明确提出了"内伤脾胃，百病由生""脾胃不足为百病之始"等观点，其所创的补中益气汤（黄芪、白术、陈皮、升麻、柴胡、人参、当归、甘草）、调中益气汤（黄芪、人参、甘草、苍术、柴胡、橘皮、升麻、木香）、升阳益胃汤（人参、半夏、黄芪、炙甘草、独活、防风、白芍、羌活、陈皮、茯苓、柴胡、泽泻、白术、黄连）、升阳散火汤（柴胡、连翘、僵蚕、防风、桔梗、鼠粘子、蝉蜕、山豆根、射干、薄荷、荆芥、人中黄、皂角刺）等，至今还为人们所常用。

素/问/通/解

黄帝内经通解

素问

青山闲人 著

团结出版社

图书在版编目（CIP）数据

黄帝内经通解 / 青山闲人著 . -- 北京 : 团结出版

社 , 2023.6

ISBN 978-7-5126-9303-6

Ⅰ . ①黄… Ⅱ . ①青… Ⅲ . ①《内经》—研究 Ⅳ .

① R221

中国版本图书馆 CIP 数据核字 (2022) 第 014471 号

出版: 团结出版社

（北京市东城区东皇城根南街 84 号 邮编: 100006）

电话:（010）65228880 65244790 （传真）

网址: www.tjpress.com

Email: zb65244790@vip.163.com

经销: 全国新华书店

印刷: 北京印匠彩色印刷有限公司

开本: 145×210 1/32

印张: 45.5

字数: 960 千字

版次: 2023 年 6 月 第 1 版

印次: 2023 年 10 月 第 2 次印刷

书号: 978-7-5126-9303-6

定价: 178.00 元（全三册）

目 录

第六十二篇 调经论篇

第三十篇

阳明脉解篇

篇目解读

"阳明"，这里专指足阳明胃经，胃为水谷之海，是供应五脏六腑营养的重要基地。解，就是解释的意思，这里主要是解释阳明胃经的病理变化和症状表现。

一、治胃必先治肝

黄帝问曰：足阳明之脉病，恶（厌烦）人（人声）与火，闻木音则惕然而惊，钟鼓不为动，闻木音而惊，何也？愿闻其故。

岐伯对曰：阳明者，胃脉也，胃者，土也。故闻木音而惊者，土恶木也。

帝曰：善！其恶火何也？

岐伯曰：阳明主肉，其脉血气盛，邪客之则热，热甚则恶火。

帝曰：其恶人何也？

岐伯曰：阳明厥则喘而悗（yù，心胸郁闷不舒展），悗则恶人。

帝曰：或喘而死者，或喘而生者，何也？

岐伯曰：厥逆连藏则死，连经则生。

【白话意译】黄帝问道：一个人，如果足阳明胃经发生病变，会厌恶听到人声或看到火光，听到木器响动的声音会受惊，但听到钟鼓的声音却无所谓。为什么他（她）们听到木器的声音便会受惊呢？我很想明白其中的道理！

岐伯回答：足阳明是胃的经脉。胃属土，土怕木克，所以得胃病的人听到木器的声音便容易受惊。

黄帝接着问道：好！那厌恶火光又是什么原因呢？

岐伯解释说：足阳明胃经主肌肉，这条经脉气多血也多，一旦受到外邪侵袭就容易发热发烧，发烧了自然会厌恶火。

黄帝仍然意犹未尽，再次发问：那厌恶见人又是为什么呢？

岐伯回答：足阳明的经气上逆，人就会喘促，心中郁闷，心中郁闷就不喜欢见人。

黄帝打破砂锅问到底，又问道：有的人阳明厥逆，会喘促而死；有的人虽然喘促，却死不了，这又是为什么呢？

岐伯回答：经气厥逆如果牵连到内脏，就会死；如果仅仅是牵连到经脉，则把病治好的可能性很大。

【参悟领会】世间任何事物，包括人、动物乃至一切有生命的物种，受到伤害的原因，大体离不开"四孽"：一为天作孽，即各种不可改变或很难抗拒的自然灾害等；二为自作孽，即自己瞎折腾，或自我伤害等；三为亲朋作孽，因为平常关系太密切，其一旦出事，便受到影响牵连等；四为敌人作孽，面对敌人的骚扰、侵袭或攻击，防御不得法，致使自身受到破坏的程度越来越重。

从岐伯的这段分析，我们则可以看出，人得胃病，除去自然原因和自我伤害外，不外乎两条途径：一条是来自敌人的压制，也就是"肝木"的克制，这就是胃病严重的人害怕听到木器声音的缘故。要解决因肝的压制引发的胃病，最常见、最有效的药方，莫过于"舒肝和胃丸"（柴胡、香附、佛手、郁金、木香、乌药、陈皮、槟榔、菜菔子、白芍、白术、广藿香、甘草）。

另一条就是来自朋友的牵连，也就是"心火"的影响。心火太旺，会导致胃土焦热；心火太弱，会导致胃土湿盛。这也就是胃病严重的人害怕看见火光的原因。

二、胃火炽盛乃狂症的主要原因

帝曰：善！病甚则弃衣而走，登高而歌，或至不食数日，逾垣（yú yuán，越墙而过）上屋，所上之处，皆非其素所能也，病反能者何也？

岐伯曰：四支者，诸阳之本也。阳盛则四支实，实则能登高也。

帝曰：其弃衣而走者何也？

岐伯曰：热盛于身，故弃衣欲走也。

帝曰：其妄言骂詈（lì，指骂人），不避亲疏而歌者，何也？

岐伯曰：阳盛则使人妄言骂詈，不避亲疏，而不欲食，不欲食，故妄走也。

【白话意译】黄帝说：您解释得真好！当阳明之病严重时，有的人会脱掉衣服，乱跑乱跳，登上高处，狂喊狂叫狂歌；有的人几天不吃不喝，却依然精力充足，能够翻墙上屋，而其所攀登上去的地方，都是他（她）们平时上不去的，现在有了病反而能够上去，这是为什么呢？

岐伯回答：四肢是阳气的根本。阳气充盛则四肢充实，所以能够登高而歌。

黄帝接着问道：那病人脱掉衣服乱跑，是什么原因呢？

岐伯回答：体内热邪过盛，所以衣服穿不住，到处乱跑。

黄帝又问：那病人不分亲疏远近，胡言乱语，见谁骂谁，不分场合，胡乱唱歌，这又是什么原因呢？

岐伯解释道：阳热亢盛，烧得病人神志失常，才会胡言乱语，斥骂别人，且不分亲疏；也正是因为体内阳火烧得太厉害，所以不想吃饭，到处乱跑。

【参悟领会】"脱衣、乱跑、登高、唱歌、骂人、不知饥饱"，这一系列的反常行为，就是后世所谓"狂症"的突出表现特征，也就是现代医学所谓的"精神分裂症"的行为表现特点。从岐伯的分析看，导致这类疾病的直接原因，就是胃里面邪火太盛，把体内的组织液烤成了痰，痰迷心窍，心神自然就乱了。

故治疗此类疾病，不外乎两个步骤：

首先是抓紧治标。主要有两个办法：一是用刺血拔罐法，从脾俞、胃俞穴入手，直接把热邪泻出来；二是用白虎承气汤（生石膏、生大黄、知母、玄明粉、陈仓米、生甘草）和滌痰汤（胆南星、半夏、枳实、茯苓、橘红、石菖蒲、人参、竹茹、甘草），尽快地把火降下去、把痰消化掉。

其次是坚持治本。这就需要我们用追根溯源之法，把病根搞清楚。胃里过热，是因为心火太旺；心火太旺，是因为肝木枯燥；肝木枯燥是因为肾水衰竭，也就是肾阴严重不足。故治疗之法，就是滋补肾水、舒达肝木、清润心火、健脾和胃。

第三十一篇

热论篇

篇目解读

《内经》共 162 篇，其中堪称"文献"的，也不过十余篇而已，本篇就是研究热病的重要文献，对热病的性质、成因、症状、传变规律、治疗方法等，做了比较全面系统的阐述，乃东汉大医家张仲景创立六经辩证理论体系的重要来源之一。需要特别说明的是，中医的"热病"，包括了一切外感发热性疾病，如温病、暑病、风病等。

一、何谓热病

黄帝问曰：今夫热病（指一切外感性疾病）者，皆伤寒（广义的伤寒，乃多种外感性疾病的总称）之类也。或愈或死，其死皆以六七日之间，其愈皆以十日以上者何也？不知其解，愿闻其故。

岐伯对曰：巨阳（即太阳经）者，诸阳之属也，其脉连于风府（风府穴），故为诸阳主气也。人之伤于寒也，则为病热，热虽甚不死；其两感于寒而病者，必不免于死。

【白话意译】黄帝问道：一般外感发热的疾病，都属于伤寒的范畴。其中，有的人痊愈了，有的人却死了，死亡的时间大多在六七天之间，痊愈的时间大多在十天以上，这是为什么呢？我很想听您讲讲其中的道理！

岐伯回答：足太阳膀胱经，是全身阳气的集聚汇合之处，连着风府穴，与督脉、阳维脉相交会，人体所有的阳经都由它统领，所有的阳气都由它主导。人一旦被寒邪所伤，身体就会发热。如果仅仅是阳经受到侵袭，病变在表，即便烧得很厉害，也不会危及生命；但如果阳经（表）、阴经（里）同时受到寒邪的侵袭，那就很危险了。

【参悟领会】阅读这一段话，需要准确地理解"伤寒"这个概念。伤寒，并不是某一个专用病名，而是古人对一切外感疾病的总称。《难经》对此的表述是："伤寒有五，有中风，有伤寒，有湿温，有热病，有温病，其所苦各不同。"这算是对广义伤寒的概括说明。

有人一定会问，既然是一切外感（风、寒、暑、湿、燥、火）疾病，那为什么非要用"寒"来代表呢？为什么不用伤"暑"、伤"风"、伤"湿"、伤"火"、伤"燥"来表述呢？

这恐怕得从古代人的生存环境和生存条件来理解。在古代，尤其是在生产力尚不发达的古代，人得病，主要还是由缺衣和少食造成的。因为少食，经常挨饿，导致体内阳气不足、营养不够，抵御寒邪的能力大大降低，从而易受伤害；因为缺衣，经常挨冻，自然更易遭受寒邪侵袭。由此估算，在古代，人们遭受寒邪侵袭的比例，恐怕要比遭受风、火、燥、湿、暑邪侵袭的总和还要多。

基于此，古人用"伤寒"来作为一切外感疾病的代表，也就在情理之中了。

二、热病发作和痊愈的基本规律

帝曰：愿闻其状。

岐伯曰：伤寒一日，巨阳受之，故头项痛，腰脊强。二日阳明受之，阳明主肉，其脉挟鼻，络于目，故身热，目疼而鼻干，不得卧也。三日少阳受之，少阳主胆，其脉循胁络于耳，故胸胁痛而耳聋。三阳经络皆受其病，而未入于藏者，故可汗而已。四日太阴受之，太阴脉布胃中，络于嗌（yì，咽喉），故腹满而嗌干。五日少阴受之，少阴脉贯肾，络于肺，系舌本，故口燥舌干而渴。六日厥阴受之，厥阴脉循阴器而络于肝，故烦满而囊（阴囊）缩。三阴三阳、五藏六府皆受病，荣卫不行，五藏不通，则死矣。

其不两感于寒者，七日巨阳病衰，头痛少愈；八日阳明病衰，身热少愈；九日少阳病衰，耳聋微闻；十日太阴病衰，腹减如故，则思饮食；十一日少阴病衰，渴止不满，舌干已而嚏；十二日厥阴病衰，囊纵，少腹微下，大气皆去，病日已矣。

【白话意译】黄帝说：我很想知道伤寒病的具体情状。

岐伯描述道：得伤寒病的第一天，往往是太阳经首先遭受到寒邪的侵袭，由于太阳经主一身之表，所以会出现头颈部疼痛、腰脊部僵直的症状。第二天，病邪传到阳明经，由于阳明主肌肉，其经脉挟鼻上行，环络于眼睛，向下行至腹部，所以会出现身体发热、眼睛疼痛、鼻孔干燥、无法安稳睡觉的症状。第三天，病邪传到少阳经，由于少阳主胆，其经脉循行于两胁，环络于耳朵，所以会出现胸胁痛、耳聋等症状。如果三阳的经脉和络脉均已遭受到病邪侵袭，但还没有传入到脏腑里，可以用发汗的方法来治愈。第四天，病邪传到太阴经，由于太阴经脉散布于胃中，环络于咽喉，所以会出现腹中胀满、咽喉干燥的症状。第五天，病邪传到少阴经，由于少阴经脉贯通于肾，环络于肺，连于舌根，所以会出现口干、舌燥、干渴的症状。第六天，病邪传到厥阴经，由于厥阴经脉围绕着阴器、环络于肝，所以会出现郁闷、阴囊收缩的症状。如果三阴经、三阳经和五脏六腑都受到病邪侵害，导致营卫气血不能正常运行，五脏六腑的精气不得通畅，那这个人就很危险了。

假如所得的疾病并不是由于阴阳两经同时感受到寒邪而引起的，那么，到第七天，太阳之病就会衰减，头痛的症状也会好转；到第八天，阳明之病就会减轻，身体之热会慢慢消退；到第九天，少阳之病就会减轻，耳聋的症状会好转，慢慢地能听到声音；到第十天，太阴之病会减轻，胀起的腹部也会平软得像平常一样，想吃东西了；到第十一天，少阴之病就会减轻，口不渴、舌不干，能打喷嚏了；到第十二天，厥阴之病开始衰退，阴囊松缓，小腹部的拘急也会减轻。到这个时候，大的邪气基本上已经消退了，病也就基本上好了。

【参悟领会】如何理解好岐伯的这段话，有三个要点需要把握好：

第一个是关于伤寒病邪的来、去途径。可以用一句话描述，就是"从何处来、亦从何处去"。伤寒病邪的传感和消退，路径是一样的，即：太阳→阳明→少阳；太阴→少阴→厥阴。

第二个是关于"一日"的理解。通常有两种解释：一种就是指具体日期，一日即一天；一种则是指传变次序，即一个步骤、一个阶段等。这两种解释都有一定的道理，前者可能更多地适合于伤寒病中的轻症患者，正好与黄帝在本篇第一段话中所提及的"六七日"相符；后者可能更多地适合于伤寒病中的重症患者。

第三个是关于治疗伤寒病从何入手的问题。既然伤寒的侵入和消退都是从太阳经开始，那预防和治疗伤寒最简捷的办法，就是从后背的膀胱经开始。就预防而言，主要是在日常生活中，要注意防止后背受到风寒袭击，特别是对于一些上了年岁的人，不管是春夏秋冬（现代夏天的空调伤人太厉害），最好是带一件小背心，随时防范风邪、寒邪等的袭击。就治疗而言，一旦感觉到风寒上身，就应当立即采用刮拍的办法，把后背刮开，把刚刚进入的风邪、寒邪，乃至暑邪、湿邪等赶出来，避免小毛病变成大病痛。

三、一般性热病的治疗方法

帝曰：治之奈何？

岐伯曰：治之各通其藏脉，病日衰已矣。其未满三日者，可汗而已；其满三日者，可泄而已。

帝曰：热病已愈，时有所遗者，何也？

岐伯曰：诸遗者，热甚而强食之，故有所遗也。若此者，皆病已衰而热有所藏，因其谷气相薄，两热相合，故有所遗也。

帝曰：善！治遗奈何？

岐伯曰：视其虚实，调其逆从，可使必已矣。

帝曰：病热当何禁之？

岐伯曰：病热少愈，食肉则复，多食则遗，此其禁也。

【白话意译】黄帝问道：对一般性热病，如何进行治疗呢？

岐伯回答：治疗的关键，在于疏通好各脏腑的经脉，重点是调理好患病脏腑的经脉，病势便会逐渐减退。对发病不到三天，病邪仍然停留在皮毛和肌肤层面的，可以用发汗的方法解决；对发病超过三天，病邪已经深入到经络、血脉层面的，可以通过泻下的方法解决。

黄帝接着问道：有的人患热病，明明已经治愈了，却经常会有余热遗留的现象，这是为什么呢？

岐伯解释说：之所以会出现余热遗留不退的情况，是由于病人在发热严重的时候仍然坚持勉强进食造成的。其中的原因就是，病人的病情虽已减缓，但尚有余热蕴藏在体内，这个时候如果勉强或者大量吃东西，则食物不能消化而生热，这个新热与体内原有的旧热相互交织搏结，便会重新发热，从而造成余热不退的现象。

黄帝称赞说：分析得太好了！那怎样才能治好余热呢？

岐伯说：只要把疾病的虚、实症状判断清楚，相应地采用补法或者泻法，就能够很快治愈。

黄帝又问道：一个人患了热病之后，有什么禁忌呢？

岐伯回答：得了热病的人，病势减轻之后，如果马上吃肉类食物，就会复发；如果谷类食物吃得太多，也会导致余热不清。这就是热病的禁忌！

【参悟领会】俗话说得好，"病从口入，祸从口出"。岐伯的这段阐释，再次印证了这句老话的真理性。无论是治病、还是防病，都得把好"嘴巴"关。就治疗伤寒热病来说，防止病情复发，关键在于把握两点：

一是不吃肉食，尤其是不能吃油腻食物，不能吃现代人所谓的高营养食品。

二是即便是素食，也要少吃。任何东西吃得太多，对脾胃就是一种负担，而一旦脾胃的负担太重，就会影响气血的正常运行。

故养生之要，首先在于给自己的五脏六腑"减负"。如，少吃一点，就是给脾胃减负；少生点气，就是给肝脏减负；少点忧郁，就是给肺脏减负，等等。

四、谨防热病发展到严重程度

帝曰：其病两感于寒者，其脉应与其病形何如？

岐伯曰：两感于寒者，病一日，则巨阳与少阴俱病，则头痛，口干而烦满；二日则阳明与太阴俱病，则腹满，身热，不欲食，谵言；三日则少阳与厥阴俱病，则耳聋，囊缩而厥，水浆不入，不知人，六日死。

帝曰：五藏已伤，六府不通，荣卫不行，如是之后，三日乃死，何也？

岐伯曰：阳明者，十二经脉之长也，其血气盛，故不知人。三日，其气乃尽，故死矣。

凡病伤寒而成温者，先夏至日者为病温，后夏至日者为病暑。暑当与汗皆出，勿止。

【白话意译】黄帝问道：一个人，如果身体表面和里面的经脉都遭到了寒邪的侵袭，其脉象和症状会怎样呢？

岐伯回答：一个人的阴阳表里两经同时感受寒邪后，第一天，太阳（膀胱经）和少阴（肾经）两经同时发病，表现为头痛、口干、心中烦闷；第二天，阳明（胃经）和太阴（肺经）同时发病，表现为身体发热、腹部胀满、胡言乱语、不想吃东西；第三天，少阳（胆经）和厥阴（肝经）同时发病，表现为耳聋、阴囊收缩、四肢发冷。如果病情恶化到连水浆都喝不进、神志昏迷、不认识人的程度，到第六天，就会死亡。

黄帝问道：当一个人的病情恶化到五脏已伤、六腑不通、荣卫气血阻滞难行的程度时，为什么三天左右便会死亡呢？

岐伯回答：阳明胃经在十二经脉之中是最长的，不仅气多，而且血多，其感受病邪后，最容易使人心神迷乱。一般在三天之后，阳明经的气血也就耗得差不多了，所以就死亡了。

大凡伤于寒邪而引起的温热病，如果发病时间是在夏至日之前的，就是温病；如果发病时间是在夏至日之后的，就是暑病。暑邪最好是同汗一起出来。因此，得了暑病出汗时，不要止汗。

【参悟领会】这段话中，有两个重要的概念，需要我们搞清楚：一个是温病，一个是暑病。首先，我们需要明白的是：（一）温病和暑病，都属于热病的范畴，均为伤寒一类；（二）温病和暑病，以夏至为界限，夏至之前为温病，之后为暑病。

关于温病的病因及特点，清代温病大家吴瑭（字鞠通）的表述是："温者，暑之渐也。先夏至，春候也。春气温，阳气发越，阴精不足以承之，故为病温"。什么意思呢？春天来了，天气越来越暖和，阳气越来越激发，当阳气激发到一定程度，人体所含阴精承受不住时，人的身体就会产生温热之病。

这种温病，主要有两大特点：一是发病急骤，传化很快；二是具有一定流行性、传染性。既然温病产生的主要原因是热多、阴少，那治疗温病的基本原则就是"清热存阴"。

关于暑病的病因及特点，吴瑭的表述是："后夏至，温盛为热，热盛则湿动，热与湿搏而为暑也"。什么意思呢？夏至节气过后，天气逐渐由温暖变成炎热，热到极点，则水气蒸发，湿气更盛，热与湿相交织，就很容易让人中暑。暑为阳邪，力量劲急，治疗暑病的关键在于给其"出路"，让它发泄出来。因此，发汗是治疗暑病的最好办法。

第三十二篇
刺热篇

篇目解读

刺，指针刺；热，指热病，即一切外感伤寒疾病等。令人感觉高明的是，本篇谈热病，并没有就事论事，而是着眼于提高针刺治疗的效果，以五脏为基点，对热病的症状进行了形象、生动的描述；以"色诊"为手段，对热病的诊断进行了指引；以针刺为主要方法，对热病的治疗进行了全面的概述，包括科学的衣食居处及适当的护理等。

一、五脏热病的不同症状表现

　　肝热病者，小便先黄，腹痛多卧，身热。热争则狂言及惊，胁满痛，手足躁，不得安卧（卧床休息）；庚辛（在十天干中，庚辛属金，其中庚属阳金，辛属阴金）甚，甲乙（属木，其中甲属阳木，乙属阴木）大汗；其逆则头痛员员（眩晕），脉引冲头也；气逆则庚辛死。刺足厥阴、少阳。

　　心热病者，先不乐，数日乃热。热争则卒心痛（突然发作心痛），烦闷善呕，头痛面赤，无汗；壬癸（属水，其中壬属阳水，癸属阴水）甚，丙丁（属火，其中丙属阳火，丁属阴火）大汗，气逆则壬癸死。刺手少阴、太阳。

　　脾热病者，先头重，颊痛，烦心，颜青，欲呕，身热。热争则腰痛，不可用俯仰，腹满泄，两颔痛；甲乙（属木）甚，戊己（属土，戊属阳土，己属阴土）大汗，气逆则甲乙死。刺足太阴、阳明。

肺热病者，先淅然（突然感到寒冷的样子）厥，起毫毛，恶风寒，舌上黄，身热。热争则喘咳，痛走胸膺（yīng，胸部两侧的肌肉隆起处）背，不得大息，头痛不堪，汗出而寒；丙丁（属火）甚，庚辛大汗，气逆则丙丁死。刺手太阴、阳明，出血如大豆，立已。

肾热病者，先腰痛胻（héng，小腿）瘦，苦渴数饮，身热。热争则项痛而强，胻寒且瘦，足下热，不欲言，其逆则项痛员员澹澹然；戊己（属土）甚，壬癸大汗，气逆则戊己死。刺足少阴、太阳。

诸汗者，至其所胜日汗出也。

【白话意译】当一个人的肝脏发生热病，先是出现小便发黄、腹部疼痛、喜好卧床、身体发热的症状，当热邪侵入肝脏与正气相搏时，会出现惊恐不安、狂言乱语、胁肋胀满疼痛、手足躁动不安、无法安卧等症状。到庚辛（属金，即农历每月7、8日，17、18日，27、28日）日，会因为遇"金木"相克而加重病情；到甲乙（属木，即农历每月1、2日，11、12日，21、22日）日，会因为遇"本木"相生，而发汗不止渐愈。如果邪气过盛，导致肝气上逆，会出现头痛眩晕的症状，这是由于热邪循着肝脉上冲牵引至头部造成的。如果病势进一步加重，遇到庚辛日便会有死亡的危险。用针刺法治疗肝脏热病，应当刺足厥阴肝经和足少阳胆经。

当一个人的心脏发生热病，先是感觉闷闷不乐，几天后身体发热，当热邪进入心脏与正气相搏时，就会出现心痛、烦闷、作呕、头痛、脸红、无汗的症状。到壬癸（属水，即农历每月9、10日，19、20日，29、30日）日，会因为遇"水火"相克而加重病情；到丙丁（属火，即农历每月3、4日，13、14日，23、24日）日，会因为遇"本火"相生，一般情况下，出一身大汗，热便渐渐地退了。如果邪气过盛，导致心脏气逆，遇到壬癸日便会有死亡的危险。用针刺法治疗心脏热病，应当刺手少阴心经和手太阳小肠经。

当一个人的脾脏发生热病，先是出现头重、脸颊疼痛、心烦、额头发青、想呕吐、身体发热的症状，当热邪进入脾脏与正气相搏时，就会导致腰部疼痛而不能弯、腹部胀满而泄泻、下巴疼痛的症状。到甲乙日，会因为"木土"相克而加重病情；到戊己（属土，即农历每月5、6日，15、16日，25、26日）日，会因为遇"本土"相生，出一身大汗，热便退了。如果邪气过盛，导致脾脏受损，遇到甲乙日便会有死亡的危险。用针刺法治疗脾脏热病，应当刺足太阴脾经和足阳明胃经。

当一个人的肺脏发生热病，先是突然感到寒冷、汗毛竖起、怕风寒、舌苔发黄、身体有发热的症状，当热邪进入肺脏与正气相搏时，会出现气喘、咳嗽、胸背串着疼痛、无法深呼吸、头痛难以忍受、汗出怕冷的症状。到丙丁日，会因为遇"火金"相克而加重病情；到庚辛日，会因为遇"本金"相生，出一身汗，热便退了。如果邪气过盛，导致肺脏受损，遇到丙丁日便会有死亡的危险。用针刺法治疗肺脏热病，应当刺手太阴肺经和手阳明大肠经，放出大豆粒般的带热邪的血后，立即痊愈。

当一个人的肾脏发生热病，先是觉得腰痛、小腿发酸、口很渴、老是想喝水、身体发热，当热邪进入肾脏与正气相搏时，会出现颈部僵直疼痛、小腿发酸发冷、足心发热、不想说话的症状。假如肾气上逆，则颈部会更痛、头晕而摇摆不停。到戊己日，会因为"土水"相克而加重病情；到壬癸日，会因为"本水"相生，出一身大汗，热便退了。如果邪气过盛，损伤肾脏，遇到戊己日便会有死亡的危险。用针刺法治疗肾脏热病，应当刺足少阴肾经和足太阳膀胱经。

上面提到的各个脏器出大汗，都是恰逢各脏器当旺之时，正气盛、邪气衰，通过出汗把热邪排出来，病也就痊愈了。

【参悟领会】这段话，既实在，又有点玄乎。实在的是，对五脏发生热病的具体症状做了形象、准确的描述；玄乎的是，把脏腑疾病的轻重、传化等与时间联系起来了，在《内经》中，算是首次运用五行生克规律，从"时间"上对人的生老病死尤其是疾病的转化、恶化等作出预判。如何理解好这段话的意思，需要我们搞清楚两点：

其一，阴阳五行与"十天干"的对应关系。五行，即木、火、土、金、水。十天干，即甲、乙、丙、丁、戊、己、庚、辛、壬、癸。五行与十天干的对应关系为：甲乙对应木，丙丁对应火，戊己对应土，庚辛对应金，壬癸对应水。

按农历，正常每月三十天，分上中下三旬，各十天；每旬的十天，正好对应十天干。十天干与农历日期的对应关系为：甲为初一、十一、二十一；乙为初二、十二、二十二；丙为初三、十三、二十三；丁为初四、十四、二十四；戊为初五、十五、二十五；己为初六、十六、二十六；庚为初七、十七、二十七；辛为初八、十八、二十八；壬为初九、十九、二十九，癸为初十、二十、三十。

如此可见，农历每月逢一、二即为甲乙，逢三、四即为丙丁，逢五、六即为戊己，逢七、八即为庚辛，逢九、十即为壬癸。其中，甲、丙、戊、庚、壬为阳，乙、丁、己、辛、癸为阴。

其二，疾病与"火"的关系。在中医看来，一个人生病，多数是由于上火引起的，故一个"病"字，里面就是一个"丙"字。丙属什么？在十天干与五行的对应中，丙就是"阳火"，人一上火，即生发疾病。

在西医看来，人生病，多数是由于炎症引发的。炎是什么？炎就是火上加火。

可见，在对病理的认识与分析上，中医与西医在许多地方是殊途同归的！

二、如何通过看脸色测知热病的部位

肝热病者，左颊先赤；心热病者，颜先赤；脾热病者，鼻先赤；肺热病者，右颊先赤；肾热病者，颐先赤。病虽未发，见赤色者刺之，名曰治未病。

热病从部所起者，至期而已。其刺之反者，三周而已，重逆则死。诸当汗者，至其所胜日汗大出也。

太阳之脉，色荣颧骨，热病也，荣未交，曰今且得汗，待时而已。与厥阴脉争见者，死期不过三日。其热病内连肾。

少阳之脉，色荣颊前，热病也，荣未交，曰今且得汗，待时而已。与少阴脉争见者，死期不过三日。

颊下逆颧为大瘕（jiǎ，腹泻病的一种），下牙车（颊车，在颊的下侧）为腹满，颧后为胁痛。颊上者，鬲上也。

【白话意译】肝脏发生热病，左边脸颊会先显现红色；心脏发生热病，额头会先显现红色；脾脏发生热病，鼻子会先显现红色；肺脏发生热病，右边脸颊会先显现红色；肾脏发生热病，两腮会先显现红色。有时候，疾病虽然还没有发作，但五脏在脸上的这些对应部位已经显示出"红色"迹象，作为良医，就应当立即采用针刺等方法进行治疗，这就叫作"治未病"。

如果热病只是在脸上的对应部位显现出一点迹象，并没有出现其他不适症状，说明病情较轻，这个时候，如果及时采取正确的方法进行治疗，到了该脏腑的当旺（肝的当旺日为1和2，心的当旺日为3和4，脾的当旺日为5和6，肺的当旺日为7和8，肾的当旺日为9和10）之日（一周左右），病就会好了。但是，如果治疗的方法不当，该泻的反而补，该补的反而泻，那就会延误治疗，一般情况下，要经过三周才能痊愈。如果继续错误治疗，那就会使病情恶化，甚至会造成死亡。总之，各脏腑所患的热病，如果能够及时得到正确的治疗，到其当旺之日，一般都能够通过出汗而痊愈。

如果疾病发生在太阳经（膀胱经、小肠经）上，红色显现于颧骨部位，就是热病的征象。如果颜色还不算沉暗，说明病情比较轻，采用发汗法治疗，到当旺之日，基本上就好了。但如果同时出现厥阴经（肝经、心包经）的脉象，就意味着肝木太盛、肾水太衰，不超过三天就会死亡。因为到这个时候，热病已经向内牵连至肾脏。

如果疾病发生在少阳经（胆经、三焦经）上，红色显现在面颊部位，也是热病的征象。如果颜色还不算沉暗，说明病情比较轻，采用发汗法治疗，到当旺之日，基本上也就好了。但如果同时出现少阴经（肾经、心经）的脉象，就是所谓"母胜其子"（肾水生肝木）的征象，不超过三天就会死亡。

此外，通过观察面部的颜色，还可以测知腹部的毛病。如果面颊的红色自下而上逆行至颧骨，就是"大瘕病"的征象；如果红色自颊下一直延伸到颊车部位，就是腹部胀满的征象；如果红色出现在颧骨后侧，就是胁肋痛的征象；如果红色出现在整个脸颊上，就是膈有疾病的征象。

【参悟领会】这一段话，提出了中医学上一个极为重要的概念，即"治未病"。何谓治未病？就是在疾病即将发生或者刚刚发生时，就及时诊察出来，及时进行治疗处置，从而防止小毛病演变成大病、重病等。

如何治未病？首先，就是要学会察看"红色预警器"。这个红色预警器，装在每一个人的脸上，具体的位置是：额头是心脏的预警器，左边脸颊是肝脏的预警器，右边脸颊是肺脏的预警器，鼻子是脾脏的预警器，两腮是肾脏的预警器。

当这些部位出现非正常的红色时，就说明相对应的脏腑有毛病了，用中医的话讲，至少是有"虚热"了；用西医的话讲，则是有轻微炎症了。

除了上述五个相应的预警部位外，还有几个部位需要我们了解：如鼻子，如果是鼻头发红，则说明肾上浮火盛；如果是鼻翼发红，则说明脾胃浮火盛。又比如，人中穴如果发红，则说明督脉上有浮火；承浆穴如果发红，则说明任脉上有浮火。

　　凡事都有两面性。上述部位如果不是发红，而是发青、发白、发黑等，亦或说变成了"青色预警器""白色预警器"或"黑色预警器"时，则说明病情更严重，往往伴随着死亡危险的征兆。

三、治疗热病关键在发汗

诸治热病，以饮之寒水，乃刺之；必寒衣之，居止寒处，身寒而止也。

热病先胸胁痛，手足躁，刺足少阳，补足太阴，病甚者为五十九刺。

热病始手臂痛者，刺手阳明、太阴，而汗出止。

热病始于头首者，刺项太阳而汗出止。

热病始于足胫者，刺足阳明而汗出止。

热病先身重，骨痛，耳聋，好瞑，刺足少阴，病甚为五十九刺。

热病先眩冒而热，胸胁满，刺足少阴、少阳。

热病气穴：三椎下间主胸中热；四椎下间主鬲中热；五椎下间主肝热；六椎下间主脾热；七椎下间主肾热。项上三椎陷者中也。荣在骶（尾骶骨，长强穴的位置）也。

【白话意译】治疗发热病，应当先让病人喝一点清凉饮料，以降低体内之热,然后再进行施针;同时还要让病人穿得少一点,到阴凉处居住,以降低体外之热。这样,就能够使热退得更快,病好得更快。

病人发热,首先表现为胸胁痛、手足躁动不安的,说明病邪侵入了足少阳胆经,应当先刺胆经上的几大要穴,如风市穴、阳陵泉、京门穴、肩井穴等,以泄除阳分的热邪,同时补足少阴肾经。如果病情比较严重,就采用"五十九刺"之法。

病人发热,首先表现为手臂疼痛的,说明病邪侵入了上半身的体表,应当针刺手阳明大肠经、手太阴肺经的要穴,让病人出一身大汗,热也就退了。

病人发热,首先表现为头痛的,说明病邪侵入了足太阳膀胱经,应当针刺膀胱经在颈部的穴位,让病人出一身大汗,热也就退了。

病人发热,首先表现为小腿痛的,说明病邪侵入了下半身的体表,应当针刺足阳明胃经的穴位,让病人发汗,使热退病愈。

病人发热,首先表现为身体沉重、骨节疼痛、耳聋、困乏嗜睡的,说明病邪侵入了足少阴肾经,应当针刺肾经上的穴位。如果病情严重,则用"五十九刺"之法。

病人发热,首先表现为头晕目眩,然后发热、胸胁胀满的,说明病邪侵入了足少阳胆经并传入了少阴肾经,应当针刺胆经和肾经的穴位,把邪气泄出来。

治疗热病的具体穴位是:第三脊椎下,主治胸中的热病;第四脊椎下,主治膈中的热病;第五脊椎下,主治肝脏热病;第六脊椎下, 主治脾脏的热病; 第七脊椎下, 主治肾脏热病。治疗热病, 既要注重在上部取相关俞穴, 以泄除阳邪, 重点是颈部第三椎下面凹陷处中央部位的大椎穴; 又要注重在下部取相关俞穴, 以滋补阴精, 重点是在尾骶骨的长强穴。

【参悟领会】要把这段话的意思搞得明白透彻, 就得先弄清楚三点: 首先, 是要搞清楚 "五十九刺" 的问题。根据王冰的注解, 用于退热的五十九个穴位分别是:

督脉上有5个穴位, 包括上星穴、囟会穴、前顶穴、百会穴、后顶穴;

胆经上有5个穴位 (左右合计为10个), 包括临泣穴、目窗穴、正营穴、承灵穴、脑空穴;

膀胱经上有5个穴位 (左右合计为10个), 包括五处穴、承光穴、通天穴、络却穴、玉枕穴;

针刺以上25个穴位, 可以散泄阳经上逆之热邪。

膀胱经、肺经、胃经上有4个穴位 (左右合计为8个), 包括大杼穴、中府穴、缺盆穴、背俞穴。针刺以上8个穴位, 可以散泄胸中之热邪。

胃经、大肠经上有4个穴位 (左右合计为8个), 包括气冲穴、三里穴、上下巨虚穴、上下廉穴 (左右合计8个穴位, 实际上是12个穴位)。针刺以上穴位, 可以散泄胃中之热邪。

肺经、大肠经、胆经、膀胱经上各1个穴位 (左右合计为8个), 包括云门穴、肩髃穴、委中穴、悬钟穴。针刺以上穴位, 可以散泄四肢之热邪。

膀胱经上有5个穴位（左右合计为10个），包括魄户穴、神堂穴、魂门穴、意舍穴、志室穴，针刺以上穴位，可以散泄五脏之热邪。

以上初步计算的59个穴位中，属膀胱经的有26个，占比为44%。也就是说，解决病人发热的问题，只要把膀胱经舒散通了，退烧的问题也就解决了一半。

其次，是要搞清楚上述六种发热病症的施治方法。《内经》在这里主要讲的是如何通过针刺来解决发热的问题，实际上，解决发热的问题，并不是只有针刺一种办法，刮痧、刺血拔罐、汤药等方法，都可以解决发热的问题。只不过，需要我们把握的是，这六种不同症状的发热病，病因是不同的，有的毛病出在胆经上，有的毛病出在肾经上，有的毛病出在肺经上，有的毛病出在膀胱经上。作为良医，无论是运用哪一种方法，都应该根据其症状，抓住主要矛盾，对症进行施治。

其三，是要搞清楚"背俞"穴的概念。在这段话里，把"背俞"当成了一个单一的穴位。实际上，背俞是一个系统性概念，包括：肺俞（第三胸椎棘突下）、心包俞（第四胸椎棘突下）、心俞（第五胸椎棘突下）、肝俞（第九胸椎棘突下）、胆俞（第十胸椎棘突下）、脾俞（第十一胸椎棘突下）、胃俞（第十二胸椎棘突下）、三焦俞（第一腰椎棘突下）、肾俞（第二腰椎棘突下）、大肠俞（第四腰椎棘突下）、小肠俞（横平第一骶后孔）、膀胱俞（横平第二骶后孔）等12对后背上的俞穴，共计24个穴位。

第三十三篇
评热病论篇

篇目解读

  这里的"评",就是分析的意思;这里的热病,主要包括阴阳交、风厥、劳风、肾风四种病症。因为这四种病,都是由于风热外袭造成的,所以都归属于热病。这一篇论,主要有三大特点:一是非常详尽地剖析了这四种病的病因、病机、症状、预后、治疗等问题;二是明确提出了"邪之所凑、其气必虚"的鲜明论断;三是进一步阐明了疾病痊愈的过程,实质上就是一个正邪博弈的过程,正能胜邪则生,正不能胜邪则病,邪压倒性地胜正则死。

一、阴阳交的病因、病症及治疗方法

黄帝问曰：有病温者，汗出辄（zhé，立即）复热，而脉躁疾，不为汗衰，狂言不能食，病名为何？

岐伯对曰：病名阴阳交（错乱），交者死也。

帝曰：愿闻其说。

岐伯曰：人所以汗出者，皆生于谷，谷生于精。今邪气交争于骨肉而得汗者，是邪却而精胜也。精胜，则当能食而不复热。复热者，邪气也。汗者，精气也。今汗出而辄复热者，是邪胜也。不能食者，精无俾（bǐ，补益）也。病而留者，其寿可立而倾也。

且夫《热论》曰：汗出而脉尚躁盛者死。今脉不与汗相应，此不胜其病也，其死明矣。狂言者，是失志，失志者死。今见三死，不见一生，虽愈必死也。

【白话意译】黄帝问道：有的人得了温热病，刚刚出了汗，立即又发热，而且脉搏跳动急速躁动，病情并没有因为出了汗而减轻, 有的甚至还出现胡言乱语、饮食不进等症状, 这究竟是一种什么病呢?

岐伯回答: 这种病叫阴阳交, 是一种死症。

黄帝说: 我很想听您解释一下其中的病理。

岐伯说: 人之所以能够出汗, 靠的全是水谷食物进入脾胃以后化生出的精微之气。水谷精气旺盛, 就能够战胜邪气而出汗。现在, 邪气和正气在人体骨肉之间相争而出汗, 表明邪气衰退, 正气旺盛。正气旺盛, 人就能够吃得下东西, 不再发热。热邪复发, 说明邪气尚未被清除干净, 仍有残余留在体内。人出汗, 是正气胜邪的结果; 如今出了汗又立即发热, 则是邪胜正衰的结果。邪胜正衰, 会导致气上逆; 气上逆, 就会导致饮食难进; 饮食不进, 东西吃不下, 精气就得不到充养, 缺乏后继; 精气供给不上, 正气会衰, 邪气会更盛, 必将危及生命。

《热论》中也有类似的论述: 得了温热病的人, 出了汗以后, 脉象仍很急促躁动的, 会有死亡的危险。如今, 病人的脉象与汗出之后的正常情形不相符, 说明精气不足, 无法战胜病邪, 死亡的征象已经明显。胡言乱语, 是神志失常的表现。神志失常, 也是一种死症。以上三种死症叠加, 却看不见一线生机, 这种情况下, 即便是偶尔出了汗而出现病情减轻的迹象, 也是必死无疑。

【参悟领会】治病必求于本。这个本, 就是阴阳。要把阴阳交这个所谓的死症, 变成"活马", 就需要我们很好地运用阴阳辩证思维。

阴阳交这个病，看起来虽然复杂，反复发热、饮食不下、胡言乱语三种症状叠加，但真正的原因却只有一个，那就是"阳邪入阴分，耗干阴精"。这句话，对于非中医人而言，不太好理解。但如果我们打个比喻，就像天上突然多出了一个太阳，把地上的水烤干了，就好理解了。人是水做的，人体中水液的比重，大约为70%。这些水液，包括津液、组织液、淋巴液、血液等等。太阳炙热，会烤干水液；阳邪侵入，会耗干阴精，从而导致阴阳失去平衡，阴虚阳亢，阴枯阳盛，人体内发生严重的"干旱"。这才有了即便一时退了热，马上又发热的症状出现；这才有了因为精髓消耗太多，导致神志昏乱、胡言乱语的症状出现。

既然阴阳交这种病症的本质属于"旱灾"，那解决的最好办法就是"清热""滋阴""补水"。如何清热？可采用刮痧、拔罐、刺血、汤药等方法；如何滋阴、补水？则可遵循循序渐进的思路，恰当地使用两地（熟地黄、生地黄）、两冬（天冬、麦冬）、石斛、玄参等药材，在清热的基础上及时地补充阴精，从而慢慢地恢复人体内的阴阳平衡。

现今有一些中医，不明白"清热必滋阴"的道理，一遇到发烧的情况，便一味地猛用三黄（黄连、黄芩、黄柏）、三根（白茅根、芦根、板蓝根）、石膏等清热灭火，却不懂得跟进地采用一些补水滋阴的药，结果是：邪火烧不尽，退了又重来。

二、风厥的病因、病症及治疗方法

帝曰：有病身热，汗出烦满，烦满不为汗解，此为何病？

岐伯曰：汗出而身热者，风也；汗出而烦满不解者，厥也，病名曰风厥。

帝曰：愿卒闻之？

岐伯曰：巨阳主气，故先受邪，少阴与其为表里也，得热则上从之，从之则厥也。

帝曰：治之奈何？

岐伯曰：表里刺之，饮之服汤。

【白话意译】黄帝问道：有的病人身体发热，出汗、烦闷，而且胸中的烦闷并不因为出了汗而有所缓解，这是什么病呢？

岐伯回答：出了汗而全身反而发热的，是因为感受了风邪；出了汗而胸中的烦闷依然不能缓解的，是因为下气上逆，这种病，叫作风厥。

黄帝说：希望您能够讲得更明白些。

岐伯接着解释：足太阳膀胱经主宰着全身的各种阳气，负责保卫人的整个身体表面，风邪来袭，它自然是首当其冲。而足少阴肾经与膀胱经又互为表里关系，少阴经气受到太阳经热邪的影响，从而随之上逆，便成为厥。

黄帝问：对这种病，该如何治疗呢？

岐伯回答：一方面，用针刺疗法，刺太阳膀胱经和少阴肾经的穴位；另一方面，服用汤药。

【参悟领会】厥，通常讲就是昏倒、气闭的意思。《内经》中，厥作为一种病名，其主要特征就是下气上逆。需要引起注意的是，风厥在《内经》中共出现三次，但每次的表述都是不一样的。

第一次，是《素问》第七篇的《阴阳别论》提到的风厥病。这个病的病因是，因肝气郁滞，横逆犯胃，使得胃气上逆，引发所谓的风厥。

第二次，是本篇提到的风厥病。这个病的病因是，因膀胱经受到风邪侵袭，由表及里，影响到肾，使得肾脏的虚火上逆。

第三次，是《灵枢》第四十六篇的《五变》提到的风厥病。这个病的病因是，因正气虚弱，无法保卫和守住身体表外的防线，使身体容易感受风邪，容易出汗。

三、劳风的病因、病症及治疗方法

帝曰：劳风为病何如？

岐伯曰：劳风法（通常）在肺下。其为病也，使人强上冥视，唾出若涕，恶风而振寒，此为劳风之病。

帝曰：治之奈何？

岐伯曰：以救俯仰（畅通气道）。巨阳引。精者三日，中年者五日，不精者七日。咳出青黄涕，其状如脓，大如弹丸，从口中若鼻中出，不出则伤肺，伤肺则死也。

【白话意译】黄帝问道：劳风病的症状是怎样的？

岐伯回答：劳风病的发病部位通常在肺下，发病时，人会感觉头项强直，眼目昏暗，唾出的粘痰像鼻涕，怕风而身体寒战，这就是劳风病。

黄帝问：该如何治疗呢？

岐伯回答：第一步，要祛风化痰、通利肺气，使呼吸畅通，俯仰自如。第二步,要借助汤药引导太阳经的阳气,以疏通郁闭。如果治疗得当,对精气旺盛的年轻人,三日便可痊愈;对精气稍减的中年人,五日便可痊愈;对老年人或精气衰竭的人,则需要七日才能痊愈。如果病人咳出青黄色的粘痰,好像脓一样,凝结成块,像弹丸那么大,应该尽快使之从口中或鼻中排出。假如不能够及时排出,就会损伤肺脏;肺脏受伤日久,就会死亡。

【参悟领会】治疗劳风病的第一步,可采用刮痧法,疏通督脉、任脉、膀胱经和肺经,很快就能够畅通气道,使人俯仰自如。治疗劳风病的第二步,则可借鉴《圣济总录》的思路,结合实际,创造地用好9个方子:

第一个是麻黄汤(麻黄、荆芥穗、杏仁、木香、当归、黄芩、羌活、牵牛子),主要用于治疗胸膈不利、鼻涕和唾液粘稠,喉咙不畅,像粘着东西一样。

第二个是芎枳丸(川芎、枳壳),主要用于治疗头项强直,头昏目眩,视物不清。

第三个是葳蕤饮(葳蕤、人参、羚羊角),主要用于治疗颈项僵硬、四肢烦热。

第四个是黄连丸(黄连、人参、生姜、茯神、葳蕤、豆豉),主要用于治疗劳风发热烦闷,不能食。

第五个是地骨皮汤(地骨皮、知母、桔梗、炙甘草、前胡),主要用于治疗劳风上膈壅堵,痰粘稠。

第六个是防风汤(防风、独活、羌活、柴胡、白术、炙甘草、麻黄),主要用于治疗劳风壅滞,气逆头昏。

第七个是龙齿饮(龙齿、黄芩、防风、赤芍、白茯苓),主要用于治疗劳风肺热气壅,卧床后多惊醒,常发眩晕症。

第八个是皂荚丸(皂荚、天南星、白附子、半夏、白术),主要用于治疗劳风心脾壅滞,痰多、涎多,喉内好像有异物堵塞,下气上逆,常呕吐。

第九个是枳壳汤(枳壳、人参、赤茯苓),主要用于治疗劳风鼻涕和唾液粘稠。

以上各方,可以单用,也可以通过加减法,综合使用。

四、肾风的病因、病症及治疗方法

帝曰：有病肾风者，面胕痝然（máng rán，肿起的样子）壅（下眼睑浮肿），害于言，可刺否？

岐伯曰：虚不当刺，不当刺而刺，后五日其气必至。

帝曰：其至何如？

岐伯曰：至必少气时热，时热从胸背上至头，汗出手热，口干苦渴，小便黄，目下肿，腹中鸣，身重难以行，月事不来，烦而不能食，不能正偃（yǎn，仰卧），正偃则咳，病名曰风水，论在刺法中。

帝曰：愿闻其说。

岐伯曰：邪之所凑，其气必虚。阴虚者阳必凑之，故少气时热而汗出也，小便黄者，少腹中有热也。不能正偃者，胃中不和也。正偃则咳甚，上迫肺也。诸有水气者，微肿先见于目下也。

帝曰：何以言？

岐伯曰：水者阴也，目下亦阴也，腹者至阴之所居，故水在腹者，必使目下肿也。真气上逆，故口苦舌干，卧不得正偃，正偃则咳出清水也。诸水病者，故不得卧，卧则惊，惊则咳甚也。腹中鸣也，病本于胃也。薄（迫）脾则烦不能食。食不下者，胃脘隔也。身重难以行者，胃脉在足也。月事不来者，胞脉（又名胞络，分布在子宫上的脉络）闭也。胞脉者，属心而络于胞中。今气上迫肺，心气不得下通，故月事不来也。

帝曰：善！

【白话意译】黄帝问：有的肾风病人，面部浮肿，下眼睑臃起如卧蚕，说话时气息打结，容易激动而往往发不出声音，这种病可以用针刺吗？

岐伯回答：如果是虚证，就不应当用刺法；不该刺的刺了，就会损伤真气，导致肾脏气虚，五天后，邪气必然会卷土重来，使病情加重。

黄帝问：邪气到来，症状会如何呢？

岐伯回答：邪气侵袭肾脏后，病人一定会气短、时常发热，而且这种热是从胸背蔓延至头顶，并伴有出汗、手心热、口渴、小便黄、眼睑浮肿、腹中鸣响、身体沉重、行走困难等症状。如果是妇女，则还会出现月经停止、心中烦闷、不想吃饭、不能仰卧、仰卧就咳嗽加剧等症状，这种病就叫风水，《刺法》篇对此有详细论述。

黄帝说：很想听您再深入地讲讲其中的道理。

岐伯侃侃而谈：邪气之所以能够侵犯人体，是因为他（她）的正气先虚弱了。肾是阴脏，风为阳邪，肾阴亏虚，风阳之邪就会乘虚而入，致使气短、时常发热、出汗。小便颜色发黄，是因为小腹中有热气；不能平躺仰卧，是因为体内水气上逆，导致胃中不和；一平躺仰卧便会咳嗽加剧，是因为水气上逆压迫肺脏。一般来说，患了水气病的人，下眼睑会先微微肿起。

黄帝问：为什么会这样呢？

岐伯解释道：水属阴，人的下眼睑也属阴，至于腹部，则更是至阴之处。所以，人的腹中一旦积水，必定会通过下眼睑反映出来，微微浮肿。水邪之气上逆攻心，必然会迫使心火之气跟着上逆，所以就会出现口苦、舌干、不能仰卧、仰卧便会咳吐出清水等症状。一般来说，得风水病的人，都不能仰卧，一仰卧便会惊悸不安，而一旦惊悸，便会使咳嗽加剧。腹中鸣响，是因为胃肠中有水气流动，从这个意义上讲，胃是发病的根本。如果水气压迫到脾脏，人就会出现烦闷、不能进食的症状；之所以不能进食，是因为胃脘被水饮隔阻了。身体感到沉重、行走困难，是因为胃经向下循行至小腿，水气也随着经脉下流。妇女月经不来，是因为水气阻滞于内，导致胞脉不通畅。胞脉属于心脏，向下连接着胞中。现在水气上逆压迫肺脏，使心气不得下行；心血不行，月经自然就来不了。

黄帝赞道：分析得真透彻！

【参悟领会】世间再复杂的病象，其原因也是很简单的。能否在一片纷繁复杂之中抓住那最"简单"的一点，才是一个医生真正的高明之处。在这一段话里，岐伯尽管应黄帝的要求，把肾风病解释得很详尽，但归根到底，还是没有离开大道至简。

如何理解肾风病的病因、病根，关键在于四个字："风生水起"。肾脏属水，在人体五脏之中，居于最下的位置，滋润着各个脏腑。原本平静的一池肾水，因为风邪的侵入和吹击，便激起了许多波浪。

当肾水被激起上犯至胃腑时，腹中便会出现水流鸣响的症状；当肾水被激起上犯至心脏时，心火之气便会被激发起来，出现口干舌燥的症状。

当肾水被激起上犯至肺脏时，肺气受到压迫，便会出现气短、不能仰卧、仰卧便会咳吐出清水的症状。

总而言之，肾风病看起来复杂，实质上主要原因就是一个"风生"。

如何把握好治疗肾风病的关键，还是四个字："风平水静"。如何才能做到"风平"？一是用刮痧、拔罐、针刺法，从膀胱经入手，把风邪引出来。为什么要从膀胱经入手呢？因为肾与膀胱相表里。尤其是当风邪犯心肺、犯脾胃时，只要及时刮、拔、刺脾俞、胃俞、心俞、肺俞等膀胱经要穴，就能够清除出风邪。二是用汤药，祛风泄邪。同时考虑滋阴扶阳，培植正气，以增长抗御风邪的能力。

第三十四篇

逆调论篇

篇目解读

　　逆，就是逆乱、逆反的意思，本篇所讲之逆，包括阴阳失衡、营卫失常、气血失和、水火不济、脏腑经络不畅等现象，而这些现象，恰恰是导致内热、内寒、肉烁、肉苛、骨痹、气逆等病症的源头。调，就是调和、调顺、调平的意思，即面对这些所谓的疑难杂症，首先要学会从根上找到原因，从源头上进行调节。故本篇虽然名为"逆调"，实质上乃是教我们如何"调逆"。

一、如何辨析内热、内寒之症

黄帝问曰：人身非常（通"裳"，衣裳）温也，非常热也，为之热而烦满者，何也？

岐伯对曰：阴气少而阳气胜，故热而烦满也。

帝曰：人身非衣寒也，中非有寒气也，寒从中生者何？

岐伯曰：是人多痹气也，阳气少，阴气多，故身寒如从水中出。

【白话意译】黄帝问道：日常生活中，有这样一种现象，有的人并不是因为衣服穿得多而身体温热，也不是因为外感热邪而发热，而是身体内部出现发热、烦闷的症状，这是为什么呢？

岐伯回答：这是由于体内阴气虚少、阳气偏盛，属于典型的"阴虚阳盛"，所以才会发热而烦闷。

黄帝又问道：还有的人并不是因为衣服穿得少而身体寒冷，也不是因为外感寒邪而发冷，却感到寒气从身体内部产生，这是为什么呢?

岐伯回答:这种人大多是得了"痹气",由于气机闭阻,血液凝滞不行,导致阳气少,阴气多,属于典型的"阴盛阳衰",因此时常感到身体发冷,整个人像是从冷水中出来的一样。

【参悟领会】仔细体悟这一段话,我们至少可以牢固两个理念:一个是毛主席在《矛盾论》中的一句话,"唯物辩证法认为外因是变化的条件,内因是变化的依据,外因通过内因而起作用"。这里的内热、内寒之症,都是由于身体内部出了问题而造成的。故调理身体应该以练好"内功"为主。

另一个就是平衡健康理论。无论是内热、还是内寒,都是体内阴阳失去平衡的结果。轻微的不平衡,会导致小病;严重的不平衡,会导致大病。故"阴阳平衡"这四个字,既是良医治病的原则,也是目标追求。

二、如何辨析肉烁、肉苛之症

帝曰：人有四支热，逢风寒如炙于火者，何也？

岐伯曰：是人者，阴气虚，阳气盛。四支者，阳也。两阳相得，而阴气虚少，少水不能灭盛火，而阳独治。独治者，不能生长也，独胜而止耳。逢风而如炙如火者，是人当肉烁（肌肉干枯瘦削）也。

帝曰：人之肉苛者，虽近衣絮，犹尚苛也，是谓何疾？

岐伯曰：荣气虚则不仁（不知痛痒寒热），卫气虚则不用（不能动弹），荣卫俱虚，则不仁且不用，肉如故也，人身与志不相有（协调），曰死。

【白话意译】黄帝问：有的人四肢发热，遇到风寒，则热得更厉害，如同被火炙烤着一般，这是什么原因呢？

岐伯回答：这种人阴气虚弱，阳气偏盛。人的四肢属阳，属阳的四肢遭受到属阳的风邪侵袭，就等于是阳上加阳，火上加火，以致阴气更虚少，阳气更亢盛；虚少的阴气无法熄灭亢盛的阳火，便形成了阳气独旺的局面。一旦人的身体被阳气独自主宰，阴气便难以生长；一旦这种阳气独旺的局面持续较长，人的整个生机便会停息。这种四肢发热且遇到风寒犹如被火烤炙的人，其肌肉必然会逐渐消瘦干枯。

黄帝问：有的人，皮肤肌肉麻木，肢体沉重，即便接触到衣服，也没有什么感觉，这是为什么呢？

岐伯回答：这是荣卫气虚的缘故。荣气虚弱，就会使肌肉麻木，不知痛痒寒热；卫气虚弱，肢体便无法抬举动弹。荣气和卫气都虚弱，就会同时出现肌肉麻木和肢体沉重的现象，但肌肉并不会萎缩。假如此病发展到人的形体与神志不相适应时，其结果是要死亡的。

【参悟领会】这里面，有一句话是很有意思的，"独治者，不能生长也，独胜而止耳"。初看起来，并未觉得此话有何特别之处，但细细品悟，倒是有醍醐灌顶之慨。行业忌"独"。一个行业，一旦被一两个寡头企业垄断，其他的企业，尤其是中小企业，其生存空间便会被严重挤压，生长机会便会被轻易扼杀，这个行业的整体生机也就会慢慢停息。

治病忌"独"。任何一种药，任何一种治法，都会有偏性。如锁阳壮阳，但如果老是单吃锁阳，则一定会导致阳火亢盛；地黄补阴，但如果老是单吃熟地，则一定会导致阴水腻滞。在中医历史上，也有一些所谓的大医善用"独"药治病，但这种治法,往往都是用来治症,待其症状稍为好转则必须停止,否则便会引发其他病症。

宇宙忌"独"。茫茫宇宙,万千星系。每一个星系,都是以"系统"形式而存在的,如太阳系,就是由一颗恒星加八大行星、两千多颗小行星、六十多颗卫星而组成的;银河系,就是由数千亿个像太阳系这样的星系而组成的;星系团,则是由数千个星系而组成的,如著名的室女星系团,就是由大约2500个星系组成的。

由此可见,宇宙中,脱离系统而单独存在的星体是没有的,不论是卫星、行星还是恒星。

由此可以得出,"抱团而生",乃宇宙的基本规律;"系统施治",乃治病的基本定律。

三、如何辨析骨痹之症

帝曰：人有身寒，汤火不能热，厚衣不能温，然不冻栗，是为何病？

岐伯曰：是人者，素肾气胜，以水为事，太阳气衰，肾脂枯不长，一水不能胜两火。肾者水也，而生于骨，肾不生，则髓不能满，故寒甚至骨也。所以不能冻栗者，肝一阳也，心二阳也，肾孤藏也，一水不能胜二火，故不能冻栗，病名曰骨痹，是人当挛节也。

【白话意译】黄帝问：有一种病人，身体寒冷，即便是用热水泡着，或者用火烤着，也不觉得热；即便是穿着厚厚的衣服，也不觉得温，但却不打寒战，这是什么病呢？

岐伯回答：这种人，肾气素来旺盛，且大多从事水中作业，长此以往，水寒之气入肾，使得肾中阳衰，太阳经气亦衰，以致肾脂因为得不到阳气的温煦而枯耗不长。肾是水脏，其主要功能是生长骨髓，由于肾的脂膏逐渐枯耗，骨髓自然也无法充满，这样，寒邪侵入骨髓便越来越多，人也就感到骨子里越来越冷。这种人，之所以不打寒战，则是由于肝、心两脏平衡的缘故。肾水生肝木，肝为阴中之阳，故叫一阳；肝木生心火，心为阳中之阳，故叫二阳。肝、心两阳对一孤肾之阴，当然能够制胜。所以这种人身体虽然寒冷，但还不会战栗。这种病叫"骨痹"。得这种病的人，必然会出现筋骨拘急挛缩、肢节屈伸不利的症状。

【参悟领会】如何从现代医学的角度来理解这一段话，需要先把"骨髓"这个概念搞清楚：

骨髓分为红骨髓和黄骨髓，存在于骨松质腔隙和长骨骨髓腔内，有造血、免疫和防御机能。成年人的骨髓是人体最大器官之一，平均为2800克。

其中，红骨髓是人体的造血器官，主要由血窦和造血组织构成。人在初生时期，骨内充满的全是红骨髓，具有活跃的造血功能；成年后，红骨髓主要存在于一些扁骨、不规则骨和长骨中，造血功能也还活跃。此外，红骨髓还有防御、免疫、创伤修复等功能。

人在5岁以后，长骨内的红骨髓逐渐被脂肪组织所代替，变成黄骨髓。正常成年人的红骨髓和黄骨髓各占一半。黄骨髓虽然没有造血功能，但仍保持着造血潜能。当人体造血处于急需状态时，黄骨髓可重新转化为红骨髓。

由此上述，我们不难明白：所谓的"肾脂"，很可能便是黄骨髓；所谓的"髓"，很可能是具有造血功能的红骨髓。

此外，要完整地理解好岐伯的这一段阐述，还必须了解肾脏的功能。现代医学认为，肾脏除了生成尿液、清除杂质以外，还可分泌促红细胞生成素，作用于骨髓造血系统，促使原始红细胞的分化和成熟，促进骨髓对铁的摄取作用，加速血红蛋白、红细胞的生成。现代医学还证明，人的贫血程度与肾衰程度成正比。

四、如何辨析气逆之症

帝曰：人有逆气，不得卧而息有音者，有不得卧而息无音者；有起居如故而息有音者；有得卧，行而喘者；有不得卧，不能行而喘者；有不得卧，卧而喘者。皆何藏使然？愿闻其故。

岐伯曰：不得卧而息有音者，是阳明之逆也。足三阳者（太阳膀胱经、阳明胃经、少阳胆经）下行，今逆而上行，故息有音也。阳明者，胃脉也，胃者，六府之海，其气亦下行。阳明逆，不得从其道，故不得卧也。《下经》曰：胃不和则卧不安。此之谓也。

夫起居如故而息有音者，此肺之络脉逆也，络脉不得随经上下，故留经而不行。络脉之病人也微，故起居如故而息有音也。

夫不得卧，卧则喘者，是水气之客也。夫水者，循津液而流也。肾者，水藏，主津液，主卧与喘也。

帝曰：善！

【白话意译】黄帝问道：当人得了气逆不顺的病症时，有的不能平卧，而且呼吸有喘鸣声；有的虽然不能平卧，但呼吸却没有喘鸣声；有的起居如常，然而呼吸急促有声；有的能够平卧，但一行动则气喘；有的不能平卧，也不能行动，却气喘吁吁；有的不能平卧，一平卧便气喘。以上6种情况，是哪些脏腑病变引起的呢？我很想了解其中的病理。

岐伯回答：不能平卧且呼吸有喘鸣声的，是阳明经脉之气上逆所造成的。足三阳的经脉之气，从头到脚，都是向下运行的，现在因为足阳明胃经之气逆而上行，所以会出现呼吸不畅通，且喘息有声。阳明是胃脉，胃为六腑之海，胃气也以自上而下运行为顺，如果阳明经气上逆，胃气就不能循着正常的通道下行，人也就难以平卧了。《下经》说："胃不和，则卧不安。"讲的就是这个意思。

至于起居正常而呼吸急促有声的，则是由于肺的络脉不顺，络脉之气不能随着经脉之气上下循行，从而导致气留滞在经脉而无法运行到络脉。只不过，络脉发病一般是比较轻的，所以虽然喘息有声，但也不会影响正常的起居。

至于不能平卧、一卧就呼吸急促的，则是因为水气犯肺的缘故。人体内，水气是循着津液流动的路径而流动的。肾是水脏，主管津液，如果肾出了毛病，没有能力管住水了，水气就会向上逆泛，侵迫肺脏，从而导致气喘而不能平卧。

黄帝称赞：您分析得太好了！

【参悟领会】这段话有点让人费解。费解的主要原因，就在于所问与所答对不上。关于气逆，黄帝问的是六种现象，岐伯解释的却只有三种。这是为什么呢？

黄帝问的六种现象分两类：一类是"不得卧"的现象，伴随着4种症状，包括喘息有声的、喘息无声的、气喘的、不能动且气喘的。另一类是"得卧"的现象，伴随着2种症状，包括一动就气喘的、喘促有声的。

岐伯分析的三种病因是：在上，肺络之气不调；在中，胃气不能下行；在下，肾水上泛侵肺。

综上，我们不难得出：（1）肺主气，一切气逆之症都与肺有直接关系，都伴随着喘息征象，无非是喘的声音大与小的问题，喘的频率急与缓的问题。（2）肺属金，土生金，故一切气逆之症都可能与脾胃之土相关，土不生金，或者土受克制，都会影响到肺。（3）肾属水，金生水，故一切气逆之症都有可能影响到肾，而肾受到影响后，又反过来影响到肺。

由此上述三条，我们不难把握：分析一切气逆之症，都离不开肺、胃、肾；治疗一切气逆之症，都应从肺、胃、肾上下功夫。

治疗的基本思路应是：调和舒缓胃气、调理宣通肺气、调节补益肾气。

中医既讲同病异治，也讲异病同治。我理解，所谓的异病同治，就是对一些看似千差万别的病症，要学会以"阴阳五行"的基本理论为基点，从"根"上入手，进行治疗，往往也能取得好的效果。这一点，与兵法上所讲的"凭尔几路来，我只一路去"，有异曲同工之妙。

第三十五篇

疟论篇

篇目解读

疟（nüè）疾，俗称冷热病，也叫"打摆子"。本篇对疟疾的病因（风寒、水气、暑热等）、症状（寒疟、温疟、瘅疟）、病机（邪气与卫气相逢）、发病规律（每日发、隔日发、数日发等）、治疗原则、治疗方法等，堪称一篇完整系统地论述疟疾的经典。

需要说明的是，这里所讲的疟疾，与现代医学上疟疾有不同。现代医学对"疟疾"的定义是：一种急性传染病，病原体是病原虫，由蚊子传播，周期性发作。症状是发冷发热，热后大量出汗，头痛、口渴，全身无力。

一、疟皆生于风

黄帝问曰：夫痎（jiē）疟皆生于风，其蓄（病邪潜伏不发的状态）作（病邪发作的状态）有时者何也？

岐伯对曰：疟之始发也，先起于毫毛，伸欠乃作，寒栗鼓颔（冷得全身发抖，下巴骨也随之鼓动），腰脊俱痛；寒去则内外皆热，头痛如破，渴欲冷饮。

帝曰：何气使然？愿闻其道。

岐伯曰：阴阳上下交争，虚实更作，阴阳相移也。

阳并于阴，则阴实而阳虚，阳明虚则寒栗鼓颔（hàn，下巴骨）也；巨阳虚则腰背头项痛；三阳俱虚，则阴气胜，阴气胜则骨寒而痛，寒生于内，故中外皆寒。

阳盛则外热，阴虚则内热，外内皆热，则喘而渴，故欲冷饮也。

此皆得之夏伤于暑，热气盛，藏于皮肤之内，肠胃之外，此荣气之所舍也。

此令人汗空疏，腠理开，因得秋气，汗出遇风，及得之以浴，水气舍于皮肤之内，与卫气并居；卫气者，昼日行于阳，夜行于阴，此气得阳而外出，得阴而内薄，内外相薄，是以日作。

【白话意译】黄帝问道：大凡疟疾，都是由于感受了风邪而引发的，其潜伏和发作的时间有一定的固定性，这是为什么呢？

岐伯回答：一般来说，疟疾开始发作时，毫毛会先竖立起来，紧接着出现伸懒腰、打呵欠的症状；继而全身冷得发抖、上下牙齿不断叩击、腰脊疼痛；等到寒意退去后，身体内外都会发热，头痛得像要破裂一样，口渴而喜欢冷饮。

黄帝问道：您刚才描绘的都是症状，可这些症状究竟是什么原因引发的呢？恳请您能深入地分析一下！

岐伯回答：分析病因、治疗病症，都离不开"阴阳"二字诀，疟疾也不能例外。正常情况下，人体的阳气，是向下循行到脚趾端而向上；人体的阴气，是向上循行到头顶而向下。这种正常的循行路线，一旦被风邪等干扰、阻隔或破坏，就会导致阴阳之气相互碰撞、争斗。

争斗的结果，无非是两种：一种是，阳气争败了，被阴气所并。这种情况下，阴气充实而阳气虚弱，人就会感到寒冷发抖，乃至上下牙齿不断叩击；如果仅仅是太阳经的经气虚弱，则腰背、头项就会疼痛；如果太阳、阳明、少阳等三阳经的经气都虚弱，则阴气会更加充盛，从而导致骨节寒冷而疼痛。由于寒邪是从体内产生的，所以内外都会觉得寒冷。

另一种是，阴气争败了，被阳气所并。这种情况下，阳气充实而阴气虚弱，阳主外，阳气过盛会引发外热；阴主内，阴气虚弱会引发内热，因此体内、体外都发热。热得严重时，人就会气喘、口渴，喜欢喝冷饮。

以上两种症状的病根，都是由于在夏天被暑邪所伤而导致的。这种亢盛的热邪，往往是潜伏在皮肤之内、肠胃之外，也就是人体荣气居留的地方。

由于暑邪潜伏在体内，所以人的皮肤汗孔会疏松，腠理开张，一旦遇到秋凉天气，就容易因为出汗而感受风邪；或者因为在洗澡时感受水气，风邪水气停留在皮肤之内，与卫气相合，就会引发疟疾。卫气白天循行于阳分，夜晚循行于阴分，而邪气也随着循行。当其循行于阳分时就向外发散，当其循行于阴分时就向内搏争。正是由于邪气在人体引发的这种阴阳二气的混乱和争斗，所以才会导致疟疾每日发作。

【参悟领会】品读这一段对话，我们可以明白两点：其一，既然风是引发疟疾的罪魁祸首，故防止疟疾发生，首在防范风邪侵袭；治疗疟疾，则以"祛风"为要。

其二，疟疾的最大特点，就在于"打摆子"三字。人体正常循行的阴阳二气，在风等邪气的挑拨、推动下，不停地进行混争，但邪气与阳气相合时，若阳气胜，人就发热；反之，当邪气与阴气相合时，若阴气胜，人就发冷。当邪气时而与阳气相合，时而与阴气相合时，人就会时而发热、时而发冷。这种情状，就好比一个钟摆，在风邪的吹动下，不停地在阴（寒）、阳（热）之间来回摆动。

另外，要深入地理解好这段话，还需要我们进一步理解好两个概念：

一是荣气。所谓"荣"，就是荣养作用的意思。由于人体的营养物质是通过血液运送到全身的，所以中医就把血叫作荣血或者营血。这里讲的荣气，实质上就是指血气，其循行于经脉之中。

二是卫气。所谓"卫"，就是保卫作用的意思。由于人体对外界各种邪气的侵袭是靠循行于皮肤表面的一层气来抵抗和保卫的，所以中医就把这种气叫作卫气，其不循行于经脉之中。

卫气的循行规律是，白天循行于阳分（周身）二十五周，晚上循行于阴分（五脏）二十五周，一天一夜共循行五十周，故新患疟疾的人，每天都会发作。

二、疟疾的发作规律

帝曰：其间日而作（发作）者，何也？

岐伯曰：其气之舍深，内薄于阴，阳气独发，阴邪内著，阴与阳争不得出，是以间日而作也。

帝曰：善！其作日晏（yàn，推迟）与其日早者，何气使然？

岐伯曰：邪气客于风府，循膂（lǚ，脊椎骨）而下，卫气一日一夜大会于风府，其明日日下一节，故其作也晏，此先客于脊背也。每至于风府，则腠理开，腠理开则邪气入，邪气入则病作，以此日作稍益晏也。其出于风府，日下一节，二十五日下至骶骨；二十六日入于脊内，注于伏膂之脉；其气上行，九日出于缺盆之中。其气日高，故作日益早也。

其间日发者，由邪气内薄于五藏，横连募原（一指胸腹肉理之间的空隙；二指脏腑之外，与胃相近的脂膜）也，其道远，其气深，其行迟，不能与卫气俱行，不得皆出，故间日乃作也。

帝曰：夫子言卫气每至于风府，腠理乃发，发则邪气入，入则病作。今卫气日下一节，其气之发也，不当风府，其日作者，奈何？

岐伯曰：此邪气客于头项，循膂而下者也，故虚实不同，邪中异所，则不得当其风府也。故邪中于头项者，气至头项而病；中于背者，气至背而病；中于腰脊者，气至腰脊而病；中于手足者，气至手足而病；卫气之所在，与邪气相合，则病作。故风无常府，卫气之所发，必开其腠理，邪气之所合，则其府也。

帝曰：疟不发，其应何如？

岐伯曰：疟气者，必更胜更虚。当气之所在也，病在阳，则热而脉躁；在阴，则寒而脉静；极则阴阳俱衰，卫气相离，故病得休；卫气集，则复病也。

帝曰：时有间二日或至数日发，或渴或不渴，其故何也？

岐伯曰：其间日者，邪气与卫气客于六府，而有时相失，不能相得，故休数日乃作也。疟者，阴阳更胜也，或甚或不甚，故或渴或不渴。

【白话意译】黄帝问道：疟疾有时候会隔天发作，这是为什么呢？

岐伯回答：这是因为邪气滞留在身体内的位置比较深，接近于阴分（五脏），使得阳气单独在身体表外循行，而阴邪之气滞留在里面，阴邪与阳气相互缠斗，不能发散出来，所以才隔一天发作一次。

黄帝说：您分析得太好了。疟疾发作的时间，有的是逐日推迟，有的是逐日提前，这又是为什么呢？

岐伯回答：邪气侵入风府后，会循着脊椎骨逐日逐节下移，卫气是一昼夜会于风府，而邪气却每日向下移动一节，所以其发作的时间也就一天比一天迟。这是邪气滞留在脊背时的情状。每当卫气运行至风府时，腠理就会开泄，腠理开泄则邪气必然侵入，邪气侵入后与卫气相争，疟疾自然就发作了。由于邪气每天向下移动一节，所以疟疾的发作时间就会逐渐推迟。邪气自风府出来，每天下降一节，大概经过二十五天，就会到达骶骨；大概在第二十六天就会深入脊内，注入冲脉；然后邪气再沿着冲脉上行，九天后到达天突穴。由于邪气每日逐渐上升，所以疟疾发作的时间也就一天比一天早。

至于疟疾隔一天发作一次，那是因为邪气内迫于五脏，横逆于膜原，其所循行的道路较远，位置较深，循行缓慢，不能和卫气并行，并与卫气同时发出，所以会隔一天发作一次。

黄帝问：疟疾在没有发作的时候，其症状又如何呢？

岐伯回答：疟疾的最大特点，就是病势随着邪气的无常变化，盛衰交替、发作反复。当邪气流转到阳分时，病人就会有发热且脉象躁急的征象；当邪气流转到阴分时，病人就会有发冷而脉象安静的征象；当病到极致，阴阳二气都已经衰败时，如果卫气与邪气相互分离，则疾病就暂时不发作；如果卫气与邪气再次相遇，则疾病就会发作。

黄帝问道：有的疟疾，隔两天或者几天发作一次，发作时有的人口渴，有的人口不渴，这是什么缘故呢？

岐伯回答：疟疾之所以隔几天才发作，这是因为邪气与卫气相会于风府的时间不一致，有时不能相遇而同时发出，所以疟疾会停几天才发作。疟疾的这种呈规律性发作的原因，就是阴阳二气相互争斗、轮番交替取胜的结果，其中，阳胜于阴则会发热，阴胜于阳则会发冷，故有时口渴，有时口不渴。

【参悟领会】关于疟疾的发作规律，就其情形的描述而言，主要有"3+2"的特征。"3"就是三个发作的时间段，即：一日一次；隔日一次；隔两日或者数日一次。"2"就是两个发作的时间趋势，即：一天比一天晚；一天比一天早。

至于为什么会出现这些情形，则需要我们明白两点：

一是疟疾发作的必要条件，就是邪气与卫气相会于风府。这里的风府，并不是单指督脉上的"风府穴"，而是指风邪侵袭人体时的集聚之处。这个风府，不是固定的，而是移动的。

二是疟疾发作的两个时间阶段。一个阶段是，背脊上的"下移推迟"阶段。人的后背脊柱（也是督脉所走的线路），一共有26节，其中颈椎7节、胸椎12节、腰椎5节、骶椎1节、尾椎1节。邪气从侵入风府穴开始算起，正好每天向下移动一节，至

26日后完成"下降"的行程，从督脉转入任脉（冲脉）。

另一个阶段是，腹胸上的"上行提前"阶段。这个阶段大约为9天时间，至天突穴为止。

由此上述，我们不难知道，疟疾发作的周期大约是35天左右，其中前26天的发作时间，是一天比一天迟；后9天的发作时间，则是一天比一天早。这个迟与早的规律，则是由邪气在督脉和任脉上的循行路线及速度决定的。

掌握了疟疾发作的这个时间规律有什么好处呢？

对于庸医而言，可能仅仅是卖弄一下学问。但对于良医而言，则太有用处了。他们可以根据疟疾发作的最初时间，推算出病邪所到的准确位置，并从经络上有气滞血瘀位置下手，采用针刺方法，迅速地把邪气瘀血放出来，从而起到更快更好的效果。

三、如何诊断辨析三种不同的疟疾

帝曰：疟先寒而后热者，何也？

岐伯曰：夏伤于大暑，其汗大出，腠理开发，因遇夏气凄沧（寒凉之意）之水寒，藏于腠理皮肤之中，秋伤于风，则病成矣。夫寒者，阴气也；风者，阳气也。先伤于寒而后伤于风，故先寒而后热也，病以时作，名曰寒疟。

帝曰：先热而后寒者，何也？

岐伯曰：此先伤于风，而后伤于寒，故先热而后寒也，亦以时作，名曰温疟。

帝曰：夫病温疟与寒疟，而皆安舍？舍于何藏？

岐伯曰：温疟者，得之冬中于风寒，气藏于骨髓之中，至春则阳气大发，邪气不能自出，因遇大暑，脑髓烁（消熔），肌肉消，腠理发泄，或有所用力，邪气与汗皆出。此病藏于肾，其气先从内出之于外也。如是者，阴虚而阳盛，阳盛则热矣，衰则气复反入，入则阳虚，阳虚则寒矣，故先热而后寒。名曰温疟。

帝曰：瘅（dān，极热）疟何如？

岐伯曰：其但热而不寒者，阴气先绝，阳气独发，则少气烦冤，手足热而欲呕，名曰瘅疟。

瘅疟者，肺素有热，气盛于身，厥逆上冲，中气实而不外泄，因有所用力，腠理开，风寒舍于皮肤之内，分肉之间而发，发则阳气盛，阳气盛而不衰，则病矣。其气不及于阴，故但热而不寒，气内藏于心，而外舍于分肉之间，令人消烁脱肉，故命曰瘅疟。

帝曰：善！

【白话意译】黄帝问道：疟疾发作，有先寒而后热的，这是什么缘故呢？

岐伯回答：这是由于夏天受到的暑邪伤害比较严重，出了大汗，腠理皮肤完全开泄，这个时候，如果遇到寒凉的水湿之气，邪气便会潜藏到腠理皮肤之中。一到秋天，如果再被风邪所伤，就会形成疟疾。水寒是一种阴气，风邪是一种阳气。因为先被水寒之气所伤，后被风邪之气所伤，致使先寒而后热。这种病是按时发作的，所以叫寒疟。

黄帝问道：疟疾发作，还有的是先热而后寒，这又是什么缘故呢？

岐伯回答：这是由于先被风邪所伤，而后又被水寒之气所伤，致使先热而后寒。这种病也是按时发作的，所以叫温疟。

　　黄帝问：人得了温疟和寒疟病，其邪气究竟是滞留在人体的哪一个位置，潜伏在哪一个脏腑呢?

　　岐伯回答：温疟病，主要是由于冬天感受了风寒，邪气留藏在骨髓之中，即便是到了春天阳气蓬勃生发的时候，邪气仍然不能够自行出来，等到了夏天，如果又被炽热的暑热所伤，就会使人脑髓消烁，精神倦怠，肌肉瘦削，腠理开泄，这个时候，如果再过于劳乏，邪气就会乘虚和汗液一起外出。这种病邪，原本藏在肾里，所以邪气是从内而向外出。这种病的特征，往往是阴气虚弱，阳气偏盛；阳盛便发热，热极而衰，衰时则热邪又重新入阴，邪气入阴则阳气又虚，阳气一虚便身体发冷。所以这种病是先热而后寒，名叫温疟。

　　黄帝问：瘅疟的情形怎么样?

　　岐伯回答：还有一种只发热而不恶寒的，是因为病人的阴气亏损于内，所以阳气独旺于外，这种病发作时，会少气烦闷，手足发热，要想呕吐，名叫瘅疟。得了瘅疟病的人，肺脏素来有热，肺气壅盛，逆而上冲，以致胸中之气焖实，无法发泄。这个时候，如果加上过度劳累，腠理开泄，风寒之邪便会乘机侵入皮肤之内、肌肉之间而发病。一旦发病，则阳气偏盛，阳气盛而又不见衰减，于是病就会日益加重。病情加重，邪气入不了阴分，所以便会一直发热而不寒。这种病邪，在内则潜藏于心脏，在外则滞留于肌肉之间，会使人肌肉瘦削，所以名叫瘅疟。

　　黄帝说：您说得太好了。

【参悟领会】关于疟疾的三种情形,可以用三句话来概括:第一句,夏伤于暑,秋必寒疟。其邪气潜藏于腠理皮肤,其特点是先寒后热;第二句,冬伤于寒,春必温疟。其邪气潜藏于肾与骨髓,其特点是先热后寒;第三句,肺素有热,遇寒成瘅。其邪气潜藏于心肺,其特点是只热不寒。

从上述三种疟疾潜藏的位置看,寒疟最浅,瘅疟次之,温疟最深。

故从治疗的角度看,寒疟最容易治,从皮肤腠理入手即可;瘅疟要难些,从心肺入手即可;温疟最难,需从肾与髓入手。

四、疟疾的治疗原则及方法

帝曰：夫经言有余者写之，不足者补之。今热为有余，寒为不足。夫疟者之寒，汤火不能温也，及其热，冰水不能寒也。此皆有余不足之类。当此之时，良工不能止，必须其自衰乃刺之，其故何也？愿闻其说。

岐伯曰：经言无刺熇熇（hè，烧热炽盛的样子）之热，无刺浑浑（脉象混乱的样子）之脉，无刺漉漉（汗出不止的样子）之汗，故为其病逆，未可治也。

夫疟之始发也，阳气并于阴，当是之时，阳虚而阴盛，外无气，故先寒栗也；阴气逆极，则复出之阳，阳与阴复并于外，则阴虚而阳实，故先热而渴。

夫疟气者，并于阳则阳胜，并于阴则阴胜；阴胜则寒，阳胜则热。疟者，风寒之气不常也，病极则复。至病之发也，如火之热，如风雨不可当也。故经言曰：方其盛时必毁，因其衰也，事必大昌（胜利、康复的意思）。此之谓也。

夫疟之未发也，阴未并阳，阳未并阴，因而调之，真气得安，邪气乃亡。故工不能治其已发，为其气逆也。

帝曰：善。攻之奈何？早晏何如？

岐伯曰：疟之且发也，阴阳之且移也，必从四末始也。阳已伤，阴从之，故先其时坚束其处，令邪气不得入，阴气不得出，审候见之，在孙络盛坚而血者，皆取之，此真往而未得并者也。

【白话意译】黄帝问道：古代的医经上讲，邪气有余的属实证，应当用泻法；正气不足的属虚证，应当用补法。人得了疟疾后，如果发热的话，应当属于有余；如果发冷的话，应当属于不足。现在的难题是，因得了疟疾而发冷的人，即便用热水泡或者用火烤，也不能使其感到温暖；反之，因得了疟疾而发热的人，即便用冰水敷，也不能使其感到凉爽。这些，都属于有余、不足的症状表现。还有更难的是，当其正发着高热或者极寒时，即便是良医也无法控制，必须等到病势自行衰退时，才能用针刺治疗。这是为什么呢？请您详细地讲讲！

岐伯回答：医经反复告诫，不能在病人发着高烧时进行针刺，不能在病人脉象混乱时进行针刺，不能在病人汗出不止时进行针刺，原因很简单，就是不能在邪气正旺盛时，去搞"针"锋相对。

一般来说，疟疾刚刚发作时，是阳气被阴气所并，这个时候，是阳虚阴盛，外表阳气虚弱，内里阴气亢盛，所以会先出现寒冷颤抖的症状；等到阴气逆乱寒到极点时，阳气则会趁乱复出，与阴气在外表争斗，这个时候，病势会发生逆转，阴气变得虚弱，阳气变得亢盛，所以病人会感到热而干渴。

疟疾病人的这种阴阳、寒热对立性拉锯战，孰胜孰败，很大程度上取决于邪气。当邪气与阳气结合时，则阳气亢盛；当邪气与阴气结合时，则阴气亢盛。阴气盛，就会发寒战栗；阳气盛，就会发热口渴。由于疟疾所感受的风寒之气变化无常，往往是热到极点，则阴寒之气发作；寒到极点，则阳热之气发作。如此寒热交替，才使得疟疾具备了像钟摆一样反复来回的特征。尤为可怕的是，这种病一旦发作，势头都很凶猛，如烈火、如狂风骤雨一般，不可阻挡。基于此，医经才说：当邪气正盛的时候，不可强攻，否则会损伤正气；必须等到其衰退时，再攻之，则一定会取得成功。医经所强调的，就是这个意思。

由此可见，治疗疟疾，最好是在疾病还没有发作、阴气没有被阳气压倒、阳气也没有被阴气压倒之时，用正确的方法进行调治，这样正气就不会受到伤害、邪气也容易被清除。总而言之，医生之所以不能在疟疾发作正厉害的时候进行治疗，就是因为这个时候正邪争斗最激烈，气机最为逆乱。

黄帝说：您讲得太好了！那究竟该如何治疗疟疾？如何掌握好时机呢？

岐伯回答：疟疾将要发作时，阴气和阳气的争斗是并未分出胜负的，形势也是变化无常的。但不管如何变化，都是四肢先有寒意。如果阳气已经被邪气所伤，阴气也必定难以幸免，所以在疟疾发作前夕，应当先用绳子将病人的四肢末端紧束住，使邪气不得入，阴气不得出，二者不能相互交流。紧接着，就要仔细观察络脉的情况，发现孙络充盛且又有瘀血的地方，果断地用针刺法进行放血，这样就能够迅速地去掉邪气，使之不能深入到体内。

【参悟领会】关于疟疾的治疗原则，用《孙子兵法》的一句话概括，就是"避其锐气，击其惰归"。意思就是，善于用兵打仗的人，都会避开敌人刚刚发动攻击时的凶猛气焰，耐心地等待敌人十分疲劳松懈、想要退兵的时候，再给予狠狠的打击。这里的善用兵者，难道不就是《内经》反复提到的良医吗？这一原则，不仅是对中医"顺"治思维的再次诠释，也是中医治病高明性的生动体现。

五、应四时与反四时

帝曰：论言夏伤于暑，秋必病疟，今疟不必应者，何也？

岐伯曰：此应四时者也。其病异形者，反四时也。其以秋病者寒甚，以冬病者寒不甚，以春病者恶风，以夏病者多汗。

帝曰：善！夫风之与疟也，相似同类，而风独常在，疟得有时而休者，何也？

岐伯曰：风气留其处，故常在；疟气随经络，沉以内薄，故卫气应乃作。

【白话意译】黄帝问道：医经上说，夏天被暑邪伤害的，到秋天一定会得疟疾。但现在有的疟疾，并不是这样子的，这是为什么呢？

岐伯回答："夏伤于暑，秋必病疟"。这是指和四时发病的大致规律相顺应而言的。但现实情况往往很复杂，有些疟疾的表现症状会有所不同，甚至与四时发病的大致规律相反。如发于秋天的，寒冷较重；发于冬天的，寒冷反而较轻；发于春天的，多怕风；发于夏天的，汗出得很多。

黄帝说道：说得太好了！然而风病与疟疾相类似，属于同一类，但为什么风病的症状是持续的，而疟疾的症状却是间歇性的，时发时停？

岐伯回答：风邪侵入人体后导致生病，其基本的特点是，从哪里侵入，就滞留在哪里，其位置是相对固定的，因而其症状也是持续存在的；而疟疾的邪气则是循着经络循行，逐渐深入到体内，其位置是移动的，必须与卫气相遇，病才会发作。

【参悟领会】现在有的人，总认为中医不"科学"。其实，中医是科学中的顶级科学，是体现宇宙规律的一门科学。

关于宇宙的规律，笔者最近反复思考，初步总结了5条：

——核心定律。无论是太阳系，还是银河系，还是星系团，都必须要有一个核心支撑，无核心不成体系。

——系统定律。这一点，前文已经论述了。茫茫宇宙，究竟有多大，有无边界，谁也搞不清楚。但目前能够搞清楚的是，迄今为止能够发现的星系，都是以"系统"形式抱团存在。孤立存在的恒星、行星好像还没有。

——循环定律。每一个星系成员，不论多少，有的以百数，有的以千数，有的以亿数，有的以百亿、千亿数，都是围绕着核心在打圈圈，在不停地循环运动。

——离合定律。宇宙中所有的星星，不论是恒星，还是行星，还是卫星，还是其他的什么星，都是有生就有死。就拿宇宙的主体恒星来说吧，每一颗恒星都是由聚变而产生的，称之为"合"；每一颗恒星都是因裂变而毁灭的，称之为"离"。正是因为星球的这种不断的离合，才有了宇宙间永恒的生死旋律。

——正反定律。宇宙间的一切物质，都是以正反、顺逆的形态存在的。就大的物质形态而言，有明物质，有暗物质；就具体物质的性别而言，有阴有阳、有雌有雄、有男有女；就物质的形态而言，有大有小，有方有圆，有粗有细；就物质运行的方位而言，有前有后，有正有反，有左有右，等等。

以上五条定律，在中医对各种疾病的病因分析和治疗原则、方法中均有体现。这里提到的顺四时与反四时，恰恰就是正反定律的一种体现，是物质发展存续过程中"顺、逆"形态的一种具体显像。

第三十六篇
刺疟篇

篇目解读

本篇详细地描述了六经疟、五脏疟和胃疟等十二种疟疾的症状表现特点，列举了对各种不同疟疾的针刺治法及注意事项。特别提出了两个鲜明的观点，即："疟脉缓太虚，便宜用药，不宜用针"；"凡治疟，先发如食顷乃可以治，过之则失时也"。实质上就是告诫后人，治疗疟疾，贵在及时，贵在通达权变，切忌犯教条主义错误。

一、十二种疟疾的表现症状及针刺方法

足太阳之疟，令人腰痛头重，寒从背起，先寒后热，熇熇暍暍（hè hè yē yē，热势旺盛的样子）然，热止汗出，难已，刺郄中（xì zhōng，委中穴的别名）出血。

足少阳之疟，令人身体解㑊（yì，同"懈㑊"，食量大，身体瘦），寒不甚，热不甚，恶见人，见人心惕惕然，热多，汗出甚，刺足少阳。

足阳明之疟，令人先寒，洒淅（xiǎn xiǎn，恶寒怕冷的感觉）洒淅，寒甚久乃热，热去汗出，喜见日月光火气，乃快然，刺足阳明跗上（fū shàng，足背上的冲阳穴）。

足太阴之疟，令人不乐，好大息，不嗜食，多寒热汗出，病至则善呕，呕已乃衰，即取之。

足少阴之疟，令人呕吐甚，多寒热，热多寒少，欲闭户牖（yǒu，窗户）而处，其病难已。

足厥阴之疟，令人腰痛，少腹满，小便不利，如癃（lóng，小便不通或淋沥点滴而出）状，非癃也，数便，意恐惧，气不足，腹中悒悒（yì，不舒畅的样子），刺足厥阴。

肺疟者，令人心寒，寒甚热，热间善惊，如有所见者，刺手太阴、阳明。

心疟者，令人烦心甚，欲得清水，反寒多，不甚热，刺手少阴。

肝疟者，令人色苍苍然，太息，其状若死者，刺足厥阴见血。

脾疟者，令人寒，腹中痛，热则肠中鸣，鸣已汗出，刺足太阴。

肾疟者，令人洒洒然，腰脊痛宛转，大便难，目眴眴（眩眩，目晕眩）然，手足寒，刺足太阳、少阴。

胃疟者，令人疸病也，善饥而不能食，食而支满腹大，刺足阳明、太阴横脉出血。

【白话意译】从足太阳经引发的疟疾，一般会感到腰部疼痛，头沉重，寒从背脊生发冒出来，先寒后热，热势很盛，热退后则出汗。这种疟疾最难治疗，治疗方法是刺委中、委阳、承山、承筋等关键穴位，及至泻出邪气恶血。

从足少阳经引发的疟疾，一般会感到身体倦怠，没有力气，身体发寒、发热虽然都不是很严重，但不想见人，见到人便觉得惊恐不安，发热的时间也比较长，出汗也很多。治疗方法是刺足少阳胆经的几个关键穴位，如肩井穴、环跳穴、风市穴、阳陵泉等。

从足阳明经引发的疟疾，一般会感到寒冷，且这种寒冷感会逐渐加强，经过一段时间后才开始发热，热退后则出汗。得了这种病的人，一看到日月之光和火焰，就感到欢快欣喜。治疗方法是刺足背上的冲阳等穴。

从足太阴经引发的疟疾，一般会感到闷闷不乐，经常唉声叹气，不想吃东西，身体一阵子寒，一阵子热，出汗多，病情发作时经常呕吐，吐完后病势消减。治疗方法是刺足太阴经的几个关键穴位，如隐白穴、阴陵泉、血海穴、冲门穴等。

从足少阴经引发的疟疾，一般会呕吐得很厉害，时而发寒，时而发热，总体看是发热多，发寒少，喜欢关闭门窗独处室内。这种病很不容易治愈。

从足厥阴经引发的疟疾，一般会使人腰疼，小腹胀满，小便不利。看起来好像是癃闭症，但实质上不是，小便次数频繁，内心充满忧惧，中气不足，腹中郁滞不畅通。治疗方法是刺足厥阴经上的几个关键穴位，如大敦穴、太冲穴、曲泉穴等。

得了肺疟，人的心里会感到寒冷，冷到极点又发热，发热时容易惊恐，好像看见了什么极为可怕的事物。治疗方法是刺手太阴肺经和手阳明大肠经上的关键穴位，如少商、鱼际、合谷、太渊、尺泽、曲池等穴位。

得了心疟，人的心中会感到很烦热，总是想喝凉水，越喝越觉得寒意多，不太发热。治疗方法是刺手少阴经上的神门等穴位。

得了肝疟，人的脸色会变得苍白发青，经常唉声叹气，严重时外表看起来像死人一般。治疗方法是刺足厥阴经上的大敦、太冲等关键穴位，及至泻出邪气恶血。

得了脾疟，身体发冷时，腹中会疼痛；等到发热时，肠中会鸣响，鸣后会出汗。治疗方法是刺足太阴经上的公孙、商丘、腹结、大横等关键穴位。

得了肾疟，身体会感到寒冷，腰脊疼痛，不能转侧，大便不利，眼花目眩，手脚冰凉。治疗方法是刺足太阳经、足少阴经上的关键穴位。

得了胃疟，人会发生黄疸，容易感到饥饿，但又吃不下东西，一吃东西便感到脘腹胀满膨大。治疗方法是刺足阳明经、足太阴经上横行的络脉，及至泻出邪气恶血。

【参悟领会】从上述内容看，治疗疟疾的诀窍主要有二：一是对症找经。即：肝经之疟找肝经，肾经之疟找肾经，脾经之疟找脾经，胆经之疟找胆经，胃经之疟找胃经，膀胱经之疟找膀胱经，肺脏之疟找肺经与大肠经，心脏之疟找心经与心包经，肝脏之疟找肝经，脾脏之疟找脾经，肾脏之疟找膀胱经和肾经。这里面，需要我们进一步理解的是，六经之疟与五脏之疟的区别。六经之疟，说明病邪尚伏藏于经脉，尚接近于体表；而五脏之疟，则说明病邪已经深入到脏腑，程度已经很深了。

　　二是循经找穴。这里反复讲述的针刺，意思就是刺某条经脉上的某些穴位。如刺肝经，主要是刺肝经上的行间穴、太冲穴、曲泉、阴廉穴等。

　　这里，需要我们全面了解和把握好两点：

　　（一）用针刺法治疗疟疾，并不是说，治疗疟疾只有针刺一种方法。整个《黄帝内经》，反复述说的针刺之法，其实是有缺陷性的。在全部中医的治病方法上，针刺也仅仅只是其中一种，对有些疾病有明显效果，尤其是实证病；但对有些疾病，则效果不大，尤其是虚证。有的虚证，还不能用针刺。对于疟疾这种复杂性疾病，最好的办法，是把按摩推拿、刮痧、拔罐、艾灸、汤药等方法都能够用上。

　　（二）即便是用针刺法治疗疟疾，在针法上，也并不是只有"直针"一种刺法，必要时还可采用"横针"法，即顺着经脉的走势，用细针进行疏通。尤其是对上面提到的刺络脉，用横针法就比较好。

二、治疗疟疾必须把握好时机

疟发，身方热，刺跗上动脉，开其空，出其血，立寒。疟方欲寒，刺手阳明太阴、足阳明太阴。

疟脉满大急，刺背俞，用中针傍伍胠俞（脊背上外膀胱经上的五个穴位：魄户、神堂、魂门、意舍、志室）各一，适肥瘦，出其血也。

疟脉小实急，灸胫少阴，刺指井（井穴，即四肢最远端的孔穴）。

疟脉缓大虚，便宜用药，不宜用针。

凡治疟，先发如食顷（约一顿饭的时间），乃可以治，过之则失时也。

诸疟而脉不见，刺十指间出血，血去必已，先视身之赤如小豆者，尽取之。

十二疟者，其发各不同时，察其病形，以知其何脉之病也。先其发时如食顷而刺之，一刺则衰，二刺则知，三刺则已。不已，刺舌下两脉出血；不已，刺郄中盛经出血，又刺项已下侠脊者，必已。

【白话意译】治疗疟疾，在病人身体即将发热时，可刺其足背上的动脉，将孔穴打开，把邪血放出来，即可热退身凉。在病人身体即将发冷时，可刺手阳明大肠经、手太阴肺经和足阳明胃经、足太阴脾经上的腧穴。

如果病人的脉象亢盛、洪大且急促，可使用中等针，同时刺背部的五胠俞（魄户、神堂、魂门、意舍、志室）和五大俞穴（肺俞、心俞、肝俞、脾俞、肾俞），并根据病人的身体胖瘦、体质强弱情况，确定出血量。

如果病人的脉象细小、坚实且躁急，可采用灸法，灸足胫部的少阴经穴，并刺脚趾端的井穴。

如果病人的脉象缓大而虚空，则应该用药物治疗，不宜行针。

大凡治疗疟疾，应当在病人发病前大约一顿饭的时间内，进行治疗，错过了这个时间段，就等于丧失了治疗的最佳时机。

大凡疟疾病人，如果脉象沉伏、好像感觉不到的，应当迅速针刺十指间出血，血出了，病也就基本痊愈了。如果看见皮肤上出现像赤小豆那样的出血点，应当用针一一刺破。

前面所列的十二种疟疾，发作的时间各不相同，应当仔细观察病人的症状，以确定疾病属哪一条经脉。如果是在疾病发作前大约一顿饭的时候就进行针刺治疗，那么，刺一次病势就会衰减，刺两次病情就会明显好转，刺三次基本就可以痊愈。如果没有痊愈，则刺舌下两脉（廉泉穴），使其出血；如果还不痊愈，再刺委中血盛的经络，使其出血，并刺颈部以下夹脊两旁的经穴，如此一定会好起来。

【参悟领会】品悟这一段话，有两点值得特别关注：

其一，是通过五脏俞穴与五脏俞的对应关系，可以更清晰地看到五脏的基本功能。比如，肺藏魄，肺俞穴对应魄户穴；心藏神，心俞穴对应神堂穴；肝藏魂，肝俞穴对应魂门穴；脾藏意，脾俞穴对应意舍；肾藏志，肾俞穴对应志室穴。如果对应之下，五脏功能可谓一目了然。

心——神——心俞穴——神堂穴

肺——魄——肺俞穴——魄户穴

肝——魂——肝俞穴——魂门穴

脾——意——脾俞穴——意舍穴

肾——志——肾俞穴——志室穴

其二，是关于治疗疟疾的基本思路，简单概括起来就是四个字，"针刺、出血"。绝大多数的疟疾，都属于实证。只有在疾病拖得很久以后，才会变为虚证；虚证则不宜用针，只宜用药物。既然是实证，古人就反复告诉我们，用针刺放血疗法，泄其邪气恶血，就是最简单、最快捷的办法。

三、针刺治疟必须掌握好"先后"之道

刺疟者，必先问其病之所先发者，先刺之。

先头痛及重者，先刺头上及两额、两眉间出血。先项背痛者，先刺之。先腰脊痛者，先刺郄中出血。先手臂痛者，先刺手少阴、阳明十指间。先足胫痠痛者，先刺足阳明十指间出血。

风疟，疟发则汗出恶风，刺三阳经背俞之血者。

胻痠（同"酸"）痛甚，按之不可，名曰胕髓病（胕，通"附"。因邪气深伏于骨髓，所以叫胕髓病），以镵针（chán zhēn，古代九针之一，形状是头大而锋锐）针绝骨出血，立已。

身体小痛，刺至阴。诸阴之井，无出血，间日一刺。

疟不渴，间日而作，刺足太阳；渴而间日作，刺足少阳。

温疟汗不出，为五十九刺。

【白话意译】凡是用针刺法治疗疟疾的，一定要先问清楚病症发作时最先感觉到的是哪一个部位，然后先刺这个部位。如果先是头部感到疼痛、沉重，就应先刺头上、两额和两眉间，并适当放出邪气恶血；如果先是背部感到疼痛，就应先刺颈项和脊背；如果先是腰脊感到疼痛，就应先刺委中穴，并放出邪气恶血；如果先是手臂感到疼痛，就应先刺手太阴肺经、手阳明大肠经在十指间的孔穴（合谷穴）；如果先是小腿感到酸痛，就应先刺足阳明胃经在十趾间的孔穴（内庭穴），并放出邪气恶血。

风疟发作时，汗出怕风，治疗时可刺三阳经在背部的俞穴，并放出邪气恶血。

小腿酸痛得厉害，且越按越痛的，名叫胕髓病，可以用镵针刺绝骨穴，放出邪气恶血，疼痛感会立即消除。

身体稍微感觉疼痛的，可以刺阴经的井穴；但要注意的是，凡刺阴经的井穴，都不可放血，而且要隔一天刺一次。

得了疟疾，凡是口不渴而隔日发作的，可以刺足太阳膀胱经上的关键穴位；凡是口渴而隔日发作的，可以刺足少阳胆经上的关键穴位。

凡是得了温疟而不出汗的，可以用"五十九刺"之法治疗。

【参悟领会】读完这段话，不由自主地想起了《大学》的一段话："物有本末，事有始终，知所先后，则近道矣"。什么意思呢？这世上，每一样东西都有根本、有枝节；每一件事情都有开始、有终结。明白了孰先孰后的简单道理，也就算是接近了事物发展的基本规律。

治疗疟疾，也离不开这个"道"！说得再直白一点，就是先发作的部位先治，后发作的部位后治。

俗话说得好，"家有三件事，先从紧处来"。治疗疟疾，则理应做到，病从多处发，先从初始刺。

大道相通，治病之道如此，治人之道、治国之道，又何尝不是如此呢！处治疟疾如此，处置其他疑难复杂问题，又何尝不是如此呢！

第三十七篇

气厥论篇

篇目解读

何谓气厥？就是气机逆乱。人体内的气机为什么会逆乱？原因有二：其一，各脏腑之间是相互联系的，一个脏腑发生毛病，一定会牵扯、影响到其他脏腑。如肝的毛病，一定会影响到胃、影响到肾、影响到胆、影响到心，等等。其二，寒热之邪气在脏腑之间并不是固定不动的，而是相互转移、传化的，这种相互的转移和传化，就会引发气厥之症，就会引发各种病变。

一、寒邪在五脏之间的传化规律

黄帝问曰：五藏六府，寒热相移（转移，传化）者何？

岐伯曰：肾移寒于脾，痈肿（浮肿），少气。

脾移寒于肝，痈肿，筋挛。

肝移寒于心，狂，隔中（病名，指中焦隔塞不通，主要表现是食物吃进去了又吐出来）。

心移寒于肺，肺消（病名，属消渴症的一种）；肺消者，饮一溲二，死不治。

肺移寒于肾，为涌水（水肿自下肢开始，好像泉涌）；涌水者，按腹不坚，水气客于大肠，疾行则鸣濯濯，如囊裹浆，水之病也。

【白话意译】黄帝问道：五脏六腑之间，寒热之气经常会互相转移，具体情况究竟如何呢？

岐伯回答：肾脏（水）之寒邪，一旦转移到脾脏（土），土本克水,现今水反克土,人就会像水囊一样浮肿,且感觉气虚无力。

脾脏(土)之寒邪,一旦转移到肝脏(木),木本克土,现今土反克木,人就会像土堆一样痈肿,且筋脉拘急。

肝脏(木)之寒邪,一旦转移到心脏(火),木生火,寒邪入心,压制心火,导致心气隔塞不通,人就会更容易狂躁。

心脏(火)之寒邪,一旦转移到肺脏(金),火克金,寒邪入肺,导致肺气不温,不能正常化生津液,人就会得"肺消"之症,也就是今天所谓的消渴症(糖尿病中的上消症),饮一份水,排两份尿。这种病很难治!

肺脏(金)之寒邪,一旦转移到肾脏(水),金生水,寒邪入肾,导致"水漫金山",人就会得水涌病,其腹部按起来虽然不太坚实,但因为水气滞留在大肠,所以快走时肠中会发出清晰的响声,就如同皮囊里装满了水一样。

【参悟领会】作为中华文化的源头性经典,《内经》在对疾病的预判方面,经常会下一些断语,如"死不治""不可治""则死",等等,语气非常肯定!这也算是《内经》的一个突出特点。

但是,对于这些断语,我们应当辩证地予以理解:一方面,要相信。特别是对于下了类似断语的病症,思想上要高度重视,及时找良医进行治疗,及时化解或者缓解病情,绝不能不当一回事。另一方面,不要盲信。对于这些下了断语的疾病，可以理解为病情严重，治疗难度很大，但绝不能拘泥，自己吓死自己。例如，上面列举的"肺消"病，实质上就是糖尿病的一种，借助现代医学的药物，如定期注射胰岛素，就可以维持住。还有一些肿瘤疾病，通过手术切除后，再辅以药物调理，也是可以维持乃至治愈的。

二、热邪在五脏与六腑之间的传化规律

脾移热于肝，则为惊衄（nǜ，鼻孔出血）。

肝移热于心，则死。

心移热于肺，传为鬲消（热邪滞留膈间，导致精气和津液被熏干）。

肺移热于肾，传为柔痉（指筋脉拘急，项背强直，发热汗出）。

肾移热于脾，传为虚，肠澼死，不可治。

胞（精囊与子宫）移热于膀胱，则癃，溺血。

膀胱移热于小肠，鬲肠不便，上为口糜。

小肠移热于大肠，为虙（fú）瘕，为沉。

大肠移热于胃，善食而瘦人，谓之食亦。

胃移热于胆，亦曰食亦。

胆移热于脑，则辛頞（è，鼻梁）鼻渊，鼻渊者，浊涕下不止也，传为衄衊（miè，鼻中出血）瞑目。故得之气厥也。

【白话意译】脾脏之热邪，一旦转移到肝脏，就会得惊恐症和鼻子出血。

肝脏之热邪，一旦转移到心脏，就是死症。

心脏之热邪，一旦转移到肺脏，久而久之，就会变成膈消症。

肺脏之热邪，一旦转移到肾脏，久而久之，就会导致筋脉拘急，发热出汗。

肾脏之热邪，一旦转移到脾脏，久而久之，就会损耗脾的阳气，变成痢疾，很难治愈。

胞宫之热邪，一旦转移到膀胱，就会导致小便不利和尿血。

膀胱之热邪，一旦转移到小肠，就会使肠道隔塞，大便不通，热气上攻，以致口舌糜烂。

小肠之热邪，一旦转移到大肠，就会导致热结不散，成为伏瘕或痔疮。

大肠之热邪，一旦转移到胃，人就会出现食量大增但越发消瘦无力的"食亦"症状。

胃之热邪，一旦转移到胆，也会得"食亦"病。

胆之热邪，一旦转移到脑，人就会得鼻渊病，觉得鼻梁内有辛辣感，常流浊鼻涕，时间长了，就会鼻子出血，目暗不明。以上病症，都是由于寒热之气厥逆，在五脏六腑中相互转移而引发的。

【参悟领会】以上两节内容，共列举了寒热之气在五脏六腑间相互转移的16种情形，乍看起来，令人眼花缭乱，但细细梳理，则可以清晰地看到两条主要的转移路线：

第一条是，向着"敌人"转移，这里所谓的敌人，既包括克制自己的脏腑，如肝木克脾土；也包括自己克制的脏腑，如脾土克肾水。转移的例证是：肾脏之寒（热）转移到脾脏，脾脏之寒转移到肝脏，胃之热转移到胆，等等。

第二条是，向着"亲人"转移，这里所谓的亲人，既包括生发自己的脏腑，如肝木生心火；也包括自己生发的脏腑，如心火生脾土。这里的肝脏和脾脏，便都是心脏的"亲人"。一个是心之母，一个是心之子。转移的例证是：肝脏之寒，转移到心脏；肺脏之寒，转移到肾脏，等等。

综上，我们不难得出：大凡诊治因寒热之气转移引发的种种病症，只要先把最初受寒（热）邪攻击的脏腑找出来，重点予以治疗，再把它的"敌人"控制住，把它的"亲人"帮扶好，这个病也就治好了。

为了使大家更好地理解这一思路，这里，我把京城四大名医之一的施今墨老先生的医案分析一下。据《施今墨医案解读》记载：当年有一个30岁的女病人，得了肾结核、膀胱炎，腰酸胀，小便频，头晕气短，倦怠无力，且尿血。施老对病因的分析是：腰为肾腑，腰酸则为肾虚，虚则不固，下渗而为血尿，头晕气短，倦怠无力，均属体力不足之征。治疗的思路是：滋肾阴，清虚热，利尿，止血。所开的药方是：

——强大自己（肾本脏）：生地黄、熟地黄、益智仁、杜仲、续断、龟甲、旱莲草。

——帮扶亲人（滋养肝脏和肺脏）：白芍、柴胡、沙苑子、山萸肉、甘草梢。

——克制潜在的敌人（健脾胃和强心血）：炙黄芪、党参、当归、乌药、阿胶珠、升麻、苍术、春砂仁。

——整治公开的次要之敌（清虚热）：白茅根、白蒺藜、黄柏、知母、荆芥穗、仙鹤草。

——整治公开的主要之敌（利尿、止血）：车前草、萆薢、石韦。

如此29味药搭配，既精当，又周全，患者大约服药二十多天后，基本痊愈。

第三十八篇
咳论篇

篇目解读

　　日常生活中，咳嗽乃是最常见的病。本篇作为专论咳嗽的经典之文，不仅详细地描述和分析了各种咳嗽的症状表现、生病原因、传变规律、治疗方略等等，还鲜明地提出了"五脏六腑皆令人咳，非独肺也"的论断，再一次告诉后世医家，人体是一个相互联系的周密系统，任何疾病的发生，都不可能是某一个单独脏腑的事。因而，对任何疾病的治疗，也不应局限于针对单一的脏腑，拘泥于采用单一的方法或单一的药物。

一、五脏六腑皆令人咳

黄帝问曰：肺之令人咳，何也？

岐伯对曰：五藏六府皆令人咳，非独肺也。

帝曰：愿闻其状。

岐伯曰：皮毛者，肺之合也；皮毛先受邪气，邪气以从其合也。其寒饮食入胃，从肺脉上至于肺则肺寒，肺寒则外内合邪，因而客之，则为肺咳。

五藏各以其时受病，非其时，各传以与之。

人与天地相参，故五藏各以治时，感于寒则受病，微则为咳，甚则为泄、为痛。乘秋则肺先受邪，乘春则肝先受之，乘夏则心先受之，乘至阴则脾先受之，乘冬则肾先受之。

【白话意译】黄帝问道：肺脏出了毛病，人就会咳嗽，这是为什么呢？

岐伯回答：五脏六腑出了毛病，人都会咳嗽，不只是肺脏有了毛病会这样。

黄帝说：我想全面地了解一下各种咳嗽病的具体症状。

岐伯说：肺主皮毛。人体表面的皮肤和毛发，是与肺相协同配合的。如果皮毛受到了外部寒气的侵袭，很容易就会深入到肺脏。这个时候，假如人又喝了冷水，或者吃了冷冻的东西，寒气入胃，从肺脉上行到肺，就会导致肺寒。这样一来，体内外的两股寒邪相结合，滞留在肺脏，就会造成肺咳。

至于五脏的咳嗽，则是由于五脏在它们各自所主的时令（按季节划分对应，肝主春、心主夏、脾主长夏、肺主秋、肾主冬）遭受了邪气的侵袭而生了病，并不是由于五脏在肺脏所主的时令遭受了病邪，只是后来五脏将它们的疾病传给了肺。

人与天地自然是相互应和的。正因为如此，如果五脏是在它们各自所主的时令遭受了寒气侵袭，人就会容易生病。病情轻微的，就会咳嗽；病情严重的，寒气侵入到人体内部，就会使人出现腹泻、腹痛等症状。一般来说，秋天时肺脏先容易受寒，春天时肝脏先容易受寒，夏天时心脏先容易受寒，长夏时脾脏先容易受寒，冬天时肾脏先容易受寒。

【参悟领会】尽管这段话特别强调，"五脏六腑皆令人咳，非独肺也"。但是，人的所有的咳嗽，都无一不与肺相关；各种各样的咳嗽，都无一不是通过肺表现出来。为什么会如此？这与肺的结构、功能及特点密切相关。

——关于肺的结构。从现代医学的解剖看，主要有三大系统：（1）肺叶。分左右两片，其中右肺分上、中、下三叶，左肺分上、下两叶。左肺和右肺中间的部分，容纳着心脏和血管。（2）管网。管分为支气管和血管。支气管从肺门进入肺后，不断地进行细分，大约分至23—25级，形成终末细支气管。这就相当于一个城市的燃气管，特大输气管进入城市后，不断地在社区、街道、小区、住户之间进行细分，最后进入到每家每户的灶台。（3）肺泡。肺泡满满地贴在细支气管和毛细血管上，左右肺的肺泡约有6亿个，就是靠着这些肺泡，气体才能高效地进行交换。肺泡表面合起来相当于60—70㎡，人在安静状态下，大约只需动用40㎡。

——关于肺的功能。综合古代中医和现代医学的说法，大体可以归结为3个方面：

（1）行气功能。这个气，既包括清气，也包括浊气。中医把肺的呼吸活动分为宣发和肃降，其中宣发就是使体内浊气得以呼出；肃降就是使体外清气得以吸入。肺作为人体内部与外界环境之间进行气体交换的场所，既主导着呼吸之气的进出，又主导着全身之气的运行。一阴一阳谓之道，一呼一吸谓之命。肺的呼吸功能，直接影响人的全身之气的生成及运行。

（2）行水功能。这个水，既包括营养之水，也包括废弃之水。一方面，肺通过宣发，将脾气传输到肺的水液和水谷精微中较轻清的部分，向上向外散布，向上濡养头面诸窍，向外濡养全身的皮毛肌肤，并借卫气的推动作用，将汗液从皮毛肌肤排出。一方面，肺通过肃降，将脾气中水液和水谷精微中较浓稠的部分，向下向内输送到其他脏腑以濡养之，并将脏腑代谢所产生的浊液集中输送到肾（或膀胱），成为尿液排出。肺的行水功能一旦失常，就会导致痰饮、水肿等病症。

（3）行血功能。这个血，既包括血红蛋白与氧结合后的鲜红色血液，也包括与二氧化碳结合后的红黑色血液。所谓"肺朝百脉"，是指全身的血液都通过百脉流经肺，并通过肺这个中介交换场所，一方面，将淤积于血液中的二氧化碳等浊气排出；一方面，将刚刚吸入新鲜氧气的鲜红色血液通过百脉输送到全身。这方面，肺主要是辅佐心脏，推动和调节血液运行。

——关于肺的特点。从位置上说，肺为"华盖"，在人体脏腑之中，位置最高，且直接与外界相通。故外邪无论是从皮毛侵入，还是从口鼻侵入，首当其冲的都是肺。从生理上说，肺为"娇脏"，清虚而娇嫩，容易受到感染和伤害。故无论是外感、内伤还是其他脏腑病变，都会殃及肺脏，引发咳嗽、气喘等病症。

以上关于肺的结构、功能及特点搞清楚后，我们自然也就能够双向、完整地理解"非独肺也"这几个字蕴含的奥妙了！

二、五脏咳嗽的症状

帝曰：何以异之？

岐伯曰：肺咳之状，咳而喘息有音，甚则唾血。心咳之状，咳则心痛，喉中介介如梗状，甚则咽肿喉痹。肝咳之状，咳则两胁下痛，甚则不可以转，转则两胠下满。脾咳之状，咳则右胁下痛，阴阴引肩背，甚则不可以动，动则咳剧。肾咳之状，咳则腰背相引而痛，甚则咳涎。

【白话意译】黄帝问道：面对各种不同的咳嗽，该如何区别呢？

岐伯回答：肺咳的症状，是咳嗽时气喘吁吁，呼吸有声，严重时甚至会唾血。心咳的症状，是咳嗽时胸口膻中穴的位置疼痛，喉咙像是被什么东西堵塞了一样，严重时还会因咽喉肿痛而闭塞。肝咳的症状，是咳嗽时两侧胁肋下疼痛，甚至无法转侧，一转则两胁下胀满。脾咳的症状，是咳嗽时右胁下疼痛，并隐隐牵扯到肩背，严重时无法活动，一动便会咳嗽加剧。肾咳的症状，是咳嗽时腰背相互牵扯作痛，严重时还会咳吐痰涎。

【参悟领会】从岐伯的描述看，要搞清楚咳嗽的类别，只需搞清楚咳嗽时的疼痛反射区域就行了。比如：肺为"华盖"，像两片大扇叶一样位居于胸腔的最上端，故肺咳之时，这两片大扇叶必然会呼呼有声；肾以腰为府，故肾咳之时，必然会牵扯到腰背；肝横亘于上焦和中焦之间，正好是两胁的位置，故肝咳之时，两胁必然会作痛；脾在右胁的位置，故脾咳之时，右胁必然会胀痛；心居于上焦两片肺叶的中间，故心咳之时，胸口必然会疼痛。

由此可见，要想把咳嗽的类别判断准确，最简单、最可靠的办法，就是把心、肝、肺、脾、肾五脏的位置搞准确、把咳嗽时疼痛的反射区位置搞准确就行了。

三、六腑咳嗽的症状

帝曰：六府之咳奈何？安所受病？

岐伯曰：五藏之久咳，乃移于六府。脾咳不已，则胃受之；胃咳之状，咳而呕，呕甚则长虫出。肝咳不已，则胆受之；胆咳之状，咳呕胆汁。肺咳不已，则大肠受之；大肠咳状，咳而遗失。心咳不已，则小肠受之；小肠咳状，咳而失气，气与咳俱失。肾咳不已，则膀胱受之；膀胱咳状，咳而遗溺。久咳不已，则三焦受之；三焦咳状，咳而腹满，不欲食饮。此皆聚于胃，关于肺，使人多涕唾而面浮肿气逆也。

帝曰：治之奈何？

岐伯曰：治藏者，治其俞；治府者，治其合；浮肿者，治其经。

帝曰：善！

【白话意译】黄帝问道：六腑咳嗽的症状怎样？六腑又是如

何被感染上咳嗽之疾的呢?

岐伯回答：五脏咳嗽的时间长了，如果不能治愈，就会转移到六腑。比如，脾咳的时间长了，不能治愈，就会转移到胃；胃咳的症状是，咳嗽时伴随着呕吐，甚至还会呕出蛔虫。肝咳的时间长了，不能治愈，就会转移到胆；胆咳的症状是，咳嗽时会呕出胆汁。肺咳的时间长了，不能治愈，就会转移到大肠；大肠咳的症状是，咳嗽起来大便会失禁。心咳的时间长了，不能治愈，就会转移到小肠；小肠咳的症状是，咳嗽起来会放屁，而且往往是咳嗽与放屁同时进行。肾咳的时间长了，不能治愈，就会转移到膀胱；膀胱咳的症状是，咳嗽起来小便会失禁。以上各种咳嗽，如果久不见好，就会导致三焦受病；三焦咳的症状是，咳嗽时腹部胀满，没有食欲。大凡咳嗽，不管是由哪一个脏腑的病变引发的，其寒邪必定是先积聚在胃里，而后循着肺脉侵袭肺脏，这才会使病人出现多痰多涕、面部浮肿、咳嗽气逆等症状。

黄帝问道：怎么治疗呢？

岐伯回答：对于五脏之咳，医生可以从五脏的俞穴（心俞、肝俞、脾俞、肺俞、肾俞）入手，用针刺等方法进行治疗；对于六腑之咳，医生可以从六腑相应的经脉上的合穴入手，进行治疗；如果是咳嗽加浮肿的病，医生可以从有关脏腑相应的经脉上的经穴入手进行治疗。

黄帝说：说得太好了！

【参悟领会】咳嗽作为一种常见病，既是天下最易治的病，也是天下最难治的病。所谓易治，就是遇上了良医，判断准了，思路对头，方法对头，简单几招便治好了。所谓难治，就是遇上庸医，判断错了，思路错了，方法不对头，那就会越治越严重，以致变成沉疴（有的持续数年咳嗽，有的定期反复发作）。如何用简单的办法，迅速地治好咳嗽，笔者观察一些高人的路数，大体有二：

第一招，用板，疏通经脉，理顺气机。这一招，有刮痧板就用刮痧板，一时没有的，可以用壶盖、用小勺子等，只要能起到刮的功能就行。具体刮哪里呢？答案就是"1+2"。所谓"1"，就是肺经。既然所有的咳嗽都要通过肺表现出来，那么，治疗咳嗽时，疏通肺经便是第一位的。所谓"2"，就是根据咳嗽的表现特征，特别是咳嗽时疼痛的反射区域，判断出是哪一种咳嗽。如是肝咳，就再刮肝经，以及与之相表里的胆经；如是肾咳，就再刮肾经，以及与之相表里的膀胱经。如此刮通经脉后，小病基本痊愈，大病的病势也将减去一大半。

第二招，用针，打开俞穴，放出寒邪。这一招，可以直接用针刺出血，也可以通过针刺拔罐出血。放血的部位，还是"1+2"。所谓"1"，就是肺俞；所谓"2"，就是相应脏腑的俞穴，以及与之相表里的脏腑俞穴。如对于脾咳，除针刺肺俞外，还应针刺脾俞和胃俞；对于心咳，则应针刺肺俞、心俞、小肠俞等。特别提醒注意的是，五脏六腑所有的俞穴都在后背的内膀胱经上，自上而下依次为：肺俞、心俞、肝俞、胆俞、脾俞、胃俞、三焦俞、肾俞、大肠俞、小肠俞、膀胱俞。

此外，治疗咳嗽，还可以用汤药。一般性的用药思路是解表（常用药物为麻黄、荆芥、桂枝、白芷、防风等）、宣肺（常用药物为桔梗、白前、前胡、薄荷等）、清内热（常用药物为芦根、茅根、桑白皮、桑叶、黄芩、栀子等）。为防止清热伤阴，良医们还不会忘记滋阴（常用药物为麦冬、玄参、生地黄、石斛、玉竹等），以避免越清虚火越旺，越治咳嗽得越厉害。

第三十九篇

举痛论篇

篇目解读

　　本篇的核心内容,体现为四个数字,即:14、13、9 和 3。所谓"14",是指以黄帝问询的口气,描述了痛症的 14 种不同特征;所谓"13",则是以岐伯回答的方式,阐述了 13 种因寒邪入侵引发疼痛的原因;所谓"9",就是"九气"致病的病机及症状;所谓"3",则是简要传授了问诊、望诊和切诊的具体方法。本篇的佳句名言为:"善言天者,必有验于人;善言古者,必有合于今;善言人者,必有厌于己。"

一、天人、古今、人己的相互关系

黄帝问曰：余闻善言天者，必有验于人；善言古者，必有合于今；善言人者，必有厌（适合）于己。如此则道不惑而要数（重要技术）极，所谓明也。今余问于夫子，令言而可知，视而可见，扪而可得，令验于己而发蒙解惑，可得而闻乎？

岐伯再拜稽首（古代最恭敬的一种跪拜礼）对曰：何道之问也？

帝曰：愿闻人之五藏卒（cù，突然）痛，何气使然？

岐伯对曰：经脉流行不止，环周不休。寒气入经而稽迟，泣而不行，客于脉外则血少，客于脉中则气不通，故卒然而痛。

【白话意译】黄帝问道：我听说，那些能够真正通晓天道运行规律的人，一定能够将之运用到人类的生产生活中，并很好地得以验证；那些能够真正镜鉴历史兴衰规律的人，一定能够

将之运用到今天的社会发展实践中，并很好地得以印证；那些
能够真正洞察别人成败得失的人，一定能够将之借鉴到自身的
修行锻炼中，并很好地得以校证。惟其如此，在事理上，才能做
到通达而不迷惑；在技术上，才能掌握关键而达到最高水平。
这，才算得上真正的高明！现在，我想请教先生，能否把医家常
用的问诊、望诊、切诊的具体方法秘诀传授给我，使我也能够
在医学实践中有所体验、有所启发，从而达到解疑释惑的效果，
不知道您是否乐意？

岐伯恭恭敬敬地行了一个礼，回答说：您想问什么就问吧，
我知无不言，言无不尽。

黄帝问道：我很想知道，是什么邪气会使人的五脏突发性
疼痛？

岐伯回答：对于一个健康的人来说，其经脉中的气血是周
流不止、循环不息的。假如寒邪侵入了经脉，那么，其气血运行
就会迟缓、凝滞而不畅通。假如寒邪的侵袭尚限于经脉之外，
则会出现脉涩而血少的现象；假如寒邪的侵袭已经深入到了经
脉之内，则会出现脉气停滞不通的现象，这样，五脏便会突然
疼痛起来。

【参悟领会】仔细参详这一段话，有两个重点需要把握：
其一，是关于五脏突然疼痛的原因，简单地说，就是八个字：
"寒入经脉，脉气不通"。这与日常生活中，我们经常提到的
"痛则不通、通则不痛"的共有病机是一致的。

其二，就是开头的"三善三必"名言。这三句话，堪称《黄帝内经》的点睛之笔，既闪烁着哲学思辨的光辉，又闪烁着普遍真理的光芒。

——天人相验，给我们揭示了一条规律：人是自然的产物。人通过呼吸，时刻让自己的内宇宙与太空的外宇宙保持着沟通，一旦沟通停止，生命也就停止。

——古今相合，给我们揭示了一条规律：人是历史的产物。历史是一种循环，今天发生的事情，都能够在昨天找到切合的印迹。

——人己相适，给我们揭示了一条规律：人是群体的产物。物以类聚，人以群分。每一个人来到世间，便寄生在一个由"血缘"构成的族群里，如父母、如兄弟姐妹、如祖父母、外祖父母、如七大姑八大姨，等等。随着年龄的增长，便会不断地产生"同学群""同事群""朋友群"，等等。总之，真正离群索居的人，是不存在的，也是不可能存在的。讲到这里，可能会有人不服气，那些"闭关"的修行人、那些躲在终南山里的修行人，难道不算是离群了吗？答案是肯定的，不算！因为这些人的日常吃穿用度，依旧离不开"别人"的劳动，他们只不过是减少了社交应酬而已。

就以2020年春爆发的世界性新冠疫情为例：首先，它是自然的产物，与地理环境、气候条件密切相关；其次，它是历史的产物，从中医五运六气揭示的规律看，每逢庚子年、辛丑年，世界总会产生一些流行性的瘟疫；第三，它是群体的产物，所有的传染病,都是群体性病。从防疫的效果看,哪一个国家、哪一个地方的防护隔离措施做得严密严格,哪一个的交叉感染就越少,疫情控制得就越好,整个社会的生产生活秩序就会迅速恢复正常;反之,交叉感染就会呈几何倍数增长,疫情如洪水般泛滥开来。

二、剧痛、阵痛、寒痛、热痛等不同特点及病因

帝曰：其痛或卒然而止者；或痛甚不休者；或痛甚不可按者；或按之而痛止者；或按之无益者；或喘动应手者；或心与背相引而痛者；或胁肋与少腹相引而痛者；或腹痛引阴股者；或痛宿昔而成积者；或卒然痛死不知人，有少间复生者；或痛而呕者；或腹痛而后泄者；或痛而闭不通者。凡此诸痛，各不同形，别之奈何？

岐伯曰：寒气客于脉外则脉寒，脉寒则缩踡（quán，收缩不伸展），缩踡则脉绌（chù，屈曲）急，绌急则外引小络，故卒然而痛，得炅（jiǒng，热）则痛立止；因重中于寒，则痛久矣。

寒气客于经脉之中，与炅气相薄则脉满，满则痛而不可按也。寒气稽留，炅气从上，则脉充大而血气乱，故痛甚不可按也。

寒气客于肠胃之间，膜原之下，血不得散，小络急引，故痛；按之则血气散，故按之痛止。

寒气客于侠脊之脉，则深按之不能及，故按之无益也。

寒气客于冲脉，冲脉起于关元，随腹直上，寒气客则脉不通，脉不通则气因之，故喘动应手矣。

寒气客于背俞之脉，则脉泣，脉泣则血虚，血虚则痛，其俞注于心，故相引而痛。按之则热气至，热气至则痛止矣。

寒气客于厥阴之脉，厥阴之脉者，络阴器，系于肝，寒气客于脉中，则血泣脉急，故胁肋与少腹相引痛矣。

厥气客于阴股，寒气上及少腹，血泣在下相引，故腹痛引阴股。

寒气客于小肠膜原之间，络血之中，血泣不得注于大经，血气稽留不得行，故宿昔而成积矣。

寒气客于五藏，厥逆上泄，阴气竭，阳气未入，故卒然痛死不知人，气复反则生矣。

寒气客于肠胃，厥逆上出，故痛而呕也。

寒气客于小肠，小肠不得成聚，故后泄腹痛矣。

热气留于小肠，肠中痛，瘅热焦渴（津液因热盛而干涸），则坚干不得出，故痛而闭不通矣。

【白话意译】黄帝说：虽然同样是疼痛，但各自的特点不一样。有的疼痛会突然消失；有的疼痛剧烈却不停止；有的疼痛剧烈且不能按压；有的一按压疼痛就停止了；有的疼痛虽然按压也没有效果；有的痛处还跳动应手；有的疼痛时心与背也会牵引作痛；有的疼痛会同时牵引着胁肋和小腹；有的疼痛会牵引到大腿内侧的阴股；有的长期疼痛不止会形成积聚；有的突然疼痛会导致人昏厥，但过一会儿又会苏醒；有的疼痛会伴随着呕吐；有的腹痛还会泄泻；也有的疼痛会导致大便不通。以上列举了14种痛症，其表现各不相同，如何区别呢？

岐伯回答说：寒邪侵袭到经脉之外，经脉会因为受寒而收缩，经脉一收缩，就会产生屈曲拘急，一拘急便会牵引到在外的细小络脉，于是发生突然性疼痛。假如在这个时候，经脉得到了热气的温煦，疼痛就会立即停止。但如果经脉重复受到了寒邪侵袭，疼痛时间就会持续较长。

寒邪侵入到经脉之中，与经脉里的热气相互搏结，经脉会因此而胀满，这种胀满之痛是不能按压的。为什么呢？因为寒邪一旦滞留在经脉中，人体自身的热气就会紧随过来与之相搏，从而导致经脉鼓胀，气血混乱，疼痛剧烈而不能按压。

寒邪侵入到肠胃之间、膜原之下，就会使得血气凝滞，不能散开；不能散开就会导致细小的脉络绷紧牵引，产生疼痛。这个时候，倘若用手揉按痛处，将凝滞的血气散开，疼痛也就止消了。

寒邪侵入督脉，由于病位比较深，即使重按也无法到达病邪的滞留之处，所以按了也不起作用。

寒邪侵入冲脉（冲脉是一条从小腹的关元穴起、向上循行的特殊经脉），就会影响冲脉的血气流通。冲脉不通，气就会鼓起来，因而一碰触腹部痛处，便会出现应手而动的现象。

寒邪侵入背部的足太阳膀胱经，会导致经脉中的气血运行滞涩，经脉滞涩会直接引起血虚，血虚就会引发疼痛。背为胸之府。由于太阳膀胱经与心脏相连，因而背部疼痛会直接牵扯到心。这个时候，通过用手反复按揉产生温热，会温煦膀胱经脉，驱散寒邪，疼痛就会停止。

寒邪侵入足厥阴肝经，肝经的循行路线是，自下而上，从大腿内侧进入阴毛，围绕着阴器一圈后达到小腹，散布到胁肋处，与肝、胆相连。寒气侵入脉中，会导致血流不畅，脉道迫急，使胁肋和小腹相互牵引作痛。

寒邪侵入阴股（大腿内侧），寒凝血滞，导致气血逆乱，直接影响到上面的小腹，所以腹部的疼痛也会牵扯到大腿内侧。

寒邪侵入小肠膜原之间的络脉及毛细血管中，导致血液凝滞，无法回流到小肠经脉，而气血滞留的时间长了，便会形成积聚。

寒邪侵入五脏，导致五脏的气机逆乱。一方面，阴气逐渐衰竭；一方面，阳气又无法入阴。阴阳分离，人会突然疼痛昏厥不省人事。倘若阳气回复，阴阳相接，人就会苏醒过来。

寒邪侵入肠胃，会迫使肠胃的气机向上逆冲，于是人就会出现腹痛且呕吐的现象。

寒邪侵入小肠，由于小肠是受盛的脏腑，一旦受寒，则会导致阳气不化，水谷无法停留，因此，人就会出现腹痛泄泻的现象。

热邪滞留在小肠，会灼伤津液，以致唇干口渴、大便干结，所以人就会出现腹痛且大便不畅的症状。

【参悟领会】《内经》行文的一个突出特点，就是好用"排比"。这一点，在这一节中尤为明显。先是关于各种痛症的不同征象特点，黄帝连续用了14问；后是关于各种不同痛症的产生原因，岐伯用了13答。通过这13答，我们不难看出，大多数痛症的形成，都离不开"123"的模式。

所谓"1"，就是所有的内伤性疼痛，都是由一个"寒"字引发的。即便是岐伯列举的最后一种"热气留于小肠"，也是由于寒极生热引发的。

所谓"2"，就是所有的疼痛，既不是孤立的疼痛，总会附带产生另一种症状；也不是孤立的某一部位的疼痛，而总会牵连到另一个部位（相当于近邻）。如寒邪侵入阴股，就会牵扯到小腹痛；寒邪侵入小肠，就会使人拉肚子，等等。

所谓"3"，就是所有的疼痛发作，都离不开三个步骤，即：(1)寒气侵入，凝滞气血；(2)阻碍经脉，形成淤堵（或混乱）；(3)局部疼痛，波及其他。

三、问诊、望诊、切诊的具体方法

帝曰：所谓言而可知者也。视而可见奈何？

岐伯曰：五藏六府，固尽有部，视其五色，黄赤为热，白为寒，青黑为痛，此所谓视而可见者也。

帝曰：扪而可得奈何？

岐伯曰：视其主病之脉，坚而血及陷下者，皆可扪而得也。

【白话意译】黄帝问道：上述各种痛症，医生用"问诊"的方法就可以了解，但如果用"望诊"的方法，又会怎样呢？

岐伯回答：人的五脏六腑，在脸上都有各自固定的反映区域，医生只要观察这些部位的颜色变化，就可以了解脏腑的病变情况了，如黄色、红色说明有热，白色说明有寒，青色、黑色说明有痛。这些都可以通过望诊看出来。

黄帝问道：那用"切诊"的方法了解病情，又该如何呢？

岐伯回答：观察其主要病症的脉象，如果脉象坚实，说明体内有邪气结聚；如果脉象鼓胀有突起感，说明体内血气瘀滞；如果脉象虚空且下陷，说明其人气血不足。上述种种，都可以通过切脉进行了解。

【参悟领会】这一段看似简单的对话，内涵却比较丰富，从中我们可以总结出两点带规律性的东西：第一点是，凡有痛症，色必青黑。血瘀则青，血凝则黑，无论是瘀还是凝，都是寒气侵入的必然结果。第二点是，凡有痛症，脉必坚盛。人体的经脉，就像河流，周流不息，循环不止。寒气侵入，淤堵河道，水流自然会向上满溢，脉象自然会显得鼓胀。

故解除各种痛症，最简单、最快捷的办法，就是"疏堵化淤"。这方面，最实用的治疗方法，就是用推拿、刮痧法，疏通经络；用刺血拔罐法，消除淤堵。

四、百病生于气

帝曰：善。余知百病生于气也。怒则气上，喜则气缓，悲则气消，恐则气下，惊则气乱，思则气结，劳则气耗，寒则气收，炅则气泄，九气不同，何病之生？

岐伯曰：怒则气逆，甚则呕血及飧泄，故气上矣。

喜则气和志达，荣卫通利，故气缓矣。

悲则心系急，肺布叶举，而上焦不通，荣卫不散，热气在中，故气消矣。

恐则精却，却则上焦闭，闭则气还，还则下焦胀，故气不行矣。

惊则心无所倚，神无所归，虑无所定，故气乱矣。

思则心有所存，神有所归，正气留而不行，故气结矣。

劳则喘息汗出，外内皆越，故气耗矣。

寒则腠理闭，气不行，故气收矣。

炅则腠理开，荣卫通，汗大泄，故气泄。

【白话意译】黄帝说:您刚才分析得太好了。我听说,人吃五谷、生百病,绝大多数与气机失调有着密切关系。比如,暴怒会使气上逆,喜悦会使气舒缓,悲哀会使气消散,恐惧会使气下陷,受惊会使气絮乱,过度思虑会使气郁结,过度劳累会使气耗损,寒会使气收敛,热会使气外泄。以上九种,就是气机的不同变化,它们会引发什么样的疾病呢?

岐伯回答:发怒,会使得肝气上逆,一方面,肝藏血,严重时,血液会随着肝气一起上逆,引发呕血;一方面,肝木克脾土,严重时,会使得脾土过度受压,引发拉肚子。这,就是所谓的"气逆"。

高兴,会使得气机和顺,情志舒畅,营卫之气通利。这,就是所谓的"气缓"。

悲哀,会使得人的整个心系绷急,肺脏扩张且肺叶上举,从而导致上焦不得宣通,营卫之气不得散布,热气郁结于胸中散不出,反过来大量耗损肺阴。这,就是所谓的"气消"。

恐惧,会使得人的精气下陷,精气下陷则导致气机升降失调,气机一旦升降失调,先是上焦之气郁闭不通,接着就是下焦之气郁结,导致下焦胀满。这,就是所谓的"气下"。

受惊,会使得人心思动荡,神不守舍,疑虑不定,心气絮乱。这,就是所谓的"气乱"。

思虑,需要人集中精力,专心致志,时间长了,就会导致人体正气滞留,不能正常循行。这,就是所谓的"气结"。

劳累，会使人气喘，出汗多。喘气急，会大量消耗内气；出汗多，会大量消耗外气，内外之气皆消耗。这，就是所谓的"气耗"。

寒气，侵入人体后，腠理就会密闭，使得营卫之气无法宣达畅行，只能收敛于内。这，就是所谓的"气收"。

热气，温煦人体后，会使得人体腠理开放，营卫之气运行畅通，汗液大量外泄，气随汗泄。这，就是所谓的"气泄"。

【参悟领会】"百病皆生于气"，是中医的一个重要观点。这里所讲的"九气"，有一个内、外之别。所谓内，通俗地讲，就是一个"自作孽"的问题，包括怒、喜、悲、惊、恐、思等6种不良情绪，以及过度劳累的问题。所谓外，就是一个"天作孽"的问题，包括寒、热两种外感邪气。

从这个比例看，一个人的身体好不好，是否容易伤风感冒，得了伤风感冒是否容易治愈，等等，主要还是取决于自身的内在情绪，即七分归于"自作孽"，两分归于"天作孽"。

这方面，最典型的例子，莫过于《三国演义》里的周瑜和清初著名词人纳兰性德。

周瑜由于心胸狭小，稍遇挫折或失败，便大动肝火、怒气上逆，引发吐血，以至于年纪轻轻便一命呜呼，这，便是典型的"怒气"伤肝。

纳兰性德虽然生于富贵之家，却终生没有走出"悲凉"之境，"我是人间惆怅客，知君何事泪纵横，断肠声里忆平生"。

在这种悲戚情绪缠绕下，纳兰性德三十出头，便英年早逝。这，便是典型的"悲气"消肺。

第四十篇

腹中论篇

篇目解读

腹中，顾名思义，就是腹腔之中。本篇的主要内容，就是介绍了涉及腹腔方面的六种疾病，如鼓胀、血枯、伏梁、热中、消中、厥逆等的表现症状、治疗方法，以及相关禁忌等；鲜明地提出了"饮食不节，故时有病也"的观点，一再地告诫世人，在日常生活中要学会节制饮食，谨防"吃饱九分毒"。

一、鼓胀症的治疗

黄帝问曰：有病心腹满，且食则不能暮食，此为何病？

岐伯对曰：名为鼓胀。

帝曰：治之奈何？

岐伯曰：治之以鸡矢醴（古人用来治疗鼓胀症的一种药酒，原料就是鸡屎白，做法是将其晒干后，用火焙黄，然后用米酒三碗、鸡屎白一两，反复煎几次，再去渣、过滤、澄清，空腹热服，一日两次），一剂知，二剂已。

帝曰：其时有复发者，何也？

岐伯曰：此饮食不节，故时有病也。虽然其病且已，时故当病，气聚于腹也。

【白话意译】黄帝问道：有人患病，脘腹胀满得像一个鼓一样，皮色萎黄，经络显露，早上吃了东西，晚上便吃不进了，这是什么病呢？

岐伯回答：这种病名叫鼓胀。

黄帝问：怎样治疗呢？

岐伯说：用鸡矢醴治疗，一剂就可以见效，两剂就可以治愈。

黄帝说：这种病有时候会复发，是什么原因呢？

岐伯说：这是由于饮食没有节制，所以不时发病。这种病虽然表面上好了，但病根未除，一旦饮食缺乏节制，病气就会再度积聚于腹中，导致复发。

【参悟领会】从黄帝与岐伯的这段对话看，鼓胀症好像是一种很容易治愈的病，但在现实生活中，并非如此。这种病，古人将之列为四大疑难重症（风、痨、臌、膈）之一，非常凶险。按其症状特点，可分为气臌、血臌、水臌和虫臌；究其原因，则虚实错杂，十分复杂，至今难有定论。一般认为，乃是寒、湿、热三邪侵入，导致肝、脾、肾三脏失调，气、血、水停聚在腹中所致。

这里所讲的"鼓胀"，应当是最轻的一种，大多是因为饮食不节，伤及脾胃，造成消化不良而引起的积聚。这种积聚，用鸡矢醴或许有效。原因在于，鸡屎之性，能清热、消积、下气，通利大小二便。

二、血枯症的治疗

帝曰：有病胸胁支满者，妨于食，病至则先闻腥臊臭（xiù，气味），出清液，先唾血，四支清，目眩，时时前后血，病名为何？何以得之？

岐伯曰：病名血枯。此得之年少时有所大脱血；若醉入房中，气竭肝伤，故月事衰少不来也。

帝曰：治之奈何？复以何术？

岐伯曰：以四乌鲗（zéi，即"乌贼"）骨（海螵蛸），一藘茹（茜草），二物并合之，丸以雀卵，大如小豆；以五丸为后饭，饮以鲍鱼（又名石决明肉，能补肝肾，益精明目）汁，利肠中及伤肝也。

【白话意译】黄帝问道：有的病人，胸胁支撑胀满，妨碍饮食，病情发作之前，先闻到腥臊气味，流清冷鼻涕，病势严重时，出现吐血、四肢发冷、头晕眼花等症状，大小便经常带血。这是什么病呢？为什么会得这种病呢？

岐伯回答：这种病名叫血枯症，一般来说，是由于年少时因患大病或受伤引发过大失血，导致内脏受损；或因醉酒后肆意行事，导致精气衰竭、肝血过度消耗，所以月经衰少，甚至过早就闭经。

黄帝问道：如何治疗呢？怎样使其痊愈呢？

岐伯回答：取四份海螵蛸、一份茜草，将两种药混合，用雀卵调和，做成像小豆那样的丸子，每次饭前吃五粒丸子，以鲍鱼汁送服。这味药，可以通利肠道，补益受伤的肝脏。

【参悟领会】《内经》的最大特点，是讲医理多，提及具体的药物很少。但在这一节中，却提到了四味药物：海螵蛸（乌贼骨）、茜草（芦茹）、石决明（鲍鱼）、雀卵。我们不妨先深入认识一下这四味药。

海螵蛸，为乌贼科动物无针乌贼或金乌贼的内壳。味咸、性微温，入肝、肾经。关于这味药的功效，《本草纲目》的描述是：故血枯血瘕，经闭崩带……诸血病皆治之。《本草备要》的描述是：咸走血，温和血，入肝肾血分，通血脉、祛寒湿、治血枯。《景岳全书》的描述是：咸走血，故专治血病，疗妇人经枯血闭，血崩血淋，赤白带浊，吐血下血。以上描述，均为大同小异。所谓大同者，就是海螵蛸能治血枯症。

石决明，为鲍科动物杂色鲍、皱纹盘鲍、羊鲍、澳洲鲍、耳鲍或白鲍的贝壳。这里讲的鲍鱼汁，乃石决明肉熬成的汤汁。石决明味咸、性寒，入肝经。关于这味药的功效，《名医别录》的描述是：平肝潜阳、清肝明目。《医学衷中参西录》的描述是：为凉肝镇肝之妙药，能除目外障，能除目内障，善治脑中充血作疼作眩晕。

茜草，为茜草科植物茜草的干燥根及根茎，味苦、性寒，入肝经。关于这味药的功效，《本草纲目》的描述是：专于行血活血，俗方治女子经水不通。《本草蒙筌》的描述是：凡诸血证，并建奇功。至于茜草为什么既能行血、又能止血，《本草新编》的解释是：茜草的颜色是红色，与血液的颜色相同，所以能够与血同行、引血归经。很多人唾血，都是因为血逆行造成的，而茜草恰恰就能够解决这个逆行的问题，故能收到止血之效。需要现代中医记住的是，用茜草行血止血，必须同时使用补阴的药物，如生地黄、麦冬、龟板、鳖甲等，这样才能使血安而不再沸腾。

雀卵，为文鸟科动物麻雀的卵，味甘，性温，入肾经。这味药的功效是：补肾阳，益精血，治男子阳痿、疝气，女子血枯、崩漏。

比较以上四味药，它们都有一个共同的特点，那就是"入肝肾经"。肾主骨髓，髓生血；肝藏血、滤血，故解决血枯的问题，必须把肝、肾作为重点。

三、伏梁症的治疗

帝曰：病有少腹盛（满），上下左右皆有根（根蒂），此为何病？可治不？

岐伯曰：病名曰伏梁（古代病名，指脘腹部有肿块）。

帝曰：伏梁何因而得之？

岐伯曰：裹大脓血，居肠胃之外，不可治，治之每切按之致死。

帝曰：何以然？

岐伯曰：此下则因阴，必下脓血，上则迫胃脘，生鬲，侠（使）胃脘内痈。此久病也，难治。居齐上为逆，居齐下为从，勿动亟（急）夺（消除）。论在刺法中。

帝曰：人有身体髀股胻（héng，小腿）皆肿，环齐而痛，是为何病？

岐伯曰：病名伏梁，此风根也。其气溢于大肠，而著于肓，肓之原（指气海穴）在齐下，故环齐而痛也。

不可动之，动之为水溺涩之病。

【白话意译】黄帝问道：有一种病，小腹坚硬满胀，病位的四周按起来好像有根蒂结节，界限明显，这是什么病？能够治好吗？

岐伯回答：这种病名叫伏梁。

黄帝问：伏梁病是怎么得的呢？

岐伯回答：这是病人的小腹里淤积着大量的脓血，且这些脓血位于肠胃之外。这种病很难治。医治时，医生如果使劲按压病人的小腹，很容易把人致死。

黄帝问：这又是为什么呢？

岐伯解释说：这种病，如果是淤积在小腹的下半部，则接近膀胱和肛门，按得太重，必然会使脓血从下面穿溃排出；如果是淤积在小腹的上半部，则靠近胃脘，按得太重，必然会使脓血上迫，穿出横膈，并使胃脘发生内痛。凡是这种病，都属缠绵已久、根深蒂固、难以治愈的病。病位在肚脐以上的为逆症，很难治；在肚脐以下的为顺症，治愈的可能性比较大。但无论如何，不能指望通过按摩来治好这种病。有关这种病的治疗之法，在《刺法》一篇中有论述。

黄帝问：有的人大腿、小腿、屁股都肿了，而且围绕着肚脐一圈都疼痛，这是什么病？

岐伯回答：这种病，也叫伏梁，是平时经常受到风寒之邪侵袭造成的。风寒之邪充斥于大肠中，并积聚在气海穴的部位，而气海穴又紧靠着肚脐，所以才会环脐作痛。治疗这种病，切忌用攻下之法，倘若医生错误地使用了攻下之法进行治疗，就会产生小便滞涩的病变。

【参悟领会】按摩是中国最古老的医疗方法。古称按硗（qiāo）、案杌（wù）等。按摩的主要手法包括推、按、捏、揉、拍、搓、端、提，等等。《史记·扁鹊仓公列传》记载："上古之时，医有俞跗，治病不以汤药……而以桥引、案杌等法。"《周礼疏》记载了扁鹊用按摩法治好虢（guó）太子尸厥症（突然晕倒，不省人事，或伴有四肢逆冷的症状）的案例，充分说明了按摩在临床中的重要作用。魏、晋、隋、唐时期，朝廷设立了按摩医政。《隋书·五官志》记载，有两人被授予按摩博士；《旧唐书·职官志》记载，有一人被授予按摩博士，四人被授予保健按摩师。到了明代，太医院将按摩列为医政十三科之一。

需要提醒的是，按摩尽管是一种治病、保健的好方法，但也不能乱用、滥用或者混用，还是要根据具体病情做具体分析，不能什么病都去按。比如，这里描述的伏梁病，就不能用按摩法。这一点，与明代心学大师王阳明强调的"大医无方，因病立方"，有异曲同工之妙。古往今来，真正的大医给人治病，不仅不会受所谓"药方"的制约，也不会受所谓门派、治法的制约，而是因病施法。

西医的优势在标准化，中医的优势在个性化。中医所谓的个性化，不仅体现在因"人"而异，也体现在因"症"而异。

四、热中、消中症的治疗

帝曰：夫子数言热中（肠胃受火邪，老是要喝水，就属于热中）、消中（吃得多，还老是有饥饿感，小便频，就属于消中），不可服高梁、芳草、石药，石药发癫，芳草发狂。夫热中、消中者，皆富贵人也，今禁高梁，是不合其心，禁芳草、石药，是病不愈，愿闻其说。

岐伯曰：夫芳草之气美，石药之气悍，二者其气急疾坚劲，故非缓心和人，不可以服此二者。

帝曰：不可以服此二者，何以然？

岐伯曰：夫热气慓悍，药气亦然，二者相遇，恐内伤脾。脾者土也，而恶木，服此药者，至甲乙日更论。

【白话意译】黄帝说：先生曾经多次讲到，患热中、消中的病人，不能吃肥腻甘甜的美食，不能服用芳香类的草药，不能服用矿石类的药物，因为矿石类药物会使人发癫，芳香类草药会使人发狂。大凡患热中、消中病的，多为大富大贵之人，禁止他们吃肥甘厚腻的食物，显然不符合他们的心愿；不使用矿石类、芳草类的药物，又无法治愈他们的病痛。这种两头为难的事情，该如何解决呢？我很想听听您的指点！

岐伯说：凡是芳香类的草药，其气味大多辛烈；凡是矿石类的药物，其性大多猛烈。这两种药物都具有迅急刚烈之性，所以不是性情平和之人，不宜轻易服用这两种药物。

黄帝问道：不能服用的原因是什么呢？

岐伯进一步解释说：人体产生内热，其性质本来就是很剽悍的，如果药物的性质也是如此，那就是"两热"相遇，刚猛对刚猛，硬碰硬，很可能伤害人的脾气。脾属土，木克土，因此，凡是得了热中、消中病的人，如果服用了这两种刚猛性的药物，遇到肝木主令的甲乙日（每个月的初一、初二，十一、十二，二十一、二十二日），病情就会更加严重。

【参悟领会】理解好这一段话，需要我们明确两点：其一，这里所谓的热中、消中，实质上就是后世所谓的三消症（又名消渴症），也就是现今所谓的"糖尿病"。

何谓"三消"？即：上消（肺消），中消（胃消），下消（肾消）。

有什么特点？古人总结：上消多饮，患肺消病的人，老是要喝水；中消多食，患胃消病的人，老是想吃东西；下消多溲，患肾消病的人，老是要拉尿。

其二，大凡糖尿病，大多是"吃"出来的病。故在这一段话里，岐伯首先告诫后人，凡是得了这类病的人，"不可服膏粱"，即不要再过度吃鸡鸭鱼肉、生猛海鲜等肥腻食物。关于糖尿病的调治，世界卫生组织提出了一个公式，即：合理饮食（控制主食，多吃蔬菜）＋适度运动＋对症用药＋调整心态。从这个公式看，控制糖尿病首要的一环，就是合理饮食。由此可见，古代中医对糖尿病的认知和治疗方法，与现代医疗是相通的，正所谓"古今"所见略同。

五、厥逆症的治疗

帝曰：善。有病膺肿颈痛，胸满腹胀，此为何病？何以得之？

岐伯曰：名厥逆。

帝曰：治之奈何？

岐伯曰：灸之则喑（yīn，失音），石之则狂，须其气并，乃可治也。

帝曰：何以然？

岐伯曰：阳气重上，有余于上，灸之则阳气入阴，入则喑；石之则阳气虚，虚则狂。须其气并（交合）而治之，可使全也。

帝曰：善。何以知怀子之且生也？

岐伯曰：身有病而无邪脉也。

帝曰：病热而有所痛者，何也？

岐伯曰：病热者，阳脉也。以三阳之动也，人迎一盛少阳，二盛太阳，三盛阳明。入阴也，夫阳入于阴，

故病在头与腹，乃䐜（chēn）胀而头痛也。

帝曰：善。

【白话意译】黄帝说：您讲得对！有的人出现膺肿、颈痛、胸满、腹胀的症状，这是什么病呢？什么原因造成的呢？

岐伯回答：这种病叫厥逆。

黄帝问：如何医治呢？

岐伯回答：对于这种病，如果用灸法治疗，可能会导致患者失音；如果用针刺法治疗，可能会导致患者发狂。治疗这种病，必须等到患者阴阳之气上下交合时，才能开始。

黄帝问：这又是为什么呢？

岐伯回答：人的身体，上部属阳，阳气又厥逆于上，算得上是阳上加阳，阳气自然有余。这种情况下，如果使用灸法，就等于是以火补火，会导致人体上部阳极生阴，阴无法上乘，患者就会出现失音的症状。如果使用砭石针刺，阳气就会随针外出，人体的正气就会失其所守，患者就会容易出现神志失常的狂症。只有等到阴阳之气交合之时进行治疗，才可以使其痊愈。

黄帝说：您分析得真好！怎样才能诊知妇女怀孕且将要分娩呢？

岐伯回答：妇女的身体不舒服，看起来像是有病，但却切不到病脉。这就是怀孕要生的征象。

黄帝问：身体发热，且伴随疼痛，这是什么原因呢？

岐伯回答：人体中，阳脉主热证。人体发热，都是由于三阳经受寒而引起的，因此，发热时，三阳脉会显得极其旺盛。判断的标准是：如果人迎脉比寸口脉大一倍，则病邪在少阳（胆经）；大两倍，则病邪在太阳（膀胱经）；大三倍，则病邪在阳明（胃经）。三阳传遍后，则病邪传至三阴；病邪转入三阴后，病就在头部和腹部，会出现腹胀和头痛的症状。

黄帝说：说得太好了！

【参悟领会】理解好岐伯的这段话，最重要的是搞清楚"人迎脉"。人迎在哪里？就在喉结两旁一寸五分处的位置，为阳明胃脉。《内经》讲的"人迎主外"，是与"寸口主中"相对而言的。所谓"寸口主中"，是指我们诊察寸口脉，主要是了解五脏之气在体内的变化；所谓"人迎主外"，是指我们诊察人迎脉，主要是了解六腑之气在体外的反应。一般来说，人迎脉旺盛，乃体内阳气盛、内燥热的表现；人迎脉虚小，乃体内阳气虚、内寒冷的表现；人迎脉拘紧，说明有痛痹之症。

通常的规律是：如果人迎脉象比寸口脉大一倍，说明病在足少阳胆经，大一倍且躁急的，说明病在手少阳三焦经；如果人迎脉象比寸口脉大两倍，说明病在足太阳膀胱经，大两倍且躁急的，说明病在手太阳小肠经；如果人迎脉象比寸口脉大三倍，说明病在足阳明胃经，大三倍且躁急的，说明病在手阳明大肠经。

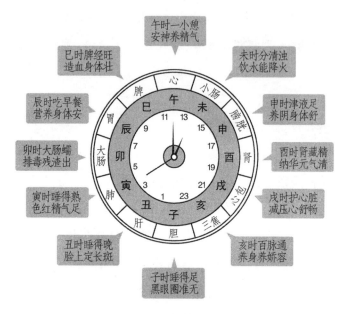

十二时辰养生图

反之, 如果人迎脉象比寸口脉小一倍, 说明病在足厥阴肝经; 小一倍且出现躁动征象的, 说明病在手厥阴心包经; 如果人迎脉象比寸口脉小两倍, 说明病在足少阴肾经; 小两倍且出现躁动征象的, 说明病在手少阴心经; 如果人迎脉象比寸口脉小三倍, 说明病在足太阴脾经; 小三倍且出现躁动征象的, 说明病在手太阴肺经。

第四十一篇

刺腰痛篇

篇目解读

本篇主要介绍了三个方面的内容，即：足太阳膀胱经、足少阳胆经、足阳明胃经、足少阴肾经、足厥阴肝经等 5 条正经病变所引发的腰痛症状及针刺治疗方法；解脉、同阴脉、阳维脉、带脉、会阴脉、飞阳脉、昌阳脉、散脉、肉里脉等 9 条奇经、别络病变所引发的腰痛症状及针刺治疗方法；对 4 种腰痛综合症的治疗方法。

一、正经病变所引发的腰痛症状及针刺方法

足太阳脉，令人腰痛，引项脊尻（kāo，脊骨的末端，臀部）背如重状，刺其郄中（xì zhōng，委中穴）太阳正经出血，春无见血。

少阳，令人腰痛，如以针刺其皮中，循循然（形容腰痛而抚摸不止的样子）不可以俯仰，不可以顾（转腰顾盼），刺少阳成骨（胫骨）之端出血，成骨在膝外廉之骨独起者，夏无见血。

阳明，令人腰痛，不可以顾，顾如有见者，善悲，刺阳明于胻（小腿）前三痏（wěi，针刺穴位后的瘢痕，这里引申为针刺的次数），上下和之出血，秋无见血。

足少阴令人腰痛，痛引脊内廉，刺少阴于内踝上（复溜穴）二痏，春无见血，出血太多，不可复也。

厥阴之脉，令人腰痛，腰中如张弓弩弦，刺厥阴之脉，在腨（shuàn，小腿肚子）踵鱼腹之外，循之累累然，乃刺之。其病令人善言，默默然不慧（精神抑郁不爽慧

的样子），**刺之三痏**。

【白话意译】当足太阳膀胱经发生病变时，有可能引发腰痛，这种疼痛往往会牵扯到背部和臀部的尾端，病人好像背负了很重的东西一样。治疗时，应当针刺委中穴，将恶血排出来。但如果是在春季的话，就不宜刺出血。

当足少阳胆经发生病变时，有可能引发腰痛，这种疼痛类似于将针刺入皮肤，其痛感会逐渐加剧，严重时会使人既不能俯仰，也不能顾盼。治疗时，应当针刺胆经循行经过的胫骨上端，将恶血排出来。这里所讲的胫骨，就是膝外侧突起的高骨部分（应当是膝阳关穴的位置）。如果是在夏季的话，就不宜刺出血。

当足阳明胃经发生病变时，有可能引发腰痛，其时，不仅腰不能转动，脖子也不可能向后顾盼，一顾盼就会头晕目眩、眼花缭乱，且容易产生悲伤情绪。治疗时，应当针刺足三里穴，连续刺三次；同时还要刺上、下巨虚穴，将恶血排出来。如果是在秋季的话，就不宜刺出血。

当足少阴肾经发生病变时，有可能引发腰痛，这种疼痛还会牵扯到脊骨内侧。治疗时，应当针刺复溜穴，连续刺两次。如果是在春季的话，就不宜刺出血；倘若出血过多，就会导致病人肾气受损，难以康复。

当足厥阴肝经发生病变时，有可能引发腰痛，病人腰部绷紧得就像拉开的弓一样。治疗时，应当刺蠡沟穴；如果病人已经出现多言兴奋或者寡言抑郁的症状，则应当刺三次。

【参悟领会】完整地理解好这一段话的内涵，我们只需把握好"554"三个数字要诀即可：

这第一个"5"，讲的是病变五经，即：膀胱经、胆经、肝经、肾经、胃经。这五条经，都是属于下肢的经脉。由此可见，大凡腰痛，都与下肢有密切关系。治腰必治腿，成了治疗的一个基本原则。

这第二个"5"，讲的是治疗因五经病变引发的不同腰痛症的五个重点穴位，即：膀胱经上的委中穴，胆经上的膝阳关穴，胃经上的足三里穴（上、下巨虚穴），肾经上的复溜穴，肝经上的蠡沟穴。

这第三个"4"，讲的是用针刺出血方法治疗腰病时，一定要注意季节的宜忌。如春季刺委中穴，不宜出血；夏季刺膝阳关，不宜出血；秋季刺足三里，不宜出血；春季刺复溜穴，不宜出血。需要我们明白的是，这里所讲的不宜出血，并不是一点血都不能够出，而是指不宜出血过多。须知，古人所用的针，与我们现代的针不同，那时候的针要粗得多，稍不注意，出血量就会比较大。为防止因出血过多伤了元气，故这里一再强调，针刺时一定要拿捏好分寸，把握好出血量。

二、治腰先治腿

　　解脉（指足太阳膀胱经的分支，膀胱经自头下行到肩颈后，分为两支夹脊下行，如绳子分解为两股，所以称为解脉），**令人腰痛，痛引肩，目肮肮然**（看东西不清楚），**时遗溲，刺解脉，在膝筋肉分间郄外廉之横脉出血，血变而止。解脉令人腰痛如引带，常如折腰状，善恐。刺解脉，在郄中结络如黍米，刺之血射以黑，见赤血而已。**

　　同阴之脉（指足少阳胆经的别络），**令人腰痛，痛如小锤居其中，怫然**（fú rán，怒张的样子）**肿，刺同阴之脉，在外踝上绝骨**（悬钟穴）**之端，为三痏。**

　　阳维之脉（奇经八脉之一，起于膀胱经的金门穴，在颈部合于督脉，其主要功能是维系人体的阳经，积蓄能量），**令人腰痛，痛上怫然肿，刺阳维之脉，脉与太阳合腨下间，去地一尺所。**

　　衡络之脉（带脉），**令人腰痛，不可以俯仰，仰则**

恐仆，得之举重伤腰，衡络绝，恶血归之，刺之在郄阳（委阳穴）、筋之间（殷门穴），上郄数寸，衡居，为二痏出血。

会阴之脉（指膀胱经之中经，由于其脉是沿着腰下行，会于后阴，所以叫会阴之脉），令人腰痛，痛上漯漯然（luò luò rán，不断出汗的样子）汗出，汗干令人欲饮，饮已欲走，刺直阳（指足太阳膀胱经在下肢直行的一段经脉）之脉上三痏，在跷上郄下（承筋穴）五寸横居，视其盛者出血。

飞阳之脉，令人腰痛，痛上怫怫然，甚则悲以恐，刺飞阳（指足太阳膀胱经的一段别络，经过飞扬穴）之脉，在内踝上五寸，少阴之前，与阴维之会。

昌阳之脉，令人腰痛，痛引膺，目䀮䀮然，甚则反折（腰可以向后弯，但不可以向前屈），舌卷不能言，刺内筋（复溜穴）为二痏，在内踝上大筋前，太阴后上踝二寸所。

散脉（指足太阴脾经之别络），令人腰痛而热，热甚生烦，腰下如有横木居其中，甚则遗溲；刺散脉，在膝前骨肉分间，络外廉束脉，为三痏。

肉里之脉（指阳维脉），令人腰痛，不可以咳，咳则筋缩急，刺肉里之脉为二痏，在太阳之外，少阳绝骨之后。

【白话意译】解脉，实际上就是膀胱经在背部和大腿部的特定一段，分为内外两支。当紧靠督脉的内膀胱经发生病变使人腰痛时，这种疼痛会牵扯到肩部，病人看东西会模糊，还会经常遗尿。治疗时，应当针刺委中穴外侧的委阳穴。这个部位的血络密集，针刺放血时，最好是等到血液的颜色由黑变红为止。当外膀胱经发生病变使人腰痛时，这种疼痛就如同被带子拉扯一样，腰部常常会有被折断的感觉，病人经常会有恐惧感。治疗时，应当针刺委阳穴上面的浮郄穴。这个部位的血络密结得如同黍米一样，针刺放血时，也要等到血液的颜色由黑变红，才可止针。

同阴之脉，实际上就是足少阳胆经的别络。当同阴脉发生病变使人腰痛时，这种疼痛就像有一只小锤在敲打一样，疼痛处还会突然肿胀。治疗时，应当针刺小腿外侧、足外踝尖上四寸的阳辅穴，连续刺三次。

当阳维脉发生病变使人腰痛时，其痛处会肿胀。治疗时，应当针刺小腿肚上的承山穴。

衡络之脉，实际上就是带脉。当带脉发生病变使人腰痛时，病人会无法俯仰，一旦后仰则可能会摔倒。这种病，大多是由于病人用力举重或长期挑重担而损伤了腰肌，从而导致横络不通、瘀血滞留。治疗时，应当在委阳穴处和位于委中穴处上数寸两筋之间的殷门穴处刺横络之脉，视血络横居盛满者刺两次，排出恶血。

会阴之脉，实际上就是足太阳膀胱经的中经。当会阴脉发生病变使人腰痛时,这种疼痛会使人出汗,出汗后会想喝水,喝水后会想小便。治疗时,应当针刺直阳之脉上的穴位三次,在承筋穴处,视血络充盈者则刺之,排出恶血。

飞扬之脉,实际上也是足太阳经的别络。当飞扬脉发生病变使人腰痛时,病人的痛处会肿胀,严重时会感觉到悲伤和恐惧。治疗时,应当针刺少阴肾经与阴维脉交会处的筑宾穴。

昌阳之脉,实际上就是足少阴肾经的别称。当肾经发生病变使人腰痛时,这种疼痛会牵扯到胸部,病人两眼昏花,严重时还会腰背反折、舌头卷曲、无法言语。治疗时,应当针刺复溜穴两次。

散脉,实际上就是足少阴肾经的别络。当散脉发生病变使人腰痛时,病人会发热,而一旦发热过高则心生烦闷,且腰下好像有一根横木阻塞在其中,严重时还会遗尿。治疗时,应当针刺上、下巨虚穴和上、下廉穴三次。

肉里之脉,实际上就是阳维脉气所在。当肉里脉发生病变使人腰痛时,会痛得人不敢咳嗽,一咳嗽就会引起筋脉拘急。治疗时,应当针刺悬钟穴两次。

【参悟领会】这段话描述了奇经别络病变引发腰痛病的9种情形,在针刺治疗方面,涉及到11个穴位,即:委阳穴、浮郄穴、阳辅穴、承山穴、承筋穴、殷门穴、筑宾穴、复溜穴、悬钟穴、巨虚穴、廉穴。这里面,除了上、下廉穴在手臂上,其余10个穴位均在腿上。其中,殷门穴、浮郄穴、委阳穴、承山穴、承筋穴等5个穴位属于膀胱经；阳辅穴、悬钟穴属于胆经；复溜穴、筑宾穴属于肾经；巨虚穴属于胃经。

　　需要格外关注的是，在腿上的10个穴位中，除了殷门穴是在大腿上之外，其余9个穴位均集中在小腿上。由此可见，治腰先治腿，还必须把重点放到小腿上。

三、腰痛综合症的表现及针刺方法

腰痛侠脊而痛至头，几几然（形容项背拘急的样子），目𥆧𥆧欲僵仆，刺足太阳郄中出血。

腰痛上寒，刺足太阳、阳明；上热，刺足厥阴；不可以俯仰，刺足少阳；中热而喘，刺足少阴，刺郄中出血。

腰痛上寒不可顾，刺足阳明；上热，刺足太阴；中热而喘，刺足少阴；大便难，刺足少阴；少腹满，刺足厥阴；如折不可以俯仰，不可举，刺足太阳；引脊内廉，刺足少阴。

腰痛引少腹控䏚（kòng miǎo，牵扯季胁下的空软处），不可以仰，刺腰尻交者，两髁（kē，大腿骨）胂（shèn，高起丰满的肌肉群）上，以月生死为痏数，发针立已，左取右，右取左。

【白话意译】有一种腰痛症，痛时先牵扯到脊背，既而上串至头部，使人头晕目眩，好像要跌倒一般。对此，应当针刺委中穴，并放出恶血。

另一种腰痛症，痛时上半身或发寒，或燥热。对发寒的患者，应当针刺足太阳膀胱经和足阳明胃经，使郁积在阳分（气属阳分，是功能与能量）中的阴邪泻出；对发热的患者，应当针刺足厥阴肝经，使郁积在阴分（血属阴分，是物质基础）中的风热泻出；对痛得不能俯仰的，应当针刺足少阳胆经；对体内有郁热且呼吸喘急的，应当针刺足少阴肾经，同时还要刺委中穴，放出恶血。

还有一种腰痛症，或腰痛时上半身发寒，且头颈僵直无法回顾，应当刺足阳明胃经；或腰痛时上半身发热，应当刺足太阴脾经；内有热而且喘促的，应当刺足少阴肾经；或腰痛时兼有大便困难的，应当刺足少阴肾经；或腰痛时小腹胀满的，应当刺足厥阴肝经；或腰痛时像折断一样，不能俯仰，不能举动的，应当刺足太阳膀胱经；或腰痛时牵扯到脊骨内侧的，应当刺足少阴肾经。

再有一种腰痛症，或腰痛时牵扯到小腹和胁下部位、不能后仰的，应当刺腰尻交接处的下髎穴。这个穴位，位于大腿骨肌肉群的上方。至于针刺的次数，则是按照月亮的圆缺变化来计算；至于针刺的部位，则是左边痛的刺右边，右边痛的刺左边。

【参悟领会】"以月生死为痏数"，是这段话中最值得玩味的一句。什么意思呢？就是要按照月亮的圆缺变化来计算针刺的次数。何谓"月生"，何谓"月死"呢？王冰的解释是："月初向圆为月生，月半向空为月死，死月刺少，生月刺多。"从王冰的解释，我们不难明白，所谓的"月生"期，就是每个月的上半月，即从初一至十五这段时期，月亮是由无、到缺、再到圆。所谓的"月死"期，就是每个月的下半月，即从十六到月底这段时期，月亮是由圆、到缺、再到无。

《黄帝内经》的最大特点，就是在论述治病特别是针刺时，非常讲究时间节点，包括白天、黑夜、月圆、月缺等。

如何根据月亮的圆缺变化来计算针刺的次数呢？简单地说，就是在"月生"期间，应按日递增，即初一，一日刺一次；初二，一日刺两次；初三，一日刺三次；到十五，则一日刺十五次。反之，在"月死"期间，则应按日递减，即十六日刺十四次，十七日刺十三次，等等。

说中医是一门"时空"医学，这就是明显的例证。

另外，综合前面三节论述，我们不难知晓，人体是一个相互联系的精密系统，局部的一个腰痛，可能是由于多种因素引发的。从这一篇的描述看，主要包括"一横十纵"。"一横"就是一条带脉；"十纵"就是从下肢初发、经过腰部的十条经脉，如膀胱经、肾经、肝经、胆经、胃经、脾经、阴维脉、阳维脉、阴跷脉、阳跷脉。

第四十二篇

风论篇

篇目解读

本篇不仅生动地描述了风邪"善行而数变"的特点,而且详细地列举了因风邪引发的肺风、肝风、心风、脾风、肾风、胃风、首风、漏风、泄风等9种风病的症状、病机、病因等,再一次印证了风为"百病之长"的观点,堪称一篇专论风病的经典。

一、风邪的特点是善行而数变

黄帝问曰：风之伤人也，或为寒热，或为热中（病名，指风邪侵入人体，由于腠理致密，邪气不得外泄而导致热瘀其中，表现为身体发热、眼睛发黄），或为寒中（病名，指风邪侵入人体，由于腠理疏松，导致阳气外泄，表现为身体畏寒、泪出），或为疠风（即今天的麻风病），或为偏枯，或为风（泛指脑风、目风、内风、首风、肠风、泄风等各种风病）也；其病各异，其名不同，或内至五藏六府，不知其解，愿闻其说。

岐伯对曰：风气藏于皮肤之间，内不得通，外不得泄；风者善行而数变，腠理开则洒然（打寒战的样子）寒，闭则热而闷，其寒也则衰食饮，其热也则消肌肉，故使人怢栗（tū lì，寒颤的样子）而不能食，名曰寒热。

风气与阳明入胃，循脉而上至目内眦（zì，上下眼睑的结合处，靠近鼻子的部位）。其人肥，则风气不得外泄，则为热中而目黄。人瘦，则外泄而寒，则为寒中而泣出。

风气与太阳俱入，行诸脉俞，散于分肉之间，与卫气相干，其道不利，故使从愤䐜（chēn，肿胀）而有疡（yáng）；卫气有所凝而不行，故其肉有不仁也。

疠者，有荣气热胕（通"腐"），其气不清，故使其鼻柱坏而色败，皮肤疡溃。风寒客于脉而不去，名曰疠风，或名曰寒热。

【白话意译】黄帝问道：风邪侵入人体，或引发寒热病，或引发热中病，或引发寒中病，或引发疠风病，或引发偏枯病，或引发其他的各种风病。由于病症不同，所以病的名称也不一样，有的风邪还会侵入到五脏六腑。对其中的道理，我确实搞不清楚，弄不明白，想听您说说。

岐伯回答：侵入人体的风邪，既不能向内疏泄，又不能向外发散，一般是滞留在皮肤中。风邪的突出特点，就是来去迅速，变化多端。假如腠理开张，阳气外泄，人体就会发寒；假如腠理闭塞，阳气郁结于内，人体就会燥热烦闷。人一旦发寒，则饮食会减少；一旦燥热，则肌肉会消瘦。对前一种让人发寒且不能吃东西的病症，我们称之为"寒热"病。

风邪自阳明经进入胃中，沿着经脉向上游走到目内眦。如果病人体形偏胖，腠理紧密，风邪就无法外泄，郁结在体内时间长了，就会发热，导致"热中"病，病人的眼珠子会发黄。如果病人体形瘦弱，腠理疏松，阳气就会外泄，就会导致"寒中"病，病人的眼泪会自动流出。

风邪自太阳经（主要是膀胱经）侵入人体后，就会普遍地进入到后背膀胱经上的各大腧穴中，进而散布到人体肌肉（分肥肉与瘦肉两层）之间的筋膜间隙，与卫气相搏结，导致卫气运行不畅，从而使得人体肌肉肿胀突出而形成疮疡。假如卫气被风邪滞住，不再流动，人的肌肤就会麻木而无痛痒之感。

现代人所谓的麻风病，则是由于人体营气（与血共行于经脉中的精气）被郁热腐坏、血气不清所致，其突出的症状是，鼻柱蚀坏，肤色变坏，皮肤溃烂。其主要病因就是风寒侵入人体经脉、长久不散而形成的。所以被称为疠风病，也叫寒热病。

【参悟领会】风邪侵入人体后，究竟会带来什么样的后果呢？

这段话为我们总结了一个很简单的公式"5+X"。所谓"5"，指的是由风邪引发的5种主要病症，即：热中、寒中、寒热、疠风、偏枯。需要我们领悟的是，中医不离阴阳，这5种病的划分，依然没有离开阴阳的范畴，如寒中属阴症、热中属阳症、寒热属阴阳综合症等。

所谓"X"，指的是由风邪引发的其他各种风病，如脑风、目风、首风、肠风、内风、泄风，等等。这里的脑风、目风等病名，顾名思义，我们都很好理解，无非是风邪侵袭到人体的哪一个部位，哪一个部位即发生病变。独有泄风病，需要我们重点理解一下，它是由于风邪长期地滞留在腠理间，导致出现汗流不止、口干、身痛。

二、风者百病之长

以春甲乙伤于风者为肝风；以夏丙丁伤于风者为心风；以季夏戊己伤于邪者为脾风；以秋庚辛中于邪者为肺风；以冬壬癸中于邪者为肾风。

风中五藏六府之俞，亦为藏府之风，各入其门户所中，则为偏风。

风气循风府而上，则为脑风；风入系头，则为目风眼寒；饮酒中风，则为漏风；入房汗出中风，则为内风；新沐中风，则为首风；久风入中，则为肠风飧（sūn）泄；外在腠理，则为泄风。

故风者，百病之长也，至其变化，乃为他病也，无常方，然致有风气也。

【白话意译】大凡在春季或者每月的甲、乙日（1、2、11、12、21、22）感受了风邪的，属肝风；在夏季或者每月的丙、丁日（3、4、13、14、23、24）感受了风邪的，属心风；在长夏或者每月的戊、己日（5、6、15、16、25、26）感受了风邪的，属脾风；在秋季或者庚、辛日（7、8、17、18、27、28）感受了风邪的，属肺风；在冬季或者壬、癸日（9、10、19、20、29、30）感受了风邪的，属肾风。

风邪侵入到人体五脏六腑的腧穴，沿着经脉向内传送，便会使人的五脏六腑患上风病。由于腧穴是人体内部与外界交通的门户，一旦被风邪侵入，或左或右被击中，便会成为偏风病。

比如，风邪由风府穴侵入到脑部，就会使人患脑风病；风邪侵入头部并牵连到眼睛周围，就会使人患目风病，其突出表现症状为，双眼惧怕冷风寒气；人在喝酒后感受风邪，就会患漏风病；人在过性生活出汗时感受风邪，就会患内风病；人在刚洗完头后感受风邪，就会患首风病；风邪在人体内久留不散，伤及肠胃，就会患肠风病；风邪长久地滞留在腠理间，就会患漏风病。

综上可见，风邪是引发多种疾病的罪魁祸首。由于风的特性是善变，因此它侵入人体后引发的各种不同疾病，也是非常多变、毫无规律可循的。尽管如此，医生在治疗这类涉风疾病时，还是要把祛除风邪作为重中之重。

【参悟领会】对于一个中医来说，这段话中最珍贵的三个字，就是“无常方”。尽管这里说的是风邪引发人体的各种疾病无常规可循，其实，由于每个人的遗传基因不同、生活环境不同、人生经历不同、情绪心态不同，等等，从而使得每一个人所生的疾病也会不同。真正的良医给人治病，一定要悟透这个"不同"，因病立方，而不是一招鲜，吃遍天，靠死背几个或几十个方子，治所有人的所有病。

现代的中医界，以此来划分，大体就可以分为两派：一派就是所谓的"常方"派，以背《伤寒论》《金匮要略》上的方子为主。这一派，在目前属于主流，也号称经方派。他们看病，讲究的是"照本开方""不开无出处之方"，即根据病人陈述的病状，再对照医书上描写的症状，抄下一个现成的方子。有的则根据实际病情，对方子所用药物做一些个别加减。

另有一派则是所谓的"无方"派，在目前属于少数，大多以民间高手为主。他们看病，讲究的是"因病立方"，即根据病人的实际情况，按照五行生克、阴阳平衡的基本定律，分清主要矛盾和次要矛盾，开出合适的方子。这种方子，对于重病、大病尤其适应，一般是二三十味药，甚至更多。

笔者有一位至亲亲人，年龄为74岁，中风20年，左手完全没有什么知觉，左脚麻痹，但能拖着前行。老人意志坚强，前十几年，坚持每天走四小时以上，能吃能睡，整个状态还算平稳。到2019年春，身体健康状况突然恶化，小便失禁，大约每十五分钟尿一次；大便秘结，三天没有拉大便了；全身疼痛，说不清是筋络还是骨头痛；食欲不振，人的精气神突然衰减。送医院检查，既查不出病因，更找不到治疗方法。"医度有缘人"，面对这种所谓综合"并发"症，恰遇一位民间中医，他认为：肾主大小二便，小便失禁，一定是肾虚、固摄不住所致，大

便秘结，乃肾阳不足、推力不够所致；肝主筋、肾主骨，全身筋
骨疼痛，应当是肝肾阴虚所致；食欲锐减，应当是肝气横逆，
压制脾胃所致；加之病人还有高血压、糖尿病等顽疾，所以，
这个方子开出的难度很大。特别是在用药上，如稍有不慎，引
气血上行，则容易导致再次脑溢血。经过两个多小时的算计，
方子开成。现抄录如下：

白芍、绞股蓝、佛手、制何首乌、天麻、钩藤、枸杞子、龙
胆草、生黄芪、炙黄芪、太子参、当归、鸡血藤、延胡索、丹参、
桂枝、玉竹、麦冬、酸枣仁、牡丹皮、白术、茯苓、陈皮、黄芩、
黄柏、石斛、干姜、山药、白芷、桑白皮、百合、蒲公英、金银花、
板蓝根、熟地黄、生地黄、旱莲草、桑葚子、淫羊藿、菟丝子、锁
阳、补骨脂、桑螵蛸、怀牛膝、泽泻、威灵仙、伸筋草、桑枝、防
风、甘草

这个方子配好、熬好后，老人当天下午喝下去一饭碗。出
于担心，家人一直盯着，看看有无不良反应。结果，两小时内很
是正常。可喜的是，小便失禁情况明显改善，到晚上就变成一
小时一次小便了，又黑又硬的大便也解出来了。第二天早上，再
喝一碗后，小便失禁情况基本控制，一上午大约三次小便；大
便恢复正常；身体疼痛症状明显好转。

由这次经历，笔者切实地感受到：中医并不是"慢郎中"！
中医的方子开对了，一定会达到古人所讲的"覆杯而愈、效如
桴鼓"的效果。

回过头来，再分析一下这个方子，主要特点如下：

——比较的周全。人体是一个周密的系统，任何一种疾病的发生，都不可能是单一脏腑的问题，更何况是一个中风20年、多种病症并发的病人。对此，笔者在使用熟地黄、生地黄、菟丝子、锁阳等药物重点滋补肾阳、肾阴的同时，兼顾了舒肝、宣肺、健脾、强心，使五脏恢复了联动。

——比较的平衡。对每一个脏腑的用药，在注意补阳的同时，也兼顾了补阴；在清热的同时，兼顾了滋阴；在补气的同时，兼顾了补血。如使用了金银花、黄芩、黄柏、板蓝根等清热药物，又用了玉竹、麦冬、石斛等药物滋补阴津；使用了绞股蓝、龙胆草等药物清肝胆之热，又用了制何首乌滋补肝阳。

——比较的敢用猛药。大凡中风、高血压、糖尿病等，无不与肝脏密切相关。故为了舒肝、揉肝，滋阴养血，把白芍加至50克；为了固精缩尿，把桑螵蛸加至20克；为了强心活血，把酸枣仁加至30克。

——比较的把好了方向。在大量使用黄芪、当归、鸡血藤等药物补气补血的同时，也巧妙地使用了桂枝、桑枝、怀牛膝等药物，引气血下行，从而切实防止了气血上冲头部的危险。

民间中医的这个方子，笔者后来又给了几个朋友的亲戚（均是中风病人、有大小便失禁等症状）使用，效果都很明显，且无任何风险与副作用。故特地将这个方子记载下来，留待后来之有缘者参考。

三、九种不同风病的症状及诊断要点

帝曰：五藏风之形状不同者何？愿闻其诊及其病能（病态）。

岐伯曰：肺风之状，多汗恶风，色䂀（pěng，浅白色）然白，时咳短气，昼日则差（chài，"瘥"，病愈），暮则甚，诊在眉上，其色白。

心风之状，多汗恶风，焦绝（因津血枯焦而唇舌干燥的样子），善怒吓，赤色，病甚则言不可快，诊在口，其色赤。

肝风之状，多汗恶风，善悲，色微苍，嗌干善怒，时憎女子，诊在目下，其色青。

脾风之状，多汗恶风，身体怠惰，四支不欲动，色薄微黄，不嗜食，诊在鼻上，其色黄。

肾风之状，多汗恶风，面痝（máng）然浮肿，脊痛不能正立，其色炲（tái，煤烟灰），隐曲不利，诊在肌上，其色黑。

胃风之状，颈多汗，恶风，食饮不下，鬲塞不通，腹善满，失衣则䐜胀，食寒则泄，诊形瘦而腹大。

首风之状，头面多汗，恶风，当先风一日则病甚，头痛不可以出内，至其风日，则病少愈。

漏风之状，或多汗恶风，常不可单衣，食则汗出，甚则身汗，喘息，衣常濡，口干善渴，不能劳事。

泄风之状，多汗，汗出泄衣上，口中干，上渍其风，不能劳事，身体尽痛则寒。

帝曰：善！

【白话意译】黄帝问道：五脏风症的临床表现有什么不同呢？恳请您讲讲其中的诊断要点和病症特征！

岐伯回答：肺风病的症状是，病人多汗怕风，脸色淡白，时常咳嗽气短，白天病情较轻，傍晚时病情加重。诊察判断，重点要看病人的眉毛上部，大凡肺风病人，此处经常出现白色。

心风病的症状是，病人多汗怕风，口干舌燥，容易发怒，面红，病情严重时说话不流利。诊察判断，重点要看病人的舌头，大凡心风病人，舌尖经常赤红。

肝风病的症状是，病人多汗怕风，经常悲伤，脸色微微发青，容易发怒，有时候还厌恶女性。诊察判断，重点要看病人的眼睛下部，大凡肝风病人，眼圈经常呈现青色。

脾风病的症状是，病人多汗怕风，身体疲倦，四肢沉重不愿活动,脸色微微发黄,食欲不振。诊察判断,重点要看病人的鼻子尖,大凡脾风病人,鼻尖经常发黄。

肾风病的症状是,病人多汗怕风,面部浮肿,腰脊疼痛无法直立,脸色像煤灰一样黑,小便不利。诊察判断,重点要看病人的脸颊部,大凡肾风病人,脸颊经常发黑。

胃风病的症状是,病人颈部多汗怕风,吞食困难,隔塞不通,腹部容易胀满;如果衣服穿得少了受凉,腹部便会发胀;如果吃了寒凉食物饮料,就会拉肚子。诊察判断,重点要看腹部,大凡胃风病人,往往是形体消瘦而腹部胀大。

头风病的症状是,病人头部面部多汗怕风,往往在起风的前一天病情会加重,头痛得甚至不敢走到屋子外面;一般要等到风起的当天,头痛的症状才会减轻。

漏风病的症状是,病人多汗怕风,却又不敢少穿衣服,一进食便出汗,甚至自动出汗,气息急喘,衣服经常被汗水浸湿,口干易渴,不耐劳动。

泄风病的症状是,病人多汗,汗出多了便会浸湿衣服,口中干燥,上半身汗出得就像在水里泡过一样,不耐劳动,浑身作痛发冷。

黄帝说:说得太好了!

【参悟领会】各种风症,虽然千差万别,但都有一个共同的特点,即:多汗怕风。在把握住这个共同特点的情况下,就要懂得通过察"颜"观"色"来辨别是哪一种风症。口诀如下:

肺风病人眉上白，肾风病人颊部黑；

肝风病人眼圈青，心风病人舌尖红；

脾风病人鼻尖黄，胃风病人腹部胀；

头风病人头很痛，漏风病人易干渴；

泄风病人身冷痛，多汗怕风为共同。

第四十三篇

痹论篇

篇目解读

痹，就是闭阻不通的意思。中医所讲的痹病，一般分为两个层面：一是风寒湿等邪气侵入肌肉骨节经络之间，导致气血运行不畅或者阻塞不通，从而引发肢节疼痛、麻木、屈伸不利等病症；二是风寒湿等邪气侵入五脏六腑之间，从而引发多种全身性的疾病等。本篇的主要内容，包括了产生痹病的三邪气（风、寒、湿）、分辨痹病的五种类（骨痹、筋痹、脉痹、肌痹、皮痹）等，更可贵的是，还提出了"静则神藏、燥则消亡"的修身观点，以及"饮食自倍，肠胃乃伤"的养生戒律。

一、痹病产生的原因及分类

黄帝问曰：痹之安生？

岐伯对曰：风寒湿三气杂至，合而为痹也。其风气胜者为行痹；寒气胜者为痛痹；湿气胜者为著痹也。

帝曰：其有五者何也？

岐伯曰：以冬遇此者为骨痹；以春遇此者为筋痹；以夏遇此者为脉痹；以至阴（长夏）遇此者为肌痹；以秋遇此者为皮痹。

【白话意译】黄帝问道：痹病是怎样产生的？

岐伯回答：风寒湿三种邪气侵入人体，杂合起来就会使人产生痹病。其中，风邪偏重的叫行痹，寒邪偏重的叫痛痹，湿邪偏重的叫著痹。

黄帝接着问道：痹病有哪几种类型？

岐伯回答：人在冬天患的痹病叫骨痹，在春天患的痹病叫筋痹，在夏天患的痹病叫脉痹，在长夏时节患的痹病叫肌痹，在秋天患的痹病叫皮痹。

【参悟领会】黄帝与岐伯的这一段对话告诉我们，痹病的划分有两个标准：一个是以"原因"为标准，可以将痹病分为行痹、痛痹和著痹。其中，行痹以肢节游走性疼痛为特点，也就是我们常讲的一身"到处痛"，痛无定处；痛痹则以疼痛程度较重而痛的部位相对固定为特点，也就是我们常讲的"痛有定处"；著痹以疼痛程度较轻、肢体沉重或麻木不仁为特点，也就是我们常讲的"麻痹"。

痹病的另一个划分标准，就是"时令季节"以及与之相对应的五脏。如肝主筋，春天肝脏当令，一旦此时被痹邪侵袭，自然会患筋痹；心主脉，夏天心脏当令，一旦此时被痹邪侵袭，自然会患脉痹；脾主肌肉，长夏脾脏当令，一旦此时被痹邪侵袭，自然会患肌痹；肺主皮毛，秋天肺脏当令，一旦此时被痹邪侵袭，自然会患皮痹；肾主骨，冬天肾脏当令，一旦此时被痹邪侵袭，自然会患骨痹。

二、痹邪是如何深入到五脏的

帝曰：内舍五藏六府，何气使然？

岐伯曰：五藏皆有合，病久而不去者，内舍于其合也。故骨痹不已，复感于邪，内舍于肾；筋痹不已，复感于邪，内舍于肝；脉痹不已，复感于邪，内舍于心；肌痹不已，复感于邪，内舍于脾；皮痹不已，复感于邪，内舍于肺。所谓痹者，各以其时重感于风寒湿之气也。

凡痹之客五脏者：肺痹者，烦满喘而呕。

心痹者，脉不通，烦则心下鼓，暴上气而喘。嗌干善噫，厥气上则恐。

肝痹者，夜卧则惊，多饮数小便，上为引如怀。

肾痹者，善胀，尻以代踵，脊以代头。

脾痹者，四支解墮，发咳呕汁，上为大塞。

肠痹者，数饮而出不得，中气喘争，时发飧泄。

胞痹者，少腹膀胱按之内痛，若沃以汤，涩于小便，上为清涕。

阴气者，静则神藏，躁则消亡。饮食自倍，肠胃乃伤。

淫气喘息，痹聚在肺；淫气忧思，痹聚在心；淫气遗溺，痹聚在肾；淫气乏竭，痹聚在肝；淫气肌绝，痹聚在脾。诸痹不已，亦益内也。其风气胜者，其人易已也。

【白话意译】黄帝问道：痹邪侵入到人体内部后，十有八九都会牵扯到五脏六腑，这是什么原因呢？

岐伯解释说：位于人体内部的五脏与外部的皮、肉、筋、脉、骨是对应相连的，痹邪在体表久留不去，自然会侵入它所对应的内脏。因此，在骨痹之邪久治未去的情形下，如果再感受到风邪，就会伤及肾脏；在筋痹之邪久治未去的情形下，如果再感受到风邪，就会伤及肝脏；在脉痹之邪久治未去的情形下，如果再感受到风邪，就会伤及心脏；在肌痹之邪久治未去的情形下，如果再感受到风邪，就会伤及脾脏；在皮痹之邪久治未去的情形下，如果再感受到风邪，就会伤及肺脏。总之，上述种种痹病，都是由于各脏在其当令"值班"的季节里重复感受了风寒湿三邪而积累形成的。

痹邪侵入五脏后，引发的病症各不相同。

——肺痹的症状是，心里烦闷，胸部胀满，喘逆呕吐。

——心痹的症状是，血脉不通畅，烦躁且心悸，有时候突然会气上逆, 导致呼吸急喘; 咽喉干燥, 多嗳气, 上逆之气反冲心脏, 令人恐惧。

——肝痹的症状是, 晚上睡眠多惊, 老是要喝水, 小便次数多, 疼痛沿着肝经自上而下牵引小腹, 小腹鼓胀得像是怀孕一样。

——肾痹的症状是, 浑身肿胀, 肿得只能坐而不能走, 只能低头而不能仰头, 即便是勉强行走, 其形态就好像是臀部着地、脊柱弯耸得超过了头部。

——脾痹的症状是, 四肢倦怠无力, 咳嗽, 吐清水, 上腹部闭塞不通。

——肠痹的症状是, 频繁饮水却小便困难, 腹中肠鸣, 食物不化, 经常拉肚子。

——胞痹的症状是, 用手按压小腹、膀胱部位, 有疼痛感, 像是里面灌满了热水一样, 小便涩滞, 流清鼻涕。

五脏的精气, 人在安静时就容易守护住, 躁动时就容易消亡。特别是, 如果饮食没有节制, 吃得太多, 肠胃就会受到损伤。

一个人, 如果老是气不平、神不定, 喘息急促, 那么风寒湿三邪就容易积聚在肺; 如果老是气不平、神不定, 忧愁思虑, 那么风寒湿三邪就容易积聚在心; 如果老是气不平、神不定, 遗尿, 那么风寒湿三邪就容易积聚在肾; 如果老是气不平、神不定, 疲倦口渴, 那么风寒湿三邪就容易积聚在肝; 如果老是气不平、神不定, 日渐消瘦, 那么风寒湿三邪就容易积聚在脾。

总而言之，各种体表的痹病如果久不见好，就必然会向内部深入。如果是风邪偏重的痹病，倒容易治愈。

【参悟领会】从这段话我们可以看出，所有的痹病，都分为两个层次，或者说两个阶段，即：初始时，属体表层面；深化时，属脏腑层面。良医治疗痹病，应当及早在体表层面下功夫，通过刮、拔、刺等方法，把风寒湿三邪泄出来。对于脏腑层面的痹病，则宜用汤药，将之祛除出来。

此外，这段话里，还有两句经典，值得细细品味。一句是"静则神藏，躁则消亡"；一句是"饮食自倍，肠胃乃伤"。这两句话，乃是几千年来，国人修身养生之要诀。这两句话，实践得最好、效果最佳的，乃是以孙思邈为代表的道家派。

为什么静能藏神呢？深入理解这个问题，我们不妨先读一读《大学》开篇的一段话："知止而后有定，定而后能静，静而后能安，安而后能虑，虑而后能得。"从这段经典话语，我们不难明白，心为神府，唯有心静，神才能定；唯有神定，才能把各种私欲杂念"过滤"掉，才能真正做到神清气爽。

为什么饮食自倍会导致肠胃乃伤呢？因为吃得太饱、太油腻，会加重肠胃消化的负担，增加肠胃运化的困难，过多地消耗肠胃的能量。

这方面，不仅人如此，动物也是如此。

曹操讲"神龟虽寿"。乌龟为什么能长寿呢？关键还是其性情温和，安静得好；吃得杂、吃得少，可以数月不进食。

老祖宗一直倡导"静以修身，俭以养德"。其初衷，还是提示我们，心性要静一点，不要一天到晚奔忙不停，浮躁不安；吃得要少一点，不要一天到晚觥筹交错、胡吃海喝。

三、饮食不节是导致六腑痹病的根本原因

帝曰：痹，其时有死者，或疼久者，或易已者，其故何也？

岐伯曰：其入藏者死，其留连筋骨间者疼久，其留皮肤间者易已。

帝曰：其客于六府者，何也？

岐伯曰：此亦其食饮居处，为其病本也。六府亦各有俞，风寒湿气中其俞，而食饮应之，循俞而入，各舍其府也。

帝曰：以针治之奈何？

岐伯曰：五藏有俞，六府有合，循脉之分，各有所发，各随其过，则病瘳（chōu，病愈）也。

【白话意译】黄帝问道：得了痹病的人，有的很快就死了，有的疼痛了很久也不见好，有的却很快就好了，这是什么缘故呢？

岐伯解释说：大凡痹邪已经侵入到五脏的，死亡的概率都

很大；痹邪还滞留在筋骨之间的，病痛就会拖得久，难以治愈；痹邪仅仅是停留在皮肤表面的，就很容易康复。

黄帝又问道：有的痹邪还侵入到了六腑，这又是什么原因造成的呢？

岐伯解释说：这主要是由于饮食不节、居处失宜造成的，这是患腑痹病的根本原因。六腑也有各自的俞穴，如胃俞、胆俞、大肠俞、小肠俞、三焦俞、膀胱俞等。就外因而言，风寒湿三邪侵入这些俞穴；就内因而言，伤于饮食，如此内外相应，痹邪就会循着俞穴进入，潜入到各自的腑脏。

黄帝接着问道：用针刺法治疗痹症，应当怎样进行呢？

岐伯回答：五脏有各自的输穴（如肝输为太冲穴、心输为大凌穴、脾输为太白穴、肺输为太渊穴、肾输为太溪穴），六腑有各自的合穴（如胃合足三里穴、胆合阳陵泉穴、大肠合曲池穴、小肠合小海穴、三焦合委阳穴、膀胱合委中穴），痹邪侵入人体后，总会有"迹"可循，医生只要循着各脏腑经脉的循行路线，就一定能够诊察出病痛的具体位置，并针对具体的病灶，针刺其相对应的输穴与合穴，就可以治愈了。

【参悟领会】在这一段里，出现了"输穴""俞穴""合穴"等概念。为了让大家完整地了解穴位的基本功能与功用，我们不妨全面地梳理一下穴位的类别，主要包括：

——井穴。"所出为井"。如果把每一条经脉都比作一条河流，那么井穴就相当于河流源头上的"泉眼"，故井穴也可叫

"泉眼穴"。人的全身十二经脉各有一个井穴,位于脚趾或手指端。如肺经的井穴是少商,大肠经的井穴是商阳,心包经的井穴是中冲,脾经的井穴是隐白,等等。

——荥穴。"所溜为荥"。经脉之气从"泉眼"流出后,慢慢地流淌积聚,就会形成一个小小"池潭"。这就是荥穴。十二经脉上各有一个荥穴,都在手指、脚趾的关节附近,其主要功能是"退热"。如肺经的荥穴是鱼际,肾经的荥穴是然谷,肝经的荥穴是行间,脾经的荥穴是大都,等等。

——输穴。"所注为俞"。这里的"俞"通"输"。经脉之气在荥穴稍作停留后,便开始沿着上游的小溪向主干河渠汇集。"输穴"便如同上游支流上的天然"洲渚"(类似于人工造的小堤坝或者枢纽工程),起着转注或分流的作用。如肺经的输穴是太渊,三焦经的输穴是中渚,心经的输穴是神门,等等

——经穴、络穴。"所行为经"。经脉之气从支流汇集到干流,便形成了浩荡之势。"经穴"就如同这"南北"向河流主干上的"提灌站",负责将水流灌溉到全身的经脉以及相关的脏腑、关节等;"络穴"则如同"东西"向河流主干上的"提灌站"。

——合穴。"所入为合",百川归海。经脉之气从源头出发,经过一段流淌后,已经由涓涓细流变成浩浩江河,最终归于大海。合穴,就是"入海口"的穴位。合穴多分布在肘、膝关节附近。如肺经的合穴是尺泽,胃经的合穴是足三里,脾经的合穴是阴陵泉,胆经的合穴是阳陵泉,等等。

——募穴、俞穴。王冰注："胸腹为募，背脊为俞"。这募穴、俞穴就像是建在河流上的一个个"水库"。其中，由脏腑之阴精输注于胸腹部位的穴位，就是募穴；由脏腑之阳气输注于背脊上的穴位，就是俞穴。

——原穴。"原"指的是元气，即人体先天的本原、真元之气。这就像天然形成的湖泊、海洋，乃是真正造就生命的水源。原穴，就是元气经过和停留的部位，一般在腕、踝关节附近。十二经脉在腕、踝关节处，各自有一个原穴。如肝经的原穴是太冲，大肠经的原穴是合谷，等等。

——郄穴。"郄"，就是空隙的意思。郄穴，乃各经经气深聚的穴位。这就像河流堤坝上的"涵洞"，起着临时调节水位的作用。人体共有16个郄穴，其中十二经上各有一个，阴维脉、阳维脉、阴跷脉、阳跷脉上各有一个郄穴。临床上多用于治疗急性病。

综合上述，我们可以用一条简单的图线来描述：

江河源头的"泉眼"（井穴）→泉眼边上的"池潭"（荥穴）→江河上游的"洲渚"（输穴）→江河主干上的"提灌站"（经穴、络穴）→江河主干上的"水库"（募穴、俞穴）→江河入海的汇集地（合穴）→江河堤坝上的"涵洞"（郄穴）→天然形成的湖海（原穴）

四、荣卫之气被痹住了怎么办

帝曰：荣卫之气，亦令人痹乎？

岐伯曰：荣者。水谷之精气也，和调于五藏，洒陈（散布）于六府，乃能入于脉也，故循脉上下，贯五藏，络六府也。

卫者，水谷之悍气也，其气慓疾滑利，不能入于脉也，故循皮肤之中，分肉之间，熏于肓膜（指心下膈上的脂膜），散于胸腹。逆其气则病，从其气则愈。不与风寒湿气合，故不为痹。

帝曰：善！痹，或痛，或不痛，或不仁，或寒，或热，或燥，或湿，其故何也？

岐伯曰：痛者，寒气多也，有寒，故痛也。其不痛、不仁者，病久入深，荣卫之行涩，经络时疏，故不痛，皮肤不营，故为不仁。

其寒者，阳气少，阴气多，与病相益，故寒也。

其热者，阳气多，阴气少，病气胜，阳遭阴，故为痹热。

其多汗而濡者，此其逢湿甚也，阳气少，阴气盛，两气相感，故汗出而濡也。

帝曰：夫痹之为病，不痛何也？

岐伯曰：痹在于骨则重；在于脉则血凝而不流；在于筋则屈不伸；在于肉则不仁；在于皮则寒。故具此五者，则不痛也。凡痹之类，逢寒则急，逢热则纵。

帝曰：善！

【白话意译】黄帝问道：营气、卫气也能够与风寒湿三邪结合而产生痹病吗？

岐伯回答：所谓营气，就是水谷食物所化生出的精微之气。这种精气，相对而言，较为轻清纯净，营养价值高，首先是用来调理营养心、肝、肺、脾、肾五脏，而后是散布滋养胃、胆、大肠、小肠、膀胱、三焦六腑，最后进入到经脉中，沿着经脉循行的路线上下运行，起着贯通五脏、联络六腑的作用。

所谓卫气，则是水谷食物所化生出的粗悍之气。这种悍气，相对而言，较为重浊，其特点是流动迅速而滑利，无法注入经脉之中，只能运行于肌肉皮肤之间，被体腔内脏与肌肉纹理之间的筋膜所限制，在胸腹之中循环。如果人的营卫之气逆乱，就会生病；如果营卫之气调和，病就会痊愈。总之，人的营卫之气只要不与风寒湿三邪结合，人就不会患痹病。

黄帝听了，连连说好，接着问道：人得了痹病，有的很痛，有的不痛，有的麻木，有的身体发冷，有的身体发热，有的皮肤干燥、有的皮肤湿腻，这是什么原因呢？

岐伯回答：寒凝则痛。痛，是由于寒气郁积太多的缘故，所以才会作痛。不痛而皮肤麻木，则是由于人患病太久，病邪深入体内，营卫之气循行滞涩，以致经络中气血空虚，所以才会不痛；经络空虚，导致皮肤缺乏营养，所以才会麻木。

人的身体发寒怕冷，主要是由于体内阳气不足、阴气过盛的缘故，而阴气又会助长寒邪之势，所以人会感到更冷。

人的身体发热，主要是由于体内阳气过盛、阴气不足的缘故。过盛的阳气与风邪相结合，完全压倒了阴气，所以人会感到更热。

人出汗多而皮肤湿濡，主要是由于身体感受湿邪太甚，再加上阳气不足、阴气过盛，这过盛的阴气与湿邪相结合，人就自然会汗多而皮肤湿濡。

黄帝问道：有的人得了痹病，也没有感觉到疼痛，这是什么缘故呢？

岐伯回答：痹邪侵入到骨头，则病人会感到身体沉重；侵入到血脉，则病人会血流不畅；侵入到筋络，则病人的身体就会屈曲而不能伸展；侵入到肌肉，则病人的身体就会感到麻木；侵入到皮肤，则病人的身体就会发寒。如果是上述五种情况的痹病，那病人就不会有什么痛感。大凡是得了痹症这一类疾病的人，一旦感受到寒邪，就会筋脉拘急；一旦感受到热气，就会筋脉松缓。

黄帝说：说得太好了！

【参悟领会】笔者的中医师傅，是一位道医，堪称民间高手。他曾于闲聊中，总结了中医的三大定律：一为阴阳平衡；二为五行生克；三为营卫（气血）和合。关于阴阳平衡和五行生克，前面已经做了多次阐释，这里就不再说了。独有营卫和合这一条，需要再深入地说一下。

何谓营气？顾名思义，就是"营养"之气。从阴阳两个大类上讲，这种营气属于"阴"，它"生于水谷，源于脾胃，化生血液，营养全身"。

——生于水谷。就是说，我们人体所需的营养物质，无一不是来源于水、谷米、肉食、蔬菜、水果等食物。

——源于脾胃。就是说，所有的食物，只有经过胃、小肠、大肠等器官消化、运化以后，才能变成可吸收的营养物质，如蛋白质、氨基酸、糖类、脂类、维生素、微量元素等。

——化生血液。就是说，食物经过脾胃运化后，分为两个部分，其中的"轻、清"精华部分，变成营气，在脾胃中与津液调和，共同进入血脉中，化成血液。由于营、血可分不可离，故常常将"营血"并称。

——营养全身。就是说，营气随着血脉流注于全身，五脏六腑、四肢百骸都得到了营气的滋养。

何谓卫气？顾名思义，就是"保卫"之气。从阴阳两个大类讲，这种卫气属"阳"，"生于水谷，源于脾胃，行于脉外，其性刚悍，运行迅速流利"。与营气不同，卫气不是运行于血脉之中，而是运行于脉管之外，其主要功能是护卫肌表、抗御外邪、温养机体、恒定体温，调控腠理、开阖汗孔。

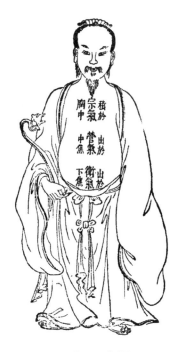

宗营卫三气图

（图出张景岳《类经图翼》）

为了便于大家整体理解，这里我再把"宗气"和"元气"也解释一下。

何谓宗气？顾名思义，就是"综合"之气。综合什么呢？综合肺从自然界吸入的清气与脾胃运化水谷而产生的精气，从而形成的"胸中大气"。宗气的根据地在"气海"，也就是前胸的膻中穴。宗气的作用有三个：一是推动肺的呼吸，二是推动血液循环，三是资助先天之气。

何谓元气？"元"通"原"，顾名思义，就是"本原"之气，是人先天带来的生命活动的原动力。元气主要由肾脏的先天之精所化生，通过三焦而周流于全身。元气的根据地在"命门"，其主要功能是：推动形成人体的生殖机能，主导人的生、长、壮、老、死的基本节奏；全面调控各脏腑、经络、组织器官的生理活动。

这段话中，还有一个词，需要我们重点理解，就是"肓膜"。《内经》所讲的肓膜，历来有多种解释。唐代王冰的注释是："肓膜，谓五藏之间鬲中膜也。以其浮盛，故能布散于胸腹之中，空虚之处"。这个"肓"，就是指脏腑之间的空隙之处。

现代还有一种解释是，"肓膜"是指胸腺等中枢免疫器官。现代医学对胸腺的定义是：位于胸骨柄后方，上纵隔前部，心包上方血管的前面，一般分为不对称的左、右两叶。胸腺是淋巴器官，兼有内分泌功能，胸腺分泌的胸腺素能使来自骨髓的淋巴干细胞转化为具有免疫活性的T淋巴细胞，从而提高机体的细胞免疫反应。

当一个人容易伤风感冒时，西医一般会认为是免疫力低下；中医一般会认为是卫气虚弱。从这个意义上讲，卫气与免疫力应当是异曲同工的。

第四十四篇

痿论篇

篇目解读

痿，本义是软化、软缩，指身体某一部位萎缩或者失去机能。本篇以"五脏使人痿"为基本观点，描述了痿躄、脉痿、筋痿、肉痿、骨痿的表现症状，分析了其中的病理基础；提出了对五种痿症的辨别方法；探讨了治疗痿病的基本原则。特别令人振聋发聩的是，本篇非常直白地指出了许多人得痿病的主观原因，就是"思想无穷，所愿不得，意淫于外，入房太甚"。

一、五脏病变都能导致痿病

黄帝问曰：五藏使人痿，何也？

岐伯对曰：肺主身之皮毛，心主身之血脉，肝主身之筋膜，脾主身之肌肉，肾主身之骨髓。

故肺热叶焦，则皮毛虚弱急薄，著则生痿躄（wěi bì，四肢痿废，难以发挥作用）也。

心气热，则下脉厥而上，上则下脉虚，虚则生脉痿，枢折挈（关节活动失灵，不能提举，就像枢轴折断了一样），胫纵而不任地也。

肝气热，则胆泄口苦，筋膜干，筋膜干则筋急而挛，发为筋痿。

脾气热，则胃干而渴，肌肉不仁，发为肉痿。

肾气热，则腰脊不举，骨枯而髓减，发为骨痿。

【白话意译】黄帝问道：五脏发生病变，都会使人得痿病，这是为什么呢？

岐伯回答：肺脏，主管人的全身皮毛；心脏，主管人的全身血脉；肝脏，主管人的全身筋膜；脾脏，主管人的全身肌肉；肾脏，主管人的全身骨髓。

因此，人的肺脏一旦有热，肺叶就会枯焦，而皮毛也会相应地变得虚薄干枯，如果热邪久久地不能散去，就会得"痿躄"之症。

人的心脏一旦有热，气血就会上逆，从而导致下半身的血脉虚空，产生"脉痿"之症。脉痿的病人，关节就像被折断一样，无法提举；脚后跟松弛，无法行走。

人的肝脏一旦有热，胆汁就会外泄，使人口苦得很；筋膜因为得不到津液营养而逐渐干枯，以致挛缩拘急，最终得上"筋痿"之症。

人的脾脏一旦有热，胃里的津液就会被烧灼耗干，使人口渴得很；肌肉因为失去津液的营养而变得麻木，以至于逐渐丧失了痛痒之感，最终得上"肉痿"之症。

人的肾脏一旦有热，就会烧灼精液，以致骨髓枯减、腰脊无法动弹伸展，最终得上"骨痿"之症。

【参悟领会】生命离不开太阳！说的是万物生长离不开"阳"火的温煦。

生命离不开水！说的是万物生长离不开"阴"水的滋润。

阳火与阴水，是生命产生的两个必要条件。就像火星，上面虽然有太阳普照，但因为没有水，所以还是长不出生命之物。

五脏、五体与五种痿病的对应关系

五行	木	火	土	金	水
五脏	肝	心	脾	肺	肾
五体	筋	脉	肉	皮毛	骨
五痿	筋痿	脉痿	肉痿	痿躄	骨痿

通过以上对五种痿病的描述，我们可以看出，"热"是痿病的万恶之源。因为阳热过盛，必然会烧耗人体内的营养之水（精、津、液、血等），从而使人体就像久旱的草木一样，不可避免地枯萎下去。

故治疗痿病，必须守住两点：一是清热降温，二是补水滋阴。

二、引发痿病的主客观原因有哪些

帝曰：何以得之？

岐伯曰：肺者，藏之长也，为心之盖也。有所失亡（指事不顺心），所求不得，则发肺鸣，鸣则肺热叶焦，故曰：五脏因肺热叶焦，发为痿躄（wěi bì，下肢萎弱不能行），此之谓也。

悲哀太甚，则胞络绝，胞络绝，则阳气内动，发则心下崩，数溲血也。故《本病》曰：大经空虚，发为肌痹，传为脉痿。

思想无穷，所愿不得，意淫于外，入房太甚，宗筋（指男性生殖器）弛纵（阳痿），发为筋痿，及为白淫（指男子滑精，女子白带）。故《下经》曰：筋痿者，生于肝，使内（性生活）也。

有渐于湿，以水为事，若有所留，居处相湿，肌肉濡渍，痹而不仁，发为肉痿。故《下经》曰：肉痿者，得之湿地也。

有所远行劳倦，逢大热而渴，渴则阳气内伐（伤害），内伐则热舍于肾，肾者水藏也，今水不胜火，则骨枯而髓虚，故足不任身，发为骨痿。故《下经》曰：骨痿者，生于大热也。

【白话意译】黄帝问道：痿病是怎样引起的呢？

岐伯回答：在人的体腔内的各个脏腑之中，肺脏的位置是最高的，就像两片大叶子，盖在心脏上面。所以称之为"华盖"。一个人，如果遇上了失意不顺心的事、欲望得不到满足，肺气就会郁结，出现气喘之症；肺气郁结得久了，就会产生郁热，使肺叶逐渐焦枯；肺叶焦枯，无法正常工作，精气就无法散布到全身，以致身体痿弱。所以说，五脏都是因为肺热叶焦得不到营养而引发痿躄之疾的。

一个人，如果过于悲伤，则会气机郁结导致心包经络堵塞不通，而心包经络的堵塞又会使得阳气在体内妄动，逼迫心血下崩，出现尿血。对此，古代著名的医学经典《本病》早已指明：人的大经脉（心包经）一旦出现虚空，就会导致肌痹（胸肌炎），进而转化为脉痿。

一个人，如果无穷无尽地胡思乱想，异想天开，欲望无法满足，或意念受外界影响而迷乱，性生活又过于频繁，时间长了，就会得筋痿病，男子表现为阳痿，女子表现为白带增多。对此，古代著名的医学经典《下经》早已指明：由肝引发的筋痿病，与性生活频繁密切相关。

一个人，如果经常居住于潮湿之地，工作在水湿的环境中，长期受到湿邪侵袭，经络被湿邪痹阻，导致肌肉麻木，最终患上肉痿病。对此，《下经》早已指明：肉痿是因为人长期处于潮湿的环境引发的。

一个人，如果长途跋涉，非常劳累，又恰遇炎热天气，口渴得很，身体的阳气便会化为热邪，在体内骚扰捣蛋，这股热邪一旦侵入号称"水脏"的肾，假如水不能克制住它，就会灼耗阴精，导致骨枯髓空，以至于两条腿无法支撑起身体，形成骨痿病。对此，《下经》早已指明：骨痿病是由于大热引发的。

【参悟领会】人为什么会得痿病？不外乎两个方面：一为"天作孽"，即由外部环境引发的；一为"自作孽"，即由内心情绪引发的。

从岐伯的分析描述看，以上五种痿症，属于"天作孽"的只有一种，即肉痿，乃是由于病人长期处于潮湿环境造成的。

属于"自作孽"的有三种，即肺痿、脉痿、筋痿，都是由于不良情绪（失意、悲伤、想法太多）、性生活放纵而造成的。

属于两种原因都有的一种，即骨痿，一方面是由于过度劳累、不知休整造成的；一方面是由于天气过于炎热造成的。

三、如何辨别不同的痿病

帝曰：何以别之？

岐伯曰：肺热者，色白而毛败；心热者，色赤而络脉溢；肝热者，色苍而爪枯；脾热者，色黄而肉蠕动；肾热者，色黑而齿槁。

【白话意译】黄帝问道：如何诊察辨别不同的痿病呢？

岐伯回答：因肺热而造成的痿病，病人脸色发白，毛发枯败；因心热而造成的痿病，病人脸色发红，毛细血管会清晰地凸显出来；因肝热而造成的痿病，病人脸色发青，爪甲干枯；因脾热而造成的痿病，病人脸色发黄，肌肉濡软；因肾热而造成的痿病，病人脸色发黑，牙齿枯槁。

【参悟领会】对于西医来说，要诊断出病情，离不开各种仪器，如X光机、CT机等。

对于一个合格的中医来说，每个人的每一张脸，就是一台最原始、最原生态的X光机，每个人整体健康情况、局部脏腑的病变情况等, 都会通过这台原始X光机显现出来。比如, 脸色发青, 就说明肝脏有了问题; 脸色发白, 就说明肺脏出了问题; 脸色发红, 就说明心脏出了问题; 脸色发黄, 就说明脾脏出了问题; 脸色发黑, 就说明肾脏出了问题。

　　说一千, 道一万, 这台原始X光机诊察病情的基本原理, 还是没有脱离"五行"的理论, 没有脱离"五脏对应五色"的基本规律(肺→白、肾→黑、肝→青、心→赤、脾→黄)。

四、治疗痿病应当以阳明经为重点

帝曰：如夫子言可矣，论言治痿者独取阳明，何也？

岐伯曰：阳明者，五藏六府之海，主闰宗筋（指许多小筋在前阴会聚而成大筋），宗筋主束骨而利机关也。冲脉者，经脉之海也，主渗灌溪谷，与阳明合于宗筋，阴阳揔宗筋之会，会于气街，而阳明为之长，皆属于带脉，而络于督脉。故阳明虚，则宗筋纵，带脉不引，故足痿不用也。

帝曰：治之奈何？

岐伯曰：各补其荥，而通其俞，调其虚实，和其逆顺；筋脉骨肉，各以其时受月，则病已矣。

帝曰：善！

【白话意译】黄帝问道：您刚才分析得都很有道理！可古代的医书上说，治疗痿病应当独取阳明，这是为什么呢？

岐伯回答：阳明经（包括胃经、大肠经）是人的五脏六腑营养的主要来源，能滋润涵养人体的大小筋脉。这些筋脉，主要是用来约束和润滑骨关节，使之更加灵活机动的。至于与阳明胃经并行的冲脉，则是人体十二经脉的气血汇集之处，俗称"血海"，主要负责将气血输送、灌注、渗透到皮肤、肌肉的间隙，并与各条阴经、阳经会聚于气冲穴。这个气冲穴，又恰恰属于阳明经的要穴，所以说，作为号称"十二经脉之海"的冲脉，仍然脱离不了阳明经的循行路线。另外，阳明经还联系着人体唯一的一条横行、像腰带一样维系着所有经脉的带脉，以及主人的一身之阳气的督脉。从这个意义上说，阳明经确实在人体各经脉中起着统领的作用，一旦阳明经的气血不足，其他各筋脉就会失去营养而变得松弛，同时带脉也会缺乏力量，来收束各纵向循行的经脉，于是，人的腰会变得越来越粗，足会变得越来越痿弱。

黄帝问道：如何治疗呢？

岐伯回答：调养滋补人体各经脉的荣穴，疏通人体各经脉的俞穴，调整人的机体之虚实，调和人的气血之逆顺。人体的筋、脉、骨、肉，不管是哪一个方面出现了病变，只要是在它脏腑当旺的月份进行医治，就会事半功倍。

黄帝说：说得太好了！

【参悟领会】这段话里，出现了"两海"概念，需要进一步搞明白：一个是，"阳明者，五脏六腑之海"；一个是，"冲脉者，经脉之海"。

为什么说阳明是五脏六腑之海呢？这是因为，这里所讲的"阳明"，实质上就是我们今天所讲的大消化系统，包括口腔、咽、食管、胃、小肠、大肠等。人的五脏六腑，以及皮、肉、筋、脉、骨等机构组织，必须依靠后天的各类营养物质（氨基酸、蛋白质、维生素、脂类等）来不断地充实濡养；而各类营养物质，又必须依靠消化系统将我们吃进的各种食物消化以后，才能形成。如果把五脏六腑比作各类机械的发动机，那"阳明"无疑就是炼油厂或者发电厂，为发动机提供永续的能源。

为什么说冲脉是经脉之海呢？所谓海，《说文》的解释是："天池也，以纳百川者"，也就是说，海是地球上天然形成的巨大的坑，用来装纳所有江河之水的。海洋被称为地球气候的"调节器"，既能调节地球的温度，又能调节地球的降雨量。

所谓经脉之海，就是说，冲脉上至于头，下至于足，贯穿全身，能调节十二经脉的气血。当各脏腑、经络气血有余时，冲脉能及时地进行储存；当各脏腑、经络气血不足时，冲脉能及时地进行补充。从这个意义上说，冲脉就是人体经脉气血的"调节器"，其对于人体之功能作用与海洋对于人体之功能作用，确实相似。

篇目解读

厥，是中医病理学的基本概念之一，乃阴阳失调、气机逆乱所致的病症。《黄帝内经》中，涉及厥症的有关论述，大约有四十多篇。因为本篇是集中论述厥症的，所以叫作厥论。本篇的主要内容有四个方面，即：厥症是从哪里引起的，又是如何形成的，六经厥症的临床表现，以及十二经脉经气厥逆的治疗思路。

一、寒厥和热厥为何都起于足

黄帝问曰：厥之寒热者，何也？

岐伯对曰：阳气（足部的三阳脉）衰于下，则为寒厥；阴气（足部的三阴脉）衰于下，则为热厥。

帝曰：热厥之为热也，必起于足下者，何也？

岐伯曰：阳气起于足五指（通"趾"）之表，阴脉者，集于足下，而聚于足心，故阳气胜，则足下热也。

帝曰：寒厥之为寒也，必从五指而上下于膝者，何也？

岐伯曰：阴气起于五指之里，集于膝下而聚于膝上，故阴气胜，则从五指至膝上寒，其寒也，不从外，皆从内也。

【白话意译】黄帝问道：大凡厥症，有寒也有热，这是怎么回事？

岐伯回答：人的阳气，也就是生命之"火"，从身体的下

部开始衰竭，就会形成寒厥之症；人的阴气，也就是生命之
"水"，从身体的下部开始衰竭，就会形成热厥之症。

黄帝问道：热厥之症，其热往往是从足底开始，这是为什
么呢？

岐伯回答：人的阳经之气，主要是足太阳膀胱经之气，循行
于脚掌的外侧端，先汇集于足底，再聚结于足心，如果阴经之气
衰竭而阳经之气偏盛，自然就会导致足底发热。

黄帝又问道：寒厥之症，其寒往往是从脚趾延伸至膝盖部
位，这又是为什么呢？

岐伯回答：阴经之气，主要是足太阴脾经之气，起于脚掌
的内侧端，先汇集于膝下，再聚结于膝上部位，如果阳经之气衰
竭于下而阴经之气偏盛，自然就会导致从脚趾到膝盖部分的寒
冷。这种寒冷，不是从外部侵入的，而是由于体内的阳虚所致。

【参悟领会】这段话乍看起来，令人容易颠乱，但核心的意
思，还是八个字"无阳则寒，无阴则热"，终究脱离不了阴阳的
纲纪。这里需要我们辨析清楚的是，本篇所讲的"热厥"，与
张仲景等后世医家所讲的"热厥"，名称虽然相同，本质却有
不同。本篇所谓的"热厥"，乃是因为身体下部阴气衰竭而使
得阳气过盛造成的。这实质上是一种"虚热"，其突出的症状
特点是"手足心热"。治疗的思路，就是滋阴补水、平抑过盛的
阳火。

张仲景等后世医家所谓的"热厥"，乃是因为热邪拥堵、

阻隔阳气，使之不能向外散布，温煦四肢。这实质上是一种"实热"，其突出的症状特点是"手足逆冷"。治疗的思路，就是清泄热邪。

二、寒厥、热厥、昏厥是怎样形成的

帝曰：寒厥何失而然也？

岐伯曰：前阴者，宗筋之所聚，太阴、阳明之所合也。春夏则阳气多而阴气少，秋冬则阴气盛而阳气衰。此人者质壮，以秋冬夺于所用，下气上争不能复，精气溢下，邪气因从之而上也。气因于中，阳气衰，不能渗营（渗透灌溉）其经络，阳气日损，阴气独在，故手足为之寒也。

帝曰：热厥何如而然也？

岐伯曰：酒入于胃，则络脉满而经脉虚。脾主为胃行其津液者也，阴气虚则阳气入，阳气入则胃不和，胃不和则精气竭，精气竭则不营其四支也。此人必数醉若饱以入房，气聚于脾中不得散，酒气与谷气相薄，热盛于中，故热遍于身，内热而溺赤也。夫酒气盛而慓悍，肾气有衰，阳气独胜，故手足为之热也。

帝曰：厥或令人腹满，或令人暴（猝然、突然）不知人，或至半日、远至一日乃知人者，何也？

岐伯曰：阴气盛于上则下虚，下虚则腹胀满；阳气盛于上则下气重上，而邪气逆，逆则阳气乱，阳气乱则不知人也。

【白话意译】黄帝问道：寒厥之症究竟是如何形成的呢？

岐伯回答说：人的前阴（下焦）部位是众多经脉汇集之处，也是足太阴脾经和足阳明胃经会合之处。一般来说，人在春夏季节是阳气偏多而阴气偏少，在秋冬季节是阴气偏盛而阳气偏衰。日常生活中，总有一些人，自以为身体强健，在秋冬阳气偏衰的季节里，过度纵欲、劳累、运动等，以致肾中精气耗损过多。下焦的精气亏虚多了，便会向中焦的脾胃去争夺精气来弥补，但即便是争夺，也无法迅速复原。这样的人，由于下焦精气不停地溢泄，元阳也就随之虚空，而人的元阳一旦虚空，体内的阴寒邪气就会产生，并随着向上的争夺之气逆冲入中焦，致使人的胃气虚乏，不能化生水谷精微以营养灌注全身经络，于是人的阳气便更加衰弱，阴气更加旺盛，所以其手足便会更加厥冷。

黄帝问道：热厥之症是如何形成的呢？

岐伯回答说：酒性剽悍，其进入胃里以后，会使人的络脉中血液满盈，经脉反而虚陷。脾的主要功能，是帮助输送胃里的津液营养，如果一个人饮酒过度，就会导致脾没有东西可送，没有东西可送则阴津亏虚，阴津亏虚则使得剽悍的酒热之气乘虚而入，干扰捣蛋，使得胃气不和，而胃气不和则直接影响到水谷精气的化生，以致衰减枯竭，水谷精气衰减则无法给人的四肢提供营养。加之患此种病症的人，必定会经常在饱食或醉酒之后放纵淫欲，致使酒食之气郁结于脾中而不得宣散，酒气与谷气在脾胃相搏结，先是在中焦酝酿成热，进而波及全身。得了这种病的人，一旦内热过盛，其尿液就会呈红色。由于酒性太过剽悍浓烈，故经常醉酒之人，肾的精气必然会受到它的损耗而日益虚衰，最终形成阳气独盛于内的局面，所以手足会发热。

黄帝问道：有的厥症会使人腹部胀满，有的厥症会使人突然晕倒，不省人事，半天或一天后才能苏醒过来，这是什么原因呢？

岐伯回答说：人体阴气偏盛于上，则下部亏虚，下部亏虚则影响水谷的运化，运化不动自然会导致腹部胀满；人体阳气偏盛于上，如果下部之气也逆聚于上，那么整个身体的气机就会失去正常，产生逆乱，这个时候，如果阳气一旦随之逆乱，人就会昏厥，不省人事。

【参悟领会】在各种宗教哲学中，佛教最重"因果"关系。在中医哲学中，对"因果"二字也极为重视。凡病必有因！有什么样的不良生活习惯，必然会导致什么样的疾病；得了什么样的疾病，必然是有什么样的病因。

人为什么会得厥症呢？

根本的原因是阴阳失衡。阳盛阴虚则得热厥之症，阴盛阳虚则得寒厥之症，阴阳错乱则得昏厥之症。

直接的原因是日常生活中的"五过"：

——过度纵欲，性生活频繁，有的甚至还借助于补阳药物、春药等等，搞竭泽而渔。

——过度劳累，干活的时间太多，休息的时间太少，整日里高负荷运转，透支了身体的精元。

——过度运动，如跑马拉松，在高寒或高温等极端天气里，搞极限运动等。

——过度饮酒，每天醉一场，甚至两场，最可怕的是醉后淫乐，加速掏空了身体的精津气血。

——过度饮食，每天、每餐都把自己撑得饱饱的，日益加重脾胃的负担，不给它一点休息的机会，最终导致脾胃的功能严重受损。

三、六经厥症的症状表现

帝曰：善。愿闻六经脉之厥状病能（tài）也。

岐伯曰：巨阳之厥，则肿首头重，足不能行，发为眴仆（xuàn pū，眼花跌倒）。

阳明之厥，则癫疾欲走呼，腹满不得卧，面赤而热，妄见而妄言。

少阳之厥，则暴聋，颊肿而热，胁痛，骺（héng，脚胫）不可以运。

太阴之厥，则腹满䐜胀，后不利，不欲食，食则呕，不得卧。

少阴之厥，则口干溺赤，腹满心痛。

厥阴之厥，则少腹肿痛，腹胀，泾溲（大小便）不利，好卧屈膝，阴缩肿，骺内热。

盛则写之，虚则补之，不盛不虚，以经取之。

【白话意译】黄帝称赞说：您分析得太好了！我还想听您讲

讲六经厥症的不同表现特点。

岐伯回答：太阳经厥症的表现特征是，头部感觉沉重，头面发肿，脚不能行走，病发作时会眼花跌倒。

——阳明经厥症的表现特征是，疯疯癫癫，狂奔乱叫，腹部胀满，无法安卧，面部发红发热，神志模糊，会出现幻觉，胡言乱语。

——少阳经厥症的表现特征是，突发性耳聋，面颊肿胀而发热，两胁疼痛，小腿不能活动。

——太阴经厥症的表现特征是，腹部胀满，大便不畅，不想吃东西，一吃就呕吐，无法安卧。

——少阴经厥症的表现特征是，口干渴，小便呈赤色，腹部胀满，胸口疼痛。

——厥阴经厥症的表现特征是，小腹肿痛，腹部胀满，大小便不利，睡觉时喜欢采取屈膝的姿势，前阴萎缩，小腿内侧发热。

对于六经厥症，治疗的原则是，实症用泻法，虚症用补法，虚实偏颇不明显的，从本经取穴，用针刺等方法治疗。

【参悟领会】上述六经厥症的不同症状表现，加起来一共有30多种，让人眼花缭乱，既难以记住要点，也难以抓住要害。

如何变得简明扼要，易记易理解呢？大家不妨学会抓主要矛盾，参悟以下几句顺口溜：

太阳之症"头面肿"，阳明之症"疯癫狂"，少阳之症"耳突聋"，太阴之症"腹胀满"，少阴之症"口干渴"，厥阴之症"前阴萎"。

由此口诀，我们不难反推得出诊断厥症、治疗厥症的基本思路：

凡是出现"头面肿胀"的厥症，就要重点从太阳膀胱经和小肠经入手治疗；凡是出现"疯癫狂呼"的厥症，就要重点从阳明胃经和大肠经入手治疗；凡是出现"耳突然聋"的厥症，就要重点从少阳胆经和三焦经入手治疗；凡是出现"腹部胀满"的厥症，就要重点从太阴脾经和肺经入手治疗；凡是出现"口干舌燥"的厥症，就要重点从少阴肾经和心经入手治疗；凡是出现"前阴萎缩"的厥症，就要重点从厥阴肝经和心包经入手治疗。

四、十二经脉经气厥逆的调治思路

太阴厥逆，胻急挛，心痛引腹，治主病者。

少阴厥逆，虚满呕变，下泄清，治主病者。

厥阴厥逆，挛腰痛，虚满前闭，谵言（zhān yán，指说胡话），治主病者。

三阴俱逆，不得前后，使人手足寒，三日死。

太阳厥逆，僵仆，呕血善衄（nǜ，鼻子出血），治主病者。

少阳厥逆，机关不利，机关不利者，腰不可以行，项不可以顾，发肠痈，不可治，惊者死。

阳明厥逆，喘咳身热，善惊，衄，呕血。

手太阴厥逆，虚满而咳，善呕沫，治主病者。

手心主、少阴厥逆，心痛引喉，身热，死不可治。

手太阳厥逆，耳聋泣出，项不可以顾，腰不可以俯仰，治主病者。

手阳明、少阳厥逆，发喉痹，嗌（yì，咽喉）肿，痉

（zhì，此处当作"痓"，颈项强直），**治主病者**。

【白话意译】足太阴脾经的经气厥逆，就会导致人的小腿拘急痉挛，心痛并牵引到腹部，应当取本经主病的腧穴治疗。

足少阴肾经的经气厥逆，就会导致人的腹部虚满，呕吐，大便泄泻清稀，应当取本经主病的腧穴治疗。

足厥阴肝经的经气厥逆，就会导致人筋挛、腰痛、腹部虚胀、小便不通、胡言乱语，应当取本经主病的腧穴治疗。

假如以上三经的经气一起厥逆，就会导致人的大小便不通且手足发寒，三日内会有死亡的危险。

足太阳膀胱经的经气厥逆，就会导致人的身子僵直跌倒，吐血，且鼻子经常流血，应当取本经主病的腧穴治疗。

足少阳胆经的经气厥逆，就会导致人的关节不灵活，继而使得人的腰部难以动弹，颈项无法转动，这种病如果引发了肠痈，就很难治愈；得这种病的人，一旦受惊，就会有死亡的危险。

足阳明胃经的经气厥逆，就会导致人咳嗽气喘，身体发热，容易惊恐，鼻子流血，甚至呕血。

手太阴肺经的经气厥逆，就会导致人胸中虚满，咳嗽，经常呕吐痰液，应当取本经主病的腧穴治疗。

手厥阴心包经和少阴心经的经气厥逆，就会导致人的心痛，并牵连咽喉，身体发热。这种病，属于不可医治的死症。

手太阳小肠经的经气厥逆，就会导致人耳聋、流泪，颈项无法转动，腰部僵直而无法前后俯仰，应当取本经主病的腧穴治疗。

手阳明大肠经和少阳三焦经的经气厥逆，就会导致人的咽部肿痛，喉部痹塞，颈项僵直，应当取本经主病的腧穴治疗。

【参悟领会】以上十二经脉的经气厥逆情形，有三种是十分凶险的，需要我们高度重视警惕，在日常生活中注意预防。

第一种，就是心经和心包经的经气厥逆，《内经》认为是"死不可治"。这种情形，有点类似于今天的健康杀手"心肌梗塞"。其发作的时间，往往是在中午（11点至13点）或晚上（19点到21点）。在这两个时间段里，养护的方法是不同的。心经当令的中午，宜以休息为主，以便阴阳之气顺利交接；心包经当令的晚上，宜以高兴为主，让自己心情愉悦，放松膻中穴。

第二种，就是胆经的经气厥逆，《内经》认为得这种病的人，一旦受惊，便会有死亡的危险。为什么一旦受惊便会有危险呢？这是因为肝胆属木，需要水的涵养；惊恐伤肾，肾为水，一旦肾伤，便会"断水"，以致肝胆得不到水的滋润，势必发生病变。

第三种，就是肝、脾、肾三经的经气一起厥逆，《内经》认为会"不得前后，三日死"。为什么足的三条阴经一起厥逆，会使人的大小便不通呢？原因很简单，人体阳经上行，阴经下行，阴阳循环，上下轮回，才使得人体机制运转正常。现在三阴经的经气厥逆，无法下行，必然会造成原本需要从"下窍"排出的屎尿被堵塞, 而一旦人的屎尿被堵了三日, 离死神自然也就是一步之遥了。

第四十六篇

病能论篇

篇目解读

　　所谓病能，就是指疾病的状态。本篇的精彩点有三：一是对胃脘痈、卧不安、不能仰卧、厥腰痛、颈痛、阳厥、酒风等七种疾病的病态表现，做了生动描述，并传授了诊断及治疗方法；二是提出了"精有所之寄则安""同病异治"的重要观点；三是简明扼要地介绍了上古时期教人看病、治病的五本医学经典。

一、胃脘痈等五种疾病的病因分析

黄帝问曰：人病胃脘痈（恶性脓疮）者，诊当何如？

岐伯对曰：诊此者，当候胃脉，其脉当沉细，沉细者气逆，逆者人迎甚盛，甚盛则热。人迎者，胃脉也，逆而盛，则热聚于胃口而不行，故胃脘为痈也。

帝曰：善。人有卧而有所不安者，何也？

岐伯曰：藏有所伤，及精有所之寄则安，故人不能悬（断绝）其病也。

帝曰：人之不得偃（仰）卧者，何也？

岐伯曰：肺者，藏之盖也，肺气盛则脉大，脉大则不得偃卧。论在《奇恒阴阳》中。

帝曰：有病厥者，诊右脉沉而紧，左脉浮而迟，不然（知其所以然）病主安在？

岐伯曰：冬诊之，右脉固当沉紧，此应四时；左脉浮而迟，此逆四时。在左当主病在肾，颇关在肺，当腰痛也。

帝曰：何以言之？

岐伯曰：少阴脉贯肾络肺，今得肺脉，肾为之病，故肾为腰痛之病也。

帝曰：善！有病身热解㑊，汗出如浴，恶风少气，此为何病？

岐伯曰：病名曰酒风。

帝曰：治之奈何？

岐伯曰：以泽泻、白术各十分，麋衔五分，合以三指撮，为后饭。

【白话意译】黄帝问道：一个人，如果胃脘部位长了脓肿，应该如何诊断呢？

岐伯回答：诊断这种疾病，首先还是要切病人的胃脉，他（她）的脉象一定是沉细的。病人的脉象沉细，就说明胃气上逆，胃气上逆则必然会导致人迎脉跳动过快，人迎脉跳动过快则说明人体内一定有热邪郁积。人迎脉属于胃经的动脉，其跳动过快，就说明人体内的热邪已经郁结到胃口且一时难以消散，因而其胃脘部位一定会产生脓肿。

黄帝说：您分析得太精准了！有的人睡觉不安稳，是什么缘故呢？

岐伯解释说：一方面，是肉体的原因，五脏受到损伤所致；一方面，是精神的原因，情志受到刺激或长期、困扰压抑所致。

人的精神一定要有所寄托才会安宁，精神安宁才能睡得安稳。所以，对于这种病，一般人很难察觉其真正的原因。

黄帝问道：有人不能仰卧，这又是什么原因呢？

岐伯回答：人的肺脏，处在胸腔的最高位置，相当于其他脏腑的大盖子，故称为"华盖"。假如肺脏被邪气侵入，邪气充盛于内，就会使得肺的脉络胀大，而肺的脉络胀大则会导致肺气不利、呼吸急促，人就无法仰卧了。《奇恒阴阳》这本书对这种病症阐述得很详细。

黄帝问道：有的人患经气厥逆之病，切脉时发现，右手的脉象沉而紧，左手的脉象浮而迟，不知道这种病是怎么得来的？

岐伯回答：人在冬天，右手的脉象沉而紧，这是和四季气候相适应的正常脉象；左手的脉象浮而迟，这是和四季气候相违背的异常脉象。这种异常脉象出现在左手，说明人的肾脏出了毛病，与肺脏也有所关联，病人会出现腰痛的症状。

黄帝又问：为什么会这样呢？

岐伯继续解释：人体的少阴肾经不仅贯穿肾脏，且直接向上连着肺脏。如果在冬天诊察到肺（金）之脉浮而迟，则表明"金生水（肾）"受到制约或影响，人的肾气一定会虚乏。这种病虽然与肺相关，但主要还是落在肾上，自然会导致腰痛。

黄帝说：您说得有道理！有的人，浑身发热、四肢倦怠、出汗多得如同洗澡一般，怕风、呼吸微弱短促，这是什么病呢？

岐伯回答：这种人得的是酒风病。

黄帝问道：如何医治呢？

　　岐伯回答：取泽泻、白术各十分，鹿衔草五分，将它们合在一起研成粉末，病人一次服用以三个手指头能够撮取的量，最好是在饭前服用。

　　【参悟领会】这段话涉及了对5种疾病症状的描述和分析，其中有两点值得细细揣摩：

　　一是，在论及"睡觉不安稳"时，提出了"精有所之寄则安"的观点。一个人活在世上，精神必须要有所寄托，其心理才会安稳，心态才会安和。从近年来有关机构对一些百岁老人的调研分析看，他（她）们大多有一个共同的特点，那就是"三淡一富"。所谓"三淡"，就是生活上清淡，心态上恬淡，对功名利禄的追求上平淡。所谓"一富"，就是精神生活很富有，或寄托于学问与学术的研究，或寄托于技术与艺术的创造，或寄托于健康娱乐活动的陶醉与陶冶，或寄托于渡人与助人等。

　　二是，在论及"酒风病"时，提到了三味中药：泽泻、白术、鹿衔草。泽泻，味甘、淡，性寒，归肾经、膀胱经，主要功能是利水渗湿，以及清泄肾火；白术，味甘、苦，性温，归脾经、胃经，主要功能是健脾燥湿、益气生血、固表止汗；鹿衔草，味甘、苦，性温，归肝经、肾经，主要功能是健骨强筋、祛风除湿、收敛止血。以上三味药，搭配成一个方子，就叫"泽泻饮"，看起来简单，实质上则很周全，涵盖了酒风病的各种症状。

二、同病为何需要异治

帝曰：善！有病颈痈者，或石治之，或针灸治之，而皆已，其真安在？

岐伯曰：此同名异等者也。夫痈气之息者，宜以针开除去之；夫气盛血聚者，宜石而写之。此所谓同病异治也。

【白话意译】黄帝说：您说得好！有的人，颈部患有痈肿，或者用砭石治疗，或者用针灸治疗，都能使其康复，达到同样的治愈效果，这又是什么原因呢？

岐伯回答：这是由于病的名称虽然相同，但病的实质却不相同。对于因"气"郁造成的颈部痈肿，应当采用针刺的办法，泻去其邪气；对于因"血"瘀造成的颈部痈肿，应当采用砭石的办法，放掉其瘀血。这，就是所谓的同病异治。

【参悟领会】同病异治是中医诊治疾病的一个重要原则，

必须好好掌握。何谓"同病"，一般来讲有三同，即：病症相同，病名相同，病因相同。何谓"异治"，一般来讲，有五个因素需要医生在治疗时综合兼顾，即：（1）因时而异。同一种病，冬天发的与夏天发的不一样，秋天发的与春天发的不一样，等等。（2）因地而异。同一种病，在西北得的与在东南得的不一样，在干燥之地得的与在潮湿之地得的不一样，等等。

（3）因人而异。同一种病，女人与男人不一样，老年人与青年人不一样，身体强壮之人与身体羸弱之人不一样，等等。（4）因势而异。同一种病，病情发展的初期与中期不一样，中期与晚期不一样，病在肌肤的与病在脏腑的不一样，病在筋肉的与病在膏肓的不一样，等等。（5）因变而异。同一种病，病邪只在一个脏腑的与扩散到两个脏腑的不一样，病邪未扩散的与已经扩散到全身的不一样，等等。

基于以上"五异"，就是良医在确定治疗思路与治疗方法时，必须予以考虑到的。

三、节食是治疗狂病的良方

帝曰：有病怒狂者，此病安生？

岐伯曰：生于阳也。

帝曰：阳何以使人狂？

岐伯曰：阳气者，因暴折而难决，故善怒也，病名曰阳厥。

帝曰：何以知之？

岐伯曰：阴明者常动，巨阳、少阳不动，不动而动大疾，此其候也。

帝曰：治之奈何？

岐伯曰：夺其食即已。夫食入于阴，长气于阳，故夺其食即已。使之服以生铁落为饮，夫生铁落者，下气疾也。

【白话意译】黄帝问道：有的人患狂躁症，容易发怒，这种病是如何产生的呢？

岐伯回答：这主要是由于人体阳气过盛的缘故。

黄帝又问：阳气为什么能使人发狂呢？

岐伯回答：人体的阳气，一旦受到强烈的刺激或精神挫折，就会郁结不畅，导致气机上逆，使人容易发怒，这种病名叫"阳厥"。

黄帝问道：如何才能知道人的阳气得病了呢？

岐伯回答：正常人的阳明经脉，其搏动是明显的，而太阳、少阳经脉的搏动，是不明显的。如果太阳、少阳经脉搏动得特别明显、特别快，那就是阳气受病的征兆。

黄帝问道：该如何医治呢？

岐伯回答：病人减少饮食，就能够很快康复。这是因为，饮食经过脾的运化后，就能够助长阳气；现在病人减少饮食，体内过盛的阳气自然就会减少，很快达到康复的目的。另外，让病人服用生铁落煎水，也能起到降气化结的作用。

【参悟领会】关于如何治疗因阳气过盛形成的狂躁症，这里提出了两种方法：

一种是减少饮食。这就好比是一团熊熊烈火正在烧锅，由于火势太猛，烧的时间过长，锅不仅被烧红了，而且还冒了青烟。怎么办呢？最快最好的办法，就是把柴抽掉，把火势迅速地降下来，锅也就不会被烧爆了。

另一种是"生铁落饮"。生铁落，是一味中药，其形成的过程是，将生铁煅至红赤，以致外层被氧化，再用铁锤敲打，落下的铁屑，去掉煤土杂质，洗净晒干后，便成了"生铁落"。据古医学经典记载：生铁落味辛性凉，归肝经、心经，主要功能是：平肝镇惊，善于治疗因肝郁火盛导致的怒狂阳厥之症；镇惊安神，能治疗善怒、失眠之症；能清心肝二经之火热，善于治疗小儿赤丹斑驳、疮疡肿毒；活血祛瘀，善于治疗关节酸痛、扭伤疼痛。

据现代生化技术的分析看，生铁落的主要化学成分是四氧化三铁，其经过火煅醋焠后，变成醋酸铁，能促进红细胞的新生，增加血红素，具有一定的补血和镇静作用。

据清代名医程钟龄所著《医学心悟》记载：天冬（去心）、麦冬（去心）、贝母各9克，胆南星、化橘红、远志肉、石菖蒲、连翘、茯苓、茯神各3克，玄参、钩藤、丹参各4.5克，辰砂0.9克，配生铁落30克，用水煎3个小时后，便成了"生铁落饮"，让狂躁病人喝下后，安神入睡，只要中途不被惊醒，其药便能生效。从程钟龄的经验看，凡是狂症病人，服用此药二十余剂，便可基本痊愈。

四、《黄帝内经》的真正源头

所谓深之细者，其中手如针也，摩之切之，聚者坚也；博者大也。

《上经》者，言气之通天也；《下经》者，言病之变化也；《金匮》者，决死生也；《揆度》者，切度之也；《奇恒》者，言奇病也。

所谓奇者，使奇病不得以四时死也；恒者，得以四时死也。

所谓揆者，方切求之也，言切求其脉理也；度者，得其病处，以四时度之也。

【白话意译】所谓深按而得细小的脉的，其脉在指下应细小如针，必须仔细地揣摩和切脉，凡脉气聚而不散的是坚脉；搏击于指下的是大脉。

古代的医学经典，侧重点各有不同。《上经》主要是阐述人与自然的关系，特别是人的健康与生活环境的关系；《下经》主

要是阐述疾病传导变化的规律；《金匮》主要是阐述对疾病的
综合诊断以及生死的预判；《揆度》主要是阐述通过按切脉象
来诊断疾病的方法；《奇恒》主要是阐述对一些特殊疾病的诊
治方法。

所谓奇病，就是指那些不受四季气候及环境影响而致死的
疾病；所谓恒病，也叫常病，就是指那些容易受四季气候及环境
影响而致死的疾病。

所谓揆，就是指通过切脉以推断疾病的发病位置和发病原
因；所谓度，就是指把通过望、闻、问、切获得的病情信息，结
合四季气候及环境影响进行综合分析，以进一步精准地判断病
情，拿出正确的治疗思路和适当的治疗方法。

【参悟领会】这一节，主要是对上古时期5本医学经典的
介绍。由南京中医药大学编著的《黄帝内经素问译释》认为：
"本节文义上下不相连属，与篇名亦不相符合，各注家大都认
为古文错简"。对于这个看法，笔者不敢苟同。理由是：

其一，本篇的篇名叫"病能论"，说白了，就是疾病的状态
论，而这5本经典中所谓的《下经》，就是专门论述疾病的状
态及变化规律的。由此可见，本节与本篇是有着内在的关联性
的。再说，本节提到的《奇恒》，与下一篇（第47篇）的《奇病
论》也是有着关联的。

其二，《黄帝内经》既不是某一个人的专著，也不是某一
个时代的著作，而是中华民族的先祖在几千年甚至上万年的

生存和生活中积累而成的治病、养生智慧的结晶。后代人在收集、整理、编辑的过程中，不可能完全做到逻辑严密、章序整齐划一。要不然，唐代的王冰重新编辑《素问》，也不会花了12年时间才完成。

其三，从对《黄帝内经素问》和《黄帝内经灵枢》的整体内容分析看，基本上没有脱离本节介绍的5本经典的范畴。比如，《上经》论述人与自然的关系，实质上是奠定了中医天人合一的"理论"基础；《下经》论述疾病变化的规律，实质上是奠定了中医的"病理学"基础；《金匮》论述疾病的诊断与预后，实质上是奠定了中医的"诊断学"基础，等等。从这个意义上说，本节介绍的这5本经典，十有八九就是后人编撰《黄帝内经》的源头。

第四十七篇

奇病论篇

篇目解读

奇，就是奇特罕见的意思。本篇重点列举了怀孕九月发不出声、息积、伏梁、疹筋、脾瘅（dān）、胆瘅、厥逆头痛、癃（lóng）病、胎病、肾风等罕见疾病的病症、病因、病机、治法等。故名"奇病论"。

一、如何诊治怀孕九月出现的声音嘶哑病

黄帝问曰：人有重身（怀孕。古人认为，女子怀孕后，乃是一个身子中有了另一个身子，所以叫"重身"），**九月而喑**（yīn，哑），**此为何也？**

岐伯对曰：胞（女子胞，又称胞宫、子宫、血脏，位于小腹部，在膀胱之后，直肠之前，下口与阴道相连，呈倒置的梨形）**之络脉绝**（阻隔不通）**也。**

帝曰：何以言之？

岐伯曰：胞络者，系于肾，少阴之脉，贯肾系舌本，故不能言。

帝曰：治之奈何？

岐伯曰：无治也，当十月复。刺法曰：无损不足、益有余，以成其疹（chèn，通"疢"，热病，也泛指疾病），**然后调之。所谓无损不足者，身羸瘦，无用鑱石**（chán shí，古代九种针具之一，形如箭头）**也；无益其有余者，腹中有形而泄之，泄之则精出而病独擅中，故曰**

疹成也。

【白话意译】黄帝问道：有的妇女在怀孕九个月的时候，突然间说话发不出声音，这是什么原因呢？

岐伯回答：这是因为女子胞宫的络脉被胎儿压迫阻塞不通造成的。

黄帝又问：道理何在呢？

岐伯回答：胞宫的络脉连接着肾脏，足少阴肾经从肾脏贯穿而过，且向上连着舌根。所以，一旦胞宫的络脉被压阻，就会使得肾脉无法与舌根相通，而舌根一旦失去肾精的营养，便说不出话了。

黄帝接着问：如何治疗呢？

岐伯回答：不需要治疗！等到孩子足月分娩后，胞宫络脉恢复畅通，自然就能说话了。《刺法》告诫后世医者："无损不足、益有余。"意思就是，不要损伤不足的正气，不要补益有余的邪气，以免造成更复杂的病变。究竟什么是"无损不足"呢？就是对那些体质虚弱消瘦的病人，不要用针刺、砭石进行治疗。究竟什么是"无益其有余"呢？就是对那些怀有身孕的人，不要妄用"攻下"的治法，如果妄用了，只会使精气耗散，反而加重病情。由此可见，盲目的、错误的治疗，很有可能会造成新的病变。

【参悟领会】这段话，虽然表面上讨论的是关于"女子怀孕九月说不出话"的问题,实质上却是给我们灌输了中医"无为而治"的重要理念。何谓"无为而治",就是要做到"无损不足、无益有余",尽量避免错误治疗和过度治疗,尽可能地依靠天时、地利,以及人和的力量来治愈疾病。

这里的"天时",就是指四季气候的变化,如对于心肺病、咳嗽类疾病等,在秋冬季节往往会发作得厉害些,到春夏则自然会平复许多。

这里的"地利",就是指人生活的自然环境条件,如有的鼻炎病人,到北方发作很厉害,一到南方则自然好了。又如有的老寒腿病人,在西北疼得很厉害,到东南方则缓和了许多。

这里的"人和",就是指人体的自我纠错能力和自愈能力。如对于一个体质强健的人来说,一般性的伤风感冒,不打针、不吃药,大致在7天左右也就好了。

二、如何诊治息积、伏梁、疹筋、厥逆病

帝曰：病胁下满，气逆，二、三岁不已，是为何病？

岐伯曰：病名曰息积，此不妨于食，不可灸刺，积为导引服药，药不能独治也。

帝曰：人有身体髀股胻皆肿，环齐而痛，是为何病？

岐伯曰：病名曰伏梁，此风根也。其气溢于大肠，而著于肓，肓之原在齐下，故环齐而痛也。不可动之，动之为水溺涩之病也。

帝曰：人有尺脉数甚，筋急而见，此为何病？

岐伯曰：此所谓疹筋，是人腹必急，白色黑色见，则病甚。

帝曰：人有病头痛，以数岁不已，此安得之，名为何病？

岐伯曰：当有所犯大寒，内至骨髓，髓者以脑为主，脑逆，故令头痛，齿亦痛，病名曰厥逆。

帝曰：善。

【白话意译】黄帝问道：有一种病，病人胁下胀满，气上逆，发作两三年仍不见好转，这是什么病呢？

岐伯回答：这种病名叫"息积"。由于其发病的位置在胁下而不是在胃部，因而对人的饮食并没有什么大的影响。医治时，千万不能用艾灸和针刺，而应当用按摩导引法不断地疏通气血，并结合药物治疗。需要提醒的是，对这种病，单纯地采用药物治疗是无法解决问题的。

黄帝问道：有的人髀股、大腿、小腿都肿胀了，而且围绕肚脐一圈都疼痛，这是什么病呢？

岐伯回答：这种病名叫"伏梁"。人之所以会得这种病，主要是由于风寒邪气长时间地滞留在体内所致。风寒之邪气充满在大肠之外，停滞在肓膜之上。由于肓膜的起点在脐下，因此会出现环脐作痛的现象。对这种病，不能用按摩法来医治，以避免扰乱腑气，产生小便涩滞的病变。

黄帝问道：有的人尺部脉跳动得很快，且筋脉拘急外现，这是什么病呢？

岐伯回答：这种病名叫"疹筋"。人得了这种病，腹部一定会拘急，且僵硬如板状，如果面部再出现白色或黑色，就说明病情更加严重。

黄帝问道：有的人患头痛多年不愈，这是怎么得来的？病名叫什么呢？

岐伯回答：得这种病的人，一定遭受过寒邪的严重侵蚀，而且是侵入到了骨髓。因为脑为髓之海，所以寒邪会沿着骨髓向上侵入脑部，从而导致人头痛；又因为牙为骨之余，所以患病之人的牙齿也会作痛。由于这种病是寒邪上递所致，所以叫作"厥逆"症。

黄帝说：您说得太好了。

【参悟领会】上述话中，"药不能独治也"一句，颇值得细细揣摩。中医治病，原本就像一首交响乐，"望闻问切""针石汤火"等各种诊断和治疗手段需综合运用。但不知从何时起，"望闻问切"变成了单一的"切"；"针石汤火"变成了单一的"汤药"。尤其令人遗憾的是，现今的许多中医，似乎都成了清一色的"开方"大师，而对于按摩、刮痧、拔罐等技法，都不屑于用了。

岐伯在这里说出的"药不能独治也"，就是要提醒后人：人体所患的病，复杂多样，绝不能指望用一种方法就能解决。有的病，药物可以治疗；有的病，药物则不一定有效。比如，现代人多发的颈椎病、腰椎病、强直性脊柱炎、突发性耳聋、痛风，等等，用推拿法疏通经络、用刺血拔罐法泄出风寒湿等邪气阻塞，就比用汤药要快捷得多，也有效得多。

就拿强直性脊柱炎来说吧，这无疑是当今的一个疑难杂症。对这种病的病因，目前解释不一，如遗传因素、细菌感染、类湿因子增高、免疫力低下等。但以《内经》的理论来分析，这种病的直接原因，应当是脊柱，也就是"督脉"受到了寒湿之邪（以寒为主）的长期严重侵蚀造成的。因为寒邪的冻凝滞涩，导致督脉阳气难通，气血运行不畅，脊柱及各关节需要的各种营养得不到及时补充，久而久之，便导致肌肉萎缩、经脉枯萎、骨节钙化，等等。故治疗这种疾病，光靠用猛药是打不通的，只有先把寒湿之邪泄出来，再辅以药物调治，才能取得理想的效果。

三、如何诊治脾瘅、胆瘅病

帝曰：有病口甘者，病名为何？何以得之。

岐伯曰：此五气之溢也，名曰脾瘅。夫五味入口，藏于胃，脾为之行其精气，津液在脾，故令人口甘也。此肥美之所发也。此人必数食甘美而多肥也。肥者令人内热，甘者令人中满，故其气上溢，转为消渴。治之以兰（兰草，其性味甘寒，能通利水道；其气清香，能生津止渴，润肌肉），除陈气也。

帝曰：有病口苦，取阳陵泉，口苦者，病名为何？何以得之？

岐伯曰：病名曰胆瘅。夫肝者，中之将也，取决于胆，咽为之使。此人者，数谋虑不决，故胆虚，气上溢，而口为之苦。治之以胆募、俞。治在《阴阳十二官相使》中。

【白话意译】黄帝问道：有的人得了病后，嘴里发甜，这是什么病？什么原因造成的呢？

岐伯回答：这种病主要是由于五味（饮食）的精气向上泛溢造成的，病名叫作"脾瘅"。食物从口进入胃里后，先是在胃里进行粗加工并贮藏起来，然后由脾进行精加工，运化变成精气后，再输送到全身各个器官。假如脾的加工运化和输送功能受到影响，失去正常，那么津液就只能停留在脾里，积留得多了，自然会向上泛溢，所以会使人觉得嘴里有甜味。大凡得这种病的人，一般都是吃出来的！他（她）们一定是经常吃"肥美甘甜"的食物，而过度地吃肥腻食物会使人产生内热，过度地吃甘甜食物会使人胸部满闷，脾内又热又闷，所以才会导致精气津液向上泛溢，时间长了，还会转化成消渴病。治疗这种病，可以兰草为药，祛除体内郁结的热邪之气。

黄帝问道：有的人得了病，嘴里会发苦，取其足少阳胆经上的阳陵泉穴进行治疗，效果仍不明显，这是什么病？什么原因造成的呢？

岐伯回答：这种病名叫"胆瘅"。肝脏在人体的地位，就相当于将军，主要负责谋划；胆在人体的地位，就相当于裁判，主要负责决断。肝谋划得再多再好，也取决于胆的决断。从经脉循行的路线看，肝胆二经的经脉都会和于咽，所以，肝胆的任何状况，都会从咽的部位反映出来。一个人，如果思虑谋划太多，又不能决断，就会导致胆气不足，日渐虚弱，久而久之，胆的功能就会失常。而胆的功能一旦失常，就会使得胆汁向上泛溢至咽部，于是口中便发苦。治疗这种病，应当针刺"日月穴"和

"胆俞穴"。关于这一点,《阴阳十二官相使》这本书已经记载了。

【参悟领会】这里所讲的"消渴"症,就是我们现在常见的糖尿病。关于糖尿病的主要症状特点,就是"三多":喝水多、吃饭多、拉尿多。关于糖尿病的防治,1969年出版的《赤脚医生手册》列举了6种方法,包括新针疗法、民间单方、中医辨证施治、饮食控制、口服降糖药、胰岛素治疗。其中涉及中医疗法的是前三种,比较简单实用。

——新针疗法。《手册》指出,对主要症状为"喝水多"的糖尿病患者,可刺肺俞穴、少商穴、鱼际穴;对主要症状为"吃饭多"的患者,可刺胃俞穴、脾俞穴、中脘穴;对主要症状为"拉尿多"的患者,可刺肾俞穴、关元穴、复溜穴、行间穴。

——民间单方。《手册》提出了3个:一是每次用玉米须(60克)熬水,长期代茶饮;二是用玉米须(60克)、枸杞根(60克)、桃树胶(30克)熬水,代茶饮;三是用蚕茧(10只)熬水,代茶饮。

——中医辨证施治。《手册》分三种情形提供了3个方子:(1)对肺热伤津导致口干舌燥、老是想喝水的糖尿病患者,宜清热生津,推荐生地石膏汤(生石膏30克、生地黄15克、麦冬9克、知母9克、牛膝6克)。(2)对胃中燥热导致大便秘结、多食、易饥饿的患者,宜清胃养阴,用三黄汤(大黄6克、黄芩12克、熟地黄18克、甘草9克)。(3)对肾阴不足导致腰酸、多尿、苔薄舌质偏红的患者，宜滋养肾阴，用熟地山萸汤（熟地黄30克、山茱萸9克、山药15克、牡丹皮5克、茯苓9克、泽泻9克）。

四、如何诊治癃病、肾风病

帝曰：有癃（lóng，小便不利）者，一日数十溲（sōu，特指小便），此不足也。身热如炭，颈膺如格，人迎躁盛，喘息，气逆，此有余也。太阴脉微细如发者，此不足也。其病安在？名为何病？

岐伯曰：病在太阴，其盛在胃，颇在肺，病名曰厥，死不治。此所谓得五有余、二不足也。

帝曰：何谓五有余、二不足？

岐伯曰：所谓五有余者，五病之气有余也；二不足者，亦病气之不足也。今外得五有余，内得二不足，此其身不表不里，亦正死明矣。

帝曰：有病庞然（máng rán，肿起的样子）如有水状，切其脉大紧，身无痛者，形不瘦，不能食，食少，名为何病？

岐伯曰：病生在肾，名为肾风。肾风而不能食，善惊，惊已，心气痿者死。

帝曰：善！

【白话意译】有的人得了癃病，一天要拉几十次尿。这种症状，一方面，属于典型的正气不足；一方面，属于典型的邪气有余，如身体发热如炭火、咽喉与胸膈之间隔塞不通、人迎脉燥盛、气喘、肺气上逆，等等。如果其寸口脉还细如发丝，也是正气不足的表现。这种病，病位究竟在哪里？病名又叫什么呢？

岐伯回答：这种病的病位在脾脏，主要是由于胃里热邪过盛，并牵扯到肺脏而造成的。这种病名叫"厥"症，属于不治之症，也就是古人所谓的"五有余、二不足"的疾病。

黄帝问道：什么叫作"五有余、二不足"呢？

岐伯回答：所谓"五有余"，就是前面列举的身热、气喘、脉盛、气逆、咽胸之间隔塞等五种邪气有余的症状；所谓"二不足"，就是前面提到的一天拉几十次尿、寸口脉细如发丝等两种正气不足的症状。现在，一个人得了重病，外表呈现"五有余"的特征，内里呈现"二不足"的特征；医生既不好从外表施治，也不好从内里施治，所以就必死无疑了。

黄帝问道：有的人身体浮肿，就好像肌肤中注满了水一样，脉象洪大而拘紧，身体并无疼痛感，身形也不消瘦，但却不能吃东西，或者吃得很少，这是什么病呢？

岐伯回答：这种病发于肾脏，名叫"肾风"病。得了这种病的人，一旦到了无法饮食、经常惊悸、心气衰竭的时候，就离死亡很近了。

黄帝说：您说得太好了！

【参悟领会】为什么肾出了毛病，全身就会水肿？肾脏的运转与人体的"水液"成分变化究竟有什么关系呢？为了搞清楚这个问题，笔者认真翻阅了《中国赤脚医生教材》，以图全面搞清肾脏的功能。

关于肾脏的功能，《教材》归纳了现代医学的研究观点，主要有4个：（1）能生成尿液；（2）对血浆有澄清作用，对血容量有稳定作用；（3）调节水与电解质的平衡；（4）保持体液酸碱度的稳定。

《教材》归纳了古代中医的研究观点，主要有7个：

（1）藏精，主发育与生殖。人体之精，无论是来自父母遗传的先天之精，还是来自饮食的后天之精，都是由肾来贮藏的。

（2）主水，调节体内水液平衡与代谢。人喝的水进入胃里后，经过脾的吸收运化，先输送到肺；肺通调水道，将水液通过三焦输送到肾，由肾分泌出清浊；对水液中分泌出的清者，则向上重新运送到肺，由肺布散到全身各经脉、器官；对水液中的浊者，则往下输送到膀胱，通过尿道排出体外。这个过程中，肾阳的气化作用很重要！一个人，一旦肾阳不足，便会出现两种症状：一种是由于气化作用不够，导致水液停滞，小便解不出，全身水肿；一种是由于固摄作用不够，导致小便频数，一天拉几十次尿，夜晚更甚。

（3）主纳气。中医讲，"肺主呼吸，肾主纳气"。人的呼吸，虽然由肺主管，但气之根还在于肾。一个人如果肾虚，则纳气功能必然受到影响，会出现呼多吸少、动则气喘的症状。

（4）主骨生髓。肾藏精，精生髓，髓生骨。一个人，假如肾精充足，则骨骼就能得到充分的营养，健壮而坚密；假如肾精亏少，则骨骼就会失去营养，变得疏松而脆弱。此外，"齿为骨之余"，肾精不足，还会导致牙齿松动与脱落。笔者的一位同事，从东部沿海地区到青藏高原工作两年，掉了7个牙齿，看西医，不明其理。但从中医的理论看，则显而易见，高原缺氧，导致体内的肾精消耗过快，故突然间牙齿掉得厉害。

（5）主毛发。"发为肾之外候"，"肾之合骨也，其荣在发也"。毛发的生长、脱落直接反应肾气的盛衰。肾气盛则毛发茂密光泽，肾气衰则毛发容易脱落、枯槁发白。

（6）主耳及听力。"肾开窍于耳"，肾的经脉直接联系着耳。耳的主要功能是听声音。肾精充足，听觉自然灵敏；假如肾精亏虚，不能及时地营养耳，则会出现耳聋、耳鸣的症状。

（7）主大小二便。尿液的排泄虽然与膀胱有关，但必须依靠肾阳的气化作用才能完成。至于大便的排泄，也与肾密切相关。肾阴不足，则会出现大便秘结；肾阳虚衰，则会导致久泄不止。

通过《教材》中的这两个部分的概述对比，我们可以看出，关于肾脏功能的研究与认知，现代医学主要还是定位于一个能够生成尿液的"排泄"器官和"调节"水液与血容量的器官, 充其量算是 "辅助" 性的器官; 古代中医则将之定位于主宰人的生育、生殖的 "本元" 性器官, 主生、主殖、主精、主髓、主水、主气、主骨、主发、主听、主大小二便, 等等, 不可谓不重要!

五、如何诊治先天性癫痫病

帝曰：人生而有病巅疾者，病名曰何？安所得之？

岐伯曰：病名为胎病（先天性疾病），此得之在母腹中时，其母有所大惊，气上而不下，精气并居，故令子发为巅疾也。

【白话意译】黄帝问道：有的人，生下来就有癫痫，这是为什么呢？这种病又是如何得的呢？

岐伯回答：这种病，名叫"胎病"，也就是在娘胎里便得上的病。具体的原因是，其母在怀孕期间受到很大的惊吓，导致气机逆乱，干扰了精气的正常运化，对胎儿产生影响，以至于胎儿一生下来便患了癫痫病。

【参悟领会】人的疾病，以大类来分，主要有先天性疾病和后天性疾病。关于先天性疾病，又可以分为两类：一类是基因遗传性疾病，这类疾病往往是难以预知、无法避免的。

　　另一类是孕期受害性疾病。所谓孕期受害，就是指母亲在怀孕期间接触到环境有害因素，如农药、有机溶剂、重金属等化学品，或感染上某些病菌，或误服了某些药物，或吃了不洁净的食物，或受到了大的惊吓刺激等，造成胎儿先天异常。这类疾病是可以避免的。

　　《黄帝内经》这一节关于小儿先天性癫痫发病原因的论述，乃是中医学关于先天性疾病的最早记载，对后世医学的影响无疑是深远的、积极的。

第四十八篇

大奇论篇

篇目解读

大奇，就是特别罕见的意思。本篇题名"大奇论"，实质上就是上一篇"奇病论"的扩充。本篇的主要内容有三个方面：一是描述了肝、肾、肺脉壅满的临床表现；二是分析了癫痫筋挛、惊骇、瘕病、石水、风水、疝气、肠澼、偏枯、暴厥等9种奇病的病因及预判结果；三是对因脏腑、经脉精气衰败而出现的14种死症脉象进行了形象化的描述，并预判了生死之期。

一、"满招损"是引发各种奇病的主要原因

肝满（邪气壅滞而胀满）、肾满、肺满皆实，即为肿。肺之雍（隔塞不通），喘而两胠（qū，腋下胁上部分）满。肝雍，两胠满，卧则惊，不得小便。肾雍，脚下至少腹满，胫（小腿）有大小，髀𬦬大跛，易偏枯。

心脉满大，痫瘛（chì，癫痫，抽搐）筋挛。

肝脉小急，痫瘛筋挛。肝脉骛暴（wù bào，脉搏急疾而乱），有所惊骇，脉不至若暗，不治自已。

肾脉小急，肝脉小急，心脉小急，不鼓皆为瘕（jiǎ，气聚而成，推之游移不定、痛无定处）。

【白话意译】肝脉、肾脉、肺脉均属于阴脉，一旦被邪气壅滞，就会形成堵塞胀满，使身体发生痈肿。其中，肺脉被阻塞，人就会气喘，且两胠部位胀满；肝脉被阻塞，不仅人的两胠部位会胀满，且睡眠不安，小便不通；肾脉被阻塞，从小腿向上，一直到髀部、到小腹都会胀满，且两小腿的肿胀程度不同，大小

不一，以致走路不平衡，时间长了，容易形成偏枯症。

心脉胀满而洪大，说明体内热邪太盛，耗灼阴津，使心神受损，筋脉失去营养，就会出现癫痫、抽搐以及筋脉拘挛等症状。

肝脉细小而拘急，说明肝脏虚寒，血不养心，也会引发癫痫、抽搐和筋脉拘挛。肝脉跳动又快又混乱，是因为受到了极大的惊吓；如果在受到惊吓后，脉搏一时还按不到，好像突然失音静音了一样，这是受惊后气机逆乱，造成经脉不通的缘故。对于这类情况，无需医治，等到气机平和时，自然就会康复。

肾脉、肝脉、心脉都呈现出细小而拘急的状态，且脉搏在手指下搏动的感觉不明显，这是人体气血在腹中凝滞的表现，都会引发瘕病。

【参悟领会】这里提到肝脉、肾脉、肺脉、心脉，都属"阴"脉。其中，肝为厥阴，心与肾为少阴，肺为太阴。按照中医的基本理论划分，阳经主气，阴经主水（精、血、津液），阴经一旦被邪气壅滞，自然就会造成"堰塞湖"现象，造成人体的局部水肿。解决此类问题，首要的就是泻出邪气，疏通水路，肿胀自然也就消除了。

二、水肿等五种奇病的症状

肾、肝并沉为石水（水肿症之一，偏于腹部肿），并浮为风水（水肿症之一，偏于头面肿），并虚为死，并小弦，欲惊。

肾脉大急沉，肝脉大急沉，皆为疝。心脉搏滑急，为心疝（寒邪侵入心经引起的疝病）；肺脉沉搏，为肺疝（寒邪侵入肺经引起的疝病）。

三阳急，为瘕；三阴急，为疝。二阴急，为痫厥（昏迷不醒）；二阳急，为惊。

脾脉外鼓，沉为肠澼（一般指暴痢，指因饮食不干净、外感湿热疫毒而引起的高热、腹痛、泻下赤白脓血的痢疾），久自已。肝脉小缓，为肠澼，易治。肾脉小搏沉，为肠澼下血，血温身热者，死。

心肝澼亦下血，二藏同病者，可治。其脉小沉涩为肠澼，其身热者死，热见七日死。

胃脉沉鼓涩，胃外鼓大，心脉小坚急，皆鬲偏枯。

男子发左，女子发右，不喑舌转，可治，三十日起；其从者喑，三岁起；年不满二十者，三岁死。

脉至而搏，血衄身热者死。脉来悬钩浮为常脉。

脉至如喘（湍急），名曰暴厥，暴厥者，不知与人言。脉至如数，使人暴惊，三四日自已。

【白话意译】一个人，如果其肝脉、肾脉都呈现出冬天"沉"（像沉在水底的石头）脉的特征，就会得石水病；如果呈现出秋天"浮"（像树叶、羽毛一样漂浮）脉的特征，就会得风水病；如果两脉都很虚弱的话，则很可能是死症；如果两脉都呈现出像"弦"一样细小而紧绷的特征，则会得惊恐症。

人的肝脉或肾脉，如果呈现出像夏天"洪"（像洪水一样湍急而沉促）脉的特征，就会得疝病。假如心脉跳动滑利急疾，得的就是心疝病；假如肺脉跳动沉闷，手指下有撞击的感觉，得的就是肺疝病。

一个人，如果太阳膀胱经和小肠经的脉象拘急，说明其身体受寒造成血瘀，很可能得了瘕病；如果太阴脾经和肺经的脉象拘急，说明其身体受寒造成气瘀，很可能得了疝病；如果少阴心经和肾经的脉象拘急，说明其心肾邪气很盛，很可能得了痫厥；如果阳明胃经和大肠经的脉象拘急，说明其胃中邪火正盛，很可能得了惊恐病。

一个人得了痢疾，如果其脾脉既显得很沉，又向外鼓动，说明其得的痢疾较重，这种病拖的时间长了，会自然而愈；如果肝脉显得细小而缓滞，说明其得的痫疾较轻，容易治愈；如果肾脉又沉又细，说明其得的是便血的痫疾，如果再加上血热身热，大量损耗真阴，那就无药可救。

如果是因为心脏或者肝脏单独发生病变而引发的痫疾，也有可能会便血。但如果是心脏和肝脏同时发生病变而引发痫疾，由于肝（木）与心（火）相生的缘故，可以治愈。一个人，如果其整体的脉象都呈现出细沉而涩滞的特点，则说明其患了痫疾，如果身体再发热的话，则意味着预后不良，如果病人身体发热超过七天，就会死亡。

一个人，如果胃脉又沉又紧，或者又浮又大，以及心脉细小、坚实，跳动很快，这都是身体气血不通畅的表现，容易引发偏枯病，导致人半身不遂。如果男子偏瘫在左侧，女子偏瘫在右侧，且说话正常，舌头灵活的，可以医治，大约三十天能够痊愈。如果男子偏瘫在右侧，女子偏瘫在左侧，且无法言语，大约需要三年才能基本治愈。如果发病时还不到二十岁，则说明此人先天性体质不好，三年内很可能死亡。

一个人生了病，如果脉象洪大而有力，在手指下有搏击的感觉，且病人还伴随着身体发热、衄血的症状，这是真阴衰败的症状，属死症。如果脉象呈现出一种"悬钩"的征象，则是身体失血的常规表现。

如果病人突然昏倒，无法言语，脉象呈现出一种"水流湍急"的征象，这是暴厥症。如果病人的脉搏跳动急速，超过正常，很可能是突然受惊所致，这种病三四天后，就会自然康复。

【参悟领会】这一部分描述脉象，共出现了14个形容词，依次为：沉、浮、虚、满、悬、坚、弦、钩、大、小、急、缓、滑、涩。这14个形容词，又可分为7对，即：沉对浮，大对小，急对缓，滑对涩，虚对满，悬对坚，弦对钩。古往今来，百千疾病，万千脉象，都难以超越出这个"7小对"。

古人发明脉学，通过切脉来诊断疾病，确实是人类文明的一大创举，堪称"神奇"！但这种神奇，也有局限，那就是前面已经提到的"指下了了、心中难明"的不确定性。毕竟，这14个形容词，是很难量化的，全凭经验和灵性。正因为如此，古人才没有将切脉作为诊断的唯一手段，而是在"望闻问切"中将之列在最后一位，并不断创造出"舌诊""手诊""耳诊"等方法，以不断丰富。后世医家，当理解古人之初心，切不可本末倒置。

特别是在现代社会，西医已经遍地开花，且占尽主流。当此之时，中医则应该充分利用好西医的检测手段，包括检测指标等，来增加诊断的精准性。

三、14种死症脉象的描述与预判

脉至浮合，浮合如数，一息十至以上，是经气予不足也，微见九十日死。

脉至如火薪然，是心精之予夺也，草干而死。

脉至如散叶，是肝气予虚也，木叶落而死。

脉至如省客，省客者，脉塞而鼓，是肾气予不足也，悬去枣华而死。

脉至如丸泥，是胃精予不足也，榆荚落而死。

脉至如横格，是胆气予不足也，禾熟而死。

脉至如弦缕，是胞精予不足也，病善言，下霜而死，不言，可治。

脉至如交漆，交漆者，左右傍至也，微见三十日死。

脉至如涌泉，浮鼓肌中，太阳气予不足也，少气，味韭英而死。

脉至如颓土之状，按之不得，是肌气予不足也，五色先见黑，白垒发死。

脉至如悬雍，悬雍者，浮揣切之益大，是十二俞之予不足也，水凝而死。

脉至如偃刀，偃刀者，浮之小急，按之坚大急，五藏菀熟，寒热独并于肾也，如此其人不得坐，立春而死。

脉至如丸滑不直手，不直手者，按之不可得也，是大肠气予不足也，枣叶生而死。

脉至如华者，令人善恐，不欲坐卧，行立常听，是小肠气予不足也，季秋而死。

【白话意译】病人的脉象如同水波一样，浮荡起伏不定，且速度很快，一呼一吸之间，跳动频率在十次以上，这是"经脉"精气虚乏的表现，从产生这种现象算起，大约九十天后便会死亡。

病人的脉象如同燃烧的干柴一样，势头很盛，这是"心脏"精气虚乏的表现，大约在秋末冬初草枯之时便会死亡。

病人的脉象如同飘散的树叶一样，悬浮不定，这是"肝脏"精气虚乏的表现，大约在深秋树叶凋落之时便会死亡。

病人的脉象如同省亲的访客一样，来去不定，这是"肾脏"精气虚乏的表现，大约在初夏枣树花开花落之时便会死亡。

病人的脉象如同滚动的泥丸一样，这是"胃腑"精气虚乏的表现，大约在春末夏初榆荚凋落之时便会死亡。

病人的脉象如同坚硬的树枝横在指下一样，这是"胆腑"精气虚乏的表现，大约在秋天稻谷成熟之时便会死亡。

病人的脉象如同又紧又细的弓弦一样，这是"胞宫"精气虚乏的表现。如果病人神志错乱、胡言乱语，则属于典型的真阴耗损、虚阳外现，大约在下霜时节便会死亡；如果病人静默少言，则尚可救治。

病人的脉象如同绞滤的漆汁一样四处流散，这种"绞漆"脉，一按下去，就会左右流淌，这是"阴阳"精气虚乏的表现。从这种脉象刚刚显现时算起，大约三十日便会死亡。

病人的脉象如同泉水一样外涌，浮荡鼓动于肌肉之中，这是"太阳经脉"精气虚乏的表现，其突出的症状就是气短，大约在春天尝到韭菜花之时便会死亡。

病人的脉象如同松垮的灰土一样，重按即无，这是"肌肉"精气虚乏的表现。如果面部先呈现黑色，则是土败水侮的表现，大约在春天白藤发芽之时便会死亡。

病人的脉象如同"悬雍垂"（指口腔内软腭游离缘向下突起像圆锥体的部分）一样，上大下小，轻按下去反而觉得更大，这是"十二俞穴"精气虚乏的表现，大约在冬季水结冰之时便会死亡。

病人的脉象如同仰放着的刀，轻按时显得小而急，重按时显得大而坚，这是"五脏"郁热、寒热交织在肾里的表现。病人只能躺卧，无法坐起，大约在立春前后便会死亡。

病人的脉象如同弹丸一样，一按下去就滑脱了，这是"大肠"精气虚乏的表现，大约在初夏枣树长叶之时便会死亡。

病人的脉象如同花絮一样，同时还会出现惊恐、坐卧不安、行走和站立时耳中有鸣响等症状，这是"小肠"精气虚乏的表现，大约在深秋时节便会死亡。

【参悟领会】通过这段文字，我们首先应该明白中医的一个重要理念："精气"是构成人生命的最重要的物质！精强则体健，精虚则体弱，精尽则人亡。

这个"精气"，究竟是什么呢？用现代科学的术语来讲，就是维持生命所需的营养素，包括：糖、脂类、蛋白质、水、无机盐和维生素。人体在正常情况下，每天从糖类汲取的能量最多，大约占总能量消耗的70%左右，脂类大约占15–20%，蛋白质占10–15%。

上面列举的14种绝症，直接的原因只有一个，那就是精气虚乏，包括小肠、大肠、经脉、心、肝、肾、胆、胃、肌肉、十二俞穴、胞宫，等等。

至于对上述绝症病人死亡期限的预判，如"心脏"（属火）精气虚乏之人，预计在秋末冬（属水）初时死亡；"肝脏"（属木）精气虚乏之人，预计在深秋（属金）时节死亡；"肌肉"（脾主肉，属土）精气虚乏之人，预计在春天死亡，等等。按照五行相生相克的理论推断，其死亡之期基本上都落在本脏腑的相克之期，如春（木）之季克脾土，秋（金）之季克肝木，冬（水）之季克心火，等等。

第四十九篇
脉解篇

篇目解读

脉，指经脉，包括太阳（膀胱经、小肠经）、少阳（胆经、三焦经）、阳明（胃经、大肠经）三阳经和太阴（肺经、脾经）、少阴（心经、肾经）、厥阴（肝经、心包经）三阴经，总称为"六经"。解，就是解释、说明的意思。本篇的主要内容有二：一是六经各自的"当旺"月份；二是六经病变与寒来暑往、时令节气变化的关系。从这个意义上讲，中医是一门"时间医学"。

一、太阳经病变的主要症状

太阳所谓肿腰脽（shuí，臀部）痛者，正月太阳寅（正月），寅，太阳也，正月阳气出在上，而阴气盛，阳未得自次也，故肿腰脽痛也。

病偏虚为跛者，正月阳气冻解地气而出也。所谓偏虚者，冬寒颇有不足者，故偏虚（阳气不足，偏于一侧）为跛也。

所谓强（jiàng）上引背者，阳气大上而争，故强上也。

所谓耳鸣者，阳气万物盛上而跃，故耳鸣也。

所谓甚则狂巅疾者，阳尽在上，而阴气从下，下虚上实，故狂巅疾也。

所谓浮为聋者，皆在气也。

所谓入中为喑者，阳盛已衰，故为喑也。内夺而厥，则为喑俳（yīn pái，声音嘶哑不能说话，四肢瘫痪不能运动），此肾虚也，少阴不至者，厥也。

【白话意译】太阳经脉发生病变，之所以会导致腰部肿胀和臀部疼痛，是因为太阳经脉正好与正月相对应，在十二地支中，正月属"寅"，正好是阳气生发之季，但这个时候的阴寒之气仍然很重，容易阻碍阳气在人体内的正常运行，一旦阳气被阻，便会腰部肿胀、臀部作痛。

人之所以会因为阳气虚乏而患上偏枯症，甚至跛足，是因为正月的阳气虽然促使地面解冻、地气上升，但由于寒冬的影响仍在，太阳经脉中运行的阳气还是不足，从而造成一侧充实、一侧虚乏的现象，以致出现偏枯和跛足之病。

人之所以会出现颈项僵直并牵连到后背的症状，是因为体内阳气猛然上升、相互争扰，影响了太阳经脉的气血运行，所以才会导致颈项僵直。

人之所以会出现耳鸣的症状，是因为体内阳气过于旺盛，就像春天万物生机勃发那样，过盛的阳气一旦循着经脉上逆，人就会出现耳鸣的症状。

人之所以会出现因阳邪亢盛而癫狂的症状，是因为体内的阳气全部集聚到了身体上部，阴气全部在下部，下虚上实，所以才会出现癫狂症。

人之所以会出现因阳脉逆气上浮而耳聋的症状，是因为体内气机无法调和的缘故。

人之所以会出现因阳邪入内而嘶哑发不出声的症状，是因为其体内阳气已经由盛变衰，很是虚弱，以致声音嘶哑、不能说话。另外,一个人如果色欲过度、精气内耗严重,造成厥逆之症,口不能说话,手脚不能行动,这是由于肾气衰弱、少阴经气无法传导至舌根的缘故。

【参悟领会】中医之道,不离阴阳;阴阳之道,不离平衡。这一节,列举的太阳经脉病变的6种情形,都是由于阴阳失去平衡造成的。

——偏枯症、耳鸣症,是由于阳气的"量"失去平衡而造成的。偏枯是因为量少,阳气不足;耳鸣是因为量大,阳气过盛。

——强直症、耳聋症,是由于阳气上升"速度"失去平衡,过于急剧,造成次序混乱,气机不能调和而形成的。

——癫狂症,是由于阳气"分布"失去均衡,全部集中在身体上焦而形成的。

——喑哑症,是由于阳气的"势"失去平衡,由盛转衰,肾气虚弱,无法将营养物质运送到舌根而造成的。

二、少阳经病变的主要症状

少阳所谓心胁痛者，言少阳戌（九月）也，戌者，心之所表也，九月阳气尽而阴气盛，故心胁痛也。

所谓不可反侧者，阴气藏物也，物藏则不动，故不可反侧也。

所谓甚则跃者，九月万物尽衰，草木毕落而堕，则气去阳而之阴，气盛而阳之下长，故谓跃。

【白话意译】少阳经脉发生病变，之所以会导致心胁作痛，是因为少阳经脉正好与九月相对应，在十二地支中，九月属"戌"，正好是阳气趋向衰落、阴气趋向兴盛的时候，邪气循着少阳三焦经脉侵入心包，也就是心脏的表面，阻碍了心包经的运行，从而导致心胁疼痛。

人之所以会出现无法转侧的症状，是因为九月阴气逐渐兴盛，万物开始收藏潜伏，人体少阳经脉之气也不例外，因而对于有些体质虚弱的人来说，会出现不能转侧的症状。

人之所以会出现不由自主地跳动甚至莫名其妙跌倒的症状，是因为过了九月以后，万物衰败，草木凋零，人体的阳气也由表入里，潜藏起来；这个时候，人体的阴气就乘机出来，占领了上焦位置。阳气没有办法，只好活动于下焦两足区域，从而使得人容易出现跌倒的现象。

【参悟领会】"时维九月，序属三秋，潦水尽而寒潭清，烟光凝而暮山紫"。这是王勃在《滕王阁序》中的话，虽然描写的是深秋的自然景色，但一个"寒"字、一个"凝"字也道出了天气、地气和人体之气随着时令季节的变化而变化的客观规律。

如果把人体分为前、后、侧三面，那么，少阳胆经无疑就是主管人体"侧面"的唯一的大经脉，这条大经脉一旦被寒邪滞住，或者阳气不足、阴气过盛，人体自然就难以转侧了。解决这个问题的最快捷办法，就是通过按摩、刮痧的手法，先将胆经疏通，再将三焦经疏通。

三、阳明经病变的主要症状

　　阳明所谓洒洒（xiǎn）振寒者，阳明者午（五月）也，五月盛阳之阴也，阳盛而阴气加之，故洒洒振寒也。

　　所谓胫肿而股不收者，是五月盛阳之阴也，阳者，衰于五月，而一阴气上，与阳始争，故胫肿而股不收也。

　　所谓上喘而为水者，阴气下而复上，上则邪客于藏府间，故为水也。

　　所谓胸痛少气者，水气在藏府也，水者，阴气也，阴气在中，故胸痛少气也。

　　所谓甚则厥，恶人与火，闻木音则惕然而惊者，阳气与阴气相薄（迫近），水火相恶，故惕然而惊也。

　　所谓欲独闭户牖（yǒu）而处者，阴阳相薄也，阳尽而阴盛，故欲独闭户牖而居。

　　所谓病至则欲乘高而歌，弃衣而走者，阴阳复争，而外并于阳，故使之弃衣而走也。

所谓客孙脉则头痛鼻鼽（qiú，鼻塞）腹肿者，阳明并于上，上者则其孙络太阴也，故头痛鼻鼽腹肿也。

【白话意译】阳明经脉发生病变，之所以会出现寒颤的症状，是因为阳明经脉正好与五月相对应，在十二地支中，五月属"午"，从大自然看，乃阳气最为旺盛、阴气刚刚生发之时；从人的身体看，也是如此，初生的阴气罩在旺盛的阳气之上，难免偶尔产生寒颤现象。

人之所以会出现小腿浮肿、大腿无法屈伸的症状，是因为五月的阳气虽然极为旺盛，但盛极而衰，初生的阴气上升与阳气相争，导致阳明经的经气不和，运行受阻，以致小腿浮肿、大腿屈伸无力。

人之所以会出现喘逆、水肿的症状，是因为阴气自下而上逆行之时，水邪也随之上行，停聚在脾胃中，以致出现水肿、喘逆现象。

人之所以会出现胸痛、气短的症状，是因为水气滞留在脾胃间。水属阴，滞留在脾胃，一旦逆行至心肺，人便会出现胸痛、少气的现象。

人之所以会出现手脚冰冷、怕见人和火光、听到木器敲打的声音便恐惧的症状，是因为其体内的阴阳之气相争，水火不相容，从而出现了这种惊惧的现象。

人之所以会出现总想着紧闭门窗独处的怪病，是因为其体内的阴阳之气相争，阳气衰败，阴气变盛，才得了这种"喜阴恶阳"的怪病。

人之所以会出现脱衣乱跑、登高而歌的怪病，是因为其体内阴阳之气相争，阳邪侵入到阳明胃经和阳明大肠经，以致人的神志失常，脱衣乱跑，老想着攀高唱歌。

人之所以会出现邪气侵入络脉而头痛、鼻塞流涕，或者腰部肿胀的症状，是因为阳明经的邪气上逆，并行于阳明经和太阴脾经的细小络脉中。当邪气逆行于阳明经的细小络脉时，病人就会出现头痛、鼻塞的现象；当邪气逆行于太阴脾经的细小络脉时，病人就会腹部肿胀。

【参悟领会】解读到这里，有必要把"六经辨证"这个概念弄明白了。现代通行的说法，认为这个概念是张仲景发明的。准确的说法应是，这个概念是张仲景从《黄帝内经》提炼出来的。

人吃五谷杂粮，受风寒暑湿燥火的侵蚀，受七情六欲的折磨，所得之病，何止百千。如果没有一种高明的思维将之概括起来，那就必然会像今天的西医一样，光是各种病名就得以"万"数来记，令后世学者如坠烟海。

作为一代医圣，张仲景的最大贡献就是解决了将中医的病名、病因"化繁为简"问题，他将人体的各种病症、病变归纳到"六经"上，分为太阳、阳明、少阳和太阴、少阴、厥阴，任你病有万千种，种种不离"六经"。其中，三阳经的病症，以六腑病变为基础；三阴经的病症，以五脏病变为基础。如此巧妙地将五脏六腑的病变与"六经"联系起来，这才有了"六经辨证、治疗万病"的说法。意思很简单，人体所得的各种疾病，都可以通过"六经辨证"来解释清楚，都可以通过"六经辨证"来找到治疗办法。

就像这里提到的"脱衣乱跑、登高唱歌"的怪病，实质上就是脾胃及阳明经里的邪火太盛造成的，像"紧闭窗户、独处"的怪病，实质上就是阳明经脉里的阴邪太盛造成的。原因简单，治疗的思路自然也就简单了。前者只需"清热滋阴"、后者只需"助阳扶正"就行了。

四、太阴经病变的主要症状

太阴所谓病胀者，太阴子（十一月）也，十一月万物气皆藏于中，故曰病胀。

所谓上走心为噫（ài）者，阴盛而上走于阳明，阳明络属心，故曰上走心为噫也。

所谓食则呕也，物盛满而上溢，故呕也。

所谓得后（大便）与气（屎气）则快然如衰者，十一月阴气下衰，而阳气且出，故曰得后与气则快然如衰也。

【白话意译】太阴经脉发生病变，之所以会出现腹胀的症状，是因为太阴经脉正好与十一月相对应，在十二地支中，十一月属"子"，乃万物收藏的季节，人体的阳气也随着时令变化而潜藏起来，这个时候，如果阴寒邪气也浑水摸鱼，跟着潜藏起来，人就会产生腹胀的病症。

人之所以会出现阴邪之气侵入心脏而多嗳气的症状，是因为体内阴邪之气旺盛，先是循着脾经向上侵入阳明胃经，接着又借助胃经的络脉进入心脏，从而导致心脏病变，产生嗳气。

人之所以会出现食而呕吐的症状，是因为脾脏发生病变，不能正常运化，胃里的食物越积越满，最后不得不呕吐出来。

腹胀嗳气的病人之所以会在排出大便或者放屁后觉得浑身轻松，是因为到十一月，天地间的阴气旺盛到了极点以后，便会逐渐衰落下来，阳气开始生发；人体也是如此，腹中的阴邪之气随着大便和屁气排出后，清阳之气自然生发，整个人也就轻松爽快了。

【参悟领会】"有话就说，有屁就放"，这句看似不够文雅的粗话，实则包含了养生的至理。人体是一个开放式的循环系统，每时每刻，都需要把各种营养物质（主要包括糖类、脂类、蛋白质、维生素、水、无机盐、氧气等）吸收进来，把污物浊气排泄出去，才能维持生命的正常运转。

这里所讲的"污物浊气"，不仅包括大便、小便和屁气等有形之物，也包括愤怒、埋怨、牢骚等不良情绪。这些东西，如果不能及时排泄出来，而是"憋"在身体里，那就一定会憋出毛病。憋的时间短，就会得小病；憋的时间长，就会得大病。

由此可见，"有话就说"，是宣泄不良情绪的最好方式，"有屁就放"，是排泄污浊屁气的最好方式。一个人，要想保持身体健康，就一定要注意疏通好这两个渠道。

五、少阴经病变的主要症状

少阴所谓腰痛者，少阴者申（七月）也，七月万物阳气皆伤，故腰痛也。

所谓呕咳上气喘者，阴气在下，阳气在上，诸阳气浮，无所依从，故呕咳上气喘也。

所谓邑邑（即悒悒，不舒之貌）不能久立久坐，起则目䀮䀮无所见者，万物阴阳不定未有主也。秋气始至，微霜始下，而方杀万物，阴阳内夺，故目䀮䀮（眼睛看不清）无所见也。

所谓少气善怒者，阳气不治，阳气不治则阳气不得出，肝气当治而未得，故善怒，善怒者，名曰煎厥。

所谓恐如人将捕之者，秋气万物未有毕去，阴气少，阳气入，阴阳相薄，故恐也。

所谓恶闻食臭者，胃无气（胃气衰败），故恶闻食臭也。

所谓面黑如地色者，秋气内夺，故变于色也。

所谓咳则有血者，阳脉伤也，阳气未盛于上而脉满，满则咳，故血见于鼻也。

【白话意译】少阴经脉发生病变，之所以会出现腰痛的症状，是因为少阴经脉正好与七月相对应，在十二地支中，七月属"申"，乃天地间阴气开始生发、阳气开始下降的季节，人体的肾阳之气也随着时令变化而下降，腰为肾之府，因而人在这个时候很容易发生腰痛病。

人之所以会出现咳嗽、呕吐、气喘的症状，是因为阴气旺盛、积聚在人体下部，阳气虚弱、飘浮在人体上部，由于没有哪个器官可以依附，因而才会出现上述症状。

人之所以会出现身体虚弱、无法久站，或久坐之后起来便头昏眼花、看东西不清楚的症状，是因为七月时，万物阴阳之气的交替尚在进行中，未成定局。秋天的肃杀之气已经降临，霜露开始下降，万物因受到肃杀之气的压制而开始衰败，人体的阴阳之气也因为相互争夺而有所衰竭，从而导致人精力不济，无法久站、久坐。

人之所以会出现气虚、易怒的症状，是因为少阳经的阳气无法向外泻出，以致肝气结聚郁积，既不能疏泄，也不能有效管束，于是人便容易发怒，发怒时由于气逆还会出现气闭晕倒的现象，故这种病又叫煎厥。

人之所以会出现惊恐不安、好像被人追捕的症状，是因为秋天的肃杀之气刚刚降临，万物虽然开始衰败，但尚未完全衰败, 人体与自然相适应, 阴气虽然占了上升趋势, 但并未压倒阳气, 阴阳之气相互搏争, 并沿着经脉入肾, 肾主恐, 因而人就会惊恐得如同遭人追捕一样。

人之所以会出现厌恶闻到食物气味的症状, 是因为秋天的肃杀之气(金气)会反克脾土, 导致胃气虚弱, 消化功能衰减, 如此一来, 人就会产生厌食, 甚至不愿意闻到食物的味道。

人之所以会出现面黑如土地的症状, 是因为金生水, 秋天的肃杀之气(金气)太重, 会影响肾水的生发; 肾主黑色, 一个人肾精不足, 自然脸就会变黑。

人之所以会出现咳嗽、鼻子出血的症状, 是因为身体上部的阳脉受到损伤, 这个时候, 尽管阳气没有充盛于上, 但血液却充满了脉管, 血液充满了脉管, 必然导致肺气不畅, 从而引发咳嗽; 肺开窍于鼻, 由咳嗽导致的压力传到毛细血管, 自然很容易造成鼻子的毛细血管破裂, 继而出血。

【参悟领会】马克思讲, 人的本质是社会关系的总和。中医讲, 脏腑的本质也是各种关系的总和。这里列举了少阴经(主要是肾)病变而产生的8种病症。按照发病的脏腑来划分, 主要是: 体现在本脏(肾)的有3种, 体现在肝脏的有2种, 体现在肺脏的有2种, 体现在脾脏的有1种。

这里面, 肾与肝, 是"母子"相生的关系, 肾水生肝木; 肾与脾, 是相克的关系, 脾土克肾水; 肾与肺, 是"子母"相生的关系, 肺金生肾水。

由此，我们可以得出一条带规律性的东西，即：任何一个脏腑发生病变，其中病因都可能与其他脏腑有关系，其发病部位也可能在其他脏腑上体现出来。比如一个人得了肝病，有可能是肝脏本身出了问题，如长期过度饮酒伤肝等。也有可能是肺脏病变引发的肝病，也有可能是肾脏病变引发的肝病，还有可能是胆病变引发的肝病，等等。总之，医者诊断、治病，绝不能看山是山，看水是水，孤立地看问题，而应以联系的观点、辩证的思维来看待病情、诊查病因、治疗病症。

六、厥阴经病变的主要症状

厥阴所谓癫疝（tuí shàn，疝气的一种，表现的症状为，睾丸肿大坚硬、重坠胀痛，或麻木），**妇人少腹肿者，厥阴者辰（三月）也，三月阳中之阴，邪在中，故曰癫疝少腹肿也。**

所谓腰脊痛不可以俯仰者，三月一振，荣华万物，一俯而不仰也。

所谓癫癃疝肤胀者，曰阴亦盛而脉胀不通，故曰癫癃疝也。

所谓甚则嗌（咽喉）干热中者，阴阳相薄而热，故嗌干也。

【白话意译】厥阴经脉发生病变，之所以会出现男性睾丸肿胀、女性腹部肿胀的症状，是因为厥阴经脉对应的是三月，在十二地支中，三月属"辰"，此时阳气虽然正在生发，但阴气尚比较旺盛，一旦阴邪之气侵入厥阴肝经，就会产生"癫疝"病，男性表现为睾丸肿大作痛，女性表现为小腹肿胀。

人之所以会出现腰脊疼痛无法俯仰的症状，是因为三月阳气振发，万物欣欣向荣，但由于寒邪之气尚存，一旦不小心遭其侵袭，便会腰脊疼痛，俯仰不便。

人之所以会出现前阴肿胀、小便不利而导致肌肤肿胀的症状，是因为过盛的阴邪之气没有去掉，导致经脉胀满不通，才会出现如此怪病。

人之所以会出现内热、咽喉干渴的症状，是因为三月时节阴阳两气相互争夺，阳气胜了，产生内热，这股热邪沿着肝经进入咽喉，人便产生了咽干喉燥的症状。

【参悟领会】这一节提到的与厥阴经脉病变相关联的4种病症，共涉及人体3个部位：腰部、阴部、咽喉部。如何理解，我们只要看一看肝经的循行路线就明白了。

肝经是人体的一条大阴经，从大脚趾背毫毛部开始，向上沿着足背内侧，上行至小腿内侧；再沿着大腿内侧，进入阴毛中，环绕阴部，至小腹；再沿着气管向上，环绕嘴唇；再向上，环绕眼睛；最后与督脉交会于头顶。

由此，我们则不难明白，上述所谓疝气、小腹疼痛、腰痛、妇科等病症，都与肝经的循行路线和部位密切相关。事实上，人体的很多病症，只要沿着经脉的路线，便可以找到源头。

第五十篇

刺要论篇

篇目解读

刺，就是针刺；要，就是要领、要道、规律的意思。本篇鲜明地提出了把握好"深浅"程度乃针刺的基本要领，并运用反证法，列举了对毫毛腠理、皮肤、肌肉、脉、筋、骨、髓等 7 个层次的错误针刺而带来的对肺、脾、心、肝、肾等五脏及骨髓的伤害。郑重地告诫后世医者，病有沉浮、刺有浅深，浅深不得、反为大贼。

一、把握好"深浅"乃针刺的基本要领

黄帝问曰：愿闻刺要。

岐伯对曰：**病有浮沉，刺有浅深，各至其理，无过其道。过之则内伤，不及则生外壅**（yōng，堵塞），**壅则邪从之。浅深不得，反为大贼，内动五藏，后生大病。**

故曰：**病有在毫毛腠理者，有在皮肤者，有在肌肉者，有在脉者，有在筋者，有在骨者，有在髓者。**

【白话意译】黄帝说：用针给人治病，是一门大学问，我很想了解其中的要领！

岐伯回答：人得的各种疾病，有在表或在里的区别，针刺之法，也有浅刺和深刺的区别。病在表面的，应当浅刺；病在里面的，应当深刺。但无论是浅刺还是深刺，一定要刺准疾病所在的部位，这是一个基本原则。另外，就是要把握好深浅程度。刺得太深了，就会损伤内脏；刺得太浅了，不仅达不到病变部位，反而会使在表的气血受到扰乱而壅滞，给病邪以可乘之机。因此，对于医生来说，用针之要，关键在于把握好进针的深浅程度。如果连深浅都把握不好，那就反而会给身体带来伤害，使人的五脏功能紊乱，继而患上重疾。

为什么要如此强调针刺的深浅呢？这是因为人体患上的各种疾病，其发病部位的深浅都是不同的。有的是在毫毛和腠理里，有的是在皮肤里，有的是在肌肉里，有的是在脉里，有的是在筋，有的是在骨里，有的是在髓里。

【参悟领会】在这段话里，"浅深不得，反为大贼"，乃是至理名言，不仅适应于针刺治病之道，也适应于对世间万事的处置。从历史经验看，对各种事情的处理，最关键的一点，就是如何把握好分寸的问题，也就是深浅的问题。分寸把握好了，难事也会变成易事；分寸把握不好，易事会变成难事，小事会变成大事，甚至好事会变成坏事。

如何才能把握好进针的深浅程度？只需要把握好人体发病部位的7个层次就行了。这7个层次，由浅及深，依次为：毫毛腠理、皮肤、肌肉、脉、筋、骨、髓。

二、尽量避免"六刺六伤"的错误

是故刺毫毛腠理无伤皮，皮伤则内动肺，肺动则秋病温疟，泝（sù）泝然寒栗。

刺皮无伤肉，肉伤则内动脾，脾动则七十二日四季之月，病腹胀烦，不嗜食。

刺肉无伤脉，脉伤则内动心，心动则夏病心痛。

刺脉无伤筋，筋伤则内动肝，肝动则春病热而筋弛。

刺筋无伤骨，骨伤则内动肾，肾动则冬病胀腰痛。

刺骨无伤髓，髓伤则销铄（shuò，久病枯瘦）骺（héng，小腿）痠，体解㑊（xiè yì，懈怠无力）然不去矣。

【白话意译】应该针刺毫毛腠理部位的，切忌不要伤到皮肤；肺主皮毛，一旦伤及皮肤，就可能会影响到肺脏的正常性功能运转；肺当旺于秋季，到秋天时，容易患上温疟病，产生恶寒怕冷的症状。

应该针刺皮肤部位的，切忌不要伤到肌肉；脾主肉，一旦伤及肌肉，就可能会影响到脾脏的正常性功能运转；脾当旺于每一个季节的最后十八天，因而每到此时，便会产生腹胀烦闷、不思饮食的症状。

应该针刺肌肉部位的，切忌不要伤到血脉；心主脉，一旦伤及血脉，就可能会影响到心脏的正常性功能运转；心当旺于夏季，到夏天时，容易患上心痛病。

应该针刺血脉部位的，切忌不要伤到筋脉；肝主筋，一旦伤及筋脉，就可能会影响到肝脏的正常性功能运转；肝当旺于春季，到春天时，容易患上热性病，产生筋脉松弛的症状。

应该针刺筋脉部位的，切忌不要伤到骨；肾主骨，一旦伤及骨，就可能会影响到肾脏的正常性功能运转；肾当旺于冬季，到冬天时，容易患上肿胀、腰痛等病。

应该针刺骨的部位的，切忌不要伤到骨髓；一旦骨髓被伤及，影响到骨骼的营养供应，就会导致身体枯瘦，产生小腿酸软、肢体懈怠无力、气虚而不想运动的症状。

【参悟领会】一代哲人毛泽东说过：研究问题，要从人们看得见、摸得到的现象出发，来研究隐藏在现象后面的本质，从而揭露客观事物的本质的矛盾。中医治病更应如此！

作为一个良医，必须要能够通过表面的病症看到病根，发现病源。如通过肿胀、腰痛等症状，看到肾的问题；通过小腿酸软、浑身倦怠无力的症状，看到骨髓的问题；通过身体易发热、筋脉松弛的症状，看到肝的问题，等等。

此外，除了搞清楚是哪一个脏腑的问题外，还要搞清楚
"阴阳"的问题。病分阴阳，哪一个脏腑都不例外。比如，因肾
脏问题引发的腰痛病，如果是左边痛得厉害，那就是肾阴虚的
问题；如果是右边痛得厉害，那就是肾阳虚的问题。又比如，
因肺脏问题引发的疾病，如果是面色潮红，则属肺阴不足、导
致肺热；如果是面色惨白，则属肺阳不足、导致肺寒。这些，都
需要医生在诊病时，看得清楚，断得准确。

第五十一篇

刺齐论篇

篇目解读

刺,就是针刺的意思;齐,就是指针刺的深浅程度与病位齐平,基本上做到"整齐划一",既不能不及,又不能太过。

一、为什么不能刺得太浅

黄帝问曰：愿闻刺浅深之分。

岐伯对曰：刺骨者无伤筋，刺筋者无伤肉，刺肉者无伤脉，刺脉者无伤皮。

帝曰：余未知其所谓，愿闻其解。

岐伯曰：刺骨无伤筋者，针至筋而去，不及骨也；刺筋无伤肉者，至肉而去，不及筋也；刺肉无伤脉者，至脉而去，不及肉也；刺脉无伤皮者，至皮而去，不及脉也。

【白话意译】黄帝问道：针刺时，深浅程度不同，究竟有什么区别呢？

岐伯回答：由浅及深。我先来讲讲为什么不能刺得太浅吧。应当针刺到骨的，就不要浅刺伤害到筋；应当针刺到筋的，就不要浅刺伤害到肌肉；应当针刺到肌肉的，就不要浅刺伤害到脉；应当针刺到脉的，就不要浅刺伤害到皮肤。

　　黄帝疑惑地问道：我还是没有太明白其中的道理，请您再解释一下，好吗？

　　岐伯耐心地解释说：所谓"刺骨无伤筋"，就是说需要针刺到骨的，不能仅仅刺到筋的部位，就停针或者拔针，这样不仅治不了骨的毛病，反而会伤及筋。同样，所谓"刺筋无伤肉"，就是说需要针刺到筋的，不能仅仅刺到肌肉的部位，就停针或者拔针。所谓"刺肉无伤脉"，就是说需要针刺到肌肉的，不能仅仅刺到脉的部位，就停针或者拔针。所谓"刺脉无伤皮"，就是说需要针刺到脉的，不能仅仅刺到皮的部位，就停针或者拔针。

　　【参悟领会】所谓针刺的深浅程度，实际上是取决于人体各组织的结构层次。在上一篇的排序中，依次为：皮肤、肌肉、脉（经脉和血管）、筋、骨、髓。这里，需要我们引起重视并思考的是，在这一篇的排序中却是：皮肤、脉（经脉和血管）、肌肉、筋、骨、髓。明显的差别是，这一篇与上一篇，在肌肉与脉的层次排序上有不同。

　　究竟哪一种排序是对的呢？答案是：都对！需要我们搞明白的是，上一篇（第50篇）的"脉"，指的是大经脉和大血管；而这一篇中的"脉"，指的是孙脉、络脉以及毛细血管等。

　　人体的经脉和血管，就像我们现代城市的管网系统，凡是大的天然气管道、自来水管道、排污管道等，都是藏于地下；而小的管线等，则是布散在地面，连通于千家万户。人体的经脉也是如此，大的经脉，均散布在肌肉之下，而细小的经脉，包括毛细血管，则散布在肌肉和肌肉之上的皮肤中，一方面输送营养，一方面又通过汗毛（人体表面的细毛）与外界交换。

二、为什么不能刺得太深

刺皮者无伤肉，刺肉者无伤筋，刺筋者无伤骨。

所谓刺皮无伤肉者，病在皮中，针入皮中，无伤肉也；刺肉无伤筋者，过肉中筋也；刺筋无伤骨者，过筋中骨也。此之谓反也。

【白话意译】把为什么不能刺得太浅的道理弄明白了，我们再来理解一下为什么不能刺得太深。应当针刺到皮肤的，就不要深刺而伤害到肌肉；应当针刺到肌肉的，就不要深刺而伤害到筋；应当针刺到筋的，就不要深刺而伤害到骨。

病位在皮肤的，你只要针刺到皮肤就可以了，刺深了，损伤肌肉，反受其害。病位在肌肉的，你只要针刺到肌肉就可以了，刺深了，损伤筋，反受其害。病位在筋的，你只要针刺到筋就可以了，刺深了，损伤骨，反受其害。由此可见，针刺治病，掌握好深浅程度非常重要，刺得太浅或者太深，不仅达不到治疗效果，还会适得其反。

【参悟领会】凡事都讲究"适可而止",针刺更是如此!怎样才能达到如此标准呢?需要我们在医疗实践中把握好两点:一是要选准穴位。这方面,是差之毫厘,失之千里。二是要注意根据病人的年龄、形体和腧穴部位等具体情况,来把握好针刺的深浅程度。以年龄而论,年老者、幼龄儿童等,不宜深刺;以身体健康状况而论,对气血虚弱者、形体瘦弱不堪者等,不宜深刺;以身体部位而论,对头、胸、背等部位,不宜深刺;手臂、腿、臀等部位,可适当深刺,等等。

篇目解读

刺，即针刺；禁，即禁忌、禁区。本篇重点阐述了针刺的禁忌和注意事项，用排比法列举了 30 种错误针刺的不良后果，并明确了人体出现 7 种不能针刺的情形，同时提醒后人，对于这些禁忌，一定要怀敬畏之心，牢记"从之有福，逆之有咎"的嘱咐。

一、五脏要害绝不能针刺

黄帝问曰：愿闻禁数。

岐伯对曰：藏有要害，不可不察。肝生于左，肺藏于右，心部（调节）于表，肾治于里，脾为之使（指传输功能），胃为之市，鬲肓（gé huāng，膈膜与肓膜的合称）之上，中有父母，七节之傍，中有小心（指命门）。从之有福，逆之有咎（灾祸）。

【白话意译】黄帝说：人体的各个部位，功能不同，有的地方可以针刺，有的地方不能针刺，不能针刺的有哪些呢？

岐伯回答说：人体五脏六腑，都有各自的要害之处，不能不详细审察。肝气在人体的左边生发，肺气在人体的右边肃降，心脏负责调节人体在表的阳气，肾脏负责调治人体在里的阴气，脾脏负责传输水谷精华给各个脏器，胃腑负责受纳和加工水谷饮食。横膈膜的上面，有维系人体生命活动的心、肺两脏，第七椎旁的里面有心包络。以上这些部位，都属于针刺的禁区。医生遵守这个禁令，就会产生良好的治疗效果；违反了这个禁令，就会产生危害。

【**参悟领会**】对于这段话，有两点需要我们深入理解：第一点是"肝生于左，肺藏于右"的问题。从人体解剖看，肝脏的大部分明明在人体的右季肋区，怎么会"生于左"呢？肺脏明明分为左右两叶，怎么会"藏于右"呢？答案很简单：这里的肝，指的是肝气；这里的肺，指的是肺气，而不是指具体的脏器。

需要我们另外关注的是，肝脏分左右两部分，右侧明显大于左侧，大约是左侧的三倍。肺脏左右各一，右肺较粗短，容积较大；左肺较窄长，容积较小。二者的相似之处在于，都是右大于左。

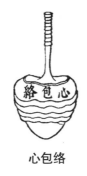

心包络

（图出张景岳《类经图翼》）

第二点是"小心"的问题。有两种说法：一是指心包络。持这种观点的，主要是明代的马莳，他认为"心为君主，为大心；而包络为臣，为小心"。二是指肾脏。持这种观点的，主要是明代的吴崑，他认为"此言七节，脊椎中部第七节也，其旁乃两肾所系，左为肾，右为命门。命门者，相火也，相火代君行事，故曰小心"。

二、30种错误针刺的不良后果

刺中心，一日死，其动为噫。刺中肝，五日死，其动为语。刺中肾，六日死，其动为嚏。刺中肺，三日死，其动为咳，刺中脾，十日死，其动为吞。刺中胆，一日半死，其动为呕。

刺跗上（足背），中大脉，血出不止，死。刺面，中溜脉（与眼睛相流通的经脉），不幸为盲。刺头，中脑户，入脑立死。刺舌下，中脉太过，血出不止为喑。刺足下布络，中脉，血不出为肿。刺郄（xì）中大脉，令人仆脱色。刺气街（又名气冲），中脉，血不出，为肿鼠仆（腹股沟）。刺脊间，中髓，为伛（yǔ，驼背）。刺乳上，中乳房，为肿，根蚀。刺缺盆，中内陷，气泄，令人喘咳逆。刺手鱼腹，内陷为肿。

刺阴股，中大脉，血出不止，死。刺客主人，内陷，中脉，为内漏、为聋。刺膝膑，出液为跛。刺臂太阴脉，出血多，立死。刺足少阴脉，重虚出血，为舌难以言。

刺膺中陷中肺，为喘逆仰息。刺肘中内陷，气归之，为不屈伸。刺阴股下三寸内陷，令人遗溺。刺掖下胁间内陷，令人咳。刺少腹，中膀胱，溺出，令人少腹满。刺腨肠（又名承筋）内陷，为肿。刺匡上陷骨，中脉，为漏为盲。刺关节中液出，不得屈伸。

【白话意译】一个人一旦被误刺心脏，重者大约一天后就会死亡，轻者其病变症状为多叹气；一旦被误刺肝脏，重者大约五天后就会死亡，轻者其病变症状为多言语；一旦被误刺肾脏，重者大约六天后就会死亡，轻者其病变症状为打喷嚏；一旦被误刺肺脏，重者大约三天后就会死亡，轻者其病变症状为咳嗽；一旦被误刺脾脏，重者大约十天后就会死亡，轻者其病变症状为频繁吞咽；一旦被误刺胆腑，重者大约一天半后就会死亡，轻者其病变症状为呕吐。

针刺人的足背时，如果误刺了大血管，导致血流不止，就会使人死亡；针刺人的面部时，如果误刺了与眼睛相流通的溜脉，就会使人双目失明；针刺人头部的脑户穴时，如果刺得太深，伤及脑髓，就会使人立即死亡；针刺人舌下的廉泉穴时，如果刺得太深，刺破了血管，导致血流不止，就会使人失音不能说话；针刺人足底散布的络脉时，如果误伤了血管，导致瘀血滞留难消，就会使人身体局部肿胀；针刺人的委中穴时，如果误刺了大血管，就会使人晕倒，脸色发白；针刺人的气冲穴时，如果误刺了大血管，导致瘀血滞留不散，就会使人腹股沟疼痛肿胀；针刺人的脊椎间隙时，如果误伤了脊髓，就会使人后背弯曲不伸；针刺人的乳中穴时，如果误伤了乳房，就会使人乳房肿胀且化脓；针刺人的缺盆穴时，如果刺得太深，导致肺气外泄，就会使人喘咳气逆；针刺人的鱼际穴时，如果刺得太深，就会使人的身体局部肿胀。

　　针刺人大腿内侧的穴位时，如果误伤了大血管，导致血流不止，就会使人死亡；针刺人的上官穴时，如果刺得太深，伤及血脉，就会使人耳内化脓或者耳聋；针刺人的膝盖骨部位时，如果刺得不当，导致液体流出，就会使人跛足；针刺人的手太阴肺经上的穴位时，如果误伤导致出血过多，就会使人立即死亡；针刺人的少阴肾经上的穴位时，如果误伤导致出血过多，就会使人的肾气更加虚弱，以致舌头不灵活，说话困难。

　　针刺人的前胸时，如果刺得太深，伤及肺脏，就会出现气喘上逆、仰面呼吸的症状；针刺人的肘弯处时，如果刺得太深，就会出现局部气郁不通、手臂无法屈伸的症状；针刺人的大腿内侧下三寸处时，如果刺得太深，就会出现遗尿的症状；针刺人的腋下胁肋间时，如果刺得太深，就会出现咳嗽的症状；针刺人的小腹时，如果刺得太深，伤及膀胱，就会出现小便流入腹腔、小腹胀满的症状；针刺人的小腿肚时，如果刺得太深，就会使人身体局部发肿；针刺人的眼眶骨上面时，如果误伤了脉络，就会使人泪流不止，甚至失明；针刺人的关节时，如果因失误导致液体流出，就会使人的关节无法屈伸。

【**参悟领会**】这一段，列举了30种误刺的情形，确实让人难以记住。但如果归一下类，大体还是三种：一种是，刺胸腹，不能刺得太深，避免伤及内脏，如肺、心、肾、肝、脾、膀胱、胆，等等。一旦伤及内脏，造成的危害最为严重，甚至有生命之危。第二种是，刺四肢，不能刺得太偏，避免伤及大血管，导致血流不止，造成生命危险。第三种是，刺关节，不能刺得太狠，避免关节中的组织液体流出来，致使关节无法屈伸。

这里，特别需要指出的是，关于刺破血管和刺出液体的问题，除了与行针者的水平有密切关系外，还与针的粗细有密切关系。古代人用的针，最初是以石针、骨针为主，后来则以金属针为主，为铜针、银针等，但都比较粗，稍微把握得不好，就很容易把血管刺破，导致血流不止。现代社会，工业空前发达，所用之针，不仅质量远胜于古代，在粗细程度上，也比古人所用之针细了许多，且韧性强了许多，把血管刺破、使液体流出来的现象，基本上就没有了。

三、七种情形不能针刺

无刺大醉，令人气乱。无刺大怒，令人气逆。无刺大劳人，无刺新饱人，无刺大饥人，无刺大渴人，无刺大惊人。

【白话意译】对酒醉之人，不要行针刺，以避免造成气血杂乱；对大怒之人，不要行针刺，以避免造成气机上逆。此外，不要去针刺过度劳累之人，不要去针刺过于饱食之人，不要去针刺饥饿之人，不要去针刺非常口渴之人，不要去针刺受到极大惊吓之人。

【参悟领会】人的健康状态是一种平衡状态。所谓平衡，就是气机平静，气血平和，人体各个组织器官等，一切都在平缓有序地运行。

这一段所列的"大醉、大怒、大饱、大饥、大渴、大劳、大惊"等7种情形，就相当于是将人体平衡打破的7颗石头，在这

7种情形下，人体的气机已经逆乱，气血已经沸腾。当此之时，贸然进行针刺，很可能是"乱上加乱"，不仅治不了病，还会增加新的病痛。

第五十三篇
刺志论篇

篇目解读

　　志，记住、记取的意思。所谓刺志，也就是针刺时应当记取的要领和有关注意事项。本篇的要领在两个方面：一是人体虚实（气与形、谷与气、脉与血等）的正常现象和反常现象，这是临床针刺时必须考虑的基本条件；二是针刺补泻手法的要点。

一、"三常三反"乃判断虚实之要领

黄帝问曰：愿闻虚实之要。

岐伯对曰：气实形实，气虚形虚，此其常也，反此者病。谷盛气盛，谷虚气虚，此其常也，反此者病。脉实血实，脉虚血虚，此其常也，反此者病。

帝曰：如何而反？

岐伯曰：气盛身寒，气虚身热，此谓反也；谷入多而气少，此谓反也；谷不入而气多，此谓反也；脉盛血少，此谓反也；脉小血多，此谓反也。

【白话意译】黄帝对岐伯说：世间万物均有虚有实。我很想听您讲讲有关人体虚实的要点。

岐伯回答：人活一口气！气充实，形体也相应地壮实；气虚弱，形体也相应地瘦弱，这属于正常现象。假如与此相反，就属于病态。吃进的水谷饮食多，气也相应地旺盛；吃进的水谷饮食少，气也相应地虚乏，这属于正常现象。假如与此相反，就属于病态。脉搏跳动大而有力的，血液也相应地充盛；脉搏跳动小而细弱的，血液也相应地贫乏，这属于正常现象。假如与此相反，就属于病态。

黄帝问道：那怎样才算是反常现象呢？

岐伯解释道：一个气盛的人，身体反而感觉寒冷，一个气虚的人，身体反而感觉发热，这就是反常现象。一个吃得多的人，反而感觉气不足；一个吃得少的人，反而感觉气充盛，这也属于反常现象。一个脉搏跳动大的人，反而血少；一个脉搏跳动细的人反而血多，这也是反常现象。

【参悟领会】这一段里，提出了一个很重要的概念，就是"反常为病"。如何算是"反常"？这里共列举了8种现象，即：（1）气实体虚；（2）气虚体实；（3）吃得多，气虚乏；（4）吃得少，气旺盛；（5）脉搏大，血虚；（6）脉搏细，血充盈；（7）精气盛，体发寒；（8）精气虚，体发热。

罗贯中所著《三国演义》第103回，记载了司马懿通过询问诸葛亮的日常工作和饮食情况，得出诸葛亮"活不长"的判断，也算是灵活运用"反常为病"的鲜活例子。

当时司马懿问蜀国使者："你们的丞相每天睡觉、吃饭和工作的状况怎样呀？"使者回答："我们丞相每天都是起得早，睡得晚，各种具体事情都亲自审阅把关，汗流终日，每天吃的东西，却很少。"听完使者的话，司马懿高兴地对自己的将官说："孔明食少事烦，其能久乎？"过了不久，诸葛亮便果如司马懿所言，病死在五丈原了。

　　"阳加于阴，谓之汗"。汗为阴液，是靠着阳气的蒸发推出体表的。诸葛亮起得比鸡早，睡得又很晚，吃得又很少，还终日汗流不止，只能说明一点，他的肝很热，肝阳上亢，难以入睡；他的肾很虚，卫气很弱，已无法固摄住体内的元阴元阳了。基于此，司马懿对他作出的"生死"预判，应当是有科学依据的。这也说明一点，司马懿懂医，懂得养生之道；比诸葛亮懂得的那些奇门遁甲、掐指占卜之术强多了，也实惠多了。

二、造成虚实反常的机制原因

气盛身寒，得之伤寒。气虚身热，得之伤暑。谷入多而气少者，得之有所脱血，湿居下也。谷入少而气多者，邪在胃及与肺也。脉小血多者，饮中热也。脉大血少者，脉有风气，水浆不入，此之谓也。

夫实者气入也，虚者气出也；气实者，热也，气虚者，寒也。入实者，左手开针空也；入虚者，左手闭针空也。

【白话意译】一个人，如果精气旺盛却身体发寒，那是因为受到了寒邪的伤害；如果精气虚乏却身体发热，那是因为受到了暑邪的伤害；如果吃得多却反而气不足，那是由于失血或者湿邪积聚在下焦的缘故；如果吃得少却反而气充盛，那是由于邪气滞留在胃和肺里的缘故；如果脉搏细却血充盈，那是由于饮酒过多、中焦产生内热的缘故；如果脉搏大却血虚乏，那是由于经脉受到了风邪侵袭导致饮食不进的缘故。以上，就是造成人体虚实反常的主要原因。

一般来说，所谓实证，是由于邪气亢盛侵入人体的缘故；所谓虚证，是由于人体正气耗散外泄的缘故。气实的，大多表现为发热；气虚的，大多表现为发寒。采用针刺的方法治疗"实证"之病，拔针后，要用左手拨开针孔，将病人体内的邪气泄出来；反之，用针刺法治疗"虚证"之病，拔针后，要用左手按闭针孔，使病人体内的正气不外泄。

【参悟领会】从这一段论述里，我们可以得出中医治病的一个重要方略："实则泄之，虚则保之"。

泄什么？泄邪气，泄病毒，泄一切有害于人体健康之物。怎么泄？呕吐、大小便、发汗、放血等，都是排泄的渠道。

保什么？保存正气，保存元气，保存正能量，保存一切有利于人体健康之物。怎么保？不过度劳累，不过度劳神，不过度纵欲，不过度饮食，等等，都是良好的保养之道。

第五十四篇
针解篇

篇目解读

这里的针，从宏观层面讲，指的是针道，也就是如何根据病症的虚实，因病制宜，用好补针和泻针，特别是要把握好"留针候气"的要诀。从具体层面讲，指的是九种不同的针的名称，以及它们与天、地、人、四时、五音、六律、七星、八风、九野的对应关系等。特别难能可贵的是，强调医者引针时要精神专注、思想集中、态度严谨，并注意观察、掌握和调节病人的情绪，通过"制其神"，达到尽快治其病的目的。

一、如何因病制宜地用好补针和泻针

黄帝问曰：愿闻九针之解，虚实之道。

岐伯对曰：刺虚则实之者，针下热也，气实乃热也；满而泄之者，针下寒也，气虚乃寒也。菀陈（菀，通"蕴"，郁结、陈旧）则除之者，出恶血也。邪胜则虚之者，出针勿按。徐而疾则实者，徐出针而疾按之；疾而徐则虚者，疾出针而徐按之。

言实与虚者，寒温气多少也。若无若有者，疾不可知也。察后与先者，知病先后也。

为虚与实者，工勿失其法。若得若失者，离其法也。

虚实之要，九针最妙者，为其各有所宜也。补写之时者，与气开阖相合也。九针之名，各不同形者，针穷其所当补写也。

【白话意译】黄帝问道：关于"九针"这个概念，很早就听说了，但具体是什么？我想听听您的解释。另外，如何根据病症的虚实，来进行针刺，也想听听您的教导！

岐伯回答：对于虚症的病人，用针时宜用补法，要让病人觉得针下有温热感，这种温热感，来自正气的充实。对于实症的病人，用针时宜用泻法，让病人觉得针下有寒凉感，这种寒凉感，来自邪气的消散。人体中的某些部位，如果血液中的邪气郁积太久，就要用放出恶血的办法，来清除邪气。病人体内的邪气郁积太盛，用泻法治疗，在出针后就不要按闭针孔，以使邪气外泄。古代医书上讲"徐而疾则实者"，就是告诉我们，凡是补法用针，就应慢慢出针，并在出针后迅速按闭针孔，使正气充实不泄。反之，所谓"疾而徐则虚者"，就是告诉我们，凡是泻法用针，就应快速出针，并在出针后不按闭针孔，使邪气得以外泄。

判断虚实的依据，就是气至时针下的寒凉感和温热感的多少。如果这种寒凉和温热的感觉"若有若无"，那么就难以断定疾病的虚实了。除了虚实以外，医生看病还要注意了解疾病发生的先后顺序，以便认识和把握好疾病的标与本。

虚症用补法，实症用泻法，这是医生用针治病的基本原则，后世医者千万不能背离了这一原则。如果针下出现"若有若无"的情形，那就说明用针之法不当，或背离了原则，或者在用针时践行原则没有到位。

虚、实、补、泻的关键，在于巧妙地运用九针，因为九针各有不同的特点，适宜于不同的病症。针刺补泻的时间，应该与气的来去开阖相配合。九针的名称不同，形状也各不相同。治疗时，医生应当根据治疗的需要，充分发挥好各种不同针的作用。

【参悟领会】这一段，最重要的一句话是，"虚实之要，九针最妙者，为其各有所宜也"。何谓"虚实之要"？就是临床用针时，应当能够熟练地、甚至本能地运用好"补泻、凉热、快慢"六字要诀，即对于虚症之疾，应当用补法，针下要有热感、出针要慢、按闭针孔要快；对于实症之疾，应当用泻法，针下要有凉感、出针要快、按闭针孔要慢。

何谓"九针最妙"？就是妙在九种针具的形状各不相同，因而临床发挥的作用也各不相同。关于九针的名称，《灵枢·九针十二原》记载得很清楚。

第一种叫"镵（chán）针"，这种针的尖端形状像箭头，又叫箭头针。

第二种叫"员针"，这种针的针身为圆柱状，针尖呈卵圆形。

第三种叫"鍉（chí）针"，这种针长三寸半，针头钝圆，不至于刺入皮肤，主要用于穴位表面的推压。

第四种叫"锋针"，这种针的针身为圆柱形，长一寸六分，针尖锋利，三面有刃。

第五种叫"铍（pí）针"，这种针的尖端像剑形，两面都有刃。

第六种叫"利针"，这种针的形状像马尾，针尖又圆又尖。

第七种叫"毫针"，这种针就是我们现代人常用的针，针尖锋利,针身较细。

第八种叫"长针",这种针又叫环跳针,长七寸,适用于深刺。

第九种叫"大针",这种针长四寸,针体较粗,针尖微圆。

二、留针候气乃取得疗效的关键

刺实须其虚者，留针阴气隆至，乃去针也；刺虚须其实者，阳气隆至，针下热，乃去针也。

经气已至，慎守勿失者，勿变更也。深浅在志者，知病之内外也。近远如一者，深浅其候等也。

如临深渊者，不敢堕也。手如握虎者，欲其壮也。神无营于众物者，静志观病人，无左右视也。义无邪下者，欲端以正也。必正其神者，欲瞻（注视）病人目制其神，令人易行也。

所谓三里者，下膝三寸也。所谓跗之者，举膝分易见也。巨虚者，蹻（qiāo）足箭（héng）独陷者。下廉者，陷下者也。

【白话意译】对属于实症的病，针刺必须达到泄邪的目的，下针后要留针，一直等到针下有明显寒凉的感觉时，才能出针；对属于虚症的病，针刺必须达到补气的目的，下针后也要留针，一直等到针下有明显温热的感觉时，才能出针。

经脉之气已经到来后，应当谨慎地守候，这个时候，千万不要变更手法。至于针刺的深浅程度，应当取决于发病部位的深浅，即在体表还是在体内。需要我们明白的是，针刺虽然有深浅之分，但留针候气的要求是一样的。

医生行针时，态度必须严谨，要像面临深渊、生怕跌落那样小心；持针时，应当像抓住老虎那样坚定有力；下针时，思想要特别专注，绝不能分神，应当专心致志地观察病人，不能左顾右盼；进针的手法要正确，针要端正直下，不能歪斜；留针候气时，必须盯住病人的眼睛，以约束控制其精神活动，确保经气能够通畅循行。

足三里穴，在小腿前外侧、膝下犊鼻穴下3寸处。跗上穴，在足背上，举膝很容易看到。上巨虚穴就是上廉穴，在小腿外侧、犊鼻穴下6寸处；下巨虚穴就是下廉穴，在小腿外侧、犊鼻穴下9寸处。

【参悟领会】看似寻常最奇崛，成如容易却艰辛。这句话，用来形容针刺治病是最贴切不过的了。怎样才能使针刺治病达到最佳效果，应当落实"七必"要求，即：态度必须严谨，精神必须专注，选穴必须准确，进针必须端正，持针必须有力，深浅必须适中，留针候气必须耐心。

全面领会这一段话，还必须把"得气"的标准搞清楚。怎样才算是"得气"呢？就患者而言，就是针刺后，身体局部会出现酸、胀、重、麻或扩散传导的感觉；就医者而言，就是握针的手指，能够捕捉到沉重或紧涩的"气至"之感。

三、九种不同针具与天地自然的对应关系

帝曰：余闻九针上应天地四时阴阳，愿闻其方，令可传于后世，以为常也。

岐伯曰：夫一天、二地、三人、四时、五音、六律、七星、八风、九野，身形亦应之，针各有所宜，故曰九针。

人皮应天，人肉应地，人脉应人，人筋应时，人声应音，人阴阳合气应律，人齿面目应星，人出入气应风，人九窍三百六十五络应野。

故一针皮，二针肉，三针脉，四针筋，五针骨，六针调阴阳，七针益精，八针除风，九针通九窍，除三百六十五节气，此之谓各有所主也。

人心意应八风，人气应天，人发齿耳目五声，应五音六律，人阴阳脉血应地，人肝目应之九。

【白话意译】黄帝说：我听说老祖宗发明的九针，与天地、

四时、阴阳是相对应的，很想听您讲讲其中的道理，以便记录下来，传于后世，作为针刺治病的基本准则。

岐伯回答：按顺序排列，一天、二地、三人、四时、五音、六律、七星、八风、九野，人体的各部分与上述这些是相对应的，而老祖宗发明的九种不同形状的针具，就是针对人体的不同疾病而设计的，所以才有了"九针"的称谓。

说得再具体一点，人的皮肤位于体表，起着保护全身的作用，就像那覆盖万物的"天"；人的肌肉柔韧厚实，就像那承载万物的"地"；人的血脉纵横交错，遍布全身，濡养维持着人的生命；人的大筋有十二条，对应着一年十二月；人的声音，对应着自然界的五音；人的五脏六腑阴阳之气相互协调，就像那六律六吕的配合一样；人的牙齿、面目排列有序，就像那北斗七星的排列一样；人的呼吸之气，就像那自然界的风；人的九窍以及三百六十五条络脉分布全身，就像那大地上的山川、河流密布一样。

从天人相应的思路出发，九针的功用也就显现了。第一种名叫镵针，用来刺皮；第二种名叫员针，用来刺肉；第三种名叫鍉针，用来刺脉；第四种名叫锋针，用来刺筋；第五种名叫铍针，用来刺骨；第六种名叫利针，用来调和阴阳之气；第七种名叫毫针，用来补益精气；第八种名叫长针，用来祛除风邪；第九种名叫大针，用来通利九窍，驱散全身上下三百六十五节间的邪气。以上，就是九针的不同用途。

人的心愿意念，就像自然界的风一样，变化多端；人的气息运转，就像天体运行一样，循环往复，生生不息；人的头发、牙齿、耳朵、眼睛以及放出的声音，就像自然界的五音六律一样，井然有序；人的阴阳、经脉、血气运行轨道，就像地上的江河一样；人的肝气通目，目为九窍之一，因而也与九之数相对应。

【参悟领会】这一段，把九针与天地人、与自然界的一些现象尤其是气候条件等对应起来，看起来有些牵强附会，实际上体现的还是古人"天人相应"的思维方式，即"针道"通"人道""人道"通"天道"。

为了更好地理解这一点，有必要再把几个概念弄清楚：

一是四时。实际上就是把一年的时间，按照气候变化的特点，划分为四个阶段，即春、夏、秋、冬，对应温、热、凉、寒。

二是五音。即古人所谓的五声，包括宫、商、角、徵（zhǐ）、羽。

三是六律。指十二律中的奇数各律，包括黄钟、太蔟（cù）、姑洗（xiǎn）、蕤（ruí）宾、夷则、无射（yì）。

四是七星。指北斗七星，即天枢、天璇、天机、天权、玉衡、开阳、瑶光。

五是八风。指来自东、西、南、北、东南、东北、西南、西北八个方位的自然风。

六是九野。指古人对古代中国版图的区域划分。放在今天，就是对整个世界的划分。

第五十五篇
长刺节论篇

篇目解读

长，就是增长、扩充的意思。刺节，就是针刺的手法。本篇的主要内容有两点：一是描述了头痛、寒热、痈肿、小腹有积、寒疝、筋痹、肌痹、骨痹、狂病、癫病、大风等 11 种疾病的发病情况；二是传授了对 11 种疾病的针刺治疗的具体手法及要领。因本篇是对前面几篇关于针刺治疗的补充，所以叫作"长"刺节论。

一、头痛、寒热等五种疾病的针刺手法

刺家不诊，听病者言。

在头，头疾痛，为藏针之，刺至骨病已，上无伤骨肉及皮，皮者道也。

阳刺，入一傍四处，治寒热。深专者刺大藏（即五脏。刺大藏，就是指刺五脏的募穴，肺的募穴为中府、脾为章门、肝为期门、肾为京门、心为巨阙），迫藏刺背，背俞也，刺之迫藏，藏会，腹中寒热去而止。与刺之要，发针而浅出血。

治痈肿者，刺痈上，视痈小大深浅刺。刺大者多血，小者深之，必端内针为故止。

病在少腹有积，刺皮髓（tú，同"腯"，皮肉肥厚之处）以下，至少腹而止；刺侠脊两傍四椎间，刺两髂髎（qià liáo，居髎穴部位）季胁肋间，导腹中气热下已。

病在少腹，腹痛不得大小便，病名曰疝，得之寒。刺少腹两股间，刺腰髁（kē，大腿骨）骨间，刺而多之，尽炅（jiǒng，日光，明亮）**病已**。

【白话意译】那些精通针道的医生，往往会在还没有诊脉之前，耐心地倾听病人对自己病情的描述。

——对那些病在头部、且头痛剧烈的病人，一般情况下，可以直接在头部取穴，采用针刺法治疗，刺到骨头，病就会好了。针刺时，一定要把握好深浅程度，既不能过深，也不能太浅，更不能伤及骨肉和皮肤。由于皮肤是"针"出入的必经之道，所以需要特别注意，不可使之受损。

——对那些得了寒热病的人，可以采用"阳刺"的手法治疗，即在病人的病痛处直刺一针，然后再在四周各刺一针。如果病邪深入到体内，而且是专门对着内脏去的，就应当取五脏的募穴进行针刺；如果邪气已经迫近五脏，就应当取五脏在背部的俞穴进行针刺。之所以要这样，是因为背部俞穴是五脏之气聚集的地方，针刺俞穴就可以事半功倍地把五脏的邪气祛除。至于针刺后留针的时间，一般要等到腹中寒热感消除以后，才可以拔针。针刺的要领，就是在出针时一定要稍微出一点血！

——对那些得了痈肿的病人，就要在痈肿的部位进行针刺，至于针刺的深浅程度，要根据痈肿的大小来确定。对大的痈肿，可以浅刺，但要让它多出血；对小的痈肿，不仅要深刺，还要直着进针，达到病灶的所在之处。

——对那些小腹有积块的病人，第一步，是先从上腹部到下腹部的皮肉丰厚处选取穴位进行针刺；第二步，是在第四椎间两旁选取穴位进行针刺；第三步，是选取两髂骨两侧的居髎穴和季胁间的穴位进行针刺，直至把腹中热邪引导下行，病就基本会好了。

——对那些因受寒得了"疝"病、小腹疼痛、大小便不通的人，首先要在小腹和两大腿内侧选取穴位进行针刺，而后在腰部和大腿骨之间选取穴位进行针刺，等到小腹有发热的感觉，病就大体会好了。

【参悟领会】这一段话中，特别需要揣摩明白的一句，就是"与刺之要，发针而浅出血"。为什么针刺寒热之邪入侵人体的各种疾病时，要强调拔出针、带出血呢？这恐怕与我在前面反复提到的中医基本理念有关。

在古代的医圣们看来，自然界中的风、寒、暑、湿、燥、火等"六淫"是客观存在的，它们对人体健康的影响也是客观存在的。从时间上讲，它伴随着人的生命的始终，可谓"无时不在"；从空间上讲，它弥散在人的生活的全部场所，可谓"无处不在"。从这个意义上讲，不管我们人类的医术如何发展，我们都不可能将风、寒、暑、湿、燥、火等"六淫"彻底消灭。

既然无法消灭，那就只有控制了。如何控制？主要是两个办法：

一是随时注意预防，避开"六淫"对人体的侵袭。

二是随时进行治理，一旦发觉有风、寒、湿、热等邪气侵入人体的某个部位，就及时通过针刺等方法，将其引导和驱赶出来。为什么强调在拔针时要稍微出点血呢? 那是因为邪随血出, 通过出一点血, 也就把邪泻带出来了。

二、三种痹病的针刺治疗手法

病在筋，筋挛节痛，不可以行，名曰筋痹。刺筋上为故，刺分肉间，不可中骨也。病起筋炅，病已止。

病在肌肤，肌肤尽痛，名曰肌痹，伤于寒湿。刺大分、小分（人体肌肉会和的地方叫"分"，较多肌肉会和处叫大分，较少肌肉会和处叫小分），多发针而深之，以热为故。无伤筋骨，伤筋骨，痈发若变。诸分尽热，病已止。

病在骨，骨重不可举，骨髓酸痛，寒气至，名曰骨痹。深者刺，无伤脉肉为故。其道大分小分，骨热，病已止。

【白话意译】何谓筋痹？就是指病邪侵入到筋，导致筋脉拘挛，关节疼痛，行动不便。治疗的方法，是直接将针从分肉间刺入，刺在患病的筋上，但不要伤及到骨。刺进去后，等到筋脉出现热感，说明病已经基本好了。这个时候，才可以停针。

何谓肌痹？就是指寒湿之邪侵入到肌肉，导致全身肌肉疼痛。治疗的方法，就是针刺大小肌肉会和之处，针刺的穴位可以多一点，刺得深一点，以局部产生热感为标准。针刺时，不能伤及筋骨。如果伤到了筋骨，就容易引发痈肿类病变。等到各肌肉会和之处都出现热感，说明病已基本痊愈了。这个时候，才可以停针。

何谓骨痹？就是指寒邪等侵入到骨髓，导致骨髓深处感到酸痛，局部寒冷，肢体沉重无法抬举。治疗的方法，就是用针深刺，但不要伤及血脉肌肉。针刺的路径就是在大小分肉之间，等到骨头感到发热时，说明病已基本痊愈。这个时候，才可以停针。

【参悟领会】天寒才会地冻，天寒才会导致水凝结成冰。由此，我们不难得出一个结论：从寒热角度来分析，各种痹症从根上讲，都是因寒而生的。

就现代人所得的痹症而言，这种"寒"主要来自两个方面：一个是大自然的寒冷；一个是人为制造的冷空调寒冷。后者较之前者，有后来居上的架势。

如何根治痹症？

首先是要在"热"字上下功夫。这一点，上面三段描述看起来没有涉及，但实际上已经告诉了我们答案，即：无论是治疗筋痹、肌痹还是骨痹，都以产生"热"感作为痊愈的标志。大自然的寒冰需要通过阳光来融化，人体的痹症则需要通过"阳火"来温煦。临床实践中，除了可以用针刺法来产生温热、治疗痹症外，还可以用药物产生温热来化除痹症。

其次是要在"开"字上下功夫。痹者，闭也。因闭才会气滞，因闭才会血瘀，因闭才会运行不畅。因而治疗痹病，还应在开通上下功夫，可以综合运用按摩拍打、刮痧拔罐、药物发散等方法，把寒邪或引出来，或逼出来，或泻出来，从而达到治疗的目的。

三、狂、癫、大风病的针刺治疗手法

病在诸阳脉，且寒且热，诸分且寒且热，名曰狂。刺之虚脉，视分尽热，病已止。

病初发，岁一发，不治；月一发，不治。月四五发，名曰癫病。刺诸分诸脉，其无寒者，以针调之，病止。

病风，且寒且热，炅汗出，一日数过，先刺诸分理络脉；汗出，且寒且热，三日一刺，百日而已。

病大风，骨节重，须眉堕，名曰大风。刺肌肉为故，汗出百日，刺骨髓，汗出百日，凡二百日，须眉生而止针。

【白话意译】何谓狂病？一般是指手足的三阳经脉发生病变，出现忽寒忽热的症状，同时波及到肌肉和肌肉的交合处。针刺治疗，应当采用泻法，把阳脉中的邪气泄出来，并体察肌肉交合处的感觉，如果全都产生了温热感，说明病已基本好了，可以停针。

何谓癫病？其症状特征是，刚开始的时候，每年发作一次；慢慢地变成每月发作一次；如果得不到及时治疗，则变成每月发作四到五次。针刺治疗，应当刺大小分肉及各部经脉，假如没有寒邪之气外泄，则需要通过针刺法调理气血，直到病情好转。

何谓风病？就是风邪侵入人体，导致身体出现时寒时热的症状，一旦发热，汗就会出来，一日发作好几次。针刺治疗，应当先刺肌肉交合处和络脉。假如出汗和时寒时热的症状没有根本改观，就要改为三天针刺一次，如此坚持一百天后，病情当会基本好转。

何谓大风病？往往是因大风侵袭身体，风邪滞留全身，导致关节沉重，严重的甚至胡须、眉毛脱落。针刺治疗，应当刺相关部位的肌肉，使之出汗，连续治疗一百天后，再针刺骨髓，还是要使之出汗，还是要坚持一百天，总计治疗二百天左右，直到胡须、眉毛重新生长出来，就可以停针了。

【参悟领会】中医是一种形象思维，而且是一种超级的形象思维。这种高端的智慧，不仅体现在给病的命名上，也体现在对病因的分析上，还体现在对病症的形容上，更体现在治疗的思路上。以上面提到的"大风"病为例，就是这种思维树上结出的成果。

从病因上讲，人之所以得大风病，就是"大风"侵入人体的结果。至于这种风究竟大到什么程度，看一看小学生写的作文就知道了，如寒风凛冽、北风呼啸、风如刀子一样，等等。

从病症上讲，自然界中大风呼啸，狂风席卷，必然导致草木断折、花叶脱落；同样的机理，人体一旦遭受大的风邪侵袭，也会导致胡须、眉毛脱落，这是因为胡须和眉毛，实质上就是人体的"花叶"。

从治疗的思路和周期讲，自然界中的花草树叶掉落后，一般要等第二个春天才能重新生发；得了大风病的人，采用针刺法治疗，一般也要经历一个类似的周期，大约在二百天左右。

第五十六篇

皮部论篇

篇目解读

这一篇的名字，虽然叫作皮部论，但并不是论述皮肤的，而是要告诉我们，如何以"皮肤"为中介，弄明白三个重点，即：如何通过表皮看清楚十二经脉在人体的分布情况；如何通过察看各络脉在皮肤上的色泽变化来判断疾病的性质及轻重；如何利用好疾病的传变次序，把疾病遏制消灭在皮肤层面，真正做到早治疗。

一、十二经络脉在表皮的分布及色泽病变情况

黄帝问曰：余闻皮有分部，脉有经纪，筋有结络，骨有度量，其所生病各异，别其分部，左右上下，阴阳所在，病之始终，愿闻其道。

岐伯对曰：欲知皮部，以经脉为纪者，诸经皆然。

阳明之阳，名曰害蜚（指阳盛会损害万物生长的意思），上下同法，视其部中有浮络者，皆阳明之络也。其色多青则痛，多黑则痹，黄赤则热，多白则寒，五色皆见，则寒热也。络盛，则入客于经，阳主外，阴主内。

少阳之阳，名曰枢持（指少阳在三阳经中处于中间位置，起到出入转枢的作用），上下同法，视其部中有浮络者，皆少阳之络也。络盛则入客于经，故在阳者主内，在阴者主出，以渗于内，诸经皆然。

太阳之阳，名曰关枢（指太阳经居于体表，起保卫巩固的作用），上下同法，视其部中有浮络者，皆太阳之

络也。络盛，则入客于经。

少阴之阴，名曰枢儒（指少阴为三阴开阖之枢，性较柔顺），上下同法，视其部中有浮络者，皆少阴之络也。络盛，则入客于经，其入经也，从阳部注于经；其出者，从阴内注于骨。

心主之阴，名曰害肩（指阴盛对万物生长的危害），上下同法，视其部中，有浮络者，皆心主之络也。络盛，则入客于经。

太阴之阴，名曰关蛰（指太阴能约束闭藏的阴气，使之不外泄），上下同法，视其部中，有浮络者，皆太阴之络也。络盛，则入客于经。

凡十二经络脉者，皮之部也。

【白话意译】黄帝对岐伯说：人体十二经络的分布与走势，通过皮肤都可以看出来，其中的规律，也不难明白。比如，脉的分布虽然纵横交错，但还是有规律可循，纵向的称为"经"，横向的称为"纪"；筋联系着肌肉和骨骼，其分布的规律，也可以通过联结点找出来；至于骨头，其长短大小，则可以通过测量工具准确地量出来。十二经脉中，每一条经脉发生病变，其表现的症状各不相同，至于到底是哪一条经脉出了毛病，就要根据经脉在皮肤上的具体分布来区别，同时还要考虑到上下、左右的关系，病邪的阴阳属性，以及病变的发展历程等。这其中的道理，我想听您好好讲讲。

岐伯回答说：要想搞清楚经脉在皮肤上的分区，关键还是要搞清楚各条经脉在人体的循行路线，这是区分的重要标志，每一条经脉都是如此。

阳明经的阳络，统称为"害蜚"。人的手阳明大肠经和足阳明胃经，上下都是相通的；沿着这两条经脉的循行路线，可以看到其周边区域的皮肤上浮现的小血脉，这些都属阳明经的络脉。这些络脉，如果多为青色，则说明有痛症；如果多为黑色，则说明有痹症；如果多为黄赤色，则说明有热症；如果多为白色，则说明有寒症；如果五种颜色都有，则说明有寒热交织的病。络脉的邪气一旦充盛，就会向内传导至本经。从阴阳属性上讲，络脉属阳在体表，经脉属阴在体内。

少阳经的阳络，统称为"枢持"。人的手少阳三焦经和足少阳胆经，上下都是相通的。沿着这两条经脉的循行路线，可以看到其周边区域的皮肤上浮现的小血脉，这些都属少阳经的络脉。一旦络脉中的邪气充盛，就会向内传导至本经。所谓"在阳者主内"，就是指邪气由络脉向内侵入到经脉；所谓"在阴者主出，以渗于内"，就是指邪气由经脉传入到内脏。每一条经的传导规律都是如此。

太阳经的阳络，统称为"关枢"。人的手太阳小肠经和足太阳膀胱经，上下都是相通的。沿着这两条经脉的循行路线，可以看到其周边区域的皮肤上浮现的小血脉，这些都属太阳经的络脉。一旦络脉中的邪气充盛，也会向内传导至本经。

少阴经的阴络，统称为"枢儒"。人的手少阴心经和足少阴肾经，上下都是相通的。沿着这两条经脉的循行路线，可以看到其周边区域的皮肤上浮现的小血脉，这些都属少阴经的络脉。一旦络脉中的邪气充盛，就会向内传导至本经。邪气传导的路线是，先从属阳的络脉传入，之后再从属阴的络脉传出，而后向内侵袭到骨头。

厥阴经的阴络，统称为"害肩"。人的手厥阴心包经和足厥阴肝经，上下都是相通的。沿着这两条经脉的循行路线，可以看到其周边区域的皮肤上浮现的小血脉，这些都属厥阴经的络脉。一旦络脉中的邪气充盛，就会向内传导至本经。

太阴经的阴络，统称为"关蛰"。人的手太阴肺经和足太阴脾经，上下都是相通的。沿着这两条经脉的循行路线，可以看到其周边区域的皮肤上浮现的小血脉，这些都属太阴经的络脉。一旦络脉中的邪气充盛，就会向内传导至本经。

上述十二经脉在皮肤上的分布部位，就简称为"十二皮部"。

【参悟领会】前面已经讲到，中医是一种高级形象思维。如何把岐伯上面的这段话搞透彻、弄明白，我们不妨借助于形象思维，作两点联想：

其一，经络系统就像河流系统。如果我们把人体表面比作大地，那么，经脉、络脉就是这大地上的河流系统。其中，经脉相当于"干流"，或者"主流"，如长江、黄河、珠江、尼罗河、多瑙河,等等;络脉相当于"支流";经脉在皮肤上的分布部位,相当于长江、黄河等的"流域"面积。

其二,人体表面就像地球表面。以地表为例,如果我们是坐在飞机上俯瞰大地,从不同流域面积的颜色情况,也能想像到不同的地表状况。如果是黄赤色,则十有八九是戈壁沙漠,多为干旱所致;如果是白色,则十有八九是冰雪覆盖,多为严寒所致。

以体表为例,不管是哪一条经脉的循行分布部位,一旦出现青色,则多为痛症;一旦出现黑色,则多为痹症;一旦出现黄赤色,则多为热症;一旦出现白色,则多为寒症;一旦出现青黄红白黑五种杂交颜色,则多为寒热交织症。

二、百病之生必先于皮毛

是故百病之始生也，必先于皮毛。邪中之则腠理开，开则入客于络脉；留而不去，传入于经；留而不去，传入于府，廪于肠胃。

邪之始入于皮也，泝然（sù rán，形容畏寒怕冷的样子）起毫毛，开腠理；其入于络也，则络脉盛色变；其入客于经也，则感虚乃陷下；其留于筋骨之间，寒多则筋挛骨痛，热多则筋弛骨消，肉烁（削弱）䐃（jiǒng，肌肉突起的地方）破，毛直而败。

帝曰：夫子言皮之十二部，其生病皆何如？

岐伯曰：皮者，脉之部也。邪客于皮，则腠理开，开则邪入客于络脉；络脉满则注于经脉；经脉满则入舍于府藏也。故皮者有分部，不与，而生大病也。

帝曰：善。

【白话意译】因此，人的各种疾病的产生，一定先是从皮毛开始的。病邪从皮毛侵入后，就会使腠理开泄，毫毛孔张开，进而传入到络脉；在络脉中滞留的时间长了，进而传入到经脉；在经脉中滞留的时间长了，进而传入到腑中，积聚在肠胃中。

当病邪刚刚侵入到皮毛时，会使人畏寒怕冷，毫毛竖起，腠理开泄；当病邪侵入到络脉时，会使人的络脉盛满，颜色改变；当病邪侵入到经脉时，会使人的经脉之气虚陷。当病邪滞留于人的筋骨间，如果寒邪偏盛，就会出现筋挛骨痛的症状；如果热邪偏盛，就会出现筋脉松弛、骨软无力、肌肉消瘦败坏、毛发枯槁脱落等症状。

黄帝听了，忍不住再问：您反复谈到皮十二部的问题，这对于各种疾病的治疗有什么意义呢？

岐伯回答说：人的皮肤，是经脉布散的载体，也是病邪入侵的首要关口。病邪之气自皮肤侵入，先是使腠理开泄，继而传入络脉，络脉充盛后，又传入经脉，经脉充盛后，又传入六腑和五脏。因此，预防和治疗疾病，首先就应该把好皮毛关。如果在皮毛关口不能把病邪控制住，就会导致病邪深入侵入人体，发生大病。

黄帝听后，如醍醐灌顶，连连赞好！

【参悟领会】这段话的点睛之笔，就在于"百病之始生也，必先于皮毛"。岐伯反复教导我们，皮毛既是病邪入侵的首要关口，也是我们治疗和控制病邪的首选部位，正所谓"百病之所治也，必始于皮毛"。

另外，这段话的精彩之处还在于，对外感疾病的传变次序作了规律性的概括，即：皮毛→腠理→络脉→经脉→六腑→五脏。这对于我们预测病情、掌握病机大有参考价值，对于我们治早、治小大有意义。

第五十七篇
经络论篇

篇目解读

　　本篇内容很短，主要是探讨两个问题：第一是关于经络颜色变化与五脏病变的关系问题，也就是如何色诊经络诊断疾病的问题；第二是关于阳络颜色与四时之气变化的关系问题。

一、经脉之色有常

黄帝问曰：夫络脉之见（同"现"）也，其五色各异，青、黄、赤、白、黑不同，其故何也？

岐伯对曰：经有常色，而络无常变也。

帝曰：经之常色何如？

岐伯曰：心赤、肺白、肝青、脾黄、肾黑，皆亦应其经脉之色也。

【白话意译】黄帝问道：人的络脉浮现在皮肤上，会呈现出各种不同的颜色，有时青、有时黄、有时红、有时白、有时黑，这是为何呢？

岐伯回答说：人的脉主要分两种，经脉和络脉。经脉的颜色一般是固定不变的，络脉的颜色则是经常变化的。

黄帝又问道：既然经脉的颜色基本上是不变的，那五脏经脉的常色又是什么呢？

岐伯回答：就五脏而言，心主红色，肺主白色，肝主青色，脾主黄色，肾主黑色。经脉与五脏相通，因而经脉的颜色与五脏的颜色是相应的、一致的。

【参悟领会】这一段话，实质上是对"五脏应五色"规律的一个延伸，即：五脏应五色，五色应五经。

心脏、心经对应红色；肝脏、肝经对应青色；脾脏、脾经对应黄色；肺脏、肺经对应白色；肾脏、肾经对应黑色。

医生给人诊病，一旦发现其经脉颜色反常，则可相应了解其脏腑是否发生了病变。这一点，在某种程度上是可以与现代化的"X光机""CT机"等媲美的，尤其是在对于一些功能性衰退的疾病诊断上，通过望"五色"得出的结论，可能还会更直接、更准确。

笔者在青藏高原工作时，曾见过一个从内地调去的人。初次见面时，看他的面色还比较白净，精气神都很不错。半年之后见了一面，突然觉得他的脸变黑了许多，仔细观察其面部的"黑"，还不是那种有光泽的"黑"，而是一种黯黑。当时便随口问了一句："你最近腰有什么不舒服的感觉没有？"他回答："有些酸痛，不过忍一忍就好了。"我提醒他，防止肾出毛病，平时最好吃点补肝肾的中成药。大约一周之后，他打电话告诉我："作了个全面检查，医生说肾没有毛病。"我又一次提醒他："最好找个好中医看看。因为对于人体各器官的功能性毛病，如肾虚、肺虚、心气虚等，仪器一时是查不出来的，而等到仪器能查出来时，往往就是疾病发展到晚期了。"果不其然，大约一年之后，有人告诉我，说这个人身体不行了，检查发现肾小球坏死的比率达到70%。幸亏这种病症当时尚处于早期，幸亏所采取的治疗方略得当，幸亏这个人的身体底子还好。最终，他度过了这一生死劫难，但已经无法继续留在高原工作了，终身都得靠药物支持。

二、阳络之色变化无常

帝曰：络之阴阳，亦应其经乎？

岐伯曰：阴络之色应其经，阳络之色变无常，随四时而行也。寒多则凝泣（泣，通"涩"），凝泣则青黑；热多则淖泽（滑利），淖泽则黄赤。此皆常色，谓之无病。五色具见者，谓之寒热。

【白话意译】黄帝接着问道：人的络脉，分为阴络和阳络，这阴络和阳络的颜色，也与经脉的颜色一致吗？

岐伯回答说：按照位置的深浅来分，阴络深在里面，与经脉的位置靠得很近，因而与经脉的颜色也基本一致；络脉浅在外面，其颜色往往会随着四时变化而变化。比如，天寒地冻，人体的气血运行凝涩迟缓，阳络就会多现青黑之色。又比如，夏日炎炎，人体的气血运行滑利通畅，阳络就会多现黄赤之色。以上，都属于正常的色泽变化，也就是所谓的"无病"状态。但如果阳络之上五种颜色全部显现，那就是寒热夹杂之症，表明这个人已经病得不轻了。

【**参悟领会**】这段话的中心意思，就是"阳络之色变无常"。为什么会变化无常？主要是由于阳络的位置在皮肤表面，受四季气候变化的影响很快、也很直接。

举个例子来说，生活在高原上的人，尤其是海拔超过3000米以上地方的人，皮肤都比较黑青。一般的说法，是由于太阳紫外线强烈，将其晒黑了。这种说法，有一定道理，但却不尽然。生活在高海拔地方的人，皮肤之所以多呈现黑青色，主要还是由于高寒缺氧，导致气血运行凝滞，阳络颜色呈现青黑之色造成的。

这方面，笔者在西部高原工作时，曾经有过一个比较性的实证。有一个七八人的英模事迹宣讲团，五女三男，年龄多在二十五岁左右。刚从高原下到东部沿海等地巡讲时，就有友人私下反映，内容确实讲得好，就是宣讲团的女孩太黑了，且脸上多长痘痘、小疙瘩等。可等到他们在平原上宣讲了一个月后，脸色都变得白净了，脸上也光滑了许多，水灵了许多。这其中的原因很简单，就是因为东部沿海气候温润，人体气血运行通畅，阳络之色由青黑变成了红润与白净。

第五十八篇

气穴论篇

篇目解读

什么叫气穴？就是平常讲的腧穴，也称孔穴，乃经脉之气输注之处的穴位，所以叫"气穴"。这一篇的主要内容有三：一是介绍三百六十五个腧穴在人体的分布概况；二是阐述了孙络、溪谷的基本概念，以及病邪进入孙络、溪谷后造成营卫不畅而产生的病变；三是再次强调了"血盛当泻"的观点。

一、真数开人意

黄帝问曰：余闻气穴三百六十五，以应一岁，未知其所，愿卒闻之。

岐伯稽首（qǐ shǒu，古时的一种跪拜礼）再拜对曰：窘乎哉问也！其非圣帝，孰能穷其道焉！因请溢意尽言（充分详细地解说）其处。

帝捧手逡（qūn）巡而却（形容恭敬谦逊的样子）曰：夫子之开余道也，目未见其处，耳未闻其数，而目以明，耳以聪矣。

岐伯曰：此所谓"圣人易语，良马易御"也。

帝曰：余非圣人之易语也，世言真数（指三百六十五个穴位）开人意，今余所访问者真数，发蒙解惑，未足以论也。然余愿闻夫子溢志尽言其处，令解其意，请藏之金匮，不敢复出。

【白话意译】黄帝问道：我听说人的身体有三百六十五个气

穴，正好与一年的天数相对应。可是，我不知道这些气穴的具体位置在哪，想听您系统地讲讲。

岐伯深深地鞠了一个躬，回答说：您问的这个问题太重要了，我都唯恐回答不清楚而辜负了您的期望。如果不是心系天下苍生的圣帝，谁会想着去探讨如此高深的医学问题呢！惟其如此，我一定尽我所能、尽我所知，向您介绍一下人体气穴的分布情况。

听了岐伯的话，黄帝拱了拱手，谦虚地说：先生大才，所讲的一定会使我大受启发。虽然，我的眼睛现在还没有看到这些穴位的具体位置，我的耳朵现在还没有听到关于这些穴位的具体功能的描述，但我似乎已经开始心领神会，有一种目更明、耳更聪的感觉了。

岐伯连忙接过话说：您的这种感觉，完全达到了古人所谓的"圣人易语、良马易御"的境地了。

黄帝说：我并不是您说的那种天资聪颖、悟性极高、一点就通的圣人。但俗话说得好，真正的大道与规律，能够开启人的思路。我向您请教的有关穴位问题，主要是为了能够澄清我思维中的模糊，消除我心中的疑惑，其他的就不值得一提了。今天，我就是很想请您把有关人体气穴的问题，全面、深刻地讲清楚，使我能够掌握其中的精髓，并将之记录下来，收藏到金匮中，以便传于后人，但绝不会轻易地给人看，也绝不会轻易丢失。

【参悟领会】乍一看，这就是一段相互吹捧的客套话。但从这段客套话中，我们应当理解和汲取三点：

其一，是如何理解"真数开人意"。这里的真数，张志聪的解释是："真数者，脉络之穴数"。高世栻的解释是："真数，三百六十五穴之数"。这两种解释，实质上就是一个意思，即真数就是穴位数。这种解释，对一点，但不全对。联系到前面讲到的"和于术数、法于阴阳"，这里的真数，应当是指通过数据反映出的一种带普遍规律性或真理性的东西，如一年三百六十五天、一月三十天、一日十二个时辰等。所谓真数开人意，实质上就是指通过数字反映出的真正规律能够开启人的智慧。

其二，是如何理解"圣人易语，良马易御"。直观地理解，这句话的意思就是：对天资聪颖的人，教育起来会很容易，因为他们一点就透，一教就会；对品质优良的马，驾驭起来会很容易，因为它们会不用扬鞭自奋蹄，而且是指向哪，奔向哪。把这句话引申到医道上来，也是两层意思：对学医者来说，那些天赋强、悟性高的人，学起中医来，会很容易开悟；对就医者来说，那些能够遵医嘱、保持良好习性的人，会很容易治好。

其三，是如何理解黄帝与岐伯的"客套"。这种客套，并不是世俗那种虚假应酬性的客套，而是体现一种对"医者大道"的敬畏。就黄帝来说，体现的是一个学医者对医道的尊崇态度,医学精深,非谦虚者不能成就;就岐伯来说,体现的是一个传道者的情怀,只要有利于医学发展,只要有利于人民健康,就应该知无不言、言无不尽,毫无保留地倾囊相授。

二、三百六十五个气穴的分布

岐伯再拜而起日：臣请言之。背与心相控而痛，所治天突与十椎及上纪，上纪者，胃脘也，下纪者，关元也。背胸邪系阴阳左右，如此其病前后痛涩，胸胁痛，而不得息，不得卧，上气、短气、偏痛，脉满起，斜出尻脉，络胸胁，支心贯鬲，上肩加天突，斜下肩交十椎下。

藏俞五十穴。

府俞七十二穴。

热俞五十九穴；水俞五十七穴。

头上五行，行五，五五二十五穴。中胳两傍各五，凡十穴。大椎上两傍各一，凡二穴。目瞳子、浮白二穴，两髀厌分中二穴，犊鼻二穴，耳中多所闻二穴，眉本二穴，完骨二穴，项中央一穴，枕骨二穴，上关二穴，大迎二穴，下关二穴，天柱二穴，巨虚上下廉四穴，曲牙二穴，天突一穴，天府二穴，天牖二穴，扶突二穴，天窗二穴，肩解二穴，关元一穴，委阳二穴，肩贞二穴，瘖门一穴，齐一穴，胸俞十二穴，背俞二穴，膺俞十二穴，分肉二穴，踝上横二穴，阴阳蹻四穴。

水俞在诸分，热俞在气穴，寒热俞在两骸厌中二穴。大禁二十五，在天府下五寸。凡三百六十五穴，针之所由行也。

【白话意译】岐伯再次行了跪拜礼说：圣帝既然这样说了，我就冒昧地解释一下吧。人体的后背与前胸如果相互牵扯着疼痛，针刺治疗时，就应该取任脉上的天突穴和督脉上的大椎穴，以及身体"上纪"部的中脘穴和"下纪"部的关元穴。由于人的后背属阳、前胸属阴，所以联系前胸与后背的经脉都是斜着系在身体的左右两侧，在这种结构状态下，一旦病邪入侵，要么前胸、后背疼痛，导致呼吸困难或短促，无法平卧；要么是右边或左边一侧疼痛，经脉胀满。这种位于一侧的斜脉，向下连着尾骶部位，向上连着胸胁部位，向里散布入心，向外贯穿于膈，延伸到肩部后分叉，一支至前胸与天突穴交会，一支至后背与大椎穴交会。

人的脏俞有五十个穴位。具体算法是：心、肝、肺、脾、肾五脏，各有井、荥、输、经、合五个俞穴，计二十五个穴位；左右相加，共计五十个穴位。

腑俞有七十二个穴位。具体算法是：大肠、小肠、胃、膀胱、三焦、胆，各有井、荥、输、原、经、合六个俞穴，计三十六个穴位，左右相加，共计七十二个穴位。

用于治疗热病的有五十九个穴位，用于治疗水病的有五十七个穴位。

在人的头部有五行，每行有五个穴位，共计二十五个穴位。五脏在后背的脊椎骨两侧，各有五个穴位，左右相加，共计十个穴位。此外，大椎两旁，有大杼二穴；两眼角，有瞳子髎二穴；两耳边，有浮白二穴；两臀部，有环跳二穴；两膝盖骨下，有犊鼻二穴；两耳孔外，有听宫二穴；两眉骨上，有攒竹二穴；两耳后下部位，有完骨二穴；后颈中央，有风府穴；枕骨部位有窍阴二穴。此外，还有上关二穴、大迎二穴、下关二穴、天柱二穴、巨虚上下四穴、颊车二穴、天突一穴、天府二穴、天牖二穴、扶突二穴、天窗二穴、肩井二穴、关元一穴、委阳二穴、肩贞二穴、哑门一穴、神阙一穴、胸俞十二穴、膈俞二穴、膺俞十二穴（指云门、中府、周荣、胸乡、天溪、食窦六穴，左右相加计十二穴）、阳辅二穴、解溪二穴、照海二穴、申脉二穴。

治疗水病的穴位，都位于各条经脉的肌肉之间；治疗热病的穴位，都位于各条经脉的阳气汇聚之处；治疗寒热病的穴位，重点在阳陵泉穴。需要注意的是，手五里穴在天府穴下五寸处，属于大禁之穴，不可连续针刺。以上三百六十五个穴位，就是我们针刺治病时经常选取的穴位。

【参悟领会】这段话中，有两点需要我们印证：一点是，关于"背与心相控"一节，张介宾、吴崐等历代医家均认为与全篇内容不太相符，乃错排所致。其实不然，这段看似有点"误放"的话，却揭示了人体"八维经络体系"的结构特点，即：上（肩以上）与下（尾骶以下）相连，前（前胸）与后（后背）相连，左与右相连，内与外相连。由这个周密的体系出发，也就决定了中医治病的通常性思路，即：前病后治，后病前治；左病右治，右病左治；上病下治，下病上治；外病内治，内病外治，等等。比如，前面的心胸出现烦闷、乃至梗塞等症状，首先就应考虑疏通后背的心俞穴、肺俞穴，打开神道穴、灵台穴、至阳穴等。

另一点是，关于人体穴位的准确数。这一段中，虽明确人体的穴位数为365个，与一年的天数相合。但从历代医家的考证看，却总是难以一致。如晋代皇甫谧所著《针灸甲乙经》记载穴位名349个，北宋王唯一所著《铜人腧穴针灸图经》记载穴位名354个，明代杨善州所著《针灸大成》记载穴位名359个，清代李学川所著《针灸逢源》记载穴位名361个，等等。这些不同的穴位数，不存在对错问题，只有各位医家在著书时所依据的版本不同问题，或者对穴位的自我认知不同的问题。

三、孙络与溪谷

帝曰：余已知气穴之处，游针之居，愿闻孙络溪谷，亦有所应乎？

岐伯曰：孙络三百六十五穴会，亦以应一岁，以溢奇邪，以通荣卫，荣卫稽留，卫散荣溢，气竭血著，外为发热，内为少气。疾写无怠，以通荣卫，见而写之，无问所会。

帝曰：善。愿闻溪谷之会也。

岐伯曰：肉之大会为谷，肉之小会为溪。肉分之间，溪谷之会，以行荣卫，以会大气。邪溢气壅，脉热肉败，荣卫不行，必将为脓，内销骨髓，外破大䐃（jùn），留于节凑（关节），必将为败。积寒留舍，荣卫不居，卷肉缩筋，肋肘不得伸，内为骨痹，外为不仁，命曰不足，大寒留于溪谷也。溪谷三百六十五穴会，亦应一岁。其小痹淫溢，循脉往来，微针所及，与法相同。

【白话意译】黄帝说：听了您的一番解说，我已经大体知道了人体穴位的分布情况，知道了行针的位置。现在，我还想进一步了解孙络和溪谷的有关常识，它们会不会也与一年的天数规律相对应呢？

岐伯回答说：人体的孙络与三百六十五个穴位是相联系的，同样也对应着一年的天数。孙络的主要功能是散发邪气、畅通营卫之气。如果邪气侵入人体，滞留在孙络中，就会使得卫气外散、荣血内溢，严重的会导致卫气衰竭、荣血凝滞，表现在体外的症状，就是发热；表现在体内的症状，就是气短。因此，用针刺法治疗这种疾病，就是要用泻法，快速地将络脉中的邪气泻出来，使荣血卫气尽快地流通起来。后世医者，但凡遇到这种情形，均可立即采用泻针法，无须考虑其是不是穴位会合之处。

黄帝说：您讲得太好了！我还想再了解一下溪谷的基本常识。

岐伯接着介绍道：人体肌肉与肌肉之间，大的会合处叫"谷"，小的会合处叫"溪"。所谓溪谷会合之处，其实质就是肌肉交接之处。这里，既可以通行荣血卫气，也可以滞留邪气。这个会合之处，一旦被邪气充盛占领，正气就会被隔塞，导致脉络发热、肌肉败坏，荣血卫气不通，时间一久，就会变成脓痛。向内侵蚀，便会使骨髓销烁；向外蔓延，便会造成肌肉的大面积腐烂。假如这种邪气滞留在关节中，一定会导致筋骨败萎。假如是寒邪滞留其中，导致营血卫气不能正常运行，就会使筋脉肌肉萎缩，肘肘不能伸展，在体内则引发为骨痹，在体外则表现为肌肤麻木。这种在医学上被称之为"不足"的病症，均是大的寒邪滞留在溪谷所造成的。人的溪谷与三百六十五个穴位相会，正好对应一年的天数。如果是因为小的寒邪逐渐淤积而引发的轻微痹症，一般不会全部阻塞脉络，这个时候，只用微针治疗就可以了，刺法并无不同。

【参悟领会】俗话说得好："客走主人安。"中医套用这句话，就是"邪去身体安"。一个人保健的过程，实质上就是一个不断地扶正祛邪的过程。如何才能做到及时去邪呢？岐伯的这一段阐释，启示我们三点：

首先，要找准病邪在人体的"根据地"。这个根据地就是肌肉会合处的"溪谷"。大小溪谷，既是气血运行的枢纽地，也是病邪的盘踞地。对于这个根据地，正气不去占领，就必然会被邪气占领。

其次，要充分认识到"溪谷"根据地被邪气占领的后果的严重性。溪谷之地，如果一时被邪气占领，会造成气血运行不畅，形成轻微痹症，或局部麻木。如果长期被邪气占领，会造成气血瘀滞，化为脓痛，进而烂坏肌肉、烂坏筋脉、烂坏骨髓等。

其三，要精明地算计到"灭邪"或"去邪"的成本差别。所谓灭邪，就是用对抗的思路、对抗的办法去消灭病邪，这个办法实施的后果，往往成本很大，即便胜了，也是"杀敌一千，自伤八百"式的惨胜。所谓"去邪"，就是顺势而为，用针刺、拔罐、刮痧、发汗等方法，将病邪泻出来；同时注意在平时涵养体内的正气，牢牢地守住根据地，以保证荣血卫气如"流水"般周流不息，不浊不腐。

四、血盛当泻

　　帝乃辟左右而起，再拜曰：今日发蒙解惑，藏之金匮，不敢复出。

　　乃藏之金兰之室，署曰："气穴所在"。

　　岐伯曰：孙络之脉别经者，其血盛而当写者，亦三百六十五脉，并注于络，传注十二络脉，非独十四络脉也，内解写于中者十脉。

　　【白话意译】黄帝遣开左右侍卫，再次向岐伯行了拜礼，说：今天听了您的讲解，启发了我头脑中的蒙昧，解除了我心中的疑惑。我要把您讲的这些重要知识，详细准确地记录下来，藏在金匮之中，决不轻易给人看。

　　果不其然，黄帝把有关记录藏到了金兰之室的金匮中，并在上面题了四个字："气穴所在"。

　　岐伯见了，非常感慨，意犹未尽地说：人的孙络之脉是从经脉派生出来的，处于人体最表面。所以，当孙络之脉中的邪气恶血充盛时，可以直接用泻法泄出来。凡是病邪侵入人体，从外到里的次序是，由三百六十五条孙络之脉进入十四条络脉，再由十四条络脉（含任脉、督脉）进入十二条络脉，然后从十二条络脉进入五脏。如果要直接从内驱散病邪，也可以直取五脏的十条经脉，采用泻法治疗。

【参悟领会】岐伯在感慨之余，补充的这一段论述，其初衷就是要反复地提醒后人，针对病邪传变途径及次序（孙络之脉、络脉、经脉、六腑、五脏），一定要注意防微杜渐，预防在先，治疗在早。最好是将病邪拒之于体表，其次是将病邪驱除于孙络。最坏的做法，就是等到病邪深入到经脉、六腑、五脏时，再去治疗，可谓为时已晚。

第五十九篇
气府论篇

篇目解读

气府，有两层意思，一层是指经脉之出入交会的地方，另一层是指重要腧穴的所在之处。本篇主要是对足三阳经、手三阳经和三大脉（督脉、任脉和冲脉）所系的穴位数目作了一个概算，对主要穴位的位置作了大致的介绍，算是一个局部的人体穴位图展。

一、足三阳经脉之气通达穴位的概况

足太阳脉气所发者，七十八穴：两眉头各一，入发至顶三寸半，傍五，相去三寸。其浮气在皮中者，凡五行，行五，五五二十五，项中大筋两傍各一，风府两傍各一，侠背以下至尻尾二十一节，十五间各一，五藏之俞各五，六府之俞各六，委中以下，至足小指傍，各六俞。

足少阳脉气所发者六十二穴：两角上各二，直目上发际内各五，耳前角上各一，耳前角下各一，锐发下各一，客主人各一，耳后陷中各一，下关各一，耳下牙车之后各一，缺盆各一，掖下三寸，胁下至胠（qū，腋，下胁上部分），八间各一，髀枢中傍各一，膝以下至足小指次指，各六俞。

足阳明脉气所发者六十八穴：额颅发际傍各三，面鼽（qiú，颧骨）骨空各一，大迎之骨空各一，人迎各一，缺盆外骨空各一，膺中骨间各一，侠鸠尾之外，当乳下三寸，侠胃脘各五，侠齐广三寸各三，下齐二寸侠之各三，气街动脉各一，伏菟上各一，三里以下至足中指各八俞，分之所在穴空。

【白话意译】足太阳膀胱经的经脉之气，所通达滋灌的穴位有七十八个。其中包括：两眉头凹陷处的各一个穴位（攒竹）；自眉头上行至前顶之间，有三个穴位（神庭、上星、囟［xìn］会）加起来的距离约三寸半。以前顶为居中线，两边各有两行，一共五行，中间一行与最外边一行相距三寸。人体浮于头顶的脉气，就在这五行中运行，每行五个穴位，共计二十五个穴位（居中一行有囟会、前顶、百会、后顶、强间五穴；旁边一行有五处、承光、通天、络却、玉枕五穴；又旁边一行有临泣、目窗、正营、承灵、脑空五穴）。此外，在后颈部的大筋两侧，各有一个穴位（天柱穴）；后颈中间是一个穴位（风府），两旁各有一个穴位（风池）。从大椎沿着脊柱下行至尾骶，有二十一节，其中的十五个椎间，两旁约一寸半处，各有一个穴位（从上到下分别是：附分、魄户、膏肓、神堂、譩禧、膈关、魂门、阳纲、意舍、胃仓、肓门、志室、胞肓、秩边、承扶，共计三十个穴位）。五脏的腧穴左右各有五个（从上到下依次为：肺俞、心俞、肝俞、脾俞、肾俞），六腑的腧穴左右各有六个（从上到下依次为：胆俞、胃俞、三焦俞、大肠俞、小肠俞、膀胱俞），共计二十二个穴位。从委中穴下行至足小趾旁，左右各有六个穴位（指委中、昆仑、京骨、束骨、通谷、至阴六穴）。

　　足少阳胆经的经脉之气，所通达滋灌的穴位有六十二个。其中包括：两头角上各有两个穴位（天冲、曲鬓）；从两眼瞳孔直上发际之间，左右各有五个穴位（临泣、目窗、正营、承灵、脑空）；两耳前角上各有一个穴位（颔厌）；两耳前角下各有一个穴位（悬厘）；两边的鬓发下各有一个穴位（和髎）；面部颧弓中央的凹陷处各有一个穴位（上关）；颈部耳后凹陷处有一个穴位（翳风）；面部颧弓下的凹陷处有一个穴位（下关）；面部下颌角上方的凹陷处有一个穴位（颊车，也叫髀枢）；从膝盖以下到第四个小脚趾，左右各有六个穴位（阳陵泉、阳辅、丘墟、临泣、侠谿、窍阴）。

　　足阳明胃经的经脉之气，所通达滋灌的穴位有六十八个。其中包括：额头发际两旁各有三个穴位（悬颅、阳白、头维）；两边颧骨下方骨空处各有一个穴位（四白）；下颌部前方、下巴骨的凹处有一个穴位（大迎）；前颈喉结外侧各有一个穴位（人迎）；缺盆外骨头空陷处各有一个穴位（天髎）；前胸部每根肋骨中间各有一个穴位（分别为气户、库房、屋翳、膺窗、乳中、乳根）；自鸠尾穴旁开两寸，从乳根下三寸起，夹着胃脘各有五个穴位（不容、承满、梁门、关门、太乙）；自肚脐旁开三寸，各有三个穴位（滑肉门、天枢、外陵）；在肚脐眼下两寸左右，各有三个穴位（大巨、水道、归来）；在腹股沟动脉的搏动处，各有一个穴位（气街）；在大腿前面、髌骨上缘各有一个穴位（伏兔）；从足三里穴下行，到足中趾，左右各有八个穴位（三里、上廉、下廉、解谿、冲阳、陷谷、内庭、厉兑）。以上各穴，均分布在一定孔穴中。

【**参悟领会**】阅读理解这一篇，有一个意思首先需要弄清楚，就是每一段开头的"脉气所发"。这个所发，指的是与某一条经（膀胱经、胃经等）有密切关系的穴位，或者说是这条经的经脉之气所能够影响、贯注、滋润、涵养的穴位，并不仅仅局限于这条经本身所包含的穴位。

以上面"足少阳脉气所发"的穴位为例，共提到天冲、曲鬓、临泣、目窗、正营、承灵、脑空、颔厌、和髎、悬厘、上关、翳风、下关、颊车、阳陵泉、阳辅、丘墟、临泣、侠豀、窍阴等穴位。这里，绝大多数是归属于胆经的穴位，但也有几个例外，如和髎、翳风二穴，就归属于三焦经；颊车、下关二穴，就归属于胃经。

这是我们需要看到的一个方面，我们还需要看到的另一个方面是：每一条经脉都是一个系统，每一个系统都不是孤立的、截然分割的存在；而是你中有我，我中有你，交错复杂。每一个经脉系统之间的联系是广泛的。这种联系，通过上述经脉之气所通达的穴位归属就可以看出来。如少阳胆经的经脉之气，不仅通达了本经的穴位，还通达了三焦经、胃经的穴位，这就说明，少阳胆经与三焦经、胃经是相互联系的。后世医者，一定要认识到这种联系的存在，并很好地将这种联系应用到诊病、治病的实践中。

二、手三阳经脉之气通达穴位的概况

　　手太阳脉气所发者三十六穴：目内眦（zì）各一，目外各一，颧骨下各一，耳郭上各一，耳中各一，巨骨穴各一，曲掖上骨穴各一，柱骨上陷者各一，上天窗四寸各一，肩解各一，肩解下三寸各一，肘以下至手小指本各六俞。

　　手阳明脉气所发者二十二穴：鼻空外廉、项上各二，大迎骨空各一，柱骨之会各一，髃骨之会各一，肘以下至手大指、次指本各六俞。

　　手少阳脉气所发者三十二穴：颧骨下各一，眉后各一，角上各一，下完骨后各一，项中足太阳之前各一，侠扶突各一，肩贞各一，肩贞下三寸分间各一，肘以下至手小指、次指本各六俞。

　　【白话意译】手太阳小肠经的经脉之气，所通达滋灌的穴位有三十六个。其中包括：两眼内侧的睛明穴各一个；两眼外侧的瞳子髎穴各一个；面部两颧骨下面的颧髎穴各一个；两耳轮廓上侧的角孙穴各一个；两耳正中前方的听宫穴各一个；肩部锁骨端与肩胛冈之间凹陷处的巨骨穴各一个；肩部肩胛冈下缘凹陷中的臑俞穴各一个；大椎与肩峰连线中点上的肩井穴各一个；颈外侧的天窗穴、窍阴穴各一个；肩胛冈上窝中央的秉风穴各一个；肩胛冈下部凹陷处的天宗穴各一个；从肘部以下到小手指端，左右各有六个穴位(小海、阳谷、腕骨、后溪、前谷、少泽)。

手阳明大肠经的经脉之气，所通达滋灌的穴位有二十二个。其中包括：鼻翼外侧的迎香穴各一个；颈外侧部、结喉旁的扶突穴各一个；下颌骨前方、动脉搏动处的大迎穴各一个；颈侧面、胸锁乳突肌后缘的天鼎穴各一个；肩臂交会处的肩髃穴各一个；从肘部以下到拇指与食指交接处、一直到食指端，左右各有六个穴位(三里、阳溪、合谷、三间、二间、商阳)。

手少阳三焦经的经脉之气，所通达滋灌的穴位有三十二个。其中包括：两颧骨之下的颧髎穴各一个；两眉梢凹陷处的丝竹空穴各一个；头部鬓发上方的颔厌穴各一个；颈侧部的天牖穴各一个；颈后部、两条大筋旁的风池穴各一个；颈外侧扶突穴旁边的天窗穴各一个；肩关节后下方的肩贞穴各一个；肩贞穴下三寸处的消烁穴各一个；从肘部以下到小手指端，左右各有六个穴位(天井、支沟、阳池、中渚、液门、关冲)。

【参悟领会】一部《黄帝内经》，究竟是如何形成的？历代说法不一。但通过这几年的精读、细读，笔者越来越有一种清晰的感觉：这部天书，乃是自西汉至隋唐，由全元起、杨上善、王冰等先贤，完全凭着一种自发的"为生民立命"的责任感与使命感，将老祖宗几千年形成的各种医道、医术的经验碎片，"七拼八凑"而成的一部伟大的经典。

正因为这部经典是拼凑来的，故其拼凑的痕迹总是依稀存在。最明显的例证，就是有的篇章的内容，是不全面的，甚至是残缺的。如这一篇中的上面两节，一节是关于足三阳经的，一节是关于手三阳经的。那么，足三阴经、手三阴经的内容呢，是遗漏了？还是在后面故意省略了呢？显然，这就是一个残篇的证明。

只不过，我们今天的人，千万不要因为这份残缺而看不起它。反之，我们要从这份残缺中，看到古人的不容易，看到古代先贤们"为往圣继绝学"的艰辛和伟岸。

三、督脉、任脉、冲脉之气通达穴位的概况

督脉气所发者二十八穴：项中央二；发际后中八；面中三；大椎以下至尻尾及傍十五穴。至骶下凡二十一节，脊椎法也。

任脉之气所发者二十八穴：喉中央二；膺中骨陷中各一；鸠尾下三寸；胃脘五寸；胃脘以下至横骨六寸半一；腹脉法也。下阴别一；目下各一；下唇一；龂交一。

冲脉气所发者二十二穴：侠鸠尾外各半寸至齐寸一；侠齐下傍各五分至横骨寸一，腹脉法也。

足少阴舌下；厥阴毛中急脉各一；手少阴各一；阴阳蹻各一。手足诸鱼际脉气所发者。

凡三百六十五穴也。

【白话意译】督脉之气，所通达滋灌的穴位有二十八个。其中包括：后颈中央有风府、哑门两个穴位；从前额发际到脑后

发际的中线上，有八个穴位（神庭、上星、囟会、前顶、百会、后顶、强间、脑户）；面部中央，从鼻子到嘴唇的中线上有三个穴位（素髎、水沟、兑端）；后背中央，从大椎到尾骶骨的中线上，共有十五个穴位（大椎、陶道、身柱、神道、灵台、至阳、筋缩、中枢、脊中、悬枢、命门、阳关、腰俞、长强、会阳）。从大椎至尾骶共二十一节，这也是计算脊椎骨节的方法。

任脉之气，所通达滋灌的穴位有二十八个。其中包括：咽喉中央，有廉泉、天突两穴；胸部正中的每一个骨凹陷处，都有一个穴位，共六个穴位（璇玑、华盖、紫宫、玉堂、膻中、中庭）；从鸠尾至上脘为三寸，从上脘至神阙为五寸，从神阙至横骨为六寸半，其间共有十四个穴位（鸠尾、巨阙、上脘、中脘、建里、下脘、水分、神阙、阴交、气海、石门、关元、中极、曲骨），这也是腹部取穴的方法。此外，人体下部的肛门与尿道之间有会阴穴，两眼正中下部有承泣穴各一个，下嘴唇的下部有承浆穴一个，口内上唇系带与齿龈连接处有龈交穴一个。

冲脉之气，所通达滋灌的穴位有二十二个。其中包括：以腹部中线为基准，左右各旁开半寸，向下到肚脐，各有六个穴位（幽门、通谷、阴都、石关、商曲、肓俞）；仍以腹部中线为基准，从肚脐向下至横骨，左右各有五个穴位（中注、四满、气穴、大赫、横骨）。以上，就是腹部经脉取穴的方法。

足少阴肾经的经脉之气，能够通达到舌下的廉泉穴；足厥阴肝经的经脉之气，能够通达到下体阴毛处的急脉穴；手少阴心经的经脉之气，能够通达到阴郄穴；阴蹻、阳蹻脉的经脉之气，能够通达到足踝部位的照海穴和申脉穴；手和足上黑白肉交际的鱼际部位，都是经脉之气能够通达的地方。

以上，就是人体三百六十五个穴位的大致分布情况。

【参悟领会】由于年代久远，对《黄帝内经》传抄多有遗漏，或多有不一致的地方，导致历代医家对一些具体表述，认识不一，解释不同。

比如，对这一节中的"手少阴各一"，王冰、吴崑、马蒔认为是指"阴郄穴"，而高世栻则认为是指"少冲穴"。南京中医药大学编著的《黄帝内经素问译释》则采纳了王冰、吴崑、马蒔的解释。

又比如，对这一节中的"阴阳蹻各一"，王冰、张介宾、张志聪认为，阴蹻指的是交信穴，阳蹻指的是附阳穴；而马蒔、高世栻则认为，阴蹻指的是照海穴，阳蹻指的是申脉穴。南京中医药大学编著的《黄帝内经素问译释》则采纳了马蒔、高世栻的解释。

需要说明的是，在这一部通解中，对大多数类似的带选择性的疑难问题，较多采用的是南京中医药大学的这部《译释》的判定结论，但也有一些是笔者借助现代人体解剖学的成果，经过反复考证甄别而得出的结论。

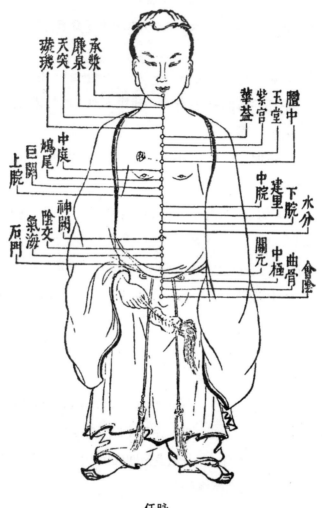

任脉

（图出张景岳《类经图翼》）

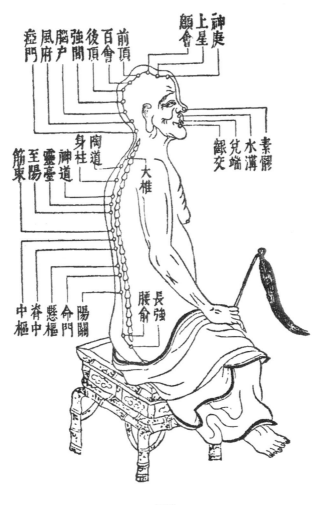

督脉

（图出张景岳《类经图翼》）

第六十篇

骨空论篇

篇目解读

　　骨，即骨节的意思；空，即孔、空隙的意思。骨空，就是指骨节的空隙，这也是俞穴的所在地。本篇内容看起来比较杂乱，但核心点位就是一个，即骨节之间的空隙，既是风邪等入侵人体、造成诸多疾病的入口处，也是我们治疗各种疾病的入手处和关键点。

一、风者百病之始

黄帝问曰：余闻风者百病之始也，以针治之奈何？

岐伯对曰：风从外入，令人振寒，汗出，头痛，身重，恶寒，治在风府，调其阴阳。不足则补，有余则写。

大风颈项痛，刺风府，风府在上椎。

大风汗出，灸譩譆，譩譆在背下侠脊傍三寸所，厌（按捺）之令病者呼譩譆，譩譆应手。

从风憎风，刺眉头。

失枕，在肩上横骨间。折，使揄臂齐肘，正灸脊中。

胁络（胁肋下虚软处的络脉）季胁，引少腹而痛胀，刺譩譆。

腰痛不可以转摇，急引阴卵，刺八髎（上髎、次髎、中髎、下髎，左右各一，共八穴）与痛上。八髎在腰尻分间。

鼠瘘（瘰疬）寒热还，刺寒府，寒府在附膝外解营

（骨缝中的穴位）。

取膝上外者（委中穴），**使之拜，取足心者**（涌泉穴），**使之跪。**

【白话意译】黄帝问道：我听说风邪是引发人体各种疾病的根源，算得上是罪魁祸首，如何用针来治疗呢？

岐伯回答说：风邪从外面侵入人体，会使人出现寒战、出汗、头痛、身体沉重、怕冷等症状。一般情况下，可先取风府穴进行针刺治疗，以调和其阴阳。如果是正气不足，就要用补法；如果是邪气有余，就要用泻法。

假如感受风邪较重，导致颈项疼痛，也要针刺风府穴。这个穴位，在第一颈椎上面。

假如感受风邪较重，导致汗出，就要灸𧮪𧮪穴。这个穴位，在后背第六胸椎棘突下、后正中线旁开三寸处，用手指用力按压这个穴位，病人会感觉疼痛，并发出"𧮪𧮪"的声音，这个时候的穴位也会相应地微微跳动。

假如感受风邪较重，导致见风就怕，就要针刺眉头上的攒竹穴。

假如睡觉时颈部受到风寒侵袭，出现"落枕"现象，不仅颈项疼痛，并牵扯到肩胛部位的肌肉疼痛，就要让病人弯曲双臂，将两个肘尖合在一起，然后在两肩胛骨上端引一条直线，取后背中央的部位进行灸治。

假如感受风邪较重，导致胁肋下虚软处的络脉阻滞，并牵引着小腹胀痛的，还是应当针刺譩譆穴。

假如感受风邪较重，导致腰痛得无法转动，且筋脉拘急，牵扯到睾丸的，应当针刺八髎穴与疼痛部位。八髎穴在腰尻骨间的空隙中。

假如感受风邪严重，导致气血瘀滞，颈部及耳后出现老鼠疮，且时寒时热，交替往复的，应当针刺膝阳关穴。这个穴位，在膝外侧、股骨外上踝上方的凹陷中。

针刺取穴还要讲究姿势。如针刺委中穴，最好是让病人作拜的姿势；针刺涌泉穴，最好是让病人作跪的姿势。

【参悟领会】风邪侵入人体后，为什么会出现寒战、出汗、头痛、身重、恶寒等症状？

张介宾的解释是："风邪外袭，阳气内拒，邪正分争，故振寒"。高世栻的解释是："风从外入，伤太阳通体之皮肤，故令人振寒。从皮肤而入于肌腠，故汗出。随太阳经脉上行，故头痛。周身肌表不和，故身重。"

把两位医家的解释综合起来，我们仿佛就能够看到一幅非常清晰的风邪入侵人体全景图：

第一步，风邪从外侵入人体，一般是先攻占后背太阳膀胱经的络脉，以及后背的表层皮毛；这个时候，人体表面的阳气（卫气）会奋起抗拒，想御敌于"国门"之外，由此产生正邪之间的战争，造成身体上的"寒战"的状况，也就是我们平常讲的起"鸡皮疙瘩"。

　　第二步，风邪初战告捷，从皮毛侵入到肌肉和腠理；肌肉腠理中有营血运行，一遇到风邪，营血会起来阻挡；血汗同源，营血与风邪的交织搏斗，就产生汗液泻出。

　　第三步，风邪无定向，一旦不能长驱直入脏腑，往往就会循着太阳经脉攻到颈项和头部，从而导致头痛。

　　第四步，当风邪把全身的肌肉腠理都占领后，人体的营血和卫气就无法畅通运行，从而出现肌表不和、浑身沉重的现象。

二、任脉、冲脉、督脉的循行路线及病变

　　任脉者，起于中极之下，以上毛际，循腹里，上关元，至咽喉，上颐（颊、腮）循面入目。冲脉者，起于气街（气冲穴），并少阴之经，侠齐上行，至胸中而散。任脉为病，男子内结七疝（古籍中把疝气分为七种的合称），女子带下瘕聚（腹中有结块，一推而动，一按而走）。冲脉为病，逆气里急。

　　督脉为病，脊强反折。督脉者，起于少腹以下骨中央，女子入系廷孔，其孔，溺孔之端也。其络循阴器，合篡间（cuàn jiān，前后阴之间，会阴部位），绕篡后，别绕臀至少阴，与巨阳中络者合，少阴上股内后廉（边缘），贯脊，属肾；与太阳起于目内眦，上额，交巅上，入络脑，还出别下项，循肩髆（bó）内，侠脊抵腰中，入循膂，络肾。其男子循茎下至篡，与女子等。其少腹直上者，贯齐中央，上贯心，入喉，上颐环唇，上系两目之下中央。此生病，从少腹上冲心而痛，不得前后，

为冲疝；其女子不孕，癃，痔、遗溺、嗌干。督脉生病治督脉，治在骨上（曲骨穴），甚者在齐下营（脐下的阴交穴）。

其上气有音者，治其喉中央（天突穴），在缺盆中者。其病上冲喉者，治其渐（大迎穴），渐者，上侠颐也。

【白话意译】任脉起源于中极穴下面的会阴穴（在阴道口与肛门连线的中点），以此穴为起点，上行穿过阴毛部位，进入腹部，经关元穴一直上行到咽喉部位后，再上行到下颌部位，由此穿过面颊进入眼眶中。冲脉起源于气冲穴（腹股沟中的动脉搏动处），与足少阴肾经相并，夹着肚脐眼从左右两边上行，最后散入到胸腔中。如果任脉发生病变，对于男子来说，腹部会产生"七疝"之病；对于女子来说，腹内会产生一种名叫"瘕"的结块。如果是冲脉发生病变，就会产生气逆上冲、腹内拘急疼痛的症状。

如果是督脉发生病变，就会引发脊柱强硬反折的症状。督脉起源于小腹下面的横骨中间。对于女人来说，其督脉从横骨发出，向下循行至廷孔（尿道的入口），从这里分出一支络脉，循着阴户会和于会阴穴部位，由此绕到肛门的后面，再分出一支绕到臀部，在足少阴肾经与足太阳膀胱经的交会处合于足少阴肾经，然后向上经过大腿内侧边缘，从会阳穴贯穿脊柱，交会于长强穴，再向上连通肾脏。督脉的另一端，则同足太阳膀胱经一样，起源于眼角内侧，由此上行经过额头后，进入到头顶；从头顶进入脑内，然后又出来，从左右两路经过颈项、进入肩胛，再沿着夹脊向下，到达腰部，入内循膂，进入肾脏。至于男人的督脉，也是循着阴茎向下到达会阴部位，这一点与女人相同。不同的是，男人的督脉是从小腹直接上行，穿过肚脐眼后，向上贯穿心脏，进入喉咙，再经过下颌部，并环绕嘴唇，再向上行至两眼中间的下面部位。督脉一旦发生病变，对男人来说，往往会得冲疝病，其症状就是气从小腹直接冲得心痛，无法大小便。对女人来说，往往就是不能怀孕，或者表现为小便不利、痔疮、遗尿、咽喉干燥等。总之，如果督脉发生了病变，就要从督脉入手进行治疗。如果症状较轻，就针刺曲骨穴；如果症状较重，就针刺肚脐下的阴交穴。

如果病人气逆于上且呼吸有声音的，治疗时应当取喉部中央的天突穴。这个穴位在两个缺盆的中间。如果病人气逆于上冲击到咽喉的，治疗时应当取阳明胃经上的大迎穴。这个穴位在面部下颌角的前方。

【参悟领会】完整地理解好这一段话的意思，有两个概念需要搞清楚，弄明白：

一是何谓"七疝"的问题。关于这一点，历代医家认识不一，表述不一。隋代巢元方等编撰的《诸病源候论》将之分为厥疝、症疝、寒疝、气疝、盘疝、胕疝、狼疝。金代张子和编撰的《儒门事亲》将之分为寒疝、水疝、筋疝、血疝、气疝、狐疝、颓疝。明代李中梓编撰的《医宗必读》将之分为冲疝、狐疝、颓疝、厥疝、瘕疝、溃疝、㿉癃疝。

二是关于"其男子循茎下至篡，与女子等。其少腹直上者，贯齐中央，上贯心，入喉，上颐环唇，上系两目之下中央"一句。乍看起来，以为是编错了，这条所谓"男子督脉"的循行路线，不正是与任脉一致吗？对此，历代医家既未作解释说明，也未作分析论证。

答案是：没有错！

因为人体的每一条经脉，都不是"线段"，而是"环线"，其循环的模式主要有三种：

一是"左右"循环。如手三阴三阳经、足三阴三阳经、阴（阳）蹻脉、阴（阳）维脉，等等，都是左边一条、右边一条，循环链接。

二是"左右前后"循环。如带脉，就是围绕着腰部环行一圈。

三是"前后"循环。如督脉、任脉。我们如今通常所指的督脉，就是从会阴区经尾骶骨向上贯穿后背、经头顶、再向下到上嘴唇中点的这一条"线段"。按照凡经脉必循环的基本特点，这条督脉"线段"是不完全的，我们姑且将之称为"后督脉"。

那"前督脉"在哪里呢？前督脉恰恰就是这段话提到的"其少腹直上者，贯齐中央，上贯心，入喉，上颐环唇，上系两目之下中央"这一条脉。唯有如此前后相连，督脉才由"线段"

变成了"环线"。

依此类推，我们如今通常所指的任脉，也就是所谓的"前任脉"；至于"后任脉"，则应当是与"后督脉"并行的。

三、如何用针刺法治疗膝痛

蹇（jiǎn，跛足），膝伸不屈，治其楗。坐而膝痛，治其机。立而暑解，治其骸（hái）关。膝痛，痛及拇指，治其腘（膝部后面，腿弯曲时形成窝的地方）。坐而膝痛，如物隐者，治其关。膝痛不可屈伸，治其背内。连骱若折，治阳明中俞髎，若别，治巨阳少阴荥。淫泺（luò，指水湿之邪）胫痠，不能久立，治少阳之维，在外踝上五寸。

辅骨上横骨下为楗，侠髋为机，膝解为骸关，侠膝之骨为连骸，骸下为辅，辅上为腘。腘上为关，头横骨为枕。

【白话意译】有的病人，膝关节能伸不能屈，治疗时可取股腿部的穴位；有的病人，一坐下来就感到膝盖部位疼痛，治疗时可取环跳穴；有的病人，站立时膝部骨缝有撕裂感且里面发热，治疗时可取膝关节的经穴；有的病人，膝部疼痛牵扯到拇趾，治疗时可取膝弯处的委中穴；有的病人，坐下后膝部疼痛，好像有硬物充塞在里面一样，治疗时可取承扶穴；有的病人，膝部疼痛得既不能屈也不能伸，治疗时可取后背足太阳膀胱经上相应的俞穴；有的病人，膝部疼痛牵扯到小腿，且疼痛程度就像骨头被折断一般，治疗时可取足背上的陷谷穴；有的病人，膝部疼痛就像骨头要裂开一样，治疗时可取足太阳膀胱经上的通谷穴和少阴肾经上的然谷穴，这两个穴位都属荥穴；还有的病人，膝部由于受水湿之邪侵蚀，酸痛无力，无法久站，治疗时可取少阳胆经上的光明穴，这个穴位位于外踝上面的五寸处。

人体膝部辅骨之上、腰横骨之下的部位，称之为"楗"；髋骨两侧环跳处的部位，称之为"机"；膝部的骨缝，称之为"骸关"；侠膝两旁的高骨，称之为"连骸"；连骸下面的部位，称之为"辅骨"；辅骨上面的膝弯，称之为"腘"；腘上面的部位，则称之为"关"；头后颈部位的横骨，称之为"枕骨"。

【参悟领会】这一段不但列举了9种膝部病症，还一一对应地指出了针刺治疗的穴位，基本上是一症一穴，也有的是一症两穴或几穴。对此，后世医者在实践时，需要举一反三，触类旁通，切不可机械照搬。

需要明白的第一点是，膝盖部位是人体下肢的一个关键枢纽部位。足太阳膀胱经、阳明胃经、少阳胆经、少阴肾经、太阴脾经、厥阴肝经都从这里经过，任何一条经脉出了毛病，都会影响到膝部。因而，治疗膝部的毛病，不能单从一条经脉或一个穴位入手, 必须全面考虑。

需要明白的第二点是, 这里介绍的"一症一穴", 实质上在启示我们: 治疗膝部毛病, 要善于抓关键、抓重点, 特别要善于"循经找病"。比如, 如果痛点在膝盖前面, 主要应从脾经和胃经上找原因; 如果痛点在膝盖后面, 主要应从膀胱经上找原因; 如果痛点在膝盖内侧, 主要应从肝经和肾经上找原因; 如果痛点在膝盖外侧, 主要应从胆经上找原因。只有先从经脉上把病因找准了, 才能循经找准治疗的穴位。

需要明白的第三点是, 对这一段中的"淫泺"一词, 历代医家的理解并不一致。从字面上考证, "淫"是"浸渍"的意思, "泺"是古代一条河的名字。对这两个字, 联想起来的意思, 应当与"水湿"之邪有关。一块地被雨水浸泡湿了, 怎么办? 一是排水祛湿; 二是太阳照烤。人体的某个部位被湿邪侵蚀了怎么办? 一是用药物, 燥湿化湿, 健运脾胃; 二是生发阳气, 温通经络。如何生发阳气呢? 就是通过针刺胆经上的光明穴, 以激发少阳之气。

四、治疗水病应如何取穴

　　水俞五十七穴者：尻（kāo，脊骨的末端）上五行，行五；伏菟上两行，行五；左右各一行，行五；踝上各一行，行六穴。

　　髓空（即骨空，因骨为髓之海，故二者可以通称。这里特指脑部前后的骨空为髓空），在脑后三分，在颅际锐骨之下，一在断（yín，同"龈"）基下（指下颌骨下方的天容穴），一在项后中复骨下，一在脊骨上空在风府上。脊骨下空，在尻骨下空。数髓空，在面侠鼻，或骨空在口下，当两肩。两髃骨空，在髃中之阳。臂骨空，在臂阳，去踝四寸，两骨空之间。股骨上空，在股阳，出上膝四寸。骱骨空，在辅骨之上端。股际骨空，在毛中动脉下。尻骨空，在髀骨之后相去四寸。扁骨有渗理凑，无髓孔，易髓无空。

　　【白话意译】治疗水病的腧穴，一共有五十七个。尾骶骨上有五行，每行各有五个穴位；伏兔上有两行，每行各有五个穴位；左右两边又各有一行，每行各有五个穴位；足内踝上各有一行，每行各有六个穴位。

脑髓空，在脑后共有三处，其位置都在颅骨边际的锐骨下面，其中一处在下颌骨下方的天容穴，一处在第一、二颈椎间的哑门穴，一处在颈后的风府穴。至于"脊骨下空"，则在尾骶骨下面的孔穴中；另有几个髓空，则在面部侠鼻两侧；还有的髓空，位于口唇下方与肩相齐平的部位。两肩髆骨空，在两个肩髆的外侧。臂骨骨空，在臂骨的外侧，距离手腕四寸，在尺、桡骨的空隙间。股骨上面的骨空，在股骨外侧的膝上四寸处。胫骨的骨空，在辅骨上端。股际的骨空，在阴毛的动脉下面。尻骨的骨空，在髀骨后面相距四寸的地方。至于扁骨，因有血脉渗灌的纹理，没有髓腔，所以没有骨空。

【参悟领会】在这一段里，共提及了"十空"，即脑髓空、脊骨下空、侠鼻骨空、口唇骨空、髆骨空、臂骨空、股骨上空、股际骨空、胫骨空、尻骨空，等等。这些所谓的"空"，既是人体骨节间的空隙，也是整个人体的"空档"，是最容易被风、寒、湿等邪气乘虚而入的地方。

故，我们平时保护健康，实际上就是要守护好这些"空档"，使之不让邪气侵入。即便是侵入了，也要尽快想办法将它们驱赶出去，绝不能任其滞留，把小病变成大病、重病。

五、如何用灸法治疗寒热病

灸寒热之法，先灸项大椎，以年为壮数（灸法中的术语，每艾灸一炷为一壮，以年为壮数，就是按照病人的年龄，一岁灸一壮，九岁灸九壮）；次灸橛（jué）骨，以年为壮数。视背俞陷者灸之，举臂肩上陷者灸之，两季胁之间灸之，外踝上绝骨之端灸之，足小指次指间灸之，腨（shuàn，小腿肚子）下陷脉灸之，外踝后灸之，缺盆骨上切之坚痛如筋者灸之，膺中陷骨间灸之，掌束骨（手腕部的横骨）下灸之，齐下关元三寸灸之，毛际动脉灸之，膝下三寸分间灸之，足阳明跗上动脉灸之，巅上一灸之。

犬所啮之处灸之三壮，即以犬伤病法灸之。凡当灸二十九处。伤食灸之，不已者，必视其经之过于阳者，数刺其俞而药之。

【白话意译】灸治寒热症的方法是：第一步，灸项后第一脊椎棘突处的大椎穴,依据病人的年龄来确定灸的次数;第二步,灸尾骶的长强穴,同样也是依据年龄来确定灸的次数。身体的其他部位,还可以运用灸法治疗的有:背部有凹陷的地方,举起手臂在肩上有凹陷的地方,两侧季胁间的京门穴,足外踝绝骨上的阳辅穴,足小趾和次趾间的侠谿穴,小腿肚子上的承山穴,外踝后的昆仑穴,缺盆骨上方按起来坚硬得如筋一样且疼痛的地方,胸膺中凹陷处的天突穴,手掌横骨下的阳池穴,肚脐下三寸处的关元穴,阴毛边际动脉跳动处的气冲穴,膝下三寸的三里穴,足阳明胃经所循行的足背上的冲阳穴,头顶上的百会穴。

被狗咬伤的,可以先在狗所咬之处灸三次,然后按照犬伤病的方法治疗。以上针灸寒热病的部位共计二十九处。因为伤食而引发寒热症的,如果使用灸法而没有明显效果,那就一定要仔细察看经脉的循行路线,找到过于阳盛的地方,在相应的穴位上多针灸几次,同时配合药物治疗。

【参悟领会】俗话讲,抓纲治国。从这一段关于治疗寒热症的论述,我们则应当明白一个道理,即:"抓经治病"。

本段共提及14个穴位,涉及7条经脉。其中,(1)归属于督脉的有大椎穴、长强穴、百会穴;(2)归属于太阳膀胱经的有昆仑穴、承山穴;(3)归属于少阳胆经的有京门穴、阳辅穴、侠谿穴;(4)归属于阳明胃经的有足三里穴、冲阳穴;(5)归属于少阳三焦经的有阳池穴;(6)归属于任脉的有天突穴、关元穴;(7)归属于厥阴心包经的有大陵穴。

从以上分布，我们不难得出：(1)用针灸法治疗寒热症，应以阳经为主(共5条)、阴经为辅(2条)；(2)用针灸法治疗寒热症，其重中之重，还是督脉和任脉，只要任督二脉温通了，寒热之症自然也就消退了。

第六十一篇

水热穴论篇

篇目解读

　　水，指水病；热，指热病。本篇承接上一篇，更为详细地介绍治疗水病的五十七穴和治疗热病的五十九穴。其亮点在于，简明精当地阐释了肾和肺作为人体"水脏"的功能，明确地指出了水病的产生，"其本在肾，其末在肺"。

一、人得水病的主要原因在肾和肺

黄帝问曰：少阴何以主肾？肾何以主水？

岐伯对曰：肾者，至（最）阴也；至阴者，盛水也。肺者，太阴也。少阴者，冬脉也。故其本在肾，其末在肺，皆积水也。

帝曰：肾何以能聚水而生病？

岐伯曰：肾者，胃之关也，关门不利，故聚水而从其类也。上下溢于皮肤，故为胕肿。胕肿者，聚水而生病也。

帝曰：诸水皆生于肾乎？

岐伯曰：肾者，牝（pìn，指阴性）藏也。地气上者，属于肾，而生水液也，故曰至阴。勇而劳甚，则肾汗出；肾汗出逢于风，内不得入于藏府，外不得越于皮肤，客于玄府，行于皮里，传为胕肿。本之于肾，名曰风水。所谓玄府者，汗空（汗孔）也。

【白话意译】黄帝问道：少阴为什么能够主肾？肾为什么能够主水呢？

黄帝回答：在人体中，肾属于至阴之脏，其水气最为旺盛。肺属于太阴之脏。与肾相关联的肾经，属于少阴经脉，在冬季最为旺盛，而冬季又与水相对应。所以说，人得水病，其根本原因在肾，次要原因在肺。肾脏和肺脏，任何一个形成积水，都会使人生病。

黄帝又问道：肾为什么能够积水而导致生病呢？

岐伯回答：肾是胃的关口闸门，闸门一旦出现故障，不能正常开放，水液就会停留积聚起来，在人体上下泛溢，充斥于皮肤之间，形成浮肿。这种病，都是由积水而产生的病。

黄帝再次问道：难道各种水病都是由肾造成的吗？

岐伯回答：在人体中，肾脏的位置偏下，属于阴脏，体内水气自下而上蒸腾，都是从肾开始的，所以称之为"至阴"。一个人，如果运动、劳作或性生活太过，汗就会随着肾气蒸腾外出，这个时候，如果恰恰遭遇了风邪，风邪就会乘机侵入腠理。风邪侵入后，一旦向内不能继续进入脏腑，向外又不能尽快地从皮肤开泄出来，就只能停留在"玄府"里，窜行于皮肤中，形成浮肿。所以说，引发这种病的根本还是在于肾。至于这种病的病名，就叫"风水"。所谓的"玄府"，就是汗孔。

【参悟领会】关于水肿病的病因，这里用了"其本在肾，其末在肺"八个字作了精当的概括。如何真正地理解这八个字，我们还得借助一下形象思维。

首先是肾,它在人体中的位置,相对于其他四脏是最低的,"水低三分成海"。从这个意义上说,肾就相当于人体中盛水的容器,就像是一个"水库",更像是我们现代城市供水体系中的总"蓄水池"。

其次是肺,它在人体中的位置,相对于其他四脏,又是最高的。肺主气,气动才能水流。从这个意义上说,肺就相当于人体中的"水塔"和"水泵"。一方面,负责把肾水从下面抽提上来;一方面,负责把水输送到全身各个脏腑器官。肺气强,则水流畅;肺气虚,则水流滞。

再次是肾脉,它就相当于人体中输送水液的"水管",包括吸水管和输水管。管道如果局部堵塞了,就会造成水滞现象;如果全部堵塞,也会造成泛溢现象。

水库、水塔、水管,任何一个环节出了问题,都会影响人体的正常供水,都会产生"水患",引发病变。

岐伯的这一观点,与现代医学的认识是否一致呢?

答案是:基本一致!

据1981年人民卫生出版社出版的《中国赤脚医生教材》介绍,关于全身性水肿病的病因,主要有三种,即:肾脏疾病、心脏疾病和肝脏疾病。这种分析,乍看起来,与"其本在肾、其末在肺"是不太相符的,但如依据中医的基本原理深入地想一想,就豁然贯通了。心乃克肺之脏(心火克肺金),肝乃肺克之脏(肺金克肝木),心脏和肝脏,都与肺脏存在克制与被克制的关系，所以，这两个脏腑出问题，实质上就是肺出了问题。故，岐伯阐述的"其末在肺"，是经得起现代医学科学检验的。

二、治疗水病的五十七个穴位

帝曰：水俞五十七处者，是何主也？

岐伯曰：肾俞五十七穴，积阴之所聚也，水所从出入也。尻上五行、行五者，此肾俞。故水病下为胕肿、大腹，上为喘呼、不得卧者，标本俱病。故肺为喘呼，肾为水肿，肺为逆不得卧，分为相输。俱受者，水气之所留也。

伏菟上各二行、行五者，此肾之街（要道）也。三阴之所交结于脚也。踝上各一行、行六者，此肾脉之下行也，名曰太冲。凡五十七穴者，皆藏之阴络，水之所客也。

【白话意译】黄帝问道：治疗水病的穴位有五十七个，它们都归属于哪一脏呢？

岐伯回答：肾腧五十七个穴位，既是阴气积聚的地方，也是水液进出的地方。尾骶骨之上有五行，每一行有五个穴位，这些都是由肾所主的腧穴。正因为如此，人在得了水病以后，下半身一般会出现浮肿、腹部胀大的症状；上半身一般会出现呼吸喘急、不能平躺的症状。以上两种症状同时出现，就说明肾与肺标本同时发生病变了。尽管，肺病表现的症状是气逆、呼吸喘急、不能平躺，肾病表现的症状是水肿，看起来各不相同，但两者之间是相互联系、相互影响的。之所以会出现肺和肾同时发病的现象，就是因为水气瘀滞停留在两脏的缘故。

伏菟上方各有两行，每行五个穴位，这里是肾气循行的重要通道。肾、肝、脾三条阴经，在小腿内侧一个叫"三阴交"的穴位处交汇。足内踝上方各有一行，每行六个穴位，这是肾的经脉下行到脚的部分，叫太冲。以上共有五十七个穴位，都隐藏在人体下部或体内较深的络脉之中，也是水液容易积聚的地方。

【参悟领会】从这一段所描述的水病症状看，一般的水病，都属于"标本兼病"型，即肾和肺都出了毛病，表现在上半身是气逆喘急，表现在下半身是水肿。针对水病的这种经常性的"兼病"的特征，最好的治疗理念就是"标本兼治"。

其一，要在治肾上下功夫，温阳化气，消积利水。

其二，要在治肺上下功夫，宣通肺气，通调水道。

其三，要在治脾上下功夫，增强脾的运化功能，解决好太阴之土（脾土）克水（肾水）的问题。

三、四季之中"冬取井荥"

帝曰：春取络脉分肉（指皮肤，包括表皮、真皮和皮下组织），何也？

岐伯曰：春者木始治，肝气始生；肝气急，其风疾，经脉常深，其气少，不能深入，故取络脉分肉间。

帝曰：夏取盛经分腠（指肌肉，包括起头、肌头、肌腹、肌尾、止点），何也？

岐伯曰：夏者火始治，心气始长，脉瘦气弱，阳气留溢，热熏分腠，内至于经，故取盛经分腠。绝肤（透过皮肤）而病去者，邪居浅也。所谓盛经者，阳脉也。

帝曰：秋取经俞，何也？

岐伯曰：秋者金始治，肺将收杀，金将胜火。阳气在合，阴气初胜，湿气及体，阴气未盛，未能深入，故取俞以写阴邪，取合以虚阳邪，阳气始衰，故取于合。

帝曰：冬取井荥，何也？

岐伯曰：冬者水始治，肾方闭，阳气衰少，阴气坚盛，巨阳伏沉，阳脉乃去，故取井以下阴逆，取荥以实阳气。故曰："冬取井荥，春不鼽衄"，此之谓也。

【白话意译】黄帝问道：在春天采用针刺疗法，一般刺到皮肤的底层就可以了，这是为什么呢？

岐伯回答：春天来时，木气开始当令，肝气开始生发。肝气的特征是急躁，其感受风邪的速度也很快。但由于肝的经脉大都藏在人体内部的深处，因而其感受风邪侵袭的程度尚不太剧烈，风邪也难以深入经脉，所以只要浅刺到皮下组织就可以了。

黄帝问道：在夏天采用针刺疗法，一般刺到肌肉的止点就可以了，这是为什么呢？

岐伯回答：夏天来时，火气开始当令，心气开始旺盛。这个时候，如果人的脉象反而显得瘦小、搏动微弱，那是因为阳气流溢于体表，而热邪却熏蒸于肌肉、并向内影响到经脉、伤及心气的缘故。因此，针刺治疗只要透过皮肤、刺到肌肉的止点位置就可以了。这是因为邪气侵入人体仍停居于浅表层的关系。这里所谓的"盛经"，就是指丰盈的阳脉。

黄帝问道：在秋天采用针刺疗法，一般要刺到各经的输穴与合穴，这是为什么呢？

岐伯回答：秋天来时，金气开始当令，肺气开始收敛。这个时候，从大自然来讲，是旺盛的金气逐渐胜过衰退的火气，阳气开始处于闭合过程中；从人体来讲，是阴气开始逐渐胜过阳气，给了湿邪侵犯人体之机。但由于阴气还没有达到旺盛的地步，无法帮助湿邪进一步深入，因此，针刺治疗时，只要取阴经的"输穴"以泄阴湿之邪、取阳经的"合穴"以泄阳热之邪就可以了。这是因为阳气虽然开始衰败但并未完全衰败、阴气虽然开始充盛但尚未完全充盛，所以只要取"合穴"而不要取"经穴"。

黄帝问道：在冬天采用针刺疗法，一般要刺到各经的井穴和荥穴，这是为什么呢？

岐伯回答：冬天来时，水气开始当令，肾气开始闭藏，阳气变得越来越衰少，阴气变得越来越旺盛，连太阳经的经气都沉伏到骨髓里了，阳气自然也随之沉潜。这个时候，就应该刺各经的井穴以抑制太过的阴逆之气，刺各经的荥穴以补充不足的阳气。所谓"冬取井荥，春不鼽衄"，讲的就是这个道理。

【参悟领会】要把岐伯的这一段论述搞明白，就必须搞清楚一个概念和一条规律。

一个概念，就是"五输穴"。中医所谓的五输穴，是指十二经脉分布在肘膝关节以下的井、荥、输、经、合五个穴位。古代的大医们特别擅长形象思维，把经气在人体四肢的运行类比为"涓涓细流"汇成"江河、湖海"的过程。

其中，井穴就是分布在手指、脚趾端的穴位，为经气生发地，象征水的源头；荥穴多分布在掌指或跖趾关节之前的穴位，就像刚出源头的涓涓细流；输穴多分布在掌指和跖趾关节之后穴位，就像水流由小到大汇成的小溪；经穴多位于前臂、胫部的穴位，就像小溪汇成的大江大河；合穴多位于肘膝关节附近，就像江河汇成了湖海。

一个规律，就是由浅及深、由近及远。从岐伯的论述看，在春、夏、秋、冬四季，采用针刺疗法，针刺的深浅程度，依次为由浅及深、由表及里。如春季行针刺，一般到皮肤；夏季行针刺，一般到肌肉；秋冬两季行针刺，一般到经脉。至于秋冬两季刺各经的穴位，又分为远近不同。秋季一般刺输穴与合穴，距脏腑稍微近一点；冬季一般刺井穴与荥穴，距脏腑稍微远一点。

四、寒盛则生热

帝曰：夫子言治热病五十九俞，余论其意，未能领别其处，愿闻其处，因闻其意。

岐伯曰：头上五行、行五者，以越诸阳之热逆也。大杼、膺俞、缺盆、背俞，此八者，以写（泻泄）胸中之热也；气街、三里、巨虚上下廉，此八者，以写胃中之热也；云门、髃骨、委中、髓空，此八者，以写四支之热也；五藏俞傍五，此十者，以写五脏之热也。凡此五十九穴者，皆热之左右也。

帝曰：人伤于寒而传为热，何也？

岐伯曰：夫寒盛则生热也。

【白话意译】黄帝问道：曾听先生谈论过有关治疗热病的五十九个穴位，虽然已经有了大致的了解，但我还是很想知道这些穴位的具体位置，以及它们的主要功能和作用。

岐伯回答：治疗热病的穴位，头上有五行，每行有五个穴位，能够泄泻散发人体各条阳经中上逆的热邪。大杼、膺俞、缺盆、背俞这八个穴位，能够泄泻散发胸中的热邪。气冲、足三里、上巨虚、下巨虚这八个穴位，能够泄泻散发胃中的热邪。云门、肩髃、委中、髓空这八个穴位，能够泄泻散发四肢的热邪。五脏的腧穴两侧各有五个穴位，左右共十个穴位，可以泄泻散发五脏的热邪。以上五十九个穴位，都是治疗热病的穴位。

黄帝问道：人遭受了寒邪的侵袭以后，反而会变为热病，这是为什么呢？

岐伯回答：物极必反，寒气盛到了极点，就会郁结生热。

【参悟领会】这里，岐伯将五十九个穴位按区域划分为五组，实质上也是将热病的症状作了五种划分，即：头部之热、胸中之热、胃中之热、四肢之热、五脏之热。

从黄帝所问"伤于寒而传为热"、岐伯所答"寒盛生热"来看，这里所讲的热病，当是风寒引发的热病。对于因风寒引发的热病，其主要症状为鼻塞流涕、形寒怕冷、骨节酸痛。治疗的思路就是祛风散寒。

如何祛风散寒？除了刮痧、针刺上述穴位外，还可以用汤药。《"赤脚医生"手册》提供的简单药方是：荆芥、羌活各9克至15克，柴胡5克至9克，桔梗3克至6克，水煎，每日一剂，分两次服。

篇目解读

　　调，就是调治的意思；经，就是经络。本篇围绕经络这一核心概念，着重阐述了五个观点，即：经络乃是气血运行和沟通脏腑内外的重要通道；神、气、血、形、志的有余和不足乃是人体健康状况的晴雨表；气血不和乃是百病生化的根源；风雨寒暑、饮食居处、阴阳喜怒乃是病邪丛生的因由；把握好虚实之要乃是治病的关键。

一、五藏之道，皆出于经隧

黄帝问曰：余闻刺法言，有余写之，不足补之。何谓有余，何谓不足？

岐伯对曰：有余有五，不足亦有五，帝欲何问？

帝曰：愿尽闻之。

岐伯曰：神有余有不足，气有余有不足，血有余有不足，形有余有不足，志有余有不足。凡此十者，其气不等也。

帝曰：人有精、气、津、液、四支、九窍、五藏、十六部、三百六十五节，乃生百病；百病之生，皆有虚实。今夫子乃言有余有五，不足亦有五，何以生之乎？

岐伯曰：皆生于五藏也。夫心藏神，肺藏气，肝藏血，脾藏肉，肾藏志。而此成形；志意通，内连骨髓，而成身形五藏。五藏之道，皆出于经隧，以行血气，血气不和，百病乃变化而生，是故守经隧焉。

【白话意译】黄帝问道：我听说，针刺治病必须讲究方法，其中最重要的一条原则，就是"有余泻之，不足补之"。也就是说，对于有余的实证病人，针刺用泻法；对于不足的虚证病人，针刺用补法。那究竟怎样才算是有余，怎样才算是不足呢？

岐伯回答：病症属于有余的状况有五种，属于不足的状况也有五种，您要问的是哪一种呢？

黄帝说：想听您讲讲全面的情况！

岐伯说：对于一个人来说，神的方面出现病变，可分为有余和不足；气的方面出现病变，可分为有余和不足；血的方面出现病变，可分为有余和不足；形的方面出现病变，可分为有余和不足；志的方面出现病变，可分为有余和不足。以上十种病变情况，其气血的虚实盛衰情况均不相同。

黄帝接着问道：人体有精、气、津、液、四肢、九窍、五脏、十六部、三百六十五处骨节及孔穴，都有可能产生各种疾病，而每一种疾病，其虚实都有可能不同。可刚才您说，有余的实证只有五种，不足的虚证也只有五种，这究竟该如何理解呢？

岐伯微微笑道：您刚才列举的精气、津液等各种生命元素，都是由五脏生发和主导的。具体地讲，就是心主藏神、肺主藏气、肝主藏血、脾主藏肉、肾主藏志。正是因为有了五脏的不同分工，从而形成了有机的人体。值得注意的是，人只有在心情愉悦、精神愉快的状态下，志意才能通达，气血才能畅通，外在的形体与内部的骨髓才能协调联系，五脏才能正常运转，以保证身体健康。至于五脏之间的联系，主要是靠经络来运行血气。

一个人，如果气血不调和，各种疾病也就会因此而发生。所以，诊断和治疗疾病，一定要牢牢抓住经络这个关键。

【参悟领会】黄帝与岐伯的这一段对话的精彩之处，就是提出了构成人体的10大要件，即：精、气、津、液、血、四肢、九窍、五脏、十六部、三百六十五节。这10大件中，属于原料部分（类似于今天的计算机软件系统）的有5大件，即：精、气、精、液、血；属于架构部分（类似于今天的计算机硬件系统）的有5大件，即：四肢、九窍、五脏、十六部、三百六十五节。

这里面，历代医家理解不一的是"十六部"。

对此，张志聪的理解是：手足十二经脉，加上阴阳蹻脉、督脉和任脉，共计十六条。

王冰、张介宾、马蒔、吴崑的理解是：手足二、九窍九、五脏五，共计十六部。

高世栻的理解是：两肘、两臂、两腘、两股、身之前后左右、头之前后左右，共十六部。

联想到本篇的标题，笔者认为，张志聪的理解比较接近原意，把"十六部"当作十六经脉来看，比较贴切。具体地讲，就是：手足三阴三阳十二经脉，再加上督脉、任脉、冲脉和带脉。

至于经络到底是干什么的？在人体中是起什么作用的？黄帝已经将答案告诉我们了：经络就是运输精、气、津、液的管道。

　　另外，这一段中，还提出了一个重要的论断，就是"血气不和，百病乃变化而生"。而血气调和的前提，就是保证经脉畅通和血管畅通。

二、神有余或不足的不同表现症状及治法

帝曰：神有余不足何如？

岐伯曰：神有余则笑不休，神不足则悲。血气未并，五藏安定，邪客于形，洒淅起于毫毛，未入于经络也，故命曰神之微。

帝曰：补写奈何？

岐伯曰：神有余，则泻其小络之血，出血，勿之深斥（推进），无中其大经，神气乃平；神不足者，视其虚络，按而致之，刺而利之，无出其血，无泄其气，以通其经，神气乃平。

帝曰：刺微奈何？

岐伯曰：按摩勿释，着针勿斥，移气于不足，神气乃得复。

【白话意译】黄帝问道：当一个人出现神有余或神不足的情况时，其症状表现会有什么不同呢？

岐伯回答：一个人如果得了神有余之症，就会嬉笑不止；如果得了神不足之症，就会经常悲伤。这个时候，如果病邪还未并入血气，对五脏的生理功能影响就不会大，五脏还能够正常安定运转，而所谓的病邪，也仅仅是滞留在身体表面，侵袭的只是肌肤表面和毫毛之间，并没有进入经络。这种状况，就属于古人所讲的"神之微"，意思是，心神受到了邪气的轻微影响。

黄帝问道：对这一类的神病，该如何正确运用补泻之法进行治疗呢？

岐伯回答：对于神有余的轻微之症，针刺其细小的络脉、使之出点血就可以了，注意千万不可深刺，以免伤及大的经络，这样神气自然就会恢复到平和状态。对于神不足的轻微之症，要先找到虚络的部位，用按摩法将气血导入到虚络之中，再配合进行针刺，注意千万不要出血，以免把气泄出来，只要疏通了经络，神气自然也就平和了。

黄帝又问道：用针刺法治疗此类轻微病症，通行的法则是什么呢？

岐伯回答：可先对病变部位进行较长时间的按摩，然后在皮肤上进行浅刺，把气血引导到虚弱不足之处，神气就会得以恢复常态。

【参悟领会】这一段的点睛之笔，在一个"平"字。"神气乃平"是一个人心理健康、身体健康的前提条件。

追求平衡，"以平为期"，不仅是中医治病追求的最高境界，也是中华哲学追求的最高境界。

例证之一：前面第二十篇《三部九候论》提出："必先去其血脉而后调之，无问其病，以平为期"。后面第七十四篇《至真要大论》也提出："谨察阴阳所在而调之，以平为期，正者正治，反者反治"。强调的都是以达到平衡作为治疗的最佳目标。

例证之二：1973年底，湖南长沙马王堆三号汉墓发掘中发现了久已失传的《黄帝四经》（分别为《经法》《十大经》《称》《道原》），其中的《经法·道法第一》便说："应化之道，平衡而止；轻重不称，是谓失道"。什么意思呢？就是说，应付事物变化的具体方法，就在于掌握平衡和适度；轻重拿捏不当，便是失道。在这里，便提出了黄老思想的一个重要观念——"平衡"。几千年前的先哲们深刻认识到，处理任何事物，都要把握适度，不走极端，因为事物发展的内在规律是"物极必反"，必须依靠平衡来进行调节。

三、气有余或不足的不同表现症状及治法

帝曰：善。气有余不足奈何？

岐伯曰：气有余则喘咳上气，不足则息利少气。血气未并，五藏安定，皮肤微病，命曰白气微泄。

帝曰：补写奈何？

岐伯曰：气有余则写其经隧，无伤其经，无出其血，无泄其气；不足则补其经隧，无出其气。

帝曰：刺微奈何？

岐伯曰：按摩勿释，出针视之曰，我将深之，适人必革，精气自伏（内守），邪气散乱，无所休息，气泄腠理，真气乃相得。

【白话意译】黄帝说：您说得真好！那如果出现气有余或气不足的情况，其症状表现会有什么不同呢？

岐伯回答：一个人一旦气有余，就会出现气喘咳嗽、气逆上行的症状；一旦气不足，就会出现呼吸虽然通利、但气息短少的

症状。如果病邪尚未与气血相杂，那么五脏就会正常而安定。这个时候，病邪往往只是侵入人体表面的肌肤，对肺脏功能造成的影响也很轻微，这样的病症就叫作"白气微泄"。

黄帝问道：对这一类的气病，该如何正确运用补泻之法进行治疗呢？

岐伯回答：对属于气有余的实证之病，应当用针刺法泻掉其经脉中的邪气，但千万不可损伤经脉，不可使其出血，不可使经气外泄。对属于气不足的虚证之病，则应该补充其经脉中的正气，千万不可使经气外泄。

黄帝又问道：用针刺法治疗此类轻微气病，应该注意哪些事项呢？

岐伯回答：针刺前，应当先按摩发病的部位，时间可以长一点，然后把针拿出来，故意对病人说"我要准备深刺了"，但实际进针时仍然要浅刺，触及病位即可。这样做，主要是为了让病人注意力高度集中，精气自然内守，不与邪气相杂，从而逼得邪气散乱于肌肤表层，且无所停留，从腠理泄出来。邪气一旦泄出，体内的真气也就通顺了，迅即恢复正常。

【参悟领会】这一段最精彩的地方，就是将心理疗法巧妙地运用于针刺治病的实践中。从岐伯的分析看，治疗气病，最关键的就是要让病人心神专注、精气内守，不与邪气相杂。

那如何才能做到精气内守、不为邪气所动呢？

对此，我们不妨通过明代陈士铎所传的《黄帝外经》来寻

找答案。关于如何保持"精不动"的问题,《黄帝外经·命根养生篇》是这样阐述的:

"精出于水,亦出于水中之火也。精动,由于火动;火不动,则精安能摇乎?可见精动由于心动也,心动之极则水火俱动矣。故,安心为利精之法也"。

这段话的意思是:人体的精气(精元),既是从人体的水液(血、津、液)中生化出来的,也是从水液中所包含的火(如石油生火)中生化出来的。精气之所以会动,是因为火动了;火不动,则精气如何会动摇呢?可见,精气动是由于心火动造成的,心神动摇到了极点则水火都动了。所以说,安定心神是保持精气的根本法则。

由此分析,我们不难推出,一个人要想保持精气不动,必须先保持心(火)不动;而要想保持心(火)不动,最管用的办法,就是让肾(水)克制住心(火)。

如何才能让肾(水)压住心火,使之不乱动、乱摇呢?岐伯告诉我们一个善意的恐吓办法,来调动肾(水),压制心(火)。这就是,在进针之前,故意把针拿出来给病人看,同时告诉他(她),"我要准备进行深刺",让病人在一丝恐惧中,生发肾(水),克制住心(火),从而达到"心不动精亦不动"的目的,固守住精气。

四、血有余或不足的不同表现症状及治法

帝曰：善。血有余不足奈何？

岐伯曰：血有余则怒，不足则恐。血气未并，五藏安定，孙络外溢，则络有留血。

帝曰：补写奈何？

岐伯曰：血有余，则写其盛经出其血；不足，则视其虚经，内针其脉中，久留而视，脉大，疾出其针，无令血泄。

帝曰：刺留血奈何？

岐伯曰：视其血络，刺出其血，无令恶血得入于经，以成其疾。

【白话意译】黄帝赞道：您分析得很好！那血有余或血不足的症状，表现又将有何不同呢？

岐伯回答：血有余的人，会容易发怒；血不足的人，会容易恐惧。如果邪气还没有并入血气，五脏生理功能正常、运转正

常，在这种情况下，邪气即便是侵入到人体，也只是滞留在体表的孙络中，而孙络一旦被邪气阻塞不通，就会造成血液外溢，表皮出现瘀血留滞现象。

黄帝接着问道：应该怎样运用补泻法来治疗血的毛病呢？

岐伯回答：对属于血有余的病症，就要泻其气血充盛的经脉，使之出血；对属于血不足的病症，就要补其虚弱的经脉。具体的补法，就是将针刺入经脉之中，并留针候气，等到针下感觉有较强经气到来时，就迅速出针，不能使其出血。

黄帝又问道：用针刺法散去瘀血，该如何操作呢？

岐伯回答：先找准有瘀血的部位，仔细对准其相应的孙络刺进去，把瘀血引出来，不要让它流入经脉，以避免引发其他的病症。

【参悟领会】为什么血有余的人会容易发怒？为什么血不足的人会容易恐惧？这是品悟这一段阐述必须搞清楚的关键问题。

关于这一点，《中国赤脚医生教材》作了简短的描述和分析，让人一看就明白。所谓血，就是由"水谷之精微所化生，靠心气的推动、肺的敷布、肝的调节、脾的统摄，在脉中循环流动，运载精气，内至五脏六腑，外达皮肉筋骨，对全身各脏腑组织器官起着营养和滋润作用"。"血是神志活动的物质基础，气血充盈，才能神志清晰，精神旺盛"。

"极而反"是事物发展的内在规律。血作为神志活动的物质基础，一旦过于充盛，人就势必会情绪亢奋，出现易怒易躁的状况；反之，一旦过于虚亏，人就势必会情绪低落，出现抑郁沮丧的状况。

五、形有余或不足的不同表现症状及治法

帝曰：善。形有余不足奈何？

岐伯曰：形有余则腹胀，泾溲（大小便）不利，不足则四支不用。血气未并，五藏安定，肌肉蠕动，命曰微风。

帝曰：补写奈何？

岐伯曰：形有余则写其阳经；不足则补其阳络。

帝曰：刺微奈何？

岐伯曰：取分肉间，无中其经，无伤其络，卫气得复，邪气乃索。

【白话意译】黄帝说：很有道理！那形有余或形不足的症状，表现又将有什么不同呢？

岐伯回答：形有余就会出现腹部发胀、大小便不通畅的症状；形不足就会出现四肢软弱无力、不灵活的症状。如果邪气还没有与血气相混杂，并未影响到五脏功能的正常运转，只是因为

外邪入侵而出现肌肉蠕动的感觉，那就叫"微风"之症。

黄帝接着问道：如何运用补泻之法来进行针刺治疗呢？

岐伯回答：对属于形有余的病症，就要通过针刺泻足阳明胃经上的邪气；对属于形不足的病症，就要通过针刺补阳明胃经的正气。

黄帝又问道：对"微风"之症，该如何针刺治疗？

岐伯回答：针刺时应把握好深浅程度，刺在肌肉之间，既不要伤及经脉，也不要伤及络脉，这样才能促进卫气恢复，并消散邪气。

【参悟领会】岐伯在这里提到的神、气、血、形、志，分别对应的就是心、肺、肝、脾、肾五脏。这一段的"形"，对应的就是脾。脾与胃相表里，当一个人脾中的邪气过多时，就会产生腹部胀满、大小便不通的毛病。脾主肌肉、主四肢，当一个人脾中的正气不足时，就会产生四肢疲软、动作不灵的毛病。

需要我们搞懂的是，所谓神、气、血、形、志"五有余"，包含的是两层意思：一层是指心、肺、肝、脾、肾五脏的能量或营养过剩，一层是指五脏的邪气过多。

所谓神、气、血、形、志"五不足"，同样也包含两层意思：一层是指心、肺、肝、脾、肾五脏的能量或营养缺乏，一层是指五脏的正气不足。

营养过剩或邪气过盛，自然要用泻法；营养缺乏或正气不足，自然要用补法。

六、志有余或不足的不同表现症状及治法

帝曰：善。志有余不足奈何？

岐伯曰：志有余则腹胀飧（sūn）泄，不足则厥。血气未并，五藏安定，骨节有动。

帝曰：补写奈何？

岐伯曰：志有余则写然筋（然谷穴）血者，不足则补其复溜。

帝曰：刺未并奈何？

岐伯曰：即取之，无中其经，邪所乃能立虚。

【白话意译】黄帝称赞：您说得很对！那志有余或者志不足的症状，表现又会有什么不同呢？

岐伯回答：志有余的人，会出现腹胀、大便清稀的症状；志不足的人，会出现手足厥冷的症状。如果邪气还没有与血气相杂，五脏功能安定、运转正常，即便是有外邪侵袭，也只会感觉到骨节间有些轻微疼痛。

黄帝接着问道：如何运用补泻法进行治疗呢？

岐伯回答：对志有余的病症，可针刺然谷穴，并使之出点血；对志不足的病症，可针刺复溜穴，补充正气。

黄帝又问道：那如何治疗骨节间出现的微痛之症呢？

岐伯回答：就在骨节间的疼痛处取穴进行针刺，但不要刺伤经脉，这样，邪气很快就会被祛除。

【参悟领会】以上，岐伯对"五有余、五不足"的阐释中，出现了一个重要概念，即"微病"。如神之微、白气微泄、经有留血、微风、骨节有动等。

人在什么样的情况下，会得这种微病呢？

从岐伯的分析看，必须具备两个条件，所得之病，才可称之为"微病"。

其一，是受到外邪侵袭，或触及心、或触及肺、或触及肝、或触及脾、或触及肾。

其二，这种外邪的侵袭并不是很严重的，而是很轻微的，尚处于"血气未并、五脏安定"的状态。

对于以上五种微病，除了可用针刺法治疗外，还可以通过按摩推拿、刮痧、拔罐等方法及时解决。

中医强调的治"未病"，在很大程度上就是及时地治"微病"！

七、血气者，喜温而恶寒

帝曰：善。余已闻虚实之形，不知其何以生。

岐伯曰：气血以并，阴阳相倾（不平衡），气乱于卫，血逆于经，血气离居，一实一虚。血并于阴，气并于阳，故为惊狂；血并于阳，气并于阴，乃为炅中；血并于上，气并于下，心烦惋（wǎn，烦闷）善怒；血并于下，气并于上，乱而喜忘。

帝曰：血并于阴，气并于阳，如是血气离居，何者为实，何者为虚？

岐伯曰：血气者，喜温而恶寒，寒则泣不能流，温则消而去之。是故气之所并为血虚，血之所并为气虚。

帝曰：人之所有者，血与气耳。今夫子乃言血并为虚，气并为虚，是无实乎？

岐伯曰：有者为实，无者为虚；故气并则无血，血并则无气，今血与气相失，故为虚焉。络之与孙脉，俱输于经，血与气并，则为实焉。血之与气，并走于上，则为大厥，厥则暴死；气复反则生，不反则死。

帝曰：实者何道从来，虚者何道从去？虚实之要，愿闻其故。

岐伯曰：夫阴与阳，皆有俞会。阳注于阴，阴满之外，阴阳匀平，以充其形，九候若一，命曰平人。

夫邪之生也，或生于阴，或生于阳。其生于阳者，得之风雨寒暑；其生于阴者，得之饮食居处，阴阳喜怒。

【白话意译】黄帝说：您说得好啊！关于虚实病变的情形，我已经大致了解了，但这种虚实病变究竟是如何产生的，我还是不明白，请您再讲讲。

岐伯解释道：所谓虚实之症，主要是由于邪气与血气相混杂，人体阴阳失去平衡而产生的。在这种失去平衡的状况下，气会在体表乱窜，血会在经脉中逆行，血气无法正常运行，就形成了一实一虚的现象。如果是血与阴邪相混杂、气与阳邪相混杂，就会引发惊狂症；如果是血与阳邪相混杂、气与阴邪相混杂，就会引发内热病；如果是血与邪气在人的上半身相混杂，气与邪气在人的下半身相混杂，人就会出现烦闷、易怒的症状；如果是血与邪气在人的下半身相混杂，气与邪气在人的上半身相混杂，人就会出现思维混乱、容易健忘的症状。

黄帝接着问道：血与阴邪相混杂，气与阳邪相混杂，导致气血分离，无法正常运行，那究竟在什么情况下会形成实证，什么情况下会形成虚证呢？

岐伯回答说：血气的突出特征，就是喜欢温暖而害怕寒冷。一遇寒冷，血气就会容易凝滞不能畅通；一遇温暖，血气中的凝滞就会消散而恢复畅通。因此，当气与阳邪相混杂时，就会产生血虚；当血与阴邪相混杂时，就会产生气虚。

黄帝还是不太明白，继续问道：人体的基本能量，不过就是气与血罢了。您刚才提到的两种情形，都属虚证，难道就没有实证了吗？

岐伯耐心地解释道：多余的就是实证，不足的就是虚证。但凡气偏盛的地方，血就会偏虚；血偏盛的地方，气就会偏虚。血与气相分离无法正常运行，所以就形成了虚证。络脉与孙脉中的血气，最终都会流注汇集到经脉。如果血气都汇集于经脉，那就是实。如果血气汇集到经脉后，沿着经脉向上逆行，就会引发"大厥"之症，表现为突然昏死；如果血气能够尽快地复返下降，就还有可能生还；如果不能尽快复返，就会死亡。

黄帝继续问道：实证是通过什么途径产生的？虚证又是通过什么途径消散的？关于虚实的要领，还想请您详细地解释一下。

岐伯回答说：人体的脏腑气血与肌表气血，都能够通过俞穴相互流注交会。在外的肌表气血通过俞穴流到脏腑之内，在内的脏腑气血通过俞穴流到肌表之外，内外气血相互平衡，进而充实人的身体，三部九候的脉象也协调一致，这样才算是健康的"平人"。

但凡邪气伤人引发病变，要么是从内脏开始的，要么是从肌表开始的。从肌表开始的，往往是由于受到了风雨寒暑的侵袭；从内脏开始的，往往是由于饮食不节暴饮暴食、生活起居没有规律、房事频繁纵欲过度、情绪波动喜怒无常等造成的。

【参悟领会】要把黄帝与岐伯这一段讨论深切领悟进去，必须把"一句话"和"一个词"搞通透。

一句话是："血气者，喜温而恶寒。"这既是对血气特征的精当描述，也是养生需要把握好的基本原则，更是治疗诸多寒症的基本思路。

就养生而言，就是让自己穿得暖一点。因为血气遇寒冷则容易凝滞，遇温暖则容易通达。穿得暖一点，是保证血气通达的前提条件。

就治病而言，凡是肿瘤等疑难杂症，大多是由于寒凝气血造成的，对症治疗的基本思路，就是通过针、石、汤、火等各种方法，温煦经脉，温通气血。

至于这一句话与下一句"是故气之所并为血虚，血之所并为气虚"的内在联系问题，许多人感到不好理解。对此，南京中医药大学编著的《黄帝内经素问译释》解释的比较通透：

因为气与阳邪相混杂，导致阳邪偏盛，阳热偏盛则容易消干血液，造成血不足，于是形成血虚；假如血与阴邪相混杂，导致阴寒偏盛，阴寒偏盛则容易使气行迟滞，气接不上，无法推动血液正常运行，于是形成气虚。这就是所谓的"气并血虚、血并气虚"。

另一个词是："平人"。这个平人，就是健康人的意思。如何才能算是一个健康人？岐伯在这里给出的答案是：阴阳匀平。何谓阴，就是指人体内在的脏腑气血；何谓阳，就是指人体肌肤表面的气血；何谓阴阳匀平，就是指人体肌表的气血与脏腑的气血能够通过俞穴正常地出入交会。

如何才能让自己成为"平人"呢？对外而言，就是要不受"风雨寒暑"等的侵袭；对内而言，就是要不受"饮食居处、阴阳喜怒"等的影响。

八、风雨寒湿之伤人奈何

帝曰：风雨之伤人奈何？

岐伯曰：风雨之伤人也，先客于皮肤，传入于孙脉，孙脉满则传入于络脉，络脉满则输于大经脉。血气与邪并客于分腠之间，其脉坚大，故曰实。实者外坚充满，不可按之，按之则痛。

帝曰：寒湿之伤人奈何？

岐伯曰：寒湿之中人也，皮肤不收，肌肉坚紧，荣血泣，卫气去，故曰虚。虚者，聂辟（zhě bì，聂，通"摺"；辟，通"襞"，这里指皮肤上的皱纹），气不足，按之则气足以温之，故快然而不痛。

【白话意译】黄帝问道：风雨邪气是如何伤害人的身体的？

岐伯回答：风雨邪气伤人，先是侵入人的皮肤，从皮肤传入到孙脉，从孙脉传入到络脉，络脉满了以后，再传入到经脉。在经脉中，邪气与血气相混杂，滞留在分肉腠理之间。这个时候，如果切按病人的脉象，就会发现其脉象坚紧而洪大，由此可以确定，病人得的是实证之病。但凡实证之病，其患病部位从外形上看，一般是坚实充满的，不能按压，一按压就痛。

黄帝又问道：那寒湿邪气又是如何伤害人的身体的呢？

岐伯回答：寒湿邪气伤人，会使人的皮肤松弛而不能收敛，肌肉反而坚紧，荣血凝滞，卫气散失，这就是所谓的虚证之病。但凡虚证之病，大多皮肤松弛且有皱纹，卫气不足。这个时候，如果对局部患病部位进行按摩，病人会感到温暖舒服，疼痛感明显减轻。

【参悟领会】实践中，如何把握好风雨伤人与寒湿伤人的不同点？

——从性质上讲，风雨伤人，一般得的是实证之病；寒湿伤人，一般得的是虚证之病。

——从表面看，风雨伤人，患病部位的表面多是坚实胀满的；寒湿伤人，患病部位的表面多是松弛皱褶的。

——从按压反应看，风雨伤人，不能按压，一按就疼；寒湿伤人，可以按压，一按就舒服。

九、喜怒不节之伤人奈何

帝曰：阴之生实奈何？

岐伯曰：喜怒不节，则阴气上逆，上逆则下虚，下虚则阳气走之，故曰实矣。

帝曰：阴之生虚奈何？

岐伯曰：喜则气下，悲则气消，消则脉虚空；因寒饮食，寒气熏满，则血泣气去，故曰虚矣。

【白话意译】黄帝问道：由不良情绪（阴分）引发的实证之病是如何产生的呢？

岐伯回答：人的愤怒情绪如果不加节制，就会使脏腑之气（阴气）上逆，阴气上逆则导致身体下部空虚，下部空虚则使得阳邪有机可乘，迅速聚拢起来，因而形成实证之病。

黄帝又问道：那由不良情绪引发的虚证之病又是如何产生的呢？

岐伯回答：如果是欢喜过度，就会导致气下陷；如果是悲伤太过，就会导致气消散。气一消散，血脉就虚，这种情况下，如果再吃了寒凉食物，使寒邪之气乘虚而充满于经脉，就会出现血滞、气散的症状，因而形成虚证之病。

【参悟领会】这段话虽然很短，但要真正搞明白却不容易。最核心的，是要把"阴"这个概念弄清楚。对"阴"的解释，历来各种版本，基本上都套用了"阴分"的说法。这种解释，实质上是很模糊的，让人如坠烟海。

那关于"阴"的正确解释又是什么呢?

其一，"阴"指的是五脏。对前文中"阴与阳，皆有俞会"一句，经典的解释是，阴指内在的脏腑气血，阳指在外的肌表气血。由此推断，这里的"阴"，就是指心、肝、肺、脾、肾五脏。事实上，人体内部按阴阳分，五脏属阴，六腑属阳。

其二，"阴"指的是情志。按照中医的基本理论，人体五脏，分别主宰了五种情志，即: 心主神、肺主魄、肝主魂、脾主意、肾主志。

其三，"阴"指的是不良情绪。人得病，不外是两大因素影响的结果，一是外感六邪，二是内伤情志。我们平常所谓的内伤"情志"，就是指喜伤心、怒伤肝、悲伤肺、思伤脾、恐伤肾。

这一段，仅仅列举了三种不良情绪的危害: 一是怒伤肝，导致气上逆; 二是喜伤心，导致气下陷; 三是悲伤肺，导致气消散。

十、阴阳虚实、内外寒热的病理分析

帝曰：经言阳虚则外寒，阴虚则内热，阳盛则外热，阴盛则内寒。余已闻之矣，不知其所由然也。

岐伯曰：阳受气于上焦，以温皮肤分肉之间，今寒气在外，则上焦不通，上焦不通，则寒气独留于外，故寒栗。

帝曰：阴虚生内热奈何？

岐伯曰：有所劳倦，形气衰少（脾气虚弱的意思），谷气不盛，上焦不行，下脘不通，胃气热，热气熏胸中，故内热。

帝曰：阳盛生外热奈何？

岐伯曰：上焦不通利，则皮肤致密，腠理闭塞，玄府不通，卫气不得泄越，故外热。

帝曰：阴盛生内寒奈何？

岐伯曰：厥气上逆，寒气积于胸中而不写，不写则温气去，寒独留，则血凝泣，凝则脉不通，其脉盛大以涩，故中寒。

【白话意译】黄帝说：古代的医经上讲，一个人一旦阳虚就会产生外寒，阴虚就会产生内热，阳盛就会产生外热，阴盛就会产生内寒。对于这些经验之谈，我虽然早就听说了，但却知其然、而不知其所以然。

岐伯解释道：人体所谓的阳，都是受气于上焦的肺，其作用就是温煦皮肤腠理。现在寒气自外侵入，使上焦的阳气不能正常宣通而温养肌肤，这个时候，人的体表光剩下寒气，因而发生恶寒战栗的症状。

黄帝接着问道：那阴虚产生内热又是什么原因呢？

岐伯回答说：一个人如果过于疲劳困倦，身体的气力就会相应减弱，脾气也会相应地虚亏。脾胃的运化能力一旦受到影响，对水谷精微的吸收就会大打折扣。一方面，水谷精华不能正常输送到上焦；一方面，浊气糟粕不能从下焦顺利排出。糟浊之物排不出，滞留在肠胃中就会腐化变成热邪，向上熏蒸于胸中，因而产生内热。

黄帝接着问道：那阳盛产生外热又是什么原因呢？

岐伯回答说：阳盛压肺，导致肺气不得宣通；肺气不宣，导致皮肤紧密、腠理闭塞、毛孔不通，从而使得卫气无法向外散泄，所以产生外热。

黄帝又问道：那阴盛产生内寒又是什么原因呢？

岐伯回答说：体内的阴寒之气上逆后，一般会积聚于胸中不散。寒气不散，则温热之阳气就会被耗散，耗散到一定程度，则必然形成寒气独大的局面，必然使得血液凝涩，经脉运行不畅，气脉象也盛大而涩，因而产生内寒。

【参悟领会】对这段话的深刻理解，应把握住两点：

一是关于"阳"与"阴"的概念。延续前文的思路，这里"阳"，代表的是体表之气；这里的"阴"，代表的是内脏之气。黄帝所提到的"阳虚""阳盛""阴虚""阴盛"四种症状，并不是指整体的阴阳盛衰，而是指体表、体内之气的盛衰。阳主外，阴主内。因而，所谓的"阳虚"，就是指体表气虚，所以外寒；所谓的"阳盛"，就是指体表气盛，所以外热；所谓的"阴虚"，就是指内脏气虚，所以内热；所谓的"阴盛"，就是指内脏气盛，所以内寒。

二是人体健康，总体上是"贵平忌独"。所谓贵平，就是世间万物，都以平衡为贵，不管是天、还是地，不管是家、还是国，不管是人的体表之气、还是内脏之气，不管是人身的阳气、还是阴气，都以平衡为最好。

所谓忌独，就是宇宙万象，人间百态，都忌讳"寒独留"的状态，都需要一点"对台戏"。不管是人体组织、还是社会组织，都忌讳一家独大，忌讳形成垄断。人体内，一旦出现"寒独留"的症状，就必然会导致"血凝泣"的后果。

十一、如何针刺治疗血气不和之病

帝曰：阴与阳并，血气以并，病形以成，刺之奈何？

岐伯曰：刺此者，取之经隧，取血于营，取气于卫，用形哉，因四时多少高下。

帝曰：血气以并，病形以成，阴阳相倾，补写奈何？

岐伯曰：写实者气盛乃内针，针与气俱内，以开其门，如利其户；针与气俱出，精气不伤，邪气乃下，外门不闭，以出其疾；摇大其道，如利其路，是谓大写，必切而出，大气乃屈。

帝曰：补虚奈何？

岐伯曰：持针勿置，以定其意，候呼内针，气出针入，针空四塞，精无从去，方实而疾出针，气入针出，热不得还，闭塞其门，邪气布散，精气乃得存。动气候时，近气不失，远气乃来，是谓追之。

【白话意译】黄帝问道：阴阳失调，邪气与血气相混杂，病已经形成,该如何进行针刺治疗呢?

岐伯回答:治疗这样的疾病,一般应当取经脉上的穴位进行针刺,对于营血的病变宜采用深刺法,对于卫气的病变宜采用浅刺法,同时还要根据病人身体的高矮胖瘦,以及四季气候寒热温凉的情况,确定针刺的次数和取穴部位的高下。

黄帝又问道:如果邪气和血气相混杂,形成了实证之病,阴阳之间已失去平衡,该如何运用泻法进行治疗呢?

岐伯回答:用泻法治疗实证病的方法是,在病人吸气时进针,使针与气同时进去,从而打开邪气外泄的通道,就像打开关闭的门户一样;在病人呼气时出针,使针与气一起出来。这样,不但不会损伤精气,邪气也会退去。需要注意的是,出针时不要闭合针孔,以利邪气外出,必要时还要摇大针孔,以拓宽邪气外泄的通道,这就是所谓的"大泻"手法。另外,出针时一定要加重手法,迅速出针,这样才能把旺盛的邪气逼泻出来。

黄帝再问道:怎样运用补法治疗虚证病呢?

岐伯回答:医生拿起针后,不要急着进针,先安定好病人的情绪,静静地等到病人呼气时才进针,使针随着浊气呼出而进入体内,这样,针孔周围就会变得紧密,精气不致于从针孔向外泄出;等到经气到来,针下有充实的感觉时,迅速出针,并按闭针孔,这样,邪气外散,不再进入体内,精气也就得以保全了。总之,不论是进针还是出针,都不要错过时机,这样才能使已经到来的针下之气不会散失,并把远处的经气引到针下来。这,就是所谓的"追"刺针法。

【参悟领会】就结构和内容的排布而言，《内经》一书，最大的缺陷就是"七拼八凑、颠三倒四"。尽管王冰声称，其在编辑《素问》时，已经将重复的篇章合并或者删除了，但个别章节重复的内容仍然不少。就像本段所讲的，实证用泻法、虚证用补法，泻法用针是吸气时进针、呼气时出针，补法用针是呼气时进针、吸气时出针，等等，前面已经多处论及，并无多少新鲜之意。

但令笔者感到颇有新意、或者非常值得发人深思的，是中医对待"邪气"的态度和处置的思路："外门不闭，以出其疾，摇大其道，如利其路"。什么意思呢？就是不仅不要关闭向外的门窗，以方便邪气外出；还要摇大针孔，以拓宽邪气外出的通道。从这两句话，我们可以看出，几千年来传承的中华医学，从来就没有想过一定要完全、彻底、干净地消灭病邪、病毒，反之，还要给病邪、病毒以出路，只要它从体内泄出来、不影响脏腑、经脉、气血的正常运行就可以了。

这与现代医学界有些专家提出的"与病毒共存""与癌细胞共生"的观点难道不是异曲同工吗？

这，究竟是老祖宗的"不科学"，还是老祖宗的"极高明"呢？

十二、虚实病变均由五脏生发

帝曰：夫子言虚实者有十，生于五藏，五脏五脉耳，夫十二经脉，皆生其病，今夫子独言五藏，夫十二经脉者，皆络三百六十五节，节有病，必被经脉，经脉之病，皆有虚实，何以合之？

岐伯曰：五藏者，故得六府与为表里，经络支节，各生虚实，其病所居，随而调之。病在脉，调之血；病在血，调之络；病在气，调之卫；病在肉，调之分肉；病在筋，调之筋；病在骨，调之骨；燔（fán，火烧）针劫刺其下及与急者；病在骨，焠（cuì）针药熨；病不知所痛，两蹻为上；身形有痛，九候莫病，则缪刺之；痛在于左而右脉病者，巨刺之。必谨察其九候，针道备矣。

【白话意译】黄帝说：先生刚才谈到的虚、实病变一共有十种，都是由五脏生发的，可五脏只有五条经脉，而人体的十二条经脉都有可能产生病变，您为何只讲了五脏呢？还有，十二经脉联系着人体三百六十五个气穴，每一个气穴发生病变，也一定会波及到经脉，而经脉的病变又有虚有实，它们与五脏的虚实又如何对应呢？

岐伯回答：五脏与六腑，本来就是表里关系，五脏六腑及其所联系的经络、穴位都有可能发生虚实病变，应当根据病变的具体部位及病情的具体变化，及时进行适当的调治。如果病变发生在脉，就从血上开始调治；如果病变发生在血，就从络脉开始调治；如果病变发生在气，就从卫气开始调治；如果病变发生在肌肉，就从肌肉腠理间开始调治；如果病变发生在筋，就从筋上开始调治；如果病变发生在骨，就从骨上开始调治。对于风寒痹痛、筋脉拘急的疾病，可以用火针刺其疼痛之处；对于骨头产生的疾病，可以用焠针治疗，并辅以药物温熨；对于有疼痛感但又说不清楚确切部位的，可以针刺阴跷、阳跷二脉；对于身体有病痛、但九候脉象并未见异常的，可以采用"缪刺"法进行调治；对于病痛在左侧、而右侧脉搏却异常的，可以采用"巨刺"法进行调治。总之，一定要谨慎地审察病人九候的脉象，然后选择适当的方法进行针刺治疗，只有这样，才能把针刺的基本原理、方法尽可能完好地运用于虚实病症的治疗之中。

【参悟领会】这段话最出彩的一句就是"其病所居，随而调之"。一个"随"字，道出了中医治病的灵活性、机动性和科学性。在这里，"随"至少包括了以下几种情形：

一是随时。这个时，包括春、夏、秋、冬四季，包括一年十二个月、二十四节气，包括一日之中的早、中、晚等，时间不同，即便是相同部位的疾病，其程度变化也会不同。

二是随地。这个地，包括东、西、南、北、中五个方位，包括草原、戈壁、沙漠、丘陵、海洋、高原等不同海拔和地貌的地方，包括热带、寒带、亚热带、温带等不同温度的地方等，地理位置不同，即便是相同的疾病，其病因和治疗方法也会不同。

三是随人。这个人，就是我们这个星球上生活的每一个人，包括黄种、白种、黑种等不同肤色种族的人，也包括不同民族的人，还包括不同基因血统的人、不同遗传病史的人，还包括不同年龄段的人，等等。不同种族、家族的人，不同年龄段的人，即便是得了相同的疾病，其病症和治疗思路也难免会有所不同。

素 / 问 / 通 / 解

黄帝内经通解

素问

下

青山闲人 著

团结出版社

图书在版编目（CIP）数据

黄帝内经通解 / 青山闲人著 . –– 北京 : 团结出版社 , 2023.6

ISBN 978–7–5126–9303–6

Ⅰ . ①黄… Ⅱ . ①青… Ⅲ . ①《内经》—研究 Ⅳ . ① R221

中国版本图书馆 CIP 数据核字 (2022) 第 014471 号

出版：团结出版社
（北京市东城区东皇城根南街 84 号　邮编: 100006）
电话：(010) 65228880　65244790　（传真）
网址：www.tjpress.com
Email: zb65244790@vip.163.com
经销：全国新华书店
印刷：北京印匠彩色印刷有限公司

开本：145×210　1/32
印张：45.5
字数：960 千字
版次：2023 年 6 月　第 1 版
印次：2023 年 10 月　第 2 次印刷

书号：978-7-5126-9303-6
定价：178.00 元（全三册）

目 录

第六十九篇 气交变大论篇

第七十篇 五常政大论篇

第六十三篇
缪刺论篇

篇目解读

　　缪，通"谬"，交错的意思。缪刺，就是针刺的部位与发病的部位正好交错。本篇的亮点，主要有二：其一，是在说清楚缪刺原理的同时，指出了缪刺与巨刺的异同，即刺其经脉为巨刺，刺其络脉为缪刺；其二，是指出了在运用缪刺法治病时，应适当参考"天意"，即考虑到人体在月亮周期性变化时气血盛衰的情况，小中见大，凸显了"医统天地人以言道"的宏大思想。

　　需要说明的是，本篇分节时，针对一些段落次序颠乱的问题，作了适当的调整，将之分别归属于"足上各经"和"手上各经"，以方便阅读理解。

一、缪刺法与巨刺法的区别

黄帝问曰：余闻缪（miù）刺，未得其意，何谓缪刺？

岐伯对曰：夫邪之客于形也，必先舍于皮毛；留而不去，入舍于孙脉；留而不去，入舍于络脉；留而不去，入舍于经脉；内连五藏，散于肠胃，阴阳俱感，五藏乃伤。此邪之从皮毛而入，极于五藏之次也。如此，则治其经焉。

今邪客于皮毛，入舍于孙络，留而不去，闭塞不通，不得入于经，流溢于大络（较大的络脉）而生奇病也。夫邪客大络者，左注右，右注左，上下左右，与经相干，而布于四末，其气无常处，不入于经俞，命曰缪刺。

帝曰：愿闻缪刺，以左取右，以右取左，奈何？其与巨刺，何以别之？

岐伯曰：邪客于经，左盛则右病，右盛则左病，亦有移易者，左痛未已而右脉先病，如此者，必巨刺之。必中其经，非络脉也。故络病者，其痛与经脉缪处，故

命曰缪刺。

【白话意译】黄帝问道：早就听说过，有一种"缪刺"针法，但不了解它的具体内容以及使用方法，究竟什么是缪刺呢？

岐伯回答：大凡病邪侵袭人体，一定是先侵入皮毛；如果在皮毛滞留的时间久了且没有祛除，就会进入孙脉；如果在孙脉滞留的时间久了且没有祛除，就会进入络脉；如果在络脉滞留的时间久了没有祛除，就会进入经脉；继而深入到五脏，扩散到肠胃。到了这种程度，人的体表和体内都受到了病邪的侵袭，五脏自然受到伤害。以上，就是病邪从皮毛侵入、最终影响到五脏的顺序。遇到这种情况，就要对其经脉进行治疗。

现在有这样一种情况，病邪从皮毛侵入，进到了孙络，滞留下来不再深入，造成络脉闭塞、运行不畅，病邪不能继续深入到经脉，只得转而流窜到较大的络脉，从而形成一种异乎寻常的病变。当邪气进入大络后，在左侧的会流窜到右侧，在右侧的会流窜到左侧，或上下左右相互流窜，既干扰了经脉的正常运行，又影响了四肢络脉气血散布。由于这种邪气的流窜路径并不固定，且并未进入经脉的腧穴，所以邪气在右侧的其病证往往出现在左侧，邪气在左侧的其病证往往出现在右侧，因而一定要按照左病刺右、右病刺左的方法来治疗。这种刺法，就叫作"缪刺"。

黄帝继续问道：很想听您再讲讲缪刺法，尤其是想了解"左病刺右、右病刺左"的基本原理，它与巨刺法的区别又在哪里呢？

岐伯回答：大凡病邪侵入到经脉，身体左侧的邪气盛，往往会导致右侧先发病；身体右侧的邪气盛，往往会导致左侧先发病。但这种规律也有被打破的时候，出现左右相互转移的症状。如左边的疼痛尚未好转，右边的脉象已呈现发病的迹象。遇到这样的情况，就必须采用"巨刺"法，刺中邪气留存的经脉，因为这时的病证，已经不是络脉之病了。正是由于络脉发病的疼痛部位与经脉发病的疼痛部位是不同的、交错的，所以才有了"缪刺"法的出现。

【参悟领会】由于《内经》"七拼八凑"的成书特点，决定了其在语言表达上的另一个特点"隐晦艰涩"，有时甚至让人感到莫名其妙，很多的观点方法，比如上面讨论的"缪刺"法、"巨刺"法等，看起来是说明白了，但却并不透彻。

如何才能将其搞得明明白白、透透彻彻呢？这就需要我们真正地静下心来，像抽丝剥茧一样，将其条分缕析。

为什么缪刺法的主要特点会是"以左取右、以右取左"呢？需要我们从三个层面来剖析和判断：

第一个层面，从基本属性看，缪刺病（需要用缪刺法治疗的疾病）是一种"络脉"病。从岐伯的上述阐释看，任何外感疾病，按其深浅程度分，一般可以划分为"五层"：皮毛、孙脉、络脉、经脉、五脏。本篇重点论述的缪刺病，就属于中间层次的络脉病。

第二个层面，从基本特点看，缪刺病与其他疾病的明显不同处就是"流窜"性。这个特点是与络脉的特点紧密相关的。络脉有什么特点呢？我们都知道，人体的经就相当于人体的"主路"，主要是以纵向为主、以贯穿上下为主、以布散在机体内部为主，以十二经脉为主；人体的络就是从主路分出的"辅路"，主要以横向为主、以贯穿左右为主、以布散在机体表面为主，以十五络脉为主。缪刺病既然是络脉病，那就一定具有左右流窜的特点。

第三个层面，从基本原则看，络脉的"横"向布散，决定了络脉病"左右"流窜的特点，而这个左右流窜的特点，就决定了缪刺法的基本方略必须是"左病右治、右病左治"。非如此，医者不能占据主动性。

同样，对于经脉上的疾病，岐伯告诉我们，应当采用"巨刺"法。经脉的特点又是什么呢？经脉的"纵"向布散，决定了经脉病"上下"流窜的特点，而这个上下流窜的特点，就决定了巨刺法的基本方略，即"上病刺下、下病刺上"。

二、足上各经的络脉受邪后的缪刺方法

帝曰：愿闻缪刺奈何？取之何如？

岐伯曰：邪客于足少阴之络，令人卒心痛，暴胀，胸胁支满无积者，刺然骨之前出血，如食顷已；不已，左取右，右取左，病新发者，取五日已。

邪客于足少阴之络，令人嗌痛，不可内食，无故善怒，气上走贲上。刺足下中央之脉，各三痏，凡六刺，立已。左刺右，右刺左。嗌中肿，不能内，唾时不能出唾者，刺然骨之前，出血立已。左刺右，右刺左。

邪客于足厥阴之络，令人卒疝暴痛。刺足大指爪甲上，与肉交者，各一痏。男子立已，女子有顷已。左取右，右取左。

邪客于足太阴之络，令人腰痛，引少腹控䏚，不可以仰息。刺腰尻之解，两胂（shēn，夹脊肉）之上是腰俞，以月死生为痏数，发针立已。左刺右，右刺左。

邪客于足太阳之络，令人头项肩痛。刺足小指爪甲

上，与肉交者，各一痏，立已。不已，刺外踝下三痏，左取右，右取左，如食顷已。

邪客于足太阳之络，令人拘挛背急，引胁而痛。刺之从项始数脊椎侠脊，疾按之应手如痛，刺之傍三痏，立已。

邪客于足阳蹻之脉，令人目痛，从内眦始，刺外踝之下半寸所，各二痏。左刺右，右刺左。如行十里顷而已。

邪客于足阳明之络，令人鼽衄，上齿寒，刺足中指次指爪甲上与肉交者，各一痏。左刺右，右刺左。

邪客于足少阳之络，令人胁痛不得息，咳而汗出。刺足小指次指爪甲上与肉交者，各一痏，不得息立已，汗出立止，咳者温衣饮食，一日已。左刺右，右刺左，病立已；不已，复刺如法。

邪客于足少阳之络，令人留于枢中痛，髀不可举。刺枢中以毫针，寒则久留针，以月死生为数，立已。

【白话意译】黄帝问道：运用缪刺针法给人治病，究竟该如何取穴？如何操作呢？

岐伯回答：当邪气侵入足少阴肾经的络脉后，有的时候，病人会出现突发性心痛、腹胀、胸胁部胀满等症状，但这个时候的邪气并没有积聚，针刺然谷穴出点血，大约一顿饭的工夫，病情就会缓解。如果还没有完全好的话，就可以采用缪刺法，左病刺右边，右病刺左边。这种病是新近发生的病，一般针刺五天就可以痊愈。

当邪气侵入足少阴肾经的络脉后，有的时候，会使人咽喉疼痛，无法进食，往往无故发怒，气上逆直至胸膈部位的贲门之上。这个时候，针刺足心的涌泉穴，左右各三针，共六针，就可以很快缓解。病在左侧的刺右边，病在右侧的刺左边。如果咽喉又肿又疼痛，不能吞咽唾液，痰涎卡在里面想吐又吐不出来，应当针刺然谷穴使之出血，立即就会见效。刺法还是左病刺右，右病刺左。

当邪气侵入足厥阴肝经的络脉后，就会使人突发疝气，疼痛剧烈，这个时候，应当针刺足大趾爪甲与皮肉交接处的大敦穴，各刺一针，如果是男子一般会立即缓解，如果是女子则稍等一会儿就好了。刺法还是，左病刺右边，右病刺左边。

当邪气侵入足太阴脾经的络脉后，就会使人腰痛，并牵扯到小腹及至胁下，无法挺胸呼吸。这个时候，应当针刺腰骶骨节和夹脊肌肉上的"下髎"穴，这是腰俞的穴位。针刺的次数，则应依据月亮的盈亏变化来决定。针刺完毕拔出针后，一般会立即见效。刺法还是，左病刺右边，右病刺左边。

当邪气侵入足太阳膀胱经的络脉后，有时会使人的头颈、肩部疼痛，这种情况下，针刺足小趾上的至阴穴，左右各刺一针，立即就会缓解。如果没有缓解，就再刺外踝下的金门穴三次，刺法还是左病的刺右侧，右病的刺左侧。这样，大约一顿饭的工夫，病也就好了。

当邪气侵入足太阳膀胱经的络脉后，有时会使人后背拘急，并牵连到胁肋部位疼痛。这种情况下，应当从项部开始沿着脊骨两旁向下按压，一旦发现疼痛的地方，就迅速在脊骨旁刺三针，马上就会止痛了。

当邪气侵入足部的阳蹻脉后，就会使人眼睛疼痛，这种疼痛是从眼内角起始的。对这种病，应当针刺外踝下的申脉穴，左右各刺两次，仍然遵循左病刺右、右病刺左的原则。大约经过一个人步行十里路的时间后，病就会好了。

当邪气侵入足阳明胃经的络脉后，就会使人鼻塞、流鼻血、上牙齿寒冷。这个时候，应当针刺足中趾上的厉兑穴，左右各刺一次。刺法还是左病刺右，右病刺左。

当邪气侵入足少阳胆经的络脉后，有时会使人胁下疼痛、呼吸不畅、咳嗽、出汗。这个时候，应当针刺足小趾上的窍阴穴，各刺一针，呼吸就会通畅些，出汗也会慢慢停止。如果有咳嗽情形的话，还要注意衣服饮食的保暖，这样大约一天就好了。刺法还是左病刺右，右病刺左，病痛很快就会痊愈。假如未见成效，就按照上述方法再进行针刺。

当邪气侵入足少阳胆经的络脉后，有时会使人出现臀部环跳部位疼痛，大腿不能抬起。这种情况下，应当运用极细的毫针，刺环跳穴，如果寒气太重的话，留针的时间要长一些，如能根据月亮的盈亏变化来确定针刺的次数，病情会好转得更快些。

【参悟领会】这一节是对原文一些段落进行调整后，才归结到一起的，共列举了足三阴三阳经的络脉受邪后出现的10种症状。其中，少阴肾经、太阳膀胱经、少阳胆经各占了2种，太阴脾经、厥阴肝经、阳明胃经、阳蹻脉各1种。

需要弄清楚的是，腰为肾之府，一般性的腰痛都与肾气相关。但这里描述的是，足太阴脾经的络脉受邪后，会引发腰痛，并牵连到小腹，且导致人不能挺胸呼吸。对于这个毛病，究竟该刺哪里呢？经文告诉我们的是"腰尻之解、两胂之上是腰俞"。

这个"腰俞"究竟在哪里呢？

张介宾认为，这里的"腰俞"，应指督脉上的"腰俞穴"及其两边的"下髎穴"。依据是，"腰俞"穴正好位于长强穴的上面，正好在骶骨区。

还有一些医家认为，腰俞穴与下髎穴均距太阴脾经的循行路线太远，这里所谓的"腰俞"，应指"腰眼穴"，在第四腰椎棘突下旁开4寸处左右，它后连腰部，前及小腹，上方即是胁肋部位，所以针刺这个穴位，能够解决上述症状。

笔者认为，凡事都要抓主要矛盾。腰痛、牵连小腹、牵扯胁肋、不能挺胸呼吸，这四种症状，腰痛应当是主要矛盾，其他三种都是由腰痛引发的。因为腰痛，所以才会牵扯小腹；因为腰痛，所以才会牵扯胁肋；因为腰痛，所以才会导致胸挺不起来。治疗腰痛病，最好的、最直接的办法，就是在"腰眼穴"

上下功夫。这个穴位，属于经外奇穴，别名"鬼眼"。日常生活中，我们常见的叉腰、捶腰等动作，都是在不经意间通过这个穴位进行保健。

三、手上各经的络脉受邪后的缪刺方法

邪客于手少阳之络，令人喉痹舌卷，口干心烦，臂外廉痛，手不及头，刺手中指次指（第四指）爪甲上，去端如韭叶，各一痏。壮者立已，老者有顷已。左取右，右取左，此新病，数日已。

邪客于手阳明之络，令人气满胸中，喘息而支胠，胸中热。刺手大指次指（食指）爪甲上，去端如韭叶，各一痏，左取右，右取左，如食顷已。

邪客于手阳明之络，令人耳聋，时不闻音，刺手大指次指爪甲上，去端如韭叶，各一痏，立闻；不已，刺中指爪甲上与肉交者，立闻。其不时闻者，不可刺也。耳中生风者，亦刺之如此数。左刺右，右刺左。

耳聋，刺手阳明；不已，刺其通脉出耳前者。

齿龋，刺手阳明；不已，刺其脉入齿中，立已。

治诸经，刺之所过者，不病，则缪刺之。

【白话意译】当邪气侵入手少阳三焦经的络脉后，会使人出现咽喉疼痛、舌头上卷、口干、心中烦闷、手臂外侧疼痛、手不能抬到头部等症状，这个时候，应当对准第四指的关冲穴，各刺一针。青壮年人立即就会缓解，老年人稍微等一下也就好了。刺法还是左病刺右、右病刺左。假如是新近发生的病变，几天就可以康复了。

当邪气侵入手阳明大肠经的络脉后，有时会使人出现胸中气满、喘息、胁肋部撑胀、胸中发热等症状，这种情况下，应当在食指的商阳穴上各刺一针。刺法还是左病刺右、右病刺左，大约一顿饭的工夫，病就会好。

当邪气侵入手阳明大肠经的络脉后，有时会使人出现间歇性的耳聋症状，这种情况下，应当在食指的商阳穴上各刺一针，马上就会恢复听觉；如果不见效，则在中指的中冲穴各刺一针，立刻就能听到声音。如果这时还不能听见，说明络气已绝，不能再刺了。假如出现耳鸣现象，就像风在耳中吹过一样，也可采取上述针法治疗。

对耳聋病，如果针刺食指的商阳穴还不见效，就应刺耳前的听宫穴。

对龋齿病，如果针刺食指的商阳穴还不见效，就应刺齿中的经络，放出恶血，很快就会见好。

总之，用针刺法治疗各经脉上出现的疾病，只要经脉所经过的部位没有发生病变，就应采取缪刺法。

【参悟领会】规律是如何找到的？一般来说，从"算计"中找规律是比较有效的办法。看似一堆零乱无序的东西，稍微细致地验算、梳理一下，规律也就凸显出来了。

这一节，关于手少阳经和手阳明经的络脉受邪引发病变，共计列举了5种症状，其中3种的针刺部位，都在手指尖上，即：商阳穴、中冲穴、关冲穴。

再算计一下足上各经的络脉受邪后的针刺部位，共涉及足趾尖上的4个穴位，即：大敦穴、厉兑穴、至阴穴、窍阴穴。

由此上述，我们可以直观地感觉到，运用缪刺法治疗各经脉的络脉受邪后引发的病变，一大半应在手指和足趾上下功夫。所谓"邪从指（趾）端出"，是最简单、最管用的办法。

四、五脏受邪后的缪刺方法

邪客于五藏之间，其病也，脉引而痛，时来时止，视其病，缪刺之于手足爪甲上，视其脉，出其血，间日一刺，一刺不已，五刺已。

缪传引上齿，齿唇寒痛，视其手背脉血者去之，足阳明中指爪甲上一痏，手大指次指爪甲上各一痏，立已。左取右，右取左。

人有所堕坠，恶血留内，腹中满胀，不得前后，先饮利药。此上伤厥阴之脉，下伤少阴之络。刺足内踝之下、然骨之前血脉出血，刺足跗上动脉；不已，刺三毛上各一痏，见血立已，左刺右，右刺左。善悲惊不乐，刺如右方。

【白话意译】当邪气侵入到五脏之间，其病变的症状是，经脉和络脉相互牵引作痛，时而发，时而停。对于这种疾病，应当用缪刺法，刺手足上的井穴，同时，仔细察看相关经脉循行的区域有没有血瘀之处，如果有，就用针刺之，使其出血。针刺的频率，一般是隔日一次；如果一次不见好转，连刺五次也就基本痊愈了。

如果侵入到手阳明大肠经中的邪气，串到了足阳明胃经，并进入到上排牙齿部位，引发齿唇寒痛，对此，首先应找到手背上有瘀血的地方，针刺出血，然后再针刺胃经上的内庭穴和食指上的商阳穴，各刺一次，立刻就能止痛。刺法还是，左病右刺，右病左刺。

人跌倒受伤后，瘀血留在体内未清干净，就会引发腹中胀痛、大小便不通的症状。这个时候，要先服用通利大小便、活血化瘀的药物。由于这种疾病，往往是在上损伤了厥阴经脉（心包经、肝经）、在下又损伤了少阴经脉（肾经、心经）所致，因此治疗时，应先刺肝经上的中封穴，并放出血；再刺胃经循行于足背上的冲阳穴。如果病情仍不见好转，可以再刺大拇趾上的大敦穴，出血后，很快就会使病情好转。刺法还是，左病刺右，右病刺左。对于那些经常悲伤恐惧、闷闷不乐的抑郁病人，也可以采用上述针法治疗。

【参悟领会】这一节三段话，详细描述了邪气侵入五脏之间、因跌伤造成血瘀胀满、邪气乱串引发唇齿寒痛等三种病症。在如何运用缪刺法进行治疗上，则讲得比较具体。这些方法的一个共同点是，针刺必使其出血。

为什么要使其出血呢？就是要通过出血，把瘀滞、邪气导出来，正所谓三十六计，"出"为上计。

　　换一句更直白、更精粹的话就是：给瘀邪以"出路"，就是给身体以"活路"！

五、缪刺时应适当参照月亮的阴晴圆缺

邪客于臂掌之间，不可得屈。刺其踝后，先以指按之痛，乃刺之，以月死生为数，月生一日一痏，二日二痏，十五日十五痏，十六日十四痏。

凡痹往来，行无常处者，在分肉间痛而刺之，以月死生为数，用针者随气盛衰，以为痏数，针过其日数则脱气，不及日数则气不写。左刺右，右刺左，病已，止；不已，复刺之如法。月生一日一痏，二日二痏，渐多之，十五日十五痏，十六日十四痏，渐少之。

【白话意译】邪气侵入手厥阴心包经的络脉后，人的手臂和手掌之间就会发生疼痛，不能弯曲，这个时候，应当针刺手腕关节后方的部位。具体方法是，先用手指按压，找到痛处，再进行针刺。针刺的次数，应当依据月亮的圆缺来确定。从初一至十五，为"月生"之时，月亮由缺到圆，针刺的次数要逐日增加，即初一刺一针，初二刺两针，十五日刺十五针；从十六至月底，为

"月死"之时，月亮由圆到缺，针刺的次数要逐日减少，即十六日刺十四针，十七日刺十三针，等等。

大凡因痹症而引发的疼痛，往往是到处流窜，并没有固定的地方。对此，就要根据肌肉的痛处进行针刺。至于针刺的次数，还是要依据月亮的"生死"期来确定，一个基本的原则是，针刺的次数必须切合人体气血在月亮盈亏之期的盛衰变化。如果针刺的次数超过了当天应刺的次数，就会损耗人的正气；如果针刺的次数达不到当天应刺的次数，就不能祛除邪气。刺法还是，左病刺右，右病刺左。病如好了，就不要再刺；病如未完全好，就按上述方法继续刺。强调一下，在月亮新生时，初一刺一针，初二刺二针，逐日增加，十五日刺十五针；在月亮趋死时，十六日减一针，以后逐日减少。

【参悟领会】天有天气，地有地气，人有人气。人气与地气相合，人气随天气变化，这一观点，在《黄帝外经》的第四十八篇"天人一气篇"和第四十九篇"地气合人篇"中已阐述得非常明白了。

人体的气血盛衰随着月亮的盈亏而变化，实质上就是随着天气的变化而变化，随着天时的运转而运转。故这一节，算是再次强调了"天人合一"对中医诊治的重要性。

读者需要牢牢记住的是，每月从初一到十五，是"月生"之时，也是人体气血由衰到盛之时；从十六到月底，是"月死"之时，也是人体气血由盛到衰之时。

六、"尸厥"病变的救治方法

邪客于手足少阴太阴足阳明之络，此五络皆会于耳中，上络左角，五络俱竭，令人身脉皆动，而形无知也，其状若尸，或曰尸厥。刺其足大指内侧爪甲上，去端如韭叶，后刺足心，后刺足中指爪甲上，各一痏（wěi，针刺后的瘢痕，引申为针刺的次数），后刺手大指内侧，去端如韭叶，后刺手少阴锐骨之端，各一痏，立已；不已，以竹管吹其两耳，鬄其左角之发，方一寸，燔（fán，焚烧、烤）治，饮以美酒一杯，不能饮者灌之，立已。

凡刺之数，先视其经脉，切而从之，审其虚实而调之。不调者，经刺之；有痛而经不病者，缪刺之。因视其皮部有血络者尽取之，此缪刺之数也。

【白话意译】手少阴心经、足少阴肾经、手太阴肺经、足太阴脾经和足阳明胃经，这五条经脉都汇集到耳中，并向上绕行至左额角。如果这五经的络脉被邪气侵入，导致脉气全部衰竭，这个时候，即便是全身的经脉都还能运转，但身体也会失去知觉，就像死尸一样。这种病就叫作"尸厥"。针刺治疗这种疾病，第一步，先刺脾经上的隐白穴，接着刺足心肾经上的涌泉穴，然后刺胃经上的厉兑穴，每穴各刺一针。第二步，先刺肺经上的少商穴，再刺心经上的神门穴，也是每穴各刺一针，应当会立即见效。如果仍然没有好转，可以用竹管吹病人两耳之中，同时把病人的左边头角的头发剃下一小块，烧成粉末，用一杯好酒冲服，如果是因为失去知觉而不能喝下去，则可以灌进去，病人也会很快恢复知觉。

总之，用针刺法给人治病，必须先认真地察看经脉，要顺着经脉去审视气血虚实的情况。对于偏虚偏实的症状，要采用巨刺法治疗；对于局部有疼痛感而经脉又没有发生病变的情况，则采用缪刺法。同时，还要仔细察看皮肤，看络脉有没有瘀血，如有，就要把全部的瘀血刺出来。以上，就是缪刺法的要领。

【**参悟领会**】"万器皆可为用，万物皆可为药"，是中医的一个显著特点。把鬓角的头发剪下来，烧成灰，用酒冲服，可以治疗"尸厥"这种疑难杂症，这恐怕是现代人难以理解的。

但具备一点中药常识的人都知道，人的毛发原本就是人身气血的凝聚。在《本草纲目》中，李时珍将之细分：

头上的叫发，属足少阴肾经、足阳明胃经；

耳前的叫鬓，属手少阳三焦经、足少阳胆经；

眼睛上面的叫眉，属手阳明大肠经、足阳明胃经；

唇上的叫髭（zī），属手阳明大肠经；

颏（kē）下的叫须，属足少阴肾经、足阳明胃经；

两颊的叫髯（rán），属足少阳胆经。

把头发烧成灰，就成了一味常用中药，叫"血余炭"。

李时珍说：发为血之余，所以能治疗血病，补阴，疗惊痫，去心窍之血。

《名医别录》记载：本品为常用中药，原名乱发。味苦、性微温，归胃经、肝经。主治咳嗽、五淋，大小便不通，小儿惊痫，止血。

朱震亨认为，血余炭能消瘀血，补阴效果迅速。

第六十四篇

四时刺逆从论篇

篇目解读

四时，就是一年四季。从总体上讲，人是天地自然的产物，人的脏腑和气血运行与天时地利是相适应的，与四季气候是相适应的，随着气候的变化而变化。针刺治病必须遵循这一基本规律。所谓逆，就是违背四季气候变化而施行针刺；所谓从，就是顺应四季气候变化而施行针刺。

一、六经之气有余或不足的病症

厥阴有余，病阴痹；不足，病生热痹；滑则病狐疝风，涩则病少腹积气。

少阴有余，病皮痹，隐轸；不足，病肺痹；滑则病肺风疝；涩则病积，溲血。

太阴有余，病肉痹，寒中；不足，病脾痹；滑则病脾风疝；涩则病积，心腹时满。

阳明有余，病脉痹，身时热，不足，病心痹；滑则病心风疝；涩则病积，时善惊。

太阳有余，病骨痹，身重；不足，病肾痹；滑则病肾风疝，涩则病积，时善巅疾。

少阳有余，病筋痹，胁满；不足，病肝痹，滑则病肝风疝；涩则病积，时筋急目痛。

【白话意译】如果厥阴的经气过于亢盛，就会引发偏于寒性的阴痹症；如果经气不足，就会引发热痹症；如果气血运行过于滑利，就会引发狐疝风；如果气血运行过于涩滞，就会引发小腹积气。

如果少阴的经气过于亢盛，就会引发皮痹和隐疹；如果经气不足，就会引发肺痹；如果气血运行过于滑利，就会引发肺风病；如果气血运行过于涩滞，就会引发积聚和尿血。

如果太阴的经气过于亢盛，就会引发肉痹和寒中；如果经气不足，就会引发脾痹；如果气血运行过于滑利，就会引发脾风疝；如果气血运行过于涩滞，就会引发积聚和心腹胀满。

如果阳明的经气过于亢盛，就会引发脉痹，身体时而发热；如果经气不足，就会引发心痹；如果气血运行过于滑利，就会引发心风病；如果气血运行过于涩滞，就会引发积聚，经常惊恐。

如果太阳的经气过于亢盛，就会引发骨痹，身体沉重；如果经气不足，就会引发肾痹；如果气血运行过于滑利，就会引发肾风疝；如果气血运行过于涩滞，就会引发积聚，且使人头顶疼痛。

如果少阳的经气过于亢盛，就会引发筋痹和胸胁满闷；如果经气不足，就会引发肝痹；如果气血运行过于滑利，就会引发肝风疝；如果气血运行过于涩滞，就会引发积聚，且使人经常筋脉拘急、眼睛疼痛。

【参悟领会】根据五脏配对五行的规则，上述六条分别是：厥阴风木主于肝，少阴君火主于心，太阴湿土主于脾，阳明燥金主于肺，太阳寒水主于肾，少阳相火则处于少阴君火之下。

在现代中医看来，五行对应五脏（木对肝、火对心、土对脾、金对肺、水对肾），五脏对应五味（酸入肝、苦入心、甘入脾、辛入肺、咸入肾），五脏对应人体主要物质构成（肝主筋、开窍于目；心主脉、开窍于舌；脾主肉、开窍于唇；肺主皮毛、开窍于鼻；肾主骨髓，开窍于耳），这些一一对应的关系，似乎都是天经地义、与生俱来的。

其实不然，五行对应五脏等诸多关系的确定，并不是一蹴而就的，而是老祖宗经历了几千年的研究、探索和实证得来的，是在《黄帝内经》正式编辑而成的时候才算是基本定下来的。

这方面，最明显的一个例证就是，《管子·水地》的一段描述。原文如下：

人，水也。男女精气合，而水流行。三月如咀。咀者何？曰五味。五味者何？曰五脏。酸主脾，咸主肺，辛主肾，苦主肝，甘主心。五脏已具，而后生肉。脾生膈，肺生骨，生脑，肝生革，心生肉。五肉已具，而后发为九窍。脾发为鼻，肝发为目，肾发为耳，肺发为窍。

从陈鼓应先生在《管子四篇诠释》中所持的观点看，《管子》一书，并非管仲的原著，乃是战国时期齐国稷下学宫的一批道家思想研究者的言论汇编。之所以冠以《管子》书名，一来是为了尊崇管子；二来也是借管子大名，使该书广泛流传。

至于《管子》究竟是在何时成书的，目前尚无定论。但我们可以肯定的是，在《黄帝内经》正式成书以前，历代医者对五行与五脏的对应关系，认识是不一致的。由此可见，五行与五脏的关系确定，确实经历了一个漫长的探索过程。

二、除其邪则乱气不生

是故春气在经脉，夏气在孙络，长夏气在肌肉，秋气在皮肤，冬气在骨髓中。

帝曰：余愿闻其故。

岐伯曰：春者，天气始开，地气始泄，冻解冰释，水行经通，故人气在脉。夏者，经满气溢，入孙络受血，皮肤充实。长夏者，经络皆盛，内溢肌中。秋者，天气始收，腠理闭塞，皮肤引急。冬者，盖藏血气在中，内著骨髓，通于五藏。是故邪气者，常随四时之气血而入客也，至其变化，不可为度，然必从其经气，辟除其邪，除其邪则乱气不生。

【白话意译】人体脏腑之气随着四季气候的变化而变化。春季，人的气血主要流布于经脉；夏季，人的气血主要充盛流布于孙络；长夏，人的气血主要充盛流布于肌肉；秋季，人的气血主要充盛流布于皮肤；冬季，人的气血主要充盛流布于骨髓。

黄帝说：很想将其中的道理弄清楚。

岐伯解释说：在天地自然中，春天，是万物开始生长的季节，阳气开始生发，阴气开始衰减，冻土开始解冻，冰块开始融化，大小河流中的水开始流动，与之相应，人身的气血也开始在经脉中畅通循流。夏天，是万物生长最为旺盛的季节，由于人身经脉中的气血充盛，孙络也得到了滋养，皮肤也就变得充实光滑。长夏，人身经脉和络脉中的气血都很旺盛，肌肉也开始变得润泽坚实。秋天，是万物收获的季节，天地间的阳气开始收敛，人身的腠理开始闭塞，皮肤也随之收缩。冬天，是万物闭藏的季节，人身的气血进一步向内收敛，集聚于骨髓中，贯通滋养着五脏。基于这一规律，邪气也往往随着四季气血的变化而侵入到人身的相应部位。至于病邪侵入人体后的具体变化，是很难预测的。但需要我们牢牢把握的原则是，对所有疾病，都必须顺应四季气血的变化及早进行调治，只要邪气被驱除出人体，气血就不会发生逆乱。

【参悟领会】从治病的角度讲，这段话的点睛之笔就在于"除其邪则乱气不生"一句。细细地揣摩这一句话，我们应当明白三点：

其一，这世上的疾病，大多是由"乱气"，也就是气血逆乱造成的。造成气血逆乱的罪魁祸首，主要有两个：一个是外邪的入侵；一个是不良的情绪。

其二，治病的过程，实质上就是"除邪"的过程。一在驱除身体的外邪，二在驱除内心的魔障。

其三，这里的"除"，并不是剪除、根除、彻底消灭的意思，而是驱除的意思。只要把邪气基本上驱除出人体，让气血恢复和顺，疾病也就痊愈了。

对于这一点，老祖宗早就认识到，天地间、人世间、人体内部之间，从来都是正邪并存，就算是正气最旺盛的时候，邪气也是除不尽的。所谓个人健康、所谓太平世道，只不过是正气压得住邪气，经脉基本顺畅，气血基本和合而已；所谓疾病缠身、所谓离乱世道，就是邪气压倒了正气，经脉受到淤堵，气血形成逆乱而已。

由此可知，再健康的人，其一生也是体内正气与邪气共存的过程。一旦有哪个蠢人，一定要用"化疗"等方法把体内的邪气、癌细胞等统统地消灭，那他（她）也就把自己体内的正气、好细胞消损了。

三、违背四时逆行针刺的后果

帝曰：逆四时而生乱气，奈何？

岐伯曰：春刺络脉，血气外溢，令人少气；春刺肌肉，血气环逆，令人上气。春刺筋骨，血气内著，令人腹胀。

夏刺经脉，血气乃竭，令人解㑊；夏刺肌肉，血气内却，令人善恐；夏刺筋骨，血气上逆，令人善怒。

秋刺经脉，血气上逆，令人善忘；秋刺络脉，气不外行，令人卧不欲动；秋刺筋骨，血气内散，令人寒栗。

冬刺经脉，血气皆脱，令人目不明；冬刺络脉，内气外泄，留为大痹；冬刺肌肉，阳气竭绝，令人善忘。

凡此四时刺者，大逆之病，不可不从也；反之，则生乱气，相淫病焉。故刺不知四时之经，病之所生，以从为逆，正气内乱，与精相薄，必审九候，正气不乱，精气不转。帝曰：善。

【白话意译】黄帝问道：治疗时，如果违背了四季气候变化规律进行针刺，就会导致气血逆乱，这种逆乱的症状会怎样呢？

岐伯回答说：春季气候温暖，春气循行于"经脉"中。此时，如果针刺络脉，就会使血气向外散溢，使人感到少气无力；如果针刺肌肉，就会使血气循环逆乱，使人出现气喘的症状；如果针刺筋骨，就会使血气滞留在内，使人发生腹胀。

夏季气候炎热，夏气循行于"络脉"中。此时，如果针刺经脉，血气就会衰竭，使人出现疲惫懒惰的症状；如果针刺肌肉，血气就会内闭，导致阳气不通，使人出现容易惊恐的症状；如果针刺筋骨，血气就会逆行向上，使人容易发怒。

秋季气候凉爽，秋气循行于"皮肤"中。此时，如果针刺经脉，血气就会上逆，使人出现健忘症状；如果针刺络脉，就会导致血气虚损，不能行于体表起到保卫作用，以致人的阳气不足、出现嗜睡、懒得动弹的现象；如果针刺筋骨，就会使血气耗散于内，使人发生寒战。

冬季气候寒冷，冬气潜伏于"骨髓"中。此时，如果针刺经脉，血气就会虚脱，使人眼睛昏花、看不清东西；如果针刺络脉，就会使原本收敛在内的真气外泄，体内因血行不畅形成"大痹"；如果针刺肌肉，就会使阳气竭绝于外，使人记忆力明显衰退。

以上12种针刺，都是因为严重违背了四季气候变化规律，从而引发了相关疾病。因此，在治疗气血逆乱之病时，必须顺应四季气候的变化进行施刺，否则就会产生逆乱之气，扰乱人体正常的生理功能,引发种种疾病甚至扩大病变。总之,用针刺法给人治病,如果不懂得四时经气的盛衰规律,以及各种疾病产生的病因、病理,不懂得顺应四时变化的规律行事,就会导致正气逆乱、邪气和精气相互博弈。后世医者,给人诊病时,一定要仔细审察三部九候的脉象,再进行针刺,只有这样,正气才不会絮乱,邪气也不会与精气结聚而产生疾病。黄帝听后称赞:分析得真好!

【参悟领会】人命关天。故用针刺法给人治病,第一原则是:千万不能误刺!第二原则是:千万不能违背第一原则!对此,且将四季12种逆刺情形列表如下:

四季12种逆刺具体情形表

春 季	逆刺络脉	血气外散,使人气短
	逆刺肌肉	血气循环逆乱,使人气喘
	逆刺筋骨	血气内滞,使人腹胀
夏 季	逆刺经脉	血气衰竭,使人疲倦
	逆刺肌肉	血气虚弱,使人恐惧
	逆刺筋骨	血气上逆,使人易怒
秋 季	逆刺经脉	血气上逆,使人健忘
	逆刺络脉	血气内闭,使人慵懒
	逆刺筋骨	血气内耗,使人寒战
冬 季	逆刺经脉	血气虚脱,使人目昏
	逆刺络脉	真气外泄,使人大痹
	逆刺肌肉	阳气竭绝,使人易忘

四、误刺五脏的严重危害

刺五藏，中心一日死，其动为噫；中肝五日死，其动为语；中肺三日死，其动为咳；中肾六日死，其动为嚏欠；中脾十日死，其动为吞。刺伤人五藏必死，其动则依其藏之所变，候知其死也。

【白话意译】用针刺法给人治病，误刺五脏的后果是：误刺心脏，一天左右就会死亡，突出的症状是多叹气；误刺肝脏，五天左右就会死亡，突出的症状是多话；误刺肺脏，三天左右就会死亡，突出的症状是咳嗽；误刺肾脏，六天左右就会死亡，突出的症状是打喷嚏和呵欠；误刺脾脏，十天左右就会死亡，突出的症状是吞咽频繁。总之，刺伤人的五脏，必定导致死亡，其表现的症状也会根据所伤脏腑的不同而各不相同。反过来，根据不同的症状表现可以预测死亡的时间。

【参悟领会】现代西医最大的优势是各种仪器检测，传统中医最大的优势是"望闻问切"，即通过眼睛望形色，通过鼻子闻气味，通过嘴巴问情况，通过手指把脉象。

也就是说，一个合格的西医，只要能看懂"有形"的仪器检测出来的数据就行；一个合格的中医，则必须将自身打造成一台"无形"的检测仪器。

从这一段的分析看，一个医生要想知道自己针刺误伤了哪一脏腑，只需要根据误伤五脏后出现不同症状的描述就可以判断出来。如，针刺后出现咳嗽现象，那就一定是误伤了肺；针刺后出现话语多的现象，那就一定是误伤了肝；针刺后出现打喷嚏、呵欠的现象，那就一定是误伤了肾；针刺后出现唉声叹气的现象，那就一定是误伤了心；针刺后出现频繁吞咽酸水的现象，那就一定是误伤了脾。

这种"反观"式的诊断方法，其准确性并不亚于有些仪器设备。原因是，仪器设备可以检测到人体内外有形的东西，但对于某些无形的东西，如元气、宗气、营气、卫气等，就很难检测得到了。

真正的大医，恰恰就能够看到仪器设备所看不到的东西。

第六十五篇
标本病传论篇

篇目解读

　　所谓"本"病，主要是指先病（人体最先得的病）、机病（涉及病机、病理性的病）、里病（体内脏腑上的病），等等。所谓"标"病，主要是指后病（由本病引发的、后来得的病），外病（因外物损伤引发的病）、表病（发生在身体表面的病），等等。《内经》关于标本之说的论述甚多，其原则主要有四个，即：治病求本、急则治标、标本同治、标本相移。

　　至于针法的逆从，凡是针对病邪而采用泻的手法就叫作"逆"；凡是顺应经气而采用补的手法就叫作"从"。

一、知标本者，万举万当

黄帝问曰：病有标本，刺有逆从，奈何？

岐伯对曰：凡刺之方，必别阴阳，前后相应，逆从得施，标本相移。故曰：有其在标而求之于标，有其在本而求之于本，有其在本而求之于标，有其在标而求之于本。故治有取标而得者，有取本而得者，有逆取而得者，有从取而得者。故知逆与从，正行无问；知标本者，万举万当；不知标本，是谓妄行。

夫阴阳逆从、标本之为道也，小而大，言一而知百病之害；少而多，浅而博，可以言一而知百也。以浅而知深，察近而知远。言标与本，易而勿及。治反为逆，治得为从。

【白话意译】黄帝问道：任何疾病，就其性质而言，有标与本的区别；就针刺治病的方法而言，有逆与从的不同，这其中的道理究竟是什么呢？

岐伯回答：大凡用针刺法给人治病，必须先辨析清楚疾病的阴阳属性，把病变过程出现的先后症状及其相互关系分析透彻，然后确定是实施逆治还是从治，是治标还是治本。从过去的实践看，有的疾病是在标而治标，有的疾病是在本而治本，有的疾病是在本而治标，有的疾病是在标而治本。从治疗效果看，既有先治标而使病情缓解的，也有先治本而使病情见效的；既有通过逆治而痊愈的，也有通过从治而成功的。由此可见，医生只要理解和把握好了逆治与从治的原则，就可以正确地实施治疗而不必心存疑虑；只要明白了标本之间的轻重缓急，治疗时就可以做到万举万当，万无一失；不懂得标与本的内在关系，那就是盲目行事了。

关于阴阳、逆从、标本的基本原理，看起来很小，其应用的价值却很大。掌握了这一个基本原理，就可以分析出各种疾病的危害性及其关联性，由少可以推多，执简可以驭繁，由一个疾病呈现的特征可以推断出各种疾病所包含的普遍性规律，从浅显的小病可以推知大病，从眼前的症状可以推知未来的前景。这就是洞察事物的标与本存在的价值！不过，标与本的道理，口头上讲讲是很容易的，但具体运用起来就很难了。关于针法的逆从，凡是针对病邪而采用泻的手法，就叫作"逆"；凡是顺应经气而采用补的手法，就叫作"从"。

【参悟领会】这段话的点睛之笔，就是"知标本者，万举万当；不知标本，是谓妄行"。真正的大医，面对任何一种疑难杂症，都能很快地找到"本"和"标"，对症下药。这方面，最完美的一个例子，就是明末清初，号称女科圣手的傅青主发明的"完带汤"。

自古以来，带下病是妇女常见的一种病，也是妇女饱受痛苦和折磨的一种病，更是让历代医生束手无策的一种病。

对于这种病，从病因看，傅青主一言蔽之，"带下俱是湿症"。

从病症看，傅青主将之细分为白、青、黄、赤、黑五种类型。

从病机看，傅青主则将之归纳为四句话，即"脾气之虚，肝气之郁，湿气之盛，热气之逼"。女子之所以会得这个病，从本上讲，就是脾虚；从标上讲，就是肝郁。因为脾虚、因为肝郁，才有了湿气之盛、热气之逼，才导致女子体内的荣血不能化为经水，反而变成白滑之物，从阴道直接流出，且臭秽难闻。

从傅青主创设"完带汤"的用药思路看，一是健脾以治本，二是疏肝以治标。在他看来，"脾气健则湿气消，自无白带之患矣"。

如何治本？傅青主用了五味药，即：白术、苍术、人参、山药、陈皮。这里，人参主要是大补元气、脾气，陈皮主要是调理疏通脾气；白术、山药主要是为了益气健脾、"化湿"，即将湿邪由内向外发散；苍术主要是为了"燥湿"，好比一口锅里水多了，添一把柴火将之蒸发掉。另外，用车前子，主要是为了"利湿"，即将湿邪通过小便排出。

如何治标？傅青主用了两味药，即：白芍、柴胡。这里，白芍主要是舒肝揉肝、敛阴生血；柴胡主要是清肝胆之热，升发阳气。此外，傅青主还用了黑芥穗，以祛风散寒；用了甘草，以调和诸药。

傅青主的这个方子（白术一两（［相当于今天37克］、山药一两、人参二钱、白芍五钱、车前子三钱、苍术三钱、甘草一钱（相当于今天3.7克），陈皮五分［相当于今天2.5克］、黑芥穗五分、柴胡六分），尽管不大，只有十味药，但标本分明、主次分明，所以效果很好。

二、标本原则在治疗中的正确运用

先病（先病为本）而后逆（后逆为标）者治其本；先逆而后病者治其本。

先寒而后生病者治其本；先病而后生寒者治其本。

先热而后生病者治其本；先热而后生中满者治其标。

先病而后泄者治其本；先泄而后生他病者治其本，必且调之，乃治其他病。

先病而后生中满者治其标；先中满而后烦心者治其本。

人有客气（外界的邪气），有同气（体内的邪气）。小大不利治其标；小大利治其本。

病发而有余，本而标之，先治其本，后治其标；病发而不足，标而本之，先治其标，后治其本。

谨察间甚，以意调之，间者并行（标本同治），甚者独行（先治标后治本，或先治本后治标，不相兼治）。先小大不利而后生病者治其本。

【白话意译】先得了某种病，而后发生气血逆乱的，要先治本病，即先患之病；先是气血逆乱，而后才得了某种病的，要先治本病，即气血逆乱。

先遭受寒邪侵袭，而后引发其他疾病的，要先治本病，即祛除寒邪；先得了其他疾病，而后遭受寒邪侵袭的，要先治本病，即先治其他疾病。

先遭受热邪侵袭，而后引发其他疾病的，要先治本病，即祛除热邪；先遭受热邪侵袭，而后引发中腹胀满的，要先治标病，即治疗腹部胀满。

先得了某种疾病，而后引发泄泻的，要先治本病，即先患之病；先出现泄泻之症，而后引发其他疾病的，要先治本病，即先把泄泻调治好，再治疗其他疾病。

先得了某种疾病，而后引发中腹胀满的，要先治标病，即先把胀满调治好；先得了中腹胀满病，而后出现烦心症状的，要先治本病，即先把胀满病调治好。

人得病，有的是由外界的邪气引发的，有的是由体内的邪气引发的。凡是出现了大小便不利的，要先通利大小便以治其标；只有大小便通利了，才好治其本病。

凡疾病发作表现为"邪气有余"的，就要采取"本而标之"的办法，即先祛除邪气以治其本，再调理气血、恢复功能以治其标；凡疾病发作表现为"正气不足"的，就要采取"标而本之"的办法，即先守护正气、防止虚脱以治其标，再祛除邪气以治其本。

总之，作为医生，必须严谨细致地观察病人的状况，掌握病情的轻重缓急，用心地进行调治。病情较轻的，可以标本同治；病情较重的，则要从实际出发，或者先治本后治标，或者先治标后治本。如果先是因为大小便不通利而引发其他疾病的，则应当先治疗大小便不利这一本病。

【参悟领会】这一段关于标本原则运用的阐述，看起来有点像"绕口令"，令人眼花缭乱，但稍稍细分一下，则不外乎三条，即：关于先需治本的，一共10条；关于先需治标的，一共3条；关于需要"本而标之"和"标而本之"的，一共2条。

《黄帝内经》反复强调："治病必求其本"。傅青主则认为："本固而标自立"。故分析傅青主医治女科病的一些名方，如完带汤（人参、白术、白芍、苍术、茯苓、山药、车前子、柴胡、黑芥穗、甘草），固气填精汤（人参、白术、当归、熟地、黄芪、三七、荆芥穗），解郁汤（人参、白术、白芍、当归、白茯苓、枳壳、砂仁、栀子、薄荷），十全大补汤（人参、白术、白芍、当归、熟地、茯苓、黄芪、川芎、肉桂、甘草），养心汤（人参、当归、炙黄芪、炙甘草、川芎、茯神、柏子仁、麦冬、远志、五味子），益经汤（人参、白术、白芍、当归、熟地、山药、枣仁、丹皮、沙参、柴胡、杜仲）等，我们就不难找到一个规律，即：傅青主治疗各种女科病，基本上是以"补气养血、益精填髓"为本，多用人参、白术、白芍、当归、熟地等。

在一代大医看来，"气、血、精、髓"就是构成生命的基本物质，人的各种疾病的发生，或与生命基本物质的短缺有关，或与这些物质间的比例失去平衡有关。

三、疾病传变的大致规律

夫病传者，心病先心痛，一日而咳，三日胁支痛，五日闭塞不通，身痛体重，三日不已，死。冬夜半，夏日中。

肺病喘咳，三日而胁支满痛；一日身重体痛；五日而胀；十日不已，死。冬日入，夏日出。

肝病头目眩，胁支满，三日体重身痛；五日而胀；三日腰脊少腹痛，胫痠；三日不已死。冬日入，夏早食。

脾病身痛体重，一日而胀；二日少腹腰脊痛，胫痠；三日背胠筋痛，小便闭。十日不已，死；冬人定，夏晏食。

肾病少腹腰脊痛，胻痠；三日背胠筋痛，小便闭；三日腹胀；三日两胁支痛；三日不已，死。冬大晨，夏晏晡。

胃病胀满，五日少腹腰脊痛，胻痠；三日背胠筋痛，小便闭；五日身体重。六日不已，死。冬夜半后，夏日昳（dié，午后）。

膀胱病，小便闭，五日少腹胀，腰脊痛，胻酸；一日腹胀；一日身体痛；二日不已，死。冬鸡鸣，夏下晡（bū，指申时，下午三点到五点）。

诸病以次是相传，如是者，皆有死期，不可刺；间一藏止，及至三四藏者，乃可刺也。

【白话意译】大凡疾病的传变，总是与五行五脏生克的规律相对应的。如果心脏有病，则先是心痛发作；大约经过一天，病传到肺，出现咳嗽的症状；大约经过三天，病传到肝，出现胁部胀痛的症状；大约经过五天，病传到脾，出现大便闭塞的症状，身体疼痛且沉重。这种情况下，假如再拖延三天，仍然没有好转的迹象，就会有死亡的危险。冬天，大多死在半夜；夏天，大多死在中午。

如果肺脏有病，则先是咳嗽；大约经过三天，病传到肝，出现胁肋胀满疼痛的症状；大约经过一天，病传到脾，出现身体沉重疼痛的症状；大约经过五天，病传到肾，出现肿胀的症状。这种情况下，假如再拖延十天，仍然没有好转的迹象，就会有死亡的危险。冬天，大多死在日落的时候；夏天，大多死在日出的时候。

如果肝脏有病，则先是头晕目眩、胁肋胀满；大约经过三天，病传到脾，出现身体沉重疼痛的症状；大约经过五天，病传到胃，出现腹胀的症状；大约经过三天，病传到肾，出现腰脊小腹疼痛、脚胫发酸的症状。这种情况下，假如再拖延三天，仍然没有好转的迹象，就会有死亡的危险。冬天，大多死在日落的时候；夏天，大多死在吃早饭的时候。

如果脾脏有病，则先是身体沉重疼痛；大约经过一天，病传到胃，出现腹胀的症状；大约经过两天，病传到肾，出现腰脊小腹疼痛、脚胫发酸的症状；大约经过三天，病传到膀胱，出现背脊筋痛、小便不通的症状。这种情况下，假如再拖延十天，仍然没有好转的迹象，就会有死亡的危险。冬天，大多死在夜深人静的时候；夏天，大多死在吃晚饭的时候。

如果肾脏有病，则先是小腹腰脊疼痛、脚胫发酸；大约经过三天，病传到膀胱，出现背脊筋痛、小便不通的症状；大约经过三天，病传到小肠，出现小腹胀满的症状；大约经过三天，病传到心，出现两胁胀痛的症状。这种情况下，假如再拖延三天，仍然没有好转的迹象，就会有死亡的危险。冬天，大多死在天亮的时候；夏天，大多死在黄昏的时候。

如果胃有病，则先是腹部胀满；大约经过五天，病传到肾，出现小腹腰脊疼痛、脚胫发酸的症状；大约经过三天，病传到膀胱，出现背脊疼痛、小便不通的症状；大约经过五天，病传到脾，出现身体沉重的症状。这种情况下，假如再拖延六天，仍然没有好转的迹象，就会有死亡的危险。冬天，大多死在半夜后；夏天，大多死在午后。

如果膀胱有病，则先是小便不通；大约经过五天，病传到肾，出现小腹胀满、腰脊疼痛、脚胫发酸的症状；大约经过一天，病传到小肠，出现腹部膨胀的症状；大约经过一天，病传到心，出现身体沉重疼痛的症状。这种情况下，假如再拖延两天，仍然没有好转的迹象，就会有死亡的危险。冬天，大多死在半夜后；夏天，大多死在午后。

总之，对于凡是严格按照"相克"次序传导的疾病，其预后大多不良，死亡的危险都是比较大的。对这样的疾病，采用针刺疗法是没有效的；但假如疾病是间隔一脏、或者两脏、三脏、四脏传导的，用针刺法治疗，反而可能有效。

【参悟领会】这里列举的7种传变病（心、肺、肝、脾、肾五脏加胃、膀胱二腑），都是非常凶险的。其凶险点主要有两个：

一是，依"序"必凶。这个"序"，就是五脏相克的次序。比如，心（火）传到其相克的肺（金），肺（金）传到其相克的肝（木），肝（木）传到其相克的脾（土）；又比如，胃（土）传到其相克的肾（水），肾（水）传到其相表里的膀胱，膀胱又传到其相克的脾（土），等等。凡是严格按照相克次序传导的疾病，都是针刺无效的凶危之症。

二是，"三"传必危。从上述列举的7种病症看，一旦某一脏腑的疾病，依次传导了三次，基本上就到了病入膏肓的地步。比如肺病，一传至肝、二传至脾、三传至肾，基本上就很严重了；又比如脾病，一传至胃、二传至肾、三传至膀胱，基本就很凶险了。

此外，理解这一段话的精华，还需要我们牢记各脏腑疾病对应的主要症状表现：

心病：心痛、两胁胀痛；

肝病：头昏目眩、胁肋胀满；

肺病：咳嗽、喘气；

脾病：身体沉重疼痛、大小便闭塞不通；

肾病：小腹胀满、腰脊疼痛、脚胫发酸；

胃病：腹部胀满、胀闷；

膀胱：背脊筋痛、小便不通；

小肠：小腹膨胀。

第六十六篇
天元纪大论篇

篇目解读

　　天，从大的方面讲，指整个宇宙大环境；从具体方面讲，指地球上遭受的风、火、暑、湿、燥、寒等不同天气。元，包含两层意思，一层是"元始"，开头的意思，即生命的本元；一层是"元素"，基础的意思，即构成和维持生命的基因。所谓天元纪，主要是阐述天道、天气的变化规律，及其对万物生灭、尤其是人的生命的关系。本篇的名字，出自上古时期的一部名叫《太始天元册》的书，与后面的《五运行》《六微旨》《气交变》《五常政》《六元正纪》《至真要》，统称为"运气七篇"，构成了中医"五运六气"学说的基本框架。

一、天气与地形相互结合而化生万物

黄帝问曰：天有五行御五位，以生寒暑燥湿风；人有五藏化五气，以生喜怒思忧恐。论言五运相袭而皆治之，终期之日，周而复始，余已知之矣。愿闻其与三阴三阳之候，奈何合之？

鬼臾区稽首再拜对曰：昭乎哉问也。夫五运阴阳者，天地之道也，万物之纲纪，变化之父母，生杀之本始，神明之府也，可不通乎？故物生谓之化，物极谓之变，阴阳不测谓之神，神用无方谓之圣。

夫变化之为用也，在天为玄，在人为道，在地为化；化生五味，道生智，玄生神。神在天为风，在地为木；在天为热，在地为火；在天为湿，在地为土；在天为燥，在地为金；在天为寒，在地为水。故在天为气，在地成形，形气相感而化生万物矣。

然天地者，万物之上下也；左右者，阴阳之道路也；水火者，阴阳之征兆也；金木者，生成之终始也。气有

多少，形有盛衰，上下相召而损益彰矣。

【白话意译】黄帝问道：天有木、火、土、金、水五行，对应东、南、中、西、北五个方位，生出风、暑、湿、燥、寒五种气候变化；人有心、肝、脾、肺、肾五脏，化生五气，对应产生喜、怒、思、忧、恐的情绪变化。古代的医书上说，这五运之气相互递延，各有自己"主治"的季节时令，周转到年终的时候，又开始新的轮回。关于这些规律，我早已经知道了。现在，我希望能够更加深入地了解五运与三阴三阳的内在关系，它们究竟是如何相互结合的？

鬼臾区对着黄帝恭恭敬敬地行了一个鞠躬礼，回答说：您的这个问题，问得实在高明，意义很深远啊！五运阴阳，是天地间的基本规律，是万事万物的总纲。从物质上说，它是事物发展变化的基础，是生长、消亡的根本；从精神上说，它是心灵意识活动的根源。对此，我们难道不应该通晓吗？我们通常讲的变化、神圣，其实应当这样理解：万物的生长，可称之为"化"；事物发展到极端，就一定会"变"；天地间阴阳变化无穷，可形容为"神"；能够掌握好这些规律，并运用得出神入化，就叫作"圣"。

阴阳变化的巨大作用，在天，支配的是玄妙无穷的宇宙运转；在人，支配的是生老病死的轮回；在物，支配的是万物生长盛衰的周期。万物通过生长变化产生五味，人通过认识自然规律产生智慧，宇宙通过这种阴阳变化的力量才能运转不息。这种神明般的变化，在天为风，在地成木；在天为热，在地成火；在天为湿，在地成土；在天为燥，在地成金；在天为寒，在地成水。总之，这些基本元素，在天表现为无形的"六气"（风、热、暑、湿、燥、寒，其中暑为热与湿的结合），在地表现为有形的"五行"（木、火、土、金、水为构成物质的五种基本形态），气与形相互结合，就生化出了万物。

天覆盖在上，地承载于下，天与地分别置于万物的上方和下方；阳气从左边上升，阴气从右边下降，左与右是阴阳升降的路径；水属阴，火属阳，水与火是辨别阴阳的标志；春（木）时节万物生发，（金）秋时节万物成熟，金与木代表的是万物的开始与终结。天之六气有多少的不同，地之五行有盛衰的区别，气与形相互交织，于是"不足"和"有余"的状况就出现了。

【参悟领会】这段话看起来很是玄奥，但核心的意思却只在其中一句，"形气相感而化生万物矣"。

这里的"形"，可以理解为五种不同的物质形态，即木态、火态、土态、金态、水态；也可以理解为五种或各种不同的地理环境。就拿整个地球来说，森林、丘陵等植被丰厚的地带，可以称之为"木"地环境，平原、草原、丘陵等适合于种植庄稼的温润地带，可以称之为"土"地环境；湖泊、海洋、江河等周边湿润地带，可以称之为"水"地环境；沙漠、戈壁等干旱地带，可以称之为"金"地环境；火山、赤道附近等极热地带，可以称之为"火"地环境。

从整个太阳系来比较，之所以只有地球上才能生发出动物、植物和人类,是因为它具备了木、火、土、金、水五种环境条件,而且这五种环境所占的比例非常恰当,如七分海洋、三分陆地;三分陆地上,森林、草原、沙漠、戈壁所占比例均比较恰当,等等。反之,我们看与地球很近的火星、金星、水星等,就不具备"水"地环境,也不具备"木"地环境,只有茫茫的沙漠、戈壁和山脉,只有无尽的火山、雷电等,因而无法承载生命。

这里的"气",就是指风、寒、暑、湿、燥、火等六种不同天气。不同的天气会影响形成不同的地理环境,而不同的地理环境又会影响形成不同的地方天气。如长期干旱的气候,会造成植被退化,形成沙漠、戈壁;而沙漠、戈壁又会影响气候,导致干旱少雨。

"形气相感而化生万物",实质上就是告诉我们:只有适当的天气与适当的地理环境相结合,才能形成适当的生物、生命。比如,适当的雨水与适当土壤相结合,才能形成草原;适当的温度与适当的山丘相结合,才能形成森林。但适当的雨水与石头相结合,一定还是长不出草;适当的土壤与干旱极端的天气相结合,一定还是长不出庄稼。

"形气相感而化生万物",实质上就是告诉我们:唯有"五运"和"六气"的完美结合,才能孕育出蓬勃的生机,才能生发出健康的生命。

"五运"和"六气",乃生命形成的客观必要条件,乃人类养生保健的窍门所在。

二、万物生化的基本规律是"周旋"

帝曰：愿闻五运之主时也何如？

鬼臾区曰：五气运行，各终期日，非独主时也。

帝曰：请闻其所谓也。

鬼臾区曰：臣积考《太始天元册》文曰：太虚（太空）廖廓，肇基化元，万物资始，五运终天，布气真灵，摠（同"总"）统坤元，九星（指天蓬、天芮、天冲、天辅、天禽、天心、天任、天柱、天英等九颗星）悬朗，七曜（指日、月和金、木、水、火、土五星）周旋，曰阴曰阳，曰柔曰刚，幽显既位，寒暑弛张，生生化化，品物（指万物）咸章。臣斯十世，此之谓也。

【白话意译】黄帝对鬼臾区说：都说五运主四时，究竟是怎么回事呢？

鬼臾区回答：从春（木）到夏（火），从夏到长夏（土），从长夏到秋（金），从秋到冬（水），木、火、土、金、水五运按照相生的顺序运行，一年正好是一轮，如此周而复始，并不只是主一个季节时令。

黄帝又说：请您再详细讲讲其中的道理。

鬼臾区回答：我曾长期研究考证上古奇书《太始天元册》，书上有一段话很精彩：广阔无垠的天空，是宇宙造化的原始基础，有了它，万物才有了生长的起点。五运循行于天道，充满于天地间的真元灵气，乃是统筹万物生长的根源。九星明朗地悬耀在天空，七曜不断地环周旋转。正因为有了这种"周旋"，天空才有了阴阳的变化，大地才有了刚柔生杀的轮回，昼夜才有了明暗的交替，四季才有了寒暑的往来，如此生化不息，自然万物才有了生长繁荣的环境与条件。做这方面的专业研究，我们家族已经传承了十代了。

【参悟领会】细细地咀嚼这段话，我们可以得到两杯提神的咖啡：

一杯是，关于宇宙的本质特征。前面我们在探讨宇宙的普遍规律时，曾经提到四大定律，即核心定律、系统定律、循环定律和离合定律。这四大定律的概括，虽然已经够简单了，但更简单、更精粹地概括，则在于本段话中出现的"周旋"一词。这个"周"，实质上就是概括了宇宙中所有的星体的形态特征，即宇宙中所有的星体，包括恒星、行星、卫星等，都是圆周形的。迄今为止，我们尚未发现方形、三角形或圆柱形的星体。另外，大多数植物也是"圆周"形的，如树木，其主干是圆的；如花草，其根茎也是圆的。再比如动物，其身材总体上也是圆柱形的。即便有些动物从总体形态看，不一定是圆形的，但其颈项、其腰身、其四肢，也是圆的。这世上，完全方方正正的动物、植物，又有谁见过呢？

这个"旋"，实质上就是概括了天地万物的运动方式特征，大到星系、恒星、行星，小到一个人、一棵树、一只蚂蚁，其生命运转的方式都是在打"圈圈"，都是一种"轮回"。正所谓"离离原上草，一岁一枯荣"；正所谓"人生代代无穷已，江月年年望相似"。

一杯是，关于专业研究。从鬼臾区的自我介绍看，他们家族就是研究天文历法、研究五运六气学的世家。研究多久了呢？按鬼臾区所讲的"十代"计算，二十年为一代，至少也有两百多年。一个家族、两百多年时间里，集中研究一门学问，能不出成果吗？能不达到出神入化的境界吗？我们现代人，又是多么需要培养如此一种可尊可贵的"专业化"精神啊！

三、天地之定数分别为六和五

帝曰：善。何谓气有多少？形有盛衰？

鬼臾区曰：阴阳之气各有多少，故曰三阴三阳也。形有盛衰，谓五行之治，各有太过不及也。故其始也，有余而往，不足随之；不足而往，有余从之。知迎知随，气可与期，应天为天符，承岁为岁直，三合为治。

帝曰：上下相召奈何？

鬼臾区曰：寒暑燥湿风火，天之阴阳也，三阴三阳上奉之；木火土金水火，地之阴阳也，生长化收藏下应之。

天以阳生阴长，地以阳杀阴藏。天有阴阳，地亦有阴阳。木火土金水火，地之阴阳也，生长化收藏。故阳中有阴，阴中有阳。所以欲知天地之阴阳者，应天之气，动而不息，故五岁而右迁；应地之气，静而守位，故六期而环会。动静相召，上下相临，阴阳相错，而变由生也。

帝曰：上下周纪，其有数乎？

鬼臾区曰：天以六为节，地以五为制。周天气者，六期为一备；终地纪者，五岁为一周。君火以明，相火以位。五六相合，而七百二十气为一纪，凡三十岁；千四百四十气，凡六十岁而为一周。不及太过，斯皆见矣。

【白话意译】黄帝说：解释得很好！那如何理解气有多少、形有盛衰这句话呢？

鬼臾区回答：这里的气，指的是阴气和阳气，由于这两种气客观上就有多少的不同，所以才有了数量上的等级差别。其中，厥阴为一阴，少阴为二阴，太阴为三阴；少阳为一阳，阳明为二阳，太阳为三阳。这就是所谓的三阴三阳。这里的形有盛衰，指的是五行主岁运，从状态上讲，总是存在"太过"和"不及"的不平衡状况。比如，开始时为太过的，接下来一运就是不及；开始时为不及的，接下来一运就是太过。明白了太过和不及往来更替的规律，就能够知道一年中运气盛衰的情况。凡是中运（指主岁之运，即甲己为土运、乙庚为金运、丙辛为水运、丁壬为木运、戊癸为火运，这五运是亘古不变的，相当于我们现在的"定律"）与司天之气（主管上半年、且能够影响全年整体气候的"客气"）的五行属性相同的，就是"天符"之年；凡是中运与年支（以天干地支为标尺，凡是年份前面的一个字，为年干；后面的一个字，为年支。如壬寅年，壬是年干，代表天；寅就是年支，代表地）之气的五行属性相同的，就是"岁直"（岁会）之年；凡是中运与司天之气、年支之气的属性都相同的，就是"三合"之年。

黄帝问道：天地之气上下相互感应是怎么回事呢？

鬼臾区回答：寒、暑、燥、湿、风、火，是天的阴阳变化的反映，有上面提到的"三阴三阳"六种不同状态与之相对应；木、火、土、金、水、火，是地的阴阳变化的反映，有万物的生、长、化、收、藏五个不同阶段与之相对应。

一年中，上半年由天气主导，春季和夏季归属于天的阴阳，主管生和长；下半年由地气主导，秋季和冬季归属于地的阴阳，主管肃杀和收藏。天气分阴阳，地气也分阴阳，天地之气相互感应，可以说是阴中有阳、阳中有阴。要想了解天地阴阳之气的变化，就要知道五行与"十天干"对应而形成五运，运转不息，五年为一个周期，每一个周期自东向西，右迁一步；天的六气与地的五运相配合，比较而言，六气要相对安静些，每六年循环一周。如此，五运与六气，动静相宜，上下相应，阴阳交错，运气的变化就这样产生了。

黄帝问道：天地循环所呈现的周期变化，有没有定数呢？

鬼臾区回答：六气是司天之气，以六为节数；五运是司地之气，以五为周期。六气司天，需要六年才能循环一周，称为一备；五运司地，需要五年才能循环一周。六气之中，厥阴风木、少阴君火、少阳相火、太阴湿土、阳明燥金、太阳寒水依照顺序形成节气，但由于君火主宰神明，只有相火才能主运，所以，运只有五，而气有六。五与六相合，三十年共计有七百二十个节气，称为一纪；六十年共计有一千四百四十个节气，称为一周，也叫一个甲子。懂得了这个基本规律，每一年运气的太过与不及状况，我们便都能明白了。

【参悟领会】反复品读和思悟这几段话，有三条规律值得我们细细揣摩：

一是万物之根在于"数"。天地之间，最大的数字奥妙，就是鬼臾区说出的"天以六为节，地以五为制"。天以六为节，就是指天气的循环变化，是以六为基数的。具体的表现，就是一年中的二十四个节气，反映的是风、火、暑、湿、燥、寒六种气候的规律性更替。这一点，从古人对节气的命名中也可以看出来。如谷雨、小暑、大暑、处暑、霜降、白露、小雪、大雪、小寒、大寒等。这种节气的变化，对人的生理是有密切影响的。年轻时、身体康健时，可能感觉不是太明显，但越到老年、越是身体羸弱时，则越会感觉明显。笔者见证的最生动的例子就是，很多老人在生命的最后一年多时间里，由于阴虚火旺，经常晚上闹腾，而每逢节气变化的前夜，则闹腾得最厉害。

二是万物之命在于"动"。"动而不息"，这四个字算是囊括了宇宙世界中所有生命体的共同特征。从"致广大"的宏观视角看，每一个星体，包括卫星、行星、恒星、星系、星云团等，都是一刻不停地在循环运动着，一旦有哪一个星体不动了，这个星体的生命也就毁了。从"尽精微"的微观视角看，无论是动物、植物还是各类微生物等, 也都是在不停地运动着, 其每一个生命体, 都是动而不息, 不动则息了。

这方面, 现代物理学研究的一个最新观点值得我们参照。美国明尼苏达大学物理学教授维塔利·范丘林发表了一篇论文, 题目是《作为神经网络的这个世界》。在这篇文章中, 他提出了一个惊人的观点: 整个宇宙中的每一个可观测对象, 都可以用神经网络来建模。宇宙在最基本层面可能就是一个巨大的神经网络, 或者干脆就是一个巨大的生物, 这个生物是活的!

三是万物之道在于"变"。如何变的呢? 鬼臾区用了三句话来概括, 即动静相召、上下相临、阴阳相错。所谓动静相召, 就是指各种事物, 其运动是绝对的, 静止是相对的, 这种绝对运动与相对静止的结合, 才形成了生命的节律。譬如人, 生活在地球上, 就无时无刻不是随着地球的运转而运动的, "坐地日行八万里"; 但就某一具体位置而言, 则又是不变的, 是静止的。

所谓上下相临, 就是指天之六气和地之五行相互影响, 而不断产生各种变化。比如, 六十年一个甲子, 其气候变化呈现大的周期性特征, 每逢庚子、辛丑之年, 天灾、以及由天气引发的疫病等就会多一点。又比如, 十二年一个小轮回, 其气候变化则呈现小的周期性特征。如据青海龙羊峡水电站的记录, 黄河源头的水量, 就是十二年多, 十二年少, 交替循环。再比如, 一年四季, 其气候变化呈现温、热、凉、寒等周期性特征。

所谓阴阳相错，就是指阴、阳作为构成天地万物的两类不同元素，永远是在相互对立和相互统一中交错作用的。就像老祖宗设计的太极图中的"阴阳鱼"，看起来界线分明，实质上则交错难分。正是因为有了这种交错，才有了白天与黑夜的交替，才有男与女的交合，才有了山与水的交融，才有了这种看似日复一日、年复一年的单调重复、却又变化无穷、五彩缤纷的世界。

四、"上以治民，下以治身" 乃大医的使命

帝曰：夫子之言，上终天气，下毕地纪，可谓悉矣！余愿闻而藏之，上以治民，下以治身，使百姓昭著，上下和亲，德泽下流，子孙无忧，传之后世，无有终时，可得闻乎？

鬼臾区曰：至数之机，迫迮（zé，切近而精细的意思）以微，其来可见，其往可追，敬之者昌，慢之者亡，无道行私，必得天殃，谨奉天道，请言真要。

帝曰：善言始者，必会于终，善言近者，必知其远，是则至数极而道不惑，所谓明矣！愿夫子推而次之，令有条理，简而不匮，久而不绝，易用难忘，为之纲纪，至数之要，愿尽闻之。

鬼臾区曰：昭乎哉问！明乎哉道！如鼓之应桴，响之应声也。臣闻之，甲己之岁，土运统之；乙庚之岁，金运统之；丙辛之岁，水运统之；丁壬之岁，木运统之；戊癸之岁，火运统之。

【白话意译】黄帝说：先生刚才所讲的，上知天气，下通地理，已经相当详细了。我一定把先生传授的知识记录保存下来，从大的方面讲，用来医治百姓的疾苦；从小的方面讲，用来调治自己的身体，保障自己的健康。更重要的是，我还想让老百姓都掌握这些常识，明白其中的道理，上下和睦相处，德泽遍及天下，而且还能传给后世子孙，使他们无忧无虑。但如何才能使这些宝贵的知识经验世世代代永远流传下去，不被终止呢？我想请您再讲讲！

鬼臾区说：关于五运六气相合的规律，尽管很微妙，但并不是不能掌握的。其中的变化轨迹，于未来是可以洞察到的，于过去是可以追溯到的。敬畏和重视这些常识性规律，就能繁荣昌盛；怠慢和忽视这些常识性规律，就会受到损害及至灭亡。谁如果恣意妄为，违背这些规律，但凭个人私意做事，必定会遭受上天的灾祸。因此，必须以极为恭谨的态度遵行规律。

黄帝说：那些善于把握事物规律的人，既善于将其源头和起始搞清楚，也善于对其结果进行预判；既善于掌控近处的态势，也善于掌控远处的趋势。只有这样，才能深刻理解和掌握好五运六气的规律，不被迷惑。我就希望您能将五运六气的规律作进一步的演绎，使之更有条理，更加简明扼要，以致于流传永久而不绝，且通俗易懂，纲目分明。关于五运六气的至理要道，我希望都听听。

鬼臾区说：您所提的要求非常好！关于五运六气的规律解

释，确实是越简明越好，这样后世子孙运用起来才会简捷便当，反应快速，就像那鼓槌敲击在鼓上，马上就有声音相应一样；又像那山谷里发出声音，马上就有回响一样。关于五运六气的大要在于：凡是甲年和己年，其气候均呈现出"土"的特征；乙年和庚年，其气候均呈现出"金"的特征；丙年和辛年，其气候均呈现出"水"的特征；丁年和壬年，其气候均呈现出"木"的特征；戊年和癸年，其气候均呈现出"火"的特征。

【参悟领会】关于五运六气学说，历来认为很神秘。很多研究中医、研究《黄帝内经》的人，到此都只能发出一声叹息："只在此山中，云深不知处"。

其实，五运六气之学并不神秘，一言而蔽之，就是古代人的"气候预测学"。因为古人认为，大自然的气候变化，对人体疾病的发生和治疗有密切关系，所以中华古代医学便将此学说列入了医学的范畴。

自有人类记录以来，我们所生存的地球，在几百年、几十年的期限里，其气候总体上是稳定的，基本不变的，春温、夏热、秋凉、冬寒，四季在有规律地循环着。但具体到某一年，其气候又是变化的。

对于这种变化的特征如何描绘？古人则借用了土、金、水、木、火五行的概念，并通过五行的生克变化规律，来预测每一年的气候变化特征。比如，2022年是壬寅年，壬属木，故全年的气候呈现出"木"风的特征，也就是说，逢天干为"壬"

之年，往往会多"风"；又比如，2021年是辛丑年，辛属水，故全年气候呈现出"水"寒的特征，也就是说，逢天干为"辛"之年，往往会多"寒"偏冷。

在这一节的最后一段话里，鬼臾区用了五个"统"字。这个统，包含了两层意思：一层是，"甲乙丙丁戊己庚辛壬癸"十干（相当于十个数字代码）统运，也就是从十天干取运之意。一层是，这个统还具有"整体"的意思，即一年气候的整体性特征。

五、三组"代码"揭示五运六气的基本规律

帝曰：其于三阴三阳，合之奈何？

鬼臾区曰：子午之岁，上见少阴；丑未之岁，上见太阴；寅申之岁，上见少阳；卯酉之岁，上见阳明；辰戌之岁，上见太阳；已亥之岁，上见厥阴。少阴所谓标也，厥阴所谓终也。

厥阴之上，风气主之；少阴之上，热气主之；太阴之上，湿气主之；少阳之上，相火主之；阳明之上，燥气主之；太阳之上，寒气主之。所谓本也，是谓六元。

帝曰：光乎哉道！明乎哉论！请著之玉版，藏之金匮，署曰《天元纪》。

【白话意译】黄帝问道：五运六气与三阴三阳是如何搭配的呢？

鬼臾区回答：从十二地支来分析，子年和午年的气候是以少阴（君火）为主导，丑年和未年的气候是以太阴（湿土）为主导，

寅年和申年的气候是以少阳（相火）为主导，卯年和酉年的气候是以阳明（燥金）为主导，辰年和戌年的气候是以太阳（寒水）为主导，巳年和亥年的气候是以厥阴（风木）为主导。地支十二，以子年为开始，以亥年为终结，所以按照次序的排列，就是以少阴为首，以厥阴为终。

就六气与三阴三阳的对应关系来说，当厥阴主导天气（即司天之气，主管全年气候，重点是主管上半年的气候）时，风气会当令流行；当少阴主导天气时，热气会当令流行；当太阴主导天气时，湿气会当令流行；当少阳主导天气时，火气会当令流行；当阳明主导天气时，燥气会当令流行；当太阳主导天气时，寒气会当令流行。风、热、湿、火、燥、寒作为三阴三阳的本气，都是从天元一气中化解出来的，所以称之为"六元"。

黄帝称赞道：您的这一番宏论，真是太高明、太重要了。我要把它刻在玉版上，藏在金匮里，命名为《天元纪》。

【参悟领会】五运六气学说之所以弄得很"神秘"，是因为几千年来中医研究者真正悟道的太少，把一些本来很简明的东西解释得越来越复杂。其实，搞懂五运六气的规律，只需要我们牢记三组"代码"就可以了。

第一组代码，就是时间代码，即老祖宗设计出来的天干、地支。十天干，以甲、乙、丙、丁、戊、己、庚、辛、壬、癸为代码；十二地支，以子、丑、寅、卯、辰、巳、午、未、申、酉、戌、亥为代码。天干与地支两两交错搭配，就构成了对年、月、日、时的各种代码。具体来说，纪年以60年为一个周期，纪月以5年（60个月）为一个周期，纪日以60天为一个周期，纪时以5天（60个时辰）为一个周期。

第二组代码，就是气候特征代码，即"风"木的气候特征，"热"火的气候特征，"湿"土的气候特征，"燥"金的气候特征，"寒"水的气候特征。这里面的火，又分为少阴君火（外来的暑火，配子午）和少阳相火（内在的火，配寅申）。

第三组代码，就是人体五脏六腑的健康代码，即风木对应和影响肝与胆，热火对应和影响心与小肠，湿土对应和影响脾和胃，燥金对应和影响肺与大肠，寒水对应和影响肾与膀胱。

把三组代码搞熟悉了，剩下的就是如何将三组代码联系贯通的问题。其贯通的基本思路就是：

什么年，会有什么样的气候特征；什么样的气候特征，会影响人体哪一个脏腑的健康。

其贯通的基本公式就是：

年的代码＋气候特征代码＋人体健康代码

如何理解呢？我们不妨看两个例子：

其一，是2020年的庚子年。庚属金，故全年气候的总体特征为燥金，也就是说气候偏于干燥；肺属金，这一年的干燥气候容易伤肺。故这一年肺出毛病的人比较多，这也是一些老中医预测全球新冠肺炎病流行的主要依据。

其二，是2021年的壬寅年。壬属木，故全年气候的总体特征为风木，也就是说气候偏于多风；肝属木，这一年的多风气候容易伤肝。故从这一年的年初开始, 世界的许多地方不明肝炎病流行。

第六十七篇

五运行大论篇

篇目解读

这篇文章,之所以称之为"大论",主要是因为它的视角很大:从宇宙看地球,从地球看人体。其主要观点有三个:(1)地球孤悬于茫茫太空之中,靠大气托举着,故周边大气的变化,会直接影响到地面的一切事物。(2)天空中存在着五种不同的气色,即青、红、黄、白、黑,这五种气色就是五运的缘起。(3)上天(大自然)产生的寒、暑、燥、湿、风、火六气,形成了地球上的风季、暖季、热季、雨季、干季、寒季。这六气,适度时,可以滋养五脏六腑;太过时,又会影响五脏六腑的健康。

一、运气理论乃古代天文、地理、气候学的集成

　　黄帝坐明堂，始正天纲，临观八极，考建五常，请天师而问之曰：论言天地之动静，神明为之纪，阴阳之升降，寒暑彰其兆。余闻五运之数于夫子，夫子之所言，正五气之各主岁尔，首甲定运，余因论之。鬼臾区曰：土主甲己，金主乙庚，水主丙辛，木主丁壬，火主戊癸。子午之上，少阴主之；丑未之上，太阴主之；寅申之上，少阳主之；卯酉之上，阳明主之；辰戌之上，太阳主之；巳亥之上，厥阴主之。不合阴阳，其故何也？

　　岐伯曰：是明道也，此天地之阴阳也。夫数之可数者，人中之阴阳也，然所合，数之可得者也。夫阴阳者，数之可十，推之可百，数之可千，推之可万。天地阴阳者，不以数推，以象之谓也。

　　帝曰：愿闻其所始也。岐伯曰：昭乎哉问也！臣览《太始天元册》文，丹天之气，经于牛、女戊分；黅（jīn，黄色）天之气，经于心、尾己分；苍天之气，经

于危、室、柳、鬼；素天之气，经于亢、氐、昴、毕；玄天之气，经于张、翼、娄、胃。所谓戊己分者，奎、壁、角、轸，则天地之门户也。夫候之所始，道之所生，不可不通也。

【白话意译】黄帝坐在明堂里，开始校正天文学大纲，察看天下山川形势地图，研究五运之气变化的基本规律。遇有疑惑，便向天师岐伯请教：过去的一些医学著作都谈到了，天地的动静变化，是受自然力量控制的，是以自然规律为纲纪的；阴阳的升降变化，是可以通过寒来暑往的更替来显示其征兆的。我曾经听您讲解过五运变化的基本常识，但您所讲的仅仅是涉及五运之气如何影响一年的主要气候问题。五运之气主导一年的气候，为何要从甲子开始呢？就这个问题，我曾经与鬼臾区作过一番讨论，鬼臾区概括地告诉我：甲己之年的气候，一般呈现"湿"土的特征；乙庚之年的气候，一般呈现"燥"金的特征；丙辛之年的气候，一般呈现"寒"水的特征；丁壬之年的气候，一般呈现"风"木的特征；戊癸之年的气候，一般呈现"热"火的特征。以上是按天干、也就是年干来推演的。至于按地支、也就是年支来推演，其基本规律是：子午之年的气候，一般呈现少阴君火"暑"的特征；丑未之年的气候，一般呈现太阴之土"湿"的特征；寅申之年的气候，一般呈现少阳相火"热"的特征；卯酉之年的气候，一般呈现阳明之金"燥"的特征；辰戌之年的气候，一般呈现太阳之水"寒"的特征；巳亥之年的气候，一般呈现厥阴之木"风"的特征。这些说法，与您过去所讲阴阳变化规律有些不太一致，这是为什么呢？

岐伯解释道：这个道理是显而易见的，因为我们刚才探讨的五运六气属于天地阴阳变化的范畴。关于阴阳变化的数字推演，可以分为两种情形，其中，对人体阴阳之数，是能够算得清楚的，包括人体与天地阴阳相合的数，也能够推算出来，从十可推算至百，从百可推算至千，从千可推算至万，等等。但对天地阴阳之数，是不能够用数算得清楚的，只能够通过长期观察自然界呈现的各种"象"来推知。

黄帝说：很想听您讲讲运气理论究竟是怎样创立起来的！

岐伯回答：您所问的问题总是那样高远和深刻啊！我曾经浏览过《太始天元册》，其中的记载是：在漫长的岁月中，古人观测天空时，经常看到有赤色的气，横亘在牛、女二宿与西北方的戊位之间；有黄色的气，横亘在心、尾二宿与东南方的己位之间；有青色的气，横亘在危、室二宿与柳、鬼二宿之间；有白色的气，横亘在亢、氐二宿与昴、毕二宿之间；有黑色的气，横亘在张、翼二宿与娄、胃二宿之间。所谓戊位，就是奎、壁二宿分界，即西北方位的分界；所谓己位，就是角、轸二宿的分界，即东南方位的分界。从时令气候上说，当太阳运行到奎、壁之间时，恰好是由秋入冬之时；当太阳运行到角、轸之间时，恰好是由春入夏之时。所以，古人将西北、东南方位的分界，称之为天地的"门户"。以上，五色云气在天空布散的大致规律，就是古人推算时令气候的第一步，也是五运六气理论形成的自然基础，不能不搞得通透明白。

【参悟领会】现代人一谈到五运六气，都觉得有些"玄"。老子讲，"玄之又玄，众妙之门"。五运六气的众妙之门又在哪里呢？我体会，就在古人对天空、对大地、对风雨雷电霜雪等自然现象的长期观察中。

妙门之一：学问不是一天做成的。这段话的开头就讲："黄帝坐明堂，始正天纲，临观八极，考建五常"。这个天纲，就是古代的天文学大纲；八极，就是古代的地理学大纲；五常，就是古代的气候学大纲。所谓的五运六气学，就是综合古代的天文、地理、气候学而形成的一门学科。黄帝、岐伯、鬼臾区等先贤就是这门学科的创始人，或者叫集大成者。

妙门之二："十天干"乃古人创设的空间定位工具。鲁迅讲："其实地上本没有路，走的人多了，也便成了路。"其实天上本是一片苍茫，没有方位，古人把日月星辰作为参照后，也就确立了东、西、南、北四个方位。这四个方位，每一方位分别用两个代码来表示，就有了东方"甲、乙"、南方"丙、丁"、西方"庚、辛"、北方"壬、癸"等八个方位符号，然后用"戊、己"代表天地之门户，这才有了"十天干"之说。

由此，我们可以得出一条结论：十天干，就是古人设置的空间代码；十二地支，就是古人设置的时间代码。

妙门之三：五气来源于五色，五色来源于古人对云层色彩的长期观察和总结。在常人看来，天空的颜色无非由两个板块构成：一个底色板块，即天的颜色。一个是云色板块，即云的颜色，从古至今，我们看到的无非是五种，即白云、黄云、红云、青云、黑云。这一点，古人有诗词为证。如"白云千载空悠悠""黑云压城城欲摧""千里黄云白日曛""红云蒨雾笼金阙""好风凭借力，送我上青云"等等。这，就是青、赤、黄、白、黑五色对应五气的由来。

二、运气理论乃预防流行病的大用之学

帝曰：善。论言（指鬼臾区所讲的）天地者，万物之上（指司天之气）下（指在泉之气）；左右（指司天之气的左右间气）者，阴阳之道路。未知其所谓也。

岐伯曰：所谓上下者，岁上下见阴阳之所在也。左右者，诸上见厥阴，左少阴，右太阳；见少阴，左太阴，右厥阴；见太阴，左少阳，右少阴；见少阳，左阳明，右太阴；见阳明，左太阳，右少阳；见太阳，左厥阴，右阳明。所谓面北而命其位，言其见也。

帝曰：何谓下？

岐伯曰：厥阴在上，则少阳在下，左阳明，右太阴；少阴在上，则阳明在下，左太阳，右少阳；太阴在上，则太阳在下，左厥阴，右阳明；少阳在上，则厥阴在下，左少阴，右太阳；阳明在上，则少阴在下，左太阴，右厥阴；太阳在上，则太阴在下，左少阳，右少阴。所谓面南而命其位，言其见也。

上（指客气，即由天的运动而产生的气，逐年转换）下（指主气，即由地的运动而产生的气，固定不动）**相遘**（gòu，交错），**寒暑相临，气相得**（指客气、主气相生）**则和，不相得**（指客气、主气相克）**则病。**

帝曰：气相得而病者何也？

岐伯曰：以下临上（君火为上，相火为下，如果下加于上，则为逆；上加于下，则为顺），不当位也。

帝曰：动静何如？

岐伯曰：上者右行，下者左行，左右周天，余而复会也。

帝曰：余闻鬼臾区曰：应地者静。今夫子乃言下者左行，不知其所谓也，愿闻何以生之乎？

岐伯曰：天地动静，五行迁复，虽鬼臾区其上候而已，犹不能遍明。夫变化之用，天垂象，地成形，七曜纬虚，五行丽地。地者，所以载生成之形类也；虚者，所以列应天之精气也。形精之动，犹根本之与枝叶也，仰观其象，虽远可知也。

帝曰：地之为下否乎？

岐伯曰：地为人之下，太虚之中者也。

帝曰：冯（通"凭"）乎？

岐伯曰：大气举之也。燥以干之，暑以蒸之，风以动之，湿以润之，寒以坚之，火以温之。故风寒在下，燥热在上，湿气在中，火游行其间，寒暑六入，故令虚而生化也。故燥胜则地干，暑胜则地热，风胜则地动，湿胜则地泥，寒胜则地裂，火胜则地固矣。

帝曰：天地之气，何以候之？

岐伯曰：天地之气，胜复之作，不形于诊也。《脉法》曰：天地之变，无以脉诊，此之谓也。

帝曰：间气何如？

岐伯曰：随气所在，期于左右。

帝曰：期之奈何？

岐伯曰：从其气则和，违其气则病，不当其位者病，迭移其位者病，失守其位者危，尺寸反者死，阴阳交者死。先立其年，以知其气，左右应见，然后乃可以言死生之逆顺。

【白话意译】黄帝说：您分析得透彻啊！我与鬼臾区探讨时，他说过一句话，天地是万物的上下，左右是阴阳的通道。这究竟是什么意思呢？

岐伯回答：所谓上下，就是指一年中的上半年气候（司天之气）和下半年气候（在泉之气）。所谓左右，就是指分布在司天、在泉左右两侧的四气。如果司天之气呈现的是厥阴"风"木的特征，那么其左侧便是少阴君"火"（暑）、右侧便是太阳"寒"水。如果司天之气呈现的是少阴君"火"（暑）的特征，那么其左侧便是太阴"湿"土、右侧便是厥阴"风"木。如果司天之气呈现的是太阴"湿"土的特征，那么其左侧便是少阳相"火"、右侧便是少阴君"火"。如果司天之气呈现的是少阳相"火"的特征，那么其左侧便是阳明"燥"金、右侧便是太阴"湿"土。如果司天之气呈现的是阳明"燥"金的特征，那么其左侧便是太阳"寒"水、右侧便是少阳相"火"。如果司天之气呈现的是太阳"寒"水的特征，那么其左侧便是厥阴"风"木、右侧便是阳明"燥"金。以上，司天之气与左右间气的分布格局，是以坐南面北、上南下北的方位来确定的。

黄帝又问道：司天之气与左右间气的布局如此，那在泉之气又如何呢？

岐伯回答：根据司天、在泉的阴阳"对立"相交的规律，如果司天之气呈现厥阴"风"木的特征，那么在泉之气就会呈现出少阳相"火"的特征，其左侧便是阳明"燥"金，右侧便是太阴"湿"土。如果司天之气呈现少阴君"火"的特征，那么在泉之气就会呈现出阳明"燥"金的特征，其左侧便是太阳"寒"水，右侧便是少阳相"火"。如果司天之气呈现太阴"湿"土的特征，那么在泉之气就会呈现出太阳"寒"水的特征，其左侧便是厥阴"风"木，右侧便是阳明"燥"金。如果司天之气呈现少阳相"火"的特征，那么在泉之气就会呈现出厥阴"风"木的特征，其左侧便是少阴君"火"，右侧便是太阳"寒"水。如果司天之气呈现阳明"燥"金的特征，那么在泉之气就会呈现出少阴君"火"的特征，其左侧便是太阴"湿"土，右侧便是厥阴"风"

木。如果司天之气呈现太阳"寒"水的特征,那么在泉之气就会呈现出太阴"湿"土的特征,其左侧便是少阳相"火",右侧便是少阴君"火"。以上,在泉之气与左右间气的分布格局,是以坐北面南、上北下南的方位来确定的。

人生天地之间,离不开气。由天体运动产生的气叫作客气(其中主管每年上半年的客气叫司天,主管每年下半年的客气叫在泉),由地球自身运动产生的气叫作主气。客气以阴阳为序,按照厥阴、少阴、太阴、少阳、阳明、太阳的次序逐年流转;主气以五行相生为序,固定不变。不断转换的客气与固定不变的主气上下相互交合,以形成春秋代谢、寒暑更替。一年之中,如果客气与主气相生,则气候正常,不会引发流行性疾病;如果客气与主气相克,则气候往往反常,容易引发流行性疾病。

黄帝又问道:有的时候,客气与主气相生,人也会得病,这又是什么原因呢?

岐伯回答:这里的相生,指的是客气(天气)生主气(地气),如木气生火气、火气生土气等。但如果是主气生客气,那就属于上下位置颠倒,以下犯上,属于不当其位,所以会使人生病。

黄帝又问道:同为客气,司天和在泉运转的动静状态怎样?

岐伯回答:司天之气在上,顺着天体自西向东、向右运行;在泉之气在下,顺着地气自东向西、向左运行。左右旋转一圈,就是一年,又回到原来的位置。

黄帝又问道：我曾经听鬼臾区说过，与地相应的气是静止不动的，可您刚才说，与地相应的气是向左运行，这又是怎么回事呢？其中的道理，我还是不明白，请您再讲讲。

岐伯回答：天地的动静变化，五行的相生相克及循环往复，是非常复杂的。这方面的研究，即便鬼臾区算是达到了很高的水平，也不可能完全搞明白。对于天地阴阳的运动变化，在天上主要是通过各类星体的"星象"来显示，在地上主要是通过各种物质的"物象"来展示。太阳、月亮等各类星体循行于天空中，金木水火土等各类物质附着在大地上。从这个意义上说，大地承载着各种有形的物质，天空分布了形成各类星体的无形精气。天上无形的精气与地上有形的物质相互运作，其关系就像树根与枝叶一样，不可分割。虽然天空距离遥远，其变化规律难测，但通过观察物象的变化，还是可以了解一些的。

黄帝又问道：地是否真的位于天空的下面呢？

岐伯回答：地在人的下面，处于宇宙太空之中。

黄帝又问道：它凭着什么力量悬于太空中呢？

岐伯回答：是大气（包括六气）的力量在托举着它，并且影响着它。燥气使之干燥，暑气使之蒸发，风气使之运动，湿气使之润泽，寒气使之坚硬，火气使之温热。这六气的分布，从整体上看，是风气和寒气在下，燥气和热气在上，湿气在中，火气游行于上下。一年之中，寒暑往来，六气分别渗透进地面，促使地面化生出万物。但凡事不能过度，燥气太盛，地面就干燥；暑气太盛，地面就炙热；风气太盛，地面上的万物就动摇；湿气太盛，地面就泥泞；寒气太盛，地面就开裂；火气太盛，地面就干涸。

黄帝又问道：司天、在泉之气，在脉搏上能够诊察到吗？

岐伯回答：司天、在泉之气的往复循行，在脉搏上是诊察不到的。《脉法》上说，天地的变化，没有办法从脉搏上诊察出来，就是针对这一点来说的。

黄帝又问道：那左右间气，能否从脉搏上诊察到呢？

岐伯回答：根据间气的位置，可以诊察到左右手的脉象，从脉象可以预测到疾病。

黄帝又问道：如何进行诊察预测呢？

岐伯回答：如果脉象变化与当地自然气候特征是相符合的，身体就安和；如果脉象变化与当地自然气候是相违逆的，就会生病；如果气候变化的位置反常，本应在南方出现的热暑天气却出现在不相应的北方，就会引发疾病；如果气候变化的季节反常，本应在春天出现的温暖天气却出现在不相应的冬天，也会引发疾病；如果脉象上出现相克现象的，说明病情很危险；如果尺部与寸部的脉象变化与气候变化相反的，就会死亡；如果本应在左脉呈现的脉象却呈现在右脉，也会死亡。结合五运六气理论诊察病人的脉象时，首先要搞清楚该年的司天、在泉之气，再推算出其岁气和左右间气，然后才可以尝试着推测病人的死生逆顺。

【参悟领会】这一段话比较长，蕴含的道理也比较多。有两个道理，值得我们特别关注和领会：

其一，关于五运六气学说的大用、小用、无用的问题。运气学说究竟对保障人类健康、预防和治疗各种疾病有没有用呢？自古至今有三种说法：一种认为太有用了。持有这种观点的代表人物是明代的马莳和清代的吴鞠通等。马莳认为，"学者熟究（五运六气），明其大义，则每年每月气候病症治法，无有不应"。

另一种认为没有什么用。持有这种观点的代表人物是明代的缪希雍和清代的曹炳章、陈修园等。曹炳章认为，"司天运气之说，黄帝不过言天人相应之理，后人以为是年何气司天，民生何病，拘定何药，岂千万人之病，一一与之尽合，不许一人生他病乎？此皆固执不通之言，误人不少"。陈修园认为，"百步之内，晴雨不同，千里之外，寒暄各异，岂可以一定之法，而测非常之变耶？若熟之以资顾问则可，苟奉为治病之法，则执一不通矣"。

还有一种认为应当"一分为二"地看。近人任应秋认为，"（五运六气）虽然与今天的气候学、气象学比较起来，相当朴素，甚至还有不尽符合的地方，但是，毕竟是在长期的生活和生产实践中总结出来的，亦反复经过长期的生活和生产检验，说明它是具有一定的科学基础的……对运气学说持完全否定，或者完全肯定的态度，都是不正确的"。

对于以上三种观点，我认为任应秋的评价是客观的。遗憾的是，他没有说透彻。如果要说得更透彻一点，那就是：五运六气学说是一种关于气候变化趋势的预测学,是一种关于流行病的预测学。这种学说,可以大用,不可以小用。所谓可以大用,就是指通过运用五运六气的理论,提前预测到某一个年成、某一个区域,因为某一种气候,而引发出某一种流行病,进而提前做好预防准备,以避免人民的生命健康财产遭受重大损失。所谓不可以小用,就是不要把这个学说神化,更不宜将之用于对个人疾病的预判和治疗上,如预测某人某年某日生某病,某月某日死亡,等等。

其二,关于宇宙大气候(客气)与地球小气候(主气)的问题。几千年前的古人,尽管还没有现代人所谓的太阳系、银河系的概念,但他们已经意识到,"地"作为一个悬浮于大气中的东西,每时每刻都在受着"天"的影响,而古人所谓的天,用现代科学及其术语来分析,至少包括了三个层面:第一个层面,为"小天",即太阳系。在这个范围内,太阳及水、金、火、木、土等行星的变化,都会对地球上的气候产生密切影响。如木星距离地球的位置较近时,地球上就会多出现海啸、飓风、地震等极端的灾难性变化。第二个层面,为"中天",即银河系。在这个范围内,随着太阳系运行位置的变化,对地球上的气候势必产生长远影响。第三个层面,为"大天",即银河系以外的广袤虚空。在这个范围内,任何一个小的变化,也可能对地球产生大的影响。如我们非常看重的北斗七星,就属于银河系外的大熊座,而在我们的老祖宗看来,这些遥远星体的轻微变化,都会直接影响人世间的沧桑巨变。

至于如何理解"主气"与"客气"的特征，我们不妨打一个比喻。如果把地球气候比作一个旅店，"主气"就相当于这个旅店的老板及其厨师、服务员、保安等人，他们是相对稳定、变化较少的；"客气"就相当于住进这个旅店的客人，他们每天都在发生变化，不停地转换。从这个意义上理解，我们就不难得出：主气是一种"常气"，如春温、夏热、秋凉、冬寒等，是相对稳定的；客气是一种"变气"，如倒春寒、暖冬等，是经常变化的。

三、万物何以生化

帝曰：寒暑燥湿风火，在人合之奈何？其于万物何以生化？

岐伯曰：东方生风，风生木，木生酸，酸生肝，肝生筋，筋生心。其在天为玄，在人为道，在地为化。化生五味，道生智，玄生神，化生气。神在天为风，在地为木，在体为筋，在气为柔，在藏为肝。其性为暄，其德为和，其用为动，其色为苍，其化为荣，其虫（指动物）毛，其政为散，其令宣发，其变摧拉，其眚（shěng，灾害的意思）为陨（yǔn），其味为酸，其志为怒。怒伤肝，悲胜怒；风伤肝，燥胜风；酸伤筋，辛胜酸。

南方生热，热生火，火生苦，苦生心，心生血，血生脾。其在天为热，在地为火，在体为脉，在气为息，在藏为心。其性为暑，其德为显，其用为躁，其色为赤，其化为茂，其虫羽，其政为明，其令郁蒸，其变炎烁，其眚燔焫（fán ruò，焚烧），其味为苦，其志为喜。喜伤心，恐胜喜；热伤气，寒胜热；苦伤气，咸胜苦。

中央生湿，湿生土，土生甘，甘生脾，脾生肉，肉生肺。其在天为湿，在地为土，在体为肉，在气为充，在藏为脾。其性静兼，其德为濡，其用为化，其色为黄，其化为盈，其虫倮（同"裸"，倮虫，旧时总称无羽毛鳞甲遮体的动物），其政为谧（mì，平静），其令云雨，其变动注，其眚淫溃，其味为甘，其志为思。思伤脾，怒胜思；湿伤肉，风胜湿；甘伤脾，酸胜甘。

西方生燥，燥生金，金生辛，辛生肺，肺生皮毛，皮毛生肾。其在天为燥，在地为金，在体为皮毛，在气为成，在藏为肺。其性为凉，其德为清，其用为固，其色为白，其化为敛，其虫介，其政为劲，其令雾露，其变肃杀，其眚苍落，其味为辛，其志为忧。忧伤肺，喜胜忧；热伤皮毛，寒胜热；辛伤皮毛，苦胜辛。

北方生寒，寒生水，水生咸，咸生肾，肾生骨髓，髓生肝。其在天为寒，在地为水，在体为骨，在气为坚，在藏为肾。其性为凛，其德为寒，其用为藏，其色为黑，其化为肃，其虫鳞，其政为静，其令霰雪，其变凝冽，其眚冰雹，其味为咸，其志为恐。恐伤肾，思胜恐；寒伤血，燥胜寒；咸伤血，甘胜咸。

五气更立，各有所先，非其位则邪，当其位则正。

帝曰：病生之变何如？

岐伯曰：气相得则微，不相得则甚。

帝曰：主岁何如？

岐伯曰：气有余，则制己所胜，而侮所不胜；其不及，则己所不胜侮而乘之，己所胜轻而侮之。侮反受邪，侮而受邪，寡于畏也。

帝曰：善。

【白话意译】黄帝问道：天有风、火、暑、湿、燥、寒六气，人体五脏是如何与之相应的呢？它们又是如何化生万物的呢？

岐伯回答：天地人相应，天之六气对应地之五方（东、西、南、北、中），地之五方对应年之五季（春、夏、长夏、秋、冬），年之五季对应人之五脏（肝、心、脾、肺、肾）。东方，对应春季，春风和煦，能够促使万木生长，木气生长能够产生酸味，酸味能够滋养肝脏，肝脏的阴血能够营养筋膜，肝与筋膜调和，能够使心气旺盛。天有不测风云。六气的表现特征，在天为"玄妙"，让人感到幽远难测；在人为"道理"，让人感到有规律可循；在地为"变化"，让人感到万物轮回、生生不息。正因为地有化育的功能，才能产生出五味；正因为人能够掌握规律，才能产生出智慧；正因为天始终玄妙深奥，才能产生出神明之感；正因为天地具有化育功能，才能产生出六气。这种风木之气的特点是：在天对应的是风，在地对应的是木，在人体对应的是筋，在万物生长中发挥的主要作用是助推"化柔"，在五脏中对应的是肝。就其性质而言，表现为温暖；就其本质而言，表现为和谐；就其功用而言，表现为运动；就其颜色而言，表现为苍青；就其化生的结果而言，表现为欣欣向荣；就其化生的动物而言，大多属于有毛的一类；就其化生的方式而言，主要是宣发、散布；就其主导的时令气候而言，主要是阳和温煦。这种风木之气，一旦产生异常变化，就会使万物遭受摧折，草木断损败坏。它在气味上属于酸类，在情志上属于愤怒。怒气伤肝，悲伤的情绪能够抑制愤怒；风气太过会损伤肝，可以用燥气克制风气；酸味太过会损伤筋，可以用辛味克制酸味。

南方，对应夏季，夏季阳气旺盛，能够产生热气，热气能够生火，火气能够产生苦味，苦味能够滋养心脏，心能够生血，心血调和则脾气健旺。这种火热之气，在天对应的是热，在地对应的是火，在人体对应的是血脉，在万物生长中发挥的主要作用是助推"成长"，在内脏中对应的是心。就其性质而言，表现为暑热；就其本质而言，表现为显露；就其功用而言，表现为躁急；就其颜色而言，表现为赤红；就其化生的结果而言，表现为繁荣茂盛；就其化生的动物而言，大多属于有羽毛的一类；就其化生的方式而言，主要是光明、照耀；就其主导的时令气候而言，主要是炎热蒸腾。这种火热之气，一旦产生异常变化，就会使万物遭受烈焰烧灼，草木枯槁。它在气味上属于苦类，在情志上属于喜乐。喜乐太过会伤心，恐惧的情绪能够抑制喜乐；热气太过会伤气，可以用寒气克制热气；苦味太过也会伤气，可以用咸味克制苦味。

中央，对应长夏，长夏多雨，能够产生湿气，湿气能够生土，土气能够产生甘味，甘味能够滋养脾脏，脾能够生肌肉，肌肉强健能够使肺气充实。这种湿土之气，在天对应的是湿，在地对应的是土，在人体对应的是肌肉，在万物生长中发挥的主要作用是助推"成熟"，在内脏中对应的是脾。就其性质而言，表现为沉静包容；就其本质而言，表现为润泽；就其功用而言，表现为化生；就其颜色而言，表现为黄色；就其化生的结果而言，表现为昌盛充实；就其化生的动物而言，大多属于没有鳞甲羽毛蔽身的一类；就其化生的方式而言，主要是安宁、静谧；就其主导的时令气候而言，主要是云行雨施。这种湿土之气，一旦产生异常变化，就会引发骤雨或淫雨连绵，造成河水泛滥。它在气味上属于甘类，在情志上属于思虑。思虑太过会伤脾，愤怒的情绪能够抑制思虑；湿气太过会伤肌肉，可以用风气克制湿气；甘味太过也会伤脾，可以用酸味克制甘味。

西方，对应秋季，秋季比较干燥，能够产生金气，金气能够产生辛味，辛味能够滋养肺脏，肺能够生皮毛，皮毛润泽能够滋生保养肾水。这种燥金之气，在天对应的是燥，在地对应的是金，在人体对应的是皮毛，在万物生长中发挥的主要作用是助推"收成"，在内脏中对应的是肺。就其性质而言，表现为清凉；就其本质而言，表现为清静；就其功用而言，表现为坚固；就其颜色而言，表现为白色；就其化生的结果而言，表现为万物收敛；就其化生的动物而言，大多属于有壳的甲虫一类；就化生的方式而言，主要是强劲、肃杀；就其主导的时令气候而言，主要是白露霜雾。这种燥金之气，一旦产生异常变化，就会使万物凋零,草木枯谢。它在气味上属于辛类,在情志上属于忧愁。忧愁太过会伤肺,喜乐的情绪能够抑制忧愁;燥气太过会伤皮毛,可以用寒气克制燥火之气;辛味太过也会伤肺,可以用苦味克制辛味。

北方,对应冬季,冬季寒冷,能够产生水气,水气能够产生咸味,咸味能够滋养肾脏,肾能够生骨髓,骨髓充盈能够滋养肝脏。这种寒水之气,在天对应的是寒,在地对应的是水,在人体对应的是骨骼,在万物生长中发挥的主要作用是助推"坚固",在内脏中对应的是肾。就其性质而言,表现为清冷;就其本质而言,表现为寒冽;就其功用而言,表现为闭藏;就其颜色而言,表现为黑色;就其化生的结果而言,表现为万物静止;就其化生的动物而言,大多属于鳞虫一类;就其化生的方式而言,主要是澄澈、冰冷;就其主导的时令气候而言,主要是冰雹霜雪。这种寒水之气,一旦产生异常变化,就会造成冰灾、雪灾。它在气味上属于咸类,在情志上属于恐惧。恐惧太过会伤肾,思虑的情绪能够抑制恐惧;寒气太过会伤血脉,可以用燥气克制寒气;咸味太过也会伤血脉,可以用甘味克制咸味。

以上五方之气,轮流交替主导着一年中各个季节的气候,其先后顺序是固定的。如果有哪一气出现在不该出现的季节,那就是邪气;如果每一气的出现都与季节更替的顺序相符合,那就是正常的气候。

黄帝又问道:邪气引起病变的情况怎样呢?

岐伯回答:凡是气与当令季节相符合的,病势就会比较轻;

凡是气与当令季节不相符合的，病势就会比较重。

黄帝又问道：五气究竟是如何主导年岁气候的呢？

岐伯回答：如果五运之气有余，不仅能够克制自己所克的气（相当于下级），还能够欺侮克制自己的气（相当于上级）；如果不足，不仅会受到原本克制自己的气（相当于上级）的加倍欺侮，还会受到自己原本克制的气（相当于下级）的冒犯。凡是欺侮其它之气的，自己也会受到邪气的侵袭。这是因为，在它无所顾忌、恃强凌弱的同时，也削减了自身的防御力量。

黄帝赞叹道：您讲得太精彩了！

【参悟领会】这一段话虽然比较长，但内容并不复杂，无非是对五运、六气、五方、五季、五脏等相应关系再作了一次详细的阐述。如何领会这段话的精髓？有三句话值得玩味：

第一句是"非其位则邪，当其位则正"。这个位，是一个相对的空间概念，就是位置、座次的意思，就是排序、次序的意思。宇宙万物，各有其位，凡是能够对号入座的，就属正当；凡是不能对号入座、乱坐、混坐的，就属偏邪。比如，春天刮东风，就是当其位，就是正；冬天刮东风，就是非其位，就是邪。

第二句是"气相得则微，不相得则甚"。这个相得，是一个相对的时间概念，就是指某一个时期（季节、节气）的气候与其应有的"六气"特征相吻合，如春天多和风，长夏多暑湿，秋天多凉爽，冬天多寒冽等，这种情况，就属"相得"，引发的疾病就比较少。反之，如果冬天多暖气、秋天多云雨、长夏生霜雪等，就属"不相得"，引发的疾病就比较多。

第三句是"侮反受邪，侮而受邪"。恃强凌弱，总是欺侮别人的人，反而会受到侵犯和欺侮。这个规律，不仅适应于本篇所谈的"六气"，更适应于自然界，适应于人类社会。《司马法》云："国虽大，好战必亡；天下虽平，忘战必危。"纵览历史长河，那些"好战"之国，那些爱侵犯别人的王朝或政权，最终都被灭亡。中华民族自古以来就一直爱好和平、追求和平、捍卫和平，所以绵延了五千年还是生机勃勃。究其原因，就是我们的老祖宗，在几千年前，就从天地万物化育生灭的大轮回、大循环规律中，洞察到了宇宙的基本定律，即：无论是日月星辰，还是鱼虫鸟兽，还是人类，要想长期共存，必须各安其位。如太阳围绕银河系中心转，地球围绕太阳转，月亮围绕地球转；鱼儿生活在水里，走兽生活在山林里，等等。任何一种越位或者错位的行为，都会引发矛盾，都会引发争斗，而一旦争斗，则必然逃不脱"杀敌一千，自伤八百"的概率。

第六十八篇

六微旨大论篇

篇目解读

六，就是六气；微，就是精微的意思；旨，就是主旨、重点的意思。本篇的主要内容有二：一是告诉我们，自然界是一个运动不息的多变世界，六气的升降出入乃万物生化之机的主要标志；二是告诉我们，天道、地理、人物是一个紧密的关联体，天之风、火、暑、湿、燥、寒六气，对应地上的二十四节气，不同的节气乃是由地球围绕太阳公转的不同位置决定的。地上的二十四节气，对应人类的生产活动（春播、夏管、秋收、冬藏）安排，影响人的身体健康。

一、天之道也，如迎浮云

黄帝问曰：呜呼远哉！天之道也，如迎浮云，若视深渊，视深渊尚可测，迎浮云莫知其极。夫子数言，谨奉天道，余闻而藏之，心私异之，不知其所谓也。愿夫子溢志尽言其事，令终不灭，久而不绝。天之道可得闻乎？

岐伯稽首再拜对曰：明乎哉问！天之道也，此因天之序，盛衰之时也。

帝曰：愿闻天道六六之节，盛衰何也？

岐伯曰：上下有位，左右有纪。故少阳之右，阳明治之；阳明之右，太阳治之；太阳之右，厥阴治之；厥阴之右，少阴治之；少阴之右，太阴治之；太阴之右，少阳治之。此所谓气之标，盖南面而待也。故曰：因天之序，盛衰之时，移光定位，正立而待之。此之谓也。少阳之上，火气治之，中见厥阴；阳明之上，燥气治之，中见太阴；太阳之上，寒气治之，中见少阴；厥阴之上，风气治之，中见少阳；少阴之上，热气治之，中见太阳；太阴之上，湿气治之，中见阳明。所谓本也，本之下，中之见也，见之下，气之标也。本标不同，气应异象。

【白话意译】黄帝对岐伯说：关于天道，真是太玄妙、太深奥了！那种感觉，好像抬头仰视天空的浮云，又好像低头俯视万丈的深渊。深渊再深，终究还是可以测量的，但浮云缥缈，就很难触摸到它的边际了。您多次教导，要小心谨慎地遵循天道，我听了以后，虽然牢牢地记在心里，但还是有一些困惑，不知其所以然。恳请您详细地讲讲，使它永不泯灭，长久流传而不致失传。天道运行的规律可以讲给我听吗？

岐伯回答：您所提的问题，总能切中要害！所谓的天道，就是指自然界的变化规律，包括昼夜的轮回、四季的更替、气候的变迁、万物的枯荣，等等。

黄帝问道：所谓天道六六之节的盛衰，究竟是怎么回事呢？

岐伯回答：所谓天道六六之节，这第一个"六"，指的就是天之六气，即风、火、暑、湿、燥、寒；第二个"六"，指的就是三阴三阳，即厥阴、少阴、太阴、少阳、阳明、太阳。一年十二个月，分上、下半年，其气候特征以阴阳变化的顺序来显示，则上半年依次为厥阴、少阴、太阴、少阳、阳明、太阳；下半年依次为少阳、阳明、太阳、厥阴、少阴、太阴。上下半年的阴阳次序恰恰相反，上半年是先阴后阳，下半年是先阳后阴。

　　关于天之六气与三阴三阳变化的对应关系，以下半年（在泉之气）为例，如果是面向南方、定好上下左右的位置，其循环的次序是：少阳（相火）之右，为阳明（燥金）；阳明之右，为太阳（寒水）；太阳之右，为厥阴（风木）；厥阴之右，为少阴（君火）；少阴之右，为太阴（湿土）；太阴之右，为少阳。以上，就是下半年（地气）循环变化的规律，也就是所谓的"六气之标"（上半年称"六气之本"）。这种自然气候与季节更替对应的周期性变化规律，是古人通过长期观察太阳影子移动的刻度而测定的，这种测定，一靠位置选择适当且稳定，二靠耐心细致。

　　至于上半年气候的阴阳变化与下半年气候的对应关系，大体是这样的：如果上半年气候呈现少阳"相火"的特征，那么下半年对应的时间节点气候就会呈现厥阴"风木"的特征；如果上半年气候呈现阳明"燥金"的特征，那么下半年对应的时间节点气候就会呈现太阴"湿土"的特征；如果上半年气候呈现太阳"寒水"的特征，那么下半年对应的时间节点气候就会呈现少阴"君火"的特征。如果上半年气候呈现厥阴"风木"的特征，那么下半年对应的时间节点气候就会呈现少阳"相火"的特征；如果上半年气候呈现少阴"君火"的特征，那么下半年对应的时间节点气候就会呈现太阳"寒水"的特征；如果上半年气候呈现太阴"湿土"的特征，那么下半年对应的时间节点气候就会呈现阳明"燥金"的特征。以上，就是所谓的本气，本气之下为中气，中气之下就是标象。正因为标和本不同，所以反映到人体的脉象也不一样。

【**参悟领会**】任何伟大的经典，都会有优点，也会有缺点。《黄帝内经》最大的缺点，就是有时候会有点"故弄玄虚"。这一段所谓的"天道六六之节"，自古以来，就有很多版本的解释，但越解释越让人糊涂。其实，剥去"玄虚"的外衣，则非常简单。所谓天道六六之节，实质上就是告诉我们，天之六气，在上半年的六个月和下半年的六个月中，所起的主导作用，是按照一定的规律在变化的。正是因为有了这种规律性的变化，才有了寒来暑往，春秋代谢，才有了中国独有的"二十四节气"。

天之六气与一年十二月相应的对应关系如下：

厥阴"风"木→一月；　少阳相"火"→七月。

少阴君"火"→二月；　阳明"燥"金→八月。

太阴"湿"土→三月；　太阳"寒"水→九月。

少阳相"火"→四月；　厥阴"风"木→十月。

阳明"燥"金→五月；　少阴君"火"→十一月。

太阳"寒"水→六月；　太阴"湿"土→十二月。

由此可见：（1）天之六气，在上半年的循环，是由阴到阳，其气温是由低到高，人所穿的衣服，是由多到少；在下半年的循环，是由阳到阴，其气温是由高到低，人所穿的衣服，是由少到多。

（2）二十四节气的划分，是古人把地球围绕太阳公转一圈，从"空间"上划分为24个等份，于是才有了"时间"概念的出现，即一年12个月、24个节气。其中，将每月的前半个月气候，称之为"节气"，即：立春、惊蛰、清明、立夏、芒种、小暑、立秋、白露、寒露、立冬、大雪、小寒等；将每月的后半个月气候，称之为"中气"，即：雨水、春分、谷雨、小满、夏至、大暑、处暑、秋分、霜降、小雪、冬至、大寒等。"节气"和"中气"交替出现，各经历15天。

（3）黄帝在这一篇的开头发出感叹："天之道也，如迎浮云……莫知其极。"这个"莫知其极"，就是对宇宙、对天地、对时间和空间的最精确形容。四方上下为"宇"，所谓的空间，是无边无际的；古往今来为"宙"，所谓的时间，是无穷无尽的。人生一世，以极为短暂狭小的空间和时间，又怎么能够不顺应、不顺从于无限浩渺的空间和时间呢？

二、六气过分亢盛会引发病变

帝曰：其有至而至，有至而不至，有至而太过，何也？

岐伯曰：至而至者和；至而不至，来气不及也；未至而至，来气有余也。

帝曰：至而不至，未至而至，如何？

岐伯曰：应则顺，否则逆，逆则变生，变生则病。

帝曰：善。请言其应。

岐伯曰：物，生其应也；气，脉其应也。

帝曰：善。愿闻地理之应六节气位何如？

岐伯曰：显明之右，君火之位也；君火之右，退行一步，相火治之；复行一步，土气治之；复行一步，金气治之；复行一步，水气治之；复行一步，木气治之；复行一步，君火治之。

相火之下，水气承之；水位之下，土气承之；土位之下，风气承之；风位之下，金气承之；金位之下，火气承之；君火之下，阴精承之。

帝曰：何也？

岐伯曰：亢则害，承乃制，制则生化，外列盛衰，害则败乱，生化大病。

【白话意译】黄帝问道：关于时令与气候（六气）的关系，有一种情况是，时令到了气候也到了；有一种情况是，时令到了气候没有到；还有一种情况是，时令没有到气候却到了，这是什么原因呢？

岐伯回答：六气在该到来的时候来了，就属和谐之气；在该到来的时候而没有来，就属"不及"；在不该到来的时候先来了，就属"有余"。

黄帝又问道：六气在该到的时候不到，不该到的时候却先到，又会怎样呢？

岐伯回答：时令与气候相适应，就叫作"顺"；时令与气候不相适应，就叫作"逆"，逆就会产生变化，产生变化就会引发病变。

黄帝又说：您讲得很好！时令与气候相适应，又会怎样呢？

岐伯回答：万物对六气的感应，会体现在它的生长过程之中；六气对人体的影响，会反映到人的脉象上。

黄帝赞道：说得好！还想听您讲讲六气与地上二十四节气的对应位置情况，究竟是怎样的呢？

岐伯回答：把二十四个节气，按照六份均分，便可与六气对应。具体情况是：春分之后，包括清明、谷雨、立夏等四个节气，均是少阴君火当位；小满之后，包括芒种、夏至、小暑等四个节气，均是少阳相火当位；大暑之后，包括立秋、处暑、白露等四个节气，均是太阴湿土当位；秋分之后，包括寒露、霜降、立冬等四个节气，均是阳明燥金当位；小雪之后，包括大雪、冬至、小寒等四个节气，均是太阳寒水当位；大寒之后，包括立春、雨水、惊蛰等四个节气，均是厥阴风木当位。

为防止六气在当位时太过亢盛，故相火的下面，有水气在相应制衡；水气的下面，有土气在相应制衡；土气的下面，有风气在相应制衡；风气的下面，有金气在相应制衡；金气的下面，有火气在相应制衡；君火的下面，有阴精在相应制衡。

黄帝又问道：为什么要有制衡呢？

岐伯回答：六气中的任何一气，一旦亢盛，就会产生负面的损害作用，必须有相应的气来制衡它。只有加以制衡，六气才能产生正常的生化作用，才能抵御外来的"太过"或者"不及"的邪气；如果不能制衡，就会产生危害，就会干扰、絮乱、乃至破坏人体的正常运化机能，引发大的病变。

【参悟领会】随着考古的不断发现，我们过去关于文史的一些基本常识也在被更新。在过去相当长的一个时期内，只要提及中华文化的源头，都会认为是道家；只要提及道家文化的创始者，都会认为是老子。

其实，中华文化的真正源头是"黄帝"文化和"黄帝"思想，而黄帝思想的精华，又在三本经典中，即：《黄帝内经》《黄帝外经》和《黄帝四经》。这里面，《黄帝内经》《黄帝外经》主要是探讨天、地、人的关系，以及万物生化的基本规律，所谓"医统天地人以为道"，算是一门"生存"哲学。《黄帝四经》尽管在古籍中早有记载，但却失传了，一直到1973年湖南长沙马王堆三号汉墓发掘，才重见天日。与《黄帝内经》《黄帝外经》不同，《黄帝四经》的《经法》《十大经》《称》《道原》中，主要探讨的是以法治国的问题，堪称一门"管理"哲学。

《经法》的开头，便是一句断语："道生法"。什么意思呢？这个道，就是天道，就是宇宙中各个星体、生命体的运化、运转规律；这个法，就是人类社会的制度法规。所谓道生法，就是说人类社会所创造的各项法度，均来源于与对宇宙、对天地万物生化规律的感性认识和理性总结。

自有人类社会以来，便有了"权力"这个东西。对权力的定义，可以说是五花八门；对权力的属性，比较广泛的共识是：权为衡器，是一种平衡的力量；权力只有相互制衡，才能确保正向运作；没有制衡的权力，必然带来毁灭性灾难。

在人类社会中，权力需要制衡；在大自然中，天之六气同样也需要制衡。既然大自然先于人类存在，那就可以说，人类对于权力需要制衡的认识，最初很可能就是在感悟天地之气的运转规律和万物之机的生化规律上得出的。

三、当其位则正

帝曰：盛衰何如？

岐伯曰：非其位则邪，当其位则正。邪则变甚，正则微。

帝曰：何谓当位？

岐伯曰：木运临卯，火运临午，土运临四季，金运临酉，水运临子，所谓岁会，气之平也。

帝曰：非位何如？

岐伯曰：岁不与会也。

帝曰：土运之岁，上见太阴；火运之岁，上见少阳、少阴；金运之岁，上见阳明；木运之岁，上见厥阴；水运之岁，上见太阳。奈何？

岐伯曰：天之与会也，故《天元册》曰天符。

帝曰：天符岁会何如？

岐伯曰：太一天符之会也。

帝曰：其贵贱何如？

岐伯曰：天符为执法，岁会为行令，太一天符为贵人。

帝曰：邪之中也奈何？

岐伯曰：中执法者，其病速而危；中行令者，其病徐而持；中贵人者，其病暴而死。

帝曰：位之易也何如？

岐伯曰：君位臣则顺，臣位君则逆。逆则其病近，其害速；顺则其病远，其害微。所谓二火也。

【白话意译】黄帝问道：六气的性质，有正有邪，其正邪变化，对人体健康影响究竟如何呢？

岐伯回答：不当其位的就是邪气，恰当其位的就是正常之气。邪气引发的疾病，程度比较严重而且多变；正气引发的疾病，往往比较轻微。

黄帝又问道：怎样才算是当其位呢？

岐伯回答：比如，木运遇到卯年，火运遇到午年，土运遇到辰、戌、丑、未年，金运遇到酉年，水运遇到子年，这种中运之气与岁支方位的五行之气相同，也是运与所遇年份的地支属性相同，就叫作"岁会"，也属于"平气"。

黄帝又问道：不当其位又如何呢？

岐伯回答：那就不是岁会。

黄帝又问道：土运之年，遇到太阴湿土司天；火运之年，遇到少阳相火、少阴君火司天；金运之年，遇到阳明燥金司天；木运之年，遇到厥阴风木司天；水运之年，遇到太阳寒水司天，这叫什么年呢？

岐伯回答：这是中运之气与司天之气的五行属性相同，所以《天元册》将之称为"天符"。

黄帝又问道：如果既是"天符"，又是"岁会"，那又如何称呼呢？

岐伯回答：那就叫"太一天符"。

黄帝又问道：这三种情形有什么差别吗？

岐伯回答：天符好比执法人员（行动队），岁会好比传令人员（通讯员），太一天符好比领导干部。

黄帝又问道：一个人，如果感受了这三种邪气而得病，程度会怎样呢？

岐伯回答：被"执法人员"侵犯的，往往发病比较急而且比较危险；被"传令人员"坑害的，往往病势比较缓且病程比较长；被"领导干部"迫害的，往往发病急剧且很快就会死亡。

黄帝又问道：六气的位置，如果发生错位，又会怎样呢？

岐伯回答：君居臣位，属于顺；臣居君位，属于逆。逆则发病很急，危险也很大；顺则发病比较慢，危险也比较小。这里所讲的六气位置变换，是针对君火与相火而言的。

【参悟领会】中医的理论是无比生动的！这种生动性就体现在对枯燥概念的形象类比上。在这一节里，最有意味的，就是岐伯将"太一天符"之年引发的气候变化作用比喻为"贵人",将"天符"之年引发的气候变化作用比喻为"执法",将"岁会"之年引发的气候变化作用比喻为"行令"。

一般认为,凡属"贵人"主导之年,气候变化会特别剧烈,引发的疾病会相当凶险;凡属"执法"主导之年,气候变化会比较大,引发的疾病会比较急;凡属"行令"主导之年,气候变化会相对小些,引发的疾病也会比较缓。

这里的"贵人",就相当于今天的县委书记;"执法"就相当于今天的县公安局长;"行令"就相当于今天的县委办主任。官职越高、权力越大,其一举一动引发的变动也就越大,造成的影响也就越大。

所谓天人相应,从某种意义上说,就是天地自然的规律,同样也适应于人类社会。贵人、执法、行令对气候造成的影响大小,就如同今天的领导干部、执法人员、通讯员对社会秩序造成的影响一样。

四、周而复始乃六气循行的基本规律

　　帝曰：善。愿闻其步何如？

　　岐伯曰：所谓步者，六十度而有奇，故二十四步积盈百刻而成日也。

　　帝曰：六气应五行之变何如？

　　岐伯曰：位有终始，气有初中，上下不同，求之亦异也。

　　帝曰：求之奈何？

　　岐伯曰：天气始于甲，地气始于子，子甲相合，命日岁立。谨候其时，气可与期。

　　帝曰：愿闻其岁，六气始终，早晏何如？

　　岐伯曰：明乎哉问也！甲子之岁，初之气，天数始于水下一刻，终于八十七刻半；二之气始于八十七刻六分，终于七十五刻；三之气始于七十六刻，终于六十二刻半；四之气始于六十二刻六分，终于五十刻；五之气始于五十一刻，终于三十七刻半；六之气始于三十七刻六分，终于二十五刻。所谓初六，天之数也。

乙丑岁，初之气，天数始于二十六刻，终于一十二刻半；二之气始于一十二刻六分，终于水下百刻；三之气始于一刻，终于八十七刻半；四之气始于八十七刻六分，终于七十五刻；五之气始于七十六刻，终于六十二刻半；六之气始于六十二刻六分，终于五十刻。所谓六二，天之数也。

丙寅岁，初之气，天数始于五十一刻，终于三十七刻半；二之气始于三十七刻六分，终于二十五刻；三之气始于二十六刻，终于一十二刻半；四之气始于一十二刻六分，终于水下百刻；五之气始于一刻，终于八十七刻半；六之气始于八十七刻六分，终于七十五刻。所谓六三，天之数也。

丁卯岁，初之气，天数始于七十六刻，终于六十二刻半；二之气始于六十二刻六分，终于五十刻；三之气始于五十一刻，终于三十七刻半；四之气始于三十七刻六分，终于二十五刻；五之气始于二十六刻，终于一十二刻半；六之气始于一十二刻六分，终于水下百刻。所谓六四，天之数也。次戊辰岁，初之气复始于一刻，常如是无已，周而复始。

帝曰：愿闻其岁候何如？

岐伯曰：悉乎哉问也！日行一周，天气始于一刻，日行再周，天气始于二十六刻，日行三周，天气始于五十一刻，日行四周，天气始于七十六刻，日行五周，天气复始于一刻，所谓一纪也。是故寅、午、戌岁气会同，卯、未、亥岁气会同，辰、申、子岁气会同，巳、酉、丑岁气会同。终而复始。

【白话意译】黄帝说：您解释得很明白了！我想再了解一下天时的"步"算法，好吗？

岐伯回答：自古以来计算天时，是以"步"为计量单位。一步，就相当于六十日多一点点（一年为六步），四年以后，也就是二十四步以后，每一步的余数累加，满一百刻，就凑够了一日。

黄帝又问道：六气与五行相应的变化如何呢？

岐伯回答：六气中的每一气，都有始有终，其中的每一气，又分为初气和中气，由于天气和地气不同，所以推求起来也不相同。

黄帝又问道：怎样推求呢？

岐伯回答：天气以"甲"为开始，地气以"子"为开始，子与甲相互组合，就叫作"岁立"。岁立确定以后，就可以推求六气的变化规律了。

黄帝又问道：每年六气始终的早晚情况怎样呢？

岐伯回答：您所提的问题真是英明！六气第一周的始终刻分数是这样的：甲子年，初气开始于水下一刻，终止于八十七刻半（相差约12.5）；第二气开始于八十七刻六分，终止于七十五刻（相差约12.5）；第三气开始于七十六刻，终止于六十二刻半（相差约13.5）；第四气开始于六十二刻六分，终止于五十刻（相差约12.6）；第五气开始于五十一刻，终止于三十七刻半（相差约13.5）；第六气开始于三十七刻六分，终止于二十五刻（相差约12.6）。

六气第二周的始终刻分数是这样的：乙丑年，初气开始于二十六刻，终止于十二刻半（相差约13.5）；第二气开始于十二刻六分，终止于水下百刻（相差约12.6）；第三气开始于一刻，终止于八十七刻半（相差约12.5）；第四气开始于八十七刻六分，终止于七十五刻（相差约12.6）；第五气开始于七十六刻，终止于六十二刻半（相差约13.5）；第六气开始于六十二刻六分，终止于五十刻（相差约12.6）。

六气第三周的始终刻分数是这样的：丙寅年，初气开始于五十一刻，终止于三十七刻半（相差约13.5）；第二气开始于三十七刻六分，终止于二十五刻（相差约12.6）；第三气开始于二十六刻，终止于十二刻半（相差约13.5）；第四气开始于十二刻六分，终止于水下百刻（相差约12.6）；第五气开始于水下一刻，终止于八十七刻半（相差约12.5）；第六气开始于八十七刻六分，终止于七十五刻（相差约12.6）。

六气第四周的始终刻分数是这样的：丁卯年，初气开始于七十六刻，终止于六十二刻半（相差约13.5）；第二气开始于六十二刻六分，终止于五十刻（相差约12.6）；第三气开始于五十一刻，终止于三十七刻半（相差约13.5）；第四气开始于三十七刻六分，终止于二十五刻（相差约12.6）；第五气开始于二十六刻，终止于十二刻半（相差约13.5）；第六气开始于十二刻六分，终止于水下百刻（相差约12.6）。接下来就是戊辰年的初气，重新从水下一刻开始。总之，按照上述次序，六气就是这样周而复始地循环着。

黄帝又问道：这种六气循环，如果以年来计算，又将如何呢？

岐伯回答：您问得真细致啊！太阳循行第一周，六气开始于水下一刻；循行第二周，六气开始于二十六刻；循行第三周，六气开始于五十一刻；循行第四周，六气开始于七十六刻；循行第五周，六气又从第一刻开始。这是天的六气四周一次的循环，称为"一纪"。因此，寅年、午年、戊年六气始终的时刻相同，卯年、未年、亥年六气始终的时刻相同，辰年、申年、子年六气始终的时刻相同，巳年、酉年、丑年六气始终的时刻相同。它们，就是这样周流不息、终而复始的。

【参悟领会】这一段话，涉及古代天文学的知识。有三个概念，需要我们弄清楚：

第一个是，"六十度而有奇"。据张介宾的解释，一度为一日。古人通过长期测量，得出一周岁为三百六十五日二十五刻，按照六步（六等份）来均分，则一步为六十日又八十七刻半，所以便出现了奇数。

第二个是，"水下一刻"。古代无钟表，以漏壶作为计时之器。所谓漏壶，是用铜做的，壶上开一小孔，使水从小孔自然滴漏，壶中的水恰好在一昼夜漏尽。为了准确计时，古人在壶面刻了101条横线，每两条横线之间称为一刻，共计100刻。这里讲的"水下一刻"，就是壶水装满至第一条横线后开始滴漏的那一瞬间。用现代人的话讲，就是零刻。

第三个是，"一纪"。纪，就是标志的意思。这里以四年为一纪，标志着一个循环。比如，五运以五年为一纪，六气以六年为一纪，五运与六气相合则三十年为一纪。

五、人与动物、植物等都是
天地之气相交的产物

帝曰：愿闻其用也。

岐伯曰：言天者求之本，言地者求之位，言人者求之气交。

帝曰：何谓气交？

岐伯曰：上下之位，气交之中，人之居也。故曰：天枢之上，天气主之；天枢之下，地气主之；气交之分，人气从之，万物由之。此之谓也。

帝曰：何谓初中？

岐伯曰：初凡三十度有奇，中气同法。

帝曰：初中何也？

岐伯曰：所以分天地也。

帝曰：愿卒闻之。

岐伯曰：初者地气也，中者天气也。

帝曰：其升降何如？

岐伯曰：气之升降，天地之更用也。

帝曰：愿闻其用何如？

岐伯曰：升已而降，降者谓天；降已而升，升者谓地。天气下降，气流于地；地气上升，气腾于天。故高下相召，升降相因，而变作矣。

【白话意译】黄帝对岐伯说：关于六气，我们讨论许久了，它究竟有什么作用呢？

岐伯回答：研究探索天气的变化规律，一定要追溯推求至六气的本源；研究探索地气的变化规律，一定要追溯推求至六气与五行相对应的配位；研究探索人体与天地自然相适应的规律，一定要追溯推求至天气与地气的交合。

黄帝问道：什么叫作气交呢？

岐伯回答：天气在上，地气在下，在上之天气下降，在下之地气上升，天气与地气相交之处，就是人类生活的场所。所以说，中枢之上，是由天气主导的；中枢之下，是由地气主导的。两气交合的地方，就是人气产生生化的地方，也是万物生化的地方。所谓的大道理，就是如此。

黄帝又问道：您讲的初气、中气又是什么呢？

岐伯回答：一年分为六步，也就是六等份，每一等份为六十度有奇，初气和中气各占一半，都是三十度有奇。

黄帝又问道：那为什么要分初气和中气呢？

岐伯回答：主要是用来区分天气与地气。

黄帝又问道：您能讲得再清楚一些吗？

岐伯回答：初气就是地气，中气就是天气。

黄帝又问道：这二气的升降究竟怎样呢？

岐伯回答：二气的升降，是天地阴阳之力相互作用的结果。

黄帝又问道：它们又是怎样相互作用的呢？

岐伯回答：地气上升，但升到极点就会下降，这种下降是天气作用的结果；天气下降，但降到极点就会上升，这种上升是地气作用的结果。天气下降，气就会流动于地；地气上升，气就会蒸腾上天。正是因为有了天气与地气的相互感应、相互作用，才有了天气与地气的升降循环，才有了天地间的万千变化。

【参悟领会】"气"不仅是中医一个重要概念，也是中国传统哲学的一个重要概念。关于气与人体生命的论述，自古以来，可谓多如牛毛。最精典的莫过于庄子。

《庄子·知北游篇》认为："人之生，气之聚也。聚则为生，散则为死"。《管子·枢言篇》认为："有气则生，无气则死，生者以其气"。由此可见，人之所以生，是因为体内有气。这种体内的生气，直接的来源就是天气和地气，也就是我们现在所谓的"空气"。

庄子的这种观点究竟是否科学呢？究竟是对还是错呢？

在过去相当长的一段时间里，有相当一部分人，尤其是近现代人，认为庄子不过是胡扯罢了。但美国物理学家乔治·伽莫夫出了一本书，叫《从一到无穷大》，在这本书里，他引用了一个实证材料，倒是证明了庄子所讲的东西是对的。这个观点是：

植物生长过程中需要的大部分材料并不是土壤里的，而是来自空气……土壤最大的作用是为植物提供支撑和水源储备，以及植物生长过程中必需的一小部分特定种类的盐……事实上，空气也并不像古人所想的那样纯净，它其实是氮和氧组成的混合物……在阳光的作用下，植物的绿叶吸收空气中的二氧化碳，使之与根系吸收的水分发生反应，形成各种各样的有机物。

从上述这一段通过科学实验得来的证据材料看，早在几千年前，我们的老祖宗已经认识到了"空气"对于人、对于动物、对于植物生命生发的重要性了。即：非气不成人，非气不成物。

此外，不光天气、地气有升降问题，药气也有升降问题。如黄芪、升麻、柴胡、葛根等属阳性、味辛味甘的药，就属于升气之药；代赭石、大黄、黄连等属阴性、味酸味苦味咸的药，就属于降气之药。任何一个好的药方，都必须依据病势的具体情况，来统筹考虑用药。其基本原则是：凡病势上逆者，宜降不宜升；凡病势下陷者，宜升不宜降。需要特别注意的是，良医给人开方时，必须讲究辩证思维，不能光降不升，或者光升不降，而是要做到升中有降，降中有升，升降合理搭配。只有这样，才能形成气机的良性循环。

六、万物新生必由"化"，万物终极必生"变"

帝曰：善。寒湿相遘（与后面的临、值，都是遇合的意思），燥热相临，风火相值，其有闻乎？

岐伯曰：气有胜复，胜复之作，有德（特性）有化（生化），有用（作用）有变（变异、变质），变则邪气居之。

帝曰：何谓邪乎？

岐伯曰：夫物之生，从于化，物之极，由乎变，变化之相薄，成败之所由也。故气有往复，用有迟速，四者之有，而化而变，风之来也。

帝曰：迟速往复，风所由生，而化而变。故因盛衰之变耳。成败倚伏（隐藏着相互的因果）游乎中，何也？

岐伯曰：成败倚伏，生乎动，动而不已，则变作矣。

帝曰：有期乎？

岐伯曰：不生不化，静之期也。

帝曰：不生化乎？

岐伯曰：出入废，则神机化灭；升降息，则气立孤危。故非出入，则无以生长壮老已；非升降，则无以生长化收藏。是以升降出入，无器（形体器官）不有。故器者生化之宇，器散则分之，生化息矣。故无不出入，无不升降。化有小大，期有近远。四者之有，而贵常守，反常则灾害至矣。故曰：无形无患，此之谓也。

帝曰：善。有不生不化乎？

岐伯曰：悉乎哉问也！与道合同，惟真人也。

帝曰：善。

【白话意译】黄帝说：您说得太好了！寒与湿相遇合，燥与热相遇合，风与火相遇合，会产生什么样的变化呢？

岐伯回答：气有主动抑制的作用，也有被动反抗的作用，两种作用相互交集，便产生出不同的特性，有凸显生化的，有凸显作用的，有凸显变异的，变异就会产生邪气。

黄帝问道：变异为什么会产生邪气呢？

岐伯回答：事物的新生，都是由"化"而来；事物发展到最后的极端，都会产生"变"。变与化的相互斗争和生克，就是事物生长和衰败的根本原因。气有往有返、有进有退，作用有慢有快、有迟有速，快慢进退这四种要素体现在六气的形成运化过程中，也就产生了风气的变化。

黄帝又问道：快慢进退、迟速往返是风气产生的直接原因；由化到变，反映的则是事物盛衰变化的过程。但事物的盛生和衰亡，为什么会隐藏在化与变的斗争中呢？

岐伯回答：事物生长和衰亡相互隐伏的根本原因在于运动，只有不断的运动，才会产生变化。

黄帝又问道：运动有没有停止的时候呢？

岐伯回答：当事物没有生、没有化的时候，就是停止的时候了。

黄帝又问道：事物有不生不化的吗？

岐伯回答：古人把事物内部的生生不息之机，叫作"神机"，神机存，则生命在。但是，如果没有了出入运动（呼与吸、进食与排便出汗等），这种神机也就熄灭了；如果没有了升降运动（血液循环、气息循环等），这种神机也就停止了。没有了出入，就不可能有万物生（新生）、长（成长）、壮（壮大、壮实）、老（衰老）和巳（终结、死亡）的生命过程；没有了升降，就不可能有万物生（发育、生育）、长（发展、发达）、化（转化、升华）、收（结果）、藏（收藏、蕴藏）的生化过程。所以，凡是有形之物，都具有升降出入之气，这也是有形之物的生化之机所在。如果形体解散，生化也就停止了。由此可见，任何有形的生命体，没有不出不入、不升不降的，只是生化大小和时间长短的区别罢了。升降出入的运转，最重要的是必须保持正常，假如反常，就会遭遇灾难。所以，没有形体也就没有灾难的说法，就是指的这一点。

黄帝说：您分析得真对！这世上，到底有没有不受生化规律影响的人呢?

岐伯回答:问得好啊!能够掌握自然规律,融合自然规律,并很好地适应自然规律变化的人,才是"真人"。只有真人才能达到如此境界。

黄帝说:您讲得真好啊!

【参悟领会】这段话的核心,就在"升降出入,无器不有"八个字。为什么说升降出入是所有有形生命体的特征呢?为什么所有的生命体都离不开升降出入呢?

回答这个问题,还得从毛主席总结的"外因是变化的条件,内因是变化的根据"来说。

先说生命体的"升降"。这个特征,主要是由于人的生存大环境决定的,也就是天气和地气的基本运动特征决定的。"天气下降,地气上升",不停地循环,就决定了生存于天地之间的人活着,必须依赖气机的不断升降循环。

再说生命体的"出入"。这个特征,主要是由于构成人的最基本单位"细胞"的特征决定的。任何一个生命体,都是由活细胞组成的。

活细胞的基本特征有什么呢?乔治·伽莫夫在《从一到无穷大》这本书里形容:

活细胞独特的基本性质包括以下几种能力:1.从周围介质中摄取自己需要的养料;2.将这些养料转化为生长发育所需的物质;3.活细胞的几何尺寸增长到一定程度以后会分成两个相

似的细胞，其中每个细胞都跟自己原来的尺寸差不多，而且可以生长发育。当然，独立细胞组成的更复杂的生命体也普遍拥有这三种能力：进食、发育和繁殖。

通过这一段话，我们不难明白，活细胞的"发育"和"繁殖"的特征，就决定了由活细胞组成的有形生命体，必然会具有生、长、壮的特征。而活细胞通过细胞膜吸收营养物质、排出废物和有害物质的特征，则决定了有形生命体的"出""入"的特征。

第六十九篇

气交变大论篇

篇目解读

气，就是天地之气，包括木、火、水、金、土五运之气和风、寒、暑、湿、燥、火六气；交，就是上下交换循环；变，就是变化。气交变，就是指五运之气在上下交换循环过程中产生的各种变化，包括太过和不及两种状况，包括德、化、政、令四种状态等，以及这些变化对自然气候的影响和对人体健康的影响。

一、良医当知天文、地理、人事

黄帝问曰：五运更治，上应天期，阴阳往复，寒暑迎随，真邪相薄，内外分离，六经波荡，五气倾移，太过不及，专胜兼并，愿言其始，而有常名，可得闻乎？

岐伯稽首再拜对曰：昭乎哉问也！是明道也。此上帝所贵，先师传之，臣虽不敏，往闻其旨。

帝曰：余闻得其人不教，是谓失道；传非其人，慢泄天宝。余诚菲德，未足以受至道；然而众子哀其不终。愿夫子保于无穷，流于无极，余司其事，则而行之，奈何？

岐伯曰：请遂言之也。《上经》曰：夫道者，上知天文，下知地理，中知人事，可以长久。此之谓也。

帝曰：何谓也？

岐伯曰：本气，位也。位天者，天文也。位地者，地理也。通于人气之变化者，人事也。故太过者先天，不及者后天，所谓治化，而人应之也。

【白话意译】黄帝问道：地上的五运交替，与天上的六气相互感应；阴阳的循环往来，与四季的寒暑变化相对应。真气与邪气相互争斗，使人体内外不能和谐，一方面造成六经的血气波动，一方面造成五脏之气失去平衡，当形成"太过"的局面时，则会一气独盛；当形成"不及"的局面时，则会相互侵占吞并。对此，我很想听您讲讲其中的起始原理和一般性规律，可以吗？

岐伯恭恭敬敬地行了一个拜礼说：您所问的问题，总是那样的高明！这个高深的问题，也一直是历代帝王非常重视和关注的问题，我的老师把它传授给我，我虽然不是很聪慧，领会得也不可能很全面，但对于其中的宗旨要义，还是基本掌握了。

黄帝说：我曾听先贤说过，遇到了合适的、该传授的人而不传授，就会使好的学问知识失传，这属于"失道"之举；但如果把学问知识传授给了不该传授的人，那就是轻视学问知识、不负责任的表现。我这个人，虽然修养还不够高，不一定完全符合这门学问知识传授的条件，但每每看到黎民百姓因为各种疾病而痛苦、夭折的情状，我的内心非常哀痛。希望您从关心爱护天下苍生的健康出发，把这些知识学问传授下来，我会亲自负责组织好承传工作，一定严格按照规矩办事，一定让其永远地流传下去。您看怎么样呢？

岐伯回答：那我就详细地给您讲讲吧！《上经》说得好，要想精通医道，就必须上知天文、下知地理、中知人事。只有这样的医道知识，才是真正全面、有用之学，才值得永久流传。

黄帝问道：为什么医道要包含天文、地理、人事的知识呢？

岐伯回答：这是为了让我们全面地了解掌握天、地、人相应的基本规律。所谓"位天"，就是要研究日月星辰运转的天文知识；所谓"位地"，就是要研究四时方位、地形地貌等地理知识；所谓"人事"，就是要研究人体的心理、生理、病理等知识。人生活在大自然中，时刻受到气候的影响。气候变化太过，就是指时间未到而气候先到（如冬天未到而风雪先到）；气候变化不及，就是指时间到了而气候未到（如立春之后仍然天寒地冻）。由此可见，一年之中，气候的变化有常态，也有变异，而人体生理也必然会随之产生相应的变化。

【参悟领会】世上的学问，如果以大类来分，可分为"形而上"之学和"形而下"之学。

《易经·系辞》讲："形而上者谓之道，形而下者谓之器。"

中医，究竟是一门怎样的学问呢？

答案是：中医既是形而上之学，又是形而下之学。说中医是形而上之学，是因为它确实涵盖了天文、地理、人事等诸多学科的知识，正所谓"医统天地人以为道"。说中医是形而下之学，是因为它不光是一门"哲学"，上得了天（涉及到遥远太空、茫茫宇宙的知识），还是一门"术学"，下得了地，能够通过汤药、按摩、针灸、刮痧、拔罐等诸多技术，帮助人们解除痛苦。

在这一段论述里，岐伯之所以特别强调，学中医者要"上知天文，下知地理，中知人事"，主要是因为，这三者乃是任何一个人生存、生活的客观条件和必要条件。换句话说，就是人的生存，离不开具体的气候条件、离不开具体的地理环境条件、离不开具体的人际关系条件等。

同样一个人，在温暖的春天和寒冷的冬天（时间区别），其身体状况是不一样的；在江浙地方与在青藏高原（空间区别），其身体状况也是不一样的；在人际关系和谐的单位与在人际关系紧张的单位，其身体状况更是不一样的。

天文、地理、人事三大要素中，天文、地理属于自然范畴，人事属于社会范畴。马克思讲，人的本质是社会关系的总和。同样，人的本质也是自然关系的总和。

故良医给人治病，必须求其本，考虑到"本质"问题，即病人所处的自然环境和社会环境问题。

奥地利物理学家薛定谔在《生命是什么》一书中谈到：对哲学来说，真正的困难就在于进行观察和思考的个体在空间和时间上的多样性。

这种空间和时间上的多样性，也就注定了影响人体健康因素的多样性，注定了人体所发疾病的多样性，注定了医者给人治疗疾病的思路和方法的多样性。

二、五运气化太过会怎么样

帝曰：五运之化，太过何如？

岐伯曰：岁木太过，风气流行，脾土受邪。民病飧泄，食减，体重，烦冤，肠鸣，腹支满，上应岁星（指木星）。甚则忽忽善怒，眩冒巅疾。化气不政，生气独治，云物飞动，草木不宁，甚而摇落。反胁痛而吐甚。冲阳绝者，死不治。上应太白星（指金星）。

岁火太过，炎暑流行，金肺受邪。民病疟，少气，咳喘，血溢，血泄，注下，嗌燥，耳聋，中热，肩背热。上应荧惑星（指火星）。甚则胸中痛，胁支满胁痛，膺痛肩胛间痛，两臂内痛，身热肤痛而为浸淫。收气不行，长气独明，雨冰霜寒，上应辰星。上临少阴少阳，火燔焫（fán ruò，点燃，焚烧），水泉涸，物焦槁。病反谵妄狂越，咳喘息鸣，下甚，血溢泄不已。太渊绝者，死不治。上应荧惑星。

岁土太过，雨湿流行，肾水受邪。民病腹痛，清厥，意不乐，体重，烦冤，上应镇星（指土星）。甚则肌肉萎，足痿不收，行善瘛（chì，筋挛，抽风），脚下痛，饮发中满，食减，四支不举。变生得位，藏气伏，化气独治之，泉涌河衍，涸泽生鱼，风雨大至，土崩溃，鳞见于陆。病腹满溏泄，肠鸣，反下甚而太溪绝者，死不治，上应岁星。

岁金太过，燥气流行，肝木受邪。民病两胁下少腹痛，目赤痛，眦疡，耳无所闻。肃杀而甚，则体重，烦冤，胸痛引背，两胁满且痛引少腹，上应太白星。甚则喘咳逆气，肩背痛，尻、阴、股、膝、髀、腨、胻、足皆病，上应荧惑星。收气峻，生气下，草木敛，苍干凋陨。病反暴痛，胠胁不可反侧，咳逆甚而血溢。太冲绝者，死不治。上应太白星。

岁水太过，寒气流行，邪害心火。民病身热烦心，躁悸，阴厥，上下中寒，谵妄心痛，寒气早至，上应辰星。甚则腹大胫肿，喘咳，寝汗出，憎风，大雨至，埃雾朦郁，上应镇星。上临太阳，则雨冰雪，霜不时降，湿气变物。病反腹满，肠鸣溏泄，食不化，渴而妄冒。神门绝者，死不治。上应荧惑、辰星。

【白话意译】黄帝问道：五运之气太过，对人的身体会有怎样的影响呢？

岐伯回答：一般来说，凡是木运太过的年份，则风气流行。由于风木克制脾土，故脾胃容易受到伤害，人们多患消化不良而引发的泄泻、食欲不振、肢体沉重、心情烦闷、肠中鸣响、肚腹胀满等疾病。木气太过，反应到天上的星象，则是"木星"显得格外光亮。当风木之气过于旺盛时，人们就容易突然发怒、并出现头晕目眩的症状。这就是土气被压制、木气独盛的征象。这种过盛的风气，会使天上的云雾飞扬，使地上的草木飘摇、甚至折落，使病人的胁部疼痛、呕吐不止。假如胃经的冲阳脉断绝，那就成了无法治愈的死症。这个时候，如果太白"金星"显得格外明亮，则表明是金气出来抑制木气了。

凡是火运太过的年份，则暑热之气流行。由于暑火克制肺金，故肺脏容易受到侵害，人们多患疟疾、呼吸少气、咳嗽气喘、吐血衄血、二便下血、水泻如注、咽喉干燥、耳聋、胸中闷热、肩背发热等疾病。火气太过，对应在天上的星象，则是"火星"显得格外光亮。当暑火之气过于旺盛时，人就容易胸中疼痛，胁下胀满，胁痛，胸背肩胛间疼痛，两臂内侧疼痛，身热肤痛而形成浸淫病。这恰恰是金气被压制、火气独旺的征象。这种过旺的火气，会造成物极必反，导致水气侵入，出现雨水寒霜的变化。这个时候，如果"水星"显得格外明亮，则表明是水气出来抑制火气了。假如遇到少阴君火或少阳相火为司天的年份，则火气会更加亢盛，整个大地好像火烧一样，水源干涸，植物枯焦。人在这个时候得病，多会出现胡言乱语、发狂奔走、咳嗽气喘、呼吸有声、二便下血等症状。假如肺脏的太渊脉断绝，那就成了无法治愈的死症。这个时候,火星会显得特别光明。

凡是土运太过的年份,则雨湿之气流行。由于湿土克制肾水,故肾脏容易受到侵害,人们多患腹痛、四肢厥冷、情绪忧郁、身体沉重、心情烦闷等疾病。土气太过,对应在天上的星象,则是"土星"显得格外光亮。当雨湿之气过于旺盛时,人们就容易患上肌肉萎缩、两脚痿弱不能行动、经常抽搐拘挛、脚跟痛、水邪积于体内而生胀满、饮食减少、四肢无力不能举动等疾病。当水气不振、土气旺到极点的时候,整个大地就会泉水喷涌、河水暴涨,原本干涸的池塘也会滋生鱼类,严重的还会引发疾风暴雨,导致堤岸崩溃、河水泛滥,鱼游到陆地上的现象。这个时候,人们更容易患上肚腹胀满、大便溏泄、肠鸣、泄泻等病症。假如肾经的太溪脉断绝,那就成了无法治愈的死症。这个时候,如果"木星"显得格外明亮,则表明是木气出来抑制土气了。

凡是金运太过的年份,则干燥之气流行。由于燥金克制风木,故肝脏容易受到侵害,人们多患胁下小腹疼痛、目赤而痛、眼角溃烂、耳聋等疾病。当燥金之气过于亢盛时,人就容易患上身体沉重、内心烦闷、胸部疼痛并牵扯到后背、两胁下疼痛并牵扯到小腹等疾病。金气太过,对应在天上的星象,则是太白"金星"显得格外光亮。当金气亢盛到极点的时候,人们就会容易出现喘息咳嗽、呼吸困难、肩背疼痛、尻、阴、股、膝、髀、小腿肚子、脚跟、足等部位都感到疼痛的症状。这个时候,如果"火星"显得格外明亮,则表明是火气出来抑制金气了。当金气突然亢盛的时候，整个大地水气就会下降，草木的生气就会收敛，枝叶就会枯干凋谢。这个时候，人们更容易患上胁肋急剧疼痛、不能转动翻身、咳嗽气逆、甚至吐血衄血等症状。假如肝经的太冲脉断绝，那就成了无法治愈的死症。这个时候，往往也是金星最亮的时候。

凡是水运太过的年份，则寒气流行。由于寒水克制阳火，故心脏容易受到侵害，人们多患发热、心悸、烦躁、四肢冰冷、全身发冷、胡言乱语、妄动、心痛等疾病。当寒气提前到来时，对应在天上的"水星"会显得格外光亮。当寒邪之气亢盛到极点的时候，人们就会容易出现腹水、脚胫浮肿、气喘咳嗽、盗汗、怕风等症状。物极必反，当寒水之气过于亢盛时，湿土之气就会出来抑制，这个时候，大雨下降，尘土飞扬如同雾露一样迷蒙，而天上的"土星"则显得格外光亮。如果遇到太阳寒水司天的年份，则寒气更甚，雨雪冰霜不时下降，由于湿气太盛，万物容易产生霉变。这个时候，人们更容易患上腹中胀满、肠鸣便泻、消化不良、口渴、眩晕等症状。假如心经的神门脉断绝，那就成了无法治愈的死症。这个时候，往往是火星昏暗、水星光亮。

【参悟领会】提及中国传统文化，便会想到"天人相应"；提及"天人相应"，许多人便会感到玄之又玄，甚至有的会觉得是"荒诞和迷信"。其实，这种所谓的"荒诞和迷信"，乃是人类科学探索的"未知领域"。我们老祖宗发明的"五运六气"学说，实质上就是对"天人相应"理论的一种科学证明。

　　证据之一：地球的气候与天上（太阳系）的五大行星运行位置确实有着密切关系。当我们看到水星最为光亮的时候，就是水星距离地球位置最近的时候，也就是地球上"寒气"最为盛行的时候，用我们现代的话说，就是全球气候多"冷"的时候。

　　当我们看到金星最为光亮的时候，就是金星距离地球位置最近的时候，也就是地球上的气候受其影响最大，"燥气"最为盛行的时候，用我们现代的话说，就是全球气候多"旱"的时候。

　　当我们看到火星最为光亮的时候，就是火星距离地球位置最近的时候，也就是地球上的气候受其影响最大，"暑气"最为盛行的时候，用我们现代的话说，就是全球气候多"热"的时候。

　　当我们看到木星最为光亮的时候，就是木星距离地球位置最近的时候，也就是地球上的气候受其影响最大，"风气"最为盛行的时候，用我们现代的话说，就是全球气候多"变"的时候。

　　当我们看到土星最为光亮的时候，就是土星距离地球位置最近的时候，也就是地球上的气候受其影响最大，"湿气"最为盛行的时候，用我们现代的话说，就是全球气候多"涝"的时候。

　　证据之二：地球上不同的气候直接影响着人体五脏健康。当水星临近、寒气太盛的时候，人的心火自然会受到压制，容易引发心与小肠的毛病；当金星临近、燥气太盛的时候，人的肝气自然会受到压制，容易引发肝胆的毛病；当火星临近、暑气太盛的时候，人的肺气自然会受到压制，容易引发肺与大肠的毛病；当木星临近、风气太盛的时候，人的脾气自然会受到压制，容易引发脾胃的毛病；当土星临近、湿气太盛的时候，人的肾水自然会受到压制，容易引发肾与膀胱的毛病。

以上这些，都是古人用了上千年的时间，长期观察、记录和总结出来的规律。

三、五运气化不足会怎么样

帝曰：善。其不及何如？

岐伯曰：悉乎哉问也！岁木不及，燥乃大行，生气失应，草木晚荣。肃杀而甚，则刚木辟著，柔萎苍干，上应太白星。民病中清，胠胁痛，少腹痛，肠鸣溏泄。凉雨时至，上应太白星，其谷苍。上临阳明，生气失政，草木再荣，化气乃急，上应太白、镇星，其主苍早。

复则炎暑流火，湿性燥，柔脆草木焦槁，下体再生（从根部重新生长），华实齐化。病寒热，疮疡，痱胗，痈痤。上应荧惑、太白，其谷白坚。白露早降，收杀气行，寒雨害物，虫食甘黄。脾土受邪，赤气后化，心气晚治，上胜肺金，白气乃屈，其谷不成，咳而鼽。上应荧惑、太白星。

岁火不及，寒乃大行，长政不用，物荣而下。凝惨而甚，则阳气不化，乃折荣美，上应辰星。民病胸中痛，胁支满，两胁痛，膺背肩胛间及两臂内痛，郁冒蒙昧，心痛暴喑，胸腹大，胁下与腰背相引而痛，甚则屈不能伸，髋髀如别。上应荧惑、辰星，其谷丹。复则埃郁，大雨且至，黑气乃辱，病骛溏，腹满，食饮不下，寒中，肠鸣泄注，腹痛，暴挛痿痹，足不任身。上应镇星、辰星，玄谷不成。

岁土不及，风乃大行，化气不令，草木茂荣。飘扬而甚，秀而不实，上应岁星。民病飧泄，霍乱，体重，腹痛，筋骨繇复，肌肉瞤酸，善怒。藏气举事，蛰虫早附，咸病寒中，上应岁星、镇星，其谷龄。复则收政严峻，名木苍凋，胸胁暴痛，下引少腹，善太息。虫食甘黄，气客于脾，龄谷乃减，民食少失味，苍谷乃损，上应太白、岁星。上临厥阴，流水不冰，蛰虫来见。藏气不用，白乃不复，上应岁星，民乃康。

岁金不及，炎火乃行，生气乃用，长气专胜，庶物以茂，燥烁以行，上应荧惑星。民病肩背瞀重，鼽嚏，血便注下。收气乃后，上应太白、荧惑星，其谷坚芒。复则寒雨暴至，乃零冰雹霜雪杀物，阴厥且格，阳反上行，头脑户痛，延及囟顶，发热。上应辰星、荧惑，丹谷不成。民病口疮，甚则心痛。

岁水不及，湿乃大行，长气反用，其化乃速，暑雨数至，上应镇星。民病腹满，身重，濡泄，寒疡流水，腰股痛发，腘腨股膝不便。烦冤，足痿清厥，脚下痛，甚则跗肿。藏气不政，肾气不衡，上应镇星、辰星，其谷秬。上临太阴，则大寒数举，蛰虫早藏，地积坚冰，阳光不治，民病寒疾于下，甚则腹满浮肿，上应镇星、荧惑，其主黅谷。复则大风暴发，草偃木零，生长不鲜，面色时变，筋骨并辟，肉𥆧瘛，目视䀮䀮（máng，目不明）。物疏璺（wèn，分裂），肌肉胗发，气并鬲中，痛于心腹。黄气乃损，其谷不登，上应岁星、镇星。

【白话意译】黄帝说：您解释得真透彻！如果五运气化不足，又会对气候和人体健康产生什么样的影响呢？

岐伯回答：您问得真全面啊！凡是木运不足的年份，燥金之气便会流行。由于木的生气没有按时到来，草木萌芽就会晚期。加之肃杀之气过盛，即便是坚硬的树木也会折断碎裂，柔嫩的草木也会萎弱枯干。正因为燥金之气亢盛，所以天上的金星也显得格外光亮。在这种大气环境下，人们容易患上中气虚寒、胁肋部疼痛、小腹痛、肠鸣、溏泄等疾病。在气候方面，则是经常下凉雨。这一切，都与天上的金星有关联。具体表现到谷类作物的生长上，则是不能成熟，呈现出青色。这个时候，如果恰逢阳明司天，木气不能发挥作用，土气兴起，则草木会再度茂盛，继而开花、结果、成熟过程加速。这个时候看天上，则金星、土星都很光亮。

金克木，木气受到克制后，会产生火气，整个大地就会炎热如火，万物由湿润变得干燥，柔嫩的草木也会变得焦枯，枝叶需要从根部重新生长，开花、结果几乎是同时出现。在这种气候下，人们容易患上寒热、疮疡、痈疹、痈痤等疾病。这个时候看天上，则金星、火星都很光亮。具体到谷物的生长上，由于金气克制木气，不仅使得谷物不能成熟，加之白露提前降临，肃杀之气流行，寒雨反常下降，对万物造成损害，尤其味甘色黄的谷物更容易遭受虫害。具体到人的身体，则是脾土受邪，火气起来，心火之气虽然亢盛得迟缓一点，但一旦压制肺金之气，则容易引发咳嗽、鼻塞等症状。这个时候，天上的火星会显得光亮，金星则会显得黯淡些。

凡是火运不足的年份，寒气就会流行，即便是到了夏天，由于生长之气受到压制，不能充分发挥，使得植物不仅缺乏茂盛向上的力量，而且凋落得很快。天地间，一旦阴寒凝滞之气过于旺盛，阳气不能生化，万物繁荣美丽的生机就会受到摧折。这个时候，天上的水星会显得格外光亮。人们多患胸痛、胁部胀满、两胁疼痛等症，上胸部、背部、肩胛之间及两臂内侧都感到疼痛，抑郁眩晕，心痛、突然失音，胸腹肿大，胁下与腰部相互牵引而痛、四肢蜷曲不能伸展，髋骨与大腿之间不能活动自如。水克火，这个时候观察星象，往往是火星昏昧，水星光亮，红色的谷物难以成熟。旺盛的水气压在火上，致使整个大地云气蒸腾，大雨倾盆，一泻汪洋。反映在人体，则是大便溏泄、腹部胀满、饮食不下、肠腹寒冷、肠鸣、拉肚子、突然拘挛、筋肉软弱、麻痹、脚不能支撑身体等症状。反映在天上，则是土星明亮，水星昏暗，黑色的谷物难以成熟。

凡是土运不足的年份，风气就会流行，风木能生万物，因而草木茂盛；土气被风气压制，故长在土上的植物，虽然看起来丰茂，但却华而不实。这个时候，天上的木星会显得格外光亮。人们多患上拉肚子、霍乱、身体沉重、腹痛、筋骨动摇、肌肉跳动酸痛等疾病，且经常发怒。土克水，土气不足会直接导致水气不受制约，寒水之气偏盛，会使得虫类动物提前蛰伏在土里，人会容易得中寒泄泻病。由于土被木克，所以天上的木星会显得光亮些，土星则显得昏暗，黄色的谷物，会因为遭受虫害，不能结实。土生金，金主收敛，这个时候，天地间会出现一派肃杀之气，即便是坚固的树木也难免枝叶凋谢。人在这种气候环境下，就会容易得胸胁急剧疼痛、牵引小腹、频频叹气等症状。由于木气被金气克制，所以青色的谷物会受到损害。对应到天上，就是金星光亮，木星昏暗。如果恰逢厥阴风木主导上半年气候，少阳相火主导下半年气候，则流水不能结冰，本来早已冬眠的虫类，又会重新活跃起来。不足的土运之气，得到相火的帮助，一方面是土克水，压制着寒水之气，使之不能独盛；一方面是火克金，压制着燥金之气，使之不能复盛。在这种情况下，木星就会正常，人们的身体也会恢复正常。

在金运不足的年份，火气就会流行。由于金气衰败，木气不再受克制，所以其生气能够充分发挥，这个时候，恰恰得到长夏之季的火气相助，则万物茂盛、火势炎炎。与此对应，就是天上的火星显得格外光亮。人们多患上肩背沉重、流清鼻涕、打喷嚏、便血、拉肚子等疾病。五行之中，金主收敛。由于金气被克制，所以万物的收成受到影响，特别是白色的谷类作物难以成熟。金生水，在被火邪过度克制后，便会引来水气，这个时候，天会突降寒雨，甚至霜雪冰雹，伤害万物。这种反常气候，影响到人，就会使寒邪积聚于人体下部，阳气反而上行，导致后脑勺疼痛，且牵连到头顶，发热。此时对应天上，则是水星光亮，火星暗淡，红色的谷物难以成熟。与此同时，心火上浮，还会使人容易患上口疮、心痛等疾病。

在水运不足的年份，湿土之气就会大肆流行。水气不足，克制不住火，火气就会越来越旺，使天气更为炎热，且经常下雨。这个时候，天上的土星会显得格外光亮。人们多患上腹胀、身体困重、大便溏泄、腰股疼痛、下肢关节活动不利、心情烦闷抑郁、两脚痿弱厥冷、足底疼痛、足背浮肿等疾病。这主要是由于冬藏之气不能发挥作用、肾气失衡的缘故。显示在天上，则是土星光亮、水星暗淡，黑色的谷物难以成熟。如果遇上太阴湿土主导上半年气候、太阳寒水主导下半年气候的年份，则寒气会时时侵袭，虫类很早就会冬眠，地上积水成冰，即便是阳光明媚，也不温暖。人们容易得下半身寒凉的疾病，甚至腹胀浮肿。对应天上，则是土星光亮，火星暗淡，黄色谷物能够适当早熟。有压迫则有反抗，土克水，直接导致水生风木，使得大风肆虐，不仅把花草树木吹得七零八落，还把植物的表面吹得干裂，颜色不再鲜润。这种环境下，人的面色会经常改变，筋骨拘急疼痛，造成活动不利，肌肉抽搐，两眼昏花，看东西出现重复或分开的影像，肌肉出现风疹，假如邪气侵入到胸膈之中，还会出现心腹疼痛的症状。这是由于木气太过、压制土气的缘故。土气受损后，直接影响到黄色谷物的成熟。这种情形对应天上，则是木星光亮、土星暗淡。

【参悟领会】于人性而言，欺软怕硬、欺弱畏强、欺下媚上是"小人"的表现，是被人诟病的污点。但是，对于天性来说，这的确是一条客观规律。

就拿这一节和上一节阐述的内容看，五行之气的突出特点就是：太过则欺下，不足则媚上。

所谓太过则欺下，就是说，金木水火土五行之气，不管是哪一气，一旦出现太过的征象，就会直接压制其所克之气，相当于我们今天常说的"下级"之气。如金气太过，则压制其所克的木气；土气太过，则压制其所克的水气；火气太过，则压制其所克的金气；水气太过，则压制其所克的火气，等等。

所谓不足则媚上，就是说，金木水火土五行之气，不管是哪一气，只要出现不足的征象，就会遭到克制它的气的压制，相当于我们今天常说的"上级"之气。如金气不足，则受到火气的压制；土气不足，则受到木气的压制；火气不足，则受到水气的压制；水气不足，则受到土气的压制，等等。

四、五运之气与四季相对应的规律

帝曰：善。愿闻其时也？

岐伯曰：悉乎哉问也！木不及，春有鸣条律畅之化，则秋有雾露清凉之政；春有惨凄残贼之胜，则夏有炎暑燔烁之复。其眚（shěng，灾难，疾苦）东，其藏肝，其病内舍胠胁，外在关节。

火不及，夏有炳明光显之化，则冬有严肃霜寒之政，夏有惨凄凝冽之胜，则不时有埃昏大雨之夏。其眚南，其藏心，其病内舍膺胁，外在经络。

土不及，四维有埃云润泽之化，则春有鸣条鼓拆之政；四维发振拉飘腾之变，则秋有肃杀霖霪之复。其眚四维，其藏脾，其病内舍心腹，外在肌肉四肢。

金不及，夏有光显郁蒸之令，则冬有严凝整肃之应；夏有炎烁燔燎之变，则秋有冰雹霜雪之复。其眚西，其藏肺。其病内舍膺胁肩背，外在皮毛。

水不及，四维有湍润埃云之化，则不时有和风生发之应；四维发埃昏骤注之变，则不时有飘荡振拉之复。其眚北，其藏肾，其病内舍腰脊骨髓，外在溪谷踹膝。

夫五运之政，犹权衡也，高者抑之，下者举之，化者应之，变者复之，此生长化成收藏之理，气之常也，失常则天地四塞矣。故曰：天地之动静，神明为之纪，阴阳之往复，寒暑彰其兆。此之谓也。

【白话意译】黄帝称赞道：您分析得太好了！我想再听您讲讲五运之气与四时对应的规律。

岐伯回答：您问得真全面、真详细啊！在木运之气不足的年份，如果春天是和风吹拂、草木萌芽抽条的正常气候，那么秋天也会是雾露润泽、清净凉爽的正常气候。如果春天出现寒冷凄清霜冻的反常现象，那么夏天就会出现酷暑炎热、草木焦枯的极端气候。其灾害，就方位而言，多发生在东方；就人体而言，多发生在肝脏，其发病部位，往往是内在胸胁，外在关节。

在火运之气不足的年份，如果夏天是阳热明显的正常气候，那么冬天也会是严寒霜雪的正常气候。如果夏天出现萧索寒冷的反常现象，那么就会出现尘埃飞扬、大雨倾盆的反常气候。其灾害，就方位而言，多发生在南方；就人体而言，多发生在心脏，其发病部位，往往是内在胸胁，外在经络。

在土运之气不足的年份，如果四季之末（辰三月、戌六月、丑九月、未十二月）都是和风细雨、云雾润泽的正常气候，那么春天也会是风和日暖、草木萌芽的正常气候。如果四季之末都出现狂风暴雨、草木摇落的反常现象，那么就会出现尘埃飞扬、大雨倾盆的反常气候。其灾害，就方位而言，东西南北各方都有可能发生；就人体而言，多发生在脾脏，其发病部位，往往是内在心腹，外在肌肉四肢。

在金运之气不足的年份，如果夏天是云气蒸腾、炎热湿润的正常气候，那么冬天也会是寒冷冰冻的正常气候。如果夏天出现酷热难耐的极端气候，那么秋天就会出现冰雹霜雪的反常气候。其灾害，就方位而言，多发生在西方；就人体而言，多发生在肺脏，其发病部位，往往是内在胸胁肩背，外在皮毛。

在水运之气不足的年份，如果四季之末都是微尘轻浮、湿润的正常气候，那么就会时常有和风生发的感觉。如果四季之末都有飞沙走石、暴雨如注的反常现象，那么就会经常出现狂风肆虐、折断树木的反常气候。其灾害，就方位而言，多发生在北方；就人体而言，多发生在肾脏，其发病部位，往往是内在腰脊骨髓，外在腧穴及膝关节、小腿肌肉等。

五运之气，贵在平衡。平衡之道，贵在自动调节。太过的就要抑制，不及的就要促进。正常的变化，有正常之气对应；异常的变化，也必然会引发一系列异常现象。这，就是万物生、长、化、成、收、藏的自然规律，也是四季气候的正常现象。如果违背了这些规律，则天地之气就会闭塞不通。所以说：天地的动静，自有一种神明力量在控制；阴阳的往来，则通过寒暑更替来显示征兆。以上，就算是五运之气与四季相对应的基本规律。

【参悟领会】这一节内容的核心，可以归到"五运之政，犹权衡也"一句。关于权衡的意思，有三种解释：一种是指称量物体轻重的器具；一种是指权力、法度、标准；还有一种是指事物在动态中维持平衡的状态。联系到下一句的"高者抑之，下者举之"，这里的权衡，应当就是"平衡"的意思。

究竟是在谁在平衡这个天地、这个万物呢？究竟是谁有如此巨大的力量、如此无比的智慧在平衡茫茫太空、浩瀚宇宙呢？

英国伟大的科学家牛顿认为是"上帝"。在牛顿的纪念碑上，刻记着如下几句话：

他在他的哲学中确认上帝的尊严，

并在他的举止中表现出福音的纯朴。

让人类欢呼，

曾经存在过这样伟大的，

一位人类之光。

碰巧的是，在《黄帝内经》的前面篇章里，也出现了"上帝"一词。牛顿的上帝与《内经》的上帝，有什么不同呢？比较来、比较去，我个人认为，《内经》的上帝，多偏向于"老祖宗"的意思，也就是上古始祖的意思；而牛顿的上帝，则是"万能造物主"的意思。

关于这个上帝，牛顿是这样描述的：

——所有的鸟、兽和人类的左右两侧（除内脏外）形状都相似；都在面部两边不多不少有两只眼睛；在头的两边有两只耳朵；中间一个鼻子，有两个鼻孔；肩膀上长着两只前肢，或者两个翅膀，或者两只臂膊；臀部长着两条腿。难道这些都是偶然的巧合吗？所有这些均匀一致的外部形态，除了出自一个创造者的考虑和设计而外，还能从哪里产生呢？

——上帝必然存在。因为如果物质赋有内在重力，那么地球和所有行星与恒星的物质，如果没有一个超自然的力量，就不可能从这些物体中飞离出去而均匀散布于天空的所有地方。而且可以肯定，凡是今后没有一个超自然的力量便不可能发生的事，也是在这以前没有这同一个力量所决不可能发生的事。

——所以我们必得承认有一个上帝，他是无限的、永恒的，无所不在、无所不知、无所不能的；他是万物的创造者，最聪明、最公正、最善良、最神圣。我们必须爱戴他、畏惧他、尊敬他、信任他、祈求他、感谢他、赞美他、赞颂他的名字，遵守他的诫律。

细细地品读牛顿的这两段话，可以看出这位伟大科学家对无边无际无尽"天地万物"认知上的一种无奈，以及由这种"无奈"而生出的无限敬畏和无限崇敬。

牛顿无限崇敬的"上帝"，就是岐伯在这里提到的"神明"。

"天地之动静，神明为之纪"。这个"纪"，就是纪律、法度的意思。地球、行星、恒星之所以能够有规律的、在固定的轨道上运转，动物、植物之所以能够依据各自特征进行生死循环和新陈代谢，就是因为有了"神明"的规范、约束和推动。

五、五运之气絮乱会怎么样

帝曰：夫子之言五气之变，四时之应，可谓悉矣。夫气之动乱，触遇而作，发无常会，卒然灾合，何以期之？

岐伯曰：夫气之动变，固不常在，而德、化、政、令、灾、变，不同其候也。

帝曰：何谓也？

岐伯曰：东方生风，风生木。其德敷和，其化生荣，其政舒启，其令风，其变振发，其灾散落。

南方生热，热生火。其德彰显，其化蕃茂，其政明曜，其令热，其变销烁，其灾燔焫（fán ruò，焚烧的意思）。

中央生湿，湿生土。其德溽蒸，其化丰备，其政安静，其令湿，其变骤注，其灾霖溃。

西方生燥，燥生金。其德清洁，其化紧敛，其政劲切，其令燥，其变肃杀，其灾苍陨。

北方生寒，寒生水。其德凄沧，其化清谧，其政凝肃，其令寒，其变溧冽，其灾冰雪霜雹。

是以察其动也，有德有化，有政有令，有变有灾，而物由之，而人应之也。

帝曰：夫子之言岁候，其不及太过，而上应五星，今夫德化政令，灾眚变易，非常而有也，卒然而动，其亦为之变乎？

岐伯曰：承天而行之，故无妄动，无不应也。卒然而动者，气之交变也，其不应焉。故曰：应常不应卒，此之谓也。

【白话意译】黄帝说：关于五气的变化，以及这种变化与四季气候的对应，您已经讲得很详细了。但是，如果五气发生絮乱，则随时可能与其他的气相碰撞，进而引发灾害，且这种灾害发生的时间还很不固定，几乎没有什么规律可循，如何才能预测得到呢？

岐伯回答：五气的这种絮乱变化，虽然没有什么固定的规律可言，然而各气的本质特性（德）、生化作用（化）、治理功能（政）、对应的节气（令）、造成的灾害（灾）、异常的变动（变），等等，都会呈现出不同的迹象，这些迹象，都是可以提前诊察到的。

黄帝又问道：对这些不同的迹象，如何进行辨析呢？

岐伯回答：风生于东方，能使木气旺盛。其本质特性是柔和散发，其生化作用是使万物发育滋长，其主要功能是舒展阳气、释放生机，其正常气候表现为"风气"，其异常气候表现为狂风怒号，其造成的灾害是摧折万物使其散落。

热生于南方，能使火气旺盛。其本质特性是光明闪耀，其生化作用是使万物壮大繁茂，其主要功能是提供阳热、温养物类，其正常气候表现为"热气"，其异常气候表现为炎热酷暑，其造成的灾害是炙烤万物使其焚毁。

湿生于中央，能使土气旺盛。其本质特性是湿热滋润，其生化作用是使万物充实丰盈，其主要功能是安定物类、宁静物性，其正常气候表现为"湿气"，其异常气候表现为暴雨倾盆，其造成的灾害是洪水泛滥、溃决堤坝。

燥生于西方，能使金气旺盛。其本质特性是清凉干爽，其生化作用是使万物成熟，其主要功能是紧缩收敛，其正常气候表现为"燥气"，其异常气候表现为肃杀燥裂，其造成的灾害是使草木干枯凋零。

寒生于北方，能使水气旺盛。其本质特性是寒冷凄清，其生化作用是使万物清净安谧，其主要功能是收藏生机、积蓄能量，其正常气候表现为"寒气"，其异常气候表现为酷寒冰冻，其造成的灾害是冰雹霜雪冻毁万物。

以上，就是五气变化的大致情况，日常生活中，只要我们对它们的特性、作用、功能、正常表现、异常表现以及带来的灾害等，有一个基本掌握就行了。既然万物都能与之相适应，那我们人类也是可以与之相适应的。

黄帝又问道：您说过，每年的气候变化，五运之气的太过与不及状况，都能与天上的五星相对应。可五运之气的德、化、政、令、灾、变，并不是按常规发生的，而是突然变化的，面对这种突然性的变化，五星是否也会随之突变呢？

岐伯回答：五星是随着整个天体（太阳系）的运行而运转的，所以它们不会妄动，更不会出现不相对应的情况。刚才提到的突然性变化，主要是五气相交碰撞而形成的，与天体的正常运行无关，因而五星不受其影响。所谓五星"应常不应卒"，就是告诉我们，五星反映的是正常性的气候变化，而不是反映突然性的异常气候变化。

【参悟领会】从岐伯的解说看，五运之气（风气、火气、土气、燥气、寒气）的正常情况与异常情况，其区别就在一个"度"字。

"适度"则正常，"过度"则异常。

那如何算是适度，如何算是过度呢？

这就是一个平衡、均衡与对称的问题。凡在对称、均衡的范围内，都是适度的；凡是打破了对称与均衡，则就过度了。如正常的风气养肝，过度则伤肝；正常的土气养脾，过度则伤脾；正常的火气养心，过度则烧心，等等。

德国数学家、哲学家外尔写了一本书，叫《对称》。他认为，"对称"是宇宙间最普遍、最重要的特性之一，近代科学表明几乎自然界的重要规律都与对称有关。远至天体的形状、运行轨道；近如人类的胚胎发育等问题无一不与对称有关联。

从某种意义上，我们可以如此粗略地形容，无对称则无平衡，无平衡则无适度，无适度则无正常。

六、星象变化对气候的影响

帝曰：其应奈何？

岐伯曰：各从其气化也。

帝曰：其行之徐疾、逆顺何如？

岐伯曰：以道留久，逆守而小，是谓省下；以道而去，去而速来，曲而过之，是谓省遗过也；久留而环，或离或附，是谓议灾与其德也；应近则小，应远则大。芒而大，倍常之一，其化甚，大常之二，其眚即发也；小常之一，其化减，小常之二，是谓临视。省下之过与其德也。德者福之，过者伐之。是以象之见也，高而远则小，下而近则大，故大则喜怒迩，小则祸福远。岁运太过，则运星北越；运气相得，则各行以道。故岁运太过，畏星失色而兼其母，不及则色兼其所不胜。肖者瞿瞿，莫知其妙，闵闵之当，孰者为良，妄行无征，示畏侯王。

帝曰：其灾应何如？

岐伯曰：亦各从其化也。故时至有盛衰，凌犯有逆顺，留守有多少，形见有善恶，宿属有胜负，征应有吉凶矣。

帝曰：其善恶何谓也？

岐伯曰：有善，有怒，有忧，有丧，有泽，有燥。此象之常也，必谨察之。

帝曰：六者高下异乎？

岐伯曰：象见高下，其应一也，故人亦应之。

帝曰：善。其德、化、政、令之动静损益皆何如？

岐伯曰：夫德化政令灾变不能相加也，胜复盛衰不能相多也，往来大小不能相过也，用之升降不能相无也，各从其动而复之耳。

帝曰：其病生何如？

岐伯曰：德化者气之祥，政令者气之章，变易者复之纪，灾眚者伤之始。气相胜者和，不相胜者病，重感于邪则甚也。

帝曰：善。所谓精光之论，大圣之业，宣明大道，通于无穷，究于无极也。余闻之，善言天者，必应于人；善言古者，必验于今；善言气者，必彰于物；善言应者，同天地之化，善言化言变者，通神明之理。非夫子孰能言至道欤！

乃择良兆而藏之灵室，每旦读之，命曰《气交变》。

非斋戒不敢发，慎传也。

【**白话意译**】黄帝问道：五星与天运正常的对应规律是怎样的呢？

岐伯回答：各自随着每年中运之气的变化而变化。

黄帝又问道：五星运行有时快、有时慢、有时顺、有时逆，对此又如何理解呢？

岐伯回答：五星在各自的轨道上运行，如果顺行时出现徘徊不前的现象，或者逆行时出现长时间滞留的现象，且光芒变小，这就叫作"省下"，主要是在察看其对应的地上某个区域的情况。如果五星在其轨道上运行时，出现过去了又迅速折回、或者迂回前行的现象，这就叫作"省遗过"，主要是在察看所对应区域有什么遗漏或错失。如果五星在某个点位上久久停留、且围绕其位回环旋转、时而离开原位、时而靠近原位，这就叫作"议灾"，主要是在反复审察其对应区域的灾难和福德情况。每当五运之气发生灾变时，其相应的五星距离看起来会较近，光芒较小；反之，距离会较远，光芒较大。如果光芒大于正常一倍的，说明气化作用增大；如果光芒大于正常两倍的，说明灾害即将发生；如果光芒小于正常一倍的，说明气化作用减退；如果光芒小于正常两倍的，这就叫作"临视"，类似于上级领导亲自考察下属的功德与过错，有功德的享受福报，有过错的经历灾难。总之，五星的位置高、距离地面就远、光芒就小；位置低，距离地面就近，光芒就大。光芒大，说明喜怒之事的感应期迫近；

光芒小，说明祸福之事的感应期遥远。大凡岁运太过，主运之星就会向北越出正常轨道；岁运与岁气相合，五星就会运行在各自正常的轨道上。大凡岁运（如木星）太过，被克制之星（土星）就会暗淡无光，同时兼显其母星（火星）的颜色；岁运不及，则会兼显克制它的星（金星）的颜色。总之，天运的变化规律，是极其精微而难以穷尽其中的奥妙的；即便是有人洞见了一些奥妙，也只能是可意会而不可言传。至于一些无知的人通过牵强附会的方式来解释所谓天道规律，只不过是为了糊弄那些王侯而已，当然，也包含着通过警示来使之戒惧的目的。

黄帝又问道：五星是如何应验灾害的呢？

岐伯回答：主要还是根据各自岁运之气的变化来察验。时令的变化有盛有衰，运星的侵犯有顺有逆，星的留守时间有长有短，星所呈现的形象有好有坏，星宿所属有胜有负，应验的征兆有吉有凶。

黄帝又问道：对星象的善恶好坏如何鉴别呢？

岐伯回答：五星呈象中，有喜、怒、忧、丧、泽、燥的不同，这也是星象变化中常见的，必须仔细观察。

黄帝又问道：五星的这六种不同征象，跟五星的位置高低有关系吗？

岐伯回答：五星的位置虽然有高低的不同，但在应验于万物和人体方面，却没有什么不同。

黄帝又说：您解释得非常好！那五气的德、化、政、令、灾、变，以及太过和不及的征象，其基本规律又是怎样呢？

岐伯回答：五气的德、化、政、令、灾、变，都有一定的定数和限度，不能彼此叠加，也不能随意增减；胜负盛衰不能随意增多，往来大小不能随意超越。五行阴阳之气的升降循环，不能一刻停止。这些，都是在运动中产生的。

黄帝又问道：这些变化，与人体的疾病发生又有什么关联呢？

岐伯回答：德和化，是五气正常的吉祥之兆；政和令，是五气的功能和表现形式；变和易是五气生克循环的准则和纲纪，灾害是万物受伤的开始。大凡人的正气能够抗拒邪气，就会和谐健康；人的正气一旦不能抵御邪气，就会生病；重复感染邪气，病情就会益发严重。

黄帝赞道：您讲得真好！这才是真正的精彩高明的理论，这才是圣人的伟大事业，这才是值得研究宣扬的大道学说，几乎可以达到无穷无尽的境界。我听说，善于察悟天道自然规律的人，一定能够将之应用于人的自我发展和完善；善于总结历史经验的人，一定能够将之应用于今天的实际和实践；善于把握气化规律的人，一定能够将之运用于对万物之理的研究；善于理解天人相应规律的人，一定能够把天文、地理、人事统筹起来，做到顺其自然；善于把握生化与变易规律的人，一定能够深入探测到神秘莫测的自然世界奥秘，达到所谓的"神明"之境。这种大道宏论，除了先生您，还有谁能说得清楚呢！

于是，黄帝选择了一个良辰吉日，把这篇大论藏在自己的书房"灵室"里，每天清晨诵读，并将之命名为《气交变》。黄帝非常珍重这篇论文，只有在斋戒后才认真阅览，不轻易传授给他人。

【**参悟领会**】研读经典，最重要的一条，就是去粗取精、去伪存真。

首先谈伪的问题。这一节中，所谓的伪，就是岐伯列举的五星运行中出现的"省下""省遗过"等情形。因为通过现代的高科技手段观察，无论是水星、金星、火星，还是木星、土星、天王星等，都与地球一样，在自转的同时，围绕着太阳进行公转，公转的速度尽管各不相同（水星每秒约48公里、金星每秒约35公里、地球每秒约30公里、火星每秒约24公里、木星每秒约13公里、土星每秒约10公里），但都是匀速的，并不存在滞留拖延或者停止的现象。因为一旦停止，就意味着毁灭。

其次谈真的问题。这一节的精华，在于两点：

一点是，衡量人体是否健康的标尺。这把标尺就是岐伯所讲的"气相胜者和，不相胜者病"。这个气，既包括人体固有的正气，也包括人体固有的邪气。这个胜，既可以理解为克制；也可以理解为压倒性胜利。当人体正气能够克制、或压倒邪气时，人体就健康；当正气不能够克制、或压倒邪气时，就会生病。

第二点是，对中医理论和中医事业的评价定位。对中医理论，黄帝评价是"精光之论"；对中医事业的价值，黄帝评价是"圣人之业"；对中医之路，黄帝认为是"宣明大道"；对中医的发展空间及前景，黄帝认为是"通于无穷，究于无极"；对中医的传承，黄帝认为要"慎传"。这，恐怕就是后世中医"道不轻传"的传统由来。

这个"道不轻传"的传统，好的一面，是防止了极少数居心不良之人，利用所学的医学知识害人。不好的一面，就是在"慎传"的惯性思维下，使中医的很多精华绝技"失传"了，这方面，最典型的例子，就是中医外科手术的失传。据《史记》和《韩诗外传》记载，岐伯的老师俞跗就擅长外科手术，不仅能够做表皮的切割手术，还能够做腹部手术，"洗涤五脏"。至于《三国演义》中华佗为关云长"刮骨疗毒"的故事，则更是说明了中医外科的高明。

第七十篇

五常政大论篇

篇目解读

　　本篇篇幅很长，内容也很杂，概要起来，主要有四个方面：其一，描述了五运平气、太过、不及三种状态对气候以及人体健康的影响；其二，阐述了地势高低对气候以及人体健康的影响；其三，阐述了六气变化对动物生育死亡的影响，以及对人的寿命长短的影响；其四，从人与自然的关系，对中医的系列治疗原则，如从治、逆治、上病取下、下病取上、无盛盛、无虚虚等，进行了阐释，对如何防止药物的毒性，进行了告诫。

一、五运平气、不过、不及的标志性命名

黄帝问曰：太虚寥廓，五运迴薄（循环不止），衰盛不同，损益相从，愿闻平气（正常之气），何如而名？何如而纪也？

岐伯对曰：昭乎哉问也！木曰敷和，火曰升明，土曰备化，金曰审平，水曰静顺。

帝曰：其不及奈何？

岐伯曰：木曰委和，火曰伏明，土曰卑监，金曰从革，水曰涸流。

帝曰：太过何谓？

岐伯曰：木曰发生，火曰赫曦，土曰敦阜，金曰坚成，水曰流衍。

【白话意译】黄帝问道：宇宙深远广阔，无边无际，五运之气循环不息。其中，既有盛衰的不同，也有随之而来的损益差别。我想请您告诉我，五运中平气的各种状态，是如何命名的？

又该如何识别其标志呢?

岐伯回答:您问的问题,总是那样高明!五运之中,木的平气称之为"敷和",布散的是温和之气,能够使万物生发;火的平气称之为"升明",布散的是盛热之气,能够使万物繁茂;土的平气称之为"备化",布散的是生化之气,能够使万物长成形体;金的平气称之为"审平",布散的是宁静之气,能够使万物结出果实;水的平气称之为"静顺",布散的是寂静和顺之气,能够使万物收藏。

黄帝又问道:五运如果处于不及的状态,又会怎样呢?

岐伯回答:木气的不及状态称之为"委和",少温阳之气,以致万物萎靡、缺乏生机;火气的不及状态称之为"伏明",少温热之气,以致万物暗淡无光;土气的不及状态称之为"卑监",少生化之气,以致万物萎软、生发乏力;金气的不及状态称之为"从革",少阳刚之气,以致万物质地疏松、缺少弹性;水气的不及状态称之为"涸流",少伏藏之气,以致万物精津不能固藏,逐渐干枯。

黄帝又问道:五运如果处于太过的状态,又会怎样呢?

岐伯回答:木气的太过状态称之为"发生",过早地布散温阳之气,以致万物提前发育;火气的太过状态称之为"赫曦",布散出超强的炎热之气,以致万物焦灼难安;土气的太过状态称之为"敦阜",布散出浓厚的坚实之气,以致万物反而无法成形;金气的太过状态称之为"坚成",布散出超强的阳刚之气,以致万物过分坚直;水气的太过状态称之为"流衍",布散出过多的满溢之气，以致万物漂流不定，无法归藏。

【参悟领会】毛主席讲，有人的地方就有左中右。何谓左？即事物处于"太过"的状态。何谓右？即事物处于"不及"的状态。何谓中？即事物处于平正的状态。

《论语》也讲，过犹不及。这里的"过"与"不及"，就是事物的两端。

孔子推崇中庸，认为是一种"至德"。程颐解释："不偏之谓中，不易之谓庸；中者天下之正道，庸者天下之定理。"

朱熹解释："中者，不偏不倚，无过不及之名。庸，平常也。"

楼宇烈先生解释：中国文化强调中庸之道，为什么要讲中呢？因为中就是事物的平衡，如果失去了平衡，就会产生偏差。平衡就是适度，就是恰好，既无不过，也没有不及。

如果中庸比作中华哲学的基石，那么，中医无疑就是建立这块基石上的实践之学、实用之学。

二、平气对万物生育和人体健康的影响

帝曰：三气之纪，愿闻其候。

岐伯曰：悉乎哉问也！敷和之纪，木德周行，阳舒阴布，五化宣平（发挥正常的功能），其气端，其性随，其用曲直，其化生荣，其类草木，其政发散，其候温和，其令风，其藏肝，肝其畏清，其主目，其谷麻，其果李，其实核，其应春，其虫毛，其畜犬，其色苍，其养筋，其病里急支满，其味酸，其音角，其物中坚，其数八。

升明之纪，正阳而治，德施周普，五化均衡，其气高，其性速，其用燔灼，其化蕃茂，其类火，其政明曜，其候炎暑，其令热，其藏心，心其畏寒，其主舌，其谷麦，其果杏，其实络，其应夏，其虫羽，其畜马，其色赤，其养血，其病瞤瘛（shùn chì，肌肉抽缩），其味苦，其音徵，其物脉，其数七。

备化之纪，气协天休，德流四政，五化齐修（平均完善），其气平，其性顺，其用高下，其化丰满，其类土，其政安静，其候溽蒸（湿热蒸发），其令湿，其藏脾，脾其畏风，其主口，其谷稷，其果枣，其实肉，其应长夏，其虫倮，其畜牛，其色黄，其养肉，其病否，其味甘，其音宫，其物肤，其数五。

审平之纪，收而不争，杀而无犯，五化宣明，其气洁，其性刚，其用散落，其化坚敛，其类金，其政劲肃，其候清切，其令燥，其藏肺，肺其畏热，其主鼻，其谷稻，其果桃，其实壳，其应秋，其虫介，其畜鸡，其色白，其养皮毛，其病咳，其味辛，其音商，其物外坚，其数九。

静顺之纪，藏而勿害，治而善下，五化咸整，其气明，其性下，其用沃衍，其化凝坚，其类水，其政流演（川流不息），其候凝肃，其令寒，其藏肾，肾其畏湿，其主二阴，其谷豆，其果栗，其实濡，其应冬，其虫鳞，其畜彘（猪），其色黑，其养骨髓，其病厥，其味咸，其音羽，其物濡，其数六。

故生而勿杀，长而勿罚，化而勿制，收而勿害，藏而勿抑，是谓平气。

【白话意译】黄帝问道：木、火、土、金、水五运之气，各有平气、太过、不及三种状态，这三种状态在不同年份出现，对气候、对人体健康会有什么影响呢？

岐伯回答：您的所思所问，真是太周详了！凡是以"敷和"为特征的年份，东方木气的舒张性会通达四方，天地间阳气舒展，阴气布散，五行的气化功能都能够"正常"地得到发挥。这种木的平气，端庄柔和，顺应万物，其特点就像树木的枝干一样曲直自如，其生化之气能使万物繁荣，其对应的物种类别是草木，其巨大的作用力是发散，其表现的气候特点是温和，其表现的形式是风，其对应人体是肝脏。肝畏惧清肃的金气（金克木），开窍于目。其对应的谷类是麻；对应的果类是李，充实的是核；对应的季节是春天；对应的动物，在虫类是毛虫，在畜类是狗；对应的颜色是青色；所充养的是筋。假如发病，一般表现为腹内拘急、胁部胀满。其对应的五味是酸，对应的五音是角，对应的物质属中坚一类，对应的数字是八。

凡是以"升明"为特征的年份，南方火气的烈焰性会普及四方，天地间阳气上升，五行的气化功能都能够"平衡"地得到发挥。这种火的平气，急切迅速，其功用是燃烧，其生化之气能使万物昌盛，其对应的物种类别是火，其巨大的作用力是光照四方、暖和一切，其表现的气候特点是炎暑，其表现的形式是热，其对应人体是心脏。心畏惧寒冷的水气（水克火），开窍于舌。其对应的谷类是麦；对应的果类是杏，充实的是络；对应的季节是夏天；对应的动物，在虫类是羽虫，在畜类是马；对应的颜色是红色；所充养的是血。假如发病，一般表现为身体抽搐。其对应的五味是苦，对应的五音是徵，对应的物质属络脉一类，对应的数字是七。

凡是以"备化"为特征的年份，天地之气协调融洽，流布于四方上下，五行的气化功能都能够"充分"地得到发挥。这种土的平气，和顺安平，其功用是能上能下，其生化之气能使万物丰盈浓郁，其对应的物种类别是土，其巨大的作用力是使万物静生，其表现的气候特点是湿热交蒸，其表现的形式是湿，其对应人体是脾脏。脾畏惧风木之气（木克土），开窍于口。其对应的谷类是稷；对应的果类是枣，充实的是肉；对应的季节是长夏；对应的动物，在虫类是倮虫，在畜类是牛；对应的颜色是黄色；所充养的是肉。假如发病，一般表现为阻塞。其对应的五味是甘，对应的五音是宫，对应的物质属皮肤一类，对应的数字是五。

凡是以"审平"为特征的年份，天地之气虽然会收束、但不会相互争斗，虽然会充满肃杀，但不会相互残害。五行的气化功能都能够"宣畅"地得到发挥。这种金的平气，清净纯净，其功用是刚正，其生化之气能使万物瓜熟蒂落，其对应的物种类别是金，其巨大的作用力是使万物清劲收敛，其表现的气候特点是清凉，其表现的形式是燥，其对应人体是肺脏。肺畏惧炎热的火气（火克金），开窍于鼻。其对应的谷类是稻；对应的果类是桃，充实的是壳；对应的季节是秋天；对应的动物，在虫类是介虫，在畜类是鸡；对应的颜色是白色；所充养的是皮毛。假如发病，一般表现为咳嗽。其对应的五味是辛，对应的五音是商，对应的物质属皮壳一类，对应的数字是九。

凡是以"静顺"为特征的年份，天地之气会伏藏下行且无害于万物。五行的气化功能都能够"完整"地得到发挥。这种水的平气，明净润泽，其功用是灌溉，其生化之气能使万物凝固坚硬，其对应的物种类别是水，其巨大的作用力是川流不息，其表现的气候特点是寒冷，其表现的形式是寒，其对应人体是肾脏。肾畏惧浓郁的土气（土克水），开窍于耳。其对应的谷类是豆；对应的果类是栗，充实的是液汁；对应的季节是冬天；对应的动物，在虫类是鳞虫，在畜类是猪；对应的颜色是黑色；所充养的是骨髓。假如发病，一般表现为气厥逆。其对应的五味是咸，对应的五音是羽，对应的物质属流动的液体一类，对应的数字是六。

根据以上五运平气的特点，我们应当学会利用好万物"生、长、化、收、藏"的基本规律，在万物滋生萌芽时不要去杀伐它，在万物苗壮成长时不要去削罚它，在万物酝酿化育时不要去制止它，在万物收敛成熟时不要去残害它，在万物伏藏蓄养时不要去压抑它。这就是所谓的五运"平气"大规律。

【参悟领会】医统天地人！于天气而言，最好的状态是"平气"。于地气而言，最好的状态是"平顺"；顺者，风调雨顺之意也。于人气而言，最好的状态是"平和"；"和也者，天下之达道也"。

从前面的论述看，中医治病的最好标尺是"以平为期"。也就是说，通过调理气血，调和脏腑，使人体身心达到阴阳平衡就好了。

　　从个体案例看，大凡长寿之人，往往都是心态平和、平静之人。

　　从人类社会的整体看，大凡太平世道，往往都是平等、平均得比较好的。

　　中国古代的经典都很有意思，主题词都很鲜明。比如，一部《易经》，推崇的就是"变""易"二字；一部《中庸》，推崇的就是"中""和"二字；一部《论语》，推崇的就是"仁""爱"二字；一部老子，推崇的就是"虚""静"二字。

　　一部《黄帝内经》，推崇的就是"平""顺"二字。

三、不及对万物生育和人体健康的影响

委和之纪，是谓胜生。生气不政，化气乃扬，长气自平，收令乃早，凉雨时降，风云并兴，草木晚荣，苍干凋落，物秀而实，肤肉内充。其气敛，其用聚，其动緛戾（ruǎn lì，拘挛收缩）拘缓（收缩或弛缓无力），其发惊骇，其藏肝，其果枣李，其实核壳，其谷稷稻，其味酸辛，其色白苍，其畜犬鸡，其虫毛介，其主雾露凄沧，其声角商，其病摇动注恐，从金化也。少角（木气不及）与判（判，一半）商（判商，少商）同，上角（厥阴风木司天称为上角）与正角同，上商与正商同。其病支废，痈肿疮疡，其甘虫，邪伤肝也。上宫与正宫同，萧飂（sè）肃杀，则炎赫沸腾，眚于三，所谓复也，其主飞蠹蛆雉，乃为雷霆。

伏明之纪，是谓胜长。长气不宣，藏气反布，收气自政，化令乃衡，寒清数举，暑令乃薄，承化物生，生而不长，成实而稚，遇化已老，阳气屈伏，蛰虫早藏。

其气郁，其用暴。其动彰伏变易，其发痛，其藏心，其果栗桃，其实络濡，其谷豆稻，其味苦咸，其色玄凡，其畜马彘，其虫羽鳞，其主冰雪霜寒，其声徵羽，其病昏惑悲忘，从水化也。少徵与少羽同，上商与正商同。邪伤心也。凝惨溧冽，则暴雨霖霆。眚于九。其主骤注，雷霆震惊，沉霒（同"阴"）淫雨。

卑监之纪，是谓减化。化气不令，生政独彰，长气整，雨乃愆，收气平，风寒并兴，草木荣美，秀而不实，成而秕也。其气散，其用静定，其动疡涌，分溃，痈肿，其发濡滞，其藏脾，其果李栗，其实濡核，其谷豆麻，其味酸甘，其色苍黄，其畜牛犬，其虫倮毛，其主飘怒振发，其声宫角，其病留满否塞，从木化也。少宫与少角同，上宫与正宫同，上角与正角同。其病飧泄，邪伤脾也。振拉飘扬，则苍干散落，其眚四维。其主败折虎狼，清气乃用，生政乃辱。

从革之纪，是谓折收。收气乃后，生气乃扬，长化合德，火政乃宣，庶类以蕃。其气扬，其用躁切，其动铿禁瞀厥，其发咳喘，其藏肺，其果李杏，其实壳络，其谷麻麦，其味苦辛，其色白丹，其畜鸡羊，其虫介羽。其主明曜炎烁，其声商徵，其病嚏咳鼽衄，从火化也。少商与少徵同，上商与正商同，上角与正角同。邪伤肺也。炎光赫烈，则冰雪霜雹，眚于七。其主鳞伏彘鼠，岁气早至，乃生大寒。

涸流之纪，是谓反阳。藏令不举，化气乃昌，长气宣布，蛰虫不藏，土润，水泉减，草木条茂，荣秀满盛。其气滞，其用渗泄，其动坚止，其发燥槁，其藏肾，其果枣杏，其实濡肉，其谷黍稷，其味甘咸，其色黅玄，其畜彘牛，其虫鳞倮，其主埃郁昏翳，其声羽宫。其病痿厥坚下，从土化也。少羽与少宫同。上宫与正宫同。其病癃閟，邪伤肾也。埃昏骤雨，则振拉摧拔，眚于一。其主毛显狐狢，变化不藏。

故乘危而行，不速而至，暴虐无德，灾反及之，微者复微，甚者复甚，气之常也。

【白话意译】凡是木运不及、木气不足的年份，就叫"委和"，也叫"胜生"。在这种年份，由于木的"生发"之气不能充分地发挥，土的"化育"之气会过分发扬（原本木克土，现由于木气不足，故土不畏木），火的"长旺"之气会归于平静（木生火，现木气不足，故火势不旺），金的"收令"之气会提前来到（金克木，现由于木气不足，故金气提前），凉雨不时下降，风云经常兴起，草木不能及时繁茂，且容易干枯凋落，万物提早成熟，且皮肉充实。当木气处于"委和"状态，其气的主要表现是收敛，主要作用为聚集。人体受其影响后，发病的主要症状是筋络拘挛无力，或者易于惊恐。木气，对应的内脏是肝；对应的果类是枣和李，所充实的是核和壳；对应的谷类是稷和稻；对应的五味是酸和辛；对应的颜色是白色和青色；对应的畜类是狗和鸡；对应的虫类是毛虫和介虫；对应的气候是雾露寒冷之气，对应的声音是角和商。生病后的表现症状是恐惧和摇摆，这主要是由于木气不足、被迫顺从旺盛的金气的缘故。假如遇到以"厥阴风木"为主导性气候的年份，则不足的木气得到司天之助，也能成为平气。假如遇到以"阳明燥金"为主导性气候的年份，则木气会更衰，只能顺从金气，那么金气就成为了平气。这种气候下，人体发病多表现为四肢痿弱、痈肿、疮疡、生虫等，这是由于邪气伤肝的关系。假如遇到以"太阴湿土"为主导性气候的年份，由于土不畏惧木克，故土气也能成为平气。总之，大凡木运不及的"委和"年份，起初都是一片萧瑟肃杀的景象，随之而来的就是火热蒸腾，其灾害往往应于东方。之所以这样，就是由于金气克木、迫使火气前来报复。每当火气报复时，则地上会多飞虫、蠹虫、蛆虫和雏鸡。木气郁到极点，则化为火，转为雷霆。

凡是火运不及、火气不足的年份，就叫"伏明"，也叫"胜长"。在这种年份，由于火的"长旺"之气不能充分地发挥，水的"浸润"之气会乘机布散（原本水火相克，现由于火气不足，故水气更盛），金的"收令"之气会自行发挥（火克金，现火气不足，故金气益发张扬），土的"化育"之气会趋于平衡停滞（火生土，现由于火气不足，故土气不旺），寒冷之气经常出现，暑热之气逐渐衰薄，万物虽然秉承土的化气而生，但由于火气不足、阳气不够，即便是生长出来了，却长不大；即便是结出果实了，却很小；即便是正处于生化之期，却已经衰老。整个世界，由于阳气屈伏，冬眠的虫子提前藏于泥土中。由于火气郁结，发作时必然横暴，且在人体内是隐藏多变的。其发病的主要症状是疼痛，对应的内脏是心；对应的果类是栗和桃，所充实的是络和液汁；对应的谷类是豆和稻；对应的五味是苦和咸；对应的颜色是黑色和红色；对应的畜类是马和猪；对应的虫类是羽虫和鳞虫；对应的气候是冰雪霜寒之气，对应的声音是徵和羽。生病后的表现症状是精神昏乱、悲伤易忘，这主要是由于火气不足、被迫顺从旺盛水气的缘故。假如遇到以"阳明燥金"为主导性气候的年份，由于金不畏惧火克，故金气也能成为平气。总之，大凡火运不及的"伏明"年份，起初都是一片阴凝惨淡、寒风凛冽的景象，随之而来的就是暴雨淋漓，其灾害往往应于南方。之所以这样，就是由于火受水克，导致暴雨如注，电闪雷鸣；加之火气衰薄，生土不够，土不能克水，以致淫雨霏霏，连绵不断。

　　凡是土运不及、土气不足的年份，就叫"卑监"，也叫"减化"。在这种年份，由于土的"化育"之气不能充分地发挥，木的"生发"之气会显得特别旺盛（原本土被木克，现由于土气不足，故木气更为恣肆），火的"长旺"之气会超常发挥（土衰木旺，旺木生猛火），水的"浸润"之气会迟缓到来（土克水，现由于土气不足，地气不能上升，故雨水不能及时下降），金的"收令"之气平稳（土生金，现由于土气不足，故金气不会太盛），风寒并起，草木虽然繁秀，却不能结出果实，即便长成了一些，也不饱满。由于土气本身比较散漫，一旦出现不足的状况，必然会显得过于静定。由土气不足引发的人体疾病，主要症状是疮疡、脓多、溃烂、痛肿等。其对应的内脏是脾；对应的果类是李和栗，所充实的是核和液汁；对应的谷类是豆和麻；对应的五味是酸和甘；对应的颜色是青色和黄色；对应的畜类是牛和狗；对应的虫类是毛虫和倮虫；对应的气候是大风起兮、树木摇落，对应的声音是宫和角。生病后的表现症状是肚腹胀满、阻塞不通，这主要是由于土气不足、被迫顺从旺盛的木气的缘故。假如遇到以"厥阴风木"为主导性气候的年份，则土运更衰，土气更弱。这种情况下发病，主要的症状是因消化不良、拉肚子，这是邪气伤脾的缘故。总之，大凡土运不及的"卑监"年份，起初都是一片大风呼啸、摧折草木的景象，随之而来的就是草木干枯凋落，其灾害往往应于中央而通于四方。土生金，金克木。由于风木之气太过放肆，故遭到金气的报复，多发生败坏折伤的症状，这时的风木之气受到压制，导致万物生气均难以正常发挥。

凡是金运不及、金气不足的年份，就叫"从革"，也叫"折收"。在这种年份，由于金的"收令"之气后到，木的"生发"之气会充分发挥（原本木被金克，现由于金气不足，故木气更旺盛），火的"长旺"之气和土的"化育"之气会结合在一起，显得更为旺盛，因而各种植物会长得繁茂。火气过分张扬，必然会显得过于躁急。影响到人体，其发病的主要症状是咳嗽、失声、烦闷、气逆等。其对应的内脏是肺；对应的果类是李和杏，所充实的是壳和络；对应的谷类是麦和麻；对应的五味是苦和辛；对应的颜色是白色和红色；对应的畜类是鸡和羊；对应的虫类是介虫和羽虫；对应的气候是晴朗炎热，对应的声音是商和徵。生病后的表现症状是喷嚏、咳嗽、流鼻血，这主要是由于金气不足、被迫顺从旺盛火气的缘故。假如遇到以"阳明燥金"为主导性气候的年份，金运虽然不足，但因为得到了天助，也能变为平气。假如遇到以"厥阴风木"为主导性气候的年份，由于金运不及，木不畏金，这时的木气也能成为平气。这种情况下发病，致病的原因就是邪气伤肺。总之，大凡金运不及的"卑监"年份，起初都是一片炎热蒸腾的景象，随之而来的就是冰雹霜雪，其灾害往往应于西方。水火不容，由于火气太过放肆，故遭到水气的报复，冬藏之气会提早来到，大寒天气会提早出现，鳞虫、鼠、猪之类的动物会提前伏藏。

　　凡是水运不及、水气不足的年份，就叫"涸流"，也叫"反阳"。在这种年份，由于水的"浸润"封藏之气受到抑制，土的"化育"之气因而昌盛（原本水被土克，现由于水气不足，故土气更旺盛），火的"长旺"之气宣行通达于四方，蛰虫应当冬眠却不冬眠，土地润泽，泉水减少，草木葱茏茂盛，万物繁秀丰满。水气阻滞，必然会导致人体气血不畅，其发病的主要症状是干燥、枯槁，出现症结。其对应的内脏是肾；对应的果类是枣和杏，所充实的是肉和汁液；对应的谷类是黍和稷；对应的五味是甘和咸；对应的颜色是黄色和黑色；对应的畜类是猪和牛；对应的虫类是鳞虫和倮虫；对应的气候是尘土飞扬、天空昏暗，对应的声音是羽和宫。生病后的表现症状是痿厥和下部症结，这主要是由于水气不足、被迫顺从旺盛土气的缘故。假如遇到以"太阴湿土"为主导性气候的年份，土克水，水运会更加衰弱，这种情况下，人体发病，往往是大小便不通或排尿困难，这是由于邪气伤肾的缘故。总之，大凡水运不及的"涸流"年份，起初都是一片天地昏暗、尘土飞扬、或突然降雨，随之而来的就是大风肆虐、树木被摧折的景象。其灾害往往应于北方。毛虫狐貉之类都相应地出来活动，不再潜藏。

木、火、土、金、水等每一种气，既有它们各自所克制的气（暂命名为"下气"），也有克制它们的气（暂命名为"上气"）。在运气不足的年份，无论是"下气"还是"上气"就会趁着它的衰弱而跑来当家作主，就好像那些不速之客一样，不请自来，行为粗暴且毫无道德，结果反而使自己受到损害。如果施暴行为比较轻，则受到的报复也轻；如果施暴行为比较重，则受到的报复也重。这就是五运六气的常理。

【参悟领会】这一段不厌其烦的详实论述，点睛之笔就是结尾处的八个字："暴虐无德，灾反及之"。意思就是，木火土金水，无论是哪一种运气，只要它行动暴虐，不讲道德，不讲规矩，不懂得节制，其结果一定是自己受到损害。

天气的规律如此，人事难道就能逃脱这一规律吗？

看看自古以来的俗语：多行不义必自毙。作茧反自缚。害人终害己。如果我们把这三句话与"暴虚灾反"贯通起来思考，我们就不难明白，做人的道理与天地运行的规律是一致的，所谓的天理，乃是人理的基因，人理的起点。

《黄帝内经》讲"奉阴者寿"，是单从生理上来说的；《礼记》引用孔子的话"故大德……必得其寿"，就是从精神道德层面来说的。

暴虚无德的"天气"，灾必反及之！

暴虚无德的"人"，灾又岂能免之呢？

《中庸》讲："大德者必得其位，必得其禄，必得其名，必得其寿。"我国历代医家、养生家、哲人都强调德行对健康长寿的重要性。

故今人养生，还得从养德开始，在修养道德上多下功夫！

四、太过对万物生育和人体健康的影响

发生之纪，是谓启陈。土疏泄，苍气达，阳和布化，阴气乃随，生气淳化（生化之气雄厚），万物以荣。其化生，其气美，其政散，其令条舒，其动掉眩巅疾，其德鸣靡启坼，其变振拉摧拔，其谷麻稻，其畜鸡犬，其果李桃，其色青黄白，其味酸甘辛，其象春，其经足厥阴、少阳，其藏肝脾，其虫毛介，其物中坚外坚，其病怒。太角与上商同，上徵则其气逆，其病吐利。不务其德，则收气复，秋气劲切，甚则肃杀，清气大至，草木凋零，邪乃伤肝。

赫曦之纪，是谓蕃茂。阴气内化，阳气外荣，炎暑施化，物得以昌。其化长，其气高，其政动，其令鸣显，其动炎灼妄扰，其德暄暑郁蒸，其变炎热沸腾，其谷麦豆，其畜羊彘，其果杏栗，其色赤白玄，其味苦辛咸，其象夏，其经手少阴、太阳，手厥阴、少阳，其藏心肺，其虫羽鳞，其物脉濡，其病笑、疟、疮疡、血流、狂妄、目赤。上羽与正徵同，其收齐，其病痓（zhì，筋脉痉挛、强直），上徵而收气后也。**暴烈其政，藏气乃复，时见凝惨，甚则雨水霜雹切寒，邪伤心也。**

敦阜之纪，是谓广化。厚德清静，顺长以盈，至阴内实，物化充成，烟埃朦郁，见于厚土，大雨时行，湿气乃用，燥政乃辟。其化圆，其气丰，其政静，其令周备，其动濡积并稸（同"畜"，积聚），其德柔润重淖，其变震惊飘骤、崩溃，其谷稷麻，其畜牛犬，其果枣李，其色黔玄苍，其味甘咸酸，其象长夏，其经足太阴、阳明，其藏脾肾，其虫倮毛，其物肌核，其病腹满，四支不举，大风迅至，邪伤脾也。

坚成之纪，是谓收引。天气洁，地气明，阳气随，阴治化，燥行其政，物以司成，收气繁布，化洽不终。其化成，其气削，其政肃，其令锐切，其动暴折疡疰（zhù，皮肤之疾），其德雾露萧飋，其变肃杀凋零。其谷稻黍，其畜鸡马，其果桃杏，其色白青丹，其味辛酸苦，其象秋，其经手太阴、阳明，其藏肺肝，其虫介羽，其物壳络，其病喘喝，胸凭仰息，上徵与正商同。其生齐，其病咳。政暴变，则名木不荣，柔脆焦首，长气斯救，大火流，炎烁且至，蔓将槁，邪伤肺也。

流衍之纪，是谓封藏。寒司物化，天地严凝，藏政以布，长令不扬。其化凛，其气坚，其政谧，其令流注，其动漂泄沃涌，其德凝惨寒雰（同"氛"，雾气），其变冰雪霜雹，其谷豆稷，其畜彘牛，其果栗枣，其色黑丹黅，其味咸苦甘，其象冬，其经足少阴、太阳，其藏肾心，其虫鳞倮，其物濡满，其病胀。上羽而长气不化也。政过则化气大举，而埃昏气交，大雨时降，邪伤肾也。

故曰：不恒其德，则所胜来复，政恒其理，则所胜同化。此之谓也。

【白话意译】凡是木运太过、木气太盛的年份，就叫"发生"，也叫"启陈"。在这种年份里，往往是土气疏松虚薄，草木生长茂盛，阳气温和而通达于四方上下，阴气随着阳气而动，使得整个大地生机蓬勃，万物欣欣向荣。当木气处于"发生"状态，其气的主要功能是生发，表现形式是华美，表现特征为布散，明显效果是使万物舒张发展。人体受其影响后，发病的主要症状是头昏目眩、头顶部疾病。这种状态下，正常的气候是风和日丽，万物繁荣华秀，吐故纳新；异常的气候是狂风呼啸、摧折树木。这种状态下的木气，对应的谷类是麻和稻；对应的畜类是狗和鸡；对应的果类是桃和李；对应的颜色是白色、黄色、青色；对应的五味是酸、甘、辛；对应的季节是春；对应的人体经络是足厥阴肝经、足少阳胆经；对应的内脏是肝和脾；对应的虫类是毛虫和介虫；对应的生物体构成属内外坚硬一类。发病时的突出症状是急怒。假如遇到以"少阴君火"为主导性气候的年份，火性上逆，木旺克土，就容易引发气逆吐泻的疾病。在这种太盛的状况下，木气如果不能自我克制，就必然会招来金气的报复，出现劲切、肃杀的异常气候，草木随之凋零。如果人体发病，则是邪气伤肝造成的。

凡是火运太过、火气太盛的年份，就叫"赫曦"，也叫"蕃茂"。在这种年份里，往往是阴气自内生化，阳气向外发扬，炎热酷暑流行，万物繁荣昌盛。当火气处于"赫曦"状态，其气的主要功能是成长，表现形式是上升，表现特征为闪耀活动，明显效果是使万物趋向成熟，色鲜音美。人体受其影响后，发病的主要症状是烧灼发热、缭乱烦忧。这种状态下，正常的气候是暑热郁蒸；异常的气候是温度猛升、烈焰炙烤。这种状态下的火气，对应的谷类是麦和豆；对应的畜类是羊和猪；对应的果类是杏和栗；对应的颜色是红色、白色、黑色；对应的五味是苦、咸、辛；对应的季节是夏；对应的人体经络是手少阴心经、手太阳小肠经和手厥阴心包经；对应的内脏是心和肺，对应的虫类是羽虫和鳞虫；对应的生物体构成属脉络和津液一类。发病时的突出症状是心气堵实而笑，伤于暑气则患疟疾、疮疡、失血、发狂、目赤等症。火运太过，假如遇到以"太阳寒水"为主导性气候的年份，寒水能够克制住过盛的暑火，则气候恢复正常；肺金之气不再受烈火的克制，也得以正常。火运太过，假如遇到以"少阳相火"为主导性气候的年份，二火相交，则金气受伤。在这种太过的状况下，火气如果过于暴烈，就必然会招来寒水的报复，出现阴凝惨淡、甚至突降霜雹的异常气候。如果人体发病，则是邪气伤心造成的。

凡是土运太过、土气太盛的年份，就叫"敦阜"，也叫"广化"。在这种年份里，土的至阴之气充实，显得厚重而清静，万物不仅能够依托其生发萌芽，而且能够长大成熟。当土运处于太过状态，经常会见到土气蒸腾如烟雾一般，笼罩在山丘之上，大雨不时地下，湿气四处散布，燥气消退。其气的主要功能是化育圆满，表现形式是蒸腾，表现特征为清静，明显效果是使万物越发长得周全完备。这种状态下，正常的气候是湿气积聚，温和润泽，万物不断得到滋养；异常的气候是暴雨突然而下，雷霆震动，山崩地裂。这种状态下的土气，对应的谷类是稷和麻；对应的畜类是牛和狗；对应的果类是枣和李；对应的颜色是黄色、黑色、青色；对应的五味是甘、咸、酸；对应的季节是长夏，对应的人体经络是足太阴脾经、足阳明胃经；对应的内脏是脾和肾，对应的虫类是倮虫和毛虫；对应的生物体构成属肌肉、果核一类。发病时的突出症状是腹中胀满、四肢沉重、行动不便。土运太过，如果不能节制，则必然会招来风木的报复，出现龙卷风、台风等异常气候。如果人体发病，则是邪气伤脾造成的。

凡是金运太过、金气太盛的年份，就叫"坚成"，也叫"收引"。在这种年份里，天气爽而洁净，地气清而明朗，阳气随着阴气变化。因为是阳明燥金之气在起着主导作用，所以万物都在趋向成熟。当金运处于太过状态，秋天的"收令"之气会显得特别强势，以致于长夏的生化之气还未完全发挥作用就不得不匆忙收场。其气的主要功能是提早收成，表现形式是削伐，表现特征为严厉肃杀，明显效果是使天地之风气变得尖锐锋利急切，使人体受到折伤、疮疡、皮肤病的困扰。这种状态下，正常的气候是凉风习习、雾露清寒；异常的气候是肃杀凋零。这种状态下的金气，对应的谷类是稻和黍；对应的畜类是鸡和马；对应的果类是桃和杏；对应的颜色是白色、青色、红色；对应的五味是辛、酸、苦；对应的季节是秋；对应的人体经络是手太阴肺经、手阳明大肠经；对应的内脏是肺和肝；对应的虫类是介虫和羽虫；对应的生物体构成属皮壳和筋络一类。发病时的突出症状是气喘、呼吸困难。金运太过，如果剧变暴虐，不能节制，则各种树木的生长都会受到影响，不仅不能繁茂，还会变得脆弱、柔软、焦枯，更有甚者，是招来火气的报复，极端炎热的天气流行，蔓草被晒得枯槁。如果人体发病，则是邪气伤肺造成的。

凡是水运太过、水气太盛的年份，就叫"流衍"，也叫"封藏"。在这种年份里，天地间寒气阴凝，寒水的闭藏之气在起着主导作用，火的"长旺"之气不得发扬。其气的主要功能是凛冽冰冻，表现形式是凝结，表现特征为静穆，明显效果是使天地之水变得流动灌注，使人体得痛泄病。这种状态下，正常的气候是阴沉凝郁、风寒雾冷；异常的气候是突降冰雪霜雹。这种状态下的水气，对应的谷类是豆和稷；对应的畜类是猪和牛；对应的果类是枣和栗；对应的颜色是黑色、黄色、红色；对应的五味是甘、咸、苦；对应的季节是冬；对应的人体经络是足少阴肾经、足太阳膀胱经；对应的内脏是肾和心；对应的虫类是倮虫和鳞虫；对应的生物体构成属肌肉和液汁一类。发病时的突出症状是胀。水运太过，如果不能节制，则会招来土气的报复，地气上升，大雨不时落下。如果人体发病，则是邪气伤肾造成的。

所以说，在运气太过的年份，如果某一气的运行失去了正常的度，横暴地去欺凌被自己克制的气，其结果也必然会招来克制自己的气的报复。但如果某一气能够保持正常，即便是克制自己的气也会被同化。道理就是如此。

【参悟领会】上述论及五运太过的各个段落的结尾处，出现了"不务其德""暴烈其政""政暴变""政过"等词，尽管表述有些差别，但核心的意思却是一致的，即任何一种气、运，都必须守中，不能太过，不能不适当节制，否则便必然会遭到反克、报复。如水气太过，必然会遭到土气报复；土气太过，必然会遭到木气报复；木气太过，必然会遭到金气报复；金气太过，必然会遭到火气报复；火气太过，必然会遭到水气报复。正所谓"强中更有强中手"。

这，不仅反映的是五运、五气的规律，也反映了人体健康养生的规律，更反映了人类社会管理的基本规律。

以本篇的主题词"政"为例，这个字，拆开了看，左边是"正"，右边是"反文旁"。也就是说，一"正"一"反"，构成了"政"。故政治的一个基本常识和基本规律，就是太过则"反"。这，既是哲学上"物极必反"理念的体现，也是中华民族自古以来所总结的"中庸"思维的反向推定！

孔子感叹："天下国家可均也，爵禄可辞也，白刃可蹈也，中庸不可能也。"

由此可见，对宇宙万物而言，"守中"是最为重要的，也是最难的。一人要平安长寿，必须守中；一国要长治久安，必须守中；一个社会要安定祥和，必须守中。

故学中医者，必然悟透中庸思维，才能够在诊病、断病、治病中，不致于行偏门、走极端，而是处处讲辩证，处处求平衡。

五、地势高低对人的健康的影响

帝曰：天不足西北，左（西北之左，指北方）寒而右（西北之右，指西方）凉；地不满东南，右（东南之右，指南方）热而左（东南之左，指东方）温。其故何也？

岐伯曰：阴阳之气，高下之理，太少之异也。东南方，阳也；阳者，其精降于下，故右热而左温。西北方，阴也；阴者，其精奉于上，故左寒而右凉。是以地有高下，气有温凉，高者气寒，下者气热。故适寒凉者胀，之温热者疮。下之则胀已，汗之则疮已。此腠理开闭之常，太少之异耳。

帝曰：其于寿夭，何如？

岐伯曰：阴精所奉，其人寿；阳精所降，其人夭。

帝曰：善。其病也，治之奈何？

岐伯曰：西北之气，散而寒之，东南之气，收而温之。所谓同病异治也。故曰，气寒气凉，治以寒凉，行水渍之；气温气热，治以温热，强其内守。必同其气，可使平也，假者反之。

帝曰：善。一州之气，生化寿夭不同，其故何也。

岐伯曰：高下之理，地势使然也。崇高则阴气治之，污下则阳气治之。阳胜者先天，阴胜者后天，此地理之常，生化之道也。

帝曰：其有寿夭乎？

岐伯曰：高者其气寿，下者其气夭，地之小大异也，小者小异，大者大异。故治病者，必明天道地理，阴阳更胜，气之先后，人之寿夭，生化之期，乃可以知人之形气矣。

【白话意译】黄帝问道：天之阳气不足于西北，故北方寒冷，西方寒凉；地之阴气不满于东南，故东方温热，南方炎热。这是什么原因呢？

岐伯回答：天气有阴阳，地势有高低，它们都有太过和不及的差别。东南方属阳，阳的精气自上而下降，所以南方热、东方温；西北方属阴，阴的精气自下而上呈，所以北方寒、西方凉。地势有高有低，气候有温有凉，大体的规律是，地势高的气候寒凉，地势低的气候温热。在西北寒凉之地生活的人容易生胀满病，在东南温热之地生活的人容易生疮疡病。对于胀满病，宜用泄下之法治疗；对于疮疡病，宜用发汗之法治疗。以上，就是气候和地理环境对人体腠理开闭的影响，从程度上讲，无非是太过和不及的区别。

黄帝又问道：天气寒热和地势高低，对人的寿命长短有什么影响呢？

岐伯回答：能够不断产生提供阴精的地方，人多长寿；不断消耗降低阳精的地方，人多短命。

黄帝称赞说：您概括得真好！对于不同地方所生发的带普遍性的疾病，该如何处治呢？

岐伯回答：西北方气候寒凉，治疗这个地方的病人，宜采取外散其寒、内清其热的方法；东南方气候温热，治疗这个地方的病人，宜采取收敛外泄的阳气、温煦内部风寒的方法。这就是所谓的"同病异治"，即同样的病症可以用不同的方法治疗。凡是生活在寒凉地方的人，多内热，可以用寒凉之药治疗，也可以用汤液浸渍的方法；生活在温热地方的人，多内寒，可以用温热的方法，加强内部阳气的固守。总之，治病的方法，必须与当地的气候相适应，才有助于人体正气的尽快恢复。需要仔细辨别的是，西北之人或有假热的寒病，东南之人或有假寒的热病，针对这种情况，就当用相反的方法治疗。

黄帝称赞说：讲得好！即便是处在同一个州，生化寿夭的情况也不一样，这是什么原因呢？

岐伯回答：即便是在同一个州，地势也有高有低。地势高的多寒，属阴气主导；地势低的多热，属阳气主导。阳气盛的地方气候温热，万物生化成熟往往会提前；阴气盛的地方气候寒凉，万物生化成熟往往会迟后，这是地理的常规，直接影响着万物生化的进度。

黄帝又问道：地势高低、生化早晚，对人的寿命长短有影响吗？

岐伯回答：地势高的地方，因为寒凉，故阴精易聚，寿命相对长一些；地势低的地方，因为炎热，故阳气易泄，寿命相对短一点。地势的高低差别，有大有小。差别大的寿命差距也大，差别小的寿命差距也小。因此，良医给人治病，必须明天道、知地理，了解阴阳的差别、气候的迟早、生化的时间，以及这些因素对人的身体健康和寿命长短的影响，自然也就明白了人在不同环境和气候条件下生病的病因和病机。

【参悟领会】 关于"天不足西北，地不满东南"这句话，前面已经解释过了。至于西北的天气为什么不足，东南的地气为什么不满，这是由地球本身的倾斜度造成的。地球悬浮于太空之中，它的中轴线并不是垂直的，而是从东北至西南偏斜着运行的。

另外，在这一段论述里，有三句话堪称经典：

一句是，"阴精所奉，其人寿；阳精所降，其人夭"。这一句话，与前文提到的"奉阴者寿"是一致的，所谓异曲同工也！

另一句是，"高者，其气寿；下者，其气夭"。为什么生活在地势高的地方的人，会比生活在地势低的地方的人长寿呢？从普遍意义上讲，就是地势高的地方，气候比较温凉，阴精易聚难散，故人的寿命相对长一些。反之，气候炎热的地方，阴精易散难聚，故人的寿命相对短一些。这一点，从北欧人的寿命与非洲人的寿命比较，就可以印证出来。

学习的目的全在于运用。对现代人的养生而言，也应尽可能选择温凉之地比较适宜。天下名山僧占半。为什么那些高僧都会选择秀美深山去修庙修行？地势高、空气新、气候凉爽，有利于养生长寿，恐怕还是主要原因。

需要说明的，这个地势高，是相对的，并不是越高越好。按照现代科学理论，海拔一旦超过2000米，由于氧气饱和度降低，对人体健康就会产生影响；随着海拔越高，人的寿命就越短。

还有一句是，"故治病者，必明天道地理"。这一要求，则充分说明中医是一门时空科学。医者给人看病，必须要考虑到病人生活的环境和生病的时节。

六、六气主导的气候变化对人体五脏的影响

帝曰：善。其岁有不病，而藏气不应不用者，何也？

岐伯曰：天气制之，气有所从也。

帝曰：愿卒闻之。

岐伯曰：少阳司天，火气下临，肺气上从，白起金用，草木眚，火见燔焫，革金且耗，大暑以行，咳嚏鼽衄，鼻窒口疡，寒热胕肿；风行于地，尘沙飞扬，心痛，胃脘痛，厥逆，鬲不通，其主暴速。

阳明司天，燥气下临，肝气上从，苍起木用而立，土乃眚，凄沧数至，木伐草萎，胁痛，目赤，掉振鼓栗，筋萎，不能久立；暴热至，土乃暑，阳气郁发，小便变，寒热如疟，甚则心痛。火行于槁，流水不冰，蛰虫乃见。

太阳司天，寒气下临，心气上从，而火且明，丹起，金乃眚，寒清时举，胜则水冰，火气高明，心热烦，嗌干，善渴，鼽嚏，喜悲，数欠，热气妄行，寒乃复，霜

不时降，善忘，甚则心痛；土乃润，水丰衍，寒客至，沉阴化，湿气变物，水饮内稸（古同"蓄"），中满不食，皮癏（qún，麻痹）肉苛，筋脉不利，甚则胕肿，身后痈。

厥阴司天，风气下临，脾气上从，而土且隆，黄起，水乃眚，土用革，体重，肌肉萎，食减口爽，风行太虚，云物摇动，目转耳鸣；火纵其暴，地乃暑，大热消烁，赤沃下，蛰虫数见，流水不冰，其发机速。

少阴司天，热气下临，肺气上从，白起金用，草木眚，喘，呕，寒热，嚏，鼽衄，鼻窒，大暑流行，甚则疮疡燔灼，金烁石流；地乃燥清，凄沧数至，胁痛，善太息，肃杀行，草木变。

太阴司天，湿气下临，肾气上从，黑起水变，火乃眚，埃冒云雨，胸中不利，阴痿，气大衰，而不起不用，当其时，反腰脽痛，动转不便也，厥逆；地乃藏阴，大寒且至，蛰虫早附，心下否痛，地裂冰坚，少腹痛，时害于食，乘金则止，水增，味乃咸，行水减也。

【白话意译】黄帝赞道：说得很好！按照五运六气的规律，一年中，有些特殊体质的人在特定的季节，本应发病却没有发病、脏气与天气本应相应却没有相应、本应发生作用却没有发生作用，这是为什么呢？

岐伯回答：这是因为人受天气的影响制约，脏气顺从天气的变化而变化的缘故。

黄帝恳切地说：那就请您详细给我讲讲吧！

岐伯阐述道：大凡轮到少阳"相火"（内火、阴火）主导全年（主要是上半年）气候之时，火气笼罩着大地，人体的肺脏之气向上通会于天气，燥金之气兴起并发挥主导性作用。金克木，地上的草木受灾，就像被火烧灼了一样；肺金之气被火克制，且大量消耗，造成火气太过、暑热流行。这种情况下，人体产生的病变多表现为咳嗽、喷嚏、流鼻涕、衄血、鼻塞、口疮、寒热、浮肿等症状。凡是由少阳司天主导上半年气候的年份，则下半年（在泉）气候一定由厥阴风木主导，风气会席卷大地，造成尘沙飞扬。这种气候条件下，人体产生的病变多表现为心痛、胃脘痛、厥逆、胸膈不通等症状，且病情变化很急。

大凡轮到阳明"燥金"主导全年（主要是上半年）气候之时，燥气笼罩着大地，人体的肝脏之气向上通会于天气，风木之气兴起并发挥主导性作用，脾土受其克制，空气凄冷，草木变得枯萎，人体产生的病变多表现为胁痛、目赤、眩晕、晃动、战栗、筋痿不能久立等症状。凡是由阳明司天主导上半年气候的年份，则下半年（在泉）气候一定由少阴君火主导，暑热之气会蒸腾于大地，草木枯槁，气候该冷时不冷，流水该结冰时不结冰，蛰虫该藏时不藏。这种气候条件下，人体产生的病变多表现为火气内郁、小便不正常、身体时寒时冷像得了疟疾等症状，甚至发生心绞痛。

大凡轮到太阳"寒水"主导全年（主要是上半年）气候之时，寒气笼罩着大地，人体的心脏之气向上通会于天气，火热之气兴起并发挥主导性作用，肺金受其克制，受到伤害。当火热之气妄行太过时，寒气则开始进行报复，在不该出现的时候出现，导致寒霜下降、水结成冰。这种情况下，人体产生的病变多表现为心热烦闷、咽喉干燥、口渴、流清鼻涕、打喷嚏、经常哀伤、打呵欠等症状，甚至引发健忘、心痛等疾病。凡是由太阳司天主导上半年气候的年份，则下半年（在泉）气候一定由太阴湿土主导，土原本克水，但由于土气过于滋润，水流又丰沛，水湿过盛而使脾土反受其克制。这种气候条件下，人体产生的病变多表现为水饮内蓄、腹中胀满食欲不振、皮肤麻痹、肌肉麻木、筋脉活动不利，甚至浮肿，背上生痛肿。

大凡轮到厥阴"风木"主导全年（主要是上半年）气候之时，风气笼罩着大地，人体的脾脏之气向上通会于天气，湿土之气兴起并发挥主导性作用，土克水，故肾水之气必受其克制，加之土气又受木克，双重叠加，从而使得脏腑功能失调，人体产生的病变多表现为身体沉重、肌肉萎缩、饮食减少、味觉退化等症状。另外，由于风气呼啸盛行于宇宙间，无论是天上的云气，还是地上的生物，都会被吹得摇摆不定，在人体引发的病变则是目眩、耳鸣。凡是由厥阴司天主导上半年气候的年份，则下半年（在泉）气候一定由少阳相火主导，风火相交，风助火势，地气更为暑热。这种气候条件下，人体产生的病变多表现为大热而津液消烁、多发赤色血痛。由于气候温热，冬眠之虫不藏了，仍在外活动；流水不能结冰，引发的病变更为迅速。

大凡轮到少阴"君火"主导全年（主要是上半年）气候之时，热气笼罩着大地，人体的肺脏之气向上通会于天气，燥金之气兴起并发挥主导性作用。金克木，草木必然受损而凋谢。加之暑热流行，火又克金，有熔化金石之状。这种情况下，人体产生的病变多表现为气喘、呕吐、寒热、打喷嚏、流鼻涕、衄血、鼻塞不通等症状，严重的还会发高烧、生疮痈。凡是由少阴司天主导上半年气候的年份，则下半年（在泉）气候一定由阳明燥金主导，干燥寒凉之气充斥大地，肃杀之气流行，草木也随之变化。这种气候条件下，人体产生的病变多表现为胁痛、经常叹气。

大凡轮到太阴"湿土"主导全年（主要是上半年）气候之时，湿气笼罩着大地，人体的肾脏之气向上通会于天气，水湿之气兴起并发挥主导性作用，心火之气受其克制，人体产生的病变多表现为阴痿、阳气大衰、胸中不爽等症状。假如湿土之气太旺，克制肾水，则人会感到腰臀疼痛，转动不便，厥逆。凡是由太阴司天主导上半年气候的年份，则下半年（在泉）气候一定由太阳寒水主导，地气阴凝闭藏，大寒的气候提前到来，蛰虫提前伏藏。这种气候条件下，人体产生的病变多表现为心下痞塞疼痛。如寒气太盛，导致土地冻裂，滴水成冰，人就会容易出现小腹痛，并妨害进食；如体内寒水外化，则小腹疼痛停止；如体内水气增多，则人的口味会变咸。这种情况下，一定要将水气泄出来，病情才能减退。

【参悟领会】要把这段话弄明白，必须先搞明白三个独特的关系。这个独特，是与正常、通常相对而言的。

第一个关系，即"十天干"与"五运"的独特关系。通常地讲，十天干与"五行"的对应关系是：东方甲乙木，南方丙丁火，中央戊己土，西方庚辛金，北方壬癸水。很多人把这种对应关系当成是永远不变的，在推演五运六气变化时，便按照这个公式去套，结果搞得很迷糊。

关于十天干与"五运"的对应关系，王冰《补注黄帝内经素问》明确为：甲己应土运，乙庚应金运，丙辛应水运，丁壬应木运，戊癸应火运。

第二个关系，即"十二地支"与"六气"的独特关系。具体为：子午为少阴君火，丑亥为厥阴风木，寅申为少阳相火，卯酉为阳明燥金，丑未为太阴湿土，辰戌为太阳寒水。

按照上述天干、地支与五运六气的对应关系演算，对一年的气候特征就很容易把握了。比如，2022年为壬寅年，全年（上半年）气候以风木为主，故多风，从年头到年尾，各种台风基本不断；下半年气候以相火为主，故干旱少雨，高温，全球河流（从长江、黄河到多瑙河）、湖泊（洞庭湖、鄱阳湖）水位普遍下降，从亚洲到欧洲，到处是旱灾，农业收成大受影响。

第三个关系，即司天与在泉的独特关系。司天主上半年气候，也主全年的总体气候，在泉主下半年气候。司天与在泉究竟是什么对应关系呢？从岐伯的阐述看，是这样的：

少阳相火司天→厥阴风木在泉；阳明燥金司天→少阴君火在泉；太阳寒水司天→太阴湿土在泉。厥阴风木司天→少阳相火在泉；少阴君火司天→阳明燥金在泉；太阴湿土司天→太阳寒水在泉。

由此可见，我们不难明白：

（1）上半年气候与下半年气候，存在阴阳转换关系。如上半年为阳，下半年则为阴；上半年为阴，下半年则为阳。"一阴一阳谓之道"，换句话说，就是"一阴一阳过一年"。

（2）上半年气候与下半年气候，存在五行生克关系。其中，一组关系为相生，如：风木生相火。两组关系为相克，如：湿土克寒水，君火克燥金。

七、六气与动物繁育的关系

帝曰：岁有胎孕不育，治之不全，何气使然？

岐伯曰：六气五类，有相胜制也。同者盛之，异者衰之。此天地之道，生化之常也。

故厥阴司天，毛虫静，羽虫育，介虫不成；在泉，毛虫育，倮虫耗，羽虫不育。

少阴司天，羽虫静，介虫育，毛虫不成；在泉，羽虫育，介虫耗不育。

太阴司天，倮虫静，鳞虫育，羽虫不成；在泉，倮虫育，鳞虫不成。

少阳司天，羽虫静，毛虫育，倮虫不成；在泉，羽虫育，介虫耗，毛虫不育。

阳明司天，介虫静，羽虫育，介虫不成；在泉，介虫育，毛虫耗，羽虫不成。

太阳司天，鳞虫静，倮虫育；在泉，鳞虫耗，倮虫不育。

诸乘所不成之运，则甚也。故气主有所制，岁立有所生，地气制己胜，天气制胜己，天制色，地制形，五类衰盛，各随其气之所宜也。故有胎孕不育，治之不全，此气之常也，所谓中根也。根于外者亦五，故生化之别，有五气、五味、五色、五类、五宜也。

帝曰：何谓也？

岐伯曰：根于中者，命曰神机，神去则机息；根于外者，命曰气立，气止则化绝。故各有制，各有胜，各有生，各有成。故曰：不知年之所加，气之同异，不足以言生化。此之谓也。

【白话意译】黄帝问道：在同一年中，有的动物能够怀胎生育，有的却不能生育，这与六气的变化有什么关系吗？

岐伯回答：天之六气和地之五行所生化的五类动物，也是相生相克的关系。当六气与某类动物的五行属性相同时，这类动物的生殖能力就会强一些；当六气与某类动物的五行属性不同，这类动物的生殖能力就会弱一些。这是天地孕育的大道理，自然生化的大规律。

如果是在"厥阴风木"司天（上半年）的年份，毛虫往往不生育也不耗损，羽虫生育正常，介虫生育困难；到下半年"少阳相火"在泉，毛虫生育正常，倮虫受到耗损，羽虫生育困难。

如果是在"少阴君火"司天（上半年）的年份，羽虫往往不生育也不耗损, 介虫生育正常, 毛虫生育困难; 到下半年"阳明燥金"在泉, 羽虫生育正常, 介虫受到耗损, 生育困难。

如果是在"太阴湿土"司天(上半年)的年份, 倮虫往往不生育也不耗损, 鳞虫生育正常, 羽虫生育困难; 到下半年"太阳寒水"在泉, 倮虫生育正常, 鳞虫生育困难。

如果是在"少阳相火"司天(上半年)的年份, 羽虫往往不生育也不耗损, 毛虫生育正常, 倮虫生育困难; 到下半年"厥阴风木"在泉, 羽虫生育正常, 介虫受到耗损, 毛虫生育困难。

如果是在"阳明燥金"司天(上半年)的年份, 介虫往往不生育也不耗损, 羽虫生育正常, 介虫生育困难; 到下半年"少阴君火"在泉, 介虫生育正常, 毛虫受到耗损, 羽虫生育困难。

如果是在"太阳寒水"司天(上半年)的年份, 鳞虫往往不生育也不耗损, 倮虫生育正常; 到下半年"太阴湿土"在泉, 鳞虫受到耗损, 倮虫生育困难。

总之, 凡是五运被六气所克制(土运被厥阴风木克制、金运被少阳相火克制)的时候, 与五运相对应的那一类动物, 其生育能力就一定会受到影响。天之六气主导每一年的气候, 分为上半年、下半年两个节点, 既有相互制约的作用, 也有各自的生化作用。在泉之气, 一般是制约自己所能克制的"下级"; 司天之气, 一般是制约能够克制自己的"上级"; 司天之气主导生成动物的颜色, 在泉之气主导发育动物的形体。五类动物的繁殖和衰败, 都和六气有着紧密关系, 这才有了生育和不育的区别。这, 也就是所谓气的正常规律, 我们称之为"中根"。至于中根以外的六气，也是依据五行而演化的，这才有了臊、焦、香、腥、腐五气，有了酸、苦、辛、咸、甘五味，有了青、黄、赤、白、黑五色，有了毛、羽、倮、鳞、介五类动物。这些，都是天地之五运六气化生的结果。

黄帝又问道：这其中的深层次原因又是什么呢？

岐伯回答：任何一种生物，都有其生命之根。这种根，如果是深藏于内的，就是所谓的"神机"。一旦神离去了，其生命的机能也就会立即停止。这种根，如果是立在外的，就是所谓的"气立"，一旦在外的六气停止运化，其生命的机能也就随之断绝。所以说，五运和六气，各有制约、各有相胜、各有所生、各有所成。如果我们不懂得当年的岁运和六气交合的生克情况，那就不可能明白万物的生化规律。

【参悟领会】"万物互联"是当今社会的一个时髦词。现代科技给出的解释是："将人、流程、数据和事物结合一起，使得网络连接变得更加相关，更有价值。"这种解释，其实只是浅表层次。从岐伯这一段阐述看，"万物互联"真正的涵义应当是，天地万物就像一张相互关联的巨大的网络，任何一个物种，任何一个物体，都不可能孤立地存在，都无法逃离这张网。

诚如卢梭所言："人生而自由，却又无往而不在枷锁之中。"这个枷锁，说得难听了点。说得好听些，其实就是这张巨大的"关系网"，包括天与地的关系、天与人的关系、地与人的关系、地与物的关系,等等。

如何来形容这张网呢? 岐伯总结了四句话:"各有制、各有胜、各有生、各有成"。这制、胜、生、成四个字,就高度概括了万物互联的基本特点。

所谓制,就是相互制约的意思,如金克木、木克土、土克水,等等。

所谓胜,就是相互压服的意思,如狼能压服羊,狮子、老虎又能压服狼,石头能压服泥土,钢铁又能压服石头,等等。

所谓生,就是相互为彼此生存提供条件的意思,如羊等动物靠吃草生存,草靠阳光、雨水、土壤生存,狼又靠吃羊等动物生存,等等。

所谓成,就是相互促进、相互成就的意思,如蚕与桑树,相互促就而成丝;花与蜜蜂,相互促就而成蜜糖;土壤与种子,相互促就而成稻麦黍稷,等等。

物如此,人又何尝不是如此呢?

古往今来,那些高寿之人,不都是能够顺应天地阴阳规律、在这张巨大的"关系网"中自在生活的人吗!

八、万物非天不生、非地不长

帝曰：气始而生化，气散而有形，气布而蕃育，气终而象变，其致一也。然而五味所资，生化有薄厚，成熟有少多，终始不同，其故何也？

岐伯曰：地气制之也，非天不生、地不长也。

帝曰：愿闻其道？

岐伯曰：寒热燥湿，不同其化也。故少阳在泉，寒毒不生，其味辛，其治苦酸，其谷苍丹。

阳明在泉，湿毒不生，其味酸，其气湿，其治辛苦甘，其谷丹素。

太阳在泉，热毒不生，其味苦，其治淡咸。其谷黅秬。

厥阴在泉，清毒不生，其味甘，其治酸苦，其谷苍赤，其气专，其味正。

少阴在泉，寒毒不生，其味辛，其治辛苦甘，其谷白丹。

太阴在泉，燥毒不生，其味咸，其气热，其治甘咸，其谷黅秬；化淳则咸守，气专则辛化而俱治。

【白话意译】黄帝问道：万物生长离不开气。气的滋养，使万物开始生化；气的流动，是万物开始成形；气的布散，是万物开始繁殖；气的终衰，使万物形象开始变化。天地间，一切物质都是如此。人在饮食上有五味的区别，在生化上有厚与薄的区别，在成熟程度上有少与多的区别，就是事物的结果与开头，也有区别，这其中的道理，究竟是什么呢？

岐伯回答：这种区别变化，主要是受在泉之气控制的。从这个意义上说，万物是非天气不能生，非地气不能长的。

黄帝恳切地说：请您具体地阐释一下其中的道理。

岐伯接着解释说：寒、热、燥、湿等六气，其气化作用各不相同，具体表现是：

——当少阳相火在泉时，寒毒之物就不能生长，火克金，故味辛之物的生长受到压制，其主治之味是苦和酸，其对应的谷类的颜色是青色和红色。

——当阳明燥金在泉时，湿毒之物就不能生长，金克木，故味酸之物的生长受到压制，其主治之味是辛、苦、甘，其对应的谷类颜色是红色和白色。

——当太阳寒水在泉时，热毒之物就不能生长，水克火，故味苦之物的生长受到压制，其主治之味是淡和咸，其对应的谷类颜色是黄色和黑色。

——当厥阴风木在泉时，清毒之物就不能生长，木克土，故味甘之物的生长受到压制，其主治之味为酸和苦，其对应的谷类颜色是青色和红色。厥阴司天，少阳在泉，木火相生，气化会更加专一，气味会更加纯正。

——当少阴君火在泉时，寒毒之物就不能生长，火克金，故味辛之物的生长受到压制，其主治之味是辛、苦、甘，其对应的谷类颜色是白色和红色。

——当太阴湿土在泉时，燥毒之物就不能生长，土克水，故味咸之物的生长受到压制，其主治之味是甘、咸，其对应的谷类颜色是黄色和黑色。太阴在泉，乃土处于最旺之时，故气化淳厚，足以克制住水，使咸味得以内守，其气专精而能生金，从而使得辛味也得以生化，最终达到与湿土全面化合的效果。

【参悟领会】"五毒"，是一个耳熟能详的概念。佛教的五毒，主要是针对人的负面情绪而言的，即贪、嗔、痴、慢、疑。

虫类的五毒，主要是指五种带毒的动物，即蜈蚣、毒蛇、蝎子、壁虎、蟾蜍。这五种毒虫，用错了，就是毒药；用对了，就是良药。

社会生活中的五毒，主要是针对男子的品行不端而言的，即吃、喝、嫖、赌、抽。这是败家败身的毒药。

天地之气的五毒，主要是针对人体的健康而言的，即本段所列举的寒毒、湿毒、热毒、燥毒、清毒。

天地之精气孕育了人，天地之毒气则耗损了人。人的养生延寿的过程,实质上就是一个不断地汲取精华、排泄"五毒"的过程。

这个排泄的"五毒",既包括了"寒、湿、热、燥、清"等气之五毒,也包括了"贪、嗔、痴、慢、疑"等心之五毒,还包括了"吃、喝、嫖、赌、抽"等行之五毒。

毫无疑问,能避以上三个"五毒"之人,往往就是心身俱健、大德高寿之人。

九、久病、新病为什么可以同法治疗

故曰：补上下者，从之；治上下者，逆之，以所在寒热盛衰而调之。

故曰：上取、下取，内取、外取，以求其过。能毒者以厚药；不胜毒者以薄药。此之谓也。

气反者，病在上，取之下；病在下，取之上；病在中，旁取之。

治热以寒，温而行之；治寒以热，凉而行之；治温以清，冷而行之；治清以温，热而行之。

故消之，削之，吐之，下之，补之，写之，久新同法。

【白话意译】由此可见，对于因司天（上气）、在泉之气（下气）不足而引发的病症，宜顺其气，采用补法进行治疗。对于因司天、在泉之气太过而引发的病症，宜逆其气治疗，且根据其寒热盛衰程度进行调治。

所以说，无论是采用上取、下取、内取、外取之法治疗，总归要先找到病因，再进行治疗。对于那些体质健壮、耐药能力强的人，可以用性味厚的药物；对于那些体质赢弱、耐药能力弱的人，则要用性味薄的药物。这是一个通行的道理。

如果一个人，其病气与脉象相反，则病症在身体上部的，宜从下部治疗；病症在身体下部的，宜从上部治疗；病症在身体中部的，宜从身体两边治疗。

用药、服药，都有讲究。一般地讲，治疗热病，要用寒药，但应当温服；治疗寒病，要用热药，但应当凉服；治疗温病，要用凉药，但应当冷服；治疗清冷的病，要用温药，但应当热服。

患者身体的强弱、虚实情况不同，治疗的方法也就不同，有的病可采用消法，以疏通积滞；有的病可采用削法，以攻克坚积；有的病可采用吐法，以疏通上部的堵实；有的病可采用下法，以泄泻下部的淤积；有的病可采用补法，以充盈虚亏；有的病可采用泻法，以清理毒邪。总之，无论久病还是新病，都可以根据这些原则进行治疗。

【参悟领会】这段话的核心要义，就在于"久新同法"四个字。这个法，就是指治疗的原则和方略，概括起来就是"三取、四服、六法"。

所谓"三取"，就是上病取下，下病取上，中病取边。

所谓"四服"，就是寒药温服，热药凉服，凉药冷服，温药热服。

所谓"六法"，就是消法、削法、吐法、下法、补法、泻法。

十、如何防止药物的毒性泛滥

帝曰：病在中而不实不坚，且聚且散，奈何？

岐伯曰：悉乎哉问也！无积者，求其藏，虚则补之，药以祛之，食以随之，行之渍之，和其中外，可使毕已。

帝曰：有毒无毒，服有约（规则，常规）乎？

岐伯曰：病有久新，方有大小，有毒无毒，固宜常制矣。大毒治病，十去其六；常毒治病，十去其七；小毒治病，十去其八；无毒治病，十去其九。谷肉果菜，食养尽之。无使过之，伤其正也。不尽，行复如法。必先岁气，无伐天和。无盛盛，无虚虚，而遗人夭殃。无致邪，无失正，绝人长命！

【白话意译】黄帝问道：如果病变产生在身体内部，不堵实也不坚硬，时而凝聚，时而发散，应该如何治疗呢？

岐伯回答：您问得真仔细啊！这种病症，如果没有积滞，就应当从内脏上去找病因，如是虚症，就采用补法。如果有邪，就先用药物祛除病邪，再通过饮食进行调养；或者用水渍法调和内外，病就会慢慢痊愈。

黄帝又问道：对于有毒药和无毒药，服用时有一定的规则可循吗？

岐伯回答：病有新病和久病的区别，治疗的处方有大方和小方的区别，药物的药性也有有毒和无毒的区别，服用时必须遵循常规。一般来说，对于毒性大的药物，在病邪祛除十分之六时，就不要再服用了；对于毒性一般的药物，在病邪祛除十分之七时，就不要再服用了；对于毒性轻微的药物，在病邪祛除十分之八时，就不要再服用了；对于无毒的药物，在病邪祛除十分之九时，也不要再服用了。之后，通过谷、肉、果、菜等饮食调养，便可去掉病邪，达到痊愈。谨记，药物服用一定不能过量，以免损伤正气。如果病邪还没有完全祛除，或部分复发，还是应该按照上述常规服药。医者给人治病，一定要先了解当年气候的特征，决不能违背天人合一的大规律。对实证之病，不要采用补法，否则会使实证更重；对虚证之病，也不要误用泻法，否则会使虚证更虚，从而给病人带来更大的痛苦，甚至生命危险。总之，良医治病，一定不能犯这种简单的错误，以免加重病情，或损伤正气，乃至误人性命。

【参悟领会】良医给人治病，一定要记住两句话。一句是，"是药三分毒"。这里，岐伯已经明确告诉我们，药物按其毒性，可以分为四种，即：大毒、常毒、小毒、无毒。高明的医者给人治病，要尽量不用大毒之药，尽量少用常毒之药，尽量多用无毒之药。

另一句是，"花未全开月未圆"。良医给人治病，无论采取何种治疗方法，都没有必要完全彻底，清得干干净净，可以留有一些余地，让人体自身去发挥"自治"作用。这里，岐伯提出了四个数字比例，非常有参考价值，即：大毒十去其六，常毒十去其七，小毒十去其八，无毒十去其九。

十一、久病必养必和

帝曰：其久病者，有气从不康，病去而瘠，奈何？

岐伯曰：昭乎哉圣人之问也！化不可代，时不可违。夫经络以通，血气以从，复其不足，与众齐同，养之和之，静以待时，谨守其气，无使倾移，其形乃彰，生气以长，命曰圣王。

故《大要》曰：无代化，无违时，必养必和，待其来复。此之谓也。

帝曰：善！

【白话意译】黄帝问道：有的久病的人，气机虽然已经调顺，但身体仍没有恢复健康；病邪虽然祛除了，但身体仍然很瘦弱，对这种情况，应该怎样施治呢？

岐伯回答：您提出的问题，总是切中要害！天地对万物的生化作用，人类是无法代替的；四季气候的循环变迁，人类也是无法逆转的。对于一个久病的人来说，即便是经络已经疏通，气血已经调和，但要完全恢复如常人一般的正气，则需要慢慢调养。调养期间，要耐心地等待天时，谨慎地守护真气，避免损耗。这样，病人的身体就会逐渐强健起来，免疫能力、抵抗能力也会逐渐增长起来。这，就是所谓的圣王调养之法。

古经书《大要》强调：既不要以人力来代替天地的气化，也不要违背四时的运行规律，一定要静心调养，使气血和合，正气恢复。所谓的养生大道理，指的就是这个。

黄帝说：您说得太好了！

【参悟领会】大凡是病，一半在治，一半在养。如何养？岐伯给我们提供了"两无两必"的要诀。所谓"两无"，就是无代化，无违时，即不要违背天地阴阳的规律行事，不要违背四季气候的规律行事。所谓"两必"，就是调顺好经络，调和好气血。

这里，最关键的一点，就是如何不违背天地阴阳规律的问题。如白天阳气充足，宜于补阳；晚上阴寒之气较重，则应避受阴邪侵蚀。故对于常人来说，一般是早上起来进行户外运动锻炼，晚上则应尽量避免。

这方面，一个典型的案例就是，一男子白天因为工作忙，没有时间锻炼，便每天晚上九点半以后出去跑步，大约跑到十一点左右为止。跑步的地区，主要是在一片较大的林子里，树木森然。一位老中医见到后，几次提醒该男子"少跑点好"，但他不以为然。大约一年半后，该男子突然浑身无力，跑不动了。到医院一检查，血癌晚期。

该男子天天锻炼，为什么会得这个病呢？西医无法说清楚原因。但如果我们结合对岐伯提出的"两无两必"要诀的深入理解，就不难找出其中的原因。

首先，男子跑步的时间不对，晚上九点半以后，属于阴气逐渐浓厚、阳气逐渐微弱之时，加之跑步时全身汗毛孔大开，阴邪之气必然大肆侵入。

其次，男子跑步的地方不对，树木幽深之处，自然也是阴邪之气集聚之处。阴上加阴，该男子身体如何不受影响？加之这个时间段又是三焦经当令之时，阴邪自表面皮肤侵入三焦，久而久之，必然严重影响三焦的生理功能。

三焦的生理功能是什么呢？主要有三个：（1）通行元气；（2）总司人体的气机和气化；（3）疏通水道，运送水液。由于阴邪的侵蚀和堵塞，三焦不能正常发挥其功能后，必然造成人体的气机不畅，水液不通，元气不行。

中医有句俗话，叫"疑难杂症找三焦"。这句话倒过来，就是人体的许多疑难杂症，都是三焦病变造成的，应当从三焦上去找。

该男子的这个莫名其妙绝症，就是在错误的时间、错误的地方，进行了错误的锻炼，错误地破坏了三焦的生理功能造成的。

第七十一篇

六元正纪大论篇

篇目解读

所谓六元，即风、寒、暑、湿、燥、火六气。所谓纪，即五运与六气相配合，三十年为一纪，六十年为一周，也就是通常说的一个甲子。本篇主要阐述了六十年中运气变化的规律，以及由此带来的气候变化规律和对动植物生长、人体健康的影响等。特别强调，良医给人治病时，必须根据天时气候的不同情况而采取不同方法，万不可千篇一律。

一、天道可见，民气可调

黄帝问曰：六化六变，胜复淫治，甘苦辛咸酸淡先后，余知之矣。夫五运之化，或从天气，或逆天气，或从天气而逆地气，或从地气而逆天气，或相得，或不相得，余未能明其事。欲通天之纪，从地之理，和其运，调其化，使上下合德，无相夺伦，天地升降，不失其宜，五运宣行，勿乖其政，调之正味从逆，奈何？

岐伯稽首再拜对曰：昭乎哉问也！此天地之纲纪，变化之渊源，非圣帝孰能穷其至理欤！臣虽不敏，请陈其道，令终不灭，久而不易。

帝曰：愿夫子推而次之，从其类序，分其部主，别其宗司，昭其气数，明其正化，可得闻乎？

岐伯曰：先立其年，以明其气，金木水火土运行之数，寒暑燥湿风火临御之化，则天道可见，民气可调，阴阳卷舒，近而无惑，数之可数者，请遂言之。

【白话意译】黄帝问道：通过您的讲授，我对于六气的正常生化和异常变化，以及胜复之气、淫邪之气导致人体产生疾病的治疗方法，甘、苦、辛、咸、酸、淡等各种味道先后化生的原理，等等，基本上已经理解了。但由于五运主岁的气化，情况多种多样，有时是与司天之气相顺从，有时是与司天之气相违逆，有时是与在泉之气相顺从而与司天之气相违逆，有时是与司天之气相顺从而与在泉之气相违逆，有时互相适应，有时相互排斥，这其中的道理，我还不能够完全参悟。怎样才能顺应天之六气、地之五行的气化规律，使之上下协调，升降正常，不相互冲突，能够正常发挥功能，同时调和五味，使人体气血和脏腑的运行更加和谐。这些，究竟该如何才能做到呢？

岐伯行了一个礼，恭恭敬敬地回答道：您提出的问题，总是那样英明！这是天地生化的总纲领，气运变化的大本源，如果不是像您这样圣明睿智之人，谁会去思考如此精深博大的问题呢？尽管我对此了解得也还不够深切，但还是想努力探究其中的原理，寻找出其中的规律，使之不被湮灭，永久地传承下去。

黄帝说：希望您对其中的原理、规律做进一步的梳理和归纳，理出先后次序，以十天干、十二地支为代码，将天之六气与地之五行对应起来，通过精密的演算，推演出其中的气数和法则，可以吗？

岐伯回答说：按您所说，首先必须确定好纪年的天干、地支，再明确主岁之气中的金、木、水、火、土五行之数，以及寒、暑、燥、湿、风、火的变化之机。三者对应起来，并按照生克顺序循行，这样，就可以比较清晰地了解自然变化的规律，掌握阴阳平衡的原理，适时地调和人们的气机。具体的演算，且让我慢慢道来。

【参悟领会】这段话的核心词是"天道可见"。意思就是，天气是可以预测的！天道为什么可见？天气为什么可以预测？天道又是如何可见？天气又是如何预测？岐伯一言蔽之："先立其年，以明其气，金木水火土运行之数，寒暑燥湿风火临御之化，则天道可见。"如何立其年？自然是天干、地支立其年。

其一，是天干对应金木水火土五运，预示着一年特别是上半年的整体性气候特征。如甲己对应土，乙庚对应金，丙辛对应水，丁壬对应木，戊癸对应火。2022年为壬寅年，壬对应木，全年气候多风暴，自然便成了主导性的气候特征。

其二，是地支对应寒暑燥湿风火六气，预示着一年中下半年的气候特征。如子午对应君火，丑未对应湿土，寅申对应相火，卯酉对应燥金，辰戌对应寒水，巳亥对应风木。壬寅之年，寅对应相火，下半年干旱、燥热，自然也便成了主要的气候特征。尤其是2022年下半年，全球干旱算是到了极点。我国的两大淡水湖，洞庭湖和鄱阳湖，都干得差不多见了底。

其三，所谓的"天道可见"其实并不神秘复杂，通过一个简单的公式，就可以推算出来了。这个公式的代码可以如此设置：T代表十天干，D代表十二地支，其公式就是：

T×五运＋D×六气＝天道（气候总特征）

　　具体到某一年份, 则可以用首个拼音字母来代替。如2021年为辛丑年, 就可以用 "xc" 来代替。其公式则是:

Tx×五运＋Dc×六气＝天道(气候总特征)

二、太阳寒水为主导的气候特征

帝曰：太阳之政奈何？

岐伯曰：辰戌之纪也。

太阳、太角、太阴、壬辰、壬戌、其运风，其化鸣紊启拆，其变振拉摧拔，其病眩掉目瞑。

太角_{初正}、少徵、太宫、少商、太羽_终。

太阳、太徵、太阴、戊辰、戊戌、同正徵。其运热，其化暄暑郁燠，其变炎烈沸腾，其病热郁。

太徵、少宫、太商、少羽_终、少角_初。

太阳、太宫、太阴、甲辰岁会_{同天符}、甲戌岁会_{同天符}。其运阴埃，其化柔润重泽，其变震惊飘骤，其病湿下重。

太宫、少商、太羽_终、太角_初、少徵。

太阳、太商、太阴、庚辰、庚戌、其运凉，其化雾露萧飚，其变肃杀凋零，其病燥，背瞀胸满。

太商、少羽_终、少角_初、太徵、少宫。

太阳、太羽、太阴、丙辰天符、丙戌天符、其运寒，其化凝惨溧冽，其变冰雪霜雹，其病大寒留于溪谷。

太羽_终、太角_初、少徵、太宫、少商。

凡此太阳司天之政，气化运行先天，天气肃，地气静，寒临太虚，阳气不令，水土合德，上应辰星、镇星，其谷玄黅，其政肃，其令徐。寒政大举，泽无阳焰，则火发待时。少阳中治，时雨乃涯，止极雨散，还于太阴，云朝北极，湿化乃布，泽流万物，寒敷于上，雷动于下，寒湿之气持于气交。民病寒湿，发肌肉痿，足痿不收，濡写血溢。

初之气，地气迁，气乃大温，草乃早荣，民乃厉，温病乃作，身热、头痛、呕吐，肌腠疮疡。

二之气，大凉反至，民乃惨，草乃遇寒，火气遂抑，民病气郁中满，寒乃始。

三之气，天政布，寒气行，雨乃降，民病寒，反热中，痈疽注下，必热瞀闷，不治者死。

四之气，风湿交争，风化为雨，乃长、乃化、乃成，民病大热少气，肌肉萎足痿，注下赤白。

五之气，阳复化，草乃长、乃化、乃成，民乃舒。

终之气，地气正，湿令行，阴凝太虚，埃昏郊野，民乃惨凄，寒风以至，反者孕乃死。故岁宜苦以燥之温之，必折其郁气，先资其化源，抑其运气，扶其不胜，

无使暴过而生其疾，食岁谷以全其真，避虚邪以安其正，适气同异，多少制之。同寒湿者燥热化，异寒湿者燥湿化，故同者多之，异者少之，用寒远寒，用凉远凉，用温远温，用热远热，食宜同法。有假者反常，反是者病，所谓时也。

【白话意译】黄帝问道：在太阳寒水为主导的年份，气候会出现怎样的特征呢？

岐伯回答：太阳寒水司天，是以地支中的辰、戌为标志的年份。也就是说，每逢辰、戌之年，均为太阳寒水司天之年。具体情形如下：

——壬辰、壬戌年，太阳寒水主导全年（上半年）气候，太阴湿土主导下半年气候。丁壬属木运，这两年木运太过，就叫作太角。木运主风，微风吹拂，万物萌芽，表明气候正常；狂风呼啸，树木摧折，表明气候异常。人一旦被这种风邪侵入，就会出现头晕目眩、视物不清的疾病。这种年份，主运和客运均起于太角（木），经二运少徵（火）、三运太宫（土）、四运少商（金），终于太羽（水）。

——戊辰年、戊戌年，太阳寒水主导全年（上半年）气候，太阴湿土主导下半年气候。戊癸属火运，这两年火运太过，就叫作太徵。火运主热，气候温暖，逐渐变得暑热熏蒸，表明气候正常；火气炎烈，如沸水蒸腾，表明气候反常。人一旦被这种热邪侵入，就会得热郁之症。这种年份，客运起于太徵（火），经二运少宫(土)、三运太商(金)、四运少羽(水)，终于太角(木)；主运则起于少角(木)，经二运太徵(火)、三运少宫(土)、四运太商(金)，终于少羽(水)。

——甲辰年、甲戌年，太阳寒水主导全年(上半年)气候，太阴湿土主导下半年气候。甲己属土运，这两年土运太过，就叫作太宫。由于土运太过，又与在泉的湿土相同，所以这种情况也叫作同天符。土运主湿，风调雨顺，地气滋泽，表明气候正常；雷鸣电闪，狂风暴雨，表明气候反常。人一旦被这种湿邪侵入，就会出现湿气积聚于身体下部、肢体沉重的症状。这种年份，客运起于太宫，经少商、太羽、太角，终于太徵；主运起于太角，经太徵、太宫、少商，终于太羽。

——庚辰年、庚戌年，太阳寒水主导全年(上半年)气候，太阴湿土主导下半年气候。乙庚属金运，这两年金运太过，就叫作太商。金运主凉，雾露降临，秋风萧瑟，表明气候正常；过于寒凉肃杀，草木凋零，表明气候反常。人一旦被这种凉邪侵入，就会出现胸背胀满、心情烦闷的燥病。这种年份，客运起于太商，经少羽、太角、少徵，终于太宫；主运起于少角，经太徵、少宫、太商，终于少羽。

——丙辰年、丙戌年，太阳寒水主导全年(上半年)气候，太阴湿土主导下半年气候。丙辛属水运，这两年水运太过，就叫作太羽。由于司天与中运相同，因此都为天符。水运主寒，水冷成冰，气候严寒，表明气候正常；冰雪霜雹过度下降，表明气候反常。人一旦被这种寒邪侵入，就会出现水气太过、寒气滞留于人体穴位的疾病。这种年份,客运起于太羽,经少角、太徵、少宫、终于太商;主运起于太角,经少徵、太宫、少商,终于太羽。

大凡太阳寒水主导全年气候,其气化的运行会比正常的天时早点到来,天气清肃,地气安静。寒湿之气遍布天空,阳气无法正常布散,寒水与湿土互相协调发挥作用,对应于天上的水星和木星都显得很光亮,生长的谷物对应为黑色和黄色,总体看,是司天之气清肃,在泉之气徐缓。但如果寒气过重,使阴中之阳过分受到抑制,江河湖泽之中没有了升腾的阳气,那么火气必然会待时而发。等到了少阳相火当令的时候,被郁结的火气会爆发,雨水会及时下降。等到三气快要结束时,雨水就减少了。等到四气当令时,在泉的湿土之气发挥作用,云气向北极迁移,湿土之气四处布散,雨水润泽万物。这个时候,太阳寒水之气布散于上,少阴雷火振动于下,寒气湿气交合在一起。人一旦被这种寒湿之邪侵入,就容易患上肌肉萎痹、两足萎弱、伸缩无力、大便溏泄和失血等病症。

——初之气,主气为厥阴风木,客气为少阳相火。气候极为温暖,草木提前繁荣。这个时候,人会容易患上温病、疫疠,出现身体发热、头痛、呕吐、肌肤疮疡等症状。

——二之气,主气为少阴君火,客气为阳明燥金。气候寒凉,阳气无法舒展,不仅人会感到寒冷,百草的生长也会受到抑制。这个时候,人会容易患上气郁、胸腹胀满的疾病。

——三之气,主气为少阳相火,寒气流行,雨水普降。这个时候,人会容易患上外寒而内热、痛疽、下痢、心中烦热、神志昏聩、胸闷等病症，如果不及时治疗，就会有死亡的危险。

——四之气，主气为太阴湿土，客气为厥阴风木。风湿两气相交，风气转化为雨水，滋润万物生长、发育和成熟。这个时候，人会容易患上高烧、呼吸少气、肌肉萎弱、两足萎弱无力、赤白痢等病症。

——五之气，主气为阳明燥金，客气为少阴君火。这个时候，阳气重新旺盛，百草恢复蓬勃生机，人也会感到心情舒畅，健康无病。

——六之气，主气为太阳寒水，客气为太阴湿土。这个时候，地气正旺，湿气运行。天空中阴气凝聚，尘土飞扬，四野昏濛。受这种气候的影响，人也会感到凄凉。如果再遇上寒风凌冽，风木抑制湿土，有的孕妇就会因为受到影响而流产。所以说，凡是在太阳寒水主导气候的年份里，病的性质多属于寒、湿之症。用药的思路，应当用苦燥之药化湿，用苦温之药祛寒。治疗过程，一定要注意抑制太过之气，扶植不及之气，尽量避免出现偏盛偏衰的现象，导致疾病多发。在饮食方面，应当多吃与岁气相合的青色、黄色谷物，以保全真气。在生活起居方面，应当避免虚邪贼风的侵袭，以保持正气。在用药多少方面，应当根据五运与司天、在泉之气的异同，来确定药量。在用药的品类方面，如果主岁与六气都属于寒湿，就应当选用燥热之类的药物调治；如果主岁与六气寒湿不同，就应当选用燥湿之类的药物调治；如果主岁与六气相同，就可以多用点药物，以抑制太过；如果气运不同，就应酌量少用。在用药的时间方面，一般性的规律是，在用寒性药时应当避开寒冷的气候，用凉性药时应当避开清冷的气候，用温性药时应当避开温暖的气候，用热性药时应当避开炎热的气候。饮食的宜忌，也参照同样的规则。假如气候反常，切不可教条式地照搬避寒避热等常规去做。违背了这一规律，必然会引发新的疾病，所谓"因时制宜"，指的就是这方面。

【参悟领会】领会这段话，关键是要记住三个"凡是"：

（一）凡是太阳寒水主导全年气候之年，一定是地支中的辰、戌之年，其中包括甲辰、甲戌、丙辰、丙戌、戊辰、戊戌、庚辰、庚戌、壬辰、壬戌，共十年。

（二）凡是太阳寒水主导全年气候之年，一定是天上的水星和土星很明亮的一年，也是地上的黑色植物和黄色植物长得比较旺盛的一年。

（三）凡是太阳寒水主导全年气候之年，一定是人们多发湿症和寒症的一年。治湿症宜善用燥药；治寒症宜善用温热之药。至于用药之要诀，在于"因时制宜"，即"四远"：用寒远寒、用凉远凉、用温远温、用热远热。这里的"远"，就是回避、避开的意思。

三、阳明燥金为主导的气候特征

帝曰：善。阳明之政奈何？

岐伯曰：卯酉之纪也。

阳明、少角、少阴、清热胜复同，同正商。丁卯岁会、丁酉、其运风清热。少角_{初正}、太徵、少宫、太商、少羽_终。

阳明、少徵、少阴、寒雨胜复同，同正商。癸卯_{同岁会}、癸酉_{同岁会}、其运热寒雨。少徵、太宫、少商、太羽_终、太角_初。

阳明、少宫、少阴、风凉胜复同。己卯、己酉、其运雨风凉。少宫、太商、少羽_终、少角_初、太徵。

阳明、少商、少阴、热寒胜复同，同正商。乙卯天符、乙酉岁会、太乙天符、其运凉热寒。少商、太羽_终、太角_初、少徵、太宫。

阳明、少羽、少阴、雨风胜复同，同少宫。辛卯、辛酉、其运寒雨风。少羽_终、少角_初、太徵、太宫、太商。

凡此阳明司天之政，气化运行后天，天气急，地气明，阳专其令，炎暑大行，物燥以坚，淳风乃治。风燥横运，流于气交，多阳少阴，云趋雨府，湿化乃敷，燥极而泽，其谷白丹，间谷命太者，其耗白甲品羽，金火合德，上应太白、荧惑，其政切，其令暴，蛰虫乃见，流水不冰，民病咳，嗌塞，寒热发暴，振溧（lì，寒冷）癃閟（lóng bì，大小便不通），清先而劲，毛虫乃死，热后而暴，介虫乃殃，其发躁，胜复之作，扰而大乱，清热之气，持于气交。

初之气，地气迁，阴始凝，气始肃，水乃冰，寒雨化。其病中热胀，面目浮肿，善眠，鼽衄，嚏欠呕，小便黄赤，甚则淋。

二之气，阳乃布，民乃舒，物乃生荣。厉大至，民善暴死。

三之气，天政布，凉乃行，燥热交合，燥极而泽，民病寒热。

四之气，寒雨降，病暴仆，振栗，谵妄，少气，嗌干引饮，及为心痛，痈肿疮疡，疟寒之疾，骨痿，血便。

五之气，春令反行，草乃生荣，民气和。

终之气，阳气布，候反温，蛰虫来见，流水不冰，民乃康平，其病温。

故食岁谷以安其气，食间谷以去其邪。岁宜以咸、以苦、以辛，汗之、清之、散之，安其运气，无使受邪，折其郁气，资其化源。以寒热轻重，少多其制，同热者多天化，同清者多地化。用凉远凉，用热远热，用寒远寒，用温远温，食宜同法。有假者反之，此其道也。反是者，乱天地之经，扰阴阳之纪也。

【白话意译】黄帝说：您解释得真好！那在阳明燥金为主导的年份，气候会出现怎样的特征呢？

岐伯回答：阳明燥金司天，是以地支中的卯、酉为标志的年份。也就是说，每逢卯、酉之年，均为阳明燥金司天之年。具体情形如下：

——丁卯年、丁酉年，阳明燥金主导全年（上半年）气候，少阴君火主导下半年气候。丁壬属木运，丁为阴年，木运不及，就叫作少角。金能克木，金气偏盛，故气候清凉。由于木运不及，又碰上阳明燥金，木气只能顺从金气变化，因此与金运平气相同。凡遇这种年份，主运之气为风，偏胜之气为清，报复之气为热；客运起于少角，经太徵、少宫、太商，终于少羽；主运也是起于少角，终于少羽。

——癸卯年、癸酉年，阳明燥金主导全年（上半年）气候，少阴君火主导下半年气候。戊癸属火运，癸为阴年，火运不及，就叫作少徵。水能克火，水气偏盛，则气候寒冷。由于火运不及，无力克金，又逢金气司天，因此与金运平气相同。凡遇这种年份，主运之气为热，偏胜之气为寒，报复之气为雨；客运起于少徵，经太宫、少商、太羽，终于少角；主运起于太角，经少徵、太宫、少商，终于太羽。

——己卯年、己酉年，司阳明燥金主导全年（上半年）气候，少阴君火主导下半年气候。甲己属土运，己为阴年，土运不及，就叫作少宫。木克土，木气偏胜，则气候多风。木气胜，则有金气来制约，这两年胜复之气相同。凡遇这种年份，主运之气为雨，偏胜之气为风，报复之气为凉；客运起于少宫，经太商、少羽、太角，终于少徵；主运起于少角，经太徵、少宫、太商，终于少羽。

——乙卯年、乙酉年，阳明燥金主导全年（上半年）气候，少阴君火主导下半年气候。乙庚属金运，乙为阴年，金运不及，就叫作少商。火克金，火气偏胜则气候炎热。火气胜，则有寒水之气来制约，这两年胜复之气相同。凡遇这种年份，主运之气为凉，偏胜之气为热，报复之气是寒；客运起于少商，经太羽、少角、太徵，终于少宫；主运起于太角，经少徵、太宫、少商，终于太羽。

——辛卯年、辛酉年，阳明燥金主导全年（上半年）气候，少阴君火主导下半年气候。丙辛属水运，辛为阴年，水运不及，就叫作少羽。土克水，土气偏胜则气候多雨。土气胜，则有木气来制约，这两年胜复之气相同。凡遇这种年份，主运之气为寒，偏胜之气为雨，报复之气为风；客运起于少羽，经太角、少徵、太宫,终于少商;主运起于少角,经太徵、少宫、太商,终于少羽。

凡是在阳明燥金主导全年气候的年份,气化运行往往会比正常天气到得晚些。天气劲肃,地气清明,炎热之气盛行,草木干燥,越发变得坚硬。整个上半年的气候特点是阳气多,阴气少。当太阴湿土为主导时,土湿之气向上蒸腾,云行雨布,燥气会变得湿润。与这种年份主要气候特征相适应的谷物,一般为红色和白色。在这种情况下,金气不足,火气肆虐,耗损属金的甲虫类,并使其生育减少。司天的金气与在泉的火气互相配合主宰着一年的气候,与之相应,是天上的金星、火星显得更加明亮。由于金气显得劲急,火气显得急暴,流水不容易结冰。在这种气候环境下,人们多患咳嗽、咽喉肿塞、突然发寒、发热、颤抖、大小便不通等病证。上半年金气清凉劲急,使毛虫不能生长;下半年火气急暴,介虫类就要遭殃。发作的病症都是急症,且交替性发作。

——初之气,主气为厥阴风木,客气为太阴湿土。上半年地气迁移,阴气开始凝聚,于是天气肃杀,水结成冰,多降寒雨。人们容易患内热胀满、面目浮肿、嗜睡眠、流鼻涕、出鼻血、喷嚏、哈欠、呕吐、小便颜色黄赤、甚至尿频、尿急、淋漓等病症。

——二之气,主气为少阴君火,客气为少阳相火。二火相助,阳气布散,人们感到舒畅,万物生长茂盛。但如果此时有疫病流行,容易使人突然死亡。

——三之气,主气为少阳相火,客气为阳明燥金。燥金当令,气候变得寒凉,天地间燥气、热气相互交合。燥气到了极点反化为湿润。这种情形下,人们多容易患上寒热之病。

——四之气,主气为太阴湿土,客气为太阳寒水。天降寒雨,人们容易患猝然昏倒、颤抖、胡言乱语、气短、咽喉干燥、口渴欲饮、心痛、痈肿疮疡、寒性疟疾、骨软无力、便血等疾病。

——五之气,主气为阳明燥金,客气为厥阴风木。气候反常,秋天反而出现春天的温暖气候,草木生长繁茂,人们也康泰祥和,很少生病。

——六之气,主气为太阳寒水,客气为少阴君火。阳气四布,气候温暖,蛰伏的虫类纷纷出现,流水不再结冰,人们总体上平安少病,但容易得温病。

这样的年份,应当多吃白色或红色的谷物,以保全真气,驱除邪气。在用药施治方面,应当选用咸味、苦味、辛味的药物,用发汗法解除体表的寒病,用清热法祛除体内的病邪,用扬散法治疗温病。在把握药性药量方面,应当根据病情的寒热轻重来调节,如果中运与在泉之气同属于热的病,应当多用清凉之药调和;如果中运与司天凉气相同,应当多选用火热之药来调和。在用药的宜忌方面,用凉药时应当避开清凉的气候,用热药时应当避开炎热的气候,用寒药时应当避开寒冷的气候,用温药时应当避开温暖的气候。在饮食方面,思路也是一致的。如果气候有变化,则要灵活应用。这些都是自然变化之道,不得违逆。

【参悟领会】养生之道在于养心,养心之诀则在于这段话中的六个字："安其气,去其邪"。

如何才能安其气? 俗话说得好,气定才能神闲,神闲才能心静,心静才能气安。

如何才能去其邪? 正气充沛,邪气自退。正气亏虚,邪气自来。

这里比较令人难以理解的,是"食岁谷"和"食间谷"的区别。历代医家的解释是,所谓"岁谷",就是一年中由主导性气候所化生的谷物;所谓"间谷",就是一年中由间气所化生的谷物。对此,我的理解是,"岁谷"就相当于现在的主粮;"间谷"就相当于现在的杂粮。一个健康的人呢,光吃主粮或者光吃杂粮是不够的,应当主粮、杂粮搭配着吃,以满足人体营养的需要。

四、少阳相火为主导的气候特征

帝曰：善。少阳之政奈何？

岐伯曰：寅申之纪也。

少阳、太角、厥阴、壬寅同天符、壬申同天符、其运风鼓，其化鸣紊启坼，其变振拉摧拔，其病掉眩，支胁，惊骇。太角初正、少徵、太宫、少商、太羽终。

少阳、太徵、厥阴、戊寅天符、戊申天符、其运暑，其化暄嚣郁燠，其变炎烈沸腾，其病上热郁，血溢，血泄，心痛。太徵、少宫、太商、少羽终、少角初。

少阳、太宫、厥阴、甲寅、甲申、其运阴雨，其化柔润重泽，其变震惊飘骤，其病体重，胕肿，痞饮。太宫、少商、太羽终、太角初、少徵。

少阳、太商、厥阴、庚寅、庚申、同正商、其运凉，其化雾露清切，其变肃杀凋零，其病肩背胸中。太商、少羽终、少角初、太徵、少宫。

少阳、太羽、厥阴、丙寅、丙申、其运寒肃，其化凝惨溧冽，其变冰雪霜雹，其病寒，浮肿。太羽_终、太角_初、少徵、太宫、少商。

凡此少阳司天之政，气化运行先天，天气正，地气扰，风乃暴举，木偃沙飞，炎火乃流，阴行阳化，雨乃时应，火木同德，上应荧惑、岁星。其谷丹苍，其政严，其令扰，故风热参布，云物沸腾，太阴横流，寒乃时至，凉雨并起，民病寒中，外发疮疡，内为泄满，故圣人遇之，和而不争，往复之作，民病寒热，疟，泄，聋，瞑，呕吐，上怫肿色变。

初之气，地气迁，风胜乃摇，寒乃去，候乃大温，草木早荣，寒来不杀，温病乃起。其病气怫于上，血溢，目赤，咳逆、头痛，血崩，胁满，肤腠中疮。

二之气，火反郁，白埃四起，云趋雨府，风不胜湿，雨乃零，民乃康。其病热郁于上，咳逆呕吐，疮发于中，胸嗌不利，头痛身热，昏愦脓疮。

三之气，天政布，炎暑至，少阳临上，雨乃涯。民病热中，聋瞑，血溢，脓疮，咳，呕，鼽衄，渴，嚏欠，喉痹，目赤，善暴死。

四之气，凉乃至，炎暑间化，白露降。民气和平，其病满，身重。

五之气，阳乃去，寒乃来，雨乃降，气门乃闭，刚木早凋，民避寒邪，君子周密。

终之气，地气正，风乃至，万物反生，霿（méng，天色昏暗）雾以行，其病关闭不禁，心痛，阳气不藏而咳。抑其运气，赞所不胜，必折其郁气，先取化源，暴过不生，苛疾不起。

故岁宜咸、宜辛、宜酸，渗之、泄之、渍之、发之，观气寒温以调其过。同风热者多寒化，异风热者少寒化。用热远热，用温远温，用寒远寒，用凉远凉，食宜同法，此其道也。有假者反之，反是者病之阶也。

【白话意译】黄帝问道：在少阳相火为主导的年份，气候会出现怎样的特征呢？

岐伯回答：少阳相火司天，是以地支中的寅、申为标志的年份。也就是说，每逢寅、申之年，均为少阳相火司天之年。具体情形如下：

——壬寅年、壬申年，均为同天符，少阳相火主导全年（上半年）气候，厥阴风木主导下半年气候。丁壬属木运，壬为阳年，运气太过，就叫作太角。木运之气为风，凡遇太过之年，风气偏盛，气候偏温。其气候的正常表现是风声有点紊乱，万物萌芽；反常变化是狂风大作，摧毁折断树木。这种气候条件下，人们多患头目晕眩、胁下胀满、惊骇等疾病。气候运变的步骤是：客运起于太角，经少徵、太宫、少商，终于太羽；主运五步和客运相同，也是起于太角，终于太羽。

——戊寅年、戊申年，均为天符年，少阳相火主导全年（上半年)气候, 厥阴风木主导下半年气候。戊癸属火运, 戊为阳年, 火气太过, 就叫作太徵。火运之气为热, 其气候的正常表现为热郁比较盛; 反常变化为火势沸腾。这种气候条件下, 人们多患热郁于上、血溢、血泄、心痛等疾病。气候运变的步骤是: 客运起于太徵, 经少宫、太商、少羽, 终于太角; 主运起于少角, 经太徵、少宫、太商, 终于少羽。

——甲寅年、甲申年, 少阳相火主导全年(上半年)气候, 厥阴风木主导下半年气候。甲己属土运, 甲为阳年, 土气太过, 就叫作太宫。土运之气为阴雨, 其气候的正常变化是小雨淅沥、柔润湿泽; 反常气候变化是狂风暴雨、令人惊恐。这种气候条件下, 人们多患身体沉重、浮肿、脾脏肿大等疾病。气候运变的步骤是: 客运起于太宫, 经少商、太羽、少角, 终于太徵; 主运起于太角, 经少徵、太宫、少商, 终于太羽。

——庚寅年、庚申年, 少阳相火主导全年(上半年)气候, 厥阴风木主导下半年气候。乙庚属金运, 庚为阳年, 金气太过, 就叫作太商。金运之气为燥, 其气候的正常表现为雾露清冷、霜寒峻急; 反常气候变化为肃杀凋零。这种气候条件下, 人们多病发于肩、背与胸中。气候运变的步骤是: 客运起于太商, 经少羽、太角、少徵, 终于太宫; 主运起于少角, 经太徵、少宫、太商, 终于少羽。

——丙寅年、丙申年, 少阳相火主导全年(上半年)气候, 厥阴风木主导下半年气候。丙辛属水运, 丙为阳年, 水气太过, 就叫作太羽。水运之气为寒, 其气候的正常表现为凝敛凄怆,风寒凛冽；反常气候变化为冰雪霜雹。这种气候条件下，人们多患寒症、水肿等疾病。气候运变的步骤是：客运起于太羽，经少角、太徵、少宫，终于太商；主运起于太角，经少徵、太宫、少商，终于太羽。

凡是少阳相火主导全年气候的年份，气化运行往往会比正常的天时提前一点。天气虽然正常，但由于地气骚动不安，引得狂风大作，树木倒折，尘土飞扬，火热的气候便开始了。当厥阴湿土之气与少阳之火并行时，就会应时降雨。这样的年份，天上的火星、木星会显得很明亮，地上与之相应的谷物，则是红色和青色。由于相火的特征是严酷，风木的特征是摇动不宁，风热之气相互参合，所以就出现了云腾雾涌的景象。一旦遇到湿土之气横行布散，寒气便会经常到来，接着就是降凉雨。在这种气候条件下，人们容易患上寒中病，外长疮疡，内生泄泻、腹满等病症。懂得养生之道的人，遇到了这种情况，就会调和寒热之气，使之不相争。假如寒热相争，反复发作，就会出现疟疾、泄泻、耳聋、目眩、呕吐、心肺气郁肿胀、皮肤变色等症状。

——初之气，主气是厥阴风木，客气是少阴君火。主客二气木火相生，寒气自然离去，气候变得温暖，草木欣欣向荣，即便仍有些寒气存在，气温也降不下来。这时，温热之病开始发作，容易引起身体上部的气郁，口鼻出血、眼睛红赤、咳嗽气逆、头痛、血崩、两胁胀满、皮肤生疮等病症。

——二之气，主气是少阴君火，客气是太阴湿土。火气受到湿土之气压制发不出，白色的尘埃四起，云气归于雨府，风木之气如果不能压制住湿土之气，就会出现降雨。这种气候条件下，人们的身体健康受影响较小。如果发病，则多为热邪郁结于身体上部，导致出现咳嗽气逆、呕吐、内生疮疡、胸中与咽喉不通畅、头痛身体发热、神志昏聩不清、生脓疮等症状。

——三之气，主气和客气都是少阳相火。由于客主之气相同，导致火气过盛、雨水耗尽，因而很少下雨。这种气候条件下，人们容易患上内热、耳聋、视物不清、血外溢、生脓疮、咳嗽、呕吐、鼻塞衄血、口渴、喉痹、喷嚏呵欠、眼红目赤等症状，严重的甚至突然死亡。

——四之气，主气是太阴湿土，客气是阳明燥金。阳明当令，所以清凉之气到来；太阴为主，所以炎暑之气同时到来。等到白露降时，人们会感到安和舒适。如果发病，则多表现为胀满、身体沉重等症状。

——五之气，主气是阳明燥金，客气是太阳寒水。阳气刚刚消退，寒气降临，冷雨下降。由于阳气敛藏，水气收闭，人们的皮肤汗孔关闭，树木也会提前凋零。这个时候，人们应该小心地避开寒邪。那些通晓养生之道的人，一般会将自己的居住处修缮得周密些，以避免寒邪侵袭。

——终之气，主气是太阳寒水，客气是厥阴风木。尽管风气盛行，尽管是在冬季，且时常产生浓厚的雾露，但由于水木相生，万物反而出现生长的气象。在这种情况下，人们由于皮肤疏松，气机外泄，容易引发关闭不禁、咳嗽、心痛等病症。总之，在这样的年份预防疾病，就是要抑制太过的运气，扶持不及的运气，减弱郁结之气，以保证生化之气的充足。如此，运气平和，就不会引发急病、暴病和重病。

在这样的年份治疗疾病，就应当采用咸味、辛味、酸味之药，并用渗法、泄法、水渍法、发汗法等方法，以清除火热，驱散风邪。在用药和饮食的宜忌方面，还是要遵循前面提到的"四远"原则。

【参悟领会】这段话里，出现了一个词，"和而不争"。这个"和"，就是团结、和谐的意思。这个"争"，就是斗争、竞争的意思。从整体战略上看，无论是对于一个国家、一个地区、一个单位，还是一个家庭，团结和谐才是兴旺发达的前提条件和标志；一旦陷入纷争、斗争之中，往往也就是陷入混乱、衰乱的开始。

具体到个人，一旦脏腑运行、气血运行陷入混乱、逆乱，那就必然会引发疾病。故一个"和"字，乃是人体健康的重要条件！

如何才能达到"和"的境界？就需要我们把这个词倒过来，即"争而能和"。这个争，就是与病邪的斗争，就是对风寒暑湿燥火六邪的防范与斗争。比如，身体的某一部位被风寒滞住了，就应立即通过刮痧、拔罐等斗争方式去除瘀滞；又比如，肠胃的火太大，就可以通过服用生石膏、黄芩等斗争性药物，把火清掉；再比如，某人大便秘结得久了，就可以通过大黄等斗争性药物，将之泄泻出来。这些，都是通过斗争以求得身体的脏腑、经络、气血和谐运行的目的。

五、太阴湿土为主导的气候特征

帝曰：善。太阴之政奈何？

岐伯曰：丑未之纪也。

太阴、少角、太阳、清热胜复同，同正宫。丁丑、丁未、其运风清热。少角_{初正}、太徵、少宫、太商、少羽_终。

太阴、少徵、太阳、寒雨胜复同。癸丑、癸未、其运热寒雨。少徵、太宫、少商、太羽_终、太角_初。

太阴、少宫、太阳、风清胜复同，同正宫。己丑、太乙天符、己未太乙天符、其运雨风清。少宫、太商、少羽_终、少角_初、太徵。

太阴、少商、太阳、热寒胜复同。乙丑、乙未、其运凉热寒。少商、太羽_终、太角_初、少徵、太宫。

太阴、少羽、太阳、雨风胜复同，同正宫。辛丑_{同岁会}、辛未_{同岁会}、其运寒雨风。少羽_终、少角_初、太徵、少宫、太商。

凡此太阴司天之政，气化运行后天，阴专其政，阳气退避，大风时起，天气下降，地气上腾，原野昏霿，白埃四起，云奔南极，寒雨数至，物成于差夏。民病寒湿腹满，身䐜愤，胕肿痞逆，寒厥拘急，湿寒合德，黄黑埃昏，流行气交，上应镇星、辰星。其政肃，其令寂，其谷黅玄（jīn xuán，黄色与黑色）。故阴凝于上，寒积于下，寒水胜水，则为冰雹，阳光不治，杀气乃行。故有余宜高，不及宜下，有余宜晚，不及宜早。土之利，气之化也，民气亦从之，间谷命其太也。

初之气，地气迁，寒乃去，春气正，风乃来，生布万物以荣，民气条舒，风湿相薄，雨乃后。民病血溢，筋络拘强，关节不利，身重筋痿。

二之气，大火正，物承化，民乃和。其病温厉大行，远近咸若，湿蒸相薄，雨乃时降。

三之气，天政布，湿气降，地气腾，雨乃时降，寒乃随之。感于寒湿，则民病身重，胕肿，胸腹满。

四之气，畏火临，溽蒸化，地气腾，天气否隔，寒风晓暮。蒸热相薄，草木凝烟，湿化不流，则白露阴布，以成秋令。民病腠理热，血暴溢，疟，心腹满热，胪胀，甚则胕肿。

五之气，惨令已行，寒露下，霜乃早降，草木黄落，寒气及体，君子周密，民病皮腠。

终之气，寒大举，湿大化，霜乃积，阴乃凝，水坚冰，阳光不治。感于寒，则病人关节禁固，腰脽痛，寒湿推于气交而为疾也。必折其郁气，而取化源，益其岁气，无使邪胜，食岁谷以全其真，食间谷以保其精。

故岁宜以苦燥之、温之，甚者发之、泄之，不发不泄则湿气外溢，肉溃皮拆，而水血交流。必赞其阳火，令御甚寒，从气异同，少多其判也。同寒者以热化，同湿者以燥化，异者少之，同者多之。用凉远凉，用寒远寒，用温远温，用热远热，食宜同法。假者反之，此其道也。反是者病也。

【白话意译】黄帝问道：在太阴湿土为主导的年份，气候会出现怎样的特征呢？

岐伯回答：太阴湿土司天，是以地支中的丑、未为标志的年份。也就是说，每逢丑、未之年，均为太阴湿土司天之年。具体情形如下：

——丁丑年、丁未年，太阴湿土主导全年（上半年）气候，太阳寒水主导下半年气候。丁壬属木运，丁为阴年，运气不及，就叫作少角。金克木，因木运不及，导致金气更盛，气候更为清凉。木克土，因木运不及，不能克土，土气又得司天之气相助，因而与土运平气相同。在这种年份，主运之气为风，偏胜之气为清，报复之气为热。运行的步骤为：客运起于少角，经太徵、少宫、太商，终于少羽；主运与客运相同，也是起于少角，终于少羽。

——癸丑年、癸未年，太阴湿土主导全年（上半年）气候，太阳寒水主导下半年气候。戊癸属火运，癸为阴年，运气不及，就叫作少徵。火运不及，自然水气偏盛，水气盛到极点，必然遭到湿土之气的制约。在这种年份，主运之气为热，偏胜之气为寒，报复之气为雨。运行的步骤为：客气起于少徵，经太宫、少商、太羽，终于少角；主气起于太角，经少徵、太宫、少商，终于太羽。

——己丑年、己未年，太阴湿土主导全年（上半年）气候，太阳寒水主导下半年气候。甲己属土运，己为阴年，运气不及，就叫作少宫。土运不及，风木之气自然偏盛，风气盛到极点，必然遭到清凉金气的制约。在这种年份，主运之气为雨，偏胜之气为风，报复之气为清。运行的步骤为：客运起于少宫，经太商、少羽、太角，终于少徵；主运起于少角，经太徵、少宫、太商，终于少羽。

——乙丑年、乙未年，太阴湿土主导全年（上半年）气候，太阳寒水主导下半年气候。乙庚属金运，乙为阴年，运气不及，就叫作少商。金运不及，火气自然偏盛，火气盛到极点，必然遭到寒水之气的制约。在这种年份，主运之气为凉，偏胜之气为热，报复之气为寒。运行的步骤为：客运起于少商，经太羽、少角、太徵，终于少宫；主运起于太角，经少徵、太宫、少商，终于太羽。

——辛丑年、辛未年，太阴湿土主导全年（上半年）气候，太阳寒水主导下半年气候。丙辛属水运，辛为阴年，运气不及，就叫作少羽。水运不及，湿土之气自然偏盛，土气盛到极点，必然遭到风木之气的制约。在这种年份，主运之气为寒，偏胜之气为雨，报复之气为风。运行的步骤为：客运起于少羽，经太角、少徵、太宫，终于少商；主运起于少角，经太徵、少宫、太商，终于少羽。

凡是太阴湿土主导全年气候的年份，气化运行往往会比正常的天时迟缓一点。阴气过盛、阳气避退，天气下降、地气升腾，经常狂风大作，原野昏暗，白色尘埃四起，云向南极方向卷去，寒雨不时降落。在这种气候条件下，人们容易患上腹胀、全身肿胀、浮肿、气逆、肢体厥冷、筋脉拘急等疾病。这种年份，寒湿之气相互交合，对应于天上，则土星、水星显得格外明亮；对应于地上，则成熟的谷物为黄色和黑色。由于太阴湿气凝结于上，太阳寒水积聚于下，阳气被阴气压制，故整个气候偏于肃杀。在运气太过的年份，应当把谷物种在地势高的地方，种的时间可以晚一点；在运气不及的年份，应当把谷物种在地势低的地方，种的时间可以早一点。总之，人类必须适应天时，并根据天时和地利的情况来进行种植。

——初之气，主气是厥阴风木，客气也是厥阴风木。主客二气相同，生发之气敷布，万物欣欣向荣，人们感觉舒畅。由于湿土被风气压迫，所以降雨比较晚。人们容易患上血液外溢、筋络拘急、关节不利、身体沉重、筋脉萎软等病症。

——二之气，主气是少阴君火，客气也是少阴君火。主客二气相同，生命之火旺盛，万物生化繁茂，人们感觉平和。但由于湿气与热气相互压迫交织，容易引发瘟疫。

——三之气，主气是少阳相火，客气是太阴湿土。湿气下降，地气上升，加之经常下雨，寒气也就跟着来了。这种条件下，人们多患身体沉重、浮肿、胸腹胀满等病症。

——四之气，主气是太阴湿土，客气是少阳相火。地气受火气熏蒸上腾，并与火气隔拒而互不相合。加之早晚风寒，寒气与热气相互郁结，如烟雾一般笼罩在草木之上，形成白露。这种条件下，人们多患肌肤郁热、突然出血、疟疾、心腹胀热、腹部发胀、浮肿等病症。

——五之气，主气是阳明燥金，客气也是阳明燥金。主客二气都是清凉之气，导致天气肃杀，寒露到来，冷霜早降，草木枯黄，枝叶凋零。这个时节，寒气最易侵犯人体，发病多在肌肤、腠理之间。懂得养生的人，起居都会注意些。

——终之气，主气是太阳寒水，客气也是太阳寒水。寒气大起，阴气凝结，霜雪积聚，水结成冰，阳气被遏制住。人们被寒邪侵蚀后，容易得关节强直、活动不利、腰和臀部疼痛等疾病。要削弱其郁遏之气，以调和其化生之泉源，岁运不及的给以补益，以避免邪胜为害，服食岁谷以保全真气，服食间谷以保全精气。

总之，在这样的年份预防疾病，必须学会用燥性药物来祛除湿邪，用温性药物来祛除寒邪，也可以用发散泄泻的办法来清除体内之湿邪。否则，湿气得不到发散宣泄，就会引发皮肤开裂、肌肉溃烂、血水淋漓等疾病。平时要注意滋补阳火，增强抵御寒邪的能力。至于服用食药的宜忌，还是前面提到的"四远"。不过，这条原则只是针对一般情况而言的，如遇特殊紧急情况，则万万不可拘泥！

【参悟领会】我们常讲的天人合一，首要之义，就是人的生活生长与天气的合拍。这就好比我们造车，其车型功能要与路况合适一样。如汽车与公路合拍，火车与铁轨合拍。其实，人的身子好比一辆车子。车子出故障开不动了，无非是三个方面的原因：一是零件设备坏了，需要修补或更换；二是线路阻塞了，需要疏通；三是没有油或电了，需要加油充电。

人的身子出毛病，也不外乎三方面原因：一是体淤之疾，经络气管血管等堵塞了，局部或全身胀痛。对此，宜用按摩、针刺、拔罐、刮痧等法子疏通；二是体变之疾，五脏六腑等组织器官受损毁，局部或全身疼痛乃至剧痛。对此，宜用药物促其自愈，或做手术切换；三是体能之疾，经络俱通，器官俱好，但就是气短、血亏、精疲、劲乏，或眩晕，或虚痛，对此，宜用食药增其营养，补其气血，填其精髓。

总之，天下疾病，以大类而分，不外乎体淤、体变、体能三疾，这三疾，又都可能与天气变化相关。故良医给人治病，必须考虑天气情况，因天气而制宜，对症出方！

六、少阴君火主导的气候特征

帝曰：善。少阴之政奈何？

岐伯曰：子午之纪也。

少阴、太角、阳明、壬子、壬午、其运风鼓，其化鸣紊启坼，其变振拉推拔，其病支满。太角_{初正}、少徵、太宫、少商、太羽_终。

少阴、太徵、阳明、戊子天符、戊午太乙天符、其运炎暑，其化暄曜郁燠，其变炎烈沸腾，其病上热血溢。太徵、少宫、太商、少羽_终、少角_初。

少阴、太宫、阳明、甲子、甲午、其运阴雨，其化柔润时雨，其变震惊飘骤，其病中满身重。太宫、少商、太羽_终、太角_初、少徵。

少阴、太商、阳明、庚子_{同天符}、庚午_{同天符}、同正商、其运凉劲，其化雾露萧飀，其变肃杀凋零，其病下清。太商、少羽_终、少角_初、太徵、少宫。

少阴、太羽、阳明、丙子岁会、丙午、其运寒，其化凝惨溧冽，其变冰雪霜雹，其病寒下。太羽^终、太角^初、少徵、太宫、少商。

凡此少阴司天之政，气化运行先天，地气肃，天气明，寒交暑，热加燥，云驰雨府，湿化乃行，时雨乃降，金火合德，上应荧惑、太白。其政明，其令切，其谷丹白。水火寒热持于气交而为病始也，热病生于上，清病生于下，寒热凌犯而争于中，民病咳喘，血溢血泄，鼽嚏，目赤，眦疡，寒厥入胃，心痛，腰痛，腹大，嗌干肿上。

初之气，地气迁，暑将去，寒乃始，蛰复藏，水乃冰，霜复降，风乃至，阳气郁，民反周密，关节禁固，腰脽痛，炎暑将起，中外疮疡。

二之气，阳气布，风乃行，春气以正，万物应荣，寒气时至，民乃和。其病淋，目瞑，目赤，气郁于上而热。

三之气，天政布，大火行，庶类蕃鲜，寒气时至。民病气厥心痛，寒热更作，咳喘，目赤。

四之气，溽暑至，大雨时行，寒热互至。民病寒热，嗌干，黄瘅，鼽衄，饮发。

五之气，畏火临，暑反至，阳乃化，万物乃生，乃长荣，民乃康，其病温。

终之气，燥令行，余火内格，肿于上，咳喘，甚则血溢。寒气数举，则霜雾翳，病生皮腠，内舍于胁，下连少腹而作寒中，地将易也。

必抑其运气，资其岁胜，折其郁发，先取化源，无使暴过而生其病也。食岁谷以全真气，食间谷辟虚邪，岁宜咸以㘝之，而调其上，甚则以苦发之，以酸收之，而安其下，甚则以苦泄之，适气同异而多少之，同天气者以寒清化，同地气者以温热化。用热远热，用凉远凉，用温远温，用寒远寒，食宜同法。有假则反，此其道也。反是者病作矣。

【白话意译】黄帝说：您讲得真好！我还想请教您，在少阴君火为主导的年份，气候会出现怎样的特征呢？

岐伯回答：少阴君火司天，是以地支中的子、午为标志的年份。也就是说，每逢子、午之年，均为少阴君火司天之年。具体情形如下：

——壬子年、壬午年，少阴君火主导全年（上半年）气候，阳明燥金主导下半年气候。丁壬为木运，壬为阳年，运气太过，就叫作太角。木运之气的特点是风力鼓荡，其正常气候表现为风声劲急，万物生机活跃，草木破土而出；异常变化为狂风大作，震撼摧折树木。这种气候条件下，人们容易引发胁下支撑胀满的疾病。运行的步骤是：客运起于太角，经少徵、太宫、少商，终于太羽；主运五步与客运相同，也是起于太角，终于太羽。

——戊子年、戊午年，少阴君火主导全年（上半年）气候，阳明燥金主导下半年气候。戊癸为火运，戊为阳年，运气太过，就叫作太徵。火运之气的特点是炎热酷暑，其正常气候表现为热气郁蒸；反常变化为烈日炙烤，一片沸腾。这种气候条件下，人们容易引发上部发热、血液外溢等疾病。运行的步骤是：客运起于太徵，经少宫、太商、少羽，终于太角；主运起于少角，经太徵、少宫、太商，终于少羽。

——甲子年、甲午年，少阴君火主导全年（上半年）气候，阳明燥金主导下半年气候。甲己为土运，甲为阳年，运气太过，就叫作太宫。土运之气的特点是阴雨绵绵，其正常气候表现为柔和厚润；反常变化为狂风暴雨、电闪雷鸣。这种气候条件下，人们容易引发腹中胀满、身体沉重等疾病。运行的步骤是：客运起于太宫，经少商、太羽、少角，终于太徵；主运起于太角，经少徵、太宫、少商，终于太羽。

——庚子年、庚午年，少阴君火主导全年（上半年）气候，阳明燥金主导下半年气候。乙庚为金运，庚为阳年，运气太过，就叫作太商。金运之气的特点是清凉峻切，其正常气候表现为雾露寒凉、天地萧瑟，反常变化为肃杀凋零。这种气候条件下，人们容易引发身体下部寒凉的疾病。运行的步骤是：客运起于太商，经少羽、太角、少徵，终于太宫；主运起于少角，经太徵、少宫、太商，终于少羽。

——丙子年、丙午年，少阴君火主导全年（上半年）气候，阳明燥金主导下半年气候。丙辛为水运，丙为阳年，运气太过，就叫作太羽。水运之气的特点是寒冷，其正常气候表现为寒风凛冽；反常变化为冰雪霜雹过度下降。这种气候条件下，人们容易引发身体下部凝冷的疾病。运行的步骤是：客运起于太羽，经少角、太宫，终于太商；主运起于太角，经少徵、太宫、少商，终于太羽。

凡遇子、午之年，每个季节的气温往往会比正常时提前一些到。在这种年份，地气肃杀，天气明朗，寒气与暑气相交，热气和燥气相加，云行雨聚，湿气大化，雨水应时而降。这个时候，对应于天上，是火星、金星会显得比较明亮；对应于地上的谷物，则为红色和白色一类。在这种气候条件下，人们的身体上部容易得热症，下部容易得寒症，寒热之气互相错杂而聚集于中部，使人体产生咳嗽、喘息、口鼻出血、大便下血、鼻塞流涕、喷嚏、眼睛发红、眼角生疮、寒气厥逆入胃部、心痛、腰痛、腹胀、咽喉干燥、上部肿胀等病症。

——初之气，主气为厥阴风木，客气为太阳寒水。这个时候，由于地气变迁，燥气离开，寒气开始生发，虫类开始伏藏，河水冻结成冰，严霜又降，寒风常起，阳气被寒气压住了。这种气候条件下，人们的生活起居都要注意。一旦被风寒袭击，就会患上关节活动不便、腰臀部疼痛等疾病。在炎热到来的时候，还会引发身体内、外疮疡等病症。

——二之气，主气为少阴君火，客气为厥阴风木。春天的气候降临，阳气四处散布，风气开始盛行，万物欣欣向荣。但由于火气还没有真正地旺盛起来，人们在感到舒适的时候，还会经常受到寒气的袭扰，引发小便淋漓、视线模糊、两眼红赤、郁热等病症。

——三之气，主气为少阳相火，客气为少阴君火。君火、相火同时掌控时令，导致火气旺盛，万物繁盛，但由于经常有寒气侵袭，人们容易患上热厥、心痛、咳喘、眼睛红赤等病症。

——四之气，主气、客气都为太阴湿土。这个时候，正值盛夏，湿热之气蒸腾，经常大雨倾盆，寒热之气交加，人们容易患上寒热、咽喉干燥、黄疸、鼻塞流涕、鼻出血、水饮病等病症。

——五之气，主气为阳明燥金，客气为少阳相火。这个时候，尽管已经到了秋季，但由于火气降临，气候反而变得炎热，万物呈现繁荣气象。人们身体大都安康，即便有些疾病，一般也是温病。

——终之气，主气为太阳寒水，客气为阳明燥金。这个时候，由于燥气盛行，导致体内火气不能散泄，人们容易出现上部肿胀、咳嗽气喘等病症，严重的，还会口鼻出血。假如主导性的寒水之气经常流动，天地间就会经常大雾迷漫。在这种气候条件下，人们生病，在外的，会发于皮肤腠理，在内的，会滞留于胁肋；向下的，会牵扯到小腹，最终会产生内寒之症。往往到这个时候，地气又将要转换了。

总之，凡是遇到子午之年，必须考虑到抑制其太过的运气，补充其不足的岁气，压住其郁结的胜气，资助其不胜之气。要通过进食得岁气的谷物来保全真气，通过进食得间气的谷物来趋避虚邪。要用咸味药物来软坚，以调和身体上部的火气；用苦味药物来发散，用酸味药物来收敛，以安和身体下部的燥气。至于用药量的多少，要根据气候条件来决定；至于用药的宜忌，还是前面提到的"四远"原则。如果不这样做，则容易引发疾病。

【参悟领会】在本段和以上几段中，均提到了药物的性味问题。如本段所说的，"以咸耎之，以苦发之、泄之，以酸收之"。这耎、发、泄、收四个字，便代表了这三种味道的药物的性能和功用。发就是散发的意思，泄就是宣泄的意思，收就是收敛的意思，都好理解。

唯有这一个"耎"字，可能会让人比较费解。这里的"耎"，就是软化、消散的意思，往往是针对身体中长了肿瘤、痈疽等比较坚硬的病毒体而言的。日常生活中，我们经常谈及的癌症，实质上就是恶性肿瘤，就是身体中的坚硬病毒组织长到了极端程度的产物。故采用中医药治疗癌症，必定少不了咸味药物的"软化"作用。另外，咸入肾，使用咸味药物，也有滋补人体肾气元气、提高免疫力抵抗力的作用。

七、厥阴风木主导的气候特征

帝曰：善。厥阴之政奈何？

岐伯曰：巳亥之纪也。

厥阴、少角、少阳、清热胜复同，同正角。丁巳天符、丁亥天符、其运风清热。少角_{初正}、太徵、少宫、太商、少羽_终。

厥阴、少徵、少阳、寒雨胜复同、癸巳_{同岁会}、癸亥_{同岁会}、其运热寒雨。少徵、太宫、少商、太羽_终、太角_初。

厥阴、少宫、少阳、风清胜复同，同正角。己巳、己亥、其运雨风清。少宫、太商、少羽_终、少角_初、太徵。

厥阴、少商、少阳、热寒胜复同，同正角。乙巳、乙亥、其运凉热寒。少商、太羽_终、太角_初、少徵、太宫。

厥阴、少羽、少阳、雨风胜复同。辛巳、辛亥、其运寒雨风。少羽终、少角初、太徵、少宫、太商。

凡此厥阴司天之政，气化运行后天，诸同正岁，气化运行同天，天气扰，地气正，风生高远，炎热从之，云趋雨府，湿化乃行，风火同德，上应岁星、荧惑。其政挠，其令速，其谷苍丹，间谷言太者，其耗文角品羽。风燥火热，胜复更作，蛰虫来见，流水不冰，热病行于下，风病行于上，风燥胜复形于中。

初之气，寒始肃，杀气方至，民病寒于右之下。

二之气，寒不去，华雪水冰，杀气施化，霜乃降，名草上焦，寒雨数至，阳复化，民病热于中。

三之气，天政布，风乃时举，民病泣出，耳鸣掉眩。

四之气，溽暑湿热相薄，争于左之上，民病黄瘅、而为胕肿。

五之气，燥湿更胜，沉阴乃布，寒气及体，风雨乃行。

终之气，畏火司令，阳乃大化，蛰虫出见，流水不冰，地气大发，草乃生，人乃舒，其病温厉。必折其郁气，资其化源，赞其运气，无使邪胜。

岁宜以辛调上，以咸调下，畏火之气，无妄犯之。用温远温，用热远热，用凉远凉，用寒远寒，食宜同法。有假反常，此之道也。反是者病。

【白话意译】黄帝说：您讲解得真全面！我还想请教一下，在厥阴风木为主导的年份，气候会出现怎样的特征呢？

岐伯回答：厥阴风木司天，是以地支中的巳、亥为标志的年份。也就是说，每逢巳、亥之年，均为厥阴风木司天之年。具体情形如下：

——丁巳年、丁亥年，厥阴风木主导全年（上半年）气候，少阳相火主导下半年气候。壬丁为木运，丁为阴，运气不及，就叫作少角。按照五运生克和物极必反的规律，金克木，木运不及，金气就会偏盛；而金气一旦过盛，自然就会遭到火气的制约。这两年，主运之气为风气，偏胜之气为清气，报复之气为热气；主客运相同，都是起于少角，经太徵、少宫、太商，终于少羽。

——癸巳年和癸亥年，厥阴风木主导全年（上半年）气候，少阳相火主导下半年气候。戊癸为火运，癸为阴年，运气不及，就叫作少徵。按照五运生克和物极必反的规律，水克火，火运不及，寒气就会偏盛；而寒气一旦过盛，自然就会遭到土气的制约。这两年，主运之气为火气，偏胜之气为寒气，报复之气为湿气；客运起于少徵，经太宫、少商、太羽，终于少角；主运起于太角，经少徵、太宫、少商，终于太羽。

——己巳年、己亥年，厥阴风木主导全年（上半年）气候，少阳相火主导下半年气候。甲己为土运，己为阴年，运气不及，就叫作少宫。按照五运生克和物极必反的规律，木克土，土运不及，风木之气就会偏盛；而木气一旦过盛，自然就会遭到金气的制约。这两年，主运之气为湿气，偏胜之气为风气，报复之气为清气；客运起于少宫，经太商、少羽、太角，终于少徵；主运起于少角，经太徵、少宫、太商，终于少羽。

——乙巳年、乙亥年，厥阴风木主导全年（上半年）气候，少阳相火主导下半年气候。乙庚为金运，乙为阴年，运气不及，就叫作少商。按照五运生克和物极必反的规律，火克金，金运不及，火热之气就会偏盛；而一旦火气过盛，自然就会遭到寒水之气的制约。这两年，主运之气为凉气，偏胜之气为热气，报复之气为寒气；客运起于少商，经太羽、少角、太徵，终于少宫；主运起于太角，经少徵、太宫、少商，终于太羽。

——辛巳年、辛亥年，厥阴风木主导全年（上半年）气候，少阳相火主导下半年气候。丙辛为水运，辛为阴年，运气不及，就叫作少羽。按照五运生克和物极必反的规律，土克水，水运不及，湿土之气就会偏盛；而一旦土气过盛，自然就会遭到风木之气的制约。这两年，主运之气为寒气，偏胜之气为雨气，报复之气为风气。客运起于少羽，经太角、少徵、太宫，终于少商；主运起于少角，经太徵、少宫、太商，终于少羽。

凡是遇到厥阴风木主导全年气候的年份，由于气化不及，气候往往会比正常时季到的晚一点。由于风木主导上半年气候，所以上半年气候会如风一样，飘忽不定，有些反常；君火主导下半年气候，所以下半年气候倒也正常。风在上，生发于高远之处；火在下，炎热之气顺而行之。风火二气共同主导着一年的气候。对应于天上，是木星、火星比较明亮；对应于地上，则是青色和红色的谷物。这种气候条件下，受影响较大的，是角虫和羽虫。由于风燥火热之气交替发作，原本应当冬眠的虫子又外出活动，流水也不能结成冰。人的身体下部，容易得热病；身体上部，容易得风病；人的身体中部，容易因为燥、火之气相争而出现绞痛。

——初之气，主气为厥阴风木，客气为阳明燥金。由于金气清凉，寒气峻急，肃杀之气过盛，人们的右胁部容易得寒症。

——二之气，主气为少阴君火，客气为太阳寒水。由于寒气久久不去，导致冰霜凝结，寒雨连绵，雪花飘落，草木之梢容易干枯。加之少阴君火主导，阳气向外散发，人的体内容易产生郁热。

——三之气，主气为少阳相火，客气为厥阴风木。由于风木之气起着主导作用，所以全年经常起风，人们容易患上眼睛流泪、耳鸣、头目晕眩等症。

——四之气，主气为太阴湿土，客气为少阴君火。由于湿热之气与炎暑之气相互交织，天气受其干扰，人们容易患上黄疸、浮肿等症。

——五之气，主气为阳明燥金，客气为太阴湿土。由于燥气与湿气相持不下，主客二气又都为阴性，阴沉之气四处布散，经常风雨交集，人体容易受到寒气侵袭。

——终之气，主气为太阳寒水，客气为少阳相火。由于阳气散发，原本潜伏的虫类出来活动，河塘的水不再结冰，草木开始萌芽，人们感到心情舒畅。在这种温润的气候条件下，要谨防温病发生。

总之，凡是遇到厥阴风木主导全年气候的年份，必须想办法消除郁结之气，多一些生化之气，以防邪气太过。在这种年份，应当多吃些辛味的食物来调治在身体上部的风气，多吃些咸味的食物来调治在身体下部的火气。至于食药的宜忌，还是离不开前面提到的"四远"原则。如果遇到反常的气候，则要灵活运用这一原则。

【参悟领会】这一段话中，有三句是颇具含金量的，即"热病行于下，风病行于上，风燥胜复形于中"。这里的风病，就是我们俗称的"中风"，学名叫"脑卒中"或"脑血管意外"，是一种急性脑血管疾病，是由于脑部血管突然破裂或因血管堵塞导致血液不能流入大脑而引起脑组织损伤的一组疾病。包括缺血性卒中和出血性卒中。

在我们这样一个科技高度发达的年代，这种病仍然是令人谈及色变的一种病。据统计，目前全世界每4个人中就有1人会发生卒中，每6秒钟就会有1人死于脑卒中，每6秒钟就会有1人因卒中而残疾。

对于这种病的病因，现代医学认定的主要罪魁祸首是高血压、动脉硬化、熬夜酗酒等不良生活方式，等等。几千年前的老祖宗，则认为这种卒中病是"风邪"引起的。

这个观点有没有科学性呢？答案是肯定的。我们不妨从以下逻辑层面来推断：

——大自然中，风一吹，则树木摇动；人体中，风邪一发动袭击，则肝木必受影响。

——肝风一旦内动，轻者导致人头晕目眩，重者晕倒。由于肝主筋，故一旦肝出毛病，则筋络必受影响；而筋络一旦紧缩，则必然导致血管出毛病。

——西医治疗高血压，靠的降压药；中医调治高血压，则主要是舒张肝气，祛除肝内邪风。

——前面已经讲到，现代性的脑中风，主要是缺血性中风；五脏之中，肝藏血，现代人多喜欢熬夜，凌晨一两点也不睡觉，导致肝血不能及时回流，无法"推陈出新"，必然导致脑部供血不足。

故防治中风病，关键还是要养好肝！

这段话中还强调，"宜以辛调上"。这是因为，金克木，肺气不张，必然会压制肝气不舒。多食辛味食物，有助于舒张肺气，自然也有助于舒发肝气。

八、如何理解同化、同岁会与同天符

帝曰：善。夫子之言可谓悉矣，然何以明其应乎？

岐伯曰：昭乎哉问也！夫六气者，行有次，止有位，故常以正月朔日平旦视之，睹其位而知其所在矣。运有余，其至先；运不及，其至后。此天之道，气之常也。运非有余，非不足，是谓正岁，其至当其时也。

帝曰：胜复之气，其常在也，灾眚时至，候也奈何？

岐伯曰：非气化者，是谓灾也。

帝曰：天地之数，终始奈何？

岐伯曰：悉乎哉问也！是明道也。数之始，起于上而终于下。岁半之前，天气主之，岁半之后，地气主之，上下交互，气交主之，岁纪毕矣。故曰：位明气月可知乎，所谓气也。

帝曰：余司其事，则而行之，不合其数何也？

岐伯曰：气用有多少，化洽有盛衰，衰盛多少，同其化也。

帝曰：愿闻同化何如？

岐伯曰：风温春化同，热曛昏火夏化同，胜与复同，燥清烟露秋化同，云雨昏瞑埃长夏化同，寒气霜雪冰冬化同。此天地五运六气之化，更用盛衰之常也。

帝曰：五运行同天化者，命曰天符，余知之矣。愿闻同地化者何谓也？

岐伯曰：太过而同天化者三，不及而同天化者亦三，太过而同地化者三，不及而同地化者亦三，此凡二十四岁也。

帝曰：愿闻其所谓也。

岐伯曰：甲辰、甲戌太宫下加太阴，壬寅、壬申太角下加厥阴，庚子、庚午太商下加阳明，如是者三。癸巳、癸亥少徵下加少阳，辛丑、辛未少羽下加太阳，癸卯、癸酉少徵下加少阴，如是者三。戊子、戊午太徵上临少阴，戊寅、戊申、太徵上临少阳，丙辰、丙戌、太羽上临太阳，如是者三。丁巳、丁亥少角上临厥阴，乙卯、乙酉少商上临阳明，己丑、己未少宫上临太阴，如是者三。除此二十四岁，则不加不临也。

帝曰：加者何谓？

岐伯曰：太过而加同天符，不及而加同岁会也。

帝曰：临者何谓？

岐伯曰：太过不及，皆曰天符，而变行有多少，病

形有微甚，生死早晏耳。

【白话意译】黄帝称赞道：您讲得真是好极了！不仅详细，也很深刻。但运与气是否相适应，究竟怎样才能弄明白呢？

岐伯回答：您所问的，太有针对性了！天有风寒暑湿燥火，这六气的运行，各有一定的次序和方位，一般来说，应当以正月初一早晨的气候为标杆，以此来衡量节、气是否相应。大凡中运有余（太过）的年份，气会提前、先于节候而到；大凡中运不及的年份，气会滞后、迟于节候而到。这。就是六气变化的基本规律。如果中运之气恰到好处，既不是太过，也不是不及，这就是所谓的"正岁"，其气与节候会同时而到。

黄帝又问道：偏胜之气与报复之气是经常存在的，而灾害也会时常光顾，当灾害到来的时候，会有什么征兆呢？

岐伯回答：气候一旦异常，便会造成灾害。

黄帝又问道；一年之中，所谓的"司天"与"在泉"，各自主导着一段时间，它们是如何开始，又是如何终止的呢？

岐伯回答：您问得真细啊！天地的气数运转，起始于司天，终结于在泉，上半年主要是被"天气"所主导，下半年是被"地气"所主导。天地之气相交之处，就是"气交"主导之处，所谓的规律，就在这种相交中了。从这个意义上说，只要我们弄清楚气在上、下、左、右的位置，就能够知道各种气所主导的月份，也就能够对一年的气候变化规律有所了解。

黄帝又问道：实践中，我采用以上规律观察运气变化，经常感到运气之数和岁候有所不合，原因何在呢？

岐伯回答：六气有太过、不及的状态，五运有盛、衰不同的状态。这些不同的状态，就产生了您所讲的"不合"问题，自然也就衍生了"同化"的问题。

黄帝又问道：究竟什么是同化呢？

岐伯回答：六气、五运、四时，它们之间如果恰逢性质相同的时候，就叫作"同化"。比如，风温之气与春天的木气同化，炎热之气与夏天的火气同化，燥清烟露之气与秋天的金气同化，云雨昏尘之气与长夏的土气同化，寒霜冰雪之气与冬天的水气同化。这，就是天地五运六气相互和同，进而产生盛衰变化的基本规律。

黄帝又问道：岁运之气与司天之气一致的叫作天符，关于这种情形，我总算明白了。那岁运之气与在泉之气一致的情形，又将如何呢？

岐伯回答：岁运太过而与司天同化的情形有三种，岁运不及与司天同化的情形也有三种，岁运太过而与在泉同化的情形有三种，岁运不及而与在泉同化的情形也有三种，加起来一共有二十四种，即二十四年。

黄帝又问道：我很想知道，这些情形，具体对应哪些年份？

岐伯回答：每逢甲辰、甲戌年，中运之气对应太宫，属于土运太过，下加太阴湿土在泉；每逢壬寅、壬申年，中运之气对应太角，属于木运太过，下加厥阴风木在泉；每逢庚子、庚午年，中运之气对应太商，属于金运太过，下加阳明燥金在泉。这就是所谓的岁运太过而与在泉相同的有三。每逢癸巳、癸亥年，中运之气对应少徵，属于火运不及，下加少阳相火在泉；每逢辛丑、辛未年，中运之气对应少羽，属于水运不及，下加太阳寒水在泉；每逢癸卯、癸酉年，中运之气对应少徵，属于火运不及，下加少阴君火在泉。类似以上情形也是三种。每逢戊子、戊午年，中运之气对应太徵，属于火运太过，上临少阴君火司天；每逢戊寅、戊申年，中运之气对应太徵，属于火运太过，上临少阳相火司天；每逢丙辰、丙戌年，中运之气对应太羽，属于水运太过，上临太阳寒水司天。类似以上情形也是三种。每逢丁巳、丁亥年，中运之气对应少角，属于木运不及，上临厥阴风木司天；每逢乙卯、乙酉年，中运之气对应少商，属于金运不及，上临阳明燥金司天；每逢己丑、己未年，中运之气对应少宫，属于土运不及，上临太阴湿土司天。类似以上情形也是三种。除了以上二十四年外，就没有因为岁运与司天、在泉之气相同而加临的年份了。

黄帝又问道：那"下加"的情形叫什么呢？

岐伯回答：岁运太过而与在泉之气相加的情形，叫作"同天符"，岁运不及而与在泉之气相加的情形，叫作"同岁会"。

黄帝又问道：那"上临"的情形叫什么呢？

岐伯回答：不管岁运是太过，还是不及，凡是与司天之气相临的，都叫作"天符"。由于运气变化有太过、不及的区别，受此影响，人在患病以后，其病情变化也有轻微与严重的区别，生死也有早晚的区别。

【参悟领会】一个甲子60年，其中属于同天化和同地化之年，加起来也就是24年，所占比例为40%。如果这40%的年份算是风调雨顺的好年成的话，那么剩下的60%年份则是不尽人意的了。由此可见，所谓的天意，其实相当一部分是不太如人意的。

天人相应！同样，对于每一个人来讲，也要有这种天人"四六开"的比例意识。现实生活中，"万事如意"只能是一种美好的理想；"不如意事常八九"，才是我们面对现实问题时应当保持的一种基准心态。

养生之道，贵在养心！唯有具备了这种基本心态，我们才能经常做到心安、心静、心定，一生和乐而长寿。

九、养生保健的前提是"四畏"

帝曰：夫子言用寒远寒，用热远热，余未知其然也，愿闻何谓远？

岐伯曰：热无犯热，寒无犯寒，从者和，逆者病，不可不敬畏而远之，所谓时兴六位也。

帝曰：温凉何如？

岐伯曰：司气以热，用热无犯；司气以寒，用寒无犯；司气以凉，用凉无犯；司气以温，用温无犯。间气同其主无犯，异其主则小犯之，是谓四畏，必谨察之。

帝曰：善！其犯者何如？

岐伯曰：天气反时，则可依时，及胜其主则可犯，以平为期，而不可过，是谓邪气反胜者。故曰：无失天信，无逆气宜，无翼其胜，无赞其复，是谓至治。

【白话意译】黄帝对岐伯说：您在前面已经讲过，病人服用寒性药物时，应当尽量避开寒冷的气候；服用热性药物时，应当尽量避开热燥的气候。这其中的道理，想请您详细地讲一讲。

岐伯笑着回答：服用热性药物时，尽量不要和天气之热相抵触；服用寒性药物时，尽量不要和天气之寒相抵触。这是由同性相斥的基本规律决定的，尤其是在六气当旺的时候，更要注意。顺应了这一规律，就能使人心气平和，否则容易引发疾病。

黄帝接着问道：那服用温性、凉性药物时又该如何避免呢？

岐伯回答：当气候变得炎热时，应当尽量避免服用热性药；当气候变得寒冷时，应当尽量避免服用寒性药；当气候变得凉爽时，应当尽量避免服用凉性药；当气候变得温暖时，应当尽量避免服用温性药。间气和主气相同的，也应当尽量避免。我们通常讲的"四畏"，就是指医生对药物的寒、热、温、凉四种药性，必须精确掌握，在不同的气候条件下精准使用。

黄帝称赞道：您讲得很对！那么在什么情况下可以不按照"四畏"原则来操作呢？

岐伯说：在客气与主气不相合的情况下，可以以主气为依据；在客气胜过主气的情况下，就可以稍有违逆，但必须以达到平衡为标准，不能够过度。总之，医生给人治病，只要不违背天气时令、不违反六气的宜忌、不助长偏胜之气、不助长报复之气，就是最佳治疗方略。

【参悟领会】阅读这段话，有两个概念需要记住：一是"至治"。何谓至治？就是医生在给人治病时，要做到"四无"，即无失天信，无逆气宜，无翼其胜，无赞其复。

二是"四畏"。就是说，医生在给病人开药时，一定要懂得天人相应的基本规律。在炎热天气，要尽量避免开热性药物；在寒冷天气，要尽量避免开寒性药物；在温暖天气，要尽量避免开温性药物；在凉爽天气，要尽量避免开凉性药物。需要注意的是，以上只是基本规律，并不适应于一些特殊个例。比如，一个人在冬季发了高烧，该用苦寒之药清热降温还得用；一个人在夏季生了内寒，该用一些热性药物驱寒还得用。后世学医者，既不可逆规律而行，也不可刻舟求剑。

十、五运之气皆有常数

帝曰：善。五运气行主岁之纪，其有常数乎？

岐伯曰：臣请次之。

甲子、甲午岁：

上少阴火，中太宫土运，下阳明金。热化二，雨化五，燥化四，所谓正化日也。其化上咸寒，中苦热，下酸热，所谓药食宜也。

乙丑、乙未岁：

上太阴土，中少商金运，下太阳水。热化寒化胜复同，所谓邪气化日也，灾七宫。湿化五，清化四，寒化六，所谓正化日也。其化上苦热，中酸和，下甘热，所谓药食宜也。

丙寅、丙申岁：

上少阳相火，中太羽水运，下厥阴木。火化二，寒化六，风化三，所谓正化日也。其化上咸寒，中咸温，下辛温，所谓药食宜也。

丁卯_{岁会}、丁酉岁：

上阳明金，中少角木运，下少阴火。清化热化胜复同，所谓邪气化日也，灾三宫。燥化九，风化三，热化七，所谓正化日也。其化上苦小温，中辛和，下咸寒，所谓药食宜也。

戊辰、戊戌岁：

上太阳水，中太微火运，下太阴土。寒化六，热化七，湿化五，所谓正化日也。其化上苦温，中甘和，下甘温，所谓药食宜也。

己巳、己亥岁：

上厥阴木，中少宫土运，下少阳相火。风化清化胜复同，所谓邪气化日也，灾五宫。风化三，湿化五，火化七，所谓正化日也。其化上辛凉，中甘和，下咸寒，所谓药食宜也。

庚午_{同天符}、庚子岁_{同天符}：

上少阴火，中太商金运，下阳明金。热化七，清化九，燥化九，所谓正化日也。其化上咸寒，中辛温，下酸温，所谓药食宜也。

辛未_{同岁会}、辛丑岁_{同岁会}：

上太阴土，中少羽水运，下太阳水。雨化风化胜复同，所谓邪气化日也，灾一宫。雨化五，寒化一，所谓正化日也。其化上苦热，中苦和，下苦热，所谓药食宜也。

壬申同天符、壬寅岁同天符：

上少阳相火，中太角木运，下厥阴木。火化二，风化八，所谓正化日也。其化上咸寒，中酸和，下辛凉，所谓药食宜也。

癸酉同岁会、癸卯岁同岁会：

上阳明金，中少徵火运，下少阴火。寒化雨化胜复同，所谓邪气化日也，灾九宫。燥化九，热化二，所谓正化日也。其化上苦小温，中咸温，下咸寒，所谓药食宜也。

甲戌岁会同天符、甲辰岁岁会同天符：

上太阳水，中太宫土运，下太阴土。寒化六，湿化五，正化日也。其化上苦热，中苦温，下苦温，药食宜也。

乙亥、乙巳岁：

上厥阴木，中少商金运，下少阳相火。热化寒化胜复同，邪气化日也，灾七宫。风化八，清化四，火化二，正化度也。其化上辛凉，中酸和，下咸寒，药食宜也。

丙子岁会、丙午岁：

上少阴火，中太羽水运，下阳明金。热化二，寒化六，清化四，正化度也。其化上咸寒，中咸热，下酸温，药食宜也。

丁丑、丁未岁：

上太阴土，中少角木运，下太阳水，清化热化胜复同，邪气化度也。灾三宫，雨化五，风化三，寒化一，正化度也。其化上苦温，中辛温，下甘热，药食宜也。

戊寅、戊申岁天符：

上少阳相火，中太徵火运，下厥阴木，火化七，风化三，正化度也。其化上咸寒，中甘和，下辛凉，药食宜也。

己卯、己酉岁：

上阳明金，中少宫土运，下少阴火，风化清化胜复同，邪气化度也。灾五宫，清化九，雨化五，热化七，正化度也。其化上苦小温，中甘和，下咸寒，药食宜也。

庚辰、庚戌岁：

上太阳水，中太商金运，下太阴土。寒化一，清化九，雨化五，正化度也。其化上苦热，中辛温，下甘热，药食宜也。

辛巳、辛亥岁：

上厥阴木，中少羽水运，下少阳相火。雨化风化胜复同，邪气化度也，灾一宫。风化三，寒化一，火化七，正化度也。其化上辛凉，中苦和，下咸寒，药食宜也。

壬午、壬子岁：

上少阴火，中太角木运，下阳明金。热化二，风化八，清化四，正化度也。其化上咸寒，中酸凉，下酸温，药食宜也。

癸未、癸丑岁：

上太阴土，中少徵火运，下太阳水。寒化雨化胜复同，邪气化度也。灾九宫。雨化五，火化二，寒化一，正化度也。其化上苦温，中咸温，下甘热，药食宜也。

甲申、甲寅岁：

上少阳相火，中太宫土运，下厥阴木。火化二，雨化五，风化八，正化度也。其化上咸寒，中咸和，下辛凉，药食宜也。

乙酉太乙天符、乙卯岁天符：

上阳明金，中少商金运，下少阴火。热化寒化胜复同，邪气化度也，灾七宫。燥化四，清化四，热化二，正化度也。其化上苦小温。中苦和，下咸寒，药食宜也。

丙戌天符、丙辰岁天符：

上太阳水，中太羽水运，下太阴土。寒化六，雨化五，正化度也。其化上苦热，中咸温，下甘热，药食宜也。

丁亥天符、丁巳岁天符：

上厥阴木，中少角木运，下少阳相火。清化热化胜复同，邪气化度也。灾三宫。风化三，火化七，正化度也。其化上辛凉，中辛和，下咸寒，药食宜也。

戊子^{天符}、戊午岁^{太乙天符}：

上少阴火，中太徵火运，下阳明金。热化七，清化九，正化度也。其化上咸寒，中甘寒，下酸温，药食宜也。

己丑^{太乙天符}、己未岁^{太乙天符}：

上太阴土，中少宫土运，下太阳水。风化清化胜复同，邪气化度也，灾五宫。雨化五，寒化一，正化度也。其化上苦热，中甘和，下甘热，药食宜也。

庚寅、庚申岁：

上少阳相火，中太商金运，下厥阴木。火化七，清化九，风化三，正化度也。其化上咸寒，中辛温，下辛凉，药食宜也。

辛卯、辛酉岁：

上阳明金，中少羽水运，下少阴火。雨化风化胜复同，邪气化度也，灾一宫。清化九，寒化一，热化七，正化度也。其化上苦小温，中苦和，下咸寒，药食宜也。

壬辰、壬戌岁：

上太阳水，中太角木运，下太阴土。寒化六，风化八，雨化五，正化度也。其化上苦温，中酸和，下甘温，药食宜也。

癸巳同岁会、**癸亥岁**同岁会：

上厥阴木，中少徵火运，下少阳相火。寒化雨化胜复同，邪气化度也，灾九宫。风化八，火化二，正化度也。其化上辛凉，中咸和，下咸寒，药食宜也。

凡此定期之纪，胜复正化，皆有常数，不可不察。故知其要者，一言而终，不知其要，流散无穷，此之谓也。帝曰：善。

【白话意译】黄帝说：您讲得太好了。关于土、金、水、木、火五运轮流主导各年份的气候，到底有没有一定的规律可循呢？

岐伯回答：请您耐心一下，让我依次将它们罗列出来。

（1）甲子、甲午年。上，由少阴君火主导全年（上半年）气候；中，土运太过；下，阳明燥金主导下半年气候。全年气候热化的气数为二，中运气候雨化的气数为五，下半年气候燥化的气数为四，本年度没有偏胜之气和报复之气，所以称之为"正化日"。由热邪之气引发的疾病，宜用咸寒药；由雨湿邪之气引发的疾病，宜用热药；由燥邪之气引发的疾病，宜用酸热药。

（2）乙丑、乙未年。上，由太阴湿土主导全年（上半年）气候；中，金运不及；下，阳明燥金主导下半年气候。全年气候湿化的气数为五，中运气候清化的气数为四，下半年气候寒化的气数为六。因为是正气所化，所以称之为"正化日"。由湿邪之气引发的疾病，宜用苦热药；由清邪之气引发的疾病，宜用酸和药；由寒邪之气引发的疾病，宜用甘热药。

(3)(4)……(30)

(合60年一个甲子。考虑到此节内容基本雷同，思维及表述方式基本一致，故不再作重复性译解)

以上定期的纪年法，胜气复气和正化，都有一定之数，一定要仔细体察。所以说，能知道其要领的，讲一句话就可以领会了；不懂得把握其要领的，说的越多反而会越感到茫然无绪。说的就是这种情况。黄帝说：说得对。

【参悟领会】以上超级长的这一大段，描述的就是一个甲子60年中的气候演变特点。其核心的要诀则在于一句话："定期之纪，胜复正化，皆有常数，不可不察"。

何谓定期之纪？张志聪的解释是："谓天干始于甲，地支始于子，子甲相合，三十岁而为一纪，六十岁而成一周。"

何谓常数？就是说天干对应土、金、水、木、火五运，主导的是全年（上半年）的气候；地支对应暑、湿、火、燥、寒、风六气，主导的是下半年的气候。将"天干→五运"与"地支→六气"结合起来考虑，就能够对全年气候作一个基本的预判。

十一、郁极乃发，待时而作

　　帝曰：善！五运之气，亦复岁乎？

　　岐伯曰：郁极乃发，待时而作也。

　　帝曰：请问其所谓也？

　　岐伯曰：五常之气，太过不及，其发异也。

　　帝曰：愿卒闻之。

　　岐伯曰：太过者暴，不及者徐；暴者为病甚，徐者为病持。

　　帝曰：太过不及，其数何如？

　　岐伯曰：太过者其数成，不及者其数生，土常以生也。

　　帝曰：其发也何如？

　　岐伯曰：土郁之发，岩谷震惊，雷殷气交，埃昏黄黑，化为白气，飘骤高深，击石飞空，洪水乃从，川流漫衍，田牧土驹。化气乃敷，善为时雨，始生始长，始化始成。故民病心腹胀，肠鸣而为数后，甚则心痛胁䐜

（chēn，胀起），呕吐霍乱，饮发注下，胕肿身重。云奔雨府，霞拥朝阳，山泽埃昏，其乃发也。以其四气，云横天山，浮游生灭，怫之先兆。

金郁之发，天洁地明，风清气切，大凉乃举，草树浮烟，燥气以行，霿（méng，昏暗）雾数起，杀气来至，草木苍干，金乃有声。故民病咳逆，心胁满引少腹，善暴病，不可反侧，嗌干，面尘色恶。山泽焦枯，土凝霜卤，怫乃发也。其气五，夜零白露，林莽声凄，凄之兆也。

水郁之发，阳气乃辟，阴气暴举，大寒乃至，川泽严凝，寒雰（fēn，同"氛"）结为霜雪，甚则黄黑昏翳，流行气交，乃为霜杀，水乃见祥。故民病寒客心痛，腰脽（shuí，臀部）痛，大关节不利，屈伸不便，善厥逆，痞（pǐ，胸腹间气机阻塞不舒）坚，腹满。阳光不治，空积沉阴，白埃昏瞑，而乃发也。其气二火前后，太虚深玄，气犹麻散，微见而隐，色黑微黄，怫之先兆也。

木郁之发，太虚埃昏，云物以扰，大风乃至，屋发折木，木有变。故民病胃脘当心而痛，上支两胁，鬲咽不通，食饮不下，甚则耳鸣眩转，目不识人，善暴僵仆。太虚苍埃，天山一色，或气浊色，黄黑郁若，横云不起雨，而乃发也。其气无常，长川草偃，柔叶呈阴，松吟高山，虎啸岩岫，怫之先兆也。

火郁之发，太虚肿（张介宾："肿"当作"曛"。）翳，大明不彰，炎火行，大暑至，山泽燔燎，材木流津，广厦腾烟，土浮霜卤，止水乃减，蔓草焦黄，风行惑言，湿化乃后。故民病少气，疮疡（yáng，溃烂）痈肿，胁腹、胸、背、面、首、四支腪愤，胪胀，疡痱（fèi），呕逆，瘛疭（chì zòng，痫病，亦泛指手足痉挛），骨痛，节乃有动，注下温疟，腹中暴痛，血溢流注，精液乃少，目赤心热，甚则瞀闷懊憹（ào nǎo，烦闷），善暴死。刻终大温，汗濡玄府，其乃发也。其气四，动复则静，阳极反阴，湿令乃化乃成，华发水凝，山川冰雪，焰阳午泽（南面之泽），怫之先兆也。

有怫之应，而后报也，皆观其极而乃发也。木发无时，水随火也。谨候其时，病可与期，失时反岁，五气不行，生化收藏，政无恒也。

帝曰：水发而雹雪，土发而飘骤，木发而毁折，金发而清明，火发而曛昧，何气使然？

岐伯曰：气有多少，发有微甚。微者当其气，甚者兼其下，征其下气而见可知也。

帝曰：善。五气之发，不当位者何也？

岐伯曰：命其差。

帝曰：差有数乎？

岐伯曰：后皆三十度而有奇也。

【白话意译】黄帝问道：真了不起啊！您刚才的这一番长篇大论，算是把六十年的气候特点说全面了，说透彻了！五运之气受到压制抑郁之后，是否也会呈现出报复之气的特征呢？

岐伯回答：五运之气，如果被克制太过，郁积太久，就一定会产生报复之气，到了一定的时候，就一定会发作。

黄帝又问道：这其中的道理是什么呢？具体情形又将如何呢？

岐伯回答：五运之气可以分为太过和不及两种情形，每种情形产生的报复之气是不相同的。

黄帝诚恳地说道：我想要详细地了解一下，请您不厌其烦地说说。

岐伯慢慢解释说：运气太过，报复之气发作得就很急暴；运气不及，报复之气发作得就会比较迟缓。大凡发作急暴，其引发的疾病也会比较严重；大凡发作迟缓，其引发的疾病就会持续时间较长。

黄帝道：太过、不及与五行生成数是如何对应的呢？

岐伯说：太过的气数是五行的成数（如6、7、8、9），不及的气数是五行的生数（如1、2、3、4、）。唯有五行中的"土"，不论是太过还是不及，都用生数（5、10）来计算。

黄帝又问道：五气的报复之气究竟是如何发作的呢？

岐伯回答：被过度压迫的土气，一旦发作，就会使山岩震动，雷声隆隆，尘土飞扬，湿气腾腾，白雾朦朦，疾风骤雨冲击着砂石，河水泛滥，原野一片汪洋。骤雨之后，湿气布化，万物开始生长。在这种气候条件下，人们容易得心腹胀满、肠鸣、拉肚子等疾病，甚至产生心痛、胁胀、呕吐、霍乱、痰饮、肌肤浮肿、身体沉重等病症。每当云气奔向降雨的地方，云霞烘托着朝阳，山泽之间充满着昏蒙之气，这就表明郁积的土气即将发作，其发作的时间大都在夏秋之交。如果看到云气横亘于群山之巅，或者聚或者散、忽而出现忽而消失，这也是土气郁积太过即将发作的先兆。

被过度压迫的金气，一旦发作，就会使得天气更加洁净，地气更加明朗，气候肃杀清凉，燥气盛行，草木随之苍老干枯，西风烈烈，发出凄厉之声。在这种气候下，人们容易患上气逆、心胁胀满连及小腹、突然疼痛、不能翻身、咽喉干燥等病症，面色憔悴得好像蒙着一层灰尘一样。大凡看到夜降白露、山泽开始干涸、地上遍布着白霜、深林里风声凄切的情景，就表明过度郁结的金气即将发作了，发作时间大约在秋分的时候。

被过度压迫的水气，一旦发作，就会出现极寒天气突然降临，水迅速凝结成冰，黄黑之气流行，霜降严重，损伤草木等景象。在这种气候条件下，人们容易患上心痛、腰大关节运动困难、屈伸不利、厥冷、痞硬、腹中胀满等病症。如果天空昏暗，总是阴沉沉的，且充斥着白色浑浊之气，隐约还现出黑黄之色，那就是被过度压抑的水气即将发作的先兆，发作的时间，大都是在春分之后、小满之前。

被过度压迫的木气，一旦发作，就会出现尘埃昏蒙，云气扰动，狂风大起，吹折树木等景象。在这种气候条件下，人们容易患上胃脘痛、心口痛、上肢两胁胀满、咽喉隔塞不通、饮食难下咽，甚至耳鸣眩晕、眼花、突然仆倒等病症。每当看到天色苍茫混浊，风吹草伏，云横天空却不降雨，黄黑之气郁结不散，就表明过度郁结的木气将要发作了，其发作的时间并不固定。

被过度压迫的火气，一旦发作，就会导致暑热之气来临，炎火盛行，山泽之间热如火烤，树木的汁液被蒸腾外溢，房顶上好像被烟熏一般，井水渐渐枯竭，绿草慢慢变得焦黄。在这种气候条件下，人们容易患上气虚、疮疡痛肿、胁腹（胸、背、头面、四肢）肿大、肉皮发紧、痱疹、呕逆、四肢抽搐挛急、骨痛、关节疼痛、温疟、血热妄行、精液减少、眼睛红赤、心神烦闷不宁、猝死等病症。凡是看到百花应该开放的时候，河水反而结冰、寒霜降临等景象；或者朝南的池塘有阳气上腾的迹象，那就是火气郁积太过即将发作的先兆，其发作的时间，一般是在大暑到秋分之时。

总之，五运之气，郁而发作，都是有先兆的，一般都是在被压制到了极点之后才发作的。木的报复之气，发作没有固定的时间；水的报复之气，发作时间一般是在春夏之交和春秋之交。这些，只要我们仔细地观察时令节气的推移，以及由此产生的气候特征，就可以知道人们所患疾病的原因了。

黄帝又问道：水气郁极而发，出现冰雪霜雹的极端天气；土气郁极而发，出现暴风骤雨的极端天气；木气郁极而发，出现毁坏断折的极端天气；金气郁极而发，出现清爽明静的景象；火气郁极而发, 出现黄赤昏暗的景象。这到底是为什么呢?

岐伯回答: 这是由于五运之气有太过与不及的不同, 因此其报复之气的发作, 也会有轻重的不同。轻微的, 只是本气发生变化; 严重的, 就会影响其下承之气的变化, 通过观察其下承之气的变化, 就可以明白五气郁极而发的程度。

黄帝又问道: 很多时候, 五运之气郁极而发, 并不与它所主管的时令季节相对应, 这又是什么原因呢?

岐伯说: 这主要是由于时间上的差异。

黄帝又问道: 这种时间上的差异, 可以计算出来吗?

岐伯回答: 五气郁极而发的时间点, 大都是在其相对应的时令季节之后, 约三十天左右。

【参悟领会】这段话的核心要义, 还是在告诉后人天道、天气变化的两个基本规律, 或者叫逃不脱的定律: 一是"极而乃发", 即任何事物被压制到了极端, 必须会发作, 或者叫爆发。

二是"怫之先兆", 即任何事物在极端点的爆发, 都会有先兆, 有各种端倪或苗头显露。只要观察细致, 分析透彻, 是能够做出预判和预案的。怕的是, 对各种端倪和先兆, 或视而不见, 或视而不想见, 或视而不敢见, 那就势必会造成灾难。

十二、气到来的先后顺序

帝曰：气至而先后者何？

岐伯曰：运太过则其至先，运不及则其至后，此候之常也。

帝曰：当时而至者何也？

岐伯曰：非太过，非不及，则至当时，非是者眚也。

帝曰：善。气有非时而化者何也？

岐伯曰：太过者，当其时，不及者，归其己胜也。

帝曰：四时之气，至有早晏、高下、左右，其候何如？

岐伯曰：行有逆顺，至有迟速，故太过者化先天，不及者化后天。

帝曰：愿闻其行何谓也？

岐伯曰：春气西行，夏气北行，秋气东行，冬气南行。故春气始于下，秋气始于上，夏气始于中，冬气始于标。春气始于左，秋气始于右，冬气始于后，夏气始于前。**此四时正化之常。故至高之地，冬气常在，至下之地，春气常在，必谨察之。**

帝曰：善。

【白话意译】黄帝问道：节气、气候到来的时候，为什么会有先有后呢？

岐伯回答：一般来说，岁运太过，节气就会提前到来；岁运不及，节气就会推迟到来。

黄帝又问道：可节气也有准时到来的呀，这又该如何解释呀？

岐伯回答：这是五运之气处于既不为太过、又不是不及的"中间"状况时，节气才会准时到来。

黄帝又问道：您的分析简捷明白！那气候与季节不相对应表现，究竟体现在哪些方面呢？

岐伯回答：凡是一年中，主运之气太过的话，气候一般会和季节相适应；反之，如果主运之气不及的话，气候和季节就会不相应。

黄帝又问道：四时之气的到来，有早晚、高下、左右的区别，怎样才能够观察得到呢？

岐伯说：这种四时之气，行进过程会有顺有逆，行进速度会有快有慢。因此，大凡岁运太过之年，节气会赶在时令之前到；岁运不及之年，节气会慢于时令之后到。

黄帝又问道：我想了解一下气行的逆顺、快慢的具体情况？

岐伯描述道：从方向上讲，春气，开始于东，向西而行；夏气，开始于南，向北而行；秋气，开始于西，向东而行；冬气，开始于北，向南而行。从位置的高低看，春气的生发，是从下向上升；秋气的收敛，是自上向下降；夏气的长旺，是从中开始孕育布散；冬气的伏藏，是由表及里进行的。这就是四季气候的正常运行情况。由此可见，春夏之气的存蓄位置在中下，秋冬之气的存蓄位置在中上。因此，在高原地区，经常有冬气存在，故气候严寒；在低洼地区，经常有春气存在，气候温和。这些，都必须仔细观察，才能掌握其中的规律。

【参悟领会】现代有些人质疑中医，总认为其太神秘、不科学。不科学的依据，就是中医所讲的许多病因分析，现代人弄不明白；所采用的许多治疗方法，现代人无法用仪器设备检测验证。

从这个意义上讲，所谓的中医"不科学"，并不是真正的不科学，而是中医在科学的道路上走得太早、走得太快，有些东西太超前，以致于现代人还无法理解，乃至无法证明。

比如，中医的脏腑、经络、气血学说，就是几千年前老祖宗通过活体（如战俘、奴隶等）解剖的结果；中医的药物（植物、矿物、动物）学说，就是几千年来一代一代像神农那样的具有奉献精神的大医们以身试毒、一口一口尝出来的；中医的运气学说，就是几千年来的天文气候学者通过一代一代的记录数据分析出来的。

　　本段中岐伯谈到的"至高之地，冬气常在；至下之地，春气常在"，实质上就是我们今天耳熟能详的高原气候特征描述，即：海拔越高的地方，气候越寒冷；海拔越低的地方，气候越温暖。

十三、六气的十二种变化

黄帝问曰：五运六气之应见，六化之正，六变之纪，何如？

岐伯对曰：夫六气正纪，有化有变，有胜有复，有用有病。不同其候，帝欲何乎？

帝曰：愿尽闻之。

岐伯曰：请遂言之。夫气之所至也，厥阴所至为和平，少阴所至为暄，太阴所至为埃溽，少阳所至为炎暑，阳明所至为清劲，太阳所至为寒雰。时化之常也。

厥阴所至为风府（风气会聚的地方），为璺启（璺wèn，璺启，指植物的萌芽状态）；少阴所至为火府，为舒荣；太阴所至为雨府，为员盈（圆融丰盛）；少阳所至为热府，为行出；阳明所至为司杀府，为庚苍（张景岳注："庚，更也；苍，木化也。"）；太阳所至为寒府，为归藏。司化之常也。

厥阴所至为生，为风摇；少阴所至为荣，为形见，太阴所至为化，为云雨；少阳所至为长，为蕃鲜；阳明所至为收，为雾露；太阳所至为藏，为周密。气化之常也。

厥阴所至为风生，终为肃；少阴所至为热生，中为寒；太阴所至为湿生，终为注雨；少阳所至为火生，终为蒸溽；阳明所至为燥生，终为惊；太阳所至为寒生，中为温。德化之常也。

厥阴所至为毛化；少阴所至为羽化；太阴所至为倮化；少阳所至为羽化；阳明所至为介化；太阳所至为鳞化。德化之常也。

厥阴所至为生化；少阴所至为荣化；太阴所至为濡化；少阳所至为茂化；阳明所至为坚化；太阳所至为藏化。布政之常也。

厥阴所至为飘怒，大凉；少阴所至为大暄，寒；太阴所至为雷霆骤注，烈风；少阳所至为飘风燔燎，霜凝；阳明所至为散落，温；太阳所至为寒雪冰雹，白埃。气变之常也。

厥阴所至为挠动，为迎随；少阴所至为高明焰，为曛；太阴所至为沉阴，为白埃，为晦暝；少阳所至为光显，为彤云，为曛；阳明所至为烟埃，为霜，为劲切，为凄鸣；太阳所至为刚固，为坚芒，为立。令行之常也。

厥阴所至为里急；少阴所至为疡胗身热；太阴所至为积饮否隔；少阳所至为嚏呕，为疮疡；阳明所至为浮虚；太阳所至为屈伸不利。病之常也。

厥阴所至为支痛；少阴所至为惊惑，恶寒战栗，谵妄；太阴所至为稸满；少阳所至为惊躁，瞀昧，暴病；阳明所至为鼽，尻阴股膝髀腨胻（shuàn héng）足病；太阳所至为腰痛。病之常也。

厥阴所至为緛戾（ruǎn lì，筋肉拘急短缩，肢体屈曲扭转）；少阴所至为悲妄，衄衊（nù miè，张景岳谓衄、衊皆指鼻出血，二者有轻重之别）；太阴所至为中满，霍乱吐下；少阳所至为喉痹，耳鸣，呕涌；阳明所至为皴揭（cūn jiē，肌肤起皴成摺之病证）；太阳所至为寝汗，痉。病之常也。

厥阴所至为胁痛，呕泄；少阴所至为语笑；太阴所至为重胕肿（浮肿）；少阳所至暴注，瞤瘛（shùn chì），暴死；阳明所至为鼽嚏（qiú tì，鼻黏膜因受刺激而打喷嚏）；太阳所至为流泄，禁止。病之常也。

凡此十二变者，报德以德，报化以化，报政以政，报令以令，气高则高，气下则下，气后则后，气前则前，气中则中，气外则外，位之常也。故风胜则动，热胜则肿，燥胜则干，寒胜则浮，湿胜则濡泄，甚则水闭胕肿，随气所在，以言其变耳。

【白话意译】黄帝问道：五运六气的任何变化，都会通过外在的物象体现出来。对于六气的正常状态和异常变化, 我们又该如何辨析呢?

岐伯回答: 六气的运行, 既有正常的状态, 也有反常的变异; 既有偏胜之气, 也有报复之气; 既能发挥正常的作用, 也能产生异常的灾害, 情形各不相同, 您想知道哪方面的呢?

黄帝说: 我想了解一下全部的情况。

岐伯回答: 请让我详细地向您介绍一下吧。正常年份, 六气依次到来, 气候依序变化。具体情况如下:

——当厥阴风木之气到时, 气候变得和煦; 当少阴之气到时, 气候变得温暖; 当太阴湿土之气到时, 气候变得湿润; 当少阳相火之气到时, 气候变得炎热; 当阳明燥金之气到时, 气候变得清凉劲爽; 当太阳寒水之气到时, 气候变得寒冷。这, 就是所谓的"时化"(四时气候变化)正常现象。

——当厥阴之气到来, 风气会聚, 草木破土发芽; 当少阴之气到来, 火气会聚, 万物舒展调达; 当太阴之气到来, 湿气会聚, 万物充盛丰满; 当少阳之气到来, 热气会聚, 万物生长繁茂; 当阳明之气到来, 肃杀之气会聚, 万物成熟丰收; 当太阳之气到来, 寒气会聚, 万物潜伏归藏。这, 就是所谓的"司化"(主导当令)正常现象。

——当厥阴之气到来, 万物生发, 和风吹拂: 少阴之气到来, 万物繁荣秀美, 千姿百态; 太阴之气到来, 万物化生, 云湿雨润; 少阳之气到来, 万物生长, 丰茂鲜艳; 阳明之气到来, 万物收敛, 雾露下降; 太阳之气到来, 万物闭藏, 阳气固密。这, 就是所谓的"气化"正常现象。

——当厥阴之气到来，产生风气，继而被肃杀之气制约；当少阴之气到来，产生热气，继而被寒气制约；当太阴之气到来，产生湿气，继而下暴雨；当少阳之气到来，产生火气，继而蒸发为湿热；当阳明之气到来，产生燥气，继而变得清凉；当太阳之气到来，产生寒气，继而出现温煦现象。这，就是所谓的"德化"正常现象。

——当厥阴之气到来，有毛的动物开始化育；当少阴之气到来，有翅膀的动物开始化育；当太阴之气到来，倮体的动物开始化育；当少阳之气到来，有翅膀的动物开始化育；当阳明之气到来，有甲壳的动物开始化育；当太阳之气到来，有鳞的动物开始化育。这，就是所谓的"德化"正常现象。

——当厥阴之气到来，万物生长发育；当少阴之气到来，万物欣欣向荣；当太阴之气到来，万物滋润濡泽；当少阳之气到来，万物繁茂昌盛；当阳明之气到来，万物坚实收敛；当太阳之气到来，万物密闭潜藏。这，就是所谓的"布政"正常现象。

——当厥阴之气到来，狂风怒号，气候突然变凉；当少阴之气到来，气候大热，继而由温热转为大寒，反复无常；当太阴之气到来，电闪雷鸣，狂风暴雨；当少阳之气到来，白天风热炙烤，晚上露结为霜；当阳明之气到来，草木凋零散落，气候反而温暖；当太阳之气到来，寒雪冰雹不时降下，白色尘埃弥漫。这，就是六气异常的一般情况。

——当厥阴之气到来，万物扰动，随风飘摇；当少阴之气到来，烈焰高涨，热气熏蒸；当太阴之气到来，天色阴沉，白色尘埃弥漫，遮天蔽日；当少阳之气到来，光明闪耀，红霞满天，热气腾腾；当阳明之气到来，西风劲急，白露霜降，烟尘清净，秋虫悲鸣；当太阳之气到来，寒风刺骨，冰雪凝固，万物静藏。这，就是所谓的六气"行令"的一般情况。

（一）在六气正常的影响下，人体所患的常见病症为：

——当厥阴之气到来，人们容易患上筋脉拘急的病症；

——当少阴之气到来，人们容易患上疮疹、发热的病症；

——当太阴之气到来，人们容易患上水饮、积滞、痞塞阻隔的病症；

——当少阳之气到来，人们容易患上喷嚏、呕吐等病症；

——当阳明之气到来，人们容易患上皮肤肌肉浮肿的病症；

——当太阳之气到来，人们容易患上关节屈伸不利的病症。

（二）在六气正常的影响下，人体发病的一般症状是：

——当厥阴之气到来，人们容易产生两胁撑满、疼痛的病症；

——当少阴之气到来，人们容易产生惊骇、疑惑、恶寒、战栗、胡言乱动的病症；

——当太阴之气到来，人们容易产生腹中胀满的病症；

——当少阳之气到来，人们容易产生惊躁、烦闷、昏昏沉沉的病症；

——当阳明之气到来，人们容易产生鼻塞流涕，脊尾、会

阴、大腿、股膝、髋、胫部肌肉、小腿骨、足等部位疼痛的病
症；

——当太阳之气到来，人们容易产生腰痛症。

（三）在六气异常的影响下，人体所产生的疾病为：

——当厥阴之气异常来临，会容易引发肢体短缩、屈曲不便
等病症；

——当少阴之气异常来临，会容易引发无故悲伤流泪、鼻出
血和血污等病症；

——当太阴之气异常来临，会容易引发霍乱、呕吐、下泻等
病症；

——当少阳之气异常来临，会容易引发喉痹、耳鸣、呕逆等
病症；

——当阳明之气异常来临，会容易引发皮肤粗糙的病症；

——当太阳之气异常来临，会容易引发盗汗、抽筋等病症。

（四）在六气异常的影响下，人体所引发的其他常见病症
为：

——当厥阴之气异常来临，会容易引发人体的胁痛、呕吐，
泄泻等病症；

——当少阴之气异常来临，会容易使人产生说笑不停的病
症；

——当太阴之气异常来临，会容易使人出现身体沉重、浮肿
的病症；

——当少阳之气异常来临，会容易使人产生痫疾、眼角跳

动、筋脉抽搐等病症，严重的还会使人突然死亡；

——当阳明之气异常来临，会容易使人出现鼻塞流涕、打喷嚏的病症；

——当太阳之气异常来临，会容易使人出现大小便失禁或者秘结不通等病症。

从以上列举的十二种变化情况，可以看出万物生灭与六气变化密不可分，完全体现了"报德以德，报化以化，报政以政，报令以令"的基本规律。六气所到的位置，有高下、前后、内外的区别；对应于人体，也有高下、前后、内外的区别。一般地讲，风气偏盛，万物就会容易躁动不宁；热气偏盛，万物就会容易肿胀；燥气偏盛，万物就会容易干枯；寒气偏盛，万物就会容易虚浮；湿气偏盛，万物就会容易濡泻，体现于人体，严重的会产生小便不通、脚浮肿的症状。总之，搞清楚六气的特点，辨明白六气所在的位置，就可以掌握其所引发病变的大致规律了。

【参悟领会】这段话着重论证了六气变化与万物生化——特别是人体病变的关系。对于这种关系的形容，岐伯将之高度概括为"四报"，即报德以德，报化以化，报政以政，报令以令。

这里的德，就是指事物的内在特征，也就是我们常讲的基因。

这里的化，就是指事物滋生、化育的形式。

这里的政，就是指事物生长收成的基本秩序，包括位置的高低、时间的先后、空间的内外等。

　　这里的令，就是指事物在成长衰老过程中所接受的来自天地间节气、气候变化的指令。如春气一到来，百花就盛开；秋气一到来，稻黍就成熟、花叶开始凋落；冬气一到来，万物则潜藏，等等。

十四、六气的制化

帝曰：愿闻其用也。

岐伯曰：夫六气之用，各归不胜而为化。故太阴雨化，施于太阳；太阳寒化，施于少阴；少阴热化，施于阳明；阳明燥化，施于厥阴；厥阴风化，施于太阴。各命其所在以征之也。

帝曰：自得其位何如？

岐伯曰：自得其位，常化也。

帝曰：愿闻所在也。

岐伯曰：命其位而方月可知也。

帝曰：六位之气，盈虚何如？

岐伯曰：太少异也。太者之至徐而常，少者暴而亡。

帝曰：天地之气；盈虚何如？

岐伯曰：天气不足，地气随之；地气不足，天气从之；运居其中，而常先也。恶所不胜，归所同和，随运归从，而生其病也。故上胜则天气降而下，下胜则地气迁而上，胜多少而差其分，微者小差，甚者大差，甚则位易气交，易则大变生而病作矣。《大要》曰：甚纪五分，微纪七分，其差可见。此之谓也。

【白话意译】黄帝对岐伯说：我想了解一下关于六气的气化作用规律，您能再讲讲吗？

岐伯谦顺地回答说：天之六气之所以能够发挥作用，其动力都是源于被它克制之气，也就是它的"下级"之气。比如，太阴湿土之气化变的动力，就是来源于太阳寒水（土克水）；太阳寒水之气化变的动力，就是来源于少阴君火（水克火）；少阴君火之气化变的动力，就是来源于阳明燥金（火克金）；阳明燥金之气化变的动力，就是来源于厥阴风木（金克木）；厥阴风木之气化变的动力，就是来源于太阴湿土（木克土）。

黄帝问道：当六气处在各自的本位上时，情况又将如何呢？

岐伯回答：处于本位，就属常态。

黄帝接着说：我还想搞明白六气的位置。

岐伯回答：弄清楚了六气所在的位置，就可以知道它们的方位和所主月份。

黄帝又问道：当六气处于有余和不足两种状态时，情况又会如何呢？

岐伯回答：太过和不及，两者区别很大。太过之气到来，其速度是缓慢的，但却能持久；不及之气到来，其速度是迅急的，但很快就会消失。

黄帝又问道：当司天、在泉之气处于有余和不足两种不同状态时，情况又将如何呢？

岐伯回答：当司天之气不足时，在泉之气就会随之上升；当在泉之气不足时，司天之气就会随之下降；岁运之气居于司天、在泉的交接之中，天气下降，运气必先下降；地气上升，运气必先上升。司天之气一旦偏盛，天气就会下降；在泉之气一旦偏盛，地气就上升。这种偏胜之气的多少，直接决定着天地之气升降的差别。但凡偏胜之气微弱的，差别就小；偏胜之气巨大的，差别就大。如果天地之气相差太大，则二气交换的位置就会发生改变，进而使人产生各种疾病。古书《大要》说：偏胜之气所占本气的比例，差别大的是五五开，差别小是三七开。由此可见，其中差别的悬殊。

【参悟领会】六气变化的动力来源于它所克制的（下级）之气。这是六气运化的一条基本规律。从逻辑上讲，这与老祖宗常讲的"官出于民、民出于土"也是相符的。

任何一个国家、一个组织的财富、能源、力量等等，无一不是靠着基层创造、积累、提供的。就像一个人，其身体健康的根本在于五脏六腑运转正常，气血运行通畅。而脏腑和气血运行的能量，主要就是靠脾"土"运化水谷精华产生的。

故，健康人生必从培植脾土开始。

十五、用药治病必须顺应四时之序

帝曰：善。论言热无犯热，寒无犯寒。余欲不远寒，不远热，奈何？

岐伯曰：悉乎哉问也！发表不远热，攻里不远寒。

帝曰：不发不攻，而犯寒犯热，何如？

岐伯曰：寒热内贼，其病益甚。

帝曰：愿闻无病者何如？

岐伯曰：无者生之，有者甚之。

帝曰：生者何如？

岐伯曰：不远热则热至，不远寒则寒至，寒至则坚否腹满，痛急下利之病生矣，热至则身热，吐下霍乱，痈疽疮疡，瞀郁，注下，瞤瘛，肿胀，呕，鼽衄，头痛，骨节变，肉痛，血溢，血泄，淋閟之病生矣。

帝曰：治之奈何？

岐伯曰：时必顺之，犯者治以胜也。

【白话意译】黄帝对岐伯说：您在前面已经提到，病人服用热性药时，要避开炎热的气候；服用寒性药时，要避开寒冷的气候。如何才能做到既不忌寒，也不忌热呢？

岐伯回答：您问得真详细啊！当给病人解表散寒时，就不必忌热；当给病人攻里泻热时，就不必忌寒。

黄帝又问道：我如果既不发表，也不攻里，无意间触及了"用寒不避寒、用热不避热"的禁忌，后果将会如何呢？

岐伯回答：如果出现了这样的错失，寒邪和热邪就会伤及脏腑，导致病情更加严重。

黄帝又问道：对于没有病的人来说，又会怎样呢？

岐伯回答：没有病的人，就会因此而生病；有病的人，病情就会加重。

黄帝又问道：没有病的人如果因此而生病了，到底会出现什么样的病症呢？

岐伯回答：不避热，就会产生热症；不避寒，就会成产生寒症。寒气一旦过重，会使人患上胸部痞塞，腹部胀满，疼痛剧烈，下痢等病症。热气一旦过重，会使人患上发烧、吐下、霍乱、痈疽疮疡、昏昧郁闷、泄泻、身体抽搐、肿胀、呕吐、流鼻涕、出鼻血、头痛、骨微变、肌肉疼痛、吐血、便血、小便淋漓或癃闭不通等病症。

黄帝又问道：对这些病症，应当如何治疗呢？

岐伯回答：必须顺应四季的时序来。假如犯了错失，在治疗时，就应该遵循"热病用寒药、寒病用热药"的基本原则。

【参悟领会】这段话中，最具有含金量的就是岐伯说出的四个字："时必顺之"。这个时，从医学层面讲，可以理解为时令、季节、节气，等等。

于个人养生而言，必须顺应时令季节。春夏秋冬四季，什么时候该吃些什么，该穿些什么，都要顺着来，不要逆着行。

于医生治病而言，必须考虑到时令的因素，什么时令能够用什么药物，不能够用什么药物，都要心中有数，胸有成"药"！

于社会组织而言，则必须顺应时势。所谓时代大潮，浩浩荡荡，顺之则昌，逆之则亡。说的就是这个道理。

十六、如何治疗五气抑郁症

黄帝问曰：妇人重身，毒之何如？

岐伯曰：有故无殒，亦无殒也。

帝曰：愿闻其故何谓？

岐伯曰：大积大聚，其可犯也，衰其大半而止，过者死。

帝曰：善。郁之甚者，治之奈何？

岐伯曰：木郁达之，火郁发之，土郁夺之，金郁泄之，水郁折之，然调其气，过者折之，以其畏也，所谓写之。

帝曰：假者何如？

岐伯曰：有假其气，则无禁也，所谓主气不足，客气胜也。

帝曰：至哉！圣人之道，天地大化，运行之节，临御之纪，阴阳之政，寒暑之令，非夫子孰能通之？请藏之灵兰之室，署曰《六元正纪》。非斋戒不敢示，慎传也。

【白话意译】黄帝问道：怀孕的妇人，如果患病了，且必须使用性质较为猛烈的药物，该如何把握呢？

岐伯回答：必须根据孕妇的病情，有针对性地用药，且把握好药量，既不能伤害母体，也不能伤害胎儿。

黄帝又问道：那究竟该如何把握呢？

岐伯回答：对于大积大聚的病，可以用猛药。但是，必须在病势减缓一大半时，停止服药。否则，一旦服药过量，就会致人死亡。

黄帝又说：您分析得很好！那对于五气抑郁过甚的病症，又该如何治疗呢？

岐伯回答：凡是肝木之气抑郁的，就要用疏泻法；凡是心火之气抑郁的，就要用发散法；凡是脾土之气抑郁的，就要用消导、泻下法；凡是肺金之气抑郁的，就要用宣通法；凡是肾水之气抑郁的，就要用驱除水邪、调节制约法，使肾气平衡。这是治疗的基本方法。总之，对于太过的，就要用相克制的药物进行泄泻，抑制其过旺之势，这些都属于泻法。

黄帝又问道：假借之气使人得病，应当如何治疗呢？

岐伯回答：对于因假借之气而得的病，就不必拘泥于"用寒远寒、用热远热"的原则了。这里所谓的假借之气，就是主气不足、客气偏胜的非正常之气。

黄帝感叹道：您讲的这门学问，实在太高深了！这才是真正的圣人之道啊！关于天地变化的大道，运气循行的规律，阴阳变化的纲纪，寒暑往来的时序，当今之世，除了先生您，还有谁能够如此精通呢？我还是把这些珍贵的论述藏到"灵兰"密室吧，署名为"六元正纪"。今后，不经过斋戒沐浴，不能轻易翻阅，以体现对传授医学大道的慎重态度。

【参悟领会】这段话中，涉及两个重点内容：一个是对孕妇的用药问题。这方面，必须做到两点：其一是精准，不能有偏差，既不能伤及母体，也不能伤及胎儿；其二是病情好了一半时，必须停止用药。

另一个是治疗抑郁症的问题。对用疏泄法治疗肝郁、用发散法治疗心郁、用吐法下法治疗脾郁、用宣通法治疗肺郁，我们都容易理解。唯独对用"折法"治疗肾郁，不好理解。这个折，究竟是什么意思呢？张介宾的解释是，折，及时调制的意思。如通过宣肺、养气，可以逐步地化去肾上积水；通过健脾、实土，可以逐步地制住肾上积水；通过强心、壮火，可以逐步地压住肾上积水；通过滋补膀胱，可以逐步地泄去肾上积水。

第七十二篇

刺法论篇（遗篇）

第七十三篇

本病论篇（遗篇）

第七十四篇

至真要大论篇

篇目解读

对于这一篇的功能定位，马莳认为是"总括前八篇未尽之义，至真至要，故名篇"。这个前八篇，包括了从六十六篇到七十一篇等6篇，以及已经丢失的第七十二篇和七十三篇。这一篇很长，内容大多为前面6篇有关五运六气的重复，并无多少新意。但在这啰啰嗦嗦的叙述中，有两颗"明珠"值得细细考究揣摩。一颗是著名的"病机十九条"；一颗是"君臣佐使"的药方组成原则。

一、六气主导一年气候的情形

黄帝问曰：五气交合，盈虚更作，余知之矣。六气分治，司天地者，其至何如？

岐伯再拜对曰：明乎哉问也！天地之大纪，人神之通应也。

帝曰：愿闻上合昭昭，下合冥冥，奈何？

岐伯曰：此道之所主，工之所疑也。

帝曰：愿闻其道也。

岐伯曰：厥阴司天，其化以风；少阴司天，其化以热；太阴司天，其化以湿；少阳司天，其化以火；阳明司天，其化以燥；太阳司天，其化以寒。以所临藏位，命其病者也。

帝曰：地化奈何？

岐伯曰：司天同候，间气皆然。

帝曰：间气何谓？

岐伯曰：司左右者，是谓间气也。

帝曰：何以异之？

岐伯曰：主岁者纪岁，间气者纪步也。

帝曰：善。岁主奈何？

岐伯曰：厥阴司天为风化，在泉为酸化，司气（指五运之气）为苍化，间气为动化；少阴司天为热化，在泉为苦化，不司气化，居气（即间气，因少阴为君火，故尊之为"居气"）为灼化；太阴司天为湿化，在泉为甘化，司气为黅化，间气为柔化；少阳司天为火化，在泉为苦化，司气为丹化，间气为明化；阳明司天为燥化，在泉为辛化，司气为素化，间气为清化；太阳司天为寒化，在泉为咸化，司气为玄化，间气为藏化。故治病者，必明六化分治，五味五色所生，五藏所宜，乃可以言盈虚病生之绪也。

【白话意译】黄帝对岐伯说：有关五运相互交合主导各年份的气候，太过与不及两种状态相互更替的基本规律，我已经大体知晓。但对于六气分不同时段主管气候，其司天、在泉之气来临时会引起什么样的变化，我还想请您再讲讲。

岐伯恭恭敬敬地行了一个礼，回答说：您的问题太高明了！这既是天地自然变化的基本规律，也是人体机能活动与天地变化相适应的规律。

黄帝问道：我就是想知道，人体的气机与天气、地气是如何相适应的?

岐伯回答: 这是医学理论中的重要部分, 一般医生很难理解到位。

黄帝说: 请您耐心地讲讲其中的道理吧。

岐伯回答: 大体的规律为, 在厥阴主导全年气候的时候, 天气呈现的主要特征是风化; 在少阴主导全年气候的时候, 天气呈现的主要特征是热化; 在太阴主导全年气候的时候, 天气呈现的主要特征是湿化; 在少阳主导全年气候的时候, 天气呈现的主要特征是火化; 在阳明主导全年气候的时候, 天气呈现的主要特征是燥化; 在太阳主导全年气候的时候, 天气呈现的主要特征是寒化。作为医者, 就要善于根据上述气候特征, 来判断其所对应的脏腑的疾病。

黄帝又问道: 在泉之气的气化情况如何呢?

岐伯说: 与司天之气的气化情况相同, 间气也是如此。

黄帝又问道: 那什么是间气呢?

岐伯说: 流布于司天、在泉左右两边的气, 就叫作间气。

黄帝又问道: 这种间气与司天、在泉之气的区别怎样呢?

岐伯回答: 司天、在泉为主导性气候, 主管一年的气化。间气为阶段性气候, 主管一个时间段(六十多天)的气化。

黄帝又问道: 您讲得很明白了。一年中气候变化的规律究竟是怎样的呢?

岐伯回答: 在厥阴主导的年份, 全年气候的总体特征体现为风化, 下半年的气候特征体现为酸化, 该年的岁运属木, 与之

相对应的颜色为青苍，间气呈现的特征为动化。在少阴主导的
年份，全年气候的总体特征体现为热化，下半年的气候特征体
现为苦化，该年不司气化，间气呈现的特征为灼化。在太阴主导
的年份，全年气候的总体特征体现为湿化，下半年的气候特征
体现为甘化，该年的岁运属土，与之相对应的颜色为黄色，间气
呈现的特征为柔化。在少阳主导的年份，全年气候的总体特征
体现为火化，下半年的气候特征体现为苦化，该年的岁运属火，
与之相对应的颜色为红赤，间气呈现的特征为明化。在阳明主
导的年份，全年气候的总体特征体现为燥化，下半年的气候特
征体现为辛化，该年的岁运属金，与之相对应的颜色为素白，间
气呈现的特征为清化。在太阳主导的年份，全年气候的总体特
征体现为寒化，下半年的气候特征体现为咸化，该年的岁运属
水，与之相对应的颜色为玄黑，间气呈现的特征为藏化。医生给
人治病，必须理解六气的不同气化作用，以及五味五色所产生的
变化和五脏相应的情况，这样，对于准确诊察病因、拿出治疗方
案将产生关键作用。

【参悟领会】茫茫宇宙中，究竟有多少个太阳系，我们不知
道；究竟有多少个恒星，我们不知道；究竟有多少个像地球这
样的行星，我们不知道。

唯一能够知道的是，迄今为止，我们还没有发现一个像地
球这样适合人类生养、生存的行星。

地球为什么能让人类生存？其他行星为什么不能？核心的

要素就是: 气候! 地球的气候环境适合人类生存。

既然气候是人类生存的主要条件, 那么气候自然也就是影响人类健康的主要条件, 同时也是引发人类各种疾病的主要原因。

因此, 抓住了气候特征, 也就抓住了预防和治疗疾病的关键。

二、如何选择主治疾病的药物

帝曰：厥阴在泉而酸化，先余知之矣。风化之行也何如？

岐伯曰：风行于地，所谓本也，余气同法。本乎天者，天之气也，本乎地者，地之气也，天地合气，六节分而万物化生矣。故曰：谨候气宜，无失病机。此之谓也。

帝曰：其主病何如？

岐伯曰：司岁备物，则无遗主矣。

帝曰：司岁物何也？

岐伯曰：天地之专精也。

帝曰：司气者何如？

岐伯曰：司气者主岁同，然有余不足也。

帝曰：非司岁物何谓也？

岐伯曰：散也。故质同而异等也，气味有薄厚，性用有躁静，治保有多少，力化有浅深，此之谓也。

帝曰：岁主藏害何谓？

岐伯曰：以所不胜命之，则其要也。

帝曰：治之奈何？

岐伯曰：上淫于下，所胜平之；外淫于内，所胜治之。

帝曰：善。平气何如？

岐伯曰：谨察阴阳所在而调之，以平为期，正者正治，反者反治。

帝曰：夫子言察阴阳所在而调之，论言人迎与寸口相应，若引绳小大齐等，命曰平。阴之所在寸口何如？

岐伯曰：视岁南北，可知之矣。

帝曰：愿卒闻之。

岐伯曰：北政（泛指偏寒凉的气候）之岁，少阴在泉，则寸口不应；厥阴在泉，则右不应；太阴在泉，则左不应。南政（泛指偏热燥的气候）之岁，少阴司天，则寸口不应；厥阴司天，则右不应；太阴司天，则左不应。诸不应者，反其诊则见矣。

帝曰：尺候何如？

岐伯曰：北政之岁，三阴在下，则寸不应，三阴在上，则尺不应。南政之岁，三阴在天，则寸不应；三阴在泉，则尺不应。左右同。故曰：知其要者，一言而终，不知其要，流散无穷。此之谓也。

【白话意译】黄帝对岐伯说：关于厥阴主导在泉之气就会产生酸味的规律，我早就有所了解，请问风气究竟是怎样运行的呢？

岐伯回答：当风气在地面流行时，主要依托的是地气进行风化，其他的湿气、热气也是如此。自然，在天空流行的，就是天气。天地之气相互交合，才有了风寒暑湿燥火六节之气的划分，才有了万物的生化。从这个意义上说，医生给人治病，一定要考虑气候变化的因素，不能贻误治病的时机。

黄帝问道：治病靠药物。怎样采备治疗疾病的主要药物呢？

岐伯回答：只要根据一年中各个季节的气候特点来采集药物，就不会有什么遗漏了。

黄帝又问道：为什么要根据气候特点来采备药物呢？

岐伯回答：因为只有这样，才能更多地吸得天地之气，使药物的气味更加纯厚，药力更为精专。

黄帝又问道：那与五运之气相应的药物，又会怎么样呢？

岐伯回答：与主岁之气相应的药物相同，不过，要了解一下岁气的有余和不足的问题。

黄帝又问道：如果不按照气候特点来采集药物，会怎么样呢？

岐伯回答：虽然药材相同，但药物的性能就会散而不纯，药效就会打折扣。体现在气味上，有厚、薄之别；体现在性能上，有静、躁之别；体现在效力上，有深浅、大小之别。这，就是必须根据气候特点采集药物的道理。

黄帝又问道：六气分别掌管各个年份的气候，为什么有时会损伤五脏呢？

岐伯回答：这是因为，自然界的六气与人体的五脏是相通的，由于六气之间有相互克制的关系，所以五脏一旦受到其所不胜之气的克制，就会引发疾病，这是问题的关键所在。

黄帝又问道：针对这种情况，应当如何治疗呢？

岐伯回答：如果是因为司天之气过于偏胜而引发六经疾病的，那就要采用与所胜之气相匹配的药物进行调治；如果是因为在泉之气过于偏胜而引发五脏生病的，那就要采用与所胜之气相匹配的药物进行治疗。

黄帝称赞道：您讲得太好了！但现实生活中，也存在岁气平和时生病的情况，这又该如何治疗呢？

岐伯说：这需要细心观察每年气候的特点，分析疾病的阴阳属性，科学地加以调治，以达到重新平衡。总的思路是，正病运用正治法，反病运用反治法。

黄帝又问道：您刚才谈到，医生给人治病，一定要注意观察疾病的阴阳属性，有针对性地进行调治。但如何辨别阴阳，就是关键了。有人指出，人迎和寸口的脉象要相应，就像互相牵引的绳子一样大小一致，称为平脉。那么，阴脉所在的寸口脉会怎样呢？

岐伯回答：那就要看一年中主导性气候的特征，究竟是偏于寒凉、还是偏热燥了。

黄帝诚恳地说道：我很想彻底地搞明白这个问题。

岐伯说：当（北政）寒凉气候占主导地位的时候，少阴在泉，寸口脉不应于指；厥阴在泉，右寸口脉不应于指；太阴在泉，左寸口脉不应于指。当（南政）热燥气候占主导地位的时候，少阴司天，寸口脉不应于指；厥阴司天，右寸口脉不应于指；太阴司天，左寸口脉不应于指。凡是寸口脉不应的，用相反的诊法，就可诊见脉象。

黄帝又问道：对尺部的脉象，又该如何诊察呢？

岐伯回答：当寒凉气候占主导地位的时候，三阴在泉，那么寸口脉不应于指；三阴司天，那么尺部脉不应于指。当热燥气候占主导地位的时候，三阴司天，寸口脉不应于指；三阴在泉，那么尺部脉不应于指。大体规律就是如此。所以说，任何事情再复杂，只要抓住了关键，掌握了要领，一句话就可以说明白；反之，纵使千言万语，也会茫然无序。

【参悟领会】这段话中，有两句话是很经典的。一句是，"谨察阴阳所在而调之，以平为期"。整部《内经》中，"以平为期"数次提到。这不仅是人体健康的重要标尺，也是医生治病的追求目标。人体如何才能达到阴阳平衡呢？首先，是需要医生辨别清楚病的阴阳属性，是寒症还是热症，是实症还是虚证，等等。其次，是需要医生通过针灸、按摩、刮痧、刺血、汤药等多种手段进行调治，使之调整到阴阳平衡的程度。

另一句是，"知其要者，一言而终，不知其要，流散无穷"。这句话，不仅适应于中医理论，也适应于这世上的一切学问。我们经常讲到的"开悟"，实际上就是"知其要"了，能够纲举目张；没有"开悟"，还是在辛辛苦苦地皓首穷经，实际上就是"不知其要"。

三、在泉之气偏胜引发的疾病及治疗

帝曰：善。天地之气，内淫而病何如？

岐伯曰：岁厥阴在泉，风淫所胜，则地气不明，平野昧，草乃早秀。民病洒洒振寒，善伸数欠，心痛支满，两胁里急，饮食不下，鬲咽不通，食则呕，腹胀善噫，得后与气则快然如衰，身体皆重。

岁少阴在泉，热淫所胜，则焰浮川泽，阴处反明。民病腹中常鸣，气上冲胸，喘不能久立，寒热皮肤痛，目瞑齿痛，頔（zhuō，颧骨）肿，恶寒发热如疟，少腹中痛，腹大。蛰虫不藏。

岁太阴在泉，草乃早荣，湿淫所胜，则埃昏岩谷，黄反见黑，至阴之交。民病饮积，心痛，耳聋，浑浑焞焞，嗌肿喉痹，阴病血见，少腹痛肿，不得小便，病冲头痛，目似脱，项似拔，腰似折，髀不可以回，腘如结，腨如别。

岁少阳在泉，火淫所胜，则焰明郊野，寒热更至。

民病注泄赤白，少腹痛，溺赤，甚则血便。少阴同候。

岁阳明在泉，燥淫所胜，则霿雾清瞑。民病喜呕，呕有苦，善太息，心胁痛不能反侧，甚则嗌干面尘，身无膏泽，足外反热。

岁太阳在泉，寒淫所胜，则凝肃惨栗。民病少腹控睾，引腰脊，上冲心痛，血见，嗌痛颔肿。

帝曰：善。治之奈何？

岐伯曰：诸气在泉，风淫于内，治以辛凉，佐以苦，以甘缓之，以辛散之；热淫于内，治以咸寒，佐以甘苦，以酸收之，以苦发之；湿淫于内，治以苦热，佐以酸淡，以苦燥之，以淡泄之；火淫于内，治以咸冷，佐以苦辛，以酸收之，以苦发之；燥淫于内，治以苦温，佐以甘辛，以苦下之；寒淫于内，治以甘热，佐以苦辛，以咸写之，以辛润之，以苦坚之。

【白话意译】黄帝说：您说得好啊！物极必反，气偏则邪。过于偏胜的天地之气，侵入人体内脏后，究竟会引发什么样的疾病呢？

岐伯回答：如果是厥阴在泉的年份，风气一旦偏胜，地气就会昏蒙，原野苍茫阴暗，草禾提前成熟。人们容易患上恶寒发冷、呻吟哈欠、心痛并有撑满感、两胁拘急不舒畅、饮食不消化、咽喉胸膈不通畅、吃东西呕吐、腹部发胀等病症，在大便或者放屁后，会立即觉得轻快，好像病情减轻了，但全身还是感到沉重无力等。

如果是少阴在泉的年份，热气一旦偏胜，火气就蒸腾于山川河湖，即便是阴暗之处也会显得明亮。人们容易患上腹中常鸣、逆气上冲、气喘无法久立、恶寒发热、皮肤痛、视力模糊、牙痛、目下肿、寒热交替发作好像疟疾、少腹疼痛、腹部胀大等病症。由于气候过于温热，蛰虫的冬眠也相应推迟。

如果是太阴在泉的年份，湿气一旦偏胜，百草会提早生发，山岩峡谷之中雨雾弥漫，原本黄色的土地变为黑色，这是湿土之气相合的现象。人们容易患上水饮积聚、心痛、耳聋、头目不清、咽喉肿痛、尿血和便血、少腹痛肿、小便泌结不通、气上冲而头痛、眼睛胀痛好像要脱出一样、颈项疼痛好像要拔出一样、腰痛好像要折断一样、髋关节膝关节转动不灵好像要凝滞一样、小腿肚子转筋好像要开裂一样等病症。

如果是少阳在泉的年份，火气一旦偏胜，旷野平原光焰明亮，天气时寒时热。人们容易患上拉肚子、下痢赤白、少腹疼痛、小便赤色等病症，严重的还会出现便血，其他的症状和少阴在泉时相同。

如果是阳明在泉的年份，燥气一旦偏胜，雾气迷蒙，清冷昏暗，人们容易患上呕吐、吐苦水、经常叹气、心胁部疼痛不能转侧等病症，严重的还会出现咽喉干燥、面色晦暗、身体干枯不润泽、足外侧发热等症状。

如果是太阳在泉的年份，寒气一旦偏胜，天地之间寒气凝结、肃杀凛冽，人们容易患上少腹疼痛牵引睾丸腰脊、寒气上冲导致心痛、出血、咽喉痛、下巴肿等病症。

黄帝接着说：您介绍得真好！对于这些病症，应该如何治疗呢？

岐伯回答：凡是因在泉之气偏胜而引发的疾病，应当针对性进行治疗。如果是风气太过而伤及人体内部，就应采用辛凉之药进行主治，用苦味药辅助，用甘味药缓解，用辛味药发散风邪。如果是热气太过而伤及人体内部，就应采用咸寒之药进行主治，用甘苦之药辅助，用酸味药收敛阴气，用苦味药发散热邪。如果是湿气太过而伤害人体内部，就应采用苦热之药进行主治，用酸味药辅助，用苦味药燥湿，用淡性药泄去湿邪。如果是火气太过而伤及人体内部，就应采用咸冷之药进行主治，用苦味药辅助，用酸味药收敛阴气，用苦味药发散火邪。如果是燥气太过而伤及人体内部，就应采用苦温之药进行主治，用甘味药辅助，用苦味药泄热。如果是寒气太过而伤及人体内部，就应采用甘热之药进行主治，用苦味药辅助，用咸味药泻泄，用辛味药润泽，用苦味药巩固。

【参悟领会】岐伯的这段阐释中，最具实用价值的就是本节的最后一段，堪称药物搭配要诀。这个要诀，概括起来就是一句话："主治一味，辅佐二三"。

所谓主治一味，即针对风、热、湿、火、燥、寒六邪侵入人体造成的伤害，重点用好同一性味的一组药。如针对风邪，要用辛凉药；针对寒邪，要用甘热药；针对燥邪，要用苦温药，等等。

所谓辅佐二三，就是针对某一邪气造成的伤害，在用准主治药物的同时，还要用好辅佐药。如针对热邪，要用甘、苦、酸味药进行辅佐治疗；针对湿邪，要用酸、苦味药进行辅佐治疗。

四、司天之气偏胜引发的疾病及治疗

帝曰：善。天气之变何如？

岐伯曰：厥阴司天，风淫所胜，则太虚埃昏，云物以扰，寒生春气，流水不冰，蛰虫不去。民病胃脘当心而痛，上支两胁，鬲咽不通，饮食不下，舌本强，食则呕，冷泄腹胀，溏泄瘕（jiǎ，腹中结有硬块的病症）水闭，病本于脾。冲阳绝，死不治。

少阴司天，热淫所胜，怫热至，火行其政，大雨且至。民病胸中烦热，嗌干，右胠满，皮肤痛，寒热咳喘，唾血血泄，鼽衄嚏呕，溺色变，甚则疮疡胕肿，肩背臂臑及缺盆中痛，心痛肺䐜，腹大满，膨膨而喘咳，病本于肺。尺泽绝，死不治。

太阴司天，湿淫所胜，则沉阴且布，雨变枯槁。胕肿，骨痛，阴痹，阴痹者，按之不得，腰脊头项痛，时眩，大便难，阴气不用，饥不欲食，咳唾则有血，心如悬，病本于肾。太溪绝，死不治。

少阳司天，火淫所胜，则温气流行，金政不平。民病头痛，发热恶寒而疟，热上，皮肤痛，色变黄赤，传而为水，身面胕肿，腹满仰息，泄注赤白，疮疡，咳唾血，烦心，胸中热，甚则鼽衄，病本于肺。天府绝，死不治。

阳明司天，燥淫所胜，则木乃晚荣，草乃晚生，筋骨内变，大凉革候，名木敛生，菀于下，草焦上首，蛰虫来见。民病左胠胁痛，寒清于中感而疟，咳，腹中鸣，注泄鹜溏，心胁暴痛，不可反侧，嗌干面尘，腰痛，丈夫癫疝，妇人少腹痛，目昧眦疡，疮痤痈，病本于肝。太冲绝，死不治。

太阳司天，寒淫所胜，则寒气反至，水且冰，运火炎烈，雨暴乃雹。血变于中，发为痈疡，民病厥心痛，呕血，血泄，鼽衄，善悲，时眩仆。胸腹满，手热肘挛，腋肿，心澹澹大动，胸胁胃脘不安，面赤目黄，善噫，嗌干，其则色炲（tái，古同"炱"，烟气凝积而成的黑灰），渴而欲饮，病本于心。神门绝，死不治。所谓动气，知其藏也。

帝曰：善。治之奈何？

岐伯曰：司天之气，风淫所胜，平以辛凉，佐以苦甘，以甘缓之，以酸写之；热淫所胜，平以咸寒，佐以苦甘，以酸收之；湿淫所胜，平以苦热，佐以酸辛，以苦燥之，以淡泄之；湿上甚而热，治以苦温；佐以甘辛，以汗为故而止；火淫所胜，平以咸冷，佐以苦甘，以酸收之，以苦发之，以酸复之；热淫同；燥淫所胜，平以苦温，佐以酸辛，以苦下之；寒淫所胜，平以辛热，佐以甘苦，以咸写之。

【白话意译】黄帝对岐伯说：关于在泉之气偏胜引发疾病的情况，您已经讲得很清楚了！那司天之气过盛，又会怎么样呢？

岐伯回答：凡是厥阴风木主导全年气候的年份，风气自然会过盛，天空昏暗，云卷云飞，即便是在寒冷的冬季，气候也较温暖，河塘的水不能结冰，蛰虫也不按惯例进入冬眠。在这种气候条件下，人们容易患上胃部及心口疼痛、两胁撑胀、胸膈咽部阻塞不通、吃东西难以下咽、舌根僵硬、食后易呕吐、拉肚子、腹胀、小便不通等病症。这些病症的根源，就在于脾土受到风木的克制。假如病人足背的冲阳脉搏断绝，那就说明脾脏衰竭得厉害，危险很大。

凡是少阴君火主导全年气候的年份，热气自然会过盛，天气闷热，经常下大雨。在这种气候条件下，人们容易患上胸中燥热、咽喉干燥、右胁胀、皮肤痛、咳喘、唾血、便血、鼻出血、打喷嚏、呕吐、小便变色等病症；假如病情严重，还会引发疮疡、浮肿、肩背手臂缺盆等部位的疼痛、心肺胀满、气喘咳嗽等症状。这些病症的根源，就在于肺金受到君火的克制。假如病人肘部的尺泽脉搏断绝，那就说明肺气衰竭得厉害，危险很大。

　　凡是太阴湿土主导全年气候的年份，湿气自然会过盛，天空变得阴沉，乌云厚密，尽管雨水不断，但草木反而容易枯萎。在这种气候条件下，人们容易患上浮肿、骨痛、阴痹等病症。这种阴痹病，腰、脊背、脖子都会感到疼痛，但按起来却又不知道痛在哪里，人会经常眩晕，大便困难，阳痿，肚子饿却又没有食欲，经常咳嗽、唾血。这些病症的根源，就在于肾水受到湿土的克制。假如病人足内踝的太溪脉搏断绝，说明肾气已经衰竭，病情危急。

　　凡是少阳相火主导全年气候的年份，火气自然会过盛，湿热之气弥漫，干燥凉爽之气很少见。在这种气候条件下，人们容易患上头痛、发热恶寒、皮肤疼痛、身面浮肿、腹部胀满、拉肚子、赤白下痢、疮疡、咳嗽唾血、心中烦热等病症。这些病症的根源，就在于肺金受到相火的克制。假如病人的天府脉搏断绝，说明肺气已经衰竭，情况危急。

　　凡是阳明燥金主导全年气候的年份，燥气自然会过盛，过于凉爽的气候，会使得草木回春、吐绿开花的时间推迟。在这种气候条件下，人体的筋骨容易发生病变，人们容易患上左侧胁肋部疼痛、疟疾、咳嗽、腹中鸣响，泄泻如注，大便溏稀、心胁剧痛、咽喉发干、面色晦暗、腰痛、男子疝病、妇人少腹疼痛、眼睛视线模糊、疮疡、痈痤等病症。这些病症的根源，就在于肝木受到肺金的克制。假如病人的太冲脉搏断绝，说明肝气已经衰竭，危险很大。

　　凡是太阳寒水主导全年气候的年份，寒气自然会过盛，寒冷的季节会提前到来，水结为冰。遇到火运太过之年，就会出现暴雨冰雹同时下的情况。在这种气候条件下，人们容易患上血液病变、痈疡、厥逆心痛、呕血、下血、鼻流血、眩晕仆倒、胸部腹满、肘挛拘急、腋部肿胀、心悸、面赤、眼睛黄、咽干、面黑晦暗、老是口渴想饮水等病症。这些病症的根源，就在于心火受到寒水的克制。假如病人手腕部的神门脉搏断绝，说明心气已经衰竭，属于不治之症。由此可见，从脉气的搏动情况，可以测到五脏之气的盛衰。

黄帝称赞道：您讲得真细啊！对于这些病症，该如何治疗呢？

岐伯回答：凡是由司天之气过于旺盛而引发的疾病，如果是"风盛"类的，可用辛凉之药主治，用苦甘之药辅佐，用甘味之药缓解，用酸味药将邪气泻出。如果是"热盛"类的，可用咸寒之药主治，用苦甘之药辅佐，用酸味药将阴气收敛。如果是"湿盛"类的，可用苦热之药主治，用酸辛之药辅佐，用苦味之药燥湿，用淡性药将湿邪渗出；假如湿邪盛于上部而且有热，就要用苦温之药调治，用甘辛之药辅佐，用发汗法帮助恢复常态。如果是"火盛"类的，可用酸寒之药主治，用苦甘之药辅佐，用酸药将阴气收敛，用苦味药将火邪泄出，用咸味药帮助恢复津液。如果是"燥盛"类的，可用苦温之药主治，用酸辛之药辅佐，用苦味药将燥结清除、如果是"寒盛"类的，可用辛热之药主治，用甘苦之药辅佐，用咸味药将寒邪泄出。

【参悟领会】从岐伯这一段阐述，我们可以得出一条带规律的东西，即：凡是"上级"之气过于旺盛，处于"下级"地位的脏腑，则一定会被克制、受伤害。

如处于"上级"地位的风木之气一旦过盛，则"下级"脾土一定受害；处于"上级"地位的湿土之气一旦过盛，则"下级"肾水一定受害；处于"上级"地位的相火之气一旦过盛，则"下级"肺金一定受害；处于"上级"地位的寒水之气一旦过盛，则心火一定受害。

天地的规律如此！疾病的规律如此！

真正的大医，面对各种疑难杂症，必须先考虑解决"上级"之气的过盛问题。

五、邪气反胜引发的疾病及治疗

帝曰：善。邪气反胜，治之奈何？

岐伯曰：风司于地，清反胜之，治以酸温，佐以苦甘，以辛平之；热司于地，寒反胜之，治以甘热，佐以苦辛，以咸平之；湿司于地，热反胜之，治以苦冷，佐以咸甘，以苦平之；火司于地，寒反胜之，治以甘热，佐以苦辛，以咸平之；燥司于地，热反胜之，治以平寒，佐以苦甘，以酸平之，以和为利，寒司于地，热反胜之，治以咸冷，佐以甘辛，以苦平之。

帝曰：其司天邪胜何如？

岐伯曰：风化于天，清反胜之。治以酸温，佐以甘苦；热化于天，寒反胜之，治以甘温，佐以苦酸辛；湿化于天，热反胜之，治以苦寒，佐以苦酸；火化于天，寒反胜之，治以甘热，佐以苦辛；燥化于天，热反胜之，治以辛寒，佐以苦甘；寒化于天，热反胜之，治以咸冷，佐以苦辛。

【白话意译】黄帝问道：您讲得真好！一个人如果是因为本身元气不足而遭到邪气的反制，从而引发疾病，这又该如何治疗呢？

岐伯回答：在厥阴风木主导下半年气候时，人体反而被清燥之金气所克制，对此，宜用酸温之药治疗，用苦甘之药辅佐，用辛味之药平衡。在少阴君火主导下半年气候时，人体反被寒冷之水气所克制，对此，宜用甘热之药治疗，用苦辛之药辅佐，用咸味药平衡。在太阴湿土主导全年气候时，人体反被炎热之火气所克制，对此，宜用苦冷之药治疗，用咸甘之药辅佐，用苦味之药平衡。在少阳相火主导下半年气候时，人体反而被寒冷之水气所克制，对此，宜用甘热之药治疗，用苦辛之药辅佐，用咸味之药平衡。在阳明燥金主导下半年气候时，人体反而被火热之气所克制，对此，宜用辛寒之药治疗，用苦甘之药辅佐，用酸味药平衡，以药性平和为方制所宜。在太阳寒水之气主导下半年气候时，人体反而被热气所克制，对此宜用咸冷之药治疗，用甘辛之药辅佐，用苦味药平衡。

黄帝又问道：您刚才描述的是在泉之气被邪气反制的情况，那司天之气如果被邪气反制，又该怎样治疗呢？

岐伯回答：如果是厥阴风木主导全年气候，人体反而被清燥之金气所克制，就宜用酸温之药治疗，用甘苦之药辅佐。如果是少阴君火主导全年气候，人体反而被寒冷之水气所克制，就宜用甘温之药进行治疗，用苦酸辛之药辅佐。如果是太阴湿土主导全年气候，人体反而被热气所克制，就宜用苦寒之药治疗，用苦酸之药辅佐。如果是少阳相火主导全年气候，人体反而被寒冷之水气所克制，就宜用甘热之药进行治疗，用苦辛之药辅佐。如果是阳明燥金主导全年气候，人体反而被热气所克制，就宜用辛寒之药治疗，用苦甘之药辅佐。如果是太阳寒水主导全年气候，人体反而被热气所克制，就宜用咸冷之药治疗，用苦辛之药辅佐。

【参悟领会】体悟这段话，必须搞明白两点：

（1）这里描述的是自然界中的一种"主弱臣强"的现象。这个"主"，就是一年中占主导性的气候；这个"臣"，就是克制主导性气候的邪气。天地间正气不足，邪气反张，就是造成人们多病的根源。

（2）治疗这种因邪气反制形成的疾病，必须牢牢把握住一个总基调，即：尽管主导性气候不强，但主治用药还是要抓住主导性气候所对应的脏腑。如风木对应肝脏，不管是风司于地、还是风化于天，都应以酸温之药为主治；又如，湿土对应脾脏，不管是湿司于地、还是湿化于天，都应以苦寒之药为主治。也就是，"主"再弱，医生施药也应以之为重点；"臣"再强，医生施药也应将之作为辅助。

六、六气相胜引发的疾病及治疗

帝曰：六气相胜，奈何？

岐伯曰：厥阴之胜，耳鸣头眩，愦愦欲吐，胃鬲如寒，大风数举，倮虫不滋，胠胁气并，化而为热，小便黄赤，胃脘当心而痛，上支两胁，肠鸣飧泄，少腹痛，注下赤白，甚则呕吐，鬲咽不通。

少阴之胜，心下热善饥，齐下反动，气游三焦，炎暑至，木乃津，草乃萎，呕逆，躁烦，腹满痛，溏泄，传为赤沃。

太阴之胜，火气内郁，疮疡于中，流散于外，病在胠胁，甚则心痛热格，头痛，喉痹，项强。独胜则湿气内郁，寒迫下焦，痛留顶，互引眉间，胃满。雨数至，燥化乃见，少腹满，腰脽重强，内不便，善注泄，足下温，头重，足胫胕肿，饮发于中，胕肿于上。

少阳之胜，热客于胃，烦心心痛，目赤，欲呕，呕酸善饥，耳痛，溺赤，善惊谵妄，暴热消烁，草萎水涸，介虫乃屈，少腹痛，下沃赤白。

阳明之胜，清发于中，左胠胁痛，溏泄，内为嗌塞，外发癫疝，大凉肃杀，华英改容，毛虫乃殃，胸中不便，嗌塞而咳。

太阳之胜，凝溧且至，非时水冰，羽乃后化。痔疟发，寒厥入胃，则内生心痛，阴中乃疡，隐曲不利，互引阴股，筋肉拘苛，血脉凝泣，络满色变，或为血泄，皮肤否肿，腹满食减，热反上行，头项凶顶脑户中痛，目如脱，寒入下焦，传为濡写。

帝曰：治之奈何？

岐伯曰：厥阴之胜，治以甘清，佐以苦辛，以酸写之；少阴之胜，治以辛寒，佐以苦咸，以甘写之；太阴之胜，治以咸热，佐以辛甘，以苦写之；少阳之胜，治以辛寒，佐以甘咸，以甘写之；阳明之胜，治以酸温，佐以辛甘，以苦泄之；太阳之胜，治以甘热，佐以辛酸，以咸写之。

【白话意译】黄帝问道：风、寒、暑、湿、燥、火乃天之六气，六气中任何一气偏胜，都有可能引发人体疾病，具体的情形究竟如何呢？

岐伯回答：在厥阴"风"气偏胜之时，会经常刮大风，倮虫类难以滋生。这种气候条件下，人们容易患上耳鸣头眩、烦乱欲吐、胃腔横膈寒气瘀滞、胃腔当心之处疼痛、两胁胀满积气难散、小便黄赤、肠鸣、拉肚子、少腹疼痛等病症，严重的出现呕吐及咽膈之间阻塞不通等症状。

在少阴"热"气偏胜之时，特别是在酷暑来临时，树木被烤得焦灼了，树脂外溢，草木慢慢变得枯萎。这种气候条件下，人们容易患上心下热、易饥饿、脐下痛、呕逆、烦躁、腹部胀痛、大便溏泄、尿血等病症。

在太阴"湿"气偏胜之时，经常会下大雨，且雨后出现湿气浓重的现象。假如这个时候，火气郁结于人体，就会容易生长疮疡；火热流散在体表，就会使人胁肋疼痛，乃至心痛；火热被阻格于人体上焦，就会使人头痛、喉痹、颈部强直。总之，如果湿热之气太过，且郁结于人体下焦，就会使人胃中闷满，并引发头顶痛，牵扯到眉间痛。严重的，还会有少腹满胀、腰椎沉重而僵硬、经常拉肚子、头部沉重、足胫浮肿、身体上部浮肿等病症。

在少阳"火"气偏胜之时，炎热之气会炙烤万物，导致草木枯萎，河流干涸，介虫类动物伏藏。这种气候条件下，热邪容易侵入胃中，人们会患上心烦心痛、目赤、呕酸、常感饥饿、耳痛、小便赤色、惊恐乱语、少腹疼痛、下痢赤白等病症。

在阳明"燥"气偏胜之时，肃杀冷凉之气遍布，草木变得枯萎，毛虫类动物纷纷死亡。在这种气候条件下，肃杀之气容易侵入人体，使人患上胸中不舒、左胁疼痛、泄泻、咽喉窒塞、阴囊肿大、咳嗽等症状。

在太阳"寒"气偏胜之时，凛冽极寒之气笼罩大地，即便是不到结冰的时候，河塘之水就已经结冰了，羽虫类动物延迟发育。在这种气候条件下，寒邪之气一旦侵入人体，人们容易患上心痛、头项巅痛、眼睛肿胀像要脱出、血脉凝滞、阴部与大腿内侧牵引疼痛、筋肉拘急麻木、痔疮便血等病症。寒邪之气一旦入胃，则会使人腹中痞满、饮食减少，或者皮肤因水气郁积而肿胀。寒邪之气一旦入于下焦，则会变成水泻病。

黄帝问道：对这些病症，该采取什么样的思路治疗呢？

岐伯回答：对因厥阴风气偏胜而引发的疾病，应当以甘凉之药主治，用苦辛之药辅佐，用酸味之药泻其偏胜之邪气。对因少阴热气偏胜而引发的疾病，应当以辛寒之药主治，用苦咸之药辅佐，用甘味之药泻其偏胜之邪气。对因太阴湿气偏胜而引发的疾病，应当以咸热之药主治，用辛甘之药辅佐，用苦味之药泻其偏胜之邪气。对因少阳火气偏胜而引发的疾病，应当以辛寒之药主治，用甘咸之药辅佐，用甘味之药泻其偏胜之邪气；对因阳明燥气偏胜而引发的疾病，应当以酸温之药主治，用辛甘之药辅佐，用苦味之药泻其偏胜之邪气；对因太阳寒气偏胜而引发的疾病，应当以甘热之药主治，用辛酸之药辅佐，用咸味药泻其偏胜之邪气。

【参悟领会】无论是天之六气，还是地之五运，都是缔造天地万物不可或缺的元素。至于哪种元素在何种情形下为"宝"，哪种元素在何种情形下为"害"，则完全依赖于一个"度"字。

从岐伯的这一段论述，乃至前面许多章节的相关论述看，我们可以得出一个定论，即：不论何种元素，适"度"即为宝，过"度"即为害。小过小害，大过大害。就像风寒暑湿燥火六气，万物缺一则难生发生长，但一旦偏胜，则又会妨害万物生发生长。

七、必清必静则病气衰去

帝曰：六气之复何如？

岐伯曰：悉乎哉问也！厥阴之复，少腹坚满，里急暴痛，偃木飞沙，倮虫不荣；厥心痛，汗发呕吐，饮食不入，入而复出，筋骨掉眩，清厥，甚则入脾，食痹而吐。冲阳绝，死不治。

少阴之复，懊热内作，烦躁，鼽嚏，少腹绞痛；火见燔焫，嗌燥，分注时止，气动于左，上行于右，咳，皮肤痛，暴喑，心痛，郁冒不知人，乃洒淅恶寒，振栗，谵妄，寒已而热，渴而欲饮，少气，骨痿，隔肠不便，外为浮肿，哕噫；赤气后化，流水不冰，热气大行，介虫不复，病痱胕（痱疹）疮疡，痈疽痤痔，甚则入肺，咳而鼻渊。天府绝，死不治。

太阴之复，湿变乃举，体重中满，食饮不化，阴气上厥，胸中不便，饮发于中，咳喘有声；大雨时行，鳞见于陆，头顶痛重，而掉瘛尤甚，呕而密默，唾吐清液，甚则入肾，窍写无度。太溪绝，死不治。

少阳之复，大热将至，枯燥燔蓺，介虫乃耗。惊瘛咳衄，心热烦躁，便数，憎风，厥气上行，面如浮埃，目乃瞤瘛，火气内发，上为口糜，呕逆，血溢血泄，发而为疟，恶寒鼓栗，寒极反热，嗌络焦槁，渴引水浆，色变黄赤，少气脉萎，化而为水，传为胕肿，甚则入肺，咳而血泄。尺泽绝，死不治。

阳明之复，清气大举，森木苍干，毛虫乃厉。病生胠胁，气归于左，善太息，甚则心痛否满，腹胀而泄，呕苦，咳，哕，烦心，病在鬲中，头痛，甚则入肝，惊骇，筋挛。太冲绝，死不治。

太阳之复，厥气上行，水凝雨冰，羽虫乃死，心胃生寒，胸膈不利，心痛否满，头痛，善悲，时眩仆，食减，腰脽反痛，屈伸不便，地裂冰坚，阳光不治，少腹控睾，引腰脊，上冲心，唾出清水，及为哕噫，甚则入心，善忘善悲。神门绝，死不治。

帝曰：善。治之奈何？

岐伯曰：厥阴之复，治以酸寒；佐以甘辛，以酸写之，以甘缓之；少阴之复，治以咸寒，佐以苦辛，以甘写之，以酸收之，辛苦发之，以咸耎之；太阴之复，治以苦热，佐以酸辛，以苦写之，燥之，泄之；少阳之复，治以咸冷，佐以苦辛，以咸耎之，以酸收之，辛苦发之，发不远热，无犯温凉，少阴同法；阳明之复，治以辛温，佐以苦甘，以苦泄之，以苦下之，以酸补之；太阳之复，治以咸热，佐以甘辛，以苦坚之。

治诸胜复，寒者热之，热者寒之，温者清之，清者温之，散者收之，抑者散之，燥者润之，急者缓之，坚者耎之，脆者坚之，衰者补之，强者写之。各安其气，必清必静，则病气衰去，归其所宗，此治之大体也。

【白话意译】黄帝问道：六气之间，相生相克，相生的往往形成偏胜之气，相克的往往形成报复之气。这种报复之气，所引发疾病的情形如何呢？

岐伯回答：您对问题的思考，真是太周全了！假如厥阴风木成为报复性气候，就会经常发生飞沙走石，树木摧折的景象，倮虫类动物难以发育。这种气候条件下，人们容易患上小腹坚满、腹胁拘急、气厥心痛、出汗呕吐、筋骨抽搐疼痛、眩晕、手足逆冷等病症。假如风邪侵入脾脏，还会造成食后吐出的食痹之症；假如冲阳脉断绝，说明脾脏已经衰败，多有生命危险。

假如少阴君火成为报复性气候，就会出现火热之气笼罩大地，流水该结冰时难以结冰的景象，介虫类动物难以繁育。在这种气候条件下，人们容易患上心里烦热烦躁、鼻塞流鼻涕、喷嚏、少腹绞痛、身热如灼烧、咽喉干燥、咳嗽、皮肤痛、突然失音、神志昏聩不识人、妄言乱语、寒战打抖发烧、口渴想饮水、少气、骨软萎弱、肠道梗塞导致大便不通、外现浮肿、呃逆嗳气、痱疹疮疡、痈疽痤痔等病症。假如热邪过盛，侵入肺脏，还会造成咳嗽、鼻渊。假如天府脉断绝，说明肺脏已经衰败，多有生命危险。

假如太阴湿土成为报复性气候，就会经常下大雨，鱼鳖会游上陆地。在这种气候条件下，人们容易患上身体沉重、胸腹满闷、不断咳嗽、饮食难消化等病症。一旦寒湿之气上逆，人们就会出现头颈痛、震颤抽搐严重、呕吐清水等病症。假如湿邪入肾，会使人神情默默，闭门独居，懒于行动。假如太溪脉断绝，说明肾脏已经衰败，属于不治之症。

假如少阳相火成为报复性气候，天气会格外炎热，万物被炙烤得枯焦，介虫类动物大量死亡。在这种气候条件下，人们容易患上心热烦躁、惊厥抽搐、咳嗽、流鼻血、小便多、怕风等病症。一旦火邪之气上行，人就会显得面色晦暗，如同蒙上一层灰烬一般，两眼不停地跳动抽搐。一旦火邪之气攻入体内，如在身体上部，则会出现口舌糜烂、呕逆、吐血等症状；如在身体下部，则会出现便血、疟疾、恶寒战栗等症状。一旦火邪之气侵入肺脏，就会出现咳血症状。假如尺泽脉断绝，说明肺脏已经衰败，多有生命危险。

假如阳明燥金成为报复性气候，天地间清肃之气流行，树木显得苍老干枯，兽类动物多发生疫病。在这种气候条件下，人们容易患上左胁肋气胀、经常叹息的症状，严重时会产生心痛、痞满、腹胀、泄泻、呕吐、咳嗽、呃逆等症状。假如邪气侵入肝脏，就会出现惊骇、筋挛等症状。如果太冲脉断绝，说明肝脏已经衰败，多有生命危险。

假如太阳寒水成为报复性气候，天会极寒，地会常冻，大雪纷纷，流水成冰，即便阳光明媚，也不温暖，禽类动物死亡率高。在这种气候条件下，人们容易患上心胃生寒、胸膈不通、心痛、头痛、痞满、经常眩晕、腰椎疼痛、少腹疼痛并连及腰脊睾丸等症状。一旦寒气上冲于心，则会出现唾清水、呃逆、嗳气等症状。假如病情变得严重，邪气侵入心脏，则会发生善忘善悲的现象。如果神门脉断绝，说明心脏已经衰败，生命将垂危。

黄帝道：您分析得真清楚！对于上述病症，该怎样治疗呢？

岐伯回答：对于因厥阴风木为复气而形成的疾病，宜用酸寒之药主治，用甘辛之药辅佐，用酸味药泻去其中的邪气，用甘味药进行缓解。对于因少阴君火为复气而形成的疾病，宜用咸寒之药主治，用苦辛之药辅佐，用甘味药泻去其中的邪气，用酸味药进行收敛，用辛苦药进行发散，用咸味药进行软化。对于因太阴湿土为复气而形成的疾病，宜用苦热之药主治，用酸辛之药辅佐，用苦药泻去其中的邪气。对于因少阳相火为复气而形成的疾病，宜用咸冷之药主治，用苦辛之药辅佐，用咸药进行软化，用酸药进行收敛，用辛苦之药发汗。服用发汗药虽然不用避开热天，但也不要用温凉之药。对于因少阴君火为复气而形成的疾病，宜用发汗药时与上述之法相同。对于因阳明燥金为复气而形成的疾病，宜用辛温之药主治，用苦甘之药辅佐，用苦药进行渗泄，用苦药进行通下，用酸药进行补虚。对于因太阳寒水为复气而形成的疾病，宜用咸热之药主治，用甘辛之药辅佐，用苦药以巩固其气。

对于因各种偏胜之气、报复之气所引发的疾病，病性属寒的，当用热药；病性属热的，当用寒药；病性属温的，当用清凉药；病性属凉的，当用温性药；元气耗散的，当用收敛药；气抑郁的，当用舒散药；气燥枯的，当用滋润药；气拘急的，当用缓和药；病邪顽固的，当用软化攻坚之药；气脆弱的，当用固本之药；气血衰弱的，当用补药；气亢盛的，当用泻药。总之，要想方设法使病人五脏之气安定，内心清清静静，不受干扰，病气自然就会渐渐消退，人体气血、经络、脏腑等各归其位，各安其居，各司其职，恢复到自然正常状态。这，就是治疗的根本大法。

【参悟领会】岐伯这段阐释中，最精彩的一句就是，"各安其气，必清必静，则病气衰去，归其所宗"。在中医看来，气安才能心清，心清才能神静，神静才能做到邪不可侵。这安、清、静三字，乃是养生保健之妙法。

近日看一资料，说我国古代人均寿命比较低，但有些哲学家、艺术家却很长寿。如：庄子83岁，孟子84岁，墨子92岁，黄宗羲85岁，柳公权88岁，文征明90岁，蓝瑛89岁，黄公望85岁，等等。

这些人都有一个共同的特点，即：心该宽时能宽，该淡时能淡。面对人生世态的各种沉浮、炎凉、荣辱、寒热，能够做到看清、看开、看穿、看透，慢慢地培养出了一颗平淡和乐的心，培养出了一个昌明洁净的神，培养出了一个柔顺硬朗的身板。

八、人体之气与天地之气如何对应

帝曰：善。气之上下，何谓也？

岐伯曰：身半以上，其气三矣，天之分也，天气主之；身半以下，其气三矣，地之分也，地气主之。以名命气，以气命处，而言其病。半，所谓天枢也。故上胜而下俱病者，以地名之；下胜而上俱病者，以天名之。所谓胜至，报气屈伏而未发也；复至则不以天地异名，皆如复气为法也。

帝曰：胜复之动，时有常乎？气有必乎？

岐伯曰：时有常位，而气无必也。

帝曰：愿闻其道也。

岐伯曰：初气终三气，天气主之，胜之常也；四气尽终气，地气主之，复之常也。有胜则复，无胜则否。

帝曰：善。复已而胜何如？

岐伯曰：胜至则复，无常数也，衰乃止耳。复已而胜，不复则害，此伤生也。

帝曰：复而反病何也？

岐伯曰：居非其位，不相得也。大复其胜，则主胜之，故反病也。所谓火燥热也。

帝曰：治之何如？

岐伯曰：夫气之胜也，微者随之，甚则制之；气之复也，和者平之，暴者夺之。皆随胜气，安其屈伏，无问其数，以平为期，此其道也。

【白话意译】黄帝说：您讲得真好啊！关于人体的气，有各种各样的描述，所谓上、下之气，到底是指什么呢？

岐伯回答：人的上半身有三气，主要对应于天，受司天之气影响比较大；人的下半身也有三气，主要对应于地，受在泉之气影响比较大。所谓身体的"半"的位置，通常是以"天枢"穴为界线。为了更清楚地说明天地之气对人体的影响，古人用三阴（厥阴、少阴、太阴）三阳（太阳、阳明、少阳）来命名六气，并将六气对应于人体的经络、脏腑，以此来判断疾病的特性、病因等。在对疾病的命名方面，凡是因人体上部三气偏胜而出现下部三气发病的，一般用地气来命名；凡是因人体下部三气偏胜而出现上部三气发病的，一般用天气来命名。以上，主要是针对偏胜之气而言的。如果是报复之气，则应根据其变化特征来确定病名。

黄帝问道：关于偏胜之气和报复之气的变化，有什么样的规律可循呢? 这二气会周期性地到来吗?

岐伯回答: 一年四季更替, 均有相对固定的时间点。但偏胜之气和报复之气来与不来, 却并不是固定的、必然的。

黄帝说: 请您详细地讲讲其中的道理。

岐伯接着阐述道: 一年中, 从初之气到三之气, 属于司天之气统筹主导, 这是偏胜之气常见的时间点位; 四之气到终之气, 属于在泉之气所统筹主导, 这是报复之气常见的时间点位。天地之中, 有偏胜之气才会有报复之气, 没有偏胜之气就没有报复之气。

黄帝又问道: 有的时候, 报复之气刚刚过去, 偏胜之气又来了, 这是什么原因呢?

岐伯回答: 胜复相随。偏胜之气到来, 自然就会有报复之气伴随, 这方面, 原本就没有什么次数规定的。报复之气过后, 又出现了偏胜之气, 就会再度引出报复之气。大自然任何时候都需要平衡。如果没有报复之气相伴出现, 那么偏胜之气就会立即造成灾害, 伤及万物。

黄帝又问道: 有时候, 报复之气本身也会引发人的疾病, 这又是为什么呢?

岐伯回答: 这是因为报复之气来得不是时候, 与其主导性气候不合。这个时候的报复之气, 力量本就比较虚弱, 却又要挑战主导之气, 结果偷鸡不着蚀把米, 反而被主导之气克制住了, 因而引发自身病痛。这里的报复之气, 主要是针对火、燥、热三气而言的。

黄帝又问道：那应当如何治疗呢？

岐伯回答：对于偏胜之气引发的疾病，如果是比较轻微的，就顺其自然，发挥身体的自愈功能就行了；如果比较严重的话，就适当用点汤药。对于报复之气引发的疾病，如果病势比较和缓，就适当做些调治；如果病势比较暴烈，就要进行削弱清驱。总之，要顺着偏胜之气的走势，控制其被压抑之气，不必计较用药的次数和分量，以达到"平和"为目的。这，就是治疗的基本原则。

【参悟领会】"以平为期"这四个字，在《黄帝内经》中反复出现过多次。这充分说明老祖宗对平和、平衡问题的看重。这四个字，不仅是对中医治疗疾病的基本要求，也是对管理一个组织、治理一个国家社会的基本要求。

按照这个"平"字的要求，真正的良医给人开方治病，一定要注意药性（寒热温凉）的平衡，药物功能（补、泄）的平衡，万万不可偏胜，或一个劲地用猛药补虚，或一个劲地用泻药清热，等等。

一个好的药方，一定是药性达到了综合平衡的药方。一个不好的药方，一定是药性出现了偏胜的药方。这类偏胜的方子，即便是治好了一种病，往往也还会引发另一种新病。

九、主客之气顺逆引发的疾病及治疗

帝曰：善。客主之胜复奈何？

岐伯曰：客主之气，胜而无复也。

帝曰：其逆从何如？

岐伯曰：主胜逆，客胜从，天之道也。

帝曰：其生病何如？

岐伯曰：厥阴司天，客胜则耳鸣掉眩，甚则咳；主胜则胸胁痛，舌难以言。

少阴司天，客胜则鼽嚏，颈项强，肩背瞀热，头痛少气，发热，耳聋目瞑，其则胕肿，血溢，疮疡，咳喘；主胜则心热烦躁，甚则胁痛支满。

太阴司天，客胜则首面胕肿，呼吸气喘；主胜则胸腹满，食已而瞀。

少阳司天，客胜则丹胗外发，及为丹熛（是指以皮肤突然发红成片，色如涂丹为主要表现的急性感染性疾病）疮疡，呕逆，喉痹，头痛，嗌肿，耳聋，血溢，内为瘛疢；主胜则胸满，咳仰息，甚而有血，手热。

阳明司天，清复内余，则咳衄，嗌塞，心鬲中热，咳不止，而白血出者死。

太阳司天，客胜则胸中不利，出清涕，感寒则咳；主胜则喉嗌中鸣。

厥阴在泉，客胜则大关节不利，内为痉强拘瘈，外为不便；主胜则筋骨繇并（繇，同“摇”。繇并，形容筋骨振摇强直），腰腹时痛。

少阴在泉，客胜则腰痛，尻股膝髀腨胻足病，瞀热以酸，胕肿不能久立，溲便变；主胜则厥气上行，心痛发热，鬲中众痹皆作，发于胠胁。魄汗不藏，四逆而起。

太阴在泉，客胜则足痿下重，便溲不时，湿客下焦，发而濡写，及为肿、隐曲之疾；主胜则寒气逆满，食饮不下，甚则为疝。

少阳在泉，客胜则腰腹痛而反恶寒，甚则下白、溺白；主胜则热反上行而客于心，心痛，发热，格中而呕，少阴同候。

阳明在泉，客胜则清气动下，少腹坚满而数便写；主胜则腰重，腹痛，少腹生寒，下为鹜溏，则寒厥于肠，上冲胸中，甚则喘，不能久立。

太阳在泉，寒复内余，则腰尻痛，屈伸不利，股胫足膝中痛。

帝曰：善。治之奈何？

岐伯曰：高者抑之，下者举之，有余折之，不足补之，佐以所利，和以所宜，必安其主客，适其寒温，同者逆之，异者从之。

帝曰：治寒以热，治热以寒，气相得者逆之，不相得者从之，余以知之矣。其于正味何如？

岐伯曰：木位之主，其写以酸，其补以辛；火位之主，其写以甘，其补以咸；土位之主，其写以苦，其补以甘；金位之主，其写以辛，其补以酸；水位之主，其写以咸，其补以苦。厥阴之客，以辛补之，以酸写之，以甘缓之；少阴之客，以咸补之，以甘写之，以酸收之；太阴之客，以甘补之，以苦写之，以甘缓之；少阳之客，以咸补之，以甘写之，以咸耎之；阳明之客，以酸补之，以辛写之，以苦泄之；太阳之客，以苦补之，以咸写之，以苦坚之，以辛润之。开发腠理，致津液，通气也。

帝曰：善。愿闻阴阳之三也，何谓？

岐伯曰：气有多少，异用也。

帝曰：阳明何谓也？

岐伯曰：两阳合明也。

帝曰：厥阴何也？

岐伯曰：两阴交尽也。

【白话意译】黄帝向岐伯请教：对。客气和主气之间，也存在偏胜和报复的关系吗？

岐伯回答：客气与主气之间，只有偏胜关系，没有报复之说。

黄帝又问道：那怎样区别二气关系的逆和顺呢？

岐伯回答：主气偏胜属于逆，客气偏胜属于顺，这是天地之气流转的普遍规律。

黄帝又问道：主气、客气偏胜所引发的疾病如何呢？

岐伯回答：在厥阴司天之时，如果客气偏胜，人们容易被引发耳鸣、振掉、眩晕、咳嗽等病症；如果主气偏胜，人们容易被引发胸胁疼痛、舌僵硬、说话艰难等病症。

——在少阴司天之时，如果客气偏胜，人们容易被引发流鼻涕、喷嚏、颈项僵硬、肩背闷热、头痛、少气、身热、耳聋、目昏眩、浮肿、出血、疮疡、咳嗽、气喘等病症；如果主气偏胜，人们容易被引发心热、烦躁，胁痛胀满等病症。

——在太阴司天之时，如果客气偏胜，人们容易被引发头面浮肿、气喘等病症；如果主气偏胜，人们容易被引发胸腹胀满等病症。

——在少阳司天之时，如果客气偏胜，人们容易被引发丹毒、疮疡、呕逆、喉痛、头痛、咽肿、耳聋、血溢、抽搐等病症；如果主气偏胜，人们容易被引发胸部胀满、咳嗽、仰面喘息、咳血、手心热等病症。

——在阳明司天之时，如果客气偏胜，清凉之气侵入体内，人们容易被引发咳嗽、流鼻血、咽喉阻塞等病症；如果主气偏胜，人们容易被引发心膈热、咳嗽、面白、血出不止等病症，治疗不当的话，会有死亡的风险。

——在太阳司天之时，如果客气偏胜，人们容易被引发胸闷不畅、流清涕、咳嗽等病症；如果主气偏胜，人们容易被引发咽喉鸣响等病症。

——在厥阴在泉之时，如果客气偏胜，人们容易被引发关节不利、痉挛、强直、抽搐等病症；如果主气偏胜，人们容易被引发筋骨强直、腰腹经常疼痛等病症。

——在少阴在泉之时，如果客气偏胜，人们容易被引发腰（包括臀、大腿、膝、髋、小腿肚、小腿骨）疼痛、浮肿、大小便失常等病症；如果主气偏胜，人们容易被引发气逆上冲、心痛发热、膈部痹、出汗多、四肢厥冷等病症。

——在太阴在泉之时，如果客气偏胜，人们容易被引发足痿、下肢沉重、大小便失常、濡泻、浮肿等病症；如果主气偏胜，人们容易被引发寒气上逆、痞满、饮食不下、疝痛等病症。

——在少阳在泉之时，如果客气偏胜，人们容易被引发腰腹疼痛、恶寒、大小便色白等病症；如果主气偏胜，人们容易被引发心痛发热、呕吐等病症。许多症状与少阴在泉时相同。

——在阳明在泉之时，如果客气偏胜，人们容易被引发少腹坚满、腹泻等病症；如果主气偏胜，人们容易被引发腰重腹痛，少腹寒凉、大便溏泄、气喘不能久立等病症。

——在太阳在泉之时，如果客气偏胜，人们容易被引发腰、臀部疼痛、屈伸不便等病症；如果主气偏胜，人们容易被引发股、胫、足、膝疼痛等病症。

黄帝又问道：对上述病症，该怎样治疗呢？

岐伯回答：对上逆上冲的，可采用压抑法，使其下降；对气虚陷下的，可采用托举法，使其上升；邪气有余的，泻其实；正气不足的，补其虚。除了采用适当的药物治疗外，还可以搭配适当的饮食进行调理，使主客之气和谐共存。假如客气、主气相同，则可以采用逆治法；假如客气、主气相反，则要采用顺治法。

黄帝又问道：关于治寒用热、治热用寒、主客气相同的用逆治法、相反的用顺治法，我已经基本掌握了。但对于五行补泻之规律，我还没有完全搞懂，请您再讲讲！

岐伯继续阐释：对于由厥阴风木主气偏胜所引起的疾病，如要采用泻法，则用酸味药；如要采用补法，则用辛味药。对于由少阴君火与少阳相火偏胜所引起的疾病，如要采用泻法，则用甘味药；如要采用补法，则用咸味药。对于太阴湿土主气偏胜所引起的疾病，如要采用泻法，则用苦味药；如要采用补法，则用甘味药。对于由阳明燥金主气偏胜所引起的疾病，如要采用泻法，则用辛味药；如要采用补法，则用酸味药。对于由太阳寒水主气偏胜所引起的疾病，如要采用泻法，则用咸味药；如要采用补法，用苦味药。对于因厥阴风木客气偏胜所引起的疾病，可以用辛味药补之，用酸味药泻之，用甘味药缓之。对于因少阴君火客气偏胜所引起的疾病，可以用咸味药补之，用甘味药泻之，用酸味药收之。对于因太阴客气偏胜所引起的疾病，可以用甘味药补之，用苦味药泻之，用甘味药缓之。对于因少阳相火客气偏胜引起的疾病，可以用咸味药补之，用甘味药泻之，用咸味药软之。对于因阳明燥金客气偏胜所引起的疾病，可以用酸味药补之，用辛味药泻之，用苦味药泄之。对于因太阳寒水客气偏胜所引发的疾病，可以用苦味药补之，用咸味药泻之，用苦味药坚之，用辛味药润之。治病的根本要领，在于疏通腠理，流通津液，宣通阳气。

黄帝又问道：阴阳之气，各分为三，究竟如何划分呢？

岐伯回答：这主要是根据阴阳之气的多少，分为三个层级，每个层级的作用也各不同。

黄帝又问道：那什么是阳明呢？

岐伯回答：太阳、少阳两阳相合而明，故称作阳明。

黄帝道：那什么是厥阴呢？

岐伯说：太阴、少阴两阴之气处于交合快尽的状态，故称作厥阴。

【参悟领会】岐伯的这段分析中，最具有含金量的是"开发腠理，致津液，通气也"。这句话看起来很简单，实质上却道出了养生保健的一个要诀。这个要诀分三点：

一是开发腠理。古人所指的腠理，实质上就是现代医学所讲的皮肤。皮肤有三层构造，分别是表皮、真皮、皮下组织。皮肤既是人体的最外保护层，又是人体内的脏腑器官等与外界的沟通层。这个沟通，主要是靠毛孔和汗腺来完成。岐伯在这里强调的开发腠理，实质上就是保持皮肤表面的毛孔和汗腺的畅通，避免"痹塞"。因为皮肤表面的毛孔一旦被痹住，体内的邪气等排不出来，就容易引起高烧。打开毛孔，发散汗液，就是退烧的最好办法。故，一个人要想少生病，或者不生病，最需要注意的，就是保持皮肤毛孔的通畅，使之不痹塞。

二是致津液。前面已经谈到，人体需要的能量，概括起来主要有两类，即：阳气和阴精。岐伯这里所讲的津液，当属人体的"阴精"类。相当于一辆汽车的汽油、机油。一辆车能开多少距离，取决于它的储油量和耗油速度，储存得越多，消耗得越慢，自然也就开得越久。人同此理，一个人的生命能够延续多久，自然也取决于他（她）的津液储量和消耗速度。《内经》强调"奉阴者寿"，就是告诉人们，要注意并善于保存好自己的津液，使之尽量消耗得慢些。

三是通气。这里的气，主要是指维持人体生命所需要的阳气。就像汽车、轮船、飞机等开动时需要电气一样。我们通常说的"阳气尽了"，实质上就是指的阳气耗没了。故养生之道，说一千，道一万，就在于补气滋阴，保持人体各种"线路"（经脉、血管、神经、毛孔等）的畅通。

十、君臣佐使的开方原则

帝曰：气有多少，病有盛衰，治有缓急，方有大小，愿闻其约奈何？

岐伯曰：气有高下，病有远近，证有中外，治有轻重，适其至所为故也。

《大要》曰：

君一臣二，奇之制也；

君二臣四，偶之制也；

君二臣三，奇之制也；

君二臣六，偶之制也。

故曰：近者奇之，远者偶之；汗者不以奇，下者不以偶；补上治上制以缓，补下治下制以急。急则气味厚，缓则气味薄。适其至所，此之谓也。病所远而中道气味之者，食而过之，无越其制度也。是故平气之道，近而奇偶，制小其服也；远而奇偶，制大其服也，大则数少，小则数多。多则九之，少则二之。奇之不去则偶之，是谓重方。偶之不去，则反佐以取之。所谓寒热温凉，反从其病也。

帝曰：善。病生于本，余知之矣。生于标者，治之奈何？

岐伯曰：病反其本，得标之病，治反其本，得标之方。

帝曰：善。六气之胜，何以候之？

岐伯曰：乘其至也。清气大来，燥之胜也，风木受邪，肝病生焉；热气大来，火之胜也，金燥受邪，肺病生焉；寒气大来，水之胜也，火热受邪，心病生焉；湿气大来，土之胜也，寒水受邪，肾病生焉；风气大来，木之胜也，土湿受邪，脾病生焉。所谓感邪而生病也。乘年之虚，则邪甚也；失时之和，亦邪甚也；遇月之空，亦邪甚也。重感于邪，则病危矣。有胜之气，其必来复也。

帝曰：其脉至何如？

岐伯曰：厥阴之至，其脉弦；少阴之至，其脉钩；太阴之至，其脉沉；少阳之至，大而浮；阳明之至，短而涩；太阳之至，大而长。至而和则平，至而甚则病，至而反者病，至而不至者病，未至而至者病，阴阳易者危。

【白话意译】黄帝问道：既然侵入人体的邪气有多与少的不同，造成的病势有盛与衰的区别，那么，治疗方法自然有缓与急的不同，开出的方剂自然有大与小的区别。这种缓与急、大与小用什么标准来划分呢？

岐伯回答：邪气侵入人体后，所处位置有高、下的区别，病源点有远、近的区别，表现的症状有体内、体外的区别，因此，在治疗方法上，特别是在使用药物的剂量上，就有轻、重的区别。归根到底，是看药物的效果能否达到病变所处的部位。

古代的医经《大要》上记载：

君药一味，臣药二味，这是奇方的组方原则。

君药二味，臣药四味，这是偶方的组方原则。

君药二味，臣药三味，这是奇方的组方原则。

君药二味，臣药六味，这是偶方的组方原则。

总之，发病点距离体表近的，宜用奇方；距离体表远的，宜用偶方。用于发汗的药剂，不宜用奇方；用于攻下的药剂，不宜用偶方。用于滋补身体上部、调治上部的药方，药性宜缓；用于滋补身体下部、调治下部的药方，药性宜急。药性急的药物其味多浓厚，药性缓的药物其味多淡薄。古代的大医经常告诫，一定要根据病人的实情开出药方，一定要恰到好处，说的就是这个意思。如果病变发生的部位较远，服药后药力还没有达到病变所在位置便在中途发挥了作用，那就应当考虑调剂服药和吃饭的时间。如果病变的位置在身体上部，可以先吃饭后服药；如果病变的位置在身体下部，可以先服药后吃饭，以便使药力能够准确到达病变的位置。这个规律，不要违反。关于用药的味数和剂量，大体的原则是：如果病变发生的位置较近，不论是用奇方还是偶方，其药物的味数和剂量都要小一点。如果病变发生的位置较远，不论用奇方或偶方，其药物的味数和剂量都要大一点。所谓的剂量大，是指药的味数少而份量重；所谓的剂量小，是指药的味数多而份量轻。一个药方中，味数多的可达九味，味数少的只需两味。实践中，如果用奇方而病情未见好转，那就改用偶方，也叫作重方。如果用偶方而病情未见起色，那就改用反佐之药来治疗。所谓反佐，就是用于辅佐的药物性味，与病情的寒、热、温、凉相同。

黄帝又说：您讲得真透彻！通过前面的学习，我已经基本掌握了关于因六气之本所引发疾病的治疗方法。那么，对于因六气之标所引发的疾病，又该如何治疗呢？

岐伯回答：与本病相反的，就为标病。掌握了病生于本的治疗方法，自然也就掌握了病生于标的治疗方法。

黄帝又说：好！那对六气中的偏胜之气，如何观察并掌握其中的规律呢？

岐伯回答：一般来说，清气大肆来临，说明燥气偏胜了，这个时候，风木受病邪侵袭，就会引发肝病。热气大肆来临，说明火气偏胜了，这个时候，燥金受病邪侵袭，就会引发肺病。寒气大肆来临，说明水气偏胜了，这个时候，火热受病邪侵袭，就会引发心病。湿气大肆来临，说明土气偏胜了，这个时候，寒水受病邪侵袭，就会引发肾病。风气大肆来临，说明木气偏胜了，这个时候，土湿受病邪侵袭，就会引发脾病。以上这些，就是人体五脏受到偏胜之气的病邪袭击而发病的大致情形。假如遇上主岁之气不足的年份，那邪气就会更甚；假如遇上主岁之气与客气不和的年份，邪气也会更重；假如遇上月亮亏缺的时候，邪气也会重；假如病人反复受到邪气的侵袭，病情就会变得越来越危险。有了胜气后，必然会有复气。

黄帝又问道：那六气到来的时候，人的脉象会怎样呢？

岐伯说：脉象像绷着的弦一样，说明厥阴风木之气到来了；脉象像拉着的钩一样，说明少阴君火之气到来了；脉象像沉在水底的石头一样，说明太阴湿土之气到来了；脉象像漂浮在水面的木板一样，说明少阳相火之气到来了；脉象像干裂的土地一样既短又涩，说明阳明燥金之气到来了；脉象像奔流的江河水一样既大又长，说明太阳寒水之气到来了。气到了、脉象又很和缓的，属于正常状态；气到了，脉象过于亢盛的，属于病态。同样，气到了，脉象相反的，属于病态；气到了，脉搏跳动跟不上的，也属于病态；气没有到，脉象已经到位的，也属于病态。假如遇到阴阳之气相互交换、脉象错乱的情况，说明病情更为严重了。

【参悟领会】这段话最精华的内容，就是岐伯讲述的开方基本规律及注意事项。

——关于药物的搭配。奇方为：君一臣二、君二臣三；偶方为：君二臣四、君二臣六。多则九之，少则二之。

——关于药物的分量。大则数少，小则数多。什么意思呢? 就是药物的数量少, 量就可以重一点; 如果药物的数量多, 量就可以轻一点。

后世医者对于这段话的理解和运用, 一定要破除对经典的迷信和"机械论", 万万不可生搬硬套。一个方子中, 药物数量的多少, 五味、七味、十五味还是三十味, 不宜受此公式的束缚, 而应根据病情来决定。大凡轻症的, 用药味数可以少点; 重症的, 用药味数可以多点。

十一、如何做到言一而知百病之害

帝曰：六气标本，所从不同，奈何？

岐伯曰：气有从本者，有从标本者，有不从标本者也。

帝曰：愿卒闻之。

岐伯曰：少阳太阴从本，少阴太阳从本从标，阳明厥阴不从标本，从乎中也。故从本者，化生于本；从标本者，有标本之化；从中者，以中气为化也。

帝曰：脉从而病反者，其诊何如？

岐伯曰：脉至而从，按之不鼓，诸阳皆然。

帝曰：诸阴之反，其脉何如？

岐伯曰：脉至而从，按之鼓甚而盛也。是故百病之起，有生于本者，有生于标者，有生于中气者；有取本而得者，有取标而得者，有取中气而得者，有取标本而得者，有逆取而得者，有从取而得者。逆，正顺也；若顺，逆也。故曰：知标与本，用之不殆，明知逆顺，正行无问。**此之谓也。不知是者，不足以言诊，足以乱经。故《大要》曰：粗工嘻嘻，以为可知，言热未已，寒病复始。同气异形，迷诊乱经。此之谓也。**

　　夫标本之道，要而博，小而大，可以言一而知百病之害。言标与本，易而勿损，察本与标，气可令调，明知胜复，为万民式。天之道毕矣。

　　【白话意译】黄帝问道：风寒暑湿燥火六气，本身就有标和本的区别，且哪一气从属于本，哪一气从属于标，也不相同，这是什么原因呢？

　　岐伯回答：六气所从，可以分为三种情形：有的是从本化的，有的是从标本化的，也有既不从标也不从本的。

　　黄帝说：请您详细地介绍一下，我想了解得全面一点。

　　岐伯回答：少阳相火、太阴湿土从本化；少阴君火、太阳寒水既从本化又从标化；阳明燥金、厥阴风木既不从标化也不从本化，而是从其中气化出。所谓从本化的，是因为病邪生于本气；所谓从标从本化的，是因为病邪的发生既有从本的，也有从标的。所谓从中气化的，是因为疾病是从中气化生出来的。

　　黄帝又问道：如果遇到病人的脉象与病症看起来相同而实质上相反的情况，应该如何判断呢？

　　岐伯回答：大凡脉气到来时与病症比较一致，但手指按下去却感觉鼓动无力，这就不是真正的阳病。临床上，各种阳症表现基本上都是如此。

黄帝又问道：如果是阴症且表现为相反的情况，其脉象又会怎样呢？

岐伯回答：脉气到来时与病症比较一致，但手指按下去却感觉鼓动有力，这就不是真正的阴病。总之，各种疾病的产生，有的生于本气，有的生于标气，有的生于中气。治疗方法上，有通过治其本气而愈的，有通过治其标气而愈的，也有通过治其中气而愈的，还有通过兼治标气本气而愈的。有采用逆治法而治好的，也有采用顺治法而治好的。这里所谓逆治，实质上是指逆着病气的走势而治，从治疗思路上说，则恰好为顺治。所谓顺治，看起来好像是顺着病气的走势而治，实质上却是逆治。由此上述可见，懂得标与本的基本区分，在实践中诊治疾病，就会得心应手；掌握了逆治、顺治的基本原理，就能实施正确的治疗方法。掌握不了这些道理，就无法做到诊断准确、治疗正确。古代的医学经典《大要》说得好：庸医沾沾自喜，自以为无所不能，但一遇到实际病例便露馅。他刚刚说某种病为热症，寒症的迹象就显露了。作为医生，一定要明白一个道理，有的人虽然感染了同一种邪气，但却可以引发完全不同的症状。诊断迷惑，经旨错乱。就是这个道理。

关于标和本的理论，既简明扼要又博大精深。从小的症状可以看出大的毛病，通过一个小的病例，就可以了解到一类疾病的规律。作为医生，只要理解了标与本的基本原理，就能够容易地掌握病情而不致误治；只要察准了病症是属于本还是属于标，就可以恰当地调和好病气；只要真正搞清楚了六气胜复的道理，就可以在养生、治病方面为百姓作示范和榜样。这，就是掌握了天地变化规律的最大价值。

【参悟领会】岐伯这段论述，精彩之处在"标本之道，要而博，小而大，可以言一而知百病之害"一句。

什么叫作言一而知百病害？就是说，通过剖析一个病例，就能够掌握一类疾病的普遍性规律，也就是我们常讲的"一叶落而知秋"。

这，实质上就是一个方法论的问题。通过"一"来了解"百"，通过"要"来掌握"博"，通过"小"来驾驭"大"。

这一点，可以从笔者亲历的案例中体现出来。一次，笔者上午去医院看望一个病人，正好遇上一个朋友在医院忙碌。问其原因，说是其母亲病危，每天晚上十点以后开始咳嗽，到凌晨一点最为剧烈，痰吐不出来，随时都有憋死的危险，一直到早上五点以后才会缓解。笔者便随同其一起到了病房，其时正是上午十点阳气旺盛的时候，七十五岁的老太太算是缓过来了，正斜靠着枕头歇息。在观察了老太太的神色之后，笔者凭直觉认定，老太太的剧烈咳嗽是由于后背寒湿淤积太重引发的，只要刮开后背的督脉和膀胱经，散发掉淤积的寒湿，当有明显效果。在征得老太太的同意后，我让朋友将其扶着坐起来，抹了一点精油，找了一个杯子盖（西医院没有刮痧板），轻轻地在老太太后背的灵台、神道、至阳三穴部位刮了一会儿，便见一片淤青凸显出来。随即，老太太说轻松一些了。笔者明白思路已经对上，便继续采用轻柔的手法，帮老太太把后背全部刮开。之后，又采用刺血拔罐法，将老太太的心腧穴、肺腧穴和灵台穴的瘀血拔出来，将其中的寒湿邪气引出来，老太太病情当即大为好转。

自那以后，笔者便明白一点，许多医院感到复杂难治的胸肌炎、心梗痛、呼吸急促不畅等病症，许多就是因为后背被寒湿之邪气淤堵造成的。只要引出寒湿邪气，问题就有可能迎刃而解。

十二、四时气候变迁与脉象变化规律

帝曰：胜复之变，早晏何如？

岐伯曰：夫所胜者，胜至已病，病已愠愠，而复已萌也。夫所复者，胜尽而起，得位而甚。胜有微甚，复有少多，胜和而和，胜虚而虚，天之常也。

帝曰：胜复之作，动不当位，或后时而至，其故何也？

岐伯曰：夫气之生，与其化，衰盛异也。寒暑温凉盛衰之用，其在四维。故阳之动。始于温。盛于暑；阴之动，始于清，盛于寒。春夏秋冬，各差其分。故《大要》曰：彼春之暖，为夏之暑，彼秋之忿，为冬之怒。谨按四维，斥候皆归，其终可见，其始可知。此之谓也。

帝曰：差有数乎？

岐伯曰：又凡三十度也。

帝曰：其脉应皆何如？

岐伯曰：差同正法，待时而去也。《脉要》曰：春不沉，夏不弦，冬不涩，秋不数，是谓四塞。沉甚曰病，弦甚曰病，涩甚曰病，数甚曰病，参见曰病，复见曰病，未去而去曰病，去而不去曰病，反者死。故曰：气之相守司也，如权衡之不得相失也。夫阴阳之气，清静则生化治，动则苛疾起，此之谓也。

帝曰：幽明何如？

岐伯曰：两阴交尽，故曰幽；两阳合明，故曰明。幽明之配，寒暑之异也。

帝曰：分至何如？

岐伯曰：气至之谓至，气分之谓分。至则气同，分则气异。所谓天地之正纪也。

帝曰：夫子言春秋气始于前，冬夏气始于后，余已知之矣。然六气往复，主岁不常也。其补写奈何？

岐伯曰：上下所主，随其攸利，正其味，则其要也。左右同法。《大要》曰：少阳之主，先甘后咸；阳明之主，先辛后酸；太阳之主，先咸后苦；厥阴之主，先酸后辛；少阴之主，先甘后咸；太阴之主，先苦后甘。佐以所利，资以所生，是谓得气。

【白话意译】黄帝问道：偏胜之气和报复之气，生发时有早晚之分，具体规律究竟是怎样的呢？

　　岐伯回答：大凡偏胜之气来临，人就容易生病，而当病邪之气积累到一定程度的时候，报复之气就开始萌动，到偏胜之气快要结束的时候，报复之气开始爆发，如果恰逢其时，其势头会更亢盛。总而言之，偏胜之气有重有轻，报复之气有多有少；偏胜之气平和，报复之气也就和缓；偏胜之气虚弱，报复之气也就虚弱。这，就是天地自然变化的一般性规律。

　　黄帝又问道：偏胜之气、报复之气的发作，有的正好符合季节变换规律，有的则不符合，或推后，或提前，这是什么原因呢？

　　岐伯回答：这是因为六气的生发和变化，存在着旺盛与衰弱的区别。寒、暑、温、凉四气的盛衰变化，均在春、夏、秋、冬的最后一个月体现，也就是所谓的四维月。一般来说，阳气的发动，开始于"温"而旺盛于"暑"；阴气的发动，开始于"凉"而旺盛于"寒"，由此而形成四季气候的差异。古书《大要》说得好：春天的温暖发展到极点，就成了夏天的暑热；秋天的清凉发展到极点，就成了冬天的凛冽。我们只要通过观察四维的变化，就可以了解阴阳之气盛衰的基本规律。

　　黄帝又问道：四季气候变迁的时间间隔，大约是多少呢？

　　岐伯回答：三十天左右。

　　黄帝又问道：这种气候的变迁，对应于人体脉象，有什么变化呢？

　　岐伯回答：这种时差上的脉象变化，与正常脉象变化大致相同。古书《脉要》分析说：一个人，如果春脉没有"沉"象，夏脉没有"弦"象，冬脉没有"涩"象，秋脉没有"数"（快、急）象，这就说明四时的生气闭塞了，属于病脉。反之，如果脉象"沉"得太过、"弦"得太过、"涩"得太过、"数"得太过，也属于病脉。此外，如果脉气混乱且显得参差不齐、或者四时之气已经过了而脉象又出现、或者四时之气还没有过而脉象又先消失、或者四时之气过了而脉象却滞留不去，这都属于病脉。更为严重的是，如果脉象与四时之气完全相反，那就是死脉。由此可见，大自然的四时之气与人体的脉象之气是相通的，是基本平衡的。一旦阻隔，一旦失衡，就会不同程度地影响人的健康。天地阴阳之气，清静时会让天地万物正常生长，骚动时就会使人产生各种疾病。

黄帝又问道：古书上说的"幽"和"明"又是什么意思呢？

岐伯回答：太阴和少阴，这两阴交接快要结束时的状态，就叫作"幽"；太阳和少阳，这两阳交接完全融合的状态，就叫作"明"。阴与阳的交接、幽与明的交替，就形成了天地之间的寒来暑往。

黄帝又问道：那"分"和"至"指的又是什么呢？

岐伯回答：天地阴阳之气来时，就叫作"至"，气平分时，就叫作"分"。凡是气至之时，其气是相同的；凡是气分之时，其气是不相同的。冬至、夏至、春分、秋分四个节气，乃是区分天地阴阳之气的重要标准。

黄帝接着说：关于春秋之气生发在前、冬夏之气生发在后的基本节点，我已经知道了。但是六气司天、在泉的循环运转，主气、客气的变换轮回，以及治病用药的补泻要诀，我还想再听您讲讲。

岐伯不厌其烦地解释道：根据四季气候寒热温凉的变化，正确地选择不同性味的药物，是治好疾病的关键。古书《大要》说：如果是少阳相火主导一时一地的气候，宜先用甘味药，再用咸味药；如果是阳明燥金主导一时一地的气候，宜先用辛味药，再用酸味药；如果是太阳寒水主导一时一地的气候，宜先用咸味药，后用苦味药；如果是厥阴风木主导一时一地的气候，宜先用酸味药，再用辛味药；如果是少阴君火主导一时一地的气候，宜先用甘味药，再用咸味药；如果是太阴湿土主导一时一地的气候，宜先用苦味药，再用甘味药。在此基础上，再用一些适宜的良药辅佐，资长人的生化之气。这，就是所谓的"得气"。

【参悟领会】这段话的点金之句，就是"夫阴阳之气，清静则生化治，动则苛疾起"。

这里所谓的阴阳之气，既包括天地自然的阴阳之气，也包括人体的阴阳之气。

这里所谓的清静，就是指一种平衡、正常的运行状态，也就是说，春温、夏热、秋凉、冬寒四季之气，该来的时候来，该走的时候走，不提前，也不滞后。

这里所谓的动，就是四时之气混乱、骚动。具体地讲，又可分为三种情形。一是失时，该来的时候不来，该走的时候不走；二是失常，超出了正常程度，或者过于酷热，或者过于寒冷；三是失序，四季气候轮回颠倒，冬天出现春天的气候，夏天出现秋天的气候等。

由此可见，天地之道，贵清贵静。

养生之道，贵清贵静！一个人，欲念太多、心气太燥，则难免苛疾丛生。

十三、病机十九条

帝曰：善。夫百病之生也，皆生于风寒暑湿燥火，以之化之变也。经言盛者写之，虚者补之，余锡以方士，而方士用之，尚未能十全。余欲令要道必行，桴鼓相应，犹拔刺雪污，工巧神圣，可得闻乎？

岐伯曰：审察病机，无失气宜，此之谓也。

帝曰：愿闻病机何如？

岐伯曰：诸风掉眩，皆属于肝。诸寒收引，皆属于肾。诸气膹（通"愤"）郁，皆属于肺。诸湿肿满，皆属于脾。诸热瞀瘛（mào chì，目晕眩，痉挛），皆属于火。诸痛痒疮，皆属于心。

诸厥固泄，皆属于下。诸痿喘呕，皆属于上。诸禁鼓栗，如丧神守，皆属于火。诸痉项强，皆属于湿。诸逆冲上，皆属于火。诸胀腹大，皆属于热。诸躁狂越，皆属于火。诸暴强直，皆属于风。诸病有声，鼓之如鼓，皆属于热。诸病胕肿，疼酸惊骇，皆属于火。诸转反戾，水液浑浊，皆属于热。诸病水液，澄澈清冷，皆属于寒。诸呕吐酸，暴注下迫，皆属于热。

故《大要》曰：谨守病机，各司其属。有者求之，无者求之，盛者责之，虚者责之。必先五胜，疏其血气，令其调达，而致和平。此之谓也。

【白话意译】黄帝颇有感触地对岐伯说：说得好啊！人的各种疾病的发生，看起来很是复杂，但归根到底，都是由风、寒、暑、湿、燥、火六气引发的。古代的医经上说，对于实症之病，应当采用泻法；对于虚症之病，应当采用补法。这些年来，我想方设法把这些真知传授给各地的医生，但他们在实践运用中，还是很难达到理想的效果。现在，我想把这些医学常识进一步推广，使理论与实践结合的效果明显提高，就好像鼓槌一敲、鼓就发声一样，就好像迅速拔掉肉中的刺使疼痛消失，迅速洗去衣物上的污点使之洁净一样。我真心地期盼着，天下的医生都能达到"工巧神圣"的水平，这样老百姓就能减少许多痛苦。怎样才能在短期内提高他们的水平呢？

岐伯回答：一个医生迅速提升治疗水平，关键是要能够精准观察疾病生发变化的内在规律，也就是我们通常所讲的疾病的机理，简称"病机"，治疗时注意考虑地理环境和自然气候的情况，灵活地采用针石汤火等方法就好了！

黄帝接着问道：您讲的"病机"，究竟指什么呢？

岐伯回答：百病不离五脏。凡是因风气侵入人体所引发的颤动、摇晃、眩晕等症，都与肝相关，治疗时宜在肝上下功夫；凡是因寒气侵入人体所引发的筋脉收引、拘急等症，都与肾相关，治疗时宜在肾上下功夫；凡是因气病所引法的烦满、郁闷、喘急，都与肺相关，治疗时宜在肺上下功夫；凡是因湿气所引法的浮肿、胀满等症，都与脾相关，治疗时宜在脾上下功夫；凡是出现看东西不清楚、肢体抽搐等症，都与体内火邪过盛相关，治疗时宜在"清火"上下功夫；凡是出现疼痛、瘙痒、疮疡等症，都与心相关，治疗时宜在心上下功夫。

凡是出现厥逆、大小便不通或失禁等症，都与身体下焦痹塞相关，治疗时宜在疏通下焦上下功夫；凡是出现喘逆、呕吐等症，都与身体上焦气上逆相关，治疗时宜在宣通气机方面下功夫；凡是出现口噤不开、打寒战、神志不安等症，都与火邪过盛相关，治疗时宜在清火、降火上下功夫；凡是出现痉病、颈项强直等症，都与湿邪瘀滞相关，治疗时宜在化湿、祛湿上下功夫；凡是出现气逆上冲等症，都与火邪过旺相关，治疗时宜在降火上下功夫；凡是出现胀满腹大等症，都与热邪过盛相关，治疗时宜在清热滋阴上下功夫；凡是出现躁动不安、发狂、举动失常等症，都与火邪过旺相关，治疗时宜在清火上下功夫；凡是突然发生身体局部僵硬、强直等症，都与风邪相关，治疗时宜在祛风上下功夫；凡是体内出现类似于肠鸣的症状、且诊脉时有叩之如鼓声的现象，都与热邪过盛相关，治疗时宜在清热上下功夫；凡是出现浮肿、酸痛、惊骇不安等症，都与火邪过旺相关，治疗时宜在清火上下功夫；凡是出现转筋、挛急、排出汗液、尿液浑浊等症，都与热邪过盛相关，治疗时宜在清热上下功夫；凡是出现汗液、尿液清亮、冰寒等症，都与寒邪相关，治疗时宜在驱寒、散寒上下功夫；凡是出现呕吐酸水、突然拉肚子等症，都与热邪相关，治疗时宜在清热上下功夫。

古代医经《大要》告诫：医生给人治病，一定要仔细地诊察病机，明确各种疾病的病因、病源和病根，分析其致病的原因，才能对症施治，见招拆招。对于那些应当出现而没有出现的症状，要分析它没有出现的原因；对于那些过盛过旺的病症，要分析它过盛过旺的原因；对于那些虚弱的病症，要分析它虚弱的原因。总之，要准确了解五脏之气的偏盛偏衰情况，治疗时要注重结合病情，疏通血气，使之调达舒畅，继而迅速恢复到平衡平和的状态。

【参悟领会】这段话，尽管不长，却是整部《黄帝内经》的精髓所在。所谓病机十九条，实质上就是对天下疾病所起病因的一个总概括。

这个病机19条，从逻辑上讲，分两个系统：一个是主观的身体本位系统，即归属于肝肺心肾脾五脏的5条，归属身体上下部位的2条；一个是客观的身外邪气系统，即归属于火邪的5条，归属于热邪的4条，归属于风邪的1条，归属于湿邪的1条，归属于寒邪的1条。

由此可见，引发人体疾病的各种原因中，火邪和热邪是最主要的，从内外整体看，几乎占据了半壁江山；仅从外部看，占了75%。故聪慧的人学中医, 首要的就是要学会给人清热、祛火。

十四、药物的阴阳属性及配方比例

帝曰：善。五味阴阳之用何如？

岐伯曰：辛甘发散为阳，酸苦涌泄为阴，咸味涌泄为阴，淡味渗泄为阳。六者或收，或散，或缓，或急，或燥，或润，或耎，或坚，以所利而行之，调其气，使其平也。

帝曰：非调气而得者，治之奈何？有毒无毒，何先何后？愿闻其道。

岐伯曰：有毒无毒，所治为主，适大小为制也。

帝曰：请言其制。

岐伯曰：君一臣二，制之小也；君一臣三佐五，制之中也；君一臣三佐九，制之大也。寒者热之，热者寒之，微者逆之，甚者从之，坚者削之，客者除之，劳者温之，结者散之，留者攻之，燥者濡之，急者缓之，散者收之，损者温之，逸者行之，惊者平之，上之下之，摩之浴之，薄之劫之，开之发之，适事为故。

【白话意译】黄帝说：您讲得真全面啊！我还想请教一下，药物的性味，如辛、甘、苦、酸、咸等，也分阴阳，其各自的属性究竟怎样呢？

岐伯回答：凡是以辛味、甘味为主的药物，其性能偏于发散，属于阳；凡是以酸味、苦味为主的药物，其性能是涌泄的，属于阴；凡是以咸味为主的药物，其性能也是涌泄的，属阴；淡味的药物，其性能为渗泄，则属于阳。以上，六种性味的药物，或收敛、或发散、或缓和、或峻急、或干燥、或濡润、或软化、或坚固，临床实践中，要根据其不同特性和病情需要来使用，从而起到调理气机、平衡阴阳的效果。

黄帝又问道：有的病通过调理气机就可以治愈，有的病则不行，那该怎么治？有毒性的药和无毒的药，先服后服的顺序又该如何把握呢？想听您细致地讲一讲。

岐伯回答：药物本身没有贵贱好坏之分，能治好病的就是好药。医生给人开方，不管是用有毒之药，还是用无毒之药，都要以治好病为准则，至于每味药的剂量大小，则要根据病情轻重来斟酌。

黄帝接着说：那就请您继续讲讲方剂的搭配要诀吧。

岐伯回答：凡是方剂，可分为大中小。一般来说，君药一味，配臣药两味，属于小方剂；君药一味，配臣药三味、佐药五味，属于中等方剂；君药一味，配臣药三味、佐药九味，属于大方剂。病症属寒的，要用热性药；病症属热的，要用寒性药。病情轻微的，要逆着病势施治；病情严重的，就顺着病势施治。病邪顽固的，要抓紧削弱之；病邪长久滞留的，要抓紧驱除之。凡是因疲劳过度所引发的疾病，要以温养为主；凡是因气血郁结所引发的疾病，要以舒散为主。对长期滞留在体内的病邪，要坚决攻击；对枯燥类的疾病，要注重滋养；对峻急类的疾病，要着力缓解；对气血耗散类的疾病，要尽量收敛；对虚损类的疾病，要注重补益；对停滞类的疾病，要加强疏导，使之畅通；对惊悸类的疾病，要在镇静安神上下功夫。总之，无论是采用升法、还是降法，无论是采用按摩法、还是汤浴法，无论是采用开导法、还是发散法，无论是迫迫使邪气外泄、还是阻截邪气发作，都要能够尽快治愈病为好。

【参悟领会】这段话的核心内容，就是岐伯传授的大中小三种方剂的搭配规制，即："1＋2"为小方，"1＋3＋5"为中方，"1＋3＋9"为大方。

对于老祖宗传授的这一要诀，后世医者，可以用心体悟灵活运用，但不可以死心照搬硬套。

从岐伯的传授看，要诀之一，是"君药"一般只有一味。任何疾病，不管其病情有多复杂，主要病根只有一个，主要矛盾也只有一个，而能够解决这一主要矛盾的 "君药"往往也只有一味。这就像一把钥匙对一个锁孔一样。如何选准用好这一味"君药"，是衡量医生水平的重要标志。

要诀之二，是药物的阴阳属性平衡胜于药物数量平衡。

对小方三味、中方九味、大方十三味这组数字, 医生参考一下即可, 临床实践中, 一个好的方子, 一定是一个药物阴阳属性综合平衡了的方子。过分偏阴、过分偏阳, 都会给人体带来危害。

要诀之三, 辩证地看待药物的毒性。除了药物本身的毒性外, 还有一个 "应用" 毒性的问题。对有毒药物, 用好了就会变成无毒; 对无毒药物, 用错了就会变成有毒。比如人参, 自古以来就是公认的补虚神药, 但就是这样一味神药, 千百年来, 在一些庸医的方子中, 就成了 "杀人" 无数的毒药, 很多阴虚火旺之人, 就是被无端地 "补" 死了。

十五、万举万全的治疗法则

帝曰：何谓逆从？

岐伯曰：逆者正治，从者反治。从少从多，观其事也。

帝曰：反治何谓？

岐伯曰：热因寒用，寒因热用，塞因塞用，通因通用。必伏其所主，而先其所因。其始则同，其终则异。可使破积，可使溃坚，可使气和，可使必已。

帝曰：善。气调而得者，何如？

岐伯曰：逆之，从之，逆而从之，从而逆之，疏气令调，则其道也。

帝曰：善。病之中外何如？

岐伯曰：从内之外者，调其内；从外之内者，治其外；从内之外而盛于外者，先调其内而后治其外；从外之内而盛于内者，先治其外而后调其内；中外不相及，则治主病。

帝曰：善。火热，复恶寒发热，有如疟状，或一日发，或间数日发，其故何也？

岐伯曰：胜复之气，会遇之时，有多少也。阴气多而阳气少，则其发日远；阳气多而阴气少，则其发日近。此胜复相薄，盛衰之节，疟亦同法。

帝曰：论言治寒以热，治热以寒，而方士不能废绳墨而更其道也。有病热者，寒之而热，有病寒者，热之而寒。二者皆在，新病复起。奈何治？

岐伯曰：诸寒之而热者取之阴，热之而寒者取之阳，所谓求其属也。

帝曰：善。服寒而反热，服热而反寒，其故何也？

岐伯曰：治其王气，是以反也。

帝曰：不治王而然者，何也？

岐伯曰：悉乎哉问也！不治五味属也。夫五味入胃，各归所喜，故酸先入肝，苦先入心，甘先入脾，辛先入肺，咸先入肾。久而增气，物化之常也；气增而久，夭之由也。

帝曰：善。方制君臣，何谓也？

岐伯曰：主病之谓君，佐君之谓臣，应臣之谓使，非上下三品之谓也。

帝曰：三品何谓？

岐伯曰：所以明善恶之殊贯也。

帝曰：善。病之中外何如？

岐伯曰：调气之方，必别阴阳，定其中外，各守其乡。内者内治，外者外治。微者调之，其次平之，盛者夺之，汗者下之，寒热温凉，衰之以属，随其攸利。谨道如法，万举万全；气血正平，长有天命。

帝曰：善。

【白话意译】黄帝问道：关于治病的思路，一直以来，都有"逆从"的说法。究竟什么是逆？什么是从呢？

岐伯回答：所谓逆，就是反逆着病症进行治疗，如热病寒治，寒病热治，也就是我们常讲的正治法；所谓从，就是顺从着病症进行治疗，如热病热治，寒病寒治，也就是我们常讲的反治法。至于反治法所用药量的多少，则要根据具体病情来确定。

黄帝又问道：反治究竟该如何进行呢？

岐伯回答：对假热之病，要用热性药物；对假寒之病，要用寒性药物；对假满之病，要用补养药物；对假泄之病，要用通利药物。所谓的反治，实质上是针对假性之病而言的。看起来药性似乎与病症的寒热相同，但实质上有着本质的区别，归根到底还属正治，只有这样才能破除淤积、消散坚块、调和气血，尽快使病痊愈。

黄帝又说：您讲得太好了！可是有时候，即便气机调和了，人也难免生病，对此又该如何治疗呢？

岐伯回答：具体病症要具体分析，有的要用逆治法，有的要用从治法，有的要先逆后从，有的要先从后逆。不管用哪种方法，都离不开调理气机、调和气血。

黄帝说：讲得好！若有内脏之疾，有体表之疾，且相互影响，这又该如何治疗呢？

岐伯回答：有的病是从体内生发，扩散到体表的，应当先调治内脏；有的病是从体表生发，深入到体内的，应当先调治体表；有的病从内脏生发影响到体表，且偏重于体表，应当先调治内脏，再调治体表；有的病从体表生发影响到内脏，且偏重于内脏的，应当先调治体表，再调治内脏；对于那些内脏和体表互不影响的病，只要治疗其主要发病部位就可以了。

黄帝称赞：您讲得真好！有的人得了火热之症，反复地恶寒发热，好像得了疟疾一样，有时候是一天发一次，有时候是隔几天发一次，原因何在呢？

岐伯回答：这是天地之间偏胜之气和报复之气相碰撞的时候，彼此力量差距多少而造成的。如果是阴气多、阳气少，该病发作的时间间隔就会较长；如果是阴气少、阳气多，该病发作的时间间隔就会较短。这，就是偏胜之气与报复之气相互逼压、相互牵制的结果。疟疾发病的时间间隔规律也是如此。

黄帝又问道：古代的医学经典告诉我们，治疗寒病当用热性之药，治疗热病当用寒性之药。这是个基本的原则问题，不能违背。但是，在临床实践中，有些患上热病的病人，在服用了寒性药物后反而烧得更厉害；有些患上寒病的病人，在服用热性药物后反而感觉更寒冷，不仅旧病没有治愈，反而引发了新病，这又该如何呢？

岐伯回答：病人在服用了寒性药物之后，热不但未除反而加剧，是因为这个病人本身"阴虚"，在清热的同时应当不忘补阴；病人在服用了热性药物之后，寒不但未去反而更寒，是因为这个病人本身"阳虚"，在散寒的同时应当不忘补阳。这，就是对"病分阴阳、药分阴阳"的基本原理在实践中的科学运用。

黄帝连连称赞：您讲得妙极了！病人服用了寒性药物反而更热，服用了热性药物反而更寒，这到底是什么原因？

岐伯回答：这是因为医生只看到表面的假象，没有抓住病的本质，即某种病究竟是热性还是寒性，才会引出这种真假相逆的乱象。

黄帝又问道：还有的时候，并不是这种假象病症，也出现了治疗中南辕北辙的结果，这又是什么缘故呢？

岐伯回答：这往往是对药物及食物的性味把握使用不当造成的。食药进入胃里以后，会各自优先归流到所对应的脏腑，如酸味的先入肝，苦味的先入心，甘味的先入脾，辛味的先入肺，咸味的先入肾。某种性味的食药服用的时间久了，就能增加各自所对应的脏腑能量，这是食药在人体内气化、生化的基本规律。但物极必反，某一脏腑之气增强得过久了，一定会产生偏胜，引发疾病，甚至引起死亡。

黄帝又说：您讲得真透彻啊！在方剂的搭配规制中，为什么会有君臣的分别呢？

岐伯回答：这是个形象的比喻。所谓君，就是用来治疗主要病症、解决主要矛盾的药物；所谓臣，就是用来辅助君药治疗次要病症、解决次要矛盾的药物；所谓使，就是用来在脏腑之间、各种药物之间起传达沟通作用的药物。这种分法，与把药物分成上、中、下三品，完全不是一个概念。

黄帝又问道：那什么叫作三品呢？

岐伯说：这里所谓的三品，主要是用来说明药物有毒、无毒及其功效的大致标准。

黄帝又称赞道：您讲得真是太好了！任何疾病，就其位置而言，可分为体内之疾和体表之疾，在治疗方法上有什么不同吗？

岐伯回答：要治好一个人的病，必须要调理好他（她）的气机；要调理好他（她）的气机，必须辨清楚病性的阴阳，确定好病的归属，到底是体内之疾还是体表之疾。属于体内之疾的，先治其内；属于体表之疾的，先治其外；病情较轻的，以调理为主；病较情重的，以平治为主；病情严重的，以攻夺为主。有时候，要采用发汗法；有时候，要采用泻下法。总之，作为医生，一定要学会根据疾病的寒、热、温、凉等不同属性，根据不同的天时气候、人体体质等，采用适宜的治疗方法，只有严肃认真地遵守上述法则，才能够提高治愈率，使病人尽快地达到气血平正的状态，确保其天年。

黄帝说：您说得太好了。

【参悟领会】在黄帝与岐伯这段对话中，最需要、最值得后世医者领会牢记的，就是"谨道如法，万举万全"八个字。这里的"法"，实质上就是岐伯在这里反复陈述的中医治病的基本法则，也可以说是中医治病的"座右铭"：

——"逆者正治，从者反治"。就是告诉我们基本的治疗思路。

——"热因寒用，寒因热用"。就是告诉我们基本的用药规则。

——"从内之外者，调其内；从外之内者，调其外"。就是告诉我们基本的治疗顺序。

——"久而增气，物化之常也；气增而久，夭之由也"。就是告诫我们服用再好的食药，也要把握尺度。

——"调气之方，必别阴阳，定其中外"。就是告诉我们，开方配药之前，必须做好充分的诊察论证。

——"微者调之，其次平之，盛者夺之"。就是告诉我们，一定要根据病情的轻重程度采取相应的方略，不能一概而论，杀鸡不能用牛刀，杀牛不能用剪刀。

第七十五篇

著至教论篇

篇目解读

　　至教，就是圣人之教。这里的圣人指黄帝。前面篇目所采取的形式是"黄帝问、岐伯答"，而这一篇采取的形式则是"雷公问、黄帝答"，主要是探讨学医的方法和医学上的一些基本常识。其精彩话语是，学医者应"上知天文，下知地理，中知人事"。

一、学医的五字诀

黄帝坐明堂，召雷公而问之曰：子知医之道乎？

雷公对曰：诵而颇能解，解而未能别，别而未能明，明而未能彰，足以治群僚，不足至侯王。愿得受树天之度，四时阴阳合之，别星辰与日月光，以彰经术，后世益明，上通神农，著至教，疑于二皇。

帝曰：善。无失之，此皆阴阳、表里、上下、雌雄，相输应也。而道上知天文，下知地理，中知人事，可以长久，以教众庶，亦不疑殆。医道论篇，可传后世，可以为宝。

【白话意译】春暖花开，心情舒畅。黄帝坐在"明堂"中，让让人把雷公找来聊聊天。黄帝问雷公：听说你在研习医术，学得怎么样了呢？

雷公回答说：我确实是读了一点医学书，但还不能够全面理解；即便是理解了一点，但也仅仅限于表面，对一些高深的医理还是搞不通透；即便是掌握了其中某一个方面的理论，但也仅仅是能够用来作一些粗浅的分析，无法弄通其中的原理；即便是搞懂了其中的原理，但在临床上还无法很好地运用。客观地讲，我的这点医术水平，用于治疗同僚和百姓的一般性疾病尚可，医治疑难杂症还不行，远远达不到给"王侯"治病的高标准。今天机会难得，我很想听您讲讲天地运动的大法则，并结合四时阴阳和日月星辰的运动变化，搞清楚其中的精微道理，从而使得医术能够进一步发扬光大，更加造福于后世。我相信，这种大功德，完全可以与神农、伏羲相提并论。

黄帝连连点头称赞道：你说得很对！医学的理论体系，虽然很博大，但总归是离不开阴阳、表里、上下、雌雄等几个核心概念。既然医学理论涉及的范围很广，所以学医者必须做到上通天文、下晓地理、中知人事。只有融通了"天地人"的医学理论才能够长远流传，使后人受益，并不致于产生疑惑。必须尽快地将这些医学理论编写成书，作为珍贵文献，一代一代传下去。

【参悟领会】这段话看起来比较虚，实质上却很实。其巧妙地借用雷公的自我介绍和评价，说出了学医的五字要诀：

一是诵。就是要熟读医书，对其中的关键条文、主要药物性能等都要能够背诵下来，牢记于心。

二是解。就是要学会理解，只有理解了的东西才能够真正掌握，学医不能仅仅限于死记呆背，还要能够融会贯通。

三是别。就是要学会分析辨别，尤其是对病的属性、药的属性等等，一定要能够准确地辨别阴阳，找准病根、病源。

四是明。就是要做到"三知"。上知天文，就是要掌握自然气候变化的规律及其对人体的影响；中知地理，就是要掌握地理环境的特点及其对人的生活的影响；下知人事，就是要通晓认清人情世故、洞察人际关系对人的心理情绪的影响。

五是彰。就是要学会将书本上的医学知识运用于临床实践中，通过一个又一个的医案，深化对医学理论的认识，不断地总结经验教训，完善和创新医学理论。

二、病伤五脏，筋骨以消

雷公曰：请受道，讽诵用解。

帝曰：子不闻《阴阳传》乎？

曰：不知。

曰：夫三阳天为业，上下无常，合而病至，偏害阴阳。

雷公曰：三阳莫当，请闻其解。

帝曰：三阳独至者，是三阳并至，并至如风雨，上为巅疾，下为漏病，外无期，内无正，不中经纪，诊无上下，以书别。

雷公曰：臣治疏愈，说意而已。

帝曰：三阳者，至阳也。积并则为惊，病起疾风，至如礔砺，九窍皆塞，阳气滂溢，干嗌喉塞。并于阴，则上下无常，薄为肠澼。此谓三阳直心，坐不得起，卧者便身全，三阳之病。且以知天下，何以别阴阳，应四时，合之五行。

雷公曰：阳言不别，阴言不理，请起受解，以为至道。

帝曰：子若受传，不知合至道，以惑师教，语子至道之要，病伤五藏，筋骨以消。子言不明不别，是世主学尽矣。肾且绝，惋惋日暮，从容不出，人事不殷。

【白话意译】雷公恭敬地对黄帝说：请您将这些医学知识传授给我吧，我一定认真诵读，深入地理解。

黄帝听后，赞许地点点头，问道：你听说过《阴阳传》这部书吗？

雷公回答：没有听说过。

黄帝说：这本书里记载，人的身体是由三阳经脉之气护卫着的，这个三阳之气的作用，就相当于天上的阳气。一个人，如果上下经脉被阻塞不通，运行失常，就会给体内和体外的邪气以可乘之机，内外邪气一旦合并，就会使人生病。

雷公问道：为什么三阳之气合并后，其势就不可阻挡呢？请您详细讲解一下。

黄帝回答：所谓三阳"独至"，实际上是以足太阳膀胱经为主，加上少阳经和阳明经，三条阳经上的邪气合并到一起，其势汹汹，如暴风骤雨一般，侵入到人的上半身，就会引发头顶胀痛；侵入到人的下半身，就会引起大小便失禁。凡是由三阳合并之邪气所引发的疾病，一般来说，在体表看不到什么明显症状，在体内也无规律可循。对于这类病变的判断，要结合《阴阳传》上的知识进行理解。

雷公又问道：对于这类疾病，我的治愈率不高，请您再详细地讲讲，让我搞得更明白些。

黄帝回答：人体三阳经，是全身阳气的集聚点，一旦被邪气侵入，就会引发可怕的病变，像风一样迅速，像霹雳一样猛烈，身体的九窍都会被突然闭塞，阳气流荡在外，导致咽喉干燥堵塞。假如过盛的三阳之气冲到阴经，就会导致身体上下失常，发生肠澼症，泄泻不止。假如过盛的三阳之气上冲到心膈，就会使人坐下去而站不起来，只有躺下才感觉好些。这，就是三阳之气积并的后果。作为医生，一定理解天人相应的关系，懂得辨别阴阳，顺应四时，以及阴阳、四时与五行相对应的基本规律。

雷公感谢道：刚才，尽管您讲得比较通俗，我还是不能一下子全部理解。如果您再讲得隐晦一点，我就更迷糊了。现在，让我站起来听您讲，以便保持清醒的头脑，领悟其中的精髓。

黄帝接着说：你尽管得到了老师的传授，却没有抓住其中的本质，因而心存疑惑。现在，我就把要诀告诉你，一共八个字，即"病伤五脏，筋骨以消"。什么意思呢？就是病邪一旦侵入人体五脏，筋骨就会被渐渐消耗掉。这是最基本的道理。如果连这个都不明白，那世上的医学就无从谈起来。比如，一个人的肾脉将要断绝时，就会表现出整日郁闷的迹象，且早晚表现得严重，总想待在安静之处，不想出门，更没有精神兴味跟人应酬交往。

【参悟领会】从黄帝传授给雷公这一段要言中，我们可以找到一个养生保健的要诀，这就是：御敌于国门之外，防邪于三阳之外。三阳的重点，又是足太阳膀胱经。

足太阳膀胱经在人体流经的主要区域是哪里呢？就是后背！人体五脏六腑的俞穴全在后背的膀胱经上，故膀胱经一旦受到邪气侵袭，均有可能导致一个俞穴或者几个俞穴受滞，进而影响其对应的脏腑正常运转。如后背膀胱经上的肺俞穴受到邪气侵袭，肺部就可能引发咳嗽；膀胱经上的心俞穴受到侵袭，心脏就有可能感到憋闷；膀胱经上胃俞、脾俞穴受到侵袭，脾胃就有可能胀痛，影响食物消化，等等。

从这个意义上说，无论是防止病邪侵入，还是医治已经产生的疾病，都要在三阳经上、尤其是膀胱经上下功夫。故懂得养生保健的人，一定特别注意保护后背，随时防止后背遭受风寒湿等邪气袭击，而一旦察觉受到袭击，则及时采取刮痧、拔罐、发汗等方法，把邪气排泄出来，不让它在体内长久滞留。故养生之要，要在"养背"，后背养好了，身体也就养好了一大半！

第七十六篇
示从容论篇

篇目解读

从容，就是不慌不忙、沉着冷静的意思。这是医生给人诊病最起码的要求。黄帝在这一篇里告诫雷公，学医者不能光局限医学知识，还要"览观杂学，及于比类，通合道理"。为了使雷公真正明白，黄帝向雷公介绍了肾虚、肝虚、脾虚的诊法，明示了"年长则求之于府，年少则求之于经，年壮则求之于脏"的普遍性诊察规律。

一、学医者要览观杂学

黄帝燕（安闲）坐，召雷公而问之曰：汝受术诵书者，若能览观杂学，及于此类，通合道理，为余言子所长，五藏六府，胆胃大小肠脾胞膀胱，脑髓涕唾，哭泣悲哀，水所从行，此皆人之所生，治之过失，子务明之，可以十全，即不能知，为世所怨。

雷公曰：臣请诵《脉经》上下篇甚众多矣，别异比类，犹未能以十全，又安足以明之？

帝曰：子别试通五藏之过，六府之所不和，针石之败，毒药所宜，汤液滋味，具言其状，悉言以对，请问不知。

雷公曰：肝虚、肾虚、脾虚，皆令人体重烦冤，当投毒药、刺灸、砭石、汤液，或已或不已，愿闻其解。

帝曰：公何年之长而问之少，余真问以自谬也。吾问子窈冥，子言上下篇以对，何也？夫脾虚浮似肺，肾小浮似脾，肝急沉散似肾。此皆工之所时乱也，然从容得之。若夫三藏，土木水参居，此童子之所知，问之何也？

雷公曰：于此有人，头痛筋挛骨重，怯然少气，哕噫腹满，时惊，不嗜卧，此何藏之发也？脉浮而弦，切之石坚，不知其解，复问所以三藏者，以知其比类也。

帝曰：夫从容之谓也。夫年长则求之于府，年少则求之于经，年壮则求之于藏。今子所言，皆失。八风菀热，五藏消烁，传邪相受。夫浮而弦者，是肾不足也；沉而石者，是肾气内著也；怯然少气者，是水道不行，形气消索也；咳嗽烦冤者，是肾气之逆也。一人之气，病在一藏也，若言三藏俱行，不在法也。

【白话意译】这一天，黄帝难得悠闲，便把雷公叫来，对他说：你学习医术也有一段时间了，读了不少的医书，掌握了取象比类的方法，算是融会贯通了。今天正好有空考考你吧。人的五脏、六腑、胆、胃、大小肠、脾、胞、膀胱等器官组织、脑髓、涕、唾、水液等组织液，哭泣、悲哀等情绪表现，这些都是构成人体生命的基础物质。这些关键要素，既是诊断病情所必须仔细察看的，也是治疗中最容易出错的，你一定要把这些搞清楚，确保治疗不出差错，否则就会遭人怨骂。

雷公回答说：我虽然把《脉经》上下篇读得差不多了，但在运用取类比象方法诊治疾病方面，还有较大的差距，如何进一步提高水平,还请您指点迷津!

黄帝听后,微笑着说:那好,现在你把《脉经》上下篇放到一边,根据你平素掌握的医学知识,将有关五脏病变、六腑失和、针石的主要用途、汤药的基本用法等等,详细地给我说说,同时把你还不太明白的问题提出来,我也帮你分析一下。

雷公想了想说:大凡肝虚、肾虚、脾虚的人,都会感到身体沉重、心情烦闷,我尝试着用药物、针刺、砭石等不同方法进行治疗,有的效果还行,有的却没有什么效果,这是什么原因呢?希望听到您的详细讲解。

黄帝听后,带着教诲的口吻说:你的年龄也不小了,学医的时间也不短了,怎么还提出如此肤浅的问题呢?关于肝、脾、肾三虚的问题,我过去早就讲过了。如果是脾虚之症,其脉象虚浮往往会出现肺脉的假象;如果是肾虚之症,其脉象微细往往会呈现脾脉的假象;如果是肝虚之症,其脉象急促沉散往往会呈现肾脉的假象。这些假象,可以迷惑一般的医生,但你不应该被迷惑呀。对这种三虚之症的假象,只要能够从容一点、沉着、冷静、细致地诊察分析,是完全可以分辨清楚的。人体之中,肝脏属木,脾脏属土,肾脏属水,均位于胸腔横膈膜以下,且由上至下,位置接近。这些基本常识,连小孩子都知道,你怎么还要问呢?

雷公被训斥得红了脸说:我遇到过一个病人,其症状表现为头痛、筋脉拘挛、骨节沉重、气短虚弱、呕哕嗳气、腹部胀满、时常惊恐、不想睡觉,这究竟是因哪一个脏器病变而产生的呢?

他的脉象既浮又像弦一样绷紧，按下去就像碰到了石头一样，对这种脉象，我不知道该如何判断，所以才提出了上述问题。

黄帝教导说：我教你学会类比，学会用联系的方法思考问题，就是让你在诊断病情时要养成细密分析的习惯。自古大医看病，对老年病人，重点应从六腑上去寻找病因；对青少年病人，重点应从经络上去寻找病因；对中壮年病人，重点应从五脏上去寻找病因。现在，你只从三脏之脉上去探求，自然是不够的。天地自然中的病邪侵入人体后，如果长时间地郁结滞留，就会化生为热邪，损耗五脏的阴精；病邪在体内传导，就会引起各种病变。从以往经验看，凡是脉象轻浮而且弦急的，说明肾气不足；凡是脉象沉重而且坚实的，说明肾中阳气不足、有阴气滞留；凡是病人虚弱气短的，说明体内的水液和气通行不畅，慢慢地会导致形气消散；凡是出现咳嗽、烦闷症状的，说明肾气在上逆。由此可见，你刚才列举的这个病例，其病变主要应发生在肾脏。你把它认定为肝、脾、肾三脏都出毛病了，这就不对了。

【参悟领会】在这段话中，黄帝借教导雷公，强调了良医必须具备的两个条件：一是览观杂学。就是除了读好医学专业书外，还要广泛地涉猎天文、地理、人事等各方面的知识，博闻强记。就当今而言，就是要与时俱进。比如，学习五运六气的知识，就要了解现代天文学、气象学等；了解人体五脏六腑的功能，就要认真看看今天的人体解剖学、神经学、生物遗传学、细胞学等；了解中草药的性味作用，就要看看现代生物化学、动物学、植物学、矿物学等。

二是从容中道。医生给人看病，必须宁心聚神，不慌不忙，沉着冷静。要能够透过现象看到本质，不被假象所迷惑；要能够由此及彼，由表及里，用联系的观点而不是孤立的观点，去分析病因，诊察病源，找准病根，继而对症施治。如某一部位疼痛，一按就痛者，大多为实症；越按越舒服者，大多是虚症，等等。为医者，必须仔细辨别，万万不可草率地下结论，开猛药。

二、圣人治病必循法守度

雷公曰：于此有人，四支解堕，喘咳，血泄，而愚诊之，以为伤肺，切脉浮大而紧，愚不敢治，粗工下砭石，病愈多出血，血止身轻，此何物也？

帝曰：子所能治，知亦众多，与此病失矣。譬以鸿飞，亦冲于天。夫圣人之治病，循法守度，援物比类，化之冥冥，循上及下，何必守经。今夫脉浮大虚者，是脾气之外绝，去胃外归阳明也，夫二火不胜三水，是以脉乱而无常也。四支解堕，此脾精之不行也。喘咳者，是水气并阳明也。血泄者，脉急血无所行也。若夫以为伤肺者，由失以狂也。不引比类，是知不明也。夫伤肺者，脾气不守，胃气不清，经气不为使，真藏坏决，经脉傍绝，五藏漏泄，不衄则呕，此二者不相类也。譬如天之无形，地之无理，白与黑相去远矣。是失吾过矣，以子知之，故不告子，明引比类从容，是以名曰诊轻（按《太素》"轻"作"经"），是谓至道也。

【白话意译】听完黄帝的教导，雷公又继续请教道：我遇到过一个病人，四肢怠惰无力，喘息咳嗽，大便见血。我诊断后，认为邪气伤肺，切其脉浮大而虚，我不敢轻易治疗。但是，有一个草医，大胆地用砭石给其治疗，放出了许多血，血止后，全身立即觉得轻快了。这究竟是什么病呢？

黄帝回答：以你目前的水平，能够知晓和治疗的病，已经不少了。但就这个病来说，是你误判了。你看那鸿雁，尽管平时飞得不太高，可偶尔也会冲上云霄。至于那个草医治好了这个病，也是碰运气罢了。高明的医生给人治病，一定会遵循基本的规则，反复比较，触类旁通，通过察上而知下，绝对不会死守着经脉。一般来说，病人的脉象显得浮大而虚，是脾中邪气侵入到胃，导致津液独归于阳明经，经脉自然乱了。至于四肢懒惰无力，这是脾中精气不能输布到全身的缘故；至于喘息咳嗽，这是水气一并挤走阳明经的缘故；至于大便出血，这是因为脉气挤走太狠，导致血液流通不畅而溢出的缘故。对这种病症，如果判断为伤肺，就等于是胡说八道，纯属误诊。一个人如果真被伤了肺，那就会导致脾气不能内守，胃气不能清净，肺经之气失去基本功能，经脉失去布散精气的功用，其结果不是呕血，就是衄血。总之，脾脏受伤和肺脏受伤，不是一回事。学医者如果不能明确这其中的奥妙，就好像要划定天空的形状，测准大地的边际一样，差得太远。你对这个病的诊断错误，同样也是我的错误。我原本以为你早就知道了，因而没有告诉你，让你真正懂得引物比类、从容分析的法则。这正是诊断病症的基本常识,也是最管用的原理!

【参悟领会】任何一种比较严重的疾病,可以说,都是复合型的疾病,绝不是一个简单的判断就可以作结论的。这里,雷公之所以会犯错误,用黄帝的话讲,是不会类比。但在笔者看来,主要还是不会抓主要矛盾。

以雷公所讲的病人为例,其明显的病症为三:四肢倦怠无力,气喘咳嗽、大便带血。咳嗽,直接看起来,好像是肺的毛病;大便带血,好像是大肠的事,肺与大肠相表里,故还是与肺相关。由此,雷公以为是"肺伤"。

黄帝为什么认定是"脾伤"呢?其一,脾主四肢,四肢倦怠的直接责任者在脾。其二,人患咳嗽,不光是肺的原因,脾脏受伤后,也会引发咳嗽,即所谓的"脾咳"。且脾脏属土,土生金,脾脏受伤后,土不生金,也会直接影响肺功能的正常发挥。其三,尽管大肠与肺相表里,但大肠最终还是归属于"大脾"系统,脾胃受伤,也必然在大肠上体现出来。

由此可见,雷公所讲的这个病人,主要病因在脾不在肺。那个草医,用砭石给病人放血,之所以立即见效,乃是因为血行邪出,原本滞留在脾胃经上的邪气随着血出而泄出了体外,气血一畅通,自然病就好了。

第七十七篇

疏五过论篇

篇目解读

　　疏，就是梳理陈述的意思；五过，就是指诊治疾病中的五种过错。这篇对话的最可贵之处，就是再次强调医生给人治病，必须把病人的生活经历、生活环境、生活条件、生活情绪搞清楚，只有通达人情世故，才能准确判断病根所在。黄帝传授医道，之所以格外重视"人情"二字，是因为一个人"心情"的好坏直接影响其健康状况。

一、医道如浮云深渊

黄帝曰：呜呼！远哉！闵闵乎若视深渊，若迎浮云。视深渊尚可测，迎浮云莫知其际。圣人之术为万民式，论裁志意，必有法则，循经守数，按循医事，为万民副，故事有五过四德，汝知之乎？

雷公避席再拜曰：臣年幼小，蒙愚以惑，不闻五过与四德，比类形名，虚引其经，心无所对。

【白话意译】在向雷公传授了医术后，黄帝不由得发出一番感慨：世上的理论万万千，唯有医学理论真是太高深了！仰视它，就好像面对空中的浮云；俯察它，就好像探视无底的深渊。深渊，最终还可以测量得到；浮云，却永远无法看清边际。圣人的医术，虽然是用来造福百姓的，但必须遵循一定的法则，否则便是"造祸"。自古以来，在医学上就有"五过"与"四德"之说，你小子听说过吗？

雷公离开座位，再次行拜礼说：我年纪还小，愚钝寡闻，没有听说过有关"五过"与"四德"的论述,给人诊病,也只能看到表面现象,即便是引用一些医书上的论述,也是与实践脱节,心中无数。

【参悟领会】医道,乃是关乎人的生死之道。故医道虽然高明得很,像深渊一样深奥,像浮云一样浮动,但终究还是有规律可循的。既然有规律可循,那就一定有法度可依。

所以,黄帝一再告诫雷公及后世学医者,诊治疾病"必有法则",学医者一定要"循经守数,按循医事",千万别把为百姓造福的事变为"造祸"的事。

二、诊治疾病要力避五种过错

帝曰：凡未诊病者，必问尝贵后贱，虽不中邪，病从内生，名曰脱营；尝富后贫，名曰失精。五气留连，病有所并。医工诊之，不在藏府，不变躯形，诊之而疑，不知病名；身体日减，气虚无精，病深无气，洒洒然时惊。病深者，以其外耗于卫，内夺于荣。良工所失，不知病情。此亦治之一过也。

凡欲诊病者，必问饮食居处，暴乐暴苦，始乐后苦，皆伤精气，精气竭绝，形体毁沮。暴怒伤阴，暴喜伤阳，厥气上行，满脉去形。愚医治之，不知补写，不知病情，精华日脱，邪气乃并。此治之二过也。

善为脉者，必以比类奇恒，从容知之。为工而不知道，此诊之不足贵。此治之三过也。

诊有三常，必问贵贱，封君败伤，及欲侯王。故贵脱势，虽不中邪，精神内伤，身必败亡。始富后贫，虽不伤邪，皮焦筋屈，痿躄为挛。医不能严，不能动神，外为柔弱，乱至失常，病不能移，则医事不行。此治之四过也。

凡诊者，必知终始，有知余绪。切脉问名，当合男女。离绝菀结，忧恐喜怒，五藏空虚，血气离守，工不能知，何术之语！尝富大伤，斩筋绝脉，身体复行，令泽不息，故伤败结，留薄归阳，脓积寒炅。粗工治之，亟刺阴阳，身体解散，四支转筋，死日有期，医不能明，不问所发，唯言死日，亦为粗工。此治之五过也。

【白话意译】黄帝对雷公说：医生给人诊病之前，首先要询问的，就是病人生活经历情况，对他（她）的过去和现在，都要有一个大致的了解，特别要关注那种曾经地位高贵而后来变得卑微的病人。这种人往往已经内伤情志，即便是受到外邪侵袭，疾病也会由内脏引发，这就是所谓的"脱营"症。对于那种曾经富裕而后变得贫困的人，其所得的疾病，则称之为"失精"症。总之，这两种人得病，都是因为情志不舒、气血郁结渐渐形成的。这种病，由于病的部位不在脏腑，人的身体形态看起来也没有什么明显变化，所以，一般水平的医生在诊断时，往往会感到茫然，不知道从何下手。但是，病人的身体却会慢慢地消瘦，精气慢慢地被虚耗；等到病情一天天加重，就会导致阳气消散，身体怕冷且经常惊恐不安；等到病情非常严重时，就会情志抑郁，体表的卫气被耗尽，体内的营血被劫夺。这，就是医疗诊治上的第一种过错。

　　医生给病人诊断时，一定要询问他（她）的饮食起居情况，了解其喜怒哀乐的情绪变化情况，特别是精神上有没有突然的欢乐、突然的痛苦，或者先快乐后痛苦等情况，这些不良情绪都会损伤精气，损耗形体。一般来说，暴怒会损伤阴气，狂喜会损伤阳气。体内的阴气阳气一旦被损伤，厥逆之气就会上行，充斥经脉，迫使神气离开身体。一般水平的医生遇到这类疾病，既看不懂原因，也不知道是该用补法还是该用泻法，最终导致病人的五脏精气耗损殆尽，邪气倍增。这，就是医疗诊治上的第二种过错。

　　医生给病人诊断时，一定要认真地切按脉象，通过脉象察看脏腑的气血运行是否正常，并结合望诊和问诊的情况，从容细致地加以分析。一个医生，如果不明此理，不循此法，那就不合格了。这，就是医疗诊治上的第三种过错。

　　医生给病人诊断时，首先要了解其社会地位情况，了解其贵贱变迁的过程。其次要了解其对官位权势的欲望情况，看是否失去权势，原本位高权重的人，一旦失势脱势，即便是不中外邪，也会内伤精神，最终身形败坏，乃至死亡。再次要了解其病人的贫富情况，一个原本富有的人，后来变穷了，即便是没有被外邪所伤，也会出现皮毛焦枯、筋脉拘挛的症状。对于这类病人，医生一定要先从心理上进行疏导。如果不能改变病人的心态，一味地只是根据表面的病症进行施治，病是不能治好的。这，就是医疗诊治上的第四种过错。

医生给病人诊断时，一定要了解其发病的全过程，同时还要察本知末，尽可能地把情况掌握得全面些。在切脉问症的过程中，不光要把男女性别不同考虑进去，还要了解其忧恐喜怒等情志状况。因为这些因素，都有可能引起五脏空虚，血气离散。一个医生，如果连这些基本的东西都不懂，那就不配行医！举个例子说吧，有的富人在失去财富后，心理受到严重伤害，导致筋脉的营养供不上，身子虽然还能够行动，但津液已无法滋生润泽，日子长了，就会出现形体衰败、血气郁结而积脓，发生寒热。那些草医在给人治疗时，只管取阴阳经脉进行针刺，结果使得病人的身体更加消瘦，四肢拘挛转筋，生命垂危。另外，还有一种庸医，虽然分辨不清楚病人的病症，找不出病因，却故作神秘地预判病人的生死之期，让人感到高明，实际上也是庸医。这，就是医疗诊治上的第五种过错。

【参悟领会】前面已经讲过，一个人生病，主要有两大原因：一是外因，包括天气、地理环境、饮食起居、风寒暑湿燥火六淫的影响，等等。二是内因，包括心理、心态、情绪，等等。

官位、权势、名利、财富，看起来都是"身外"之物，但就是这些身外之物，却是影响"身内"情志的重要因素，也是各种疑难杂症生发的重要诱因。黄帝一再告诫雷公，学医者要上知天文，中知地理，下知人事。何谓人事？黄帝告诉雷公及后世医者，"人事"是个大概念，既包括了一个人社会地位高低贵贱的变迁，也包括了家庭财富的多寡变化，还包括了官职高低权势大小的异动，还包括了男女情感的纠葛等。

一个人，"志闲"则欲少，"志忙"则欲多，欲多之人，则心理压力必然越大，思想包袱必然越重，气血消耗必然越甚。故《黄帝内经》开篇就告诉世人，养生之道，在"志闲而少欲"。

医治这类因情志内伤而生病的人，黄帝告诫雷公，不能纯粹依靠无情的草木，还必须依靠有情之疏导。一定要通过疏导心理、舒散郁结，把精气神提振起来，病往往也就好了一大半。

三、治病之道，气内为宝

凡此五者，皆受术不通，人事不明也。故曰：圣人之治病也，必知天地阴阳，四时经纪，五藏六府，雌雄表里，刺灸砭石，毒药所主；从容人事，以明经道，贵贱贫富，各异品理，问年少长，勇怯之理。审于分部，知病本始，八正九候，诊必副矣。

治病之道，气内为宝，循求其理，求之不得，过在表里，守数据治，无失俞理。能行此术，终身不殆，不知俞理，五藏菀熟，痈发六府。诊病不审，是谓失常，谨守此治，与经相明。《上经》《下经》，揆度阴阳，奇恒五中，决以明堂，审于终始，可以横行。

【白话意译】黄帝意犹未尽，喝了一口茶，继续对雷公说：刚才列举的治疗过程中的五种过错，根本原因就是医术不精、人事不通造成的。作为医生，不懂得地位高低、身份贵贱、财富多寡、苦乐劳作等对人的精神情绪的影响，是不合格的。高明的医生给人诊治疾病，一定会将天地阴阳、四时经络、五脏六腑的运行规律，以及针刺、砭石、药物的主要医治作用和人情世故对人的影响等诸多因素综合起来考虑，这才是诊治的常规。一个人，贵贱贫富不同、品质修养不同、年龄大小不同、个性勇怯不同，这些都是影响人的健康的重要因素，需要医生在判断病情、研究治疗方案时统筹考虑进去，只有这样诊治疾病才会取得更好的成效。

高明的医生给人治病，一定会考虑到人体内元气的强弱盈虚情况，依次来探求正邪变化的规律。假如探求不到，就要仔细察看清楚病变是在体表，还是在体内。尤其是在针刺治疗时，要根据气血的多少和盈亏状况来取穴施针。假如不懂得取穴的基本法则，随便胡乱地施针，就会导致五脏的郁热不散，在六腑中形成痈疡病。这就是医学上常讲的"失常"现象。总之，作为医生，一定要认真阅读深刻领会《上经》《下经》中的有关理论，判断清楚病症是属阴还是属阳，并通过观察脸上各部位的色泽变化，辨别五脏的病变程度，问清楚疾病生发的全过程，才能真正提高治愈率。

第七十八篇

徵四失论篇

篇目解读

徵，通"惩"，就是惩罚、惩戒的意思。四失，指医生诊治疾病过程中的四种过失。黄帝在这一篇里，着重告诫雷公及后世医者，医道深如海，要刻苦钻研，兢兢业业；各种疑难杂症乱如麻，千万不可自鸣得意，粗枝大叶，草菅人命。

一、戒除四种过失

黄帝在明堂，雷公侍坐。黄帝曰：夫子所通书受事众多矣，试言得失之意，所以得之？所以失之？

雷公对曰：循经受业，皆言十全，其时有过失者，请闻其事解也。

帝曰：子年少智未及邪？将言以杂合耶？夫经脉十二，络脉三百六十五，此皆人之所明知，工之所循用也。所以不十全者，精神不专，志意不理，外内相失，故时疑殆。

诊不知阴阳逆从之理，此治之一失也。

受师不卒，妄作杂术，谬言为道，更名自功，妄用砭石，后遗身咎，此治之二失也。

不适贫富贵贱之居，坐之薄厚，形之寒温，不适饮食之宜，不别人之勇怯，不知比类，足以自乱，不足以自明，此治之三失也。

诊病不问其始，忧患饮食之失节，起居之过度，或伤于毒，不先言此，卒持寸口，何病能中，妄言作名，为粗所穷，**此治之四失也。**

是以世人之语者，驰千里之外，不明尺寸之论，诊无人事。治数之道，从容之葆，坐持寸口，诊不中五脉，百病所起，始以自怨，遗师其咎。是故治不能循理，弃术于市，妄治时愈，愚心自得。呜呼！**窈窈冥冥，孰知其道？道之大者，拟于天地，配于四海，汝不知道之谕，受以明为晦。**

【白话意译】国事繁忙之余，黄帝坐在明堂里休憩片刻，雷公恭恭敬敬地在一旁侍候着。黄帝问雷公：你研读医书和从事医学临床也有较长的一段时间了，能否谈谈你对治病成败的体会和感悟，有的病为什么能够看好？有的病为什么会看错了呢？

雷公想了想，回答道：一般认为，只要遵循医经的理论和老师传授的医术，诊治疾病就可以达到理想的效果，我确实是这样做的，但总是难免犯错误，原因何在呢？

黄帝笑着说道：那是因为你太年轻，知识阅历不够，对各种医家学说虽然都有涉猎，但由于缺乏独立思考的能力，不懂得取舍，无法融会贯通，学而不能致用、不善致用。人体有十二经脉、三百六十五络脉，这是人人都知道的常识，也是历代医者一直遵循应用的。你给人治病，之所以没有达到十全的效果，我看主要还是精神不集中，遇病不加分析，不懂得把内在病变与外在症状结合起来研究，找到其中的规律，因而经常产生疑问和失误。

诊治疾病时，不懂得运用阴阳逆从的道理，这是诊治的第一大过失。

跟着老师学习医术，远未达到精通的程度，便自以为是，盲目大胆地采用各种疗法，尤其是乱用砭石，损害病人身体，造成后遗症，这是治疗的第二大过失。

治疗时，不注意了解病人贫富贵贱的情况，不注意了解病人居住环境的好坏，不注意了解病人体质的强弱，不懂得采用对比的方法进行分析，思维混乱，头脑迷糊，对病情无法形成清醒的认识，这是治疗的第三大过失。

诊断疾病时，不问清楚疾病到底是因精神刺激造成的，还是因饮食不节制造成的，还是因生活起居没有规律造成的，还是因中毒造成的，在什么都不太清楚的前提下，冒然进行施治，这是治疗的第四大过失。

说到这里，黄帝忍不住发出一声感叹：这世上，总有这样的一群医生，说起话来，可以夸大到千里之外；治起病来，却连寸部和尺部的脉象都搞不明白，更无暇顾及人事方面的问题。自古诊治之道，以"从容镇静"为基本原则。一个医生，如果只知道诊察寸口脉，不知道精确地诊察五脏之脉，那就不会搞懂百病的起因。这种人，遇到医疗失误，开始时往往会埋怨自己所学不精，继而归罪于老师，说他（她）教授得不好。总之，医学理论的广博和深奥，就好像天地之大不可度量，四海之深难以探测。医生如果不明白这个道理，即使是得到了老师的英明教导，也是个低水平的医生。

【参悟领会】在这一段话里，岐伯反复强调了医生给人治病时了解"人事"的重要性。究竟什么情况属于人事的范畴？人事又包括哪些事项呢？从黄帝对雷公的指点看，主要有以下5点：

其一，贵贱问题。即社会地位、社会身份的问题，是王公贵族，还是平民百姓；是资本家，还是无产阶级；是高级干部，还是普通公职人员，等等。社会地位不同，所思所想、所乐所好、所追所求也不同，对身体健康的影响自然也就不同。

其二，贫富问题。即家庭财富的多寡问题，是地主，还是贫农；是钟鸣鼎食之家，还是竹篱茅舍之户，等等。财富多少不同，所忧所虑、所期所盼也不同，心境自然不同。

其三，饮食问题。凡富贵人家，山珍海味自然要吃得多一些，其得病，往往是吃撑出来的，营养过剩造成的。贫困人家，粗茶淡饭自然是生活常态，其得病，往往是缺衣少食形成的，营养不良造成的。

其四，起居问题。即日常生活节奏问题，是日落而息、日出而作的自然节奏，还是黑白颠倒、荒淫无度的放纵生活，对人的健康影响极大。

其五，性情问题。是平淡宽和、云淡风轻的性子，还是狂急暴躁、事事计较的习性，是周瑜的心胸气量、还是司马懿的坚韧沉稳，其寿夭当然不同。

第七十九篇

阴阳类论篇

篇目解读

阴，就是常讲的三阴（少阴、厥阴、太阴）；阳，就是常讲的三阳（少阳、阳明、太阳）；类，就是前面讲到的类比。本篇着重是对三阴三阳的内涵再作一次阐述，并进一步指明三阴三阳与脉象、病症的交属相并关系，以及如何从三阴三阳的变化来预判病人的生死之期。

一、三阴与三阳

孟春始至，黄帝燕坐，临观八极，正八风之气，而问雷公曰：阴阳之类，经脉之道，五中所主，何藏最贵？

雷公对曰：春，甲乙，青，中主肝，治七十二日，是脉之主时，臣以其藏最贵。

帝曰：却念《上下经》，阴阳从容，子所言贵，最其下也。

雷公致斋七日，旦复侍坐。

帝曰：三阳为经，二阳为维，一阳为游部，此知五藏终始。三阴为表，二阴为里，一阴至绝作朔晦，却具合以正其理。

雷公曰：受业未能明。

帝曰：所谓三阳者，太阳为经，三阳脉至手太阴，弦浮而不沉，决以度，察以心，合之阴阳之论。所谓二阳者，阳明也，至手太阴，弦而沉急不鼓，炅至以病，皆死。一阳者，少阳也，至手太阴，上连人迎，弦急悬不绝，此少阳之病也，专阴则死。

三阴者，六经之所主也，交于太阴，伏鼓不浮，上空志心。二阴至肺，其气归膀胱，外连脾胃。一阴独至，经绝，气浮不鼓，钩而滑。此六脉者，乍阴乍阳，交属相并，缪通五藏，合于阴阳，先至为主，后至为客。

雷公曰：臣悉尽意，受传经脉，颂得从容之道，以合从容，不知阴阳，不知雌雄。

帝曰：三阳为父，二阳为卫，一阳为纪；三阴为母，二阴为雌，一阴为独使。

二阳一阴，阳明主病，不胜一阴，耎而动，九窍皆沉。三阳一阴，太阳脉胜，一阴不能止，内乱五藏，外为惊骇。二阴二阳，病在肺，少阴脉沉，胜肺伤脾，外伤四支。二阴二阳皆交至，病在肾，骂詈妄行，巅疾为狂。二阴一阳，病出于肾，阴气客游于心，脘下空窍，堤闭塞不通，四支别离。一阴一阳代绝，此阴气至心，上下无常，出入不知，喉咽干燥，病在土脾。二阳三阴，至阴皆在，阴不过阳，阳气不能止阴，阴阳并绝，浮为血瘕，沉为脓胕；阴阳皆壮，下至阴阳。上合昭昭，下合冥冥，诊决死生之期，遂合岁首。

【白话意译】立春之日，阳光和煦，万物生发，大地生机勃勃。黄帝悠然自在坐观天下山河，一边察看着八风的动态，一边对雷公说：今日心情大好！考考你小子吧。根据你所掌握的有关阴阳理论、经脉运行规律、五脏各自的作用及特点等，你认为哪一个脏腑最为重要？

雷公沉思了一下，回答说：从四季、五行与五脏的对应关系看，春季属于甲乙木，其色青，对应于五脏中的肝。一年之计在于春，而整个春季正好是肝脏起主导作用的时候，因此，我认为肝脏是最重要的。

黄帝笑了笑，纠正说：如果根据《上下经》阴阳类比的理论来分析，你认为最重要的，恰恰是最次要的。究竟为什么，你回去好好想想。

雷公带着一肚子疑惑，回家斋戒了七天后，一大早就来到明堂，伺候黄帝品茶。

黄帝饶有兴致地教导他：前几天谈到的三阴三阳，是有本质区别的。在人体中，三阳（太阳膀胱经）直行于后背，独统阳分，故称之为"经"；二阳（阳明胃经）贯穿于胸腹，维系身体前面，故称之为"维"；一阳（少阳胆经）循行于身体两侧，前连阳明，后连太阳，故称之为"游部"。通过三阳，我们可以了解五脏之气的运行过程。三阴（太阴肺经）运行于人体表面，故称之为"表"；二阴（少阴肾经）运行于体内，故称之为"里"；一阴（厥阴肝经）的运行处于阴尽阳生之期，既是阴气的终结点，也是阳气的始发点。总之，人体阴阳经脉循环的交接次序与自然界的阴阳寒暑之气交替是一致的。

雷公满脸疑惑地说：我还是没有明白其中的规律。

黄帝耐心地介绍说：人体中三阳、三阴六大经脉的运行情况，直接反映人的健康状况。所谓"三阳"，指的就是太阳膀胱经、小肠经，其脉象可以在手太阴寸口处显现出来，如果此处脉象呈现出弦浮不沉的征象，就要结合四时气候变化规律和阴阳理论来分析判断。所谓"二阳"，指的就是阳明胃经、大肠经，其脉象可以在手太阴寸口处显现出来，如果此处脉象呈现出弦而沉、不鼓动的征象，说明热邪已经耗干了津液，有死亡的危险。所谓"一阳"，指的就是少阳胆经、三焦经，其脉象既可以在手太阴寸口处显现出来，也可以通过人迎脉看出来，如果脉象呈现弦急不绝、只见阴不见阳的征象，便是死亡征兆。

所谓"三阴"，指的是手太阴肺经，肺朝百脉，主宰六经之气，此脏脉象如果沉伏鼓荡而不浮，说明肺气陷下而不能上升，心志空虚。所谓"二阴"，指的是少阴肾经，其脉气向上达于肺脏，向下归于膀胱，外与脾胃相连。所谓"一阴"，指的是厥阴肝经，此脏经气如果已绝，则脉气虽然浮动，却鼓不起来，脉象像钩子一样，滑而不实。以上六种脉象，都在手腕寸口处汇聚，都和五脏相互通联，都体现着阴阳交替的规律。至于脉象的主次分辨，则以先后顺序为标准。凡是先显现于寸口处的为主，后显现于寸口处的为客。

雷公听后，似有所悟地说：我算是基本理解了您所讲的了。但是，即便我把过去您所教的经脉知识和我自己从书本上看到的内容结合起来，还是不能完全理解阴阳雌雄的涵义。

　　黄帝沉思了一会儿，打了个比方说：如果把人体比作一个家庭，那么，三阳（太阳）作为六经之首，就相当于这个家庭里的父亲；二阳（阳明）就相当于家里的儿子，承担着振兴家业、保卫平安的职责；一阳（少阳）就相当于这个家庭的管家；三阴（太阴）就像这个家庭的母亲，承担着养育繁衍之责；二阴（少阴）像家里的女儿，负责料理家事；一阴（厥阴）就相当于家里的家丁、丫鬟，承担这个家庭日常运转的一切具体事务。

　　古代医书上讲的"二阳一阴"病，其主要毛病在阳明胃经上，胃土之气被肝木之气压制，变得沉滞而不通利。关于"三阳一阴"病，其主要毛病在太阳膀胱经上，肝木之气无法抑制住汹汹的寒水，从而导致五脏之气混乱，在外则显得惊恐不安。关于"二阴二阳"病，其主要毛病在肺上，肾中寒水之气偏盛，克制心火，火不生土，导致脾土受伤，则势必牵连四肢。关于"二阴二阳"交叉病变，其病变主要发生在肾，由于肾水不能涵养肝木，导致肝火上扬，突出症状是随意骂人，发癫发狂。关于"二阴一阳"病，其病变主要还是在肾，寒水之气向上逆袭心胞之火，向下压制着小腹及膀胱，以致闭塞不通，四肢就像与身体脱节一样。关于"一阴一阳"病，其病变主要发生在肝经上，肝气横逆，向上影响心脏，导致心火旺盛，咽喉干燥；向下压制脾胃，导致脾土受困，饮食无味，且大小便失控。关于"二阳三阴"病，其病变主要在胃脾。假如脾阴、胃阳之气不能相互平衡，或者互相隔绝，那么当胃阳之气浮于外时，就会导致体内形成血瘕；当脾阴之气沉于内时，就会导致体表出现脓肿。假如脾阴之气、胃阳之气都很旺盛，那就会使病变向身体下部发展，如果是男性，则阳道发生病变，如果是女性，则阴器发生病变。总之，作为医生，必须懂得天文历法的基本常识，懂得地理环境的基本要求，懂得阴阳轮回的基本原理，并参照一年中的主要气候特征，才能对患者的死生之期作出综合性预判。

【参悟领会】黄帝的这段让雷公都难以听明白的话，其核心内容乃是告诉我们，各种病症的发生，其主要矛盾可以归属于一脏，其次要矛盾则可能涉及其他多个脏腑。作为医生，在诊断病情时，绝不能孤立地只看一脏，必须用联系的观点来分析病因。

雷公之所以被这段话搞得迷迷糊糊，主要还是被"三阴三阳"的代码所误。其实我们换种说法，就会豁然而解。比如，黄帝所讲的"二阳一阴"，实质上就是"胃与肝"的综合病症；所谓"三阳一阴"，实质上就是"膀胱与肝"的综合病症；所谓"二阴二阳"，实质上就是"肾与胃"的综合病症，等等。

故今天之人，要把《黄帝内经》搞明白，要把中医学明白，首先必须把老祖宗发明的"代码"学搞明白。如物质元素代码，金木水火土五行等；如时间代码，（甲乙丙丁戊己庚辛壬癸）、地支（子丑寅卯辰巳午未申酉戌亥）等；如空间代码，东西南北中等；如气候代码，春夏秋冬四季、二十四节气、五运（甲己土、乙庚金、丙辛水、丁壬木、戊癸火）、六气（子午君火、丑未湿土、寅申相火、卯酉燥金、辰戌寒水、巳亥风木）等；如脏腑代码，肝木、肾水、心火、脾土、肺金等；如经络代码，太阳膀胱经、阳明胃经、少阳胆经、太阴肺经、少阴肾经、厥阴肝经等。一旦将这些代码融会贯通起来，与五行一一对应起来，并自觉地把五行生克规律结合进去，一切病因、病根、病源、病理也就一目了然了。

二、如何预判生死之期

雷公曰：请问短期。

黄帝不应。

雷公复问。

黄帝曰：在经论中。

雷公曰：请闻短期。

黄帝曰：冬三月之病。病合于阳者，至春正月脉有死征，皆归出春。冬三月之病，在理已尽，草与柳叶皆杀，春阴阳皆绝，期在孟春。春三月之病，曰阳杀。阴阳皆绝。期在草干。夏三月之病，至阴不过十日；阴阳交，期在濂水（冬初水刚刚结成薄冰时的样子）。秋三月之病，三阳俱起，不治自已。阴阳交合者，立不能坐，坐不能起。三阳独至，期在石水。二阴独至，期在盛水（指雨水节）。

【白话意译】雷公问黄帝：一切生命都是有限的。一个人得了重病后，其死亡日期应该如何预判呢？

黄帝听后，没有回答。

雷公不甘心，大起胆子又问了一次。

黄帝回答：古代的医书里有这方面的内容，自己去看吧。

雷公还是不甘心，再次问道：如果有一种疾病，在很短的时间里，就会使人死亡，作为老百姓，如何才能知道，懂得其中的凶险呢？

黄帝沉思了一会，回答道：在冬季三月得的病，假如脉象呈现出阳气过盛的征象，那么，熬到春季正月，就会有死脉的征象，病人会在春天死亡。为什么会这样呢？因为按照天道的运行规律，到冬季三月，万物生机最为萧瑟，草和柳叶都枯死了，阴阳之气均绝，所以这个时期的重症之人，死期就在正月。在春季三月得的病，医书上称之为"阳杀"。阴阳之气都在衰竭，所以其死期一般是在秋天草枯叶落的时候。在夏季三月得的病，假如没有很快治愈，熬到初冬结冰之时，那么死期就在初冬结冰后不超过十天；假如其脉象呈现阴阳交错的征象，那么死期当在初冬结冰之时。在秋季三月得的病，假如手足三阳经都见起色，说明阳气开始生发，不治疗也会痊愈。假如阴阳交错而发病，就会出现只能站而不能坐的症状；假如太阳脉独至，光有阳而没有阴，那么死期就在冰冻最硬的时候。假如是阳明脉独至，光有阴而没有阳，那么死期则在第二年夏天的雨季。

【**参悟领会**】这段对话挺有意思。关于病人生死之期的预判问题，雷公连问了三次，黄帝才作了简短的回答。这是为什么呢？是黄帝保守吗？不想传授吗？

非也！天地之间，人为至贵。黄帝是感到人的死生问题太大了，也太复杂了，即便是良医，也不能轻易地下结论，更何况像雷公这样的半桶水呢。

至于生死之期的预判思路，黄帝的回答还是没有脱离五行生克的基本规律。大体说来就是：凡是冬天（寒水）得的大病，其凶险期限就在春天（风木），木克土，土克水；凡是春天（风木）得的大病，其凶险期限就在秋天（燥金），金克木；凡是夏天（火）得的大病，其凶险期限就在冬天（寒水），水克火；凡是秋天（燥金）得的大病，其凶险期限就在夏天（火），火克金。

第八十篇

方盛衰论篇

篇目解读

方，就是比较的意思。盛衰，这里指的是人体阴阳之气的强弱变化。本篇的主要内容有三：一是探讨人在不同年龄、不同季节中阴阳之气的变化规律；二是描述了五脏气虚所引发的梦境情况；三是医生给人诊病必须全面掌握情况，综合分析。

一、气逆皆为厥

雷公请问：气之多少，何者为逆？何者为从？

黄帝答曰：阳从左，阴从右。老从上，少从下。是以春夏归阳为生，归秋冬为死。反之，则归秋冬为生。是以气多少，逆皆为厥。

问曰：有余者厥耶？

答曰：一上不下，寒厥到膝，少者秋冬死，老者秋冬生。气上不下，头痛巅疾，求阳不得，求阴不审。五部隔无征，若居旷野，若伏空室，绵绵乎属不满日。

【白话意译】雷公向皇帝请教：人活一口气。每一个人的气，都有着盛衰、逆顺的区别。那什么是逆？什么是顺呢？

黄帝回答道：人体阳气主升，从左至右；阴气主降，从右至左；老年人的气先从下面衰败，所以从上者为顺，自上而下；少年人的气先从下面开始旺盛，所以从下者为顺，自下而上。所以，人在春夏季节得病，如果显现的是阳证阳脉，以阳归阳，则为顺为生；反之，如果显现的是阴证阴脉，以阴归阳，则为逆为死。以此类推，如果秋冬季节得病，见阴证阴脉，以阴归阴，则为顺为生。因此，气的盛衰固然重要，但逆顺更为重要。气不论盛衰，只要不顺，就会成为逆厥。

雷公又问道：一个人气虚的时候，出现逆厥之症的可能性很大；气足的情况下，也会出现逆厥之症吗？

黄帝回答道：人的阳气，如果一直上行而不下来，那么足部尤其是膝盖以下，就会感到厥冷。如果是青年人，在秋冬得这种病，就会有死亡的危险；但如果是老年人在秋冬得这种病，则可以幸免。人体的阳气，上去了而下不来，就会上实下虚，导致头痛或头顶疾患。这类病症，将之归结为阳类，又找不出阳热；将之归结为阴类，却又辨不清阴寒。由于头部距离五脏的位置较远，没有显著特征作为验证。大凡得了这种病的人，既好像置身于旷野，又好像独居空室，眼睛看东西不清，耳朵听声音不到，如果病势发展到奄奄一息，那生命的期限就会很短了。

【**参悟领会**】气贵顺，气怕逆。这是黄帝在这段话中反复强调的观点。一个人要想获得舒坦，就必须时时刻刻调试自己的身心，做到"三顺"：顺天气，依据四季气候的变化规律，调整好自己的生活节奏；顺地气，根据生活环境的特点，调整好自己的衣食住行；顺风气，参照整个社会环境风气，调适好自己的心态，既不要愤世，也不要嫉俗。

　　除了把顺逆二字领悟透彻以外, 黄帝在这里还提醒了一点: 越是气盛、气有余的人, 越要践行好一个"顺"字。这种人, 一旦气"逆", 其危害会比气虚、气不足的人更甚! 原因就是, 气越盛, 其逆反之力就会越大, 对人体造成的伤害也就越大。

二、五脏气虚产生的梦境

是以少气之厥，令人妄梦，其极至迷。三阳绝，三阴微，是为少气。

是以肺气虚则使人梦见白物，见人斩血藉藉，得其时则梦见兵战。

肾气虚则使人梦见舟船溺人，得其时则梦伏水中，若有畏恐。

肝气虚则梦见菌香生草，得其时则梦伏树下不敢起。

心气虚则梦救火阳物，得其时则梦燔灼。

脾气虚则梦饮食不足，得其时则梦筑垣盖屋。

此皆五藏气虚，阳气有余，阴气不足。合之五诊，调之阴阳，以在《经脉》。

【白话意译】因气虚引发的厥病，会使人多出现荒诞离奇的梦，严重的甚至出现神志迷乱的症状。当一个人的三阳脉气悬绝、三阴脉气细微的时候，这属于气虚的征象。大体情况是：

——肺气虚弱的人，一般会梦见白色的东西，或者梦见杀人流血、尸体狼藉的场景；在金气特别旺盛的时候，还会梦见战争场景。

——肾气虚弱的人，一般会梦见翻船淹死人的场景；当水气特别旺盛的时候，还会梦见自己潜伏在水里，好像遭遇了极为恐惧的事情。

——肝气虚弱的人，一般会梦见菌香草木；当木气特别旺盛的时候，还会梦见自己伏藏在树下不敢起来。

——心气虚弱的人，一般会梦见救火和看到雷电的场景；当火气特别旺盛的时候，还会梦见大火焚烧的场景。

——脾气虚弱的人，一般会梦见饮食不足；在土气特别旺盛的时候，还会梦见筑墙盖房的场景。

以上梦境迷离的现象，都是五脏气虚的体现，归根到底是阳气有余、阴气不足造成的。作为医生，应当结合病人的五脏病变进行调治。这些内容，在《经脉》篇中已经论述过了。

【参悟领会】是人都会做梦。这世上，完全不做梦的人是没有的。关于梦的论述，《黄帝内经》中，除了本篇以外，还有《素问·脉要精微论》《灵枢·淫邪发梦》等篇。对此，有人认为很科学，也有人认为是牵强附会、故弄玄虚。笔者认为，人做梦，与其心理状况、身体状况密切相关，从某种程度上，也算是对其身心健康的一种折射反映。

唐浩明先生在《曾国藩》一书中讲到过一件事：作为晚清

一代名臣，曾国藩临死前几个月，与其门生李鸿章作过一次详谈，期间谈到自己的寿辰时，就说自己将不久于人世，原因是自己近期经常梦见回故乡，经常梦见与先祖们在一起。

　　笔者的岳父在离世前的两个月，基本上是处于昏睡和梦境的状态。每次醒来，问他梦见了什么，基本上就是回老家，与村里已经死去的老人一起聚会，或聊天拉家常，或吃饭，或者是那些人邀请他一起走，等等。由此可见，梦与五脏气血的强弱、与身体的健康状况，是有着密切关系的。

三、诊有十度

诊有十度，度人脉度、藏度、肉度、筋度、俞度。阴阳气尽，人病自具。脉动无常，散阴颇阳，脉脱不具，诊无常行。诊必上下，度民君卿。受师不卒，使术不明，不察逆从，是为妄行，持雌失雄，弃阴附阳，不知并合，诊故不明，传之后世，反论自章。

至阴虚，天气绝；至阳盛，地气不足，阴阳并交，至人之所行。阴阳并交者，阳气先至，阴气后至。是以圣人持诊之道，先后阴阳而持之，奇恒之势乃六十首，诊合微之事，追阴阳之变，章五中之情，其中之论，取虚实之要，定五度之事，知此，乃足以诊。是以切阴不得阳，诊消亡；得阳不得阴，守学不湛。知左不知右，知右不知左，知上不知下，知先不知后，故治不久。知丑知善，知病知不病，知高知下，知坐知起，知行知止。用之有纪，诊道乃具，万世不殆。

起所有余，知所不足，度事上下，脉事因格。是以形弱气虚，死；形气有余，脉气不足，死；脉气有余，形气不足，生。是以诊有大方，坐起有常，出入有行，以转神明，**必清必净，上观下观，司八正邪，别五中部，按脉动静，循尺滑涩寒温之意，视其大小，合之病能，逆从以得，复知病名，诊可十全，不失人情。故诊之，或视息视意，故不失条理，道甚明察，故能长久；不知此道，失经绝理，亡言妄期，此谓失道。**

【白话意译】要给人治好病，首先就要诊准病。历代相传的诊法中，有五种观察衡量病情的方法，即：脉度、脏度、肉度、筋度和俞度。这五种方法，如果再按阴阳划分，就是所谓的"十度"。一个医生，如果能够将"十度"诊法综合起来运用，就能够全面地了解掌握病情，避免片面性。人的脉息，原本没有一定规律可循，有时出现阴阳散乱而有偏颇，有时搏动并不明显，因而从诊法上说，也很难有一成不变的方法。医生在诊治时，必须从各方面进行观察，同时还要考虑到病人社会地位的高低、情绪的好坏，等等。一个医生，如果对老师传授的知识不认真研习，临床时又不能做到全面分析，那就势必形成误诊，由误诊而导致误治。这样的诊断方法如果传给后人，错误的论断就会暴露出来。

所谓"至阴虚"，是指天之阳气消耗殆尽，且降不下来。所谓"至阳盛"，是指地之阴气亏虚不足，且升不上去。高明的医生给人治病，则能够使人体阴阳融合、上下流通，解决好上述"阴阳相隔"的难题。阴阳之气融合流通，其顺序一般为，阳气先至，阴气后至。医生给人治病，一定要懂得这一点，掌握好阴阳变化的规律，进而清楚地了解五脏病情。一个医生，如果只了解其阴而不了解其阳，只知其左而不知其右，只知其右而不知其左，只知其上而不知其下，只知其先而不知其后，这样的诊治法，是无法全面长久的。良医正确的诊法，是既要了解病人身体坏的一面，也要了解好的一面；既要了解病发作时的情形，也要了解病没有发作时的情形；既要了解病人处于社会高贵地位的一面，也要了解其处于低贱地位的一面；既要了解病人坐的情形，也要了解病人站的情形；既要了解病人行进的状况，也要了解病人停止的状况。只有这样，才能算是全面地了解病人，有条不紊地进行诊治，才能经受住历史和实践的检验。

世间的许多事情，了解其有余的一面，往往就能知道其不足的一面。一个病人，大凡形、气都很虚弱的，往往有死亡的危险；大凡形、气都很过盛，而脉气则明显不足的，也有死亡的危险；大凡脉、气均很旺盛，而形气显得不足的，则往往有康复的希望。医生诊病，必须讲究原则；自己的生活起居，必须要有规律；平时的一举一动，一言一行，都要体现良好的教养。给人看病，既要头脑灵活，又要保持冷静。既要把上邪气侵袭五脏的具体部位搞清楚，又要把脉象的动静搞准确；既要观察病人大小便的变化，又要判断好病人气逆气顺的状况；既要观察病人的呼吸情况，又要观察病人的精神情况，只有这样诊病，才可以做到条理井然，十无失一，尽量避免差错。作为医生，如果连这些道理都不能明白，在实践中都做不到，那就不符合治病救人的大道宗旨。

【参悟领会】西医看病，靠仪器，靠检测。中医看病，究竟靠什么呢? 从观察方式上说，有"望、闻、问、切"；从观察的点位上说，则有"五度"，即脉度、脏度、肉度、筋度和俞度。

所谓脉度，主要通过观察脉象来判断病情；所谓脏度，主要是通过观察脏腑变化来寻找病因；所谓肉度，主要是通过观察肌肉、肌肤变化来研判病情；所谓筋度，主要是通过观察筋脉变化研判病情；所谓俞度，主要是通过俞穴部位的状况来研判经脉气血的运行情况，进而诊察病情。

以上"五度"之中，把脉仅仅是诊察病情的一种方法，只占五分之一。对于脉度的准确性，本节还作了特别强调，即"脉动无常，散阴颇阳，脉脱不具，诊无常行"。这，也算是再次告诫后人，由于脉象的不规律性，医生给人诊病时，绝不能把切脉作为唯一的方法。

第八十一篇

解精微论篇

篇目解读

关于精微，高世栻的解释是："纯粹之至曰精，幽眇之极曰微"。本篇的所谓精微，乃是阐明涕泪产生的机理，以及迎风流泪的病理。由小见大，提醒后世医者要多学习，掌握广博的知识，同时注意理论联系实际。

一、人为什么会流泪

黄帝在明堂，雷公请曰：臣授业传之，行教以经论，从容形法，阴阳刺灸，汤药所滋。行治有贤不肖，未必能十全。若先言悲哀喜怒，燥湿寒暑，阴阳妇女，请问其所以然者，卑贱富贵，人之形体所从，群下通使，临事以适道术，谨闻命矣。请问有亸（chán，张介宾："亸，妄也。"）愚仆漏（张介宾："漏"当作"陋"。）之问，不在经者，欲闻其状。

帝曰：大矣。

公请问：哭泣而泪不出者，若出而少涕，其故何也？

帝曰：在经有也。

复问：不知水所从生，涕所从出也。

帝曰：若问此者，无益于治也，工之所知，道之所生也。

夫心者，五藏之专精也，目者其窍也，华色者其荣也。是以人有德也，则气和于目，有亡，忧知于色。是以悲哀则泣下，泣下水所由生。水宗者，积水也；积水者，至阴也；至阴者，肾之精也。宗精之水，所以不出者，是精持之也，辅之，裹之，故水不行也。

夫水之精为志，火之精为神，水火相感，神志俱悲，是以目之水生也。故谚言曰：心悲名曰志悲，志与心精共凑于目也。是以俱悲则神气传于心精，上不传于志而志独悲，故泣出也。泣涕者，脑也，脑者阴也，髓者骨之充也，故脑渗为涕，志者骨之主也，是以水流而涕从之者，其行类也。夫涕之与泣者，譬如人之兄弟，急则俱死，生则俱生，其志以早悲，是以涕泣俱出而横行也。夫人涕泣俱出而相从者，所属之类也。

雷公曰：大矣。

【白话意译】浮生难得半日闲。黄帝坐在宽敞的明堂上品茶，雷公进来后，恭恭敬敬地行了一个礼，抓紧请教道：医道需要传承，医术需要传授。自从跟着您学习医道，我对我的学生也不敢有丝毫保留，有关形体经络、针刺灸法、汤液膏方等各方面的知识，我都是倾囊相授。但从他们的学习情况看，医术水平参差不齐，有高有低，治疗效果也不太理想。我首先教给学生的，是有关"内伤情志"和"外感六淫"的基本常识，以及女性的生理疾病理论。有关人的贫贱富贵和人的健康的关系，则是通过具体病例进行讲解。今天机会难得，有几个常识性的问题想向您请教，因为这些问题在经典医书里找不到答案。

黄帝听后，赞许道：你研究问题倒是越来越深入了！

雷公问道：是人都会哭泣。可有的人哭泣时，鼻涕眼泪流不出来，或者泪水很少，光流鼻涕，这是什么原因呢？

黄帝回答：这些东西，在医经里都有记载，你自己去看啊。

雷公装着没有听见，继续问道：不知道人的眼泪究竟是如何产生的？这鼻涕又是从哪里来的呢？

黄帝无奈，只好耐心地解释道：你所问的问题，虽然与治疗没有多大关系，但它毕竟属于医理的内容，也是医生应该掌握的。

心脏，是整个人体和五脏的总管，两只眼睛则相当于它的外在镜子。一个人，假如心里有了得意的事情，则神气和悦，集中显现于双眼；反之，假如心里有了失意的事情，则眼神黯淡，就会呈现出忧郁之色。人一旦悲哀，就会哭泣，哭出的泪是由水所产生的，而这种水的来源，就是体内的津液；这种津液，藏在至阴的地方，也就是肾脏里。这种精水，平时有肾气固摄着，轻易不外溢，所以人的泪水，不会自动流出来。

肾水的精气产生"志"，心火的精气产生"神"，肾水与心火相互交感，神志俱悲，因而流泪。俗语说：心悲叫作志悲。肾志与心精，同时聚合于眼睛。如果人的心神和肾志同时都感到伤悲，则神气就会只传到心精，而不下传于肾志。如果人的肾志独自感到伤悲，则水失去精的制约，泪就会流出来了。至于人的鼻涕，它属于脑，产生于脑髓，脑髓渗漏而成涕。由于人的肾志既主骨又主水，所以人在落泪同时，鼻涕也会跟着流出来。涕和泪好像兄弟一样，在人体内都属于水，危急时则同死，生乐时则共存。一个人，一旦肾志悲哀，其鼻涕、眼泪就会一起流出。

雷公听后，惊叹地说：这些理论真是太深奥了！

【参悟领会】反复体味黄帝的话，有两个问题需要我们搞明白：

其一，人的涕泪是从哪里来的？黄帝告诉我们，人的涕泪属于人体内的"水"，储藏在至阴之处，也就是肾脏。历代稍具医学常识的医生们都知道，肾是人体的"水库"，凡是与水、水肿相关的疾病，直接的都与肾脏相关，间接的与肺脏相关。因为肺的一个重要功能是通调水道。

其二，人为什么会流涕泪？黄帝告诉我们，与心灵的悲戚情绪相关。人心中一旦产生悲戚之意，心火则必然黯淡，心火黯淡则必然会压制肺金，肺金一受压制，则必然会压制肾水，将肾水通过涕泪逼流出来。故，历来如林黛玉那样心情常常悲戚，常常哭泣的人，表面看流出的是涕泪，实质上流出的乃是肾精肾水，乃是生命之水。这，也就是古往今来，乐观达观之人长寿、悲观悲戚之人短命的重要原因。

二、厥则目无所见

请问：人哭泣而泪不出者，若出而少，涕不从之，何也？

帝曰：夫泣不出者，哭不悲也。不泣者，神不慈也；神不慈则志不悲，阴阳相持，泣安能独来？夫志悲者惋，惋则冲阴，冲阴则志去目，志去则神不守精，精神去目，涕泣出也。

且子独不诵不念夫经言乎？厥则目无所见。夫人厥则阳气并于上，阴气并于下，阳并于上则火独光也；阴并于下则足寒，足寒则胀也。夫一水不胜五火，故目眦盲。是以冲风泣下而不止，夫风之中目也，阳气内守于精，是火气燔目，故见风则泣下也。有以比之，夫火疾风生乃能雨，此之类也。

【白话意译】雷公又问道：有的人哭泣却没有眼泪，或者眼泪少而且鼻涕也不出，这是什么原因呢？

黄帝回答：哭而无泪的，是因为内心里并不悲伤。人之所以不哭，是因为心神没有被感动，神不动，心就不悲，阴阳不能相互交感，眼泪怎么能够流得出来呢？一个人假如心境悲哀，就会产生凄惨之意，这种凄惨之意搅动心与脑，就会导致神不守精，眼目失去控制，泪水和鼻涕就会一起流出来了。

上古的医经上说，厥则眼睛一无所见。一个人一旦患了厥证，体内的阳气就会向上部聚集，阴气就会向下部聚集。阳气都聚在上部，则导致上部五脏之气阳亢过盛；阴气都聚在下部，则导致下身足冷，继而发生胀满。水克制不住火，因而眼睛就看不见东西了。一个人迎风流泪不止，是因为风邪侵入眼中，风助火势，风雨相交，所以出现遇风流泪的现象。这种现象，类似于自然界中的火势达到极点就要生风，暴风过后就要下雨一样。

【参悟领会】养生保健最忌什么？黄帝在这里告诫后人，最忌一个"厥"字。厥，到底是什么意思呢？现代汉语的解释是"气闭、憋气"的意思。但在这段论述里，厥就是逆的意思。所谓厥证，就是由于气机逆乱，升降失常，阴阳之气不相顺接，从而导致手足厥冷（热）、人突然晕倒但能够复苏的一种病症。

要解决一个"逆"字，当然就要在"顺"字上下功夫。自古养生贵在养气，养气贵在顺气。如何才能使自己保持一种气顺的状态呢？答案有三：

首先，要有好的心态。心主神明，神明不乱，气机自然不会乱。

其次，要有足够适当的能量，以保证气机能够良好的运行。气太虚、气太盛，都会影响气机的正常运行。

再次，要有通常的气道。人体的气，主要是通过经络在运行的，经络一旦受阻或者被堵塞，就会导致气机运行混乱，甚至逆行。《内经》反复强调：经脉者，所以决生死、处百病，调虚实，不可不通。由此可见，保证经络的畅通，是保证气机正常运行的关键，是防止厥证发生的关键。